Nr. 26
S. 9221–9588

1962
27. Juni

Chemisches Zentralblatt

Vollständiges Repertorium für alle Zweige der reinen und angewandten Chemie

1830 gegründet. 1897—1945 von der Deutschen Chemischen Gesellschaft fortgeführt. Im Auftrage der Deutschen Akademie der Wissenschaften zu Berlin, der Chemischen Gesellschaft in der DDR, der Akademie der Wissenschaften zu Göttingen und der Gesellschaft Deutscher Chemiker (in der BRD)

herausgegeben von Prof. Dr. Heinrich Bertsch und Prof. Dr. Dr. h. c. Wilhelm Klemm

133. Jahrgang
1962

Chefredakteure: Dr. Eugen Klever und Dr. Willi Barz

Akademie-Verlag GmbH., Berlin — Verlag Chemie, GmbH., Weinheim/Bergstr.

Inhalt

Sprachenbezeichnung in den Referaten des Chemischen Zentralblattes

(Abkürzungen laut DIN-Normblatt 1502 Beiblatt 1)

Albanisch = Alb.	Lateinisch = Lat.
Bulgarisch = Bulg.	Litauisch = Litau.
Chinesisch = Chin.	Norwegisch = Norw.
Dänisch = Dän.	Persisch = Pers.
Deutsch = Dt.	Polnisch = Pol.
Englisch = Engl.	Portugiesisch = Port.
Estnisch = Estn.	Rumänisch = Rum.
Finnisch = Finn.	Russisch = Russ.
Flämisch = Fläm.	Schwedisch = Schwed.
Französisch = Franz.	Serbokroatisch = Serbokroat.
Griechisch = Griech.	Slowakisch = Slowak.
Holländisch = Holl.	Slowenisch = Slowen.
Irisch = Ir.	Spanisch = Span.
Italienisch = Ital.	Tschechisch = Tschech.
Japanisch = Jap.	Türkisch = Türk.
	Ukrainisch = Ukrain.
	Ungarisch = Ung.

Chemisches Zentralblatt

1962 **Bibliographien** Nr. 26

Neue Bücher

C. Präparative organische Chemie. Naturstoffe

Milos Hudlicky, Chemistry of organic fluorine compounds. Oxford, London: Pergamon. 1961. (536 S. m. Tab. u. Diagr.) 60 s.

Ju. K. Jurjew, Praktikum der organischen Chemie. Heft 1 u. 2. Moskau: Verl. der Lomonossow-Univ. 1961. (420 S.) 85 Kop. [Russ.]

Sch. Mamedow, Glykolester. Baku: Verl. der Akad. der Wiss. der AserbaidshanSSR. 1961. (210 S. m. graph. Darst.) 1 Rbl. [Russ.]

G. Analyse. Laboratorium

Harry Holness, Advanced inorganic qualitative analysis by semi-micro methods. 1st. edit. revised and reprinted. London: Pitman. 1961. (X + 235 S. m. Tab.) 35 s.

Hans-Georg Jerschkewitz, Analytische Chemie. Teil 1: Theoretische Grundlagen und qualitative Halbmikroanalyse. Leipzig: Teubner. 1961. (VIII + 210 S. m. 40 Abb.) 8⁰ = Mathematisch-naturwissenschaftliche Bibliothek. 29. DM 10.50.

Howard Nechamkin, Laboratory problems in general chemistry. 3rd. edit. New York: Crowell. 1962. (361 S. m. Abb.) $ 3,25.

H I. Allgemeine chemische Technologie

Edward J. Bair, Introduction to chemical instrumentation; electronic signals and operations. New York: McGraw-Hill. 1962. (349 S. m. Abb.) $ 10,75.

Percival Albert Frederick White and **Sydney Ernest Smith**, Inert atmospheres in the chemical, metallurgical and atomic energy industries. London: Butterworths. 1962. (VIII + 235 S. m. Abb., Tab. u. Diagr.) 50 s.

Karl Winnacker und **Leopold Küchler**, Hrsg., Chemische Technologie. Sammelwerk in 5 Bden. 5. Metallurgie. Allgemeines. München: Hanser. 1961. (XXIV + 1068 S. m. 378 Abb. u. 188 Tab.) DM 120,—.

—, Gruppeneinteilung der Patentklassen 7. Aufl. Erg.-Lfg. 1. Stand: 1. Juli 1961. Bearb. vom Deutschen Patentamt. München, Köln, Berlin, Bonn: Heymann. 1961. 4⁰. DM 7,65.

IV. Wasser. Abwasser

—, Wasser und Abwasser. Bd. 1960. Beiträge zur Gewässerforschung. 2. Herausgeg. von der Bundesanstalt für Wasserbiologie und Abwasserforschung in Wien-Kaisermühlen. Wien: Winkler. 1960. (194 S. m. Abb.) 8⁰. DM 24,—.

VI. Silicatchemie. Baustoffe

Helga Haase, Einpreßmörtel. Berlin: Verl. f. Bauwesen. 1961. (8 S. m. Abb.) 4⁰.

Walter Schulze, Der Baustoff Beton und seine Technologie. 2., verb. u. erw. Aufl. Berlin: Verl. für Bauwesen. 1961. (400 S. m. 225 Abb.) 8⁰. DM 19,80.

VIII. Metallurgie. Korrosion

W. M. Glasow und **W. N. Wigdorowitsch**, Mikrohärte der Metalle. Moskau: Metallurgisdat. 1962. (224 S. m. Abb.) 90 Kop. [Russ.]

A. P. Ljuban, Analyse der Prozesse im Hochofen. 2. vervollst. Ausg. Moskau: Metallurgisdat. 1962. (532 S. m. Abb.) 1 Rbl. 82 Kop. [Russ.]

A. G. Quarrell, ed., Niobium, tantalum, molybdenum and tungsten: report of a conference held in the University of Sheffield, 20th—22nd September 1960. Amsterdam: Elsevier; London: Van Nostrand. 1961. (413 S. m. Abb., Tab. u. Diagr.) 80 s.

G. L. Schwarz, L. Ss. Makarowa und **A. P. Akschenzewa**, Tabellen der Korrosionsbeständigkeit von Titan und Titanlegierungen in verschiedenen aggressiven Medien. Moskau: 1961. (137 S. m. Abb.) 1 Rbl. [Russ.]

XIV. Zucker. Kohlenhydrate. Stärke

Hans Hahn, Hrsg., Zucker-Jahrbuch. 1960/61. Hamburg: Röper. 1960. (XXXIV + 960 S. m. Abb.) 8°. DM 24,—.

XV. Gärungsindustrie

František Hlaváček, Brauereihefen. Leipzig: Fachbuchverl. 1961. (194 S. m. 46 Abb. u. 26 Tab.) 8°. DM 10,80

XVIII. a) Holz. Cellulose. Zellstoff. Papier. Papierdruck. Celluloid. Linoleum

Hans Hentschel, Chemische Technologie der Zellstoff- und Papierindustrie. 2., verb. u. erw. Aufl. Leipzig: Fachbuchverl. 1961. (Etwa 560 S. m. 266 Abb. u. 39 Tab.) Etwa DM 36,—.

K. Je. Fischman und **N. A. Chrusin**, Herstellung der Capronseide. Moskau: Gosschimisdat. 1961. (200 S. m. Abb.) 54 Kop. [Russ.]

XX. Schieß- und Sprengstoffe. Zündmittel

G. P. Bysstrow, Technologie der Zündhölzerindustrie. Moskau-Leningrad: Gosslessbumisdat. 1961. (220 S. m. Abb.) 65 Kop. [Russ.]

Ausgewertete Bibliographie-Fachzeitschriften

Belgien	Bibliographie de Belgique — Belgische Bibliographie
ČSSR	Bulletin — Die Neuesten Forschungsergebnisse der Tschechoslowakischen Wissenschaft
	Nové Knihy (Neue Bücher)
	Novinky (Neuheiten)
Dänemark	Danske Bogmarked
Deutschland	Börsenblatt für den Deutschen Buchhandel — Frankfurter Ausgabe
	Börsenblatt für den Deutschen Buchhandel — Leipziger Ausgabe
	Deutsche Bibliographie. Wöchentliches Verzeichnis. Ausgabe II. [Frankfurt/Main]
	Deutsche Nationalbibliographie. Reihe A: Neuerscheinungen des Buchhandels [Leipzig]
England	British Books (Incorporating the Publishers Circular & Booksellers Record)
	British National Bibliography
Frankreich	Bibliographie de la France
Holland	Nieuwsblad voor de Boekhandel
Italien	Bibliografia Nazionale Italiana
Japan	Nōhon Shūhō (Current Publications)
Österreich	Österreichische Bibliographie
Schweiz	Schweizer Buch. Serie A und Serie B
UdSSR	Bücherverzeichnis des Jahres (Книжная летопись)
	Neue Bücher (Новые книги)
USA	Publishers' Weekly

Namenregister

Patentregister

Chemisches Zentralblatt

1962 Nr. 26 27. Juni

A. Allgemeine, physikalische und anorganische Chemie

Über die möglichen Verallgemeinerungen des Planckschen Gesetzes. M. Strauss. (Nuovo Cimento [10] **19.** 594—96. 1/2. 1961. Berlin, Forschungsgemeinschaft der Dt. Akad. der Wiss., Arbeitsgruppe für Grundlagenforsch. der Theorie der Teilchen u. Felder.) (Engl.)

Betrachtungen zur h–c–l-Theorie als einer Verallgemeinerung der gegenwärtigen Theorien quantisierter Felder (Einführung einer dritten Konst., l).
HERBERT WEBER. 10□

Eine einfache Darstellung einiger allgemeiner Ergebnisse der Quantenchemie. Raymond Daudel. (Cahiers de Physique **13.** 469—75. Dez. 1959. Paris, Centre de Mécan. Ondulatoire Appl.) (Franz.)

Vf. behandelt ohne explizite Verw. des mathemat. Formalismus der Wellenmechanik folgende Themen der Quantenchemie: Struktur der Atome, Theorie der gerichteten Valenz sowie lokalisierte u. delokalisierte Bindungen. Die Ergebnisse werden auf einen Vgl. der Strukturen von ungesätt. KW-Stoffen u. konjugierten Moll. angewandt.
D. JÖRCHEL. 10□

A_1. Kernphysik und Kernchemie

Direkte Erzeugung von Paaren durch Myonen hoher Energie. J. F. Gaebler, W. E. Hazen und A. Z. Hendel. (Nuovo Cimento [10] **19.** 265—73. 16/1. 1961. Ann Arbor, Mich., Univ. of Michigan.) (Engl.)

Die elektromagnet. Wechselwrkg. schneller Myonen der Höhenstrahlung wurde mittels einer Vielplatten-Nebelkammer 1032 ft unter der Erde untersucht. 222 Elektronenschauer wurden beobachtet. Ein Histogramm für übertragene Energien von 30—3000 MeV wurde erhalten. Die Schauer sind in erster Linie auf direkte Paarerzeugung u. Knock-on-Prozesse zurückzuführen (Vgl. mit der Theorie von MUROTA, UEDA u. TANAKA, C. **1958.** 12296).
HERBERT WEBER. 90□

Neuer Test für Δ I = ½ beim K^+-Zerfall. Steven Weinberg. (Physic. Rev. Letters **4.** 87—89. 15/1. Erratum: **4.** 585. Juni 1960. Berkeley, Calif., Lawrence Radiat. Labor.) (Engl.)

Es wird eine prakt. Prüfung der $I = 1/2$-Regel vorgeschlagen, die auf einem Vgl. der Energieverteilungen der Pionen bei den τ^+- u. $\tau^{+\prime}$-Zerfällen beruht.
M. WIEDEMANN. 90□

Dispersionsbeziehungsanalyse der P-Wellen-Streuung von K-Mesonen an Nucleonen. W. Alles. (Nuovo Cimento [10] **19.** 600—04. 1/2. 1961. Saclay, C.E.N., Serv. de Phys. Math.) (Engl.)

Unters. zu den KN-Zuständen u. -Resonanzen unter Berücksichtigung der Hyperonen.
HERBERT WEBER. 90□

Wechselwirkungen von 1,16-GeV/c-K^- in Kernemulsionen. M. Baldo-Ceolin, A. Caforio, F. Farini, A. Ferilli und G. Miari. (Nuovo Cimento [10] **19.** 597—99. 1/2. 1961. Bari, Univ., Ist. di Fis.; Padova, Univ., Ist. di Fis., Ist. Naz. di Fis. Nucl., Sez. di Padova.) (Engl.)

Ein Stapel von ILFORD-G 5-Emulsionen wurde einem Bündel von K^--Mesonen von 1,16 GeV/c (Bevatron) ausgesetzt. 225 Sterne wurden bzgl. der Emission unstabiler Teilchen analysiert. Es wurden u. a. folgende Wahrscheinlichkeiten gefunden: Reemission eines einfallenden K^- ca. 0,2; Emission eines geladenen Σ ca. 0,15 $\pm$0,04; Erzeugung eines π ohne Absorption des K^- mindestens 0,20.
HERBERT WEBER. 90□

Kleinwinkel-Streuung der 1,33- und 1,17-MeV-γ-Strahlen. A. Storruste und P. O. Tjóm. (Nuclear Physics [Amsterdam] **6.** 151—56. März 1958. Blindern, Univ. of Oslo, Inst. of Phys.) (Engl.)

Mittels einer 50-mc-^{60}Co-Quelle wurden die differentiellen Streuquerschnitte der γ-Strahlung von 1,33 u. 1,17 MeV an *Pb* u. *Cu* über Winkel von 1—8° bestimmt. Es wurde ein Scintillationszähler mit NaJ(Tl)-Kristall benutzt. Die Daten sind im Einklang mit den nach der Formfaktor-Meth. berechneten elast. Wrkg.-Querschnitten u. der Elektronenverteilung nach Hartree. M. Wiedemann. 90☐

γ-Absorptionskoeffizienten für ^{60}Co. B. Durga Nagesvara Rao und Swanni Jnanananda. (J. sci. ind. Res. [New Delhi], Sect. B **16.** 325—27. Aug. 1957. Waltair, Andhra Univ.) (Engl.)

Vff. berichten über Messungen des Absorptions-Koeff. für γ-Strahlen der Energien 1,1715 u. 1,3316 MeV einer ^{60}Co-Quelle an verschiedenen Metallen. Es wurden folgende Koeff. gefunden: *Cu* 0,4649 (cm^{-1}), *Zn* 0,3685, *Sn* 0,3612, *Hg* 0,7475 u. *Pb* 0,6433. Ein Vgl. mit theoret. berechneten Werten zeigt nur bei Pb u. Hg größere Abweichungen von der Theorie mit 2,7 u. 4,4%, während die anderen Daten nur Fehler von 0,6—1,9 % aufweisen. G. M. Neumann. 90☐

Zur Theorie von Strahlungsprozessen in teilweise homogenen Medien. F. F. Ternowski. (Журнал Экспериментальной и Теоретической Физики [J. exp. theoret. Physik] **39.** 171—80. Juli 1960. Moskau, Univ.) (Russ.; Auszug: Engl.)

Vf. betrachtet die beim Übergang eines Elektrons aus dem Vakuum in ein halbunendliches Medium auftretende Strahlung unter Berücksichtigung des Einfl. der mehrfachen Streuung u. der Polarisation des Mediums. Es werden Formeln für die Wahrscheinlichkeit W der Abstrahlung eines Quants unter Verw. der quantenkinet. Meth. nach Migdal abgeleitet. Ferner werden W der Bremsstrahlung beim Durchgang eines Elektrons durch ein Plättchen unter Berücksichtigung der Übergangsstrahlung u. der Dicke des Plättchens sowie W der Paar-Bldg. durch γ-Quanten in einem Plättchen endlicher Dicke berechnet. G. Ewald. 90☐

Das Fluktuationsproblem in elektromagnetischen Kaskaden. S. K. Srinivasan. (Z. Physik **161.** 346—52. 1961. Madras, India, Indian Inst. of Technol., Dep. of Appl. Math.) (Engl.) — Vgl. C. **1959.** 16530.

Das Fluktuationsproblem in den elektromagnet. Kaskaden wird nach einer von Janossy (C. **1951.** I. 555) vorgeschlagenen Meth. behandelt. Es lassen sich explizite Ausdrücke für die zweiten Momente der Verteilung erhalten. M. Wiedemann. 90☐

Eine Approximation für das physikalische Nucleon in der Theorie der festen Quelle. W. Królikowski. (Bull. Acad. polon. Sci., Cl. III **5.** 263—68. 1957. Pol. Acad. of Sci., Inst. of Phys.) (Engl.) — Vgl. C. **1959.** 2000.

Darst. einer Approximations-Meth. zur Lösung des Modells des physikal. Nucleons, das l. c. entwickelt worden ist. Gerhard Schmidt. 90☐

Eine Schätzung der Massen von Isobaren des Nucleons in der Theorie der festen Quelle. W. Królikowski. (Bull. Acad. polon. Sci., Cl. III **5.** 269—72. 1957.) (Engl.) — — Vgl. vorst. Referat.

Die theoret. Unterss. liefern eine befriedigende Übereinstimmung zwischen den Massen der 4 Isobaren in dem Modell des physikal. Nucleons u. den Massen der 4 bekannten Typen von Baryonen (N, Λ, Σ u. Ξ). Gerhard Schmidt. 90☐

Analytische Eigenschaften des Matrixelementes für die Photozertrümmerung des Deuterons für bestimmte Energie. A. Martin. (Nuovo Cimento [10] **19.** 344—55. 16/1. 1961. Geneva, CERN.) (Engl.)

Unters. der analyt. Eigg. des nichtrelativist. Matrixelements als Funktion des Winkels. Herbert Weber. 90☐

Bemerkungen über das statische paritätsnichterhaltende Zwischennucleonenpotential. G. Barton. (Nuovo Cimento [10] **19.** 512—27. 1/2. 1961. Princeton, N.J., Inst. for Advanced Study.) (Engl.)

Unters. zum impulsunabhängigen Teil eines Zwischennucleonenpotentials mit Nichterhaltung der Parität. Herbert Weber. 95☐

Zweikörper-Potential in Kernmaterie. D. C. Peaslee. (Physic. Rev. [2] **124.** 839—41. 1/11. 1961. Canberra, Austral. Nat. Univ.) (Engl.)

Vf. schlägt ein effektives Zweinucleonen-Zentralpotential innerhalb der Kernmaterie auf der Grundlage der Barker-Analyse (C. **1961.** 16722) der Dublettaufspaltungen für A $\approx$ 16 vor. Es zeigt sich, daß nichtlokale Potentiale für Schalenmodellberechnungen unvermeidbar sind. Gerhard Schmidt. 95☐

Self-consistent-Kernmodell. Balazs Rozsnyai. (Physic. Rev. [2] **124.** 860 bis 867. 1/11. 1961. Berkeley, Calif., Univ. of California, Dep. of Phys.) (Engl.)

Vf. gibt ein einfaches Kernmodell wieder, das mathemat. zu dem self-consistent-Zustand von Atomkernen führt. Für die Reichweite der Wechselwrkg. im Kern wird $3{,}23\cdot10^{-14}$ cm angesetzt. Mit dieser Größe u. den gewählten Kopplungs-Konst. werden brauchbare Neutron- u. Proton-Bindungsenergien u. Nucleonendichten für die Nuclide ^{16}O, ^{40}Ca, ^{140}Ce u. ^{208}Pb erhalten. Gerhard Schmidt. 95☐

„^{6}Li plus Neutron"-Konfiguration in ^{7}Li. F. C. Khanna, Y. C. Tang und K. Wildermuth. (Physic. Rev. [2] **124.** 515—19. 15/10. 1961. Tallahassee, Fla., Florida State Univ.) (Engl.)

Vff. untersuchen theoret. die Energieniveaus von ^{7}Li in der Konfiguration „^{6}Li-Cluster plus Neutron". Hierbei soll ermittelt werden, ob das bei verschiedenen Verss. angezeigte Niveau positiver Parität bei 6,54 MeV besteht oder nicht. Die Ergebnisse zeigen, daß die Bldg. eines solchen Zustandes nicht durch die fundamentelle Nucleon–Nucleon-Wechselwrkg. begünstigt wird, welche die Bindungsenergie des Deuterons liefert u. die s- u. p-Wellen-Streudaten erklärt. Die Energie des $^{24}P_{5/2}$-Zustands wird berechnet. Der sich ergebende Wert von $-27{,}2$ MeV ist in befriedigender Übereinstimmung mit dem experimentellen Wert von $-31{,}7$ MeV. GERHARD SCHMIDT. 95□

Das erste 0^+-Niveau des ^{16}O-Kerns. Jean Pradal und Marcel Véneroni. (C. R. hebd. Séances Acad. Sci. **246.** 2461—64. 28/4. 1958. Orsay, Seine-et-Oise, Labor. de Phys. Nucl.) (Franz.)

Vff. zeigen, daß das erste 0^+-Niveau nicht, wie bisher angenommen, durch die Überlagerung der beiden Konfigurationen $(1s)^{-1}(2s)$ u. $(1p)^{-1}(2p)$ charakterisiert werden kann. Durch ein Variations-Verf. werden sämtliche Wechselwrkg. berücksichtigt. Auch die Konfigurationen $(1p)^{-2}(2s)^2$, $(1p)^{-2}(1d)^2$, $(1p)^{-2}(1s)(1d)$ scheinen von Bedeutung zu sein. U. SIGGEL. 95□

Kernquadrupolmoment von ^{57m}Fe. Gerald Burns. (Physic. Rev. [2] **124.** 524 bis 526. 15/10. 1961. Yorktown Heights, N.Y., Internat. Business Mach. Res. Center.) (Engl.)

Vf. erhält einen Wert für das Kernquadrupolmoment des ersten angeregten Zustandes von Fe, ^{57m}Q, durch Verw. veröffentlichter Werte für eQq/h in den okta- u. tetraflächigen Lagen in $Y_3Fe_2(FeO_4)_3$ u. in Fe_2O_3 in Zusammenhang mit neueren Werten für die Atomkoordinaten in diesen Verbindungen. Der Wert von ^{57m}Q ist definitiv positiv u. $\approx +0{,}4 \cdot 10^{-24}$ cm². GERHARD SCHMIDT. 95□

^{85}Rb–^{86}Rb-Hyperfeinstrukturanomalie. Norman Braslau, Gilbert O. Brink und Jhan M. Khan. (Physic. Rev. [2] **123.** 1801—11. 1/9. 1961. Berkeley, Calif., Univ. of California, Lawrence Radiat. Labor.) (Engl.)

Nach der Atomstrahl-Magnetresonanz-Meth. mit getrennten Oscillatorfeldern bestimmen Vff. die Hyperfeinstrukturtrennung u. das magnet. Dipolmoment von ^{85}Rb u. des 18,6-d-^{86}Rb im elektron. $^2S_{1/2}$-Grundzustand. Die für ^{85}Rb erhaltenen Ergebnisse stimmen mit früher veröffentlichten Werten überein u. zeigen an, daß die nach der BREIT–RABI-Gleichung berechneten Übergangsfrequenzen mit dem Experiment bis zu mindestens 1 ppm im Einklang sind. Für ^{86}Rb werden folgende Werte für den $^2S_{1/2}$-Grundzustand erhalten: $\Delta\nu = 3946{,}883(2)$ MHz, $g_I = -4{,}590(4) \cdot 10^{-4}$ u. $\mu_I = -1{,}6856(14)$ Kernmagnetonen (ohne diamagnet. Korrektur). Die Hyperfeinstrukturanomalie entsteht z. T. aus der Differenz der Vol.-Verteilung des Kernmagnetismus in den beiden Kernen u. wird als die Abweichung von der Gleichheit des Verhältnisses der Hyperfeinaufspaltungsfaktoren der beiden Isotope zum Verhältnis ihrer nuclearen g-Faktoren definiert. Für diese beiden Isotope ergibt sich $^{85}\Delta^{86} = 0{,}17(9)\%$.

GERHARD SCHMIDT. 95□

Kernspin von ^{231}Pa aus der Hyperfeinaufspaltung. E. W. T. Richards, A. Ridgeley, N. J. Atherton und H. S. Wise. (Nature [London] **192.** 444. 4/11. 1961. Harwell, Didcot, Berks., U.K.A.E.A.) (Engl.)

Vff. bestätigen die Messungen von SCHÜLER u. GOLLNOW (Naturwissenschaften **22.** [1934.] 511), wonach ^{231}Pa den Kernspin $I = 3/2$ besitzt, indem sie die Hyperfeinstruktur des Spektrums von durch Mikrowellen angeregtem Pa-Jodid untersuchten.

U. SIGGEL. 95□

Eine vereinheitlichte Theorie der direkten Reaktionen. A. Agodi und E. Eberle. (Nuovo Cimento [10] **18.** 718—43. 16/11. 1960. Catania, Univ., Ist. di Fis., Centro Siciliano di Fis. Nucl.) (Engl.)

Wiedergabe einer neuen Dispersionstheorie von Kern-Rkk., die eine Verallgemeinerung bestehender Theorien darstellt. Die Theorie umfaßt die Möglichkeit der Definition einer Klasse von Problemen, die dem Streuproblem in der Weise äquivalent sind, daß ihre Lösungen alle die gleichen Übergangsmatrixelemente bestimmen. Im Fall der Nucleon–Kern-Streuung ergibt sich eine alternative Definition des opt. Modells. Die Oberflächenbeiträge zu direkten Rkk. können in dem neuen Formalismus einfach von anderen Beiträgen direkter Prozesse getrennt werden. HERBERT WEBER. 103□

Protonenemission aus Kernen infolge Neutronen-Wechselwirkung. G. S. Mani und K. G. Nair. (Proc. Indian Acad. Sci., Sect. A **51.** 243—57. Mai 1960. Trombay, Bombay, AE Establ.) (Engl.)

Daten über die Energiespektren sowie über die Winkelverteilung der beim Beschuß von ^{27}Al mit Neutronen emittierten Protonen sowie Daten über die Winkelverteilung im Falle von *Fe* u. *Cu* werden analysiert. Sie lassen sich durch ein statist. Modell deuten, der Anteil der direkten Wechselwrkg. ist klein. M. Wiedemann. 103☐

(p, n)-Reaktionen an einigen mittelschweren Kernen. B. Lobkowicz und P. Marmier. (Helv. physica Acta **34.** 85—123. 1/4. 1961. Zürich, ETH, Labor. für Kernphys.) (Dt.)

Vff. berichten über Unterss. der (p, n)-Rkk. an den Kernen ^{51}V, ^{59}Co, ^{65}Cu, ^{75}As u. ^{91}Zr mit Hilfe der vom Endkern ausgesandten charakterist. γ-Strahlung. Aus Messungen der Winkelverteilung u. aus Koinzidenzmessungen wurde versucht, Energieschemata für die Endkerne ^{51}Cr, ^{59}Ni, ^{65}Zn, ^{75}Se u. ^{91}Nb aufzustellen u. anschließend aus den γ-Intensitäten die partiellen Wrkg.-Querschnitte zu bestimmen. Beim Vgl. der Theorie mit dem Experiment zeigt es sich, daß die Wrkg.-Querschnitte von der Parität des Endzustandes fast unabhängig sind. Es zeigt sich, daß Spin-Best. aus den Wrkg.-Querschnitten zuverlässiger sind, als die fraglichen Annäherungen bei der Best. der Transmissions-Koeff. vermuten lassen. Ein Vgl. der experimentellen Wrkg.-Querschnitte mit theoret. nach dem Modell der starken Absorption u. dem opt. Potentialmodell berechneten Werten zeigt eine gute Übereinstimmung. G. M. Neumann. 103☐

Reaktionsquerschnitte für 10-MeV-Protonen, verglichen mit optischen Modellen des Kerns für Oberflächen- und Volumenabsorption. Richard D. Albert und Luisa F. Hansen. (Physic. Rev. [2] **123.** 1749—50. 1/9. 1961. Livermore, Calif., Univ. of California, Lawrence Radiat. Labor.) (Engl.)

Vff. bestimmen die (p, n)-Querschnitte bei 9,85 MeV für trägerfreie dünne Targets aus *Al, Ti, Fe, Co, Ni*, ^{63}Cu, ^{65}Cu, *Rh, Ag, Sn, Ta* u. *Au*. Die (p, 2n)-Beiträge werden unter Verw. des statist. Modells des Kerns für Rh, Ta, Ag u. Au berechnet. Von der Emission geladener Teilchen wird angenommen, daß sie in Ta u. Au wegen der geringen Coulomb-Durchdringungsfähigkeit vernachlässigbar sind. Angenäherte Querschnitte der Protonen-Rk. werden durch Hinzufügung von (p, n)- u. (p, 2n)-Querschnitten zu den (p, p')- u. (p, α)-Querschnitten erhalten. Die Ergebnisse werden mit Berechnungen nach dem opt. Potential für Vol.- u. Oberflächenabsorption von Protonen-Rk.-Querschnitten verglichen. Die Parameter für beide Modellberechnungen werden durch Abstimmung der Daten für elast. Streuung u. Polarisation der Protonen erhalten. Die Ergebnisse zeigen eher ein Oberflächenabsorptionspotential als ein Vol.-Absorptionspotential an. Gerhard Schmidt. 103☐

Die Zertrümmerung von Helium, Stickstoff und Neon durch Photonen hoher Energie. J. M. Reid und B. Lalovic. (Proc. physic. Soc. **76.** 65—78. 1/7. 1960. Glasgow, Univ., Dep. of Natural Philos.) (Engl.)

Vff. untersuchten mittels einer schnell expandierenden Wilson-Kammer photonucleare Rkk. in He, N u. Ne. Kammer u. Meßtechnik mit 3 Protonenteleskopen werden beschrieben. Die γ-Quanten wurden mit einem 330-MeV-Elektronen-Synchrotron erzeugt; bei den Verss. mit He u. N bzw. Ne betrug das Maximum der Bremsstrahlung 330 bzw. 240 MeV. In N u. Ne wurden verschiedene Rkk. beobachtet, bei denen 1—7 geladene Fragmente einschließlich 100-MeV-Protonen auftraten. Der Wrkg.-Querschnitt für die Protonenerzeugung (gemessen unter einem Winkel von 67 ± 13^0) betrug bei He $0{,}7 \pm 0{,}2 \cdot 10^{-31}$ cm^2 MeV^{-1} Q^{-1} sterad^{-1}, das Protonenverhältnis 12:10:2 (bei 67, 90, 113^0). Der Wrkg.-Querschnitt für die Photoerzeugung von Protonen von 100 MeV in N betrug unter einem Winkel von 52 ± 12^0 $0{,}4 \cdot 10^{-30}$ cm^2 MeV^{-1}Q^{-1} sterad^{-1}, das Protonenverhältnis 73:46:18 (bei 52, 90, 138^0), in Ne unter einem Winkel von 65 ± 15^0 $0{,}4 \cdot 10^{-30}$ cm^2 MeV^{-1} Q^{-1} sterad^{-1}, das Protonenverhältnis 78:54:18 (bei 65, 90, 115^0). Die Ergebnisse stimmen mit dem Modell einer Photonenabsorption durch p–n-Paare im komplexen Kern überein; daneben wurden aber auch eine große Anzahl von Ereignissen gefunden, bei denen der zurückbleibende Kern zertrümmert wurde. Es wurde gefunden, daß bei 5—10% der beobachteten Ereignisse zwei schnelle Protonen ausgesandt wurden. H. Schroeder. 103☐

Energieniveaus in ^{21}Na. R. E. Benenson und L. J. Lidofsky. (Physic. Rev. [2] **123.** 939—47. 1/8. 1961. New York, N.Y., Columbia Univ.) (Engl.)

Vff. untersuchen den ^{21}Na-Kern über die Rk. ^{20}Ne(d, n)^{21}Na unter Verw. eines Spektrometers für schnelle Neutronen u. über die Rk. ^{20}Ne(p, γ)^{21}Na unter Verw. von sowohl Einkristall- als auch Hoogenboom-Technik. Der $\overline{E}_d$-Wert für die Neutronenspektroskopie liegt in der Mehrzahl der Messungen um 4,87 MeV, während die Einfangresonanz für die γ-Unterss. bei $\overline{E}_p = 1{,}17$ MeV liegt. Für die Verss. wird Ne als Gastarget verwendet. Energieniveaus in ^{21}Na werden bei Anregungen von $0{,}33 \pm 0{,}03$, $1{,}77 \pm 0{,}05$, $2{,}42 \pm 0{,}04$, $2{,}80 \pm 0{,}06$ u. $3{,}61 \pm 0{,}06$ MeV erhalten. Aus den Neutronen-

Verss. können Niveauparameter den 0,33- u. 2,42-MeV-Niveaus zugeordnet werden, während aus den γ-Unterss. Spingrenzen u. Parität dem 3,61-MeV-Niveau zugeordnet werden können. Dieses Niveau entspricht der 1,17-MeV-Einfangresonanz. Das Niveauschema von ^{21}Na wird im Rahmen des Kollektivmodells diskutiert.
Gerhard Schmidt. 103□

Kernenergieniveaus von ^{24}Na im Bereich von 630—860 keV. Carl T. Hibdon. (Physic. Rev. [2] **124.** 500—14. 15/10. 1961. Argonne, Ill., Argonne Nat. Labor.) (Engl.) — Vgl. C. **1962.** 2619.

Vf. untersucht die Kernniveaustruktur von ^{24}Na für Neutronenenergien im Bereich von 630—860 keV, wobei sich die Ggw. von 73 Niveaus zeigt. Jeder der beiden bekannten großen Peaks ist aus einer Reihe von Niveaus zusammengesetzt. Diesen Niveaus werden J-Werte bis zu 7 für den ersten Peak u. bis zu $J = 6$ für den zweiten Peak zugeordnet. Die Niveaus werden mit denen bis zu 630 keV zusammengefaßt, um eine kombinierte Gesamtheit von 230 Niveaus bis zu 860 keV zu erhalten. Brauchbare Werte der Stärkefunktion werden für s- u. p-Wellen-Niveaus (0,035 bzw. 0,27) erhalten; die Werte für $l > 2$ erscheinen jedoch viel zu groß. Eine Darst. der Anzahl der Niveaus mit Energien $< E_n$ als eine Funktion von E_n zeigt Schwankungen um einen linearen Trend.
Gerhard Schmidt. 103□

Die Nuclide ^{42}Ar und ^{39}Cl. Nelson Jarmie und M. G. Silbert. (Physic. Rev. [2] **123.** 909—10. 1/8. 1961. Los Alamos, N.Mex., Univ. of California, Los Alamos Sci. Labor.) (Engl.) — Vgl. C. **1961.** 7474.

Mit der l. c. beschriebenen Anordnung bestimmen Vff. die Massen von ^{39}Cl u. ^{42}Ar sowie die Energien der ersten angeregten Zustände dieser Nuclide durch eine Unters. der Rkk. ^{40}Ar(t, α)^{39}Cl u. ^{40}Ar(t, p)^{42}Ar. Die geladenen Rk.-Prodd. werden mit einem Magnetspektrometer hoher Auflösung analysiert. Für ^{42}Ar wird experimentell festgestellt: Massenüberschuß (M—A) $= -34{,}423 \pm 0{,}040$ MV (^{12}C = 0) oder $-21{,}990 \pm 0{,}040$ MeV ^{16}(O = 0); Energie des ersten angeregten Zustandes $= 1{,}138 \pm 0{,}030$ MeV. Für ^{39}Cl lauten die experimentellen Ergebnisse wie folgt: Massenüberschuß (M—A) $= -29{,}772 \pm 0{,}040$ MeV (^{12}C = 0) oder $-18{,}227 \pm 0{,}040$ MeV (^{16}O = 0); Energie des ersten angeregten Zustandes $= 0{,}364 \pm 0{,}030$ MeV. Die Q-Werte der Rkk. ^{40}Ar(t, p)^{42}Ar u. ^{40}Ar(t, α)^{39}Cl ergeben sich zu $7{,}046 \pm 0{,}040$ bzw. $7{,}259 \pm 0{,}040$ MeV.
Gerhard Schmidt. 103□

Berechnete Wirkungsquerschnitte für die Bildung von ^{45}Ca und ^{47}Ca. I. Dostrovsky und Z. Fraenkel. (J. inorg. Nuclear Chem. **21.** 10—14. Dez. 1961. Rehovoth, Israel, Weizmann Inst. of Sci.) (Engl.)

Die Wrkg.-Querschnitte für die Bldg. von ^{45}Ca u. ^{47}Ca werden in Abhängigkeit von der Beschußenergie berechnet. Bei den betrachteten Kern-Rkk. werden ^{48}Ti u. ^{50}Ti mit n u. d oder ^{48}Ca mit n, p, d, ^{3}He u. ^{4}He beschossen; dabei wird die Bldg. eines angeregten Zwischenkerns angenommen, der unter Kernverdampfung zerfällt. Es ergibt sich für die Darst. von ^{47}Ca als günstigste Rk.: ^{48}Ca(n, 2n)^{47}Ca mit einem maximalen Wrkg.-Querschnitt von ca. 1,5 barn bei Neutronenenergien von 20—25 MeV.
H.-D. Freyer. 103□

Zerfall von ^{66}Ge. R. A. Ricci, R. K. Girgis und R. Van Lieshout. (Nuclear Physics [Amsterdam] **21.** 177—88. Nov. 1960. Amsterdam, Inst. voor kernphys. Onderz.) (Engl.)

Zn-Folie sowie ZnO, angereichert in ^{64}Zn, wurden mit 42-MeV-α-Teilchen beschossen u. nach der (α, 2 n)-Rk. ^{66}Ge erhalten. Dieses wurde durch Lösen in HCl, Dest. des $GeCl_4$ u. Fällung als GeS_2 abgetrennt. β- u. γ-Spektren wurden mittels Scintillatoren aufgenommen, auch γ–γ-Koinzidenzen wurden gemessen u. Koeff. der inneren Konversion bestimmt. Es wurden 2 β-Energien von 1,3 MeV (100 relative Intensität) u. 2,0 MeV (<10) erhalten, ferner γ-Strahlen mit 46, 68, 114, 152, 185, 245, 270, 300, 335, 380, 405, 470 u. 710 keV. Die Halbwertszeit betrug $2{,}4 \pm 0{,}2$ Stunden. Ein Termschema von ^{66}Ga wird aufgestellt.
M. Wiedemann. 103□

(n, d)- und (n, p)-Reaktionen nahe Z = 50. R. A. Peck jun. (Physic. Rev. [2] **123.** 1738—46. 1/9. 1961. Providence, R.I., Brown Univ.) (Engl.)

Mit der Emulsionstechnik (Ilford C 2, 400 μ) werden geladene Teilchen nachgewiesen, die durch Beschuß von ^{103}*Rh*, ^{115}*In*, ^{116}*Sn*, ^{120}Sn, *Sb* u. *Te* mit 14-MeV-Neutronen erzeugt worden sind. Für alle bis auf Te (keine nachweisbare Ausbeute) werden Querschnitte u. Spektren wiedergegeben, u. zwar mit Verteilungen über die ersten 40° des Labor.-Winkels von Energiegruppen aus Rh, In u. Sb. Die weite (n, np)-Gruppe wird bei der erwarteten Energie in den Spektren von Rh, In, ^{116}Sn u. Sb gefunden; die Winkelverteilung ist anomal für Rh, sie zeigt jedoch die erwartete Isotropie in den drei anderen Fällen. Bis zu mindestens 6 MeV Anregungsenergie wird die (n, p)-Grobstruktur durch Einzelteilcheneffekte beherrscht.
Gerhard Schmidt. 103□

Isomerenverhältnis für die ^{118}Sn(γ, p)-Reaktion. John P. Hummel. (Physic. Rev. [2] **123.** 950—53. 1/8. 1961. Urbana, Ill., Univ. of Illinois, Dep. of Chem., Dep. of Phys. Chem. Engng.) (Engl.)

Vf. bestimmt die relativen Ausbeuten von ^{117}*In* u. ^{117m}In aus der ^{118}Sn(γ, p)-Rk. durch γ-Zählung einer in ^{118}Sn angereicherten SnO_2-Probe, die mit 24-MeV-Bremsstrahlung bestrahlt worden ist. Das gemessene Grund- zu Isomer-Ausbeuteverhältnis beträgt $0,65 \pm 0,15$. Es ist im Einklang mit den Vorhersagen auf der Basis des direkten Mechanismus (Wilkinson, C. **1959.** 12442) u. des Compoundkernmechanismus. Die Werte der Isomerenverhältnisse für die Reihe von gerade–gerade-Zn-Isotopen (^{118}Sn, ^{120}Sn, ^{123}Sn u. ^{124}Sn) widersprechen den Vorhersagen des Compoundkernmechanismus, sie können jedoch auf der Basis des Wilkinson-Modells erklärt werden.

Gerhard Schmidt. 103☐

Aktivierungsverhältnisse von ^{116}In. M. A. Greenfield und R. L. Koontz. (Physic. Rev. [2] **123.** 197—98. 1/7. 1961. Los Angeles, Calif., Univ. of California, Dep. of Radiol.; Canoga Park, Calif., Atom. Internat.) (Engl.) — Vgl. Domanic u. Sailor, C. **1961.** 1087.

Die l. c. wiedergegebenen Daten über das Verhältnis der 54-Min.- zur 13-Sek.-Aktivität von ^{116}In, erzeugt durch Neutroneneinfang in ^{115}In, werden mit experimentell bestimmten Selbstabsorptionsfaktoren für 54-Min.-^{116}In korrigiert. Die Ergebnisse dieser Korrekturen beseitigen eine Anomalie, die bei Folien verschiedener Dicke beobachtet worden ist. Die Korrekturen scheinen ebenfalls eine Abhängigkeit des Aktivitätsverhältnisses von den Neutronenenergien zwischen therm. u. 2,66 eV zu beseitigen. Selbst nach der Korrektur der Daten bleibt noch eine wesentliche Differenz für den Wert des Aktivierungsverhältnisses bei 3,86 eV. Der korr. Wert des Verhältnisses bei 3,86 eV ist ca. die Hälfte des Wertes bei den anderen untersuchten Energien.

Gerhard Schmidt. 103☐

Untersuchung des Spektrums der inneren Konversionselektronen der langlebigen Isotope ^{152}Eu und ^{154}Eu. B. W. Bobykin und K. M. Nowik. (Известия Академии Наук СССР, Серия Физическая [Nachr. Akad. Wiss. UdSSR, physik. Ser.] **21.** 1556—72. Dez. 1957. Leningrad, Phys.-techn. Inst. der Akad. der Wiss. der UdSSR.) (Russ.) — C. **1958.** 7650. M. Wiedemann. 103☐

Über die Isotope der Seltenen Erden mit Neutronendefizit, die sich bei der Reaktion der Spaltung von Ta durch 660-MeV-Protonen bilden. 2. Mitt. G. M. Gorodinski, A. N. Murin, W. N. Pokrowski und B. K. Preobrashenski. (Известия Академии Наук СССР, Серия Физическая [Nachr. Akad. Wiss. UdSSR, physik. Ser.] **21.** 1624—32. Dez. 1957. Chlopin-Strahlungsinst. der Akad. der Wiss. der UdSSR.) (Russ.) — 1. vgl. C. **1958.** 10263.

Ta wurde mit 660-MeV-Protonen gespalten u. die Spalt-Prodd. chromatograph. getrennt. Über die Identifizierung von Isotopen mit Massen von 160—134 wird berichtet, Spektren u. Zerfallsschemata sind angegeben. Unter anderem wurden gefunden: ^{160}*Er* (29,4 h), ^{160m}*Ho* (5 h), ^{160}Ho (22,5 min), ^{159}*Dy* (134 d), ^{157}Dy (8,2 h), ^{156}*Tb*, ^{155}Tb (5 d), ^{153}*Dy* (ca. 10 h), ^{153}*Gd* (200 d), ^{151}Gd (150 d), ^{149}Gd (9 d), ^{147}Gd (1,5 d), ^{147}*Eu* (24 d), ^{145}Gd (60 d), ^{145}Eu (5 d) u. ^{140}Nd (3,3 d). Auch das Segré-Diagramm wurde ergänzt.

M. Wiedemann. 103☐

Bildung von ^{13}N bei energiereichen Kernreaktionen. I. Dostrovsky, Z. Fraenkel und J. Hudis. (Physic. Rev. [2] **123.** 1452—58. 15/8. 1961. Rehovoth, Weizmann Inst. of Sci.; Upton, N.Y., Brookhaven Nat. Labor. and Chem. Dep.) (Engl.)

Vff. bestimmen experimentell die Querschnitte für die Bldg. von ^{13}N beim Beschuß von *Zn, In, Pb* u. *U* mit Protonen aus dem Cosmotron von 1,0, 1,9 u. 2,9 GeV Energie. Die nach der Scintillationstechnik erhaltenen Werte werden mit theoret. Querschnitten der ^{13}N-Emission für Protonenenergien von 0,84 u. 1,84 GeV verglichen, wobei sich die Berechnungen auf das Verdampfungsmodell gründen. Das früher beschriebene Monte-Carlo-Verf. wird modifiziert, um bessere statist. Genauigkeit für die berechneten ^{13}N-Querschnitte zu erhalten. Die Emissionsquerschnitte für ^{6}*He*, ^{8}*Li* u. ^{7}*Be* werden unter Verw. des modifizierten Monte-Carlo-Verf. neu berechnet. Gute Übereinstimmung mit den experimentellen Querschnitten von ^{6}He, ^{8}Li u. ^{7}Be wird erhalten, wenn von den 3 verschiedenen Formulierungen des Wechselwrkg.-Radius die kleineren Werte verwendet werden. Gerhard Schmidt. 103☐

Anregungsfunktion der Kernreaktion ^{238}U(p, 3n)^{236}Np zwischen 30 und 150 MeV. Marc Lefort. (C. R. hebd. Séances Acad. Sci. **253.** 2221—22. 13/11. 1961. Paris-Orsay, Fac. des Sci., Labor. Joliot-Curie de Phys. nucl.) (Franz.)

Das bei der Kern-Rk. entstehende Np geht unter β-Strahlung in ^{236}Pu über, ein α-Strahler mit 2,9 a Halbwertszeit. Pu(IV) wird durch Extraktion mit einer benzol. Lsg.

von Thiophenyltrifluoraceton aus salpetersaurer Lsg. vom $UO_2(NO_3)_2$ abgetrennt. Die Anregungskurve ist der von ^{230}Pa (aus ^{232}Th) sehr ähnlich. Legt man gleichzeitig Spaltung u. Spallation zugrunde, so stimmen die berechneten Wrkg.-Querschnitte mit den experimentellen überein. U. Siggel. 103 □

Radiochemische Untersuchungen der neutroneninduzierten Spaltung von ^{235}U und ^{238}U sowie die Zweimodi-Spalthypothese. H. B. Levy, G. H. Hicks, W. E. Nervik, P. C. Stevenson, J. B. Niday und J. C. Armstrong jun. (Physic. Rev. [2] **124.** 544—51. 15/10. 1961. Livermore, Calif., Univ. of California, Lawrence Radiat. Labor.) (Engl.)

Vff. nehmen an, daß der Einfl. der sich ändernden Anregungsenergie auf den Verlauf der Spalt-Prod.-Massenausbeutekurve aus der Spaltung einer einzelnen Kernart von der Änderung in den relativen Beträgen der beiden energieunabhängigen Spaltmodi herrührt, wobei jeder Modus zu einer eigenen charakterist. Massenausbeutekurve führt. Es wird gezeigt, daß diese Hypothese eine lineare Beziehung zwischen den Spaltausbeuten eines beliebigen Paares von Spalt-Prodd. vorhersagt, die bei einer Reihe von Anregungsenergien gemessen worden sind. Vff. messen die Spalt-Prod.-Ausbeuten relativ zur Spaltausbeute von ^{99}Mo für die Spaltung von ^{235}U u. von ^{238}U mit Neutronenbündeln im Energiebereich von 2—10 MeV. In sämtlichen Fällen werden die vorhergesagten linearen Beziehungen beobachtet. Die Ergebnisse für Spaltausbeuten aus ^{235}U mit therm. Neutronen fallen jedoch nicht mit den entsprechenden beobachteten Linien zusammen. Die Zweimodi-Spalthypothese erweist sich als eine mögliche Erklärung für eine große Anzahl beobachteter linearer Beziehungen. Gerhard Schmidt. 103 □

Die Energiebilanz bei der Kernspaltung. G. N. Walton. (Nature [London] **192.** 1062—64. 16/12. 1961. Harwell, A.E.R.E., Chem. Div.) (Engl.)

Vf. führt die experimentell bekannte Tatsache, daß die kinet. Energie der Spalt-Prodd. bei symm. Spaltung kleiner ist als bei asymm. Spaltung darauf zurück, daß bei der symm. Spaltung weniger Energie frei wird, da die symm. Spalt-Prodd. eine größere Masse als die asymm. Spalt-Prodd. aufweisen. Ferner weist Vf. darauf hin, daß am meisten Energie frei wird, wenn bei der Spaltung Nuclide mit gleichem Neutronendefizit entstehen. G. M. Neumann. 103 □

Reichweiten von Spaltfragmenten in Gasen. 1. Mitt. Reichweiten von Fragmenten aus der spontanen Spaltung des ^{252}Cf in Luft. K. V. Marsh und J. A. Miskel. (J. inorg. Nuclear Chem. **21.** 15—20. Dez. 1961. Livermoore, Calif., Univ. of California, Lawrence Radiation Labor.) (Engl.)

Die Reichweiten von 19 verschiedenen Fragmenten bekannter Masse aus der Spaltung von ^{252}Cf werden in Luft (0°, 760 mm) gemessen. Eine Berechnung der Reichweiten nach Bohr ergibt Abweichungen von weniger als 1%. H.-D. Freyer. 103 □

Trennkaskade aus Diffusionskolonnen. R. Ja. Kutscherow und G. A. Tewsadse. (Атомная Энергия [Atomenergie] **6.** 207—08. Febr. 1959. — C. **1960.** 13911.) (Russ.). M. Wiedemann. 104 □

Gewinnung von trägerfreiem ^{125}Sb und ^{113m}In. W. N. Rybakow und I. I. Stronski. (Атомная Энергия [Atomenergie] **6.** 208—10. Febr. 1959.) (Russ.)

Bei der Bestrahlung von Sn mit therm. Neutronen können ^{125}Sb u. ^{113m}In erhalten werden, u. zwar nach $^{124}Sn(n,\gamma)$ $^{125}Sn \rightarrow (\beta^-$, 10 d) ^{125}Sb (β^-, 2,7 h) u. $^{112}Sn \cdot (n,\gamma)$ ^{113}Sn (K, 112 d) $\rightarrow$ ^{113m} In (isomerer Übergang). Sb u. In lassen sich an einem Anionit-Austauscherharz trägerfrei abtrennen, sie werden mit 3 n HCl eluiert, Sn mit 2 n $HClO_4$. ^{125}Sb zeigte die γ-Linien von 180, 470 u. 620 keV, ^{113m}In eine γ-Strahlung von 0,42 MeV u. eine Halbwertszeit von 105 Minuten. M. Wiedemann. 104 □

Die Verwendung von Analogrechnern bei der Regelung von Reaktoren. J. Walker. (J. Electronics and Control [1] **3.** 125—36. Juli 1957. Harwell, U. K. Atomic Energy Authority, Reactor Div.) (Engl.)

Überblick über die Anwendung von Computern für Aufgaben bei der Entw. u. dem Betrieb von Reaktoren sowie zur Ausbildung von Reaktortechnikern.
P. Braumm. 110 □

Schwerschmelzende Brennstoffe und Hochtemperaturbrennelemente. G. A. Mejersson. (Атомная Энергия [Atomenergie] **6.** 135—39. Febr. 1959.) (Russ.)

Vf. gibt eine Übersicht über Brennelemente unter Berücksichtigung von Reaktoren mit Wasserkühlung u. von Hochtemperatur-Reaktoren (bis 1000°) mit Gaskühlung. Behandelt werden UO_2-Pellets in metall. oder Plastik-Umhüllung, Carbide von U u. Th, auch in Graphit-Umhüllung, Mischungen von ThO_2-UO_2 u. metall. Th mit 3—7% ^{235}U.
M. Wiedemann. 110 □

Organische Verbindungen als Moderatoren und Kühlmittel in Kernreaktoren. Sigurd Rösinger. (Atomkernenergie **2.** 176—81. Mai 1957. Stuttgart, TH, Röntgeninst.) (Dt.)

Untersucht wurden bes. *Polyphenyle* auch Diphenyl. Wrkg.-Querschnitte, Schwellen-Temp., bei der die Zers. stark ansteigt, strahlenchem. Umsatz hauptsächlich unter Bldg. von H_2 wurden untersucht. Es wird ein Vgl. mit W. durchgeführt. u. dabei auf den niedrigeren Dampfdruck, die höhere anwendbare Temp. 400—450°, die geringe Korrosions-Wrkg. u. Aktivierung sowie auf den negativen Temp.-Koeff. der Reaktivität bei Polyphenylen hingewiesen. M. Wiedemann. 110□

Organisch moderierte und gekühlte Reaktoren. Henri Polak. (Atomkernenergie 2. 390—96. Okt. 1957. Canoga Park, Calif., North Americ. Aviat., Inc., Atom. Internat. Div.) (Engl.)

Die bes. Eignung organ. Stoffe als Kühlmittel u. Moderator in Reaktoren wird herausgestellt: Großer negativer Temp.-Koeff. der Reaktivität, geringe Korrosionserscheinungen im Core u. im Wärmeaustauscher, geringe induzierte Aktivität im Kühlmittelkreislauf, geringer Betriebsdruck. Bei Prüfung verschiedener Substanzen unter Reaktorbetriebsbedingungen erwiesen sich Diphenyl u. Terphenyl als bes. geeignet. Im Betrieb erfolgen Gas-Entw. (40—140 Liter/MWd) u. Bldg. von Mehrfachring-Verbb. (6—30 kg/MWd). Die Vorverss. wurden am OMRE bestätigt, wobei als Moderator u. Kühlmittel *Santowax OM*, ein handelsübliches Gemisch aus m- u. o-Terphenylen, verwendet wurde. W. Reusse. 110□

Über die Möglichkeit der Verbesserung des Wärmeüberganges von sich berührenden Uran- und Aluminiumoberflächen. F. Boescboten. (Proc. int. Conf. peaceful Uses Atomic Energy **9.** 208—09. 1956. Utrecht, FOM Res. Group.) (Engl.)

Konferenzbericht über die 4 möglichen Verbesserungen des Wärmeüberganges zwischen Brennstoff u. Hülse. Erfolgversprechend sind stärkerer Kontakt durch Druck oder Na als fl. Zwischenschicht. Gerhard Schmidt. 110□

Wärmeübergangszahlen bei homogenen Reaktoren mit innerem Wärmetauscher. J. Clauss und K. H. Höcker. (Atomkernenergie **2.** 397—400. Okt. 1957. Stuttgart, TH, Inst. für theor. u. angew. Phys., Abt. Reaktorphys.) (Dt.)

Bei dem Wärmeübergang von der heiße Gasblasen enthaltenden Lsg. auf die Rohraußenwände des inneren Wärmeaustauschers bewirken die Gasblasen eine Verbesserung des Wärmeüberganges. Unter dieser Voraussetzung wird der Wärmeübergang rechner. behandelt. W. Reusse. 110□

Moderne Kreisbeschleuniger für Elektronen. F. Timpl. (Technik **12.** 513—18. Juli 1957. Dresden.) (Dt.)

Übersicht unter Darlegung des Überganges vom Betatron- zum Synchrotronbetrieb. Gerhard Schmidt. 112□

Bremsstrahlungsspektrum des 1000-MeV-Elektronensynchrotrons von Frascati. G. Diambrini, A. S. Figuera, B. Rispoli und A. Serra. (Nuovo Cimento [10] **19.** 250—64. 16/1. 1961. Frascati, C.N.R.N., Labor. Naz.; Roma, C.N.R.N., Div. Elettron.) (Engl.)

Vgl. der für dicke u. dünne Targets erhaltenen Ergebnisse über Winkelverteilung u. Bremsstrahlungsspektrum der γ-Strahlen aus dem Frascati-Elektronensynchrotron mit den Theorien von Schiff, Bethe u. Heitler. Herbert Weber. 112□

Die Röntgen-Streustrahlung einer 200-kV-Ionen-Beschleunigungsanlage. D. Henneberg, D. Kamke und H. Seguin. (Atompraxis **2.** 307—14. Sept. 1956. Marburg, Univ., Physik. Inst.) (Dt.)

Die Dosisleistung in 2,8 m Entfernung vom Quellpunkt der Streustrahlung (Kopf der Beschleunigungsanlage) beträgt bei 100 μA Wasserstoff-Ionenstrom von der Ionenquelle her bis zu 25 mr/h. Es wird gezeigt, daß der größte Teil dieser Röntgen-Streustrahlung von Elektronen hervorgerufen wird, welche die ganze Beschleunigungsspannung durchlaufen haben. Gerhard Schmidt. 112□

Vorschlag zur Verwendung von festem Isoliermaterial in elektrostatischen Generatoren anstelle von Gasen unter Druck. Chien-Chung Chin. (Acta physica sinica **12.** 487—89. 1956.) (Chin.)

Vf. beschreibt einen elektrostat. Bandgenerator für 1 MeV mit Beschleunigerrohr (2 MeV), maximale Länge 20 m, mit beiderseits angeordneten gestaffelten Kondensatorschichten, dessen Isoliermaterial anstelle von komprimiertem Gas eine DK von ca. $> 10^{16}$ besitzen muß, z. B. Polystyrol (DK $= 10^{19}$) mit beidseitigem Graphitbelag. L. Schuler. 112□

Mylar als Wandmaterial für ein Target mit flüssigem Wasserstoff. V. O. Nicolai. (Rev. sci. Instruments [N.S.] **26.** 1203. Dez. 1955. Champaign, Ill., Univ. of Illinois.) (Engl.)

Der Aufbau eines Targetzylinders mit 1,25 in. Ø für fl. H_2 mit 10^{-3} in. starker Polyesterfolie Mylar als Wandmaterial wird beschrieben. Der Nullpegel dieses Zylinders ist wesentlich geringer als bei Verw. einer 0,5 10^{-3} in. dicken Messingfolie. W. Menz. 112□

Eine Präzisionsmontierung zur Biegung des Analysatorkristalls in Röntgen- und γ-Spektrometern. H. De Lang. (Physica [Utrecht] **25.** 945—53. Okt. 1959. Groningen, Rijks-Univ., Natuurkund. Labor.) (Engl.)

Vf. diskutiert die Aberrationen eines gebogenen Kristalls u. beschreibt eine Präzisionsmontierung, mit deren Hilfe der Analysatorkristall elast. gebogen werden kann. Die asymm. Verbreiterung der Spektrallinien wird nach der Meth. von Wolff korrigiert, indem man der Krümmung einen konst. Gradienten in der Einfallsebene durch Ausüben ungleicher Momente auf die Kristallenden gibt. Aberrationen durch sek. Krümmung werden vermieden, indem toroidförmige Kristalle verwendet werden. Ferner beschreibt Vf. eine opt. Unters.-Meth. zur Überprüfung der Kristallbiegung. G. Ruban. 112 □

γ-Hodoskop. B. Ss. Dshelepow. (Известия Академии Наук СССР, Серия Физическая [Nachr. Akad. Wiss. UdSSR, physik. Ser.] **21.** 1580—82. Dez. 1957.) (Russ.)

Es wurde ein Hodoskop zur Messung von Energie u. Intensität harter, aber nur schwacher γ-Strahlung vorgeschlagen. Dabei löst die γ-Strahlung aus einer dünnen Cellophanschicht Rückstoßelektronen aus, die in einem Magnetfeld in Spiralbahnen bewegt werden u. dabei 3 Reihen von Geiger-Zählern passieren. Für eine gegebene Energie gibt es ein optimales Magnetfeld. M. Wiedemann. 112 □

Das γ-Hodoskop des Physikalischen Instituts der Leningrader Staatsuniversität. O. W. Tschubinski. (Известия Академии Наук СССР, Серия Физическая [Nachr. Akad. Wiss. UdSSR, physik. Ser.] **21.** 1583—1600. Dez. 1957.) (Russ.) — Vgl. vorst. Referat.

Das γ-Hodoskop für harte Strahlung geringer Intensität wird beschrieben. Untersucht wurden damit die γ-Strahlungen von ^{24}Na, ^{42}K, ^{76}As, ^{110}Ag, ^{124}Sb u. ^{134}Cs. Die Wirksamkeit, d. h. die Zahl der Dreifachkoinzidenzen relativ zur Zahl der emittierten Quanten, lag bei 10^{-9}, ihre Abhängigkeit von der γ-Energie u. der gewählten Feldstärke wurde geprüft. Die Halbbreite der Linien in Abhängigkeit von der γ-Energie, das Auflösungsvermögen sowie die spektrale Empfindlichkeit wurden untersucht. Es können relativ ausgedehnte u. damit starke Präpp. verwendet werden. Auch der Einfl. der Zahl der Zähler wurde geprüft. M. Wiedemann. 112 □

Messung von Elektroneneinfang-Nucliden mit Hilfe eines Proportionalzähler-Spektrometers. W. S. Lyon und S. A. Reynolds. (Int. J. appl. Radiat. Isotopes **2.** 80—84. April 1957. Oak Ridge Nat. Labor., Analyt. Chem. Div.) (Engl.)

Zur Messung der Zerfalls-Geschw. von K-Einfang-Nucliden wird ein geeigneter Endfenster-Proportionalzähler entwickelt. Die Absolutbest. der Zählraten mit Hilfe dieses Zählers mit Differential- u. Integral-Impulshöhenselektor wird beschrieben. Meth. zur Best. der Zählausbeuten dieser Anordnung für verschiedene Röntgenenergien mit Hilfe von Koizidenzmessungen u. Messungen in einer Hochdruck-Ionisationskammer werden angegeben. L. Roth. 112 □

Spektrometer zur Bestimmung von Nucliden, die Positronen und γ-Kaskaden aussenden. K. Ljunggren. (Pure appl. Chem. **1.** 31—34. 1960. Stockholm, KTH.) (Engl.)

Vf. beschreibt ein Meßgerät mit einer schnellen Koinzidenzeinheit zur Best. von Nucliden durch Koinzidenzmessungen, das bei der zerstörungsfreien Radioaktivierungsanalyse verwendet werden kann. H. Schroeder. 112 □

Zählerteleskopsystem für Untersuchungen an schnellen Neutronen. R. N. Glover, K. H. Purser und E. Weigold. (Nuclear Instruments Methods [Amsterdam] **10.** 343—47. April 1961. Canberra, Austral. Nat. Univ., Dep. of Nucl. Phys.) (Engl.)

Es wird eine Meßanordnung zur Best. der Rückwärtsstreuung von Neutronen als Funktion des Streuwinkels beschrieben. Die Neutronen werden bei der Rk. d(T, n)α erzeugt, die Messung erfolgt in der Form einer schnellen Koinzidenzmessung mit den α-Rückstoßatomen. W. Reusse. 112 □

Messung der Spektren epithermischer Neutronen durch Resonanzdetektoren. Hsiang-Lin Pai, Pu-Yuan Ma, Shin-Chen Wang und Wellington S. Lee. (Nuclear Sci. Engng. **9.** 519—20. 4/4. 1961. Taiwan, Nat. Tsing Hua Univ.) (Engl.)

Mit einer einfachen Resonanz-Aktivierungs-Meth. untersuchen Vff. das Energiespektrum der Neutronen im Graphitmoderator, wobei 6 Detektoren (*In, Au, J, Co, Mn, Na*) verwendet werden, um den epitherm. Energiebereich zu erfassen. Zur Best. des epitherm. Flusses wird die Meth. der sukzessiven Approximation angewandt. Das Ergebnis wird graph. dargestellt. Die Übereinstimmung zwischen Theorie u. Experiment ist befriedigend. Gerhard Schmidt. 112 □

Eichung von Mangan- und Goldfolien für relative Neutronenflußmessungen. K. G. Stephens und W. M. Cooper. (Brit. J. appl. Physics **11.** 342—45. Aug. 1960. Aldermaston, Berks., Assoc. Electr. Industr. Ltd., Res. Labor.) (Engl.)

Für relative Neutronenflußmessungen werden Folien aus Mn u. Au verwendet, die im Neutronenstrom (n, γ)-Rkk. erleiden u. dabei β-Isotope erzeugen, deren Aktivität als Maß für die aktivierende Intensität der Neutronen gemessen wird. Es wurden Strahlungsmessungen u. Massenbest. an Au-Folien von 0,002 u. Mn-Folien von 0,005 in. Dicke durchgeführt. Es wird gezeigt, daß die unter sonst gleichen Bedingungen erzielten Aktivitäten streuen, was auf unterschiedliche Neutronenabschirmung u. β-Selbstabsorption in der Folie zurückgeführt wird. Für die Abweichungen dieser Werte ist die Dicke der Folien maßgebend. Die Messungen ergaben, daß für eine geforderte Meßgenauigkeit von 1% für die Neutronen-Best. die Dicke der Testfolie bei Au auf $\pm 0{,}5$ bzw. bei Mn auf $\pm 1{,}0$ mg/cm^2 mit der der Meßfolien übereinstimmen muß.

W. Reusse. 112 □

Rechenschieberverfahren zur Berechnung der Neutronenenergien aus den Bahnen in Kernemulsionen. Chen-Hsi Hsiao. (Acta physica sinica **16.** 111—12. 1960.) (Chin.)

Ein Rechenschieber wird entwickelt, der mit $< 1{,}4\%$ Fehler die Neutronenenergien zu berechnen gestattet.

L. Schuler. 112 □

Monitor für Umgebungsstrahlung. A. R. Jones. (Nucleonics **18.** Nr. 8. 80—82. Aug. 1960. Chalk River, Ont., AE of Canada Ltd.) (Engl.)

Beschreibung des Aufbaus eines Geiger-Müller-Zählers mit Batteriebetrieb, der auf Umgebungsstrahlung mit Photonenenergien zwischen 20 u. 200 keV anspricht.

Herbert Müller. 112 □

Verwendung von Halbleiterdetektoren in dem Gesundheitsschutz-Monitorensystem. A. R. Jones. (Nucleonics **18.** Nr. 10. 86—91. Okt. 1960.) (Engl.) — Vgl. vorst. Referat.

Charakteristiken u. Vorteile der Halbleiterdetektoren für α-- u. Neutronenmonitoren. Auf die Entw. selbstverstärkender γ- u. β-Monitoren wird hingewiesen.

Gerhard Schmidt. 112 □

Sicherheits- und Schutzprobleme bei Reaktorprojekten und Umgang mit Radioisotopen. 4. Mitt. (Fortsetzung.) **Radioaktive Abfälle.** E. H. Graul. (Atompraxis **2.** 314—20. Sept. 1956. Marburg, Univ., Strahleninst.) (Dt.) — Vgl. C. **1958.** 913.

Übersicht über die verschiedenen Verff. zur Beseitigung radioakt. Abfälle durch Vergraben.

Gerhard Schmidt. 112 □

Sicherheits- und Schutzprobldme bei Reaktorprojekten und Umgang mit Radioisotopen. 5. Mitt. **Zur Beurteilung des biologischen Risikos durch radioaktive Verseuchung.** E. H. Graul und L. Rausch. (Atompraxis **3.** 15—21. Jan. 1957.) (Dt.) — 4. vgl. vorst. Ref.; 6. vgl. C. **1959.** 7694.

Übersicht über die Wrkg. äußerer u. intorporierter Aktivitäten. — 38 Literaturhinweise.

Gerhard Schmidt. 112 □

A$_2$. Optisches Verhalten der Materie

Energiereiche Röntgenstrahlung während Sonnenfackeln. J. I. Vette und F. G. Casal. (Physic. Rev. Letters **6.** 334—36. 1/4. 1961. San Diego, Calif., Convari Sci. Res. Labor.) (Engl.)

Am 12. Oktober 1960 wurden mittels Ballonflügen auf 120000 ft über Südarizona während einer Sonnenfackel von Klasse 2 u. einer von Klasse 1 zwei Röntgenstrahlausbrüche mit mehr als 80 keV beobachtet. Zur Messung diente ein NaJ-Scintillator.

M. Wiedemann. 113 □

Tritium aus der Sonnenstrahlung in einem zurückgekehrten Satelliten. E. L. Fireman, J. De Felice und D. Tilles. (Physic. Rev. [2] **123.** 1935—36. 15/9. 1961. Cambridge, Mass., Smithsonian Astrophys. Observ.) (Engl.)

Es wurden Tritium u. ^{37}Ar in den Proben des Satelliten Discoverer XVII gemessen. Der Tritium-Geh. war ungewöhnlich hoch; der Maximalwert war 163 ± 2 Tritiumzerfälle/kg min. Der Quotient von Tritium zu ^{37}Ar-Atomen betrug 2500 ± 300 in einer Eisenprobe u. > 9000 in einer Bleiprobe. Die Tritiumaktivität nahm stark mit der Tiefe ab. Der Tritium-Geh. ist um mehr als einen Faktor 100 zu hoch, als daß er durch Kern-Rk. erklärt werden könnte, die durch einfallende Protonen oder α-Teilchen ausgelöst wurden. Das Tritium muß von einem Fluß einfallender Tritiumkerne herrühren, die im Material gebremst wurden.

H. Laue. 113 □

Bestimmung der vertikalen Ozonverteilung durch Satelliten-Photometrie. S. V. Venkateswaran, James G. Moore und Arlin J. Krueger. (J. geophys. Res. **66.** 1751—71. Juni 1961. Los Angeles, Calif., Univ. of California, Inst. of Geophys.; China Lake, Calif., US Naval Ordnance Test Stat.) (Engl.)

Aus Messungen der Schwächung der Beleuchtung bei zwei verschiedenen Wellenlängen beim Eintritt oder Austritt eines Satelliten aus dem Schatten der Erde läßt sich das differentielle Spektrum des Ozons u. damit seine Konz. ableiten. Diese liegt bei 10^{-6} der Luftkonzentration. Ist die Ozonabsorption bei der gewählten Wellenlänge zu vernachlässigen, kann auch die Dichte der Luft bestimmt werden. Bei den Wellenlängen 5900 u. 5925 Å wurden vorläufige Messungen mit dem Satellitenecho ausgeführt.
M. WIEDEMANN. 113□

Der Wasserstoffionen-Effekt bei der Whistler-Dispersion. R. E. Barrington und T. Nishizaki. (Canad. J. Physics **38.** 1642—53. Dez. 1960. Ottawa, Defence Res. Board, Defence Res. Telecomm. Establ., Radio Phys. Labor.) (Engl.)

Vff. haben mit Hilfe einer speziellen Filteranordnung an 4 aus niederen Höhen der Exosphäre stammenden Whistlern die Dispersion gemessen. In jedem Falle zeigten sich zu niederen Frequenzen hin gleiche Abweichungen von der von ECKERSLEY aufgestellten Beziehung $tf^{1}/^{2}$ = const. Form u. Größenordnung der Abweichungen stimmen dagegen mit der von STOREY angegebenen Beziehung überein, wonach Whistler z. T. von leichten H-Ionen aus der Exosphäre herrühren. Unter dieser Annahme kann aus den Messungen auf eine Höhe der Übergangsschicht von 1000 km geschlossen werden.
H. SCHIRRWITZ. 113□

Über die Interferenz von Photonen. Th. Neugebauer. (Acta physica Acad. Sci. hung. **12.** 241—47. 1960. Budapest, Roland Eötvös Univ., Inst. für Theoret. Physik.) (Dt.)

Der bekannte Widerspruch, daß im sichtbaren u. kurzwelligeren Bereich Photonen scheinbar nur mit sich selbst, im Radiowellenbereich aber miteinander interferieren, wird durch Diskussion des Vorgangs der aufeinanderfolgenden Aussendung von mehreren Photonen aus einem quantenmechan. Syst. widerlegt. An 2 Beispielen, nämlich an einem linearen Mol. mit großem Trägheitsmoment, mit Dipolmoment parallel zur Achse u. großer Rotationsenergie bei mittleren Werten der Rotationsquantenzahl u. am H-Atom bei mittleren Werten der Hauptquantenzahl werden Fälle aufgezeigt, bei denen beide Arten der Photonenaussendung ineinander übergehen. G. WINKHAUS. 114□

Untersuchungen an Balmer-Spektren bei einer Hochfrequenzentladung. H. Schlüter. (Z. Naturforsch. **16a.** 972—84. Okt. 1961. München, MPI für Phys. u. Astrophys.) (Dt.)

In einer ausgeheizten, auf 10^{-10} Torr evakuierten Entladungs-App. werden bei Hochfrequenzanregung von H_2 reine BALMER-Serien mit einer Linienverschmelzung bei der Hauptquantenzahl 20 emittiert; optimale Daten sind ein H_2-Druck 0,15—0,35 Torr, Senderfrequenz 27 MHz bei Anodenspannungen von 1,5—3,5 kV, einem stat. Magnetfeld in der Senderspule 350—750 (Gauss) u. in der Magnetspule 1500. Die Lage der gewünschten, blauen Plasmaballung wird durch das sek. Magnetfeld beeinflußt. Bei längerem Betrieb der Entladung ohne Magnetfeld tritt ein Umschlag der Entladung in den sog. „white stage" (HERZBERG [1927]) auf, der auf Veränderungen in der Wandschicht des Entladungsgefäßes zurückzuführen ist. Aus den spektrograph. Aufnahmen werden die Entladungs-Temp., Liniendichte (Verschmelzung u. Profile) u. -strahlung erhalten; der Einfl. inhomogener Schichten ist nicht berücksichtigt. Ein Plasmarotationsellipsoid der Länge 7,1 (cm) u. des Durchmessers 1,1 besitzt eine Elektronen-Temp. $t_e = 2000^0$ K u. eine Elektronendichte 1,3 (—1,5)$\cdot 10^{13}$ cm^{-3}; die Neutralgasdichte beträgt $1{,}4\cdot 10^{15}$ Atome/cm^3. Gas- u. Ionen-Temp. sind nicht wesentlich tiefer als t_e. Mit den Absolutwerten der Linienstrahlung werden nichtstationäre Gleichgewichte des Plasmas untersucht. HERBERT MÜLLER. 118□

Spektrum und Radius von OH^- in Lösung. Joshua Jortner, Baruch Raz und Gabriel Stein. (J. chem. Physics **34.** 1455—56. April 1961. Jerusalem, Israel, Hebrew Univ., Dep. of Phys. Chem.) (Engl.)

Von einer wss., N_2-gesätt. KOH-Lsg. wurde bei Temp. zwischen ca. 30 u. 68^0 das Absorptionsspektrum zwischen λ = 189 u. 204 mμ aufgenommen. Daraus folgt für den Äquivalentradius des von OH^- in Lsg. ausgefüllten Raumes bei 30^0 r_0 = 1,78 Å u. für den Temp.-Koeff. $dr_0/dT = 0{,}52\cdot 10^{-3}$ Å/Grad. Aus der linearen Abhängigkeit von dr_0/dT u. $h\nu$ bei konst. T folgt durch Extrapolation auf $dr_0/dT = 0$ die scheinbare Grenze für das Schrumpfen des von OH^- ausgefüllten Raumes, r = 1,63 Å. Die Oscillatorstärke beträgt mit $\varepsilon_{max} \sim 2\cdot 10^3$ f = 0,04. R. JUNGE. 118□

Analyse des Absorptions- und Fluorescenzspektrums von mit $LaCl_3$ verdünntem $NdCl_3$. Eugene Y. Wong. (J. chem. Physics **34.** 1989—93. Juni 1961. Los Angeles, Calif., Univ., Dep. of Phys.) (Engl.)

Auf der Basis von Kristallfeldparametern u. Wellenfunktionen nach JUDD (C. **1960.** 10833), die einem Zwischentyp der Spin–Bahn-Kopplung entsprechen, wird die STARK-

Aufspaltung der Terme des Nd^{3+} in $LaCl_3$ berechnet. Die Abweichungen gegenüber dem beobachteten Spektrum betragen im Mittel 4,9 cm^{-1}. J. TELTOW. 118□

Kristallfeldparameter für Erbium in $Er(C_2H_5SO_4)_3 \cdot 9\ H_2O$. Edward H. Erath. (J. chem. Physics **34.** 1985—89. Juni 1961. Los Angeles, Calif., Univ., Phys. Dep.) (Engl.)

Das Salz wird durch Zugabe der gerade nötigen Wassermenge zu einer trockenen Mischung von Erbiumsulfat u. Ba-Äthylsulfat dargestellt. Das Spektrum wird an bis 2 cm dicken Kristallen von 2 μ bis 2200 Å bei 20 u. 4° K registriert. Die theoret. Berechnung der STARK-Aufspaltung der Terme des freien Ions durch das Kristallfeld ergibt für die fraglichen 46 STARK-Niveaus eine gute Übereinstimmung mit einem mittleren Fehler von 3,4 cm^{-1}. J. TELTOW. 118□

Photochemie des V_1-Zentrums. J. Kingsley. (Physic. Rev. [2] **122.** 772—78. 1/5. 1961. Urbana, Ill., Univ. of Illinois, Dep. of Phys.) (Engl.)

Die durch Röntgenbestrahlung bei 80° K in *KBr* u. *KCl* induzierten Farbzentren (F, F′, α, V_K, V_1, V_2, V_4, V_7) wurden einer Reihe von photochem. Unterss. unterzogen, um die Struktur u. das Verh. des V_1-Zentrums genauer zu bestimmen. Es zeigt sich, daß das V_K- als einziges V-Zentrum einen großen Elektroneneinfangquerschnitt besitzt (V_1 sehr klein). Die Zerstörung des V_1-Zentrums schließt nicht die Annihilierung eines Elektrons oder Loches, das an einer Kristallstörstelle eingefangen ist, ein, sondern die Addition eines Zwischengitterplatzes mit dem F-Zentrum, wobei sich als Produkt das ungestörte Gitter ergibt. Bestrahlung mit einer Glühlampe zerstört alle F′-, V_K- u. V_1-Zentren u. die meisten F- u. V_4-Zentren in wenigen Min., eine folgende Röntgenbestrahlung erzeugt F-, V_K-, F- u. V_4-Zentren dann schneller als sie durch die ursprüngliche Behandlung mit Röntgenstrahlen entstehen. Die Wachstumsrate der V_1-Zentren bleibt dadurch jedoch unverändert. W. SOBIESKI. 119□

Über den Zusammenhang der Halbwertsbreite der F-Bande in festen Lösungen von Alkalihalogenidkristallen mit deren Defekten. I. Ja. Melik-Gaikasjan und Je. K. Sawadowskaja. (Оптика и Спектроскопия [Optik u. Spektroskopie] **9.** Nr. 4. 516—17. Okt. 1960.) (Russ.)

Vff. untersuchten die Halbwertsbreite der bei Bestrahlung mit Röntgenstrahlen in einigen festen Lsgg. von Alkalihalogenidkristallen [53 (%) KCl–47 RbCl, 50 KCl–50 KBr, 17 NaCl–83 NaBr, 90 KCl–10 NaCl] auftretenden F-Bande u. stellten bedeutende Abweichungen von den theoret. zu erwartenden (GNAEDINGER, C. **1954.** 1173) Werten fest. Eine Gegenüberstellung der erhaltenen Ergebnisse u. der Beständigkeit der jeweiligen festen Lsgg. weist darauf hin, daß die Nichtberücksichtigung SCHOTTKYscher Defekte zu den beobachteten Abweichungen führt. R. GERBATSCH. 119□

Optische Grenzfrequenzen der Alkalihalogenidkristalle. A. A. Maradudin und G. H. Weiss. (Physic. Rev. [2] **123.** 1968—76. 15/9. 1961. Pittsburgh, Pa., Westinghouse Res. Labor.; College Park, Md., Univ. of Maryland, Inst. of Fluid Dynam. and Appl. Math.) (Engl.)

Es werden die longitudinalen opt. u. die transversalen opt. Frequenzen für das KELLERMANNsche Modell des *NaCl*, eines kugelförmigen Ionenkristalls vom Radius R, für den Grenzfall unendlich großer Wellenlänge (k = 0) u. Ausdehnung (R = ∞) berechnet. Es zeigt sich, daß das Ergebnis von der Reihenfolge der Grenzübergänge abhängt. Für die Folge R = ∞; k = 0 werden KELLERMANNs Ergebnisse erhalten, die nahezu die LYDDANE-SACHS-TELLER-Beziehung $(\omega_l/\omega_t)^2 = \varepsilon_0/\varepsilon_\infty$ erfüllen, worin ω_l die Frequenz der longitudinalen opt. Phononen, ω_t die der transversalen opt. Phononen, ε_0 die stat. u. ε_∞ die opt. DK bedeuten. Für die umgekehrte Folge k = 0; R = ∞ ergibt sich dagegen Gleichheit aller opt. Frequenzen. Es wird eine Möglichkeit angegeben, diesen Befund experimentell zu untersuchen. J. W. BAARS. 119□

Schwingungscharakteristiken und Kohärenz bei einem optischen Rubin-Maser. I. D. Abella und C. H. Townes. (Nature [London] **192.** 957—59. 9/12. 1961. New York, N.Y., Columbia Univ.; Cambridge, Mass., MIT.) (Engl.)

Vff. berichten über Unterss. an einem opt. Rubin-Maser u. zeigen, daß für jede Wellenlänge eine bestimmte Anzahl von Schwingungszentren existiert, die so stark gekoppelt sind, daß sie kohärent oscillieren. Dieses kohärente Licht liefert beim Durchgang durch eine Linse dieselbe Ringstruktur wie ein FABRY-PEROT-Interferometer. Vff. vermuten, daß die Kohärenz durch Störstellen im Gitter u. Übergang von Licht zwischen ihnen zustande kommt. G. M. NEUMANN. 119□

Ultraschnelle Photographie der Austrittsfläche eines Rubin-Kristalls bei der „Laser"-Emission. Jean-Claude Borie, Michel Durand und Alain Orszag. (C. R. hebd. Séances Acad. Sci. **253.** 2215—17. 13/11. 1961. École Polytechn., Labor.) (Franz.)

Mit einer Drehspiegelkamera, die in einer Folge von 0,5 μs mit einer Belichtungszeit von 0,1 μs arbeitet, werden Aufnahmen der Austrittsfläche eines „Laser"-Rubin-Kristalls hergestellt. Die Leuchtmaxima entsprechen gut den oscillograph. festgestellten Emissionsmaxima der Kristallfläche. Während der Emission leuchtet die gesamte Fläche u. zeigt ein körniges Aussehen. Das emittierte Licht ist senkrecht in zwei Ebenen polarisiert u. läßt sich mit Kalkspatkristallen aufspalten; die beiden Bilder sind deutlich verschieden u. zeigen lokale Polarisation. HERBERT MÜLLER. 119□

Optische Eigenschaften von massivem Wismut im Spektralbereich von 3—36 μ. M. N. Markow und A. Ss. Chaikin. (Оптика и Спектроскопия [Optik u. Spektroskopie] **9.** Nr. 4. 487—92. Okt. 1960.) (Russ.)

Die opt. Konst. von massivem Bi wurden durch Messung des Reflexionsvermögens (R) bei verschiedenen Einfallswinkeln (ŠIMON, C. **1951.** II. 3638) im Spektralbereich von 3—36 μ bestimmt. Es wurde bes. darauf geachtet, die Oberflächenstruktur des Bi beim Polieren nicht zu verändern (elektrolyt. Polieren). Bedeutende Abweichungen der Resultate anderer Autoren basieren offensichtlich auf Nichtbeachtung dieses Faktors. R besitzt bei 27 μ ein tiefes Minimum, was auf eine verbotene Zone mit der Breite $\Delta E_0 = 0,04$ eV deutet. Die Konz. von Leitungselektronen wurde zu $5 \cdot 10^{19}$ cm^{-3} abgeschätzt. R. GERBATSCH. 119□

Gekoppelte anharmonische Schwingungen und Spektralbandverbreiterung. Robin S. McDowell. (J. chem. Physics **34.** 1065. März 1961. Cambridge, Mass., MIT, Spectr. Labor.) (Engl.)

Das von FRISCH u. VIDALE (C. **1957.** 4302) angegebene Modell für Wasserstoff enthaltende Moll., die von gekoppelten anharmon. Schwingungen ausgehende Verbreiterung der Schwingungsbanden zeigen, wird krit. untersucht u. korrigiert. G. HEINSOHN. 120□

IR-Spektren von Metalloxiden, -phosphaten und -chromaten. F. Vratny, M. Dilling, F. Gugliotta und C. N. R. Rao. (J. sci. ind. Res. [New Delhi], Sect. B **20 B.** 590—93. Dez. 1961. Murray Hill, N.J., Bell Telephone Labor.; Lafayette, Ind., Purdue Univ., Dep. of Chem.; Bangalore, India, Inst. of Sci., Dep. of Inorg. and Phys. Chem.) (Engl.)

Die IR-Spektren von 51 Metalloxiden sowie Phosphaten u. Chromaten (in KBr) wurden zwischen 2 u. 24 μ aufgenommen. Bes. die Oxide geben breite, uncharakterist. Banden, deren Maximum mit steigender Kationengröße sich zu größeren Wellenlängen verschiebt. Chromate u. Phosphate zeigen eine Fülle von Banden, die aus Grundschwingungen zusammengesetzt sind. Charakterist. Frequenzen zeigen HgO bei 17, As_2O_3 u. Sb_2O_3 bei 12—14, Fe_2O_3 9,3, CrO_3 10,5, Re_2O_7 10,8 μ sowie UO_3, ThO_2 u. SiO_2. H. BÜRGER. 120□

Der Einfluß von Puffergasen auf die Verschiebung der Frequenz und Linienbreite der Hyperfeinübergänge des Grundzustandes der Alkali-Atome. M. Arditi. (J. Physique Radium **19.** 873—80. Nov. 1958. Nutley, N.J., Internat. Telephone and Telegraph Labor.) (Franz.)

Bei Frequenznormalen auf der Basis von feldunabhängigen Hyperfeinübergängen im Grundzustand von Alkalimetalldämpfen in einer Gaszelle wird gewöhnlich ein Puffergas zur Red. der DOPPLER-Breite u. zur Vermehrung der Besetzungsunterschiede u. Auflösungsempfindlichkeit eingeführt, wenn man opt. Orientierungen u. opt. Auflösungs-Meth. verwendet. Es werden Unterss. der Druckveränderungen beschrieben, die durch verschiedene Puffergase oder Gasmischungen (He, N_2, Ne, Ar, Xe, Kr) bei den Mikrowellen-Übergängen (2,0), (1,0) in ^{23}Na oder (4,0), (3,0) in ^{133}Cs erzeugt werden. Die Veränderungen der Linienbreite bei Änderung des Gasdrucks werden diskutiert. Die experimentellen Ergebnisse zeigen, daß die Verschiebungen durch den Druck in den Hyperfeinübergängen den Verschiebungen u. Strahlasymmetrien sehr ähnlich sind, die durch Edelgase auf opt. Gebiet bei Resonanzstrahlungen der Alkalimetalle erzeugt werden, obwohl die Größenordnung der Effekte sehr verschieden ist. J.-M. SPAETH. 121□

Abfall der Phosphorescenz und Verteilung von Haftstellenniveaus. W. L. Medlin. (Physic. Rev. [2] **123.** 502—09. 15/7. 1961. Dallas, Texas, Field Res. Labor., Socony Oil Comp.) (Engl.) — Vgl. C. **1962.** 8147.

Die l. c. festgestellte Diskrepanz, bes. nahe des glow-peak, wird durch Annahme eines Abfalls erster Ordnung infolge der Verteilung der Haftstellenniveaus erklärt, wobei vor allem GAUSS-Verteilung zugrunde gelegt wird; jedoch wird gezeigt, daß auch andere Verteilungsregeln ähnliche Effekte ergeben. Der Mechanismus erster Ordnung wird durch Abschätzung der relativen Verteilungs-Konst. für Haftstellenleerung, Wiedereinfang u. Rekombination bestätigt, jedoch nur für Temp., die den glow-peak nicht allzusehr überschreiten. In diesem Bereich gilt die 2. Ordnung. Der glow-peak selbst wird durch relativ enge Verteilungen merklich verbreitert. H. NEWESELY. 125□

Abhängigkeit der gespeicherten Lichtsumme auf Niveaus verschiedener Tiefe von der Erregungsdichte. Ju. M. Popow. (Оптика и Спектроскопия [Optik u. Spektroskopie] **6.** 764—68. Juni 1959.) (Russ.)

Bei einem Phosphor mit 2 Haftniveaus verschiedener Tiefe kann man annehmen, daß aus dem Haftniveau Elektronen in der Hauptsache durch therm. Schwingungen des Gitters in die Leitfähigkeitszone ausgestoßen werden; die Wahrscheinlichkeit dieses Vorgangs wird durch die Wahrscheinlichkeit des Einfangs auf diesem Niveau bestimmt. Unter stationären Verhältnissen ist das Verhältnis der in tiefen Niveaus gespeicherten Elektronenzahl zu der in weniger tiefen Niveaus gespeicherten proportional dem Prod. aus 2 Faktoren, von denen der eine das Verhältnis der Zahl tiefer Niveaus zur Zahl weniger tiefer Niveaus ist, während der andere mit zunehmender Anregungsdichte stets abnimmt. R. K. MÜLLER. 125□

Abhängigkeit der Phase der Welle der Luminescenzhelligkeit von den Parametern der Erregerspannung. A. N. Georgobiani und M. W. Fok. (Оптика и Спектроскопия [Optik u. Spektroskopie] **11.** 93—97. Juli 1961.) (Russ.)

Vff. untersuchten die Abhängigkeit der Phase der Helligkeitswellen eines ZnS, Cu-Elektroluminophors von Amplitude u. Frequenz der Erregerspannung. Ein Vgl. mit theoret. Werten (ausgerechnet unter der Voraussetzung, daß die Luminescenz auf der Freisetzung von Elektronen aus lokalen Niveaus durch das elektr. Feld beruht, vgl. C. **1961.** 18592) bestätigte den angenommenen Leuchtmechanismus u. ergab für die tiefsten lokalen Niveaus des verwendeten Phosphors einen Wert von $0{,}64 \pm 0{,}07$ eV. R. GERBATSCH. 125□

Verhalten von angeregten Elektronen und Löchern in Zinksulfidphosphoren. Shigeo Shionoya, Hartmut P. Kallmann und Bernard Kramer. (Physic. Rev. [2] **121.** 1607—19. 15/3. 1961. New York, N.Y., New York Univ., Washington Square, Dep. of Phys.) (Engl.)

Vff. untersuchen an einigen Ag- u. Cu-aktivierten ZnS-Typ-Phosphoren ihre Luminescenz-Eigg. bei UV-, Blaulicht- u. β-Strahlenanregung. Es werden die Glow-Kurven u. die sog. „Ausfallflächen" zur Klärung der Anzahl der in Haftstellen eingefangenen Elektronen untersucht. Wenn die Glow-Kurvenfläche größer ist als die Ausfallfläche (β-Strahl-angeregtes ZnSCu), so ist das ein Zeichen dafür, daß positive Löcher, die Löschung hervorrufen, gebildet werden. Der Einfl. der IR-Bestrahlung auf die Fluorescenz, Phosphorescenz u. Glow-Kurve wird beschrieben. Bei -180^0 wird die Haftstellendichte zu ca. $10^{17}/cm^3$ für *ZnSCu* u. zu ca. $10^{16}/cm^3$ für *ZnSAg* bestimmt. Rk.-Mechanismen, die die Experimente deuten können, werden angegeben. D. HAHN. 125□

Sichtbare Luminescenz von Lanthaniden-Yttrium-Gallium-Granaten. S. P. Keller und G. D. Pettit. (Physic. Rev. [2] **121.** 1639—48. 15/3. 1961. Yorktown Heights, N.Y., IBM Res. Center.) (Engl.)

Es werden Yttrium-Gallium-Granate ($Y_3Ga_5O_{12}$) mit einem kleinen Prozentsatz an Seltenen Erden an Stelle des Y präpariert u. gefunden, daß mit *Pr, Sm, Eu, Tb, Dy, Ho, Er, Tm* aktivierte Granate luminescieren. Bei 77° K werden Anregungs- u. Emissionsspektren gemessen u. analysiert. Angaben über den Einfl. des Kristallfeldes (kub. oder von niedriger Symmetrie) u. Phonon-Wechselwrkg. werden gemacht. D. HAHN. 125□

A₃. Elektrizität. Magnetismus. Elektrochemie

Eine allgemeine Theorie der Bewegung von Ionen und Elektronen in Gasen. L. G. H. Huxley. (Austral. J. Physics **13.** 718—37. Dez. 1960. Melbourne, Commonwealth Sci. and Ind. Res. Organiz.) (Engl.) — Vgl. C. **1961.** 1810 u. C. **1962.** 1503.

Es werden allg. Formeln für die Drift-Geschw. u. Diffusions-Koeff. von Ionen u. Elektronen sowie für die Leitfähigkeit von schwach ionisierten Gasen in elektr. Gleich- oder Wechselfeldern mit bzw. ohne überlagertem Magnetfeld abgeleitet. H. SCHIRRWITZ. 131□

Verteilungen der Elektronenenergie in Plasmen. 1. Mitt. R. L. F. Boyd und N. D. Twiddy. (Proc. Roy. Soc. [London], Ser. A **250.** 53—69. 24/2. 1959. London, Univ. Coll., Phys. Dep.) (Engl.)

Experimentelle Untersuchung. An eine kugelförmige Meßsonde wird eine kleine sinusförmige Spannung mit der Frequenz ω angelegt u. rechteckig mit der Frequenz $p \ll \omega$ moduliert. Die im Sondenstrom enthaltene FOURIER-Komponente mit der Frequenz p ist näherungsweise proportional zur zweiten Ableitung der Strom–Spannungs-Kennlinie, aus der wiederum nach Druyvesteyn auf die Energieverteilung der Plasmaelektronen geschlossen werden kann. In der geschichteten positiven Säule wurde in allen untersuchten Entladungen (Wasserstoff, Edelgase, Sauerstoff) eine Energieverteilung gefunden, die aus zwei deutlich voneinander getrennten Gruppen von Elektronen bestand, in einigen Fällen auch eine sehr kleine dritte Gruppe. Die bei höheren Energien liegende Gruppe wird von der Potentialdifferenz am Kopf der Schicht erzeugt u. in Richtung auf das Ende der Schicht allmählich abgeschwächt. Der Mechanismus der Schicht-Bldg. ist mit den entsprechenden Änderungen des Wandpotentials u. des Elektronenverlustes von der niederenerget. Gruppe an die Wand verknüpft. F. Lenz. 131□

Übersicht über Versuche mit rotierendem Hochtemperatur-Plasma. John M. Wilcox. (Rev. mod. Physics **31.** 1045—51. Okt. 1959. Berkeley, Calif., Univ. of California, Lawrence Radiat. Labor.) (Engl.)

Zusammenfassender Bericht über die physikal. Grundlagen u. die Erfahrungen an den in Berkeley, Los Alamos u. Moskau in Betrieb genommenen Vers.-App., in denen ein Plasma um die Achse einer rotationssymm. Anordnung mit radialem elektr. u. axialem magnet. Feld rotiert. Die Vers.-Anordnungen dienen zum Studium der Voraussetzungen für die Verwirklichung einer kontrollierten thermonuclearen Reaktion. F. Lenz. 131□

Zusammenhalten eines völlig ionisierten Plasmas durch Radiofrequenzfelder. H. A. H. Boot, S. A. Self und R. B. R. Shersby-Harvie. (J. Electronics and Control **4.** 434—53. Mai 1958. Baldock, Herts., Serv. Electron. Res. Labor.) (Engl.)

Theoret. Behandlung eines völlig ionisierten Plasmas als ein kompressibles verlustfreies Dielektrikum in einem Hochfrequenzfeld. Es wird gezeigt, daß Kräfte auftreten, die eine dichte Plasmawolke im Innern eines leitenden Hohlraums zusammenhalten, der in einem geeigneten Modus Resonanzschwingungen ausführt. Im Sonderfall eines bei der Grenzfrequenz betriebenen kreiszylindr. E_0-Wellenleiters reichen diese Kräfte aus, um ein Deuteriumplasma mit einer Teilchendichte von $3 \cdot 10^{18}$ cm^{-3} u. einer Temp. von 10^6 °K mittels einer 140-KW-Hochfrequenzleistung mit 500 MHz zusammenzuhalten. Die Möglichkeit einer Erweiterung auf noch höhere Temp. sowie einer Verringerung der erforderlichen Leistung durch Anregung anderer Moden wird diskutiert. F. Lenz. 131□

Variationsprinzip und Energietheorem für Störungen der Elektronenbündel und des Elektron-Ion-Plasmas mit kleiner Amplitude. P. A. Sturrock. (Ann. Physics **4.** 306—24. Juli 1958. Stanford, Calif., Univ., Microwave Labor.) (Engl.)

Störungen kleiner Amplitude von Elektronenbündeln u. von elektromagnet. Feldern können durch die elektromagnet. Potentiale der Feldstörungen u. den Verschiebungs- (oder Polarisations-)Vektor dargestellt werden. Es kann eine Lagrange-Funktion erhalten werden, in der Feld wie Teilchen als „feldartige" Variable beschrieben sind. Die wichtigsten Formeln werden in nichtrelativist. 3dimensionaler Form angegeben. Mit diesem Variationsprinzip können Analysen im Elektronenrohr wie Stabilitätsfragen in der Plasmaphysik behandelt werden. M. Wiedemann. 131□

Eine neue „keilförmige" Instabilität, beobachtet an einem „Theta"-Pinch. J. K. Wright, R. D. Medford, J. D. Herbert und R. C. Pottinger. (Nature [London] **191.** 1054—56. 9/9. 1961. Foulness, Atom. Weapons Res. Establ.) (Engl.)

Vff. beobachten an einer „Theta"-Pinchentladung in der ersten Halbperiode die Ausbildung von hellen radialen „Keilen", wobei die Zwischenräume mit weniger leuchtendem Plasma ausgefüllt sind. Dieses Verh. deutet auf die Erzeugung eines zusätzlichen Magnetfeldes parallel zum beschleunigenden Feld hin. Mit Hilfe eines erzwungenen Magnetfeldes in umgekehrter Richtung, erzeugt durch ein Paar Helmholtz-Spulen, kann der Effekt der radialen keilförmigen Aufspaltung des Plasmas verhindert werden. Die keilförmige Struktur wird dadurch erklärt, daß bei gleicher Richtung des erzwungenen u. des Führungsfeldes die azimutalen Ströme der Stoßfront u. die Strombahn umgekehrte Rotationsrichtungen haben. H. Schirrwitz. 131□

Neue experimentelle Ergebnisse für Elektronen-Plasmaschwingungen. D. W. Mahaffey. (J. Electronics and Control [1] **6.** 193—203. März 1959. Belfast, Queen's Univ., Phys. Dep.) (Engl.)

Experimentelle Unters. der Elektronen-Plasmaschwingungen in Niederdruck-Quecksilberdampf-Entladungen mit ebenen Oxydkathoden. In einem meniskusförmigen Gebiet einige Millimeter vor der Kathode, in welchem das ionisierte Gas heller als seine Umgebung leuchtete, wurde das prim. Elektronenstrahlbündel seitlich abgelenkt. Die Gestalt des abgelenkten Primärstrahls u. des Meniskus sowie die Erzeugung hochfrequenter Plasmaschwingungen hingen stark vom Abstand zwischen Kathode u. Anode ab. Gleichzeitig mit Sondenmessungen der Elektronen-Konz. u. -Temp. wurden Intensität u. Frequenz der Plasmaschwingungen gemessen. Ein Anwachsen der Schwingungsamplitude war vorwiegend in Gebieten zu beobachten, in denen die Konz. der Plasmaelektronen längs der Richtung des Primärstrahls abnahm. F. Lenz. 131 □

Licht als Plasmasonde. Michel Baranger und Bernard Mozer. (Physic. Rev. [2] **123.** 25—28. 1/7. 1961. Upton, N.Y., Brookhaven Nat. Labor.) (Engl.)

Der Effekt longitudinaler Plasmaschwingungen wurde an Atomspektren überprüft. Sie sollten Anlaß zur Bldg. von symm. als Paare um eine verbotene Linie im Abstand Ω_p (Plasmafrequenz) angeordnete Nebenlinien geben. Es wird untersucht, wann die Stärke dieser Linien zur Erkennbarkeit ausreicht. Ihre Beobachtbarkeit würde die Messung von Frequenz u. Intensität von Plasmaschwingungen ermöglichen. H. Newesely 131 □

Spektroskopische Untersuchung eines von einer Impulsentladung erzeugten Wasserstoffplasmas. Manabu Yamamoto. (J. physic. Soc. Japan **14.** 1739—46. Dez. 1959. Tokyo, Japan, Kokubunji, Hitachi Centr. Res. Labor.) (Engl.)

Experimentelle Unters. des zeitlichen Verlaufs der Strahlungsintensität während einer aperiod. Entladung in Wasserstoff. Die Intensität der Balmer-Linien u. des Kontinuums wird oscillograph. aufgezeichnet u. die Temp.-Abhängigkeit der spektralen Intensitätsverteilung diskutiert. Aus dem zeitlichen Verlauf der Strahlungsintensität, der spektralen Energieverteilung des Balmer-Kontinuums u. aus der elektr. Leitfähigkeit wird auf die Temp. des Plasmas in den verschiedenen Phasen der Entladung geschlossen. Die Übereinstimmung zwischen Theorie u. Experiment ist im Bereich der Ionisations- u. kinet. Temp. befriedigend, dagegen für die Anregungs-Temp. schlecht. Die Hβ-Linie zeigt eine Neigung zu rascherem Verschwinden, als der Theorie entspricht. F. Lenz. 131 □

Über die Ausbreitung langer elektrischer Wellen in magnetisierten Plasmen und ihren Durchgang durch Plasmaschichten. Winfried Otto Schumann. (Z. angew. Physik **10.** 428—33. Sept. 1958. München, TH, Elektrophysik. Inst.) (Dt.)

Theoret. Untersuchung. In Erweiterung früherer Arbeiten wird jetzt auch die Dämpfung durch Elektronenstoß berücksichtigt, die bei niedrigen Frequenzen, d. h. wenn die Frequenz klein gegen die Elektronenstoßfrequenz ist, nicht mehr vernachlässigt werden darf. Für das ionosphär. Plasma ist dies beispielsweise bei Frequenzen unterhalb 10 kHz der Fall. Die Ausbreitung von ebenen Wellen quer zur u. längs der Richtung eines homogenen Magnetfeldes wird behandelt. Ohne Magnetfeld u. bei Ausbreitung quer zum Magnetfeld verhält sich das Plasma wie ein Leiter, bei Ausbreitung längs des Magnetfeldes dagegen nur, wenn das Magnetfeld so schwach ist, daß die Umlaufsfrequenz e B/m klein gegen die Elektronenstoßfrequenz ist. Ist dagegen die Umlaufsfrequenz im Magnetfeld sowohl gegen die Stoßfrequenz als auch gegen die Frequenz der elektromagnet. Welle groß, so tritt eine ordinäre Welle mit negativer DK u. eine extraordinäre mit positiver DK u. nur geringer Dämpfung auf. Beide DKK werden bei kleinen Frequenzen sehr groß. Ist auch für die Ionen die Umlaufsfrequenz im Magnetfeld groß gegen die Ionenstoßfrequenz, so schwingen Elektronen u. Ionen synchron mit gleicher Amplitude in gleicher Richtung, u. das Plasma hat für niedrige Frequenzen die wirksame DK 1. Ist die Frequenz der Welle klein gegen die Umlaufsfrequenz der Elektronen, nicht aber gegen die der Ionen, so wird eine Welle längs des Magnetfeldes wegen der hohen DK des Plasmas an unstetigen Übergängen fast völlig reflektiert. Steigt dagegen an der Grenze Luft–Plasma die DK allmählich über eine Länge an, die größer als die Wellenlänge ist, so ist ein fast reflexionsfreier Durchgang bei geringer Dämpfung möglich. F. Lenz. 131 □

Oscillographische Untersuchung von Hochfrequenzschwingungen in stillen elektrischen Entladungen. P. S. Venkataswamy Setty. (Proc. nat. Inst. Sci. India, Part A. **24.** 235—39. 26/7. 1958. Bangalore, Central Coll.) (Engl.)

Vf. liefert mit einer oscillograph. Meth. den Beweis für Schwingungen mit Radiofrequenz, die bei geeigneten Anregungsspannungen von 50 Hz in J_2-Dampf- u. H_2-Gas-Entladungsröhren mit äußeren Schleifenelektroden auftreten. Die oscillograph. Unterss. der Schwingungen in J_2-Dampf u. H_2-Gas unter stiller elektr. Entladung wurden mit u. ohne auf die Entladungsröhre fallendes Licht ausgeführt. J. M. Spaeth. 131 □

Die Raumladungs-Feldemissions-Hypothese, angewandt auf Hayashis Daten über Entladungen durch Gase. Herman Ritow. (J. Electronics and Control [1] **6.** 236—45. März 1959. Highland Park, Ill., Northwestern Univ., Phys. Dep.) (Engl.)

Die empir. Hypothese des Vf., derzufolge in einer Hochdruck-Gasentladung mit dem Elektrodenabstand D, dem Druck P u. der Zündspannung V_s eine lineare Beziehung zwischen der „äußeren Feldstärke“ $X_e = V_s/D$ u. der „Raumladungsfeldstärke“

V^2/PD besteht, soll durch experimentelle Ergebnisse von HAYASHI [1914] gestützt werden. Tatsächlich lassen sich die kontinuierlich gekrümmten Kurven, welche man bei Auftragung der äußeren Feldstärke X_e als Funktion der Raumladungsfeldstärke erhält, stückweise durch Geraden annähern. Die extrapolierten Schnittpunkte dieser Geraden mit der X_e-Achse werden als „krit. Feldstärken" gedeutet, die für das Kathodenmaterial bzw. für das ionisierte Gas charakterist. sein sollen. F. LENZ. 131 □

Über Temperaturbestimmungen in Funkenentladungen. Márta U. Vanyek, Árpád Bardócz und Tibor Vörös. (Magyar Kémiai Folyóirat [Ung. Z. Chem.] **66.** 483—85. Dez. 1960. Budapest, Ércbányászati Feltáró Vállalat és Közp. Fizikai Kutató Intézet.) (Ung.)

Vff. bestimmten die Temp. in Funkenentladungen mit Hilfe zeitlich aufgelöster Spektren, um die Bedingungen der Anwendung der ORSTEIN-BRINKMAN-Formel im Falle einer kurzzeitigen Entladung festzustellen. Es werden die Ergebnisse, die mit Verw. von zu verschiedenen Anregungsenergien bzw. Ionisationsgraden gehörenden Linienpaaren erhalten wurden, diskutiert u. eine Näherungs-Meth. zur Best. der reellen Temp.-Werte angegeben. Die Temp. der Funkenentladung in Abhängigkeit von der Entladungszeit wurde zu $3 \cdot 10^4$ bis $1 \cdot 10^4$ Grad K gefunden. G. HALMI. 131 □

Der Luftüberschlag als Modell des Isolierstoffdurchschlages. F. Obenaus. (Abh. dtsch. Akad. Wiss. Berlin, Kl. Math. allg. Naturwiss. **1960.** Nr. 1. 39—42. 1960. Dresden, TH, Inst. für Hochspannungstechnik.) (Dt.)

Um die Abhängigkeit der Durchschlagspannung fester Isolierstoffe vom Durchschlagsweg untersuchen zu können, kann man Modellanordnungen verwenden, in denen der Isolierstoff durch Luft ersetzt ist. Um dabei auch das in Isolierstoffen vorkommende Vorwachsen von Vorentladungen nachzubilden, kann man im Modell nichtmetall. Grenzflächen verwenden, längs deren Oberfläche es zum Luftüberschlag kommen kann. Es gibt auch zu den von Erwärmungsvorgängen bestimmten Durchschlagprozessen, bei denen die Durchschlagspannung stark von der Dauer der angelegten Spannung abhängt, ein Analogon im Luftüberschlagmodell. Dies ist der Kriechüberschlag, der auftritt, wenn die Grenzfläche des Luftüberschlagmodells mit einer leitenden Schicht, etwa einer wss. Lsg. eines Elektrolyten, bedeckt ist. Reißt diese infolge Verdampfung an einer Stelle auf, so entsteht ein Bereich mit hohem Spannungsabfall. Diese Erscheinung kann als Modell des therm. Überschlags in Festkörpern verwandt werden. F. LENZ. 132 □

Plasmaähnliche Raumladungseffekte und ihr Nachweis mit Hilfe von elektrooptischen Effekten. K. W. Böer. (Abh. dtsch. Akad. Wiss. Berlin, Kl. Math., Physik Techn. **1960.** Nr. 1. 7—8. Berlin, Dtsch. Akad. der Wiss., Physikal.-techn. Inst., Bereich elektr. Durchschlag.) (Dt.)

Der Verlauf des elektr. Feldes im Innern von CdS-Kristallen kann dadurch sichtbar gemacht werden, daß die Absorption von monochromat. Licht mit einer Wellenlänge dicht an der Absorptionskante von der elektr. Feldstärke abhängt. Mit diesem Verf. wird eine bisher unbekannte Raumladungserscheinung beobachtet, die dem Kathodenfall in einer Gasentladung ähnelt, u. bei der sich eine Doppelschicht dicht vor der Kathode ausbildet. Eine reaktionskinet. Rechnung unter Voraussetzung einer elektr. Anregung von Elektronen aus Störniveaus, welche weitgehend mit der zur Beschreibung der entsprechenden Erscheinungen in Gasentladungen verwandten Theorie übereinstimmt, kann die Entstehung der beobachteten Feldinhomogenitäten erklären. F. LENZ. 132 □

Die Erzeugung von statischer Ladung. W. R. Harper. (Advances in Physics **6.** 365—417. Okt. 1957. London.) (Engl.)

Darst. der verschiedenartigen Aufladungseffekte in Ggw. von Gas–Fl.-, Fl.–Festkörper- u. Festkörper–Festkörper-Grenzflächen sowie Erörterung der Aufladungsmechanismen, die in vielen Fällen noch nicht sicher bekannt sind. D. JÖRCHEL. 132 □

Dielektrische Eigenschaften von SnO_2. L. V. Deshpande und V. G. Bhide. (Nuovo Cimento [10] **19.** 816—17. 16/2. 1961.) (Engl.)

Gesintertes u. unter hohem Druck gepresstes SnO_2 zeigte eine sehr hohe DK in der Größenordnung 10^5, deren Frequenzabhängigkeit untersucht wurde. Sie nahm mit der angelegten Spannung zu u. zeigte ein Maximum bei ca. 298 °K. Ferner wurde eine dielektr. Hysterese-Schleife beobachtet. SnO_2 hat also wie TiO_2 u. Pyrolusit ferroelektr. Eigenschaften. M. WIEDEMANN. 132 □

Zur Theorie des Koerzitivfeldes von $BaTiO_3$-Einkristallen mit einer Domäne. Václav Janovec. (Czechoslov. J. Physics **8.** 3—16. [Engl.] Československ. Časopis Fysiku **8.** 23—34. 1958. Praha, Českoslov. Akad. Věd, Fysik. ústav. [Tschech.])

Als Koerzitivfeld E_c wird das elektr. Feld definiert, von dem an die Wahrscheinlichkeit des Auftretens von antiparallelen Keimen rasch zunimmt. Am Beispiel des $BaTiO_3$-

Einkristalls wird eine Theorie für E_c entwickelt, die die Abhängigkeit von E_c von der Kristalldicke erklärt. R. K. MÜLLER. 133 □

Ein Beitrag zur Deutung der „kalten Elektronenemission". H. Drost und H. Pupke. (Exp. Techn. Physik **4.** 272—75. 1956. Berlin-Buch, Deutsche Akad. der Wiss. zu Berlin, Inst. für Med. u. Biol., Arbeitsbereich Phys.) (Dt.)

Die nach mechan. Bearbeitung sowie nach Bestrahlung mit UV-, Röntgen- oder Elektronenstrahlen sowie nach Behandlung in einer Glimmentladung auftretende kalte Elektronenemission (Exoelektronen) wird auf Grund der Vorstellung gedeutet, daß durch die jeweiligen Bearbeitungsarten Störstellen gebildet werden, an denen es zu einer Herabsetzung der Elektronenaustrittsarbeit kommt. F. LENZ. 134 □

Kompensation des Einflusses der Oberflächenladung während der photoelektrischen Emission von Isolatoren mit Hilfe der elektronischen Kamera. Pierre Hartmann. (C.R. hebd. Séances Acad. Sci. **252.** 3230—32. 24/5. 1961. Dijon, Fac. des Sci.) (Franz.)

Der störende Einfl. von Oberflächenladungen auf die Emission einer SiO_2-Photokathode (C. **1961.** 3901), die während der Bestrahlung gebildet werden, kann durch Metallisieren der Kathoden mit Au bzw. Cr ausgeschaltet werden. Das Bild der emittierenden Fläche behält auch bei verschieden langen Bestrahlungszeiten (maximal 1 Std.) seine ursprüngliche Form. HERBERT MÜLLER. 134 □

Geschwindigkeitsanalyse der thermischen Emission aus einkristallinem Wolfram. George F. Smith. (Physic. Rev. [2] **100.** 1115—16. 15/11. 1955. Culver City, Calif., Hughes Res. Labor., Electron Tube Labor.) (Engl.)

Vf. zeigt, daß die von HUTSON (C. **1956.** 5194) beobachtete scheinbare Nicht-MAXWELLsche Verteilung der Glühemission aus verschiedenen kristallograph. Richtungen eines W-Einkristalls tatsächlich eine wahre MAXWELLsche Verteilung sein dürfte, die lediglich infolge einer Analysator-Auflösung von 0,24 V verfälscht wurde. D. JÖRCHEL. 134 □

Photoelektrische und optische Eigenschaften von Sb–Cs- und Sb(Mg)–Cs-Filmen. Masanobu Wada, Tadashi Takahashi und Minoru Hagino. (Sci. Rep. Res. Inst. Tôhoku Univ., Ser. B **11.** 75—96. 1959.) (Engl.)

Ein Nachteil der bisher in großem Umfang als Photokathoden von hochempfindlichen Photovervielfachern verwendeten Sb-Cs-Photoemitter besteht in dem zu hohen Dunkelstrom von der Größenordnung 10^{-15} A/cm^2. Mit dem Ziele einer Verringerung dieses Dunkelstroms untersuchten Vff. die photoelektr. u. opt. Eigg. von Sb-Cs- u. Sb(Mg)-Cs-Filmen u. fanden, daß der Dunkelstrom bei gleichbleibender therm. Austrittsarbeit u. Photoemissionscharakteristik ohne Einbuße an Empfindlichkeit durch Zusatz von Mg verringert wird. Als Erklärung für diesen Effekt wird angenommen, daß durch Mg-Zusätze die Konz. der Acceptorniveaus nahe der oberen Valenzbandkante erhöht wird. D. JÖRCHEL. 134 □

Magneto-Plasma-Resonanz in Halbleitern. 1. Mitt. Muneyuki Date. (J. physic. Soc. Japan **15.** 1488—92. Aug. 1960. Osaka, Univ., Fac. of Sci., Dep. of Phys.) (Engl.)

Eine Theorie für die Magneto-Plasma-Resonanz in Halbleitern wird für den allg. Fall entwickelt, wo verschiedene Arten von freien Ladungsträgern sich unter dem Einfl. eines stat. magnet. Feldes bewegen. Absorptions- u. Dispersions-Beziehungen werden erhalten, die auf die üblichen Halbleiter wie Ge u. Si anwendbar sind. Unter günstigen Bedingungen kann die Plasmafrequenz bestimmt werden, als ob nur eine Art von Ladungsträgern vorhanden wäre, die die reduzierten Massen aller betrachteten hat. Die experimentelle Meth. zur Best. der Parameter der Magneto-Plasma-Resonanz wird ebenfalls diskutiert. H. FÖPPL. 135 □

Zusammenstöße zwischen Elektronen und die „Temperatur" heißer Elektronen. S. H. Koenig. (Proc. physic. Soc. **73.** 959—62. 1/6. 1959. New York, N.Y., Columbia Univ., IBM Watson Labor.) (Engl.)

Die Stromdichte u. der Winkel zwischen Stromdichte u. elektr. Feldstärke wird an zwei Proben von n-Ge gemessen. Das Auftreten der von SHIBUYA u. SASAKI beobachteten starken Anisotropie der Leitfähigkeit wird auch hier gefunden. Daraus folgt, daß die von PAIGE (C. **1960.** 1745) der Deutung seiner Messungen des Piezo-Widerstandes zugrundegelegte Annahme nicht zutrifft, derzufolge eine einheitliche Temp. für alle Elektronen im Leitfähigkeitsband definiert werden könnte. F. LENZ. 135 □

Resonanzübertragung von Ionisationsenergie in Halbleitern. Shigeharu Koshino und Toshihiko Ando. (J. physic. Soc. Japan **15.** 1538. Aug. 1960. Shinke-Cho, Sakai, Osaka, Radiat. Center; Kyoto, Univ., Dep. of Phys.) (Engl.)

Verss. zur Berechnung der anomalen Leitfähigkeit einiger Halbleitertypen im Temperaturgebiet der Eigenleitung mit Hilfe der Resonanz-Übertragung von Ionisations-

energie im Donator- (bzw. Acceptor-) Niveau unter vereinfachenden Annahmen. Für *InSb* wird $9 \cdot 10^{-33} N^2 T^{1/4} \exp(-700/T)$ cal/sec·cm °K für eine Donator-Konz. (N) der Größenordnung 10^{15} erhalten, was dem experimentellen Wert etwa entspricht.
H. Föppl. 135□

Die Konzentration der freien Ladungsträger in inhomogenen Halbleitern mit n-Leitung. Július Krempaský. (Mat.-fyzik. Časopis **9.** 19—28. 1959. Bratislava, Kat. fyz. Slov. vys. školy techn.) (Slowak.)

Ableitung der Gleichungen für die Berechnung der stabilisierten Werte der Konz. freier Elektronen in Halbleitern vom n-Typ für den Zustand ohne u. mit Stromdurchfluß unter der Voraussetzung, daß die Loch-Konz. vernachlässigt werden kann. Es zeigt sich, daß bei *Ge* u. *Si* bei gewöhnlicher Verunreinigung nur geringe Abweichungen vom Gleichgewichtszustand auftreten, selbst unter Einw. eines äußeren elektr. Feldes. Bei anderen Halbleitern mit einer großen DK erreichen diese Effekte bereits bedeutende Werte u. können bei geringer Konz. der freien Ladungsträger nicht mehr vernachlässigt werden.
J. Tůmová. 135□

Nichtgleichgewichtskonzentrationen an Elektronen und Löchern von inhomogenen Halbleitern mit gemischter Leitfähigkeit. Július Krempaský. (Mat.-fyzik. Časopis **9.** 109—27. 1959.) (Slowak.) — Vgl. vorst. Referat.

Unter der Annahme, daß die Beimengungsniveaus völlig oder teilweise ionisiert sind, werden Gleichungen für die Nichtgleichgewichts-Konz. der Elektronen u. Löcher in Halbleitern geringer Inhomogenität in einem äußeren Magnetfeld entwickelt. Die Abweichungen von den Gleichgewichts-Konz. sind auch bei starkem Feld gering u. können meist, bes. bei Halbleitern mit „hoher Rekombination", vernachlässigt werden. Der Gleichrichtereffekt ist sehr klein. Wenn es möglich sein sollte, die Abweichungen zu messen, können aus den Gleichungen die kinet. Koeff. u. andere schwer meßbare Eigg. berechnet werden.
R. K. Müller. 135□

Zur Ableitung der Volt-Ampere-Charakteristik des p–n-Überganges. Július Krempaský. (Mat.-fyzik. Časopis **10.** 196—204. 1960.) (Russ.) — Vgl. vorst. Referate

Ableitung der VA-Charakteristik des p–n-Übergangs unter der Voraussetzung des einfachen Exponentialgesetzes für die Änderung der Gleichgewichts-Konz. der Elektronen u. Löcher im engen Randgebiet des Übergangs; gleichzeitig werden die Ohmsche Komponente des Stromflusses sowie die durch den Diffusionsstrom der Majoritätsträger hervorgerufene Komponente betrachtet.
J. Tůmová. 135□

Die Lawinen-Durchbruchsspannung schmaler $p^+ \nu n^+$-Dioden. J. Shields. (J. Electronics and Control [1] **4.** 544—48. Juni 1958. Rugby, Brit. Thomson-Houston Co. Ltd., Res. Labor.) (Engl.)

Theoret. Unters. der Strom–Spannungs-Charakteristik in p^+pn^+- u. p^+nn^+- (ν steht für p bzw. n) Strukturen. Die Ausdehnung des Raumladungsbereichs von dem Übergang mit Sperrspannung bis zu dem gegenüberliegenden Kontakt führt nicht unmittelbar zu einem raschen Stromanstieg mit steigender angelegter Spannung; sie ändert vielmehr die Abhängigkeit der Feldstärke im Raumladungsbereich von der angelegten Spannung, so daß die Lawinendurchbruchspannung in Sperr-Richtung herabgesetzt werden kann. Dies ist bes. dann der Fall, wenn der ν-Bereich sehr schmal u. die Verunreinigungs-Konz. im ν-Bereich niedrig ist.
F. Lenz. 135□

Beobachtung einer anomalen Transistor-Charakteristik. Osamu Nakahara. (J. physic. Soc. Japan **15.** 1537—38. Aug. 1960. Daito City Osaka, Japan, Sanyo Electr. Co.) (Engl.)

In einem pnp-Leg.-Transistor mit 40 Ω·cm Ge-Basis wird unter konst. Basis/Emitter-Spannung (0,05—0,5 V) ein dynatronartiges Gebiet negativen Widerstands gefunden. Der Kollektorstrom fällt nach einem steilen, von der Basis/Emitter-Spannung abhängigen Anstieg etwa bei einer Emitter/Kollektor-Spannung von —0,1 V ab u. sinkt zwischen —0,2 u. —2,0 V auf fast 0.
H. Föppl. 135□

Messung der Temperaturabhängigkeit der Beweglichkeit und effektiven Lebensdauer von Minderheitsträgern im Basisbereich von Siliciumtransistoren. D. M. Evans. (J. Electronics and Control [1] **6.** 204—08. März 1959. Slough, D S.I.R., Radio Res. Stat.) (Engl.)

Die Temp.-Abhängigkeit der Beweglichkeit von Minoritätsträgern wurde in je einem p–n–p- u. einem n–p–n-Siliciumtransistor nach einem früher beschriebenen Verf. gemessen. Die Löcherbeweglichkeit in der n-Basis des p–n–p-Transistors war im Temp.-Bereich von 219—422° K proportional zu $T^{-2,1}$. Die Elektronenbeweglichkeit in der n-Basis des n–p–n-Transistors war im Bereich von 235—336° K proportional zu $T^{-2,5}$. Die effektive Lebensdauer der Minoritätsträger war in beiden Fällen proportional zu $\exp(-\Delta E/kT)$, wobei ΔE für die Löcher in der n-Basis 0,055 eV u. für die Elektronen in der p-Basis 0,065 eV betrug.
F. Lenz. 135□

Die Temperaturabhängigkeit des Oberflächenpotentials von Silberchlorid-Einkristallen. Hisawo Wakabayasi. (J. physic. Soc. Japan **15.** 2000–06. Nov. 1960. Tokyo, Chuo Univ., Fac. of Engng.) (Engl.)

Die Temp.-Abhängigkeit des Oberflächenpotentials von AgCl-Einkristallen, die nach der Kyropolous-Meth. gewonnen wurden, stimmt mit der der *AgBr*-Einkristalle überein. Der Knickpunkt verschiebt sich mit steigendem Geh. an 2wertigen Kationen (Cd^{2+}) zu höheren Temperaturen. Die Bldg.-Energie für Frenkel-Fehlstellen bei 0° K beträgt 1,6 eV, ihre Temp.-Abhängigkeit ist durch die Beziehung $E_F = 1{,}6 - 1{,}4 \cdot 10^{-3}$ T gegeben. Die Messung der Temp.-Abhängigkeit der Ionenleitfähigkeit führte zu denselben Ergebnissen wie die Best. der Oberflächenpotentiale. Aus der Differenz der Kehrwerte der Knickpunkt-Temp., die nach den beiden Meth. ermittelt wurden, kann das Verhältnis der Beweglichkeit eines Ag-Ions, das sich auf einem Zwischengitterplatz befindet, zu der Beweglichkeit einer Ag-Leerstelle bestimmt werden.

G. Herzog. 135□

Elektrische Eigenschaften von Lanthanborid. Ju. B. Paderno, G. W. Ssamssonow und W. Ss. Fomenko. (Физика Металлов и Металловедение [Physik Metalle Metallkunde] **10.** 633–34. Okt. 1960. Akad. der Wiss. der UkrainSSR, Inst. für Metallkeramik u. Speziellegg.) (Russ.)

Der elektr. Widerstand (ϱ) von Lanthanhexaborid wurde als Funktion der Porosität (P) an Präpp. mit 2–37% Poren-Geh. untersucht u. der Gleichung $\varrho_0 = \varrho(1 - P)^3$ zugeordnet. Eine Abhängigkeit der Thermo-EMK von P konnte nicht festgestellt werden. Die Temp.-Abhängigkeit des Widerstands von Präpp. mit 2% P wurde bis 2000° verfolgt u. weist eindeutig metall. Leitfähigkeit auf. H. Jäger. 136□

Elektronische Eigenschaften von prägraphitischen Kohlenstoffen. A. Pacault und A. Marchand. (J. Chim. physique Physico-Chim. biol. **57.** 873–91. Okt. 1960.) (Franz.)

An Hand der vorliegenden, sehr zahlreichen Literatur geben Vff. eine zusammenfassende Übersicht über die physikal. Eigg. der prägraphit. Kohlenstoffe. Besprochen werden der Hall-Effekt, die magnet. Widerstandsänderung, der thermoelektr. Effekt, die magnet. Susceptibilität, der elektr. Widerstand, die spezif. Wärme u. die paramagnet. Resonanz. — 81 Literaturangaben. C. Gottfried. 136

Untersuchung der elektronischen Struktur prägraphitischer Kohlenstoffe. A. Pacault, A. Marchand, P. Bothorel, J. Zanchetta, F. Boy, J. Cherville und M. Oberlin. (J. Chim. physique Physico-Chim. biol. **57.** 892–906. Okt. 1960. Bordeaux, Fac. des Sci., Labor. de Chim. Phys.) (Franz.) — Vgl. vorst. Referat.

Ausgangsmaterial der Unterss. war ein Steinkohlenteer deutschen Ursprungs, dessen Geh. an S durch chem. Analyse nicht festgestellt werden konnte. Durch Erhitzen auf 1000° wurde ein Teerkoks erhalten, der bei steigenden Temp. graphitiert wurde. Die Graphitisierung (Temp. 1350–2650°) geschah durch 1 std. Erhitzen in Halogenatmosphäre u. anschließendes ½ std. Erhitzen in einem Ar-Strom. Diese prägraphit. Kohlenstoffe wurden mit sd. konz. HCl behandelt, wobei diese Behandlung bis zur Erreichung einer konst. magnet. Susceptibilität fortgesetzt wurde. Röntgenograph. wurden an diesen Proben der Grad der Graphitisierung u. der mittlere Teilchendurchmesser bestimmt. Die Ergebnisse sind graph. u. tabellar. wiedergegeben. An diesen C-Proben wurden der Hall-Effekt, der magnet. u. elektr. Widerstand, die magnet. Susceptibilität u. die paramagnet. Elektronenresonanz untersucht. Die graph. u. tabellar. angegebenen Ergebnisse standen im allg. in guter Übereinstimmung mit von anderen Seiten an diesem Typ von Kohlenstoffen erhaltenen Vers.-Ergebnissen. Qual. lassen sich 2 „krit." Behandlungs-Temp. unterscheiden. Die durch die paramagnet. Resonanz bestimmte Anzahl der Träger freier Ladungen stimmte bemerkenswert gut mit der Anzahl überein, die man aus dem Diamagnetismus bei tiefer Temp. erhält.

C. Gottfried. 136

Physikalisch-chemische Eigenschaften von auf verschiedene Temperaturen erhitzten Koksen. M. Cerutti, J. Uebersfeld, J. Millet und J. Parisot. (J. Chim. physique Physico-Chim. biol. **57.** 907–11. Okt. 1960. Besançon, Fac. des Sci. et Soc. Le Carbone Lorraine.) (Franz.)

2 Petrolkokse u. ein Teerkoks wurden auf Temp. zwischen 400 u. 2400° erhitzt u. die chem. Zus. als Funktion der Erhitzungstemp. analyt. bestimmt. Es wurde gefunden, daß bei den Petrolkoksen der Geh. an H (der Teerkoks enthielt kein H) mit steigender Temp. von 400–1000° abnahm u. bei dieser Temp. nicht mehr nachweisbar war. Der Geh. an S blieb bis 1500° angenähert konst., während er bei 1900° $< 0{,}1\%$ betrug. Der Geh. an O nahm von 900° an ab u. war bei 1500–1600° $< 0{,}2\%$. Der Geh. an S in dem

Teerkoks war nach Erhitzen auf 2000° prakt. Null, der an O bei 1600° Null. Untersucht wurden an diesen Koksen der elektr. Widerstand, die paramagnet. Resonanz u. die Adsorption von Methanol. Es konnte ein Zusammenhang zwischen der chem. Zus., dem elektr. Widerstand u. der paramagnet. Resonanz nachgewiesen werden.

C. Gottfried. 136

Magnetfeldabhängigkeit der Eindringtiefe der Supraleitung in dünnen Proben. D. H. Douglass jun. (Physic. Rev. [2] **124.** 735–39. 1/11. 1961. Lexington, Mass., MIT, Lincoln Labor.) (Engl.)

Die Magnetfeldabhängigkeit der Eindringtiefe der Supraleitung für sehr dünne Filme, wie sie von der Ginzburg-Landau-Theorie vorausgesagt wurde, wird behandelt. Die erhaltenen Resultate hängen von den Grenzbedingungen des Films ab. In dem üblichen Fall, daß auf den beiden gegenüberliegenden Seiten des Films gleiche Magnetfelder herrschen, steigt die Eindringtiefe allmählich gegen unendlich, wenn das krit. Feld erreicht ist, entsprechend einem Phasenübergang 2. Ordnung. Für den weniger üblichen Fall von verschiedenen Magnetfeldern auf den beiden Filmseiten nimmt die Eindringtiefe bis zu einem definierten Wert zu, wenn die krit. Feldstärke erreicht ist (entsprechend einem Phasenübergang 1. Ordnung). Die Ergebnisse im letzteren Fall stimmen bemerkenswert gut überein mit den sehr genauen Verss. von Garwin, Erlbach u. Sarachik über die Feldabhängigkeit der Eindringtiefe von einem 250 Å dicken Film aus Pb. Die Eindringtiefe im Nullfeld als Funktion der Dicke ist auch bestätigt.

M. Guerlin. 136 □

Einflüsse der Orientierungsüberstruktur auf die Dämpfung von zonengeschmolzenem Eisen. R. E. Maringer. (J. appl. Physics, Suppl. zu **31.** Nr. 5. 229 S–230 S. Mai 1960. Columbus, Ohio, Battelle Mem. Inst.) (Engl.)

An zonengeschmolzenem Fe, dem C oder N zulegiert wurde, wurden bei 1–2 Hz Dämpfungsmessungen in Abhängigkeit von der Temp. (–60 bis +130°) u. von der Zeit mit einem Kêschen Torsionspendel durchgeführt. Die Messungen wurden dabei mit u. ohne Magnetfeld durchgeführt, um den Einfl. der magnetoelast. Dämpfung zu eliminieren. Dabei wurden zwei Effekte gefunden: Eine Beeinflussung des Snoekschen Maximums u. eine zeitabhängige Abnahme, die sog. magnetoelast. Nachwirkung. Diese magnetoelast. Nachwirkung wurde an zonengeschmolzenem Fe mit C-Geh. analysiert. Dabei wurden Relaxationszeiten gefunden, die in guter Übereinstimmung mit den Werten stehen, die von der Diffusion der C-Atome auf Zwischengitterplätzen her bekannt sind.

H. Fahlenbrach. 137 □

Untersuchung der Wärmebehandlung von 14–17%igen Al-Fe-Legierungen mit niedriger Koerzitivfeldstärke. D. Pavlovic und K. Foster. (J. appl. Physics, Suppl. zu **31.** Nr. 5. 231 S–32 S. Mai 1960. East Pittsburg, Pa., Westinghouse Electr. Co., Materials Engng. Dep., Magnet. Materials Dev. Sect.) (Engl.)

Untersucht wird der Einfl. der Glühatmosphäre, der Temp. der Anfangsglühung u. der Zus. der Legg. auch im Hinblick auf die Ausbildung einer Atomordnung. Dabei zeigte sich, daß Luftglühungen bei 900° zu niedrigeren Werten der Koerzitivfeldstärke führen, als die gleichen Glühungen im trockenen H_2. Bei den normalen weichmagnet. Werkstoffen ist es genau umgekehrt. Die Ergebnisse lassen sich auch auf die tern. Fe–Al-Legg. mit Zusatzelementen ausdehnen. Die Wärmebehandlung bestimmt dabei sowohl die Korngröße als auch die Verteilung einer zweiten Phase bei den tern. Legierungen.

H. Fahlenbrach. 137 □

Spinwellen. J. van Kranendonk und J. H. van Vleck. (Rev. mod. Physics **30.** 1–23. Jan. 1958. Erratum: **31.** 839. Juli 1959. Cambridge, Mass., Harvard Univ.) (Engl.)

Überblick. Vff. behandeln die Spinableitung der Quantenzahlen, die Näherungslösung des harmon. Oscillators für den Ferromagnetismus, die Magnetisierung u. spezif. Wärme eines ferromagnet. Körpers in der Spin–Wellen-Näherung, den Einfl. der Wechselwrkg. auf dipolare Strukturen, die Spinwellentheorie der ferromagnet. Resonanzabsorption, den Antiferromagnetismus u. den Ferrimagnetismus vom Standpunkt der Näherung durch den harmon. Oscillator, den antiferromagnet. Grundzustand in der Spinwellennäherung, das Modell des harmon. Oscillators für Spin–Relaxations-Prozesse sowie Fragen der Gültigkeit der Spinwellentheorie außerhalb des Heitler-London-Modells.

G. Ruban. 137 □

Magnetische Anisotropie aus den magnetostatisch erregten Schwingungsformen. I. H. Solt jun. und P. C. Fletcher. (J. appl. Physics, Suppl. zu **31.** Nr. 5. 100 S bis 102 S. Mai 1960. Culver City, Calif., Hughes Res. Labor.) (Engl.)

Unter der Berücksichtigung anisotroper Drehmomente werden die Differentialgleichungen für die magnetostat. Schwingungsformen bei der ferrimagnet. Resonanz abgeleitet. Dabei werden exakte Lösungen für vier Schwingungsformen niedriger Ordnung bei einer Kugel erreicht. Diese Lösungen unterscheiden sich von denen der Differentialgleichungen, die die Anisotropie nicht berücksichtigen. Die gemessenen Resonanzfeldstärken stimmen ausgezeichnet mit den Werten überein, die nach der neuen Theorie berechnet wurden. H. FAHLENBRACH. 137 □

Theorie und Anwendung von Dipol-Schwingungsformen bei Ferriten. William H. Steier und Paul D. Coleman. (J. appl. Physics, Suppl. zu **31**. Nr. 5. 99S—100S. Mai 1960. Urbana, Ill., Univ., Dep. of Electr. Engng., Ultramicrowave Group.) (Engl.) — Vgl. C. **1961**. **4979**.

Es wird über eine experimentelle Bestätigung der X- u. K-Banden berichtet, die bei der theoret. Berechnung der magnetodynam. Resonanzschwingungen eines Ferritstabes zwischen zwei parallelen elektr. leitenden Blechen vorhergesagt werden. Die charakterist. Gleichung schließt Ausbreitungseffekte u. dipolare Wechselwrkg. zwischen den Elektronenspins ein. Die Resonanzschwingungen wurden bei Frequenzen zwischen 10000 u. 20000 MHz beobachtet, u. zwar sowohl mit Mn–Mg-Ferriten wie mit Y–Fe-Granaten. Ein Vgl. zwischen Theorie u. Experiment bes. bei Gleichfeldvormagnetisierung (3 bis 20 kOe) befriedigte. Die prakt. Bedeutung dieser Schwingungen gegenüber den magnetostat. erregten wird erörtert. Dabei besticht die hohe Energie, die bessere Anpassung für eine krit. Kopplung u. die der Wellenlänge ähnliche Probengröße. H. FAHLENBRACH. 137 □

Die spontane Magnetisierung im System Magnesiumferrit-Manganit. Kiyoshi Muramori und Syohei Miyahara. (J. physic. Soc. Japan **15**. 2354. Dez. 1960. Sapporo, Hokkaido Univ., Fac. of Sci., Dep. of Phys.) (Engl.)

An gesinterten Proben der chem. Zus. $MgFe_{2-a}Mn_aO_4$ mit Werten von a zwischen 0 u. 2 werden bei Raum-Temp. Röntgen-Unterss. u. bei Temp. zwischen den CURIE-Punkten u. -190^0 Messungen der Sättigungsmagnetisierung durchgeführt. Bei den obengenannten Oxid-Verbb. wird für a zwischen 0 u. 1,2 kub. Spinellstruktur, zwischen 1,4 u. 1,6, eine Mischstruktur (kub. u. tetragonaler Spinell) u. für a zwischen 1,8 u. 2 tetragonale Spinellstruktur festgestellt. Die magnet. Messungen ergaben für das untersuchte Syst. zwischen a = 0 u. a = 1 einen linearen Anstieg des magnet. Moments mit a, entsprechend einem NÉELschen Ferrimagnetismus. Oberhalb a = 1 biegt das Moment ähnlich wie bei der Mischung von ferromagnet. Ferriten mit $ZnFe_2O_3$ ab. $MgMn_2O_4$ besitzt nach früheren Ergebnissen (C. **1962**. 2265) eine dreieckförmige Anordnung der Untergitter nach YAFET-KITTEL. H. FAHLENBRACH. 137 □

Ummagnetisierungsvorgänge in dünnen ferromagnetischen Ni–Fe-Schichten. S. Middelhoek. (Helv. physica Acta **33**. 519—24. 1/10. 1960. Zürich, I.B.M. Forschungslabor.) (Dt.) — Vgl. C. **1962**. 2634.

An, im Magnetfeld bei ca. 10^{-5} Torr aufgedampften, dünnen (1000 Å) Schichten einer Ni–Fe-Leg. (80/20) wurden die Magnetisierungsvorgänge in der magnet. harten Richtung mit einem Kathodenstrahloscillographen untersucht. Die Unterss. zeigen, daß die Remanenz in der harten Richtung mit einer Aufspaltung der Schicht in viele magnet. Elementarbezirke verbunden ist. Das BITTER-Streifenbild einer derartigen Schicht zeigt die sehr feine Aufteilung in Bezirke u. die große Länge der Bezirkswände (bis zu 10^4 cm Wandlängen/cm^2 Schichtfläche). K. REICHEL. 137 □

Resonanzuntersuchungen an Einkristallen aus Yttrium–Eisen-Granaten in magnetischen Impulsfeldern. Martin R. Stiglitz und Frederic R. Morgenthaler. (J. appl. Physics, Suppl. zu **31**. Nr. 5. 37S—38S. Mai 1960. Cambridge, Mass., Air Force Cambridge Res. Center.) (Engl.)

Eine Einkristallkugel aus $3\,Y_2O_3 \cdot 5\,Fe_2O_3$ wird unter Vormagnetisierung mit magnet. Gleichfeldern in zwei Resonanzmeßeinrichtungen eingebaut u. mit einem energiearmen Mikrowellensignal der S-Bandfrequenz zur Resonanz angeregt. Die Impulsdauer betrug ca. 1 μs. Die dabei induzierten Magnetfelder lagen in der Größenordnung 1000 Oe. Am Ausgang der Resonanzmeßeinrichtungen wurden beim koaxialen Hohlraum eine Frequentverschiebung von 280 MHz, bei der Transmissionstypeinrichtung von 1280 u. 530 MHz beobachtet. Die am Ausgang ankommenden Signale sind je nach dem Winkel des magnet. Gleichfeldes zur Übertragungsachse der Meßeinrichtung verstärkt oder abgeschwächt. Es können auch beide Arten auftreten. H. FAHLENBRACH. 137 □

Die ferrimagnetische Resonanz von Yttrium–Eisen-Granat (YIG), dotiert mit Verunreinigungen. J. F. Dillon jun., und J. W. Nielsen. (J. appl. Physics, Suppl. zu **31**. Nr. 5. 43S—44S. Mai 1960. Murray Hill, N.J., Bell Telephone Labor.) (Engl.)

YIG-Kristalle werden mit 0,1—5 Atom-% Verunreinigungen an Seltenen Erden, Elementen der Fe-Reihe oder an unmagnet. Elementen hergestellt. Gemessen wird die Änderung der Resonanzfeldstärke in Abhängigkeit von der kristallograph. Richtung bei Temp. zwischen 1,4 u. 22^0 K. Bei Ho-Geh. werden scharfe Resonanzkurven erhalten, die stark temperaturabhängig sind. Bei Dy-Geh. sind die Resonanzkurven weniger scharf u. bei tiefen Temp. kaum temperaturabhängig. Die Ergebnisse sind mit einer neueren Theorie von KITTEL (C. **1960.** 12918) nicht befriedigend zu erklären.

H. FAHLENBRACH. 137 □

Samarium-Substitutionen bei Yttrium-Eisen-Granat. J. Richard Cunningham jun. und Elmer E. Anderson. (J. appl. Physics, Suppl. zu **31.** Nr. 5. 45 S—46 S. Mai 1960. White Oak, Silver Spring, Md., U.S. Naval Ordn. Labor.) (Engl.)

Es werden polykristalline Mischgranate der Zus. $(3 - x) Y_2O_3 \cdot x\ Sm_2O_5 \cdot 5\ Fe_2O_3$ hergestellt, wobei x in 6 Schritten zwischen 0 u. 3 variiert wurde. Dabei ändert sich die Gitter-Konst. vom reinen Y–Fe-Granat (x = 0) von (12,374 ± 0,005) Å zu (12,553 ± 0,005) Å beim reinen Sm–Fe-Granat (x = 3). Die Röntgenstrahldichten ändern sich dabei zwischen 5,17 (x = 0) u. 6,22 (x = 3). Zwischen 77 u. 600° K werden auch die magnet. Momente gemessen, ohne daß dabei Kompensationspunkte für die Momente der Untergitter beobachtet wurden. Für alle Granate wurde eine CURIE-Temp. von (570 ± 10)° K bestimmt. Aus dem Temp.-Verlauf der Magnetisierung ist zu schließen, daß eine Sm-Substitution die Magnetisierung prakt. unbeeinflußt läßt. Ferner wird die komplexe Anfangspermeabilität bei Frequenzen bis zu 2 MHz u. bei verschiedenen Temp. gemessen. Obwohl die Werte stark vom Sm-Geh. abhängen, scheint der Frequenzgang der Anfangspermeabilität vom Sm-Geh. unbeeinflußt zu sein. H. FAHLENBRACH. 137 □

Die magnetische Susceptibilität der Ce–Th-Legierung. Tsuyoshi Murao. (Progr. theoret. Physics [Kyoto] **22.** 307—09. Aug. 1959. Sendai, Tohoku, Univ., Dep. of Phys.) (Engl.)

Bei der Susceptibilitätsberechnung einer Ce–Th-Leg. der Zus. 20% Ce 80% Th spielt der Übergang der 4f-Elektronen des Ce in das Leitungsband eine entscheidende Rolle. Dieser Anteil α wird in der Rechnung zwischen 0,4 u. 0,9 variiert. Entsprechende Susceptibilität–Temp.-Kurven werden ausgewertet. Ein Vgl. mit einer gemessenen Kurve von BATES u. NEWMAN (C. **1959.** 14323) zeigt, daß sich offenbar der Anteil α mit der Temp. ändert. Bei der Rechnung werden Annahmen über den PAULI-Spin-Paramagnetismus der Leitungselektronen ($\chi = 0{,}70 \cdot 10^{-6}$) gemacht. Ferner wird angenommen, daß im CURIE-WEISSschen Gesetz $\chi\,(T + \Theta) = C\,\Theta$ linear von α abhängt. Auch die Größe Δ als Maß für das Kristallfeld soll eine lineare Funktion von α sein. Ferner werden Korrekturen bei der Berechnung der Kristallfelder vernachlässigt.

H. FAHLENBRACH. 137 □

Untersuchungen über die Struktur anorganischer Verbindungen durch paramagnetische Relaxation. 1. Mitt. **Wechselwirkung zwischen den magnetischen Ionen in anorganischen Kristallen.** Taiichiro Haseda. (J. chem. Soc. Japan, pure Chem. Sect. [Nippon Kagaku Zassi] **81.** 187—91. Febr. 1960. Sendai Tôhoku-Daigaku Kinzoku-Zairyô-Kenkyûzyo.) (Jap.; Auszug: Engl. S. A 13.)

Die Wechselwrkg. zwischen den magnet. Ionen in anorgan. Kristallen, wie von Halogenid- oder Sulfathydraten, wird durch Messung der magnet. Susceptibilität in einem breiten Temp.-Bereich sowie durch Messung der paramagnet. Relaxation bei sehr tiefen Temp. untersucht. In diesen Kristallen sind zwischen den magnet. Ionen viele diamagnet. Atome oder Moleküle. Vf. schlägt den Begriff „interaction pass" zwischen magnet. Ionen vor u. diskutiert die Einw. der paramagnet. Ionen oder Atome, die sich zwischen den magnet. Ionen befinden, auf die Wechselwrkg. zwischen den magnet. Ionen in Zusammenhang mit den chem. Strukturen des angenommenen Überganges; die Wasserstoffbrücke in den Kristallen zeigt bes. starke Einwirkung. Die paramagnet. Susceptibilität von $CoCl_2 \cdot 6\ H_2O$, $NiCl_2 \cdot 6\ H_2O$ u. einigen Ni^{2+}-Salzen wird mit einer Wechselstrombrücke gemessen. $CoCl_2 \cdot 6\ H_2O$ u. $NiCl_2 \cdot 6\ H_2O$, die bei 3° bzw. bei 6° Übergangspunkte besitzen, zeigen auf Grund von Strukturunterschieden eine viel stärkere Wechselwrkg. als die anderen Ni^{2+}-Salze. E. MAEKAWA. 137 □

Untersuchungen über die Struktur anorganischer Verbindungen durch paramagnetische Relaxation. 2. Mitt. **Wechselwirkung zwischen magnetischen Ionen in hydratisierten Salzen.** Taiichiro Haseda. (J. chem. Soc. Japan, pure Chem. Sect. [Nippon Kagaku Zassi] **81.** 191—95. Febr. 1960.) (Jap.; Auszug: Engl. S. A13.) — 1. vgl. vorst. Referat.

Um die Einw. der Wasserstoffbrücke in den Kristallen auf die Wechselwrkg. zwischen den magnet. Ionen in anorgan. Kristallen aufzuklären, werden die magnet. Susceptibilität sowie andere magnet. Eigg. der Salze, die in den Kristallen Wasserstoffbrücken besitzen, wie $CoCl_2 \cdot 6\ H_2O$, $CoCl_2 \cdot 6\ D_2O$, $CuCl_2 \cdot 2\ H_2O$, $CuCl_2 \cdot 2\ D_2O$, $K_2Cl_4 \cdot 2\ H_2O$, $(NH_4)_2[CuCl_4] \cdot 2\ H_2O$, $CuSO_4 \cdot 5\ H_2O$, bei sehr tiefen Temp. gemessen. Es wird dabei festgestellt, daß die Wasserstoffbrücke auf den „interaction pass" bes. starke Einw. besitzt. Vf. diskutiert diese Einw. der Wasserstoffbrücke auf den magnet. Übergang zwischen den magnet. Ionen in Zusammenhang mit der chem. Struktur.

E. MAEKAWA. 137 □

Untersuchungen über die Struktur anorganischer Verbindungen durch paramagnetische Relaxation. 3. Mitt. Magnetische Eigenschaften von zwei Cyanidkomplexsalzen. Taiichiro Haseda. (J. chem. Soc. Japan, pure Chem. Sect. [Nippon Kagaku Zassi] **81.** 195—97. Febr. 1960.) (Jap.; Auszug: Engl. S. A13.) — 2. vgl. vorst. Referat.

Magnet. Eigg. von zwei Cyanidkomplexsalzen, $K_3[Fe(CN)_6]$ u. $K_3[Cr(CN)_6]$, werden wie in der 1. Mitt. gemessen. Die beiden Salze besitzen einen chem. äquivalenten Übergang zwischen den magnet. Ionen. Der Unterschied zwischen der Wechselwrkg. $Fe^{3+}—Fe^{3+}$ u. $Cr^{3+}—Cr^{3+}$ muß also auf dem Unterschied zwischen der Art der Fe—CN- u. der Cr—CN-Bindung beruhen. $K_3[Fe(CN)_6]$ besitzt nach den Messungen eine viel stärkere Kovalenz als $K_3[Cr(CN)_6]$. E. MAEKAWA. 137 □

Untersuchung der Dämpfung durch kohärente Strahlung bei der magnetischen Kernresonanz. Henri Benoit. (J. Physique Radium **21.** 212—16. April 1960. Fontenay-aux-Roses, Fac. des Sci., Labor. d'Électron. et de Radioélectric.) (Franz.) — Vgl. C. **1961.** 7835.

Bei der kernmagnet. Resonanz wird die Form des Absorptions- oder Emissionsmaximums berechnet, wenn die Dämpfung durch kohärente Strahlung wirksam wird. Die Resonanzübergänge beim Abtasten des magnet. Richtfeldes oder der Erregerfrequenz sind dabei nicht äquivalent u. werden daher getrennt untersucht. Die theoret. Vorhersagen werden durch experimentelle Unterss. mit Richtfeldern von einigen Oe bestätigt. H. FAHLENBRACH. 137 □

Kernmagnetische Resonanz von gekoppelten Spin-1/2-Teilchen bei kleinen Feldstärken. Don D. Thompson und Robert J. S. Brown. (J. chem. Physics **35.** 1894. Nov. 1961. La Habra, Calif., California Res. Corp.) (Engl.)

Vff. berichten über kernmagnet. Resonanzmessungen an $HPO(OH)_2$. Es wurden alle 3 Übergänge $\psi_{11}—\psi_{00}$, $\psi_{1-1}—\psi_{00}$ u. $\psi_{19}—\psi_{00}$ beobachtet. Die Frequenzdifferenzen zwischen den Linien $\Delta m = +1$ u. $\Delta m = -1$ sind $(\nu_H + \nu_P)$ bei jeder Feldstärke, d. h. direkt proportional dem Feld. G. M. NEUMANN. 137 □

Indirekte Wechselwirkungen zwischen Kernspins in schwachen Feldern. Dominique Roux. (Helv. physica Acta **31.** 511—41. 1/9. 1958. Genève, Univ., Inst. de Phys. Exp.) (Franz.)

Zwei Kernresonanzspektrometer für den Frequenzbereich 50—200 kHz wurden konstruiert, eines mit hoher Empfindlichkeit, das eine niederfrequente Modulation des stat. Feldes H_0 benutzt, u. eines mit hoher Auflösung. Es konnte für einen entsprechenden Bereich des Magnetfeldes gezeigt werden, daß die indirekte Kopplung unabhängig von H_0 ist, daß die chem. Verschiebung eliminiert werden kann u. daß die der Wechselwrkg.-Energie zwischen den Spins verschiedener Kerne entsprechende Konst. J genau bestimmt werden kann. Untersucht wurden die Säuren $H_2PO(OH)$ u. $HPO(OH)_2$ neben Fluorbenzol. Der Einfl. der Konz. auf den J-Wert der P—H-Bindung wurde geprüft u. darauf der Dissoziationsgrad in Abhängigkeit von der Konz. bestimmt. M. WIEDEMANN. 137 □

Autodyn-Detektor mit Transistor für ESR und NSR. F. Bruin und P. C. van Soest. (Rev. sci. Instruments **31.** 909. Aug. 1960. Beirut, Libanon, American Univ., Phys. Dep.) (Engl.)

Im Autodyn-Detektor zum Nachw. magnet. Resonanzabsorption wurde die Vakuumröhre durch einen Transistor ersetzt. Als Probesubstanz diente DPPH. M. WIEDEMANN. 137 □

Über ein einfaches Gerät zur Messung von Magnetfeldern mit Hilfe der Kernresonanz. G. v. Foerster. (Atomkernenergie **5.** 230—31. Juni 1960. Gießen, Univ., Physik. Inst.) (Dt.)

Beschreibung eines Kernresonanz-Magnetfeldmessers nach dem Autodynprinzip (Colpitts-Oscillator); das Gerät besitzt einen stetig durchstimmbaren Frequenzbereich von 4—40 MHz bei gleichbleibend großer Niederfrequenzausgangsspannung; es werden damit Magnetfeldstärken von 1000—10000 Gauß erfaßt. H. SCHIRRWITZ. 137 □

Leitfähigkeit konzentrierter wäßriger Lösungen gemischter Elektrolyte. A. N. Campbell, E. M. Kartzmark und A. G. Sherwood. (Canad. J. Chem. **36.** 1325—31. Okt. 1958. Manitoba, Winnipeg, Univ. of Manitoba, Chem. Dep.) (Engl.)

Die Äquivalentleitfähigkeiten (Λ), Viscositäten (η) u. Dichten äquimol. Lsgg. von $AgNO_3/NH_4NO_3$, $LiNO_3/NH_4NO_3$ u. $LiNO_3/AgNO_3$ wurden im Gesamt-Konz.-Bereich 0,1—10m bei 25 u. 35° gemessen. Sowohl die Λ- als auch die η-Werte der Misch-Lsgg. liegen niedriger als dem Mittel aus der Summe der Werte für die einzelnen Komponenten entspricht. Die Ergebnisse sind tabellar. aufgeführt u. werden diskutiert. W. BETCKE. 138 □

Soret-Koeffizienten und Transportwärmen einiger Erdalkalimetallsalze in Wasser bei 25°. A. D. Payton und J. C. R. Turner. (Trans. Faraday Soc. **58.** 55—59. Jan. 1962. Cambridge, Dep. of Chem. Engng.) (Engl.)

Nach der „ratio-cell"-Meth. wurden die SORET-Koeff. von $CaCl_2$, $SrCl_2$, $MgCl_2$, $BaCl_2$ u. $MgSO_4$ in wss. Lsg. bei 25° bestimmt u. die Transportwärmen im Konz.-Bereich von 0,0005—0,02 m ermittelt. Im Gegensatz zu den Alkalimetallchloriden, die ein unregelmäßiges Verh. zeigen, ist bei den Erdalkalimetallchloriden eine stetige Zunahme der Transportwärme mit dem Atom-Gew. zu beobachten. Die Konz.-Abhängigkeit des SORET-Koeff. u. der Transportwärme wird nach den theoret. Anschauungen von AGAR sowie von HELFLAND u. KIRKWOOD diskutiert. G. M. NEUMANN. 138☐

Über die Bestimmung der thermodynamischen Aktivitäten einzelner Ionen. W. A. Rabinowitsch, A. E. Nikerow, W. P. Rotstein und P. N. Ssokolow. (Вестник Ленинградского Университета, Серия Физики и Химии [Nachr. Leningrader Univ.] **15.** Nr. **4.** [Ser. Physik. Chem.] Nr. 1. 101—05. 1960.) (Russ.; Auszug: Engl.)

Vff. betrachten den Zusammenhang zwischen thermodynam., chem., elektrochem. u. realen Potentialen u. beweisen die Möglichkeit einer experimentellen Best. der thermodynam. Aktivitäten einzelner Ionen aus den realen oder elektrochem. Potentialen von Prozessen, bei denen die Änderung der freien Energie durch den Transport nur einer Ionenart hervorgerufen wird. Es werden Gleichungen zur Berechnung der Aktivitäten einzelner Ionen aus der Kontaktpotentialdifferenz zwischen Metall u. Lsg. angegeben. H. JÄGER. 139☐

Salzeffekt in Metall-Ammoniak-Lösungen: Natriumchlorid in Natrium-Ammoniak-Lösung bei —33°. Donald S. Berns, Gerard Lepoutre, Elizabeth A. Bockelman und Andrew Patterson jun. (J. chem. Physics **35.** 1820—28. Nov. 1961. New Haven, Conn., Yale Univ., Sterling Chem. Labor.) (Engl.)

Unter Verw. eines Modells für die Bldg. von F- u. F_2-Zentren (M bzw. M_2) u. ihrer Gleichgewichte in einer Lsg. von Na in fl. NH_3 nach BECKER u. Mitarbeitern (vgl. C. **1957.** 6380) nehmen Vff. bei Zusatz von NaCl als weiteres Gleichgewicht dessen Dissoziation nach $NaCl \rightleftharpoons Na^+ + Cl^-$ an. Die Aktivitäts-Koeff. werden bestimmt u. die berechneten Konzz. der leitenden Teilchen ($[Na]_{gesamt} = [e^-] + [M] + [M_2] = 5 \cdot 10^{-4}$ bis $6 \cdot 10^{-2}$; $[NaCl]/[Na]_{gesamt} = 0$ bis 28,5) zur Berechnung der Leitfähigkeit nach der ONSAGER-KIMschen Theorie bei niedrigen Feldern verwendet. Vff. beschreiben das Berechnungs-Verf. u. die Programmierung für ein IBM-Gerät, vergleichen die berechneten Leitfähigkeitswerte mit neueren experimentellen Werten u. erörtern die Ergebnisse hinsichtlich der Gleichgewichts-Konst. des Syst. Na–NH_3. Mit den Konst. aus spektroskop., Überführungs- u. EMK-Messungen besteht gute Übereinstimmung, woraus Vff. schließen, daß die drei Gleichgewichte das Verh. der Lsgg. im Bereich großer Verdünnung u. im Übergangsbereich zu höheren Konzz. befriedigend beschreiben. P. FRENZEL. 139☐

Titration einer starken dreibasigen Säure mit einer starken dreisäurigen Base. Bruno Jaselskis und Harvey Diehl. (Analytica chim. Acta [Amsterdam] **16.** 274—75. März 1957. Iowa State Coll., Dep. of Chem.) (Engl.)

Die starke Säure $H_3[Co(CN)_6]$ läßt sich potentiometr. gegen die starken Basen $[Co(NH_3)_6](OH)_3$ oder $[Co(en)_3](OH)_3$ titrieren. Die Co(III)-Basen wurden aus $[Co(NH_3)_6] \cdot Cl_3$ bzw. $[Co(en)_3]Br_3$ durch Ionenaustausch an Amberlite IR-410, die Säure aus dem K-Salz mit Amberlite IR-120 gewonnen. W. BETCKE. 139☐

Einfluß des Gegenionenradius auf die Assoziation von Polyelektrolyten in wäßriger Lösung. 2. Mitt. **Polyäthylensulfonate und Polyacrylate.** Vittorio Crescenzi, Vincenzo de Rosa und Donato Maldarella. (Ric. sci. **30.** 1680—87. Nov. 1960. Bari, Univ., Ist. di Chim. gen.) (Ital.) — 1. vgl. C. **1961.** 2192.

Die Darst. der Alkalisalze von Polyäthylensulfon- (I) u. Polyacrylsäure (II) wird beschrieben. Die Messungen des kation. Aktivitäts-Koeff. γ_+ der Li-, Na- u. K-Salze von I u. II in wss. Lsg. erfolgen auf potentiometr. Wege. Die Ergebnisse mit der BECKMAN-Glaselektrode u. der Membranelektrode stimmen gut überein. In Salz-Lsgg. von I nimmt γ_+ in der Reihe K > Na > Li ab. Bei den früher untersuchten Salzen der Polymethacrylsäure (III) nimmt die Assoziation in der Reihenfolge $Li^+ > Na^+ > K^+$ ab. Die gefundenen Werte sind höher, was auf die Methylgruppen von III zurückzuführen ist, die eine Assoziation der Gegenionen mit den Makroionen inhibieren. γ_{Na^+} in II mit $\alpha = 1{,}0$ nimmt bis zu einem Wert von 0,2 ab, was zu der Verallgemeinerung führt, daß γ_+ für die Gegenionen eine ansteigende Funktion ihrer Radien ist. Nach einem Vgl. der experimentellen Ergebnisse mit unter Verw. anderer Meth. erhaltenen Werten für den Assoziationsgrad der Gegenionen u. Polyanionen werden die Resultate auf Grund der Gleichung von KAGAWA u. GREGOR (C. **1962.** 5689) interpretiert. G. PLATZER. 139☐

Der Einfluß der Dicke einer Adsorptionsschicht auf das Potential des in der Chromatographie benutzten Mikroelementes. B. Kamieński und I. Kulawik. (Bull. Acad. polon. Sci., Cl. III **4.** 387—91. 1956. Pol. Acad. of Sci., Inst. of Phys. Chem., Labor. of Phys. Chem. of Surface Phenomena.) (Engl.)

Das elektr. Potential der mit verschieden dicken Schichten von TiO_2-Gel umgebenen Mikroelektrode wurde in Ggw. von CH_3COOH u. $(NH_4)_2CO_3$ untersucht. Durch Variation der Konzz. des TiO_2-Sols ließen sich verschieden dicke Adsorptionsschichten auf der Sb-Elektrode erzeugen. Es zeigt sich, daß das Potential sich in Abhängigkeit von der Schichtdicke ändert u. daß eine optimale Dicke für die Schicht besteht. Sie liegt bei ca. $3 \cdot 10^{-7}$ cm. C. Reuber. 140□

Apparat zur Messung der natürlichen Potentiale von Erzproben. A. W. Buchnikaschwili. (Сообщения Академии Наук Грузинской ССР [Mitt. Akad. Wiss. GrusinSSR] **21.** Nr. 3. 281—84. Sept. 1958. Tbilissi, Geophysikal. Inst. der Akad. der Wiss. der GrusinSSR.) (Russ.)

Unter Verw. einer nichtpolarisierenden Cu-Elektrode, deren EMK von Zeit zu Zeit nachgeprüft wird, als Vgl.-Elektrode u. eines registrierenden Potentiometers werden in einer beschriebenen Anordnung (Abb.) die „natürlichen" Potentiale von Erzproben, z. B. von Pyrit in 0,1n H_2SO_4, bestimmt u. in Abhängigkeit von der Zeit (Std.) dargestellt. R. K. Müller. 140□

Normalpotential der Ag/AgCl-Elektrode in n-Propanol. André Tézé und Robert Schaal. (C. R. hebd. Séances Acad. Sci. **252.** 3995—97. 19/6. 1961. Paris, P.C.B., Labor. de Chim. IV.) (Franz.)

Aus der EMK der Zelle Pt, H_2/HCl in n-Propanol/AgCl/Ag bei 20 u. 25° u. für molale HCl-Konzz. zwischen $1,23 \cdot 10^{-3}$ u. $9,33 \cdot 10^{-2}$ wird das Normalpotential der Ag/AgCl-Elektrode abgeleitet. Die Werte sind bei 20° —0,092 (V), bei 25° —0,102; die entsprechenden Werte für molare Konzz. sind —0,103 bzw. —0,1135. Herbert Müller. 140□

Ionentransportentropie in nichtisothermen Zellen mit Silberchloridschmelzen. S. Senderoff und R. I. Bretz. (J. electrochem. Soc. **109.** 56—61. Jan. 1962. Parma, Ohio, Union Carbide Corp., Parma Res. Labor.) (Engl.)

Die EMK der nichtisothermen Ag/AgCl/Ag- u. Cl_2/AgCl/Cl_2-Zellen wurde im Temp.-Bereich 500—900° bestimmt u. über das thermogalvan. Potential die Größe der Ionentransportentropie berechnet. Die Genauigkeit der Messungen wird aus bekannten reversiblen thermodynam. Größen abgeschätzt. Die irreversiblen Größen sind bei diesen Zellen zwar nur klein, aber nicht wie in festen Elektrolyten zu vernachlässigen. Die Unabhängigkeit des Seebeck-Koeff. von den Überführungszahlen wird in diesem Syst. experimentell bestätigt. G. M. Neumann. 140□

Aktivierungswärme bei der Elektrodenkinetik. Die Fe/Fe^{2+}(aq.)-Elektrode. Tor Hurlen. (Acta chem. scand. **14.** 1564—70. 1960. Blindern, Oslo, Central Inst. for Ind. Res.) (Engl.)

Vf. behandelt den Einfl. der Temp. auf die Geschw. von Elektroden-Rkk. u. leitet ein Verf. zur Best. der Standardaktivierungswärmen ΔH_0^* symm. Elektroden-Rkk. ab. Für die Fe/Fe^{2+}(aq.)-Elektrode erhält man für die anod. Rk. $\Delta H_0^* = 2$ kcal, für die kathod. Rk. $\Delta H_0^* = 44$ kcal (bezogen auf die H-Elektrode). Genauigkeit u. Bedeutung dieser Werte werden erörtert. P. Frenzel. 140□

Über die Kinetik der Cu/Cu^{2+}(aq.)-Elektrode. Tor Hurlen. (Acta chem. scand. **15.** 630—44. 1961. Blindern, Oslo, Central Inst. for Ind. Res.) (Engl.)

Vf. untersucht mit Hilfe eines amperostat. Verf. die anod. Auflösung u. kathod. Abscheidung von Cu in 1n H_2SO_4 + 0,5m $CuSO_4$-, 0,1n H_2SO_4 + $CuSO_4$- (0-, 0,01-, 0,03-, 0,1- u. 0,3m) u. in $CuSO_4$-Lsgg. (0,01-, 0,1- u. 1m) bei 20 u. 25°. Die Rkk. gehorchen mit Ausnahme des kathod. Grenzstroms der Tafel-Gleichung; sie weisen zueinander symm. Tafel-Geraden mit Neigungen von $2,303 \cdot RT/2\,F$ auf u. sind nur wenig abhängig vom pH-Wert (0—5) u. von der $SO_4{}^{2-}$-Konzentration. Die Geschw. der Abscheidung im Bereich der Tafel-Beziehung ist proportional der Aktivität a der Cu^{2+}-Ionen, die Geschw. der Auflösung unabhängig von a. Vf. nimmt einen Mechanismus gemäß 2 Cu = 2 Cu^{2+} (aq.) + 4 e^- an. Die Austauschstromdichte i_0 der Cu/Cu^{2+} (aq.)-Elektrode in 0,1n H_2SO_4-Lsgg. von $CuSO_4$ beträgt bei 20 bzw. 25° $2,4\,a \cdot 10^{-2}$ bzw. $3,4\,a \cdot 10^{-2}$ A/cm². P. Frenzel. 140□

Möglicher interferrometrischer Nachweis von Ionenpaaren. R. N. O'Brien und C. Rosenfield. (Nature [London] **187.** 935—36. 10/9. 1960. Edmonton, Univ. of Alberta, Dep. of Chem.) (Engl.)

Das Maximum nahe der Kathode, das beim Auftragen der Elektrolyt-Konz. gegen den Brechungsindex in vielen Fällen beobachtet wird („zweite Stufe"), wird auf die

Bldg. von Ionenpaaren zurückgeführt. Bei der Unters. dieser Erscheinung an $Ni/NiSO_4/Ni$- u. $Cu/CuSO_4/Cu$-Elektrolysezellen mit einem Lsg.-Vol. von 0,15 ml u. einer Elektrodentiefe u. -entfernung von 2 bzw. 3 mm wurde gefunden, daß das Maximum der zweiten Stufe in einer Entfernung von 0,1 mm von der Elektrode an beiden Elektroden auftritt u. ihre Amplitude direkt von der Stromdichte abhängig ist. Falls die Elektroden derartig angeordnet werden, daß sich die zweite Stufe der Kathode u. Anode überlappen, ist keine zweite Stufe zu beobachten. Bei der Bewegung beider Elektroden gegeneinander bei konst. Stromdichte entsteht eine Kurvenschar, deren Gestalt den Einzelkurven der entsprechenden Elektrodenentfernung entspricht. Ein Plateau, bei dem keine Zunahme des Gesamtwiderstandes mit wachsender Elektrodenentfernung zu erkennen ist, beginnt bei ca. 0,37 u. endet bei ca. 0,7 mm. Die Erwartung, daß die Entfernung des Plateaus von den Elektroden von der Spannung abhängig ist, konnte experimentell nicht bestätigt werden. W. KARCHER. 141□

Einfluß von Aminen auf die Polarisation von Eisenelektroden. Alfred F. Schram und Lawrence Raymond Burns. (J. electrochem. Soc. **105.** 241—45. Mai 1958. College Station, Tex., Agric. and Mechan. Coll. of Texas, Chem. Dep.) (Engl.)

Vff. beschreiben eine App. zur direkten Best. des Einfl. organ. Amine (I) auf die kathod. Polarisation von Fe-Elektroden in 1n H_2SO_4. Die App. besteht im wesentlichen aus einer WHEATSTONEschen Brücke, bei der 2 der Teilwiderstände Elektrolysezellen mit einer gemeinsamen Pt-Anode u. mit getrennten Fe-Kathoden sind. Die Elemente der Brückenschaltung werden so angeordnet, daß der Elektrolysestrom an beiden Kathoden gleichzeitig gemessen werden kann, wenn an den Kathoden gleiche Spannung herrscht. Der Einfl. von I (*Di-n-propyl-*, *Di-n-butyl-*, *β-Bromäthylamin* u. *Dimethylanilin*) auf die Polarisation wird auf Grund der Änderung der Fläche der Elektrode, die scheinbar von adsorbierten Aminteilchen bedeckt ist, gedeutet. Diese Flächenänderungen werden mit der durch Best. der Korrosions-Geschw. ermittelten prozentualen Inhibitorwirksamkeit (IW) der I verglichen. Im untersuchten Konz.-Bereich besteht ein angenähert linearer Zusammenhang zwischen IW u. der scheinbar bedeckten Fläche. Da die verschiedenen I spezif. wirken, nehmen Vff. an, daß die Wrkg. der I als Korrosionsinhibitoren nicht allein durch die Bedeckung eines bestimmten Anteils der Oberfläche des korrodierenden Metalls infolge Adsorption des Inhibitors erklärt werden kann. P. FRENZEL. 142□

Der Einfluß von organischen Molekülen auf die Adsorptionseigenschaften von Platinelektroden. M. W. Breiter. (J. electrochem. Soc. **109.** 42—48. Jan. 1962. Schenectady, N.Y., Gen. Electric Co., Res. Labor.) (Engl.)

Der Einfl. von Amylalkohol-, Caprylsäure- u. Diphenylaminzusätzen zu 1m $HClO_4$-Lsgg. auf die H- u. O-Adsorption an Pt-Elektroden wurde durch Impedanzmessungen u. Aufnahme quasistationärer potentiostat. Strom–Potential-Kurven im Potentialgebiet zwischen der H_2- u. O_2-Entw. untersucht. Es zeigt sich, daß die Kapazität der Doppelschicht mit steigendem Amylalkohol-Geh. zwischen +0,3 u. +1,5 V abnimmt. Aus der Abnahme der Kapazität läßt sich der Bedeckungsgrad berechnen. Durch den Zusatz der organ. Moll. wird die H_2-Adsorption verhindert. Im Potentialbereich der O-Bedeckung beginnt eine Oxydation der organ. Moleküle. Die Moll. des Amylalkohols werden vor der Oxydation adsorbiert. Die Oxydation des Amylalkohols verläuft dabei über eine Zwischenstufe u. findet zu einem großen Ausmaß an O-freien Oberflächenstellen statt. G. M. NEUMANN. 143□

A_4. Thermodynamik. Thermochemie

Cluster-Integrale und statistische Mechanik der Lösungen. J. A. Barker. (Proc. Roy. Soc. [London], Ser. A **241.** 547—53. 10/9. 1957. Melbourne, C.S.I.R.O., Div. of Ind. Chem.) (Engl.)

Vf. entwickelt eine formal konvergente Meth. zur Berechnung der thermodynam. Eigg. von Lsgg., die Moll. mit nicht zu starken Größenunterschieden u. nicht zu verschiedenen Wechselwrkg.-Energien enthalten, unter Verw. der CLUSTER-Integralnäherung der Theorie der nichtidealen Gase. D. JÖRCHEL. 146□

Stoßinterferenzen zwischen ungleichartigen Molekülen, die Impuls oder Energie in Gasen transportieren. P. G. Wright und Peter Gray. (Trans. Faraday Soc. **58.** 1—16. Jan. 1962. Dundee, Queen's Coll., Chem. Dep.; Leeds, Univ., School of Chem.) (Engl.)

Vff. berichten über Unterss. der Parameter A_{ij} u. A_{ji} in der SUTHERLAND-WASSILJEWAschen Beziehung für die Viscosität η u. die Wärmeleitfähigkeit K in bin. Gasmischungen. Allg. Beziehungen für die Form von A_{ij}, die Temp.-Abhängigkeit u. das Verhältnis zu A_{ji} werden abgeleitet. Der Quotient ergibt sich aus den Transport-Eigg.

der reinen Komponenten zu $A_{ij}/A_{ji} = \eta_i/\eta_j\ (M_j/M_i)^\nu = K_i/K_j\ (M_i/M_j)^{\nu-1}$ (M = Molgew.). Aus der Theorie ergibt sich für den Exponenten ν der Wert 1, während aus einigen halbempir. Gleichungen $\nu = 0{,}75$ folgt. Diese Differenz zwischen theoret. Forderung u. phänomenolog. Behandlung wird diskutiert u. die Brauchbarkeit der halbempir. Beziehungen untersucht. G. M. NEUMANN. 149□

Die Streuung von Alkaliatomstrahlen in verschiedenen Gasen. 1. Mitt. **Natrium und Argon.** Kumasaburo Kodera und Teijiro Tamura. (Bull. chem. Soc. Japan **31.** 206—10. März 1958. Kyoto, Kyoto TU, Fac. of Ind. Arts, Dep. of Chem.) (Engl.)

Vff. berichten über Streuverss. von Na-Atomen an Ar-Atomen nach der Mol.-Strahl-Meth. zur Best. des wirksamen Stoßradius. Nach der klass. Stoßtheorie ist dabei ein Wert von $\sigma = 4{,}8 \cdot 10^{-8}$ cm, nach der quantenmechan. Theorie ein um $\sqrt{2}$ größerer Wert zu erwarten. Tatsächlich ist der gefundene Stoßradius mit $\sigma = 12{,}4 \cdot 10^{-8}$ cm aber 2,6mal größer als der klass. Wert. Die Differenz des experimentellen Stoßradius gegenüber dem theoret. geforderten Radius führen Vff. auf beträchtliche VAN DER WAALSsche Kräfte zwischen den einzelnen Stoßpartnern zurück. G. M. NEUMANN. 149□

Das System H_2—N_2—NH_3 als reale Lösung. Berechnung der Eigenschaften aus den PVT-Größen. Carroll O. Bennett. (J. Chim. physique Physico-Chim. biol. **55.** 570—76. Juli/Aug. 1958.) (Franz.)

Vf. untersucht die Abweichungen, die bei den thermodynam. u. kinet. Berechnungen realer Syst. auftreten, wenn man dabei auf sie die Annahmen für ideale Gase oder ideale Lsgg. anwendet. Am Syst. H_2–N_2–NH_3 werden diese Abweichungen demonstriert. Aus den PVT-Größen werden die Fugazitäten der Komponenten der Gemische sowie die Rk.-Geschw. u. die Aktivitäts-Koeff. für unterschiedliche Druck- u. Temp.-Verhältnisse unter Verw. früherer Vers.-Angaben berechnet u. die Ergebnisse graph. u. tabellar. angegeben. H. FRIES. 149□

Gitterwärmeleitfähigkeit bei tiefen Temperaturen. Joseph Callaway. (Physic. Rev. [2] **122.** 787—90. 1/5. 1961. Riverside, Calif., Univ. of California, Dep. of Phys.) (Engl.)

Der Einfl. der Fehlstellen auf die Gitterwärmeleitfähigkeit wird unter besonderer Berücksichtigung des Falles diskutiert, daß die Temp. zwar tief ist, die normale Dreiphononenstreuung aber noch vorherrscht. Die von WALKER u. FAIRBANK (C. **1961.** 3912) zwischen 1,1 u. 2,1 °K bestimmten Werte für die therm. Leitfähigkeit verschiedener Isotopengemische von *He* werden mit der Theorie verglichen. W. SOBIESKI. 149□

Bemerkungen über die numerische Integration der Gleichungen des Tropfenwachstums. William C. York, H. Hunter Shu und Wilfred T. Rouleau. (J. Meteorol. **17.** 456—59. Aug. 1960. Airborne Instruments Ltd.; Carnegie Inst. of Technol.) (Engl.)

Verfeinerte Integration der Differentialgleichungen von HOWELL (J. Meteorol. **6.** [1949.] 134). C. GOTTFRIED. 150

Der Schmelzmechanismus von Alkalithiocyanaten. Elizabeth Rhodes. (Pure appl. Chem. **2.** 257—61. 1961. London, Imp. Coll. of Sci. and Technol., Dep. of Chem. Engng. and Chem. Technol.) (Engl.)

Die FF. der Alkalithiocyanate wurden bestimmt zu 237° (*LiSCN*), 305° (*NaSCN*), 177° (*KSCN*), 195° (*RbSCN*). KSCN (I) besitzt eine latente Schmelzwärme (3,39 kcal/Mol), die ca. ½ mal so groß ist wie die der Chloride (KCl: 6,42 kcal/Mol); die Schmelzentropien liegen dagegen in einer vergleichbaren Größe. Auch ein Vgl. der Viscositäten u. der elektr. Leitfähigkeiten von geschmolzenem **I** u. NaSCN mit denen von KCl u. NaCl kurz oberhalb des F. weist auf ein anomales Verh. der Thiocyanate u. auf die Bldg. von Assoziationskomplexen hin. Überführungsmessungen an festem **I** zeigen einen Umwandlungspunkt bei 142° u. kurz unterhalb des F. ein ausgeprägtes Vorschmelzen; diese Ergebnisse konnten bestätigt werden durch Unterss. der UV-Absorption bei 2300 Å. In Verbindung mit kryoskop. Messungen muß angenommen werden, daß zwischen dem Umwandlungspunkt u. dem F. das Gitter von **I** mit steigender Temp. zunehmend gestört wird. G. GATTOW. 150□

Thermodynamische Eigenschaften von lithiumhaltigen Kristallverbindungen. 3. Mitt. P. G. Masslow und Ju. P. Masslow. (Журнал Физической Химии [J. physik. Chem.] **33.** 1687—90. Aug. 1959.) (Russ.; Auszug: Engl.) — 2. vgl. Журнал Физической Химии [J. physik. Chem.] **33.** [1959.] 1461.

Vff. geben für nachst. Si-Salzsolvate Näherungsformeln zur Berechnung der Bldg.-Wärme, des thermodynam. Potentials, der Entropie u. der Mol-Wärme von Salzen mit x Solvatresten bei 25° an: $LiX \cdot n\,H_2O$ (X = F, Cl, Br, J, NO_2, NO_3, NH_2, OH, Sn, Sn_2, Pb, Tl, Hg, Hg_2, Hg_3, ReO_4), $Li_2Y \cdot n\,H_2O$ (Y = SO_4, Se, NH, CO_3, Sn, SiO_3, SiF_6),

$Li_3Z \cdot n H_2O$ (Z = Sb_2, Bi, N, Pb), $Li_4Sn \cdot n H_2O$, $Li_5Sn_2 \cdot n H_2O$, $Li_7Sn_5 \cdot n H_2O$, $Li_4Pb \cdot n H_2O$, $Li_5Pb_2 \cdot n H_2O$, $Li_7Pb_2 \cdot n H_2O$, 2 $LiJ \cdot PbJ_2 \cdot n H_2O$, $LiBr \cdot Hg(CN)_2 \cdot n H_2O$, $LiJ \cdot Hg(CN)_2 \cdot n H_2O$, t $LiCl \cdot ThCl_4 \cdot n H_2O$, $LiX' \cdot m NH_3$ (X' = Cl, Br, J), $LiX' \cdot m Y'$ [Y' = CH_3NH_2, $(CH_3)_2NH$, $C_2H_5NH_2$], m $LiBr \cdot HgBr_2$. Die Genauigkeit der Formeln beträgt in der Regel 0,2—1%, in einzelnen Fällen 1—10%. H.-J. LUNK. 156□

Thermodynamische Eigenschaften von Cadmiumhalogeniden, ihren Kristallhydraten sowie Ammoniakadditionsverbindungen. 4. Mitt. P. G. Masslow. (Журнал Физической Химии [J. physik. Chem.] **33.** 1951—53. Sept. 1959.) (Russ.) — 3. vgl. vorst. Referat.

Vf. erhielt allg. Näherungsformeln für die Berechnung der Bldg.-Wärmen u. teilweise anderer thermodynam. Daten (Entropie) für nachst. Cd-Salzsolvate bei 25°: $CdX \cdot n H_2O$ [X = Cl_2, Br_2, J_2, F_2, FCl, FBr, FJ, ClBr, ClJ, BrJ, SO_4, CO_3, $(NO_3)_2$, $(NH_2)_2$, Sb_2], $CdX \cdot m Y \cdot n H_2O$ (Y = CdO, HCl, NH_3, NH_4Cl, NH_4Br, NH_4J), $Cd_3N_2 \cdot n H_2O$, $CdCl_2 \cdot m NH_3$, $CdBr_2 \cdot m NH_3$ u. $CdJ_2 \cdot NH_3$. H.-J. LUNK. 156□

Eine Theorie der Flammenlöschgrenze. A. L. Berlad und C. H. Yang. (Combust. and Flame **4.** 325—33. Dez. 1960. San Diego, Calif., Convair Sci. Res. Labor.) (Engl.)

Es wurde vorausgesetzt, daß sich das zu verbrennende Gas im vorgemischten homogenen Zustand in einem unendlich langen Rohr befindet, dessen Wand-Temp. so konst. gehalten wird, daß sich die Flamme mit einem stationären Temp.-Profil durch das Rohr bewegt u. daß die Temp. über den ganzen Querschnitt senkrecht zur Rohrachse gleich ist. Druckänderungen u. die kinet. Energie der Strömung wurden vernachlässigt u. eine Rk.-Geschw. 1. Ordnung angenommen. Die Wärmeverluste wurden in Leitungs- u. Strahlungsanteil zerlegt. Neben der charakterist. Flammen-Geschw. werden durch die Rechnung auch Flammenlöschgrenzen bestimmt. Es wurden die Löschgrenzen für Propan–Sauerstoff–Stickstoff-Flammen berechnet u. mit Literaturwerten verglichen. W. PENN. 157□

Die Theorie der Flammenausbreitung in Systemen mit verzweigten und unverzweigten Ketten. L. A. Lovachev. (Combust. and Flame **4.** 357—67. Dez. 1960. Moscow, Acad. of Sci., Inst. of Chem. Phys.) (Engl.) — Vgl. C. **1961.** 11992.

Es wird eine Näherungs-Meth. zur Lsg. der Differentialgleichungen der Flammenausbreitung unter Berücksichtigung der Diffusion der akt. Zentren vorgeschlagen, wobei die Wärmeerzeugungs-Geschw. in Abhängigkeit von der Temp. für kleine Aktivierungsenergien (5—15 kcal/Mol) als Gerade durch den Nullpunkt angesetzt wird. Es wurden unverzweigte Ketten mit einem u. zwei akt. Zentren u. verzweigte Ketten mit einem u. drei akt. Zentren berechnet. Die Näherungsergebnisse zeigten gute Übereinstimmung mit den durch numer. Integration gefundenen Werten, ebenso die theoret. Brenngeschw. von Cl_2–H_2-Flammen mit experimentellen Ergebnissen. Die Theorie der verzweigten Ketten wurde auf O_2–H_2-Flammen angewendet. W. PENN. 157□

Übertragung der Strahlungswärme bei leuchtenden Flammen. 1. Mitt. **Theoretische und experimentelle Untersuchungen über die gleichmäßige Temperatur und den Teilchengehalt.** Takashi Satō, Ryūichi Matsumoto, Kazushige Ueda und Keizō Ōhira. (Trans. Japan Soc. mechan. Engr. **27.** 713—21. Mai 1961.) (Jap.; Auszug: Engl.)

Unterss. über die Eigg. leuchtender Flammen zeigen, daß bei gleichem C-Teilchen-Geh. u. gleicher Temp. eine Beziehung zwischen dem Emissionsvermögen u. x, einer Funktion von Teilchen-Geh., Teilchendichte u. Flamm-Temp., besteht. Eine weitere Beziehung wurde zwischen dem totalen Emissionsvermögen leuchtender Flammen u. x sowie ε_g, dem totalen Emissionsvermögen nichtleuchtender Gase, gefunden. Die Beziehung zwischen dem Emissionsvermögen einer leuchtenden Flamme u. ihrem C-Geh. wird am opt. u. Strahlungspyrometer aufgezeigt. W. WESLY. 157□

Die Untersuchung von Explosionen durch Lichtblitz-Absorptionsspektroskopie. Francis R. Taylor. (J. Franklin Inst. **265.** 501—02. Juni 1958.) (Engl.)

Das Vork. u. die Konz.-Änderungen kurzlebiger Radikale, die während Explosionsvorgängen auftreten, wurde durch folgendes Verf. untersucht: Die Rk. — z. B. CS_2/O_2 oder C_3H_8/NO_2 — wird therm. ausgelöst. Die als Begleiterscheinung des Explosionsvorganges auftretende Lichtemission löst über einen Photomultiplier einen Elektronenblitz von ca. 1 ms Dauer aus, in dessen Strahlengang nacheinander das Rk.-Gefäß aus Quarz u. ein Spektrograph zur Aufnahme des Absorptionsspektrums liegen. E. MOISAR. 157□

Fortpflanzung der Detonation in reiner oder mit inerten Gasen verdünnter Stickstoffwasserstoffsäure. Issam Hajal und Jean Combourieu. (C. R. hebd. Séances Acad. Sci. **253.** 2346—48. 20/11. 1961. Paris, Fac. des Sci., Labor. de Chim. gén. et de Chim. X.) (Franz.)

Der Einfl. des Druckes u. des Rohrdurchmessers auf die Detonations-Geschw. D in reiner oder mit Inertgas verd. HN_3 wird bei Drücken von 10—100 mm Hg untersucht. Die Registrierung des Vorganges in dem ca. 5 m langen Rohr (∅ 1,6 cm) erfolgt mit Hilfe einer Kamera mit einem Filmtransport von 75 m/s. Durch eine besondere Kontrolleinrichtung wird eine Genauigkeit von $\pm 1\%$ im Filmtransport erreicht, wodurch D auf $\pm 0{,}5\%$ bestimmt werden kann. Die App. wurde mit den bereits bekannten Daten der Rk. $2\,H_2 + O_2$ überprüft. $Pb(N_3)_2$ diente als Initialzünder. Der Einfl. des Druckes auf D ist nur gering, mit dem Rohrdurchmesser nimmt auch D ab, in Anwesenheit von N_2 wird D kleiner u. größer bei mit H_2 bzw. He verd. HN_3. Bei Extrapolation auf unendlich großen Rohrdurchmesser wurde bei 10 mm Hg D = 2774 m/s u. bei 100 mm Hg D = 2802 m/s bestimmt. D. Papenfuss. 157□

Molare Schallgeschwindigkeit in geschmolzenen hydratisierten Salzen. P. R. K. L. Padmini und B. Ramachandra Rao. (Nature [London] **191.** 694—95. 12/8. 1961. Waltair, Andhra Univ., Phys. Dep., Ultrason. Res. Labor.) (Engl.)

Vff. untersuchen die Temp.-Abhängigkeit der Ultraschall-Geschw. v in geschmolzenem *Pb-* (**I**), *Na-Acetat* (**II**), *K-Na-Tartrat* (**III**), *Al-* (**IV**) u. *Ca-Nitrat* (**V**). In **II** ergibt sich ein linearer Abfall von v mit steigender Temp., während die übrigen Salze eine nichtlineare Abhängigkeit aufweisen. Die Geschw.-Temp.-Kurven der Schmelzen von **I**, **II** u. **V** zeigen in der zweiten Hälfte eine ähnliche Form wie die Kurven für hochkonz. wss. Lsgg., wobei die Maxima beträchtlich in Richtung niedrigerer Temp. verschoben sind. v ist in geschmolzenem **I** geringer als in H_2O. **III** zeigt unerwartet ein Maximum bei 75°, das in der Nähe der Temp. für die maximale Geschw. in W. liegt. **IV** weist ein ähnliches, aber weniger ausgeprägtes Maximum auf. Die molare Schall-Geschw. R wird für verschiedene Temp. berechnet. In allen Fällen ist R unabhängig von der Temperatur. Eine Abweichung von maximal 2% ist nur in **III** festzustellen. Vff. berechnen R der wasserfreien Salze durch Extrapolation unter der Annahme, daß geschmolzene hydratisierte Salze als hochkonz. Lsgg. der Salze im eigenen Kristallwasser anzusehen sind u. daß sich R linear mit der Konz. zumindest im Bereich höherer Konzz. ändert. Die R-Werte für die hydratisierten bzw. wasserfreien Salze betragen: **I**: 412, 1018; **II**: 315, 634; **III**: 438, 1350; **IV**: 295, 1060; **V**: 391, 934. Neu erhalten werden die R-Werte für Al (319), Ca (436) u. Pb (127). P. Frenzel. 159□

Paramagnetische Schallabsorption. Ss. A. Altschuler, B. I. Kotschelajew und A. M. Leuschin. (Успехи Физических Наук [Fortschr. physik. Wiss.] **75.** 459—99. Nov. 1961.) (Russ.)

Zusammenfassende Übersicht. — 68 Literaturangaben. E. Klever. 159□

A$_5$. Kolloidchemie. Grenzschichtforschung

Untersuchung des Strömungspotentials und der Oberflächenleitfähigkeit in organischen Flüssigkeiten und ihren wässerigen Lösungen. D. A. Fridrichsberg und L. R. Gudkin. (Известия Ленинградского Университета, Серия Физики и Химии [Nachr. Leningrader Univ.] **14.** Nr. 16. [Ser. Physik Chem.] Nr. 3. 99—105. 1959.) (Russ.; Auszug: Engl.)

Das Strömungspotential E u. die Oberflächenleitfähigkeit $\varkappa_s$ von $BaCO_3$-Pulvern (10—40 μ) werden in folgenden Syst. gemessen: Methanol (**I**)-W., Aceton (**II**)-W., **I**-**II**, A.-W., **I**-0,001 n $BaCl_2$-Lsg., wss. Lsgg. von $BaCl_2$. Mit Zunahme des angelegten Druckes P nimmt E linear zu; die E-Messung ist daher zur Unters. nichtwss. polarer Medien u. ihrer wss. Lsgg. geeignet. Mit abnehmendem Anteil des W. am Syst. nimmt E/P in allen Fällen erheblich zu, $\varkappa_s$ nimmt ab, u. der Wrkg.-Koeff. durchläuft ein Minimum. Die theoret. Grundlagen dieser Ergebnisse werden erörtert. R. K. Müller. 162□

Einfluß des Absetzens von Agar-Agar-Sol auf die Geschwindigkeit von Ultraschallwellen. C. Krishna Murty und B. Ramachandra Rao. (J. sci. ind. Res. [New Delhi], Sect. B **20B.** 608. Dez. 1961. Waltair, Andhra Univ., Phys. Dep., Ultrason. Res. Labor.) (Engl.)

Der Einfl. des Absetzens von Agar-Agar-Sol auf die Geschw. von Ultraschallwellen ist für 3 verschiedene Konzz. von Agar-Agar untersucht worden. Der Wechsel der Ultraschall-Geschw., der während der Sol-Gel-Umwandlung beobachtet wurde, ist charakterist. für die benutzte Konz. u. für die Präparations-Meth. des Sols. M. Guerlin. 163□

Lösungen der Poisson-Boltzmann-Gleichung für Grenzflächen. Frank H. Stillinger jun. (J. chem. Physics **35.** 1584—89. Nov. 1961. Murray Hill, N.Y., Bell Telephone, Inc.) (Engl.)

Vf. wendet die lineare POISSON-BOLTZMANN-Gleichung auf Grenzbedingungen an, die einer festgelegten, punktförmigen Ionenladung in der Nähe der Grenzfläche zwischen einer Elektrolyt-Lsg. u. einem dielektr. Festkörper entsprechen. Die Anwendung der FOURIERschen Reihen-Entw. auf die festgelegte Ladungsdichte erlaubt die Darst. des mittleren Potentials in Form einer einfachen Quadratur. Weiterhin ist es möglich, die reversible Arbeit zu berechnen, die notwendig ist, um die im Innern der Fl. kugelförmige Ionenladung in eine halbkugelförmige an der Grenzfläche zu überführen. Vf. erörtert die Folgerungen für Adsorptionsvorgänge u. teilt Ergebnisse eines ähnlichen Verf. für das mittlere Potential eines punktförmigen Dipols, der senkrecht zur Grenzfläche orientiert ist, mit. P. FRENZEL. 167□

Thermoelektrische Erscheinungen in Elektrodialyse-Systemen. Lloyd H. Shaffer. (Nature [London] **191.** 591—92. 5/8. 1961. Springdale, Conn., Amer. Machine Foundry Co., Res. Dep.) (Engl.)

Vf. erörtert die thermodynam. Erscheinungen bei Elektrodialyse-Verss. unter Berücksichtigung von Wärmeaustauschphänomenen u. beschreibt Membran-App. zur Best. des Zusammenhangs zwischen Wärme- u. Stromfluß in einem Dialysesystem. Es wird durch Messung der zwischen zwei Sonden entstehenden Spannung gezeigt, daß unter dem Einfl. eines Temp.-Gradienten ein elektr. Strom entsteht, wobei sich das Salz im wärmeren Bereich anreichert. Für quant. Unterss. unter adiabat. Bedingungen wird eine App. mit mehreren Kammern, die durch Anion- bzw. Kationaustauschermembranen voneinander getrennt sind u. abwechselnd vom verd. bzw. konz. Elektrolyten mit möglichst gleicher Geschw. v durchströmt werden, verwendet. Elektr. Strom u. v sind so einzuregulieren, daß keine oder nur geringe Konz.-Änderung erfolgt. Die in den Fl.-Strömem auftretenden Temp.-Änderungen werden gemessen u. die Widerstandserhitzung pro Kammer aus dem durchgeflossenen Strom u. dem sich an den Sonden einstellenden Potential ermittelt. Der Spannungsabfall ist gleichmäßig auf die einzelnen Kammern verteilt; hieraus, aus v u. den beobachteten unterschiedlichen Temp.-Erhöhungen läßt sich die in eine oder aus einer Kammer überführte Wärmemenge Q, die auf die Überführung des Salzes durch die Membranen zurückzuführen ist, berechnen. Vf. teilt Werte für die Temp.-Erhöhung u. für Q bei 1m *NaCl*-, 1,27 u. 8,4m *LiBr*-Lsg. mit. Die Ergebnisse stimmen grob mit den direkt aus v u. den ermittelten Wärmekapazitäten der Lsgg. berechneten Werten überein. Vf. nimmt an, daß der beobachtete Wärmeeffekt als das elektrochem. Analogon des PELTIER-Effekts anzusehen ist. P. FRENZEL. 170□

Über im sauren Medium gebildete Adsorptionskomplexe zwischen H-Montmorillonit und einigen Aminosäuren: Ihre Struktur. Odette Sieskind. (C. R. hebd. Séances Acad. Sci. **250.** 2392—93. 28/3. 1960.) (Franz.)

Es wurden H-Montmorillonit-Komplexe mit aliphat. α-, β-, γ- u. ε-Aminosäuren hergestellt. Nach thermogravimetr. Analysen enthalten die Gitterzwischenschichten kein W., sondern eine monomol. Aminosäureschicht. Von 100 g Montmorillonit wurden 60 mVal Glykokoll, 15 mVal Alanin, 20 mVal α-Aminobuttersäure, 25 mVal α-Aminovaleriansäure u. 90 mVal der angewandten β- u. γ-Aminobuttersäure sorbiert. Nach röntgenograph. Unters. bleibt der d_{001}-Reflex bei allen Präpp. nach Behandlung mit Aminosäuren bei 12,8 Å. R. F. HAAR. 176□

Ionenaustauschende Extraktion mit höheren Aminen. 1. Mitt. Extraktion von Eisen(III), Nickel, Kobalt und Zink. Genkichi Nakagawa. (J. chem. Soc. Japan, pure Chem. Sect. [Nippon Kagaku Zasshi] **81.** 444—46. März 1960. Nagoya-Kôgyô-Daigaku.) (Jap.; Auszug: Engl. S. A 30.)

Die Extraktion von Fe(III), Co u. Ni aus salzsauren Lsgg. wird mit einer 10%ig. Lsg. von N-Dodecenyltrialkylmethylamin (Amberlite LA-1) in Kerosin untersucht. Der Extrahierungsgrad von Fe nimmt mit steigender Acidität stark zu, beträgt bei 6—8 Mol/Liter prakt. 100%, nimmt jedoch bei höherer HCl-Konz. etwas ab. Ca. 90% des gelösten Zn werden aus 2—3 mol. salzsauren Lsgg. ausgezogen; der Extrahierungsgrad nimmt mit zu- oder abnehmender HCl-Konz. stark ab. Co kann aus den sauren Lsgg., deren Acidität 6—11 mol. ist, ausgezogen werden; ein maximaler Extraktionsgrad von ca. 35% wird mit 8m HCl erreicht. Ni wird kaum ausgezogen. Die in der Amin-Lsg. ausgezogenen Metallionen können durch W. oder 0,5m HNO_3 vollkommen ausgeschüttelt werden. Die Ergebnisse stimmen mit den Daten der Adsorption dieser Ionen am Anionenaustauscher Dowex 1 (vgl. MOOR u. KRAUS, C. **1951.** II. 345, u. KRAUS u. MOOR, C. **1954.** 7823) qual. gut überein. E. MAEKAWA. 177□

Ionenaustauschende Extraktion mit höheren Aminen. 2. Mitt. Extraktion von Tellur. Genkichi Nakagawa. (J. chem. Soc. Japan, pure Chem. Sect. [Nippon Kagaku Zasshi] **81.** 446—48. März 1960.) (Jap.; Auszug: Engl. S. A 30.) — 1. vgl. vorst. Referat.

Extraktion von Te aus salzsauren Lsgg. wird mit einer 10%ig. Lsg. von N-Dodecenyltrialkylmethylamin (Amberlite LA-1) in Kerosin untersucht. Te(IV) wird aus den

Lsgg., deren HCl-Konz. höher als 6 mol ist, vollkommen extrahiert. Te(VI) wird dagegen aus den Lsgg., deren HCl-Konz. niedriger als 10 mol. ist, nicht extrahiert. Te(VI) wird in Lsgg., deren HCl-Konz. >10 mol. ist, teilweise zu Te(IV) red. u. geht dann in die organ. Schicht über. Das gelöste Te(IV) kann mit W. oder verd. HNO_3 aus der Amin-Lsg. quant. ausgeschüttelt werden. Nach dieser Meth. kann Te(IV) aus den Gemischen mit Te(VI) leicht isoliert werden. Die Ergebnisse stimmen mit den Daten der Adsorption von Te-Ionen am Anionenaustauscher qual. gut überein. E. Maekawa. 177 □

Ionenaustauschadsorption von Zink- und Kupferionen an Silicagel. A. Kozawa. (J. inorg. Nuclear Chem. **21.** 315—24. Dez. 1961. Nagoya, Japan, Nagoya Univ., Fac. of Engng., Dep. of Appl. Chem.) (Engl.)

Im Batch-Verf. wurde in 2m NH_4Cl-Lsg. mit 0,1m $ZnCl_2$ bzw. in 1m CH_3COONH_4-Lsg. mit 0,05m $CuCl_2$ die Ionenaustauschadsorption von Zn^{2+}- u. Cu^{2+}-Ionen an Silicagel (I) untersucht. Bei 25° hat sich nach ca. 2 Std., bei 45° nach ca. 45 Min. ein Austausch-Gleichgew. eingestellt. Die Zn^{2+}-Adsorption steigt mit dem pH der Lsg. bis pH 7,12, um dann wieder abzunehmen. Im pH-Bereich von 5,48—6,38 ergibt sich zwischen dem desorbierten H^+ u. dem adsorbierten Zn^{2+} ein konst. Mol-Verhältnis von 3,0, für die Cu^{2+}-Adsorption liegt es im pH-Bereich von 6,18—6,40 bei 4,0. Die Zn^{2+}-Adsorption an ein vorher erhitztes I nimmt deutlich mit steigender Vorbehandlungs-Temp. ab. Die sich aus IR-Absorptionsspektren des frischen, erhitzten u. mit Zn^{2+}-, Cu^{2+}- oder Na^+-Lsgg. behandelten I ergebende Abnahme der Absorptionsintensitäten für die Knickschwingungen der oberflächenständigen OH-Gruppen wird diskutiert. Nach einem für die Ionenadorption an I entwickelten Oberflächenkomplexmechanismus wirkt die I-Oberfläche im Falle der Zn^{2+}-Adsorption als dreizähniger Ligand. Außerdem wird eine neue Meth. zur Best. der Oberflächenacidität u. der Größe der I-Oberfläche vorgeschlagen. W. Hein. 177 □

Ionenaustausch in Lösungsmittelgemischen. 4. Mitt. Die Verteilung von Thorium zwischen Alkohol–Salpetersäure-Lösungen und dem stark basischen Anionenaustauscher Dowex-1. Trennung von Thorium und Uran. F. Tera, J. Korkisch und F. Hecht. (J. inorg. Nuclear Chem. **16.** 345—49. Febr. 1961. Vienna, Univ. of Vienna, Austria, Analyt. Inst.) (Engl.) — 3. vgl. J. inorg. Nuclear Chem. **15.** [1960.] 177; 2. vgl. C. **1962.** 2280.

Vff. entwickeln eine genaue u. schnelle Meth. zur Trennung von Th u. U, die auf der bevorzugten Adsorption von Th am Anionenaustauscher Dowex 1-X (100—200 mesh, NO_3^--Form) aus HNO_3-Alkohol-Lsgg. beruht. Untersucht wird die Wrkg. von CH_3OH, A., n-Propanol, n-Butanol u. eine Mischung der Amylalkohole. Die Adsorption des Th, die über einen negativ geladenen Nitratkomplex erfolgt, ist bei Verw. von CH_3OH am größten, bei Amylalkohol am geringsten. Bei Verw. von methanol. HCl als Lsgm.-Gemisch sind die Verhältnisse umgekehrt. Der Verteilungs-Koeff. für U ist in HNO_3–CH_3OH-Gemischen unabhängig von der Zus. sehr gering. An Hand der bei Raum-Temp. im HNO_3–CH_3OH(90%)-Gemisch, das sind die Trennungsbedingungen, aufgenommenen Adsorptionsisotherme ist ersichtlich, daß bis zu 200 mg Th/25 ml Lsg. vollständige Adsorption des Th erfolgt. Die gesamte Austauschkapazität des Harzes beträgt unter diesen Bedingungen 3,96 mVal/g trockenes Harz. U. Skurnia. 177 □

Ionenaustausch in Lösungsmittelgemischen. 5. Mitt. Die Verteilung von Uran (VI) zwischen Alkohol-Salzsäure-Lösungen und dem stark basischen Anionenaustauscher Dowex-1. — Mechanismus der Uranadsorption. F. Tera und J. Korkisch. (J. inorg. Nuclear Chem. **20.** 335—39. Dez. 1961.) (Engl.) — 4. vgl. vorst. Referat.

Vff. untersuchen den Einfl. aliphat. Alkohole auf die Adsorption von Uran an den stark bas. Anionenaustauscher Dowex-1. Gleichgewichts-Unterss. zeigten, daß die Adsorption des Urans als Chlorokomplex an das Harz aus salzsauren Lsgg., die Methanol, A., n-Propanol, iso-Propanol, n-Butanol, iso-Butanol u. eine Mischung der Amylalkohole enthielten, mit der Konz. u. der Kettenlänge des Alkohols, mit abnehmender DK des Mediums u. mit steigender HCl-Konz. zunimmt. Der Einfl. der Alkohole auf die Adsorption des Urans an das Harz kann dadurch erklärt werden, daß die Dissoziation des UO_2Cl_2 wegen der niedrigen DK des Mediums zurückgedrängt wird. Die undissoziierten Moll. würden dann direkt an die Cl^--Form des Harzes adsorbiert, wobei $R_sCl[UO_2Cl_2]_x$ oder evtl. $[R_sCl]_2[UO_2Cl_2]_x$ (R_s = Harzrest, x = Zahl der adsorbierten Moll.) entstände. Diese Annahme wird durch die Beobachtung einer Uran-Adsorption aus wss. Methanol, bei der die Bldg. geladener Komplexe wegen des Fehlens der HCl unmöglich ist, gestützt. Auch die zunehmende Adsorption mit steigender HCl-Konz. steht damit in Einklang, da mit wachsender HCl-Konz. die UO_2Cl_2-Dissoziation zurückgedrängt wird. Mit der Bldg. von ebenfalls die Adsorption vergrößernden, negativ geladenen Komplexen, wie z. B. $[(UO_2Cl_2)Cl_x]_x$ ist der im Vgl. zu Methanol–W.-Gemischen in Methanol–HCl-Gemischen viel höhere Wert des Verteilungs-Koeff. u. dessen Zunahme mit steigender

HCl-Konz. erklärbar. Aus den Best. der Austauschkapazitäten für Cl^- u. UO_2^{2+} folgt, daß im Harz ein $[UO_2Cl_4]^{2-}$-Komplex vorliegt. W. HEIN. 177□

Über den Zusammenhang zwischen der Aufnahme durch Anionenaustauscher und der Größe der Komplexbildungskonstanten von Äthylendiamintetraessigsäure-Komplexen der Seltenen Erden. M. Wald. (Mh. Chem. **92.** 605—20. 1961. Warschau, Pol. Akad. der Wiss., Inst. für Kernforsch.) (Dt.) — Vgl. C. **1961.** 18610.

Das Austausch-Verh. von Äthylendiamintetraessigsäure-Komplexen der Seltenen Erden (SE) an dem stark bas. Anionenaustauscher Dowex **1-X 4** wurde mit Hilfe von ^{140}La, ^{144}Ce, ^{147}Nd, ^{147}Pm, $^{152-154}Eu$, ^{160}Tb, ^{169}Er, ^{170}Tm u. ^{175}Yb untersucht. Zu diesem Zwecke wurden die Verteilungs-Koeff. dieser Komplexe einerseits zwischen EDTA-beladenem Austauscher u. EDTA-Lsgg. bei pH 4,5, andererseits zwischen weitgehend nitratbeladenem Austauscher u. EDTA-haltigen Nitrat-Lsgg. bei pH 5, im Falle des La u. Nd bei pH 8,5—9,5 gemessen. In nahezu allen Fällen wurden die SE in Form ihrer EDTA-Komplexe mit der Ladungszahl —1 in den Anionenaustauscher aufgenommen. Im Bereich der leichten SE wächst die Stärke der Aufnahme durch den Anionenaustauscher mit wachsender Stabilitäts-Konst., erreicht beim Eu einen maximalen Wert, sinkt dann steil zum Tb u. Er ab u. verläuft weiter recht flach. Das unterschiedliche Austausch-Verh. der SE–EDTA-Komplexe wird auf Konstit.-Änderungen der Chelate zurückgeführt. Eine radiochem. Trennung des Gemisches ^{144}Ce, $^{152-154}Eu$ u. ^{175}Yb wurde mit einer Harzsäule (Höhe 24,5 cm, Ø 3,2 mm) u. $5 \cdot 10^{-2}$m EDTA-Lsg. durchgeführt. U. SKURNIA. 177□

Kationenaustauschgleichgewichte bei hohen Konzentrationen: Cu–H- und Cu–Na-Systeme. M. V. Nayak und S. Sourirajan. (Indian Inst. Sci., golden Jubilee Res. Vol. **1909—1959.** 181—93. Juli/Aug. 1959. Dep. of Chem. Technol. and Chem. Engng.) (Engl.)

Vff. untersuchen mit Hilfe des Austauschers Dowex-50 (Divinylbenzol–Polystyrol-Harz, Sulfonsäuretyp) das Cu^{2+}—H^+- u. Cu^{2+}—Na^+-Austauschgleichgewicht bei hohen Ionen-Konzz. in Abhängigkeit von der Art des Anions (SO_4 0,5 bzw. 1,0m; Cl 2,0 bzw. 4,0m) u. der Temp. (25 bzw. 50°). Die Gleichgewichte werden in Form von Austauschisothermen u. von Kurven K_C gegen $N_{Cu\,R}$ (Molenbruch des auf dem Austauscher befindlichen Cu) dargestellt. Die Gleichgewichtskurven sind bei niedrigen Konzz. konvex, werden bei Erhöhung der Konz. linear u. oft sogar konkav. Verss. zur Berechnung der wahren Gleichgewichts-Konst. u. der Aktivitäts-Koeff. der festen Phase unter der Annahme der Gültigkeit des Ionenstärkeprinzips nach LEWIS u. unter Verw. der GIBBS-DUHEMschen Gleichung lieferten keine befriedigenden Ergebnisse. U. SKURNIA. 177□

Radiochemische Untersuchung des Ionenaustausches an quellenden Ionenaustauschern. A. M. Trofimow und L. N. Stepanowa. (Журнал Физической Химии [J. physik. Chem.] **34.** 1837—42. Aug. 1960. Leningrad, Chlopin-Radium-Inst. der Akad. der Wiss. der UdSSR.) (Russ.; Auszug: Engl.)

Unterschiede im Quellvermögen haben Einfl. auf die Selektivität des Austausches mehrwertiger Ionen. Vff. leiten eine Formel für den relativen Verteilungs-Koeff. $\beta = \alpha^{I}/\alpha^{II}$ zweier Ionenaustauscher (IA) ab. β hängt von dem spezif. Adsorptionsvermögen g (adsorbierte Menge pro Gew.-Einheit), vom spezif. Vol. des IA V, von den Aktivitäts-Koeff. u. von der Ladung z_i der austauschenden Ionen ab. Für den Verteilungs-Koeff. α ergibt sich folgende Abhängigkeit: $\alpha\, V^{(z_1-z_2)/z_2}/g^{z_1/z_2}$ = konst. (A). Für Verss. wurden 2 IA: KU-2 u. MSsF verwendet. KU-2 hat in Abhängigkeit von der Zus. bei gleichem spezif. Adsorptionsvermögen g (in mVal/g) ein unterschiedliches Quellungsvermögen. MSsF hat bei gleichen Quellungsvermögen ein unterschiedliches spezif. Adsorptionsvermögen. Untersucht wurde die Verteilung von ^{144}Ce, ^{226}Ra u. ^{134}Cs zwischen IA u. einer KCl-Lösung. Für den Ionenaustauscher KU-2 geht bei Formel A g in die Konst. ein. Die Formel $\alpha\, V^{Z-1}$ = konst. wurde durch die Resultate bestätigt. Formel A wurde für den IA MSsF bestätigt. Der Einfl. des Quellungsvermögens ist um so größer, je mehr sich die Ionen in der Wertigkeit unterscheiden. Für den selektiven Ionenaustausch sind IA mit maximalem Adsorptionsvermögen g u. kleinem Quellungsvermögen geeignet. Unterscheiden sich 2 IA stark in ihrem Quellungsvermögen, kann man mit ihrer Hilfe die mittlere Ladung der Ionen gelöster Radioelemente bestimmen. G. EWALD. 177□

A₆. Strukturforschung

Untersuchung eines Elektronenstrahlfilters. Eizi Sugata, Shigeo Kaneda, Tōru Kishi und Hideo Hayashi. (Technol. Rep. Osaka Univ. **7.** 37—46. März 1957. Osaka, Univ., Ind. Res. Inst.) (Engl.)

Die Elektronenbahnen in einem magnet. 90°-Sektorfeld werden berechnet, u. die Verwendbarkeit einer entsprechenden Anordnung zur Monochromatisierung eines Elektronenstrahlbündels wird diskutiert. Ein monochromat. Bündel mit anfänglich kreisförmigem Querschnitt tritt aus dem Sektorfeld mit ellipt. Querschnitt aus. Um diese Querschnittsverformung auszugleichen, wird eine magnet. Zylinderlinse verwandt (KISHI, C. **1961.** 4263). F. LENZ. 181 □

Elektronensondenmessungen von aufgedampften Metallfilmen. W. E. Sweeney jun., R. E. Seebold und L. S. Birks. (Rep. NRL Progr. **1960.** Nr. PB 161278. 11–17. Febr. Washington, D.C., U.S. Naval Res. Labor., Optics Div., X-ray Optics Branch. – C. **1962.** 1521.) (Engl.) C. GOTTFRIED. 181

Strukturfaktoren: Theorie der Winkelungleichheiten und der Einschränkungen der Vorzeichen. Gérard von Eller. (Acta crystallogr. [Copenhagen] **13.** 628–33. 10/8. 1960. Paris, IRChA., Labor.) (Franz.)

Vf. diskutiert eine Meth. zur Best. des Vorzeichens des Strukturfaktors. C. GOTTFRIED. 181

Zur Abhängigkeit des elektronenmikroskopischen Kontrastes von der Ordnungszahl der durchstrahlten Substanz. W. Lippert. (Naturwissenschaften **48.** 475–76. 1. Juli-H. 1961. Frankfurt/M., MPI für Biophys.) (Dt.)

Diskussion verschiedener Arbeiten z. B. von LENZ (vgl. C. **1954.** 10659), HALL (J. biophysic. biochem. Cytol. **1.** [1955.] 1) u. REIMER (C. **1960.** 9924) mit dem Ergebnis, daß die Abhängigkeit des elektronenmkr. Kontrastes von der Ordnungszahl noch nicht genügend geklärt ist. C. GOTTFRIED. 181

Die Berechnung molekularer Wellenfunktionen. Internationales Colloquium, Paris, 30. Sept.–5. Okt. 1957. Raymond Daudel. (Cahiers de Physique **12.** Nr. 91. 85–91. März 1958. Centre Nat. de la Rech. Sci., Centre de Mécan. Ondulat. Appl.) (Franz.)

Zusammenfassende Darst. einiger neuer, auf dem Colloquium über die „Berechnung mol. Wellenfunktionen" behandelter Gesichtspunkte der eigentlichen Berechnung sowie der Anwendung auf die Unters. mol. Strukturen u. die chem. Rk.-Fähigkeit der Moleküle. D. JÖRCHEL. 182 □

Einführung in die Berechnung der Schwingungsrotation von Molekülen mit sphärischer Symmetrie. Jacques Moret-Bailly. (Cahiers de Physique **13.** 476–88. Dez. 1959. Dijon, Fac. des Sci., Labor. de Phys.; Paris, Fac. de Sci., Labor. de Chim. phys.) (Franz.)

Vf. erläutert die Berechnung der Normalkoordinaten von Moll. des Typs XY_6 u. leitet die Form der anharmon. Terme der potentiellen Energie u. die Wechselwrkg.-Koeff. der Schwingungen u. der Rotation ab. Die Ergebnisse sind — ebenso wie die für Moll. des Typs XY_4 — tabellar. angegeben. D. JÖRCHEL. 182 □

Konfigurationswechselwirkung im $^1\Sigma_g^+$-Zustand des H_2-Moleküls. Aneesur Rahman. (Current Sci. **24.** 370–71. Nov. 1955. Hyderabad-Dn, Osmania Univ.) (Engl.) — Vgl. C. **1958.** 944.

Vf. berechnet die Konfigurations-Wechselwrkg. im H_2-Mol. beim Gleichgewichtsabstand (1,4 atomare Einheiten) unter Verw. von Einelektronenwellenfunktionen, die bei der Lösung des H_2^+-Problems auftreten, u. erhält einen noch kleineren Energiewert als –2,3154 atomare Einheiten, welchen JAMES u. COOLIDGE (J. chem. Physics **1.** [1933.] 825) für den bestmöglichen Wert angesehen haben, den man ohne explizite Einführung der zwischenelektron. Abstände in die Wellenfunktion erhalten könnte. D. JÖRCHEL. 182 □

Berechnung der Energien der s-Zustände im H_2^+-Molekülion. R. Gáspár. (Acta physica Acad. Sci. hung. **11.** 295–97. 1960. Budapest, Hungarian Acad. of Sci., Res. Group for Theoret. Phys.) (Engl.)

Vf. geht auf die Arbeit von CHEN (vgl. C. **1959.** 4384) ein u. zeigt, daß die Näherungsgleichung von CHEN auch aus einem allg. SCHRÖDINGER-Ansatz bei entsprechender Vereinfachung hervorgeht. Der Anteil des kugelsymm. Teils der Mol.-Eigenfunktion an den Energien der $s\sigma$-Zustände nach CHEN erscheint danach wahrscheinlicher als ein von HOWELL u. SKULL (vgl. C. **1960.** 35) angegebener Wert. G. M. NEUMANN. 182 □

Nucleare Spin-Spin-Wechselwirkungsenergie beim Wasserstoffmolekül. J. P. Auffray und J. W. Cooley. (Physic. Rev. [2] **122.** 1203. 15/5. 1961. New York, N.Y., New York Univ., Inst. of Math. Sci.) (Engl.)

Vff. geben eine theoret. Abschätzung der Wechselwrkg.-Energie der magnet. Momente der zwei Protonen in den Schwingungsrotationsniveaus v = 0, J = 1 des elektron. Grundzu tandes des H_2-Molek ls. Die Üᵇereinstimmung des theoret. Wertes mit dem experimentellen Spin-Spin-Wechselwrkg.-Energiewert liegt bei 1‰ u. entspricht der Größenanordnung des experimentellen Fehlers. G. M. NEUMANN. 182 □

Moleküle mit tretaedrischer und oktaedrischer Symmetrie. 4. Mitt. Ein modifiziertes Thomas-Fermi-Schema für Moleküle mit schweren Atomen in den äußeren Lagen. C. A. Coulson und N. H. March. (Proc. Cambridge philos. Soc. **52.** 114 bis 118. 1956. Oxford, Math. Inst.; Sheffield, Univ., Dep. of Phys.) (Engl.) — 3. vgl. C. **1957.** 2664.

Vff. entwickeln ein allg. Schema zur Beschreibung der Elektronenverteilung in Moll., wonach die Elektronen der inneren Schalen der äußeren Atome wellenmechan. unter der Annahme beschrieben werden, daß keine Störung durch mol. Bindung vorhanden ist, u. zur Behandlung der Valenzelektronen eine THOMAS-FERMI-Beschreibung verwendet wird. Eine besondere Meth. erlaubt die Beschränkung der Verteilung nach dem Ausschließungsprinzip. D. JÖRCHEL. 182□

Über die Struktur von Eisen(III)-chlorid-Lösungen. C. L. Standley und R. F. Kruh. (J. chem. Physics **34.** 1450—51. April 1961. Fayetteville, Ark., Univ. of Arkansas, Dep. of Chem.) (Engl.)

Mit Hilfe einer früher beschrieben App. (C. **1961.** 768) wurden Röntgen-Beugungsdiagramme folgender Lsgg. aufgenommen: 1,41 molal $Fe_{0,023}Cl_{0,070}(H_2O)_{0,907}$; 2,26 molal $Fe_{0,035}Cl_{0,106}(H_2O)_{0,858}$; 5,10 molal $Fe_{0,067}Cl_{0,201}(H_2O)_{0,732}$; 2,77 molal $Fe_{0,036}Cl_{0,108}(HCl)_{0,142} \cdot (H_2O)_{0,720}$; 5,10 molal $Fe_{0,061}Cl_{0,184}(HCl)_{0,086}(H_2O)_{0,669}$; 6,41 molal $Fe_{0,074}Cl_{0,223}(HCl)_{0,057} \cdot (H_2O)_{0,646}$. Die radiale Verteilungsfunktion der mittleren Elektronendichte hat ein 1. Maximum, das zwischen 2,25 u. 2,30 Å liegt u. dem erwarteten Abstand zwischen Fe u. Cl entspricht. Da die Fläche (korr. um die Hydratation des Cl^-) pro Fe-Atom in den HCl-Lsgg. u. in der konz. (5,10 molal) wss. Lsg. konst. ist u. 4,1 Cl-Nachbarn entspricht, wird $FeCl_4^-$ als vorherrschendes Ion in diesen Lsgg. angenommen. In verd. wss. Lsgg. (2,26 u. 1,41) bestehen evtl. $Fe(H_2O)_4^{3+}$ u. $FeCl_4^-$ nebeneinander. Theoret. Kurven für $H_2O(H_2O)_4$ u. $Cl(H_2O)_6^-$ zeigen, daß der Verlauf der Meßkurve für die Zus. u = 0 im Bereich des 2. Maximums bei 3,3 Å hauptsächlich durch diese Wechselwrkg. bestimmt wird. Vff. halten im Gegensatz zu BRADY (C. **1960.** 3796) die Lage des 2. Maximums nicht für einen Beweis für eine 8zählige Koordination des Fe. Ebenso erscheint die Existenz von $FeCl_6^{3-}$ u. $Fe_2Cl_6 + FeCl_6^{3-}$ weniger wahrscheinlich als 4zählige Koordination.
R. JUNGE. 182□

Über die Struktur von Natriumborsilicatgläsern im Zusammenhang mit den Opalescenzerscheinungen. 5. Mitt. **Direkter Beweis der chemischen Uneinheitlichkeit der Struktur der Gläser.** N. Ss. Andrejew, Je. A. Porai-Koschitz und Ju. G. Ssokolow. (Известия Академии Наук СССР, Отделение Химическ их Наук [Nachr. Akad. Wiss. UdSSR, Abt. chem. Wiss.] **1960.** 636—44. April. Inst. für Silicatchem. der Akad. der Wiss. der UdSSR.) (Russ.) — 4. vgl. C. **1957.** 5486.

Für den Nachw. von Inhomogenitätsbereichen (IB) mittels Röntgenkleinwinkelstreuung mit der etwas modifizierten Anordnung von KRATKY (C. **1955.** 3567) eignen sich Na–B-Silicatgläser am besten. Vff. verwenden ein Glas mit 7 (Mol-%) Na_2O, 23 B_2O_3 u. 60 SiO_2 nach Erhitzen auf 500, 600 u. 650°. Die nach dieser Meth. ermittelten IB sind von derselben Größenordnung (100—950 Å) wie die beim Auslaugen gefundenen Porengrößen. Bei steigender Temp. nehmen die IB teils mit, teils ohne Änderung der Zus. (unter SiO_2-Aufnahme oder durch Umkondens.) zu. Aus einem Vgl. der Streuungsintensität von IB u. Poren ergibt sich die Differenz zwischen den Elektronenebenen des SiO_2-Skeletts u. der zweiten Glaskomponente zu ca. 0,03 e/Å³.
R. K. MÜLLER. 186□

Elektronenmikroskopische Untersuchung über die Sublimation von Eiskristallen bei niedrigen Temperaturen. Tokio Nei. (Nature [London] **192.** 1177—78. 23/12. 1961. Sapporo, Hokkaido Univ., Inst. of Low Temp. Sci.) (Engl.)

Die Kristalle hatten in der Mehrzahl kub. u. hexagonale Umrisse u. begannen zwischen —90 u. —84° zu sublimieren. G. M. NEUMANN. 190□

Über die im Elektronenmikroskop beobachteten Streifen an Magnesiumoxidkristallen. Gaston Dupouy und Frantz Perrier. (C.R. hebd. Séances. Acad. Sci. **252.** 3687—92. 1 Tafel. 12/6. 1961.) (Franz.)

MgO-Rauch wird auf geeigneten Blenden aufgefangen u. elektronenmkr. untersucht. Auf den Bildern treten geradlinige Beugungsstreifen mit gleichen Abständen auf, deren Verteilung von der Geometrie der Kristalle abhängt. Das Auftreten der Beugungsstreifen wird diskutiert. HERBERT MÜLLER. 190□

Über den Mechanismus der Diamantbildung. Michael E. Lipschutz und Edwards Anders. (Science [Washington] **134.** 2095—99. 29/12. 1961.) (Engl.)

Vff. berichten über Verss., Diamanten synthet. aus Fe_3C- u. FeS-Schmelzen oder durch Zers. von Metallcarbiden im festen Zustand unter hohen stat. Drücken herzustellen. Unter atmosphär. Druck konnte durch Zers. kein Diamant erhalten werden, ebensowenig wie durch Zers. von Ni_3C u. Ni_3C–Fe_3C-Mischungen im festen Zustand bei 750—950° u. Drücken von 35—50 kbar. Das Auftreten von Diamant im Canyon-Diablo-Meteorit wird daher auf eine direkte Umwandlung von Graphit in Diamant durch den Aufprallschock zurückgeführt. G. M. NEUMANN. 190□

Energie zur Bildung und zur Bewegung von Gitterleerstellen im Graphit. C. Baker und A. Kelly. (Nature [London] **193.** 235—36. 20/1. 1962. Cambridge, Univ., Dep. of Metallurgy.) (Engl.)

Bei Abkühlungs-Verss. mit anschließender Temperung zeigen sich an Graphitkristallen Strukturen, die durch Fehl- u. Störstellen bei der Gleichgewichtseinstellung während des Tempervorganges entstehen. Aus dem zeitlichen Ablauf u. dem Temp.-Verh. lassen sich dann Rückschlüsse auf die Bldg.- u. Diffusionsenergien der Leerstellen im Kristallgitter ziehen. Eine Abschätzung dieser Größen nach der Meth. von MOTT u. GURNEY bzw. FRIEDEL liefert für die Bldg.-Energie der Leerstellen U_B ca. 3,4 eV, das ist ungefähr die Hälfte der Sublimationsenergie von Graphit $U_S = 7{,}4$ eV, für die Bewegungsenergie ca. 3,0 eV u. für die Energie der Selbstdiffusion der Leerstellen ca. 6,3 eV, in Übereinstimmung mit der Summe der beiden anderen Energiewerte. G. M. NEUMANN. 190□

Ätzgrübchen in pyrolytischem Graphit. Aram Tarpinian und George E. Gazza. (J. appl. Physics **31.** 1657—58. Sept. 1960. Watertown, Mass., Watertown Arsenal Labor.) (Engl.)

Vff. berichten über metallograph. Unterss. an Graphit, der durch Hochtemp.-Pyrolyse (>2000°) von CH_4 hergestellt, poliert u. angeätzt wurde. Die entstandenen Ätzgrübchen haben kon. Gestalt u. ähneln sehr den Versetzungsätzlinien. Mkr. Ätzbilder zeigen, daß sich die Ätzgrübchen in Form von Gleitliniensegmenten vervielfältigen können. W. SOBIESKI. 190□

Thermische Wiederherstellung der Parameter von schwach bestrahltem UO_2. J. Bloch. (J. nuclear Materials [Amsterdam] **3.** 237—38. Febr. 1961. Saclay, Centre d'Études Nucl. de Saclay.) (Franz.)

Vf. berichtet über die therm. Ausheilung von neutronenbestrahlten UO_2-Proben an Hand von röntgenograph. Gitter-Konst.-Bestimmungen. Es zeigt sich, daß die Ausheilung der Fehlstellen, die bei einem Neutronenfluß von $2{,}5 \cdot 10^{12}$ Neutronen/cm² ein Maximum erreicht, in zwei Stufen bei 200 u. bei 500° verläuft. G. M. NEUMANN. 190□

Die Modifikationen des Kalium- und Rubidiumdichromates. Ulrich Klement und Georg-Maria Schwab. (Z. Kristallogr., Kristallgeometrie, Kristallphysik, Kristallchem. **114.** 170—99. Okt. 1960. München, Univ., Inst. für Kristallographie u. Mineral. u. Phys.-Chem. Inst.) (Dt.)

Röntgenograph. wurden die folgenden Modifikationen von $K_2Cr_2O_7$ u. $Rb_2Cr_2O_7$ nachgewiesen: triklines $K_2Cr_2O_7$ (**I**; Tieftemp.-Form); monoklines $K_2Cr_2O_7$ (**II**; Hochtemp.-Form); bei Zimmer-Temp. metastabiles, monoklines $K_2Cr_2O_7$ (**III**); triklines $Rb_2 \cdot Cr_2O_7$ (**IV**) u. monoklines $Rb_2Cr_2O_7$ (**V**). Auf dem Mikroskopheiztisch wurde die Umwandlungs-Temp. von **I** in **II** zu im Mittel $264 \pm 5°$ bestimmt. Diese Umwandlung verläuft reversibel. **IV** u. **V** sind beide bei Zimmer-Temp. zu beobachten. Die folgenden Gitter-Konst. sind angegeben: **I**: a = 7,41 (Å); b = 7,49; c = 13,47; $\alpha = 96°\,13'$; $\beta = 98°\,0'$; $\gamma = 90°\,51'$; Raumgruppe C_i — $P\bar{1}$; Z = 4; **II** (bei 300° gemessen) a = 7,55; b = 7,52; c = 13,45; $\beta = 91°\,41'$; Raumgruppe C_{2h}^5 — $P\,2_1/n$; Z = 4; **III**: a = 7,43; b = 7,37; c = 13,06; $\beta = 91°\,51'$; Raumgruppe C_{2h}^6 — $A\,2_1/n$; Z = 4; **IV**: a = 7,65; b = 7,74; c = 13,49; $\alpha = 98°\,26'$; $\beta = 91°\,0'$; $\gamma = 86°\,8'$; Raumgruppe C_i^1 — $P\bar{1}$; Z = 4; u. **V**: a = 7,67; b = 7,62; c = 13,62; $\beta = 93°\,22'$; Raumgruppe C_{2h}^5 — $P\,2_1/n$; Z = 4. Die Herst. der verschiedenen Salze wird genau beschrieben. Mit dem Polarisationsmikroskop konnte für **III** ein neues Zwillingsgesetz nachgewiesen werden. Von einem Teil der Verbb. wurden DTA-Unterss. durchgeführt. Die von JAFFRAY u. LABARY (vgl. C. **1957.** 6375) beobachtete u. bei Zimmer-Temp. metastabile Form B des $K_2Cr_2O_7$ wurde nicht gefunden. C. GOTTFRIED. 190

Einfluß der isomorphen Substitution auf die Dimensionen der Elementarzelle des Apatits. E. N. Jelissejew, M. I. Wolkowa und A. P. Denissow. (Вестник Ленинградского Университета, Серия Геология и География [Nachr. Leningrader Univ.] **15.** Nr. 6. [Ser. Geol. Geogr.] Nr. 1. 48—53. 1960.) (Russ.; Auszug: Engl.)

13 Apatitproben der Chibiner Lagerstätte wurden untersucht. Diese zeichnen sich durch relativ hohe Geh. an Sr u. Seltenen Erdelementen aus. Die Vergrößerung des Kationenradius im Apatit führt zu einer Zunahme der Zellparameter. Ein Ersatz der Anionen in der Struktur führt zur Vergrößerung der a_0-Parameter, während c_0 unverändert bleibt. Dieses unterschiedliche Verh. wird an Hand der Apatitstruktur erläutert. M. HÄHNERT. 190□

Die effektive Dauer einer linearen langsamen Abkühlung. Daniel Richard Killoran. (J. electrochem. Soc. **109.** 170—71. Febr. 1962. East Lansing, Mich., Michigan State Univ.) (Engl.)

Bei Diffusionsprozessen bei erhöhten Temp. findet auch noch während der Zeitdauer des Abkühlens eine merkliche Diffusion statt, die berücksicht werden muß. Vf. entwickelt eine Meth., die es erlaubt, die effektive Dauer eines Diffusionsprozesses bei linearer langsamer Abkühlung für die ursprüngliche Temp. zu bestimmen.
G. M. NEUMANN. 190☐

Anlassen in weiten Temperaturbereichen. William Primak. (J. appl. Physics **31.** 1524—33. Sept. 1960. Argonne, Ill., Argonne Nat. Labor.) (Engl.)

Vf. untersucht die VANDsche Analyse der Verteilungsfunktion der Aktivierungsenergien bei Temper- u. Ausheilprozessen u. gibt eine neue Ableitung, die eine bessere Annäherung des Aktivierungsspektrums liefert. Mit dieser Meth. ist auch eine einfache Analyse von stufenweisen Temper- bzw. Ausheilprozessen möglich. Ferner wird der Fall der Verteilung des Frequenzfaktors sowie einer doppelten Verteilung von Frequenzfaktor u. Aktivierungsenergie behandelt. G. M. NEUMANN. 190☐

Die Aktivierungsenergie für die Diffusion von ^{133}Xe durch dichte MgO-Ni-Cermets. W. E. Moody, W. D. Whitehead und W. W. Kriegel. (J. Amer. ceram. Soc. **43.** 634—40. Dez. 1960. Raleigh, N.C., North Carolina State Coll., Dep. of Mineral Ind., Ceramic Engng.) (Engl.)

Unters. über den Mechanismus der Diffusion von ^{133}Xe in polykristallinen Cermets aus 66% Ni u. 34% MgO mit einer Dichte von 5,95 g/cm^3 u. einer Porosität von $< 1/4$%. Die Aktivierungsenergie für die Diffusion wurde im Temp.-Gebiet von 800—1100° zu 4,4 eV gefunden u. für den Diffusions-Koeff. der Ausdruck $D = 1{,}85 \cdot 10^7 \cdot e^{-4{,}4\,eV/kT}$ cm$^2 \cdot$ s^{-1} ermittelt. Wahrscheinlich vollzieht sich die Migration der Isotope entlang den Korngrenzen als den wesentlichsten Quellen von Gitterlücken. R. G. KAISER. 190☐

Die Kristallstruktur von wasserfreiem Natriumthiosulfat. E. Sándor und L. Csordas. (Acta crystallogr. [Copenhagen] **14.** 237—43. 10/3. 1961. Budapest, L. Eötvös Univ., Inst. of Phys.) (Engl.)

Vff. züchteten Einkristalle von wasserfreiem $Na_2S_2O_3$ durch Eindampfen einer wss. Auflösung von $Na_2S_2O_3 \cdot 5\,H_2O$ in einem Thermostaten bei 93°. Die WEISSENBERG-Aufnahmen von den $Na_2S_2O_3$-Einkristallen ergaben monokline Symmetrie mit $a = 6{,}50 \pm 0{,}05$ (Å); $b = 8{,}12 \pm 0{,}01$; $c = 8{,}52 \pm 0{,}02$; $\beta = 95°4' \pm 16'$. Die Werte stimmten gut mit den von ZSOLDOS (C. **1960.** 1757) an polykristallinen Proben gefundenen Gitter-Konst. überein. Experimentell ermittelte D.^{20} $2{,}345 \pm 0{,}001$ (g/cm^3); Röntgendichte 2,342. Z = 4. Raumgruppe $P\,2_1/a$. Die Struktur wurde durch FOURIER-Projektionen auf [1 0 0], [0 1 0] u. [0 0 1] bestimmt. R_{hkl} = 15,0% Atomparameter: S_I (x =) 1,91 (Å); (y =) −0,38; (z =) 2,26; S_{II} 3,39; 0,86; 1,80; O_I 1,20; 0,27; 3,24; O_{II} 2,50; −1,62; 2,82; O_{III} 1,06; −0,72; 0,97; Na_I 1,92; 5,06; 0,75; Na_{II} 2,43; 2,47; 3,87. In der S_2O_3-Gruppe sind 1 S u. 3 O tetraedr. um das andere S angeordnet mit den mittleren Abständen S—S $2{,}01 \pm 0{,}02$ (Å) u. S—O $1{,}47 \pm 0{,}05$. Die mittleren Valenzwinkel S—S—O u. O—S—O sind $108{,}5 \pm 1{,}5°$ u. $110{,}5 \pm 1{,}5°$. Tabelle der Atomabstände u. Valenzwinkel.
H. MOENKE. 195☐

Ein neuer Koordinationstyp des Fluoratoms. G. Natta, G. Allegra, G. Perego und A. Zambelli. (J. Amer. chem. Soc. **83.** 5033. 20/12. 1961. Milano, Politecn., Ist. di Chim. Ind.) (Engl.)

Vff. berichten über eine röntgenograph. Unters. der Komplex-Verb. $KF \cdot 2\,Al \cdot (C_2H_5)_3$ (I). Die Analyse ergibt eine ion. Struktur der Form $K^+[(C_2H_5)_3Al{-}F{-}Al \cdot (C_2H_5)_3]^-$ mit den kristallograph. Daten der rhomboedr. Elementarzelle $a = b = c = 8{,}95 \pm 0{,}005$ Å; $\alpha = \beta = \gamma = 55°20' \pm 1°$; Raumgruppe $R\bar{3}$; N = 1. Die Linearität der Al–F–Al-Gruppe wird durch PATTERSON- u. FOURIER-Analyse bestätigt. Die Al–F–Al-Achse ist eine 3fache Achse mit einem Inversionszentrum. Die Koordinationsform des Al-Atoms ist tetraedr. mit normalen Al–C- u. C–C-Abständen, während der Al–F-Abstand dem im Na_3AlF_6 beobachteten Abstand nahekommt. Nimmt man eine sp-Hybridisierung beim F-Atom an, so kann die Al—F-Bindung durch teilweise Überlappung der besetzten 2 p_y u. 2 p_z-Bahnen des F-Atoms u. der unbesetzten 3d-Bahn des Al-Atoms einen teilweisen π-Bindungscharakter annehmen. Somit läßt sich dann die Verkürzung des Al–F-Abstandes gegenüber dem normalen Abstand erklären. G. M. NEUMANN. 195☐

Die Kristallstruktur von Cadmiumchlorid-Bisbiuret. Luigi Cavalca, Mario Nardelli und Giovanna Fava. (Acta crystallogr. [Copenhagen] **13.** 594—600. 10/8. 1960. Parma, Univ., Ist. of Chem., Structural Chem. Labor.) (Engl.)

$CdCl_2 \cdot 2\,C_2H_5N_3O_2$ bildet monokline farblose Nadeln, die häufig nach (0 0 1) verzwillingt sind. Die Zelldimensionen wurden bestimmt zu $a = 3{,}704 \pm 0{,}005$ (Å); b =

19,96 ± 0,03; c = 8,20 ± 0,01; β = 111,1 ± 0,2°; Raumgruppe C_{2h}^5 — P 2_1/c; Z = 2. Die Struktur wurde mit Hilfe von FOURIER-Projektionen bestimmt. Es ergaben sich die folgenden Parameter: Cd (x =) 0; (y =) 0; (z =) 0; Cl: 0,3234; 0,0446; —0,2053; $O_{(1)}$: 0,104; 0,105; 0,135; $O_{(2)}$ 0,842; 0,214; 0,543; $N_{(1)}$: 0,572; 0,092; 0,400; $N_{(2)}$: 0,354; 0,197; 0,284; $N_{(3)}$: 0,510; 0,304; 0,393; $C_{(1)}$: 0,337; 0,130; 0,268; $C_{(2)}$: 0,579; 0,238; 0,410. In dem Gitter wird das Cd-Atom oktaedr. von 4 Cl- u. 2 O-Atomen zweier verschiedener Biuret-Moll. umgeben mit den Abständen Cd—Cl = 2,55 u. 2,62 (Å) u. Cd—O = 2,34. Das Biuret-Mol. ist eben u. hat trans-Konfiguration. C. GOTTFRIED. 195

Ungewöhnliches ternäres Verhalten von Übergangsmetallboriden. J. M. Leitnaker, N. H. Krikorian und M. C. Krupka. (J. electrochem. Soc. **109.** 66. Jan. 1962. Los Alamos, N.Mex., Univ. of California, Los Alamos Sci. Labor.) (Engl.)

Vff. berichten über das Verh. der Boride der Metalle der Gruppe IVa in Mischungen mit W. u. Mo. TiB_2 bildet mit W eine tern. Verb. bei ca. 50 Mol-% W mit orthorhomb. Symmetrie u. den Gitter-Konst. a = 3,180 ± 0,008, b = 8,462 ± 0,006, c = 3,071 ± 0,003 Å. HfB_2 scheint eine oder zwei tern. Verbb. zu bilden; das Gleichgewicht wird beim Erhitzen mit W-Pulver jedoch nicht erreicht. ZrB_2 bildet keine bes. Phase mit W. Mit Mo reagieren alle drei Diboride. ZrB_2–Mo u. HfB_2–Mo verhalten sich wie HfB_2–W, TiB_2–Mo bildet eine orthorhomb. Phase mit a = 3,185 ± 0,007, b = 8,475 ± 0,010, c = 3,075 ± 0,003 Å. G. M. NEUMANN. 195□

Verfeinerung der Kristallstruktur und Bindungsverhältnisse des Vanadins in den Metavanadaten KVO_3, NH_4VO_3 und $KVO_3 \cdot H_2O$. Howard T. Evans jun. (Z. Kristallogr., Kristallgeometrie, Kristallphysik, Kristallchem. **114.** 257—77. Okt. 1960. Washington, D.C., U.S. Geol. Surv.) (Engl.)

Vf. verfeinerte die Kristallstrukturen der folgenden Metavanadate mit Hilfe der Meth. der kleinsten Quadrate: KVO_3 (I) (vgl. PETRÁŠOVA u. Mitarbeiter, C. **1959.** 13719), NH_4VO_3 (II) (vgl. SYNEČEK u. HANIE, Czechoslov. J. Physics **4.** [1954.] 120) u. $KVO_3 \cdot H_2O$ (III); vgl. CHRIST u. Mitarbeiter, C. **1956.** 8010). Die neu gefundenen Parameter für **I** sind: K (x =) 0,250; (y =) 0,3948 ± 0,0004; (z =) 0,9371; ± 0,0008; V: 0,250; 0,1624 ± 0,0002; 0,4768 ± 0,0005; $O_{(1)}$: 0; 0,250; 0,587 ± 0,002; $O_{(2)}$: 0,250; 0,148 ± 0,001; 0,160 ± 0,002; $O_{(3)}$: 0,250; 0,023 ± 0,001; 0,606 ± 0,003, für **II**: N: 0,250; 0,412 ± 0,002; 0,937 ± 0,005; V: 0,250; 0,1736 ± 0,0004; 0,4636 ± 0,0011; $O_{(1)}$: 0; 0,250; 0,578 ± 0,004; $O_{(2)}$: 0,250; 0,167 ± 0,002; 0,123 ± 0,005; $O_{(3)}$: 0,250; 0,044 ± 0,002; 0,572 ± 0,006 u. für **III**: (z für alle Atome = 1/4) V; 0,0740 ± 0,0004; 0,0810 ± 0,0002; K: 0,7554 ± 0,0007; 0,7218 ± 0,0005; $O_{(1)}$: 0,992 ± 0,0020; 0,192 ± 0,0013; $O_{(2)}$: 0,277 ± 0,0018; 0,097 ± 0,0011; $O_{(3)}$: 0,963 ± 0,0024; 0,952 ± 0,0015; $O_4(H_2O)$: 0,118 ± 0,0022; 0,410 ± 0,0014. Die Gitter-Konst. sind für **I** a = 5,70 ± 0,01 (Å); b = 10,82 ± 0,02; c = 5,22 ± 0,01; Raumgruppe P m a b; Z = 4; für **II**: a = 5,827; b = 11,79; c = 4,902; Raumgruppe P m a b; Z = 4 u. für **III**: a = 8,15 ± 0,008; b = 13,56 ± 0,010; c = 3,697 ± 0,004; Raumgruppe P n a m; Z = 4. Es wurde gefunden, daß in **I** u. **II** die Tetraederketten nahezu ident. sind. Die Ketten von trigonalen Bipyramiden in **III** weisen innerhalb der Fehlergrenzen eine Symmetrieebene parallel ihrer Längsachse auf. In allen 3 Verbb. haben die auf der Längsachse senkrechten V—O-Abstände zu den nur einem Tetraeder angehörenden O-Atomen die gleiche Länge von 1,66 ± 0,01 Å. Die Abstände zu den O-Atomen, die 2 Tetraedern gemeinsam sind, betragen 1,81 Å bei **I** u. **II**, 1,97 u. 1,93 Å bei **III**. Die Bindungszahl der V—O-Bindung wurde nach der PAULINGschen logarithm. Formel $D_n - D_1 = -2\,K \log n$ mit K = 0,39 u. D_1 = 1,81 Å abgeschätzt. Mit Hilfe dieser Formel wurden für das V-Atom für die 3 obigen Verbb. die Valenzsummen 5,03; 5,02; 5,00 erhalten. Danach sind π-Bindungen anzunehmen, was mit einer qual. Deutung der Elektronenzustände übereinstimmt. C. GOTTFRIED. 195

Erdalkalimetall-Tantal-Sauerstoff-Phasen, die die Kristallstruktur einer geordneten Perowskit-Verbindung, $Ba_3SrTa_2O_9$, enthalten. Francis Galasso, James R. Barrante und Lewis Katz. (J. Amer. chem. Soc. **83.** 2830—32. 5/7. 1961. Storrs, Conn., Univ. of Connecticut, Dep. of Chem.) (Engl.) — Vgl. C. **1959.** 16243.

Weitere Unterss. der Perowskit-ähnlichen Phasen $Ba_3CaTa_2O_9$ u. $Ba_3SrTa_2O_9$ zeigen, daß die Röntgenpulverdiagramme zunächst durch eine kub. Elementarzelle mit a = 4,17 Å, zum anderen durch eine hexagonale Zelle mit a = 5,95; c = 7,47 Å indizierbar sind. Die Struktur der letzteren kann durch die Wiederholung der drei dichtest gepackten BaO_3-Schichten mit Sr u. Ta in regelmäßiger Anordnung auf oktaedr. koordinierten Gitterplätzen beschrieben werden: Raumgruppe P $\bar{3}$ m 1 mit 1 Ba in 0, 0, 0; 2 Ba in $^1/_3$, $^2/_3$, z u. $^2/_3$, $^1/_3$, $\bar{z}$ mit z = $^2/_3$; 1 Sr in 0, 0, $^1/_2$; 2 Ta in $^1/_3$, $^2/_3$, z u. $^2/_3$, $^1/_3$, $\bar{z}$ mit z = $^1/_6$; 6 O in x, $\bar{x}$, z; x, 2x, z; 2$\bar{x}$, $\bar{x}$, z; $\bar{x}$, x, $\bar{z}$; $\bar{x}$, 2$\bar{x}$, $\bar{z}$; 2x, x, $\bar{z}$ mit x = $^1/_6$, z = $^1/_3$; 3 O in $^1/_2$, 0, 0; 0, $^1/_2$, 0; $^1/_2$, $^1/_2$, 0. Beim Erhitzen dieser Phase in Ggw. von SiO_2 geht diese in eine Verb. vom Typ $Ba_5Ta_4O_{15}$ (I) über. Aus der graph. Darst. der Zelldimensionen der Mischkristalle von I u. $SrTa_4O_{15}$ wird festgestellt, daß die Zelldimensionen des erhitzten Prod. der Zus. $(Ba_{0,85}Sr_{0,15})_5Ta_4O_{15}$ entspricht. P. FRENZEL. 195□

Die Kristallstruktur von trans-[Cr en_2 Cl_2]-Cl·HCl·2 H_2O. Shun'ichiro Ooi, Yoshimichi Komiyama und Hisao Kuroya. (Bull. chem. Soc. Japan **33.** 354—57. März 1960. Osaka, Osaka City Univ., Inst. of Polytechn.) (Engl.)

Bläulich-grüne Täfelchen mit starkem Dichroismus am trans-Dichloro-bis-[äthylendiamin]-chrom(III)-chlorid-3-Chlorwasserstoff-2-Wasser wurden nach der Vorschrift von PFEIFFER u. Mitarbeitern (1904) dargestellt. SCHRENK- u. WEISSENBERG-Aufnahmen ergaben monokline Symmetrie u. die Zelldimensionen a = 10,97 (Å); b = 7,88; c = 9,12; β = 111,5°; Raumgruppe ist C_{2h}^5—$P2_1/c$ Z = 2; D.(ber.) = 1,59 (g/cm³); D.(gemessen) = 1,54. Die Struktur wurde mit Hilfe zweier Elektronendichteperojektionen parallel den b- u. c-Achsen u. weiterer Verfeinerung durch Differenz-Synth. bestimmt. Die folgenden Parameter wurden erhalten: Cr (x =) 0; (y =) 0; (z =) 0; $Cl_{(1)}$: 0,050; 0,038; 0,269; $Cl_{(2)}$: 0,345; 0,387; 0,272; $N_{(1)}$: 0,100; —0,235; 0,042; $N_{(2)}$: 0,185; 0,106; 0,023; $C_{(1)}$: 0,227; —0,200; 0,037; $C_{(2)}$: 0,288; —0,022; 0,100; O: 0,478; 0,150; 0,538. Die Struktur erwies sich als isomorph mit der von OOI u. Mitarbeitern (vgl. C. **1961.** 2207) gefundenen entsprechenden Co-Verb. u. besteht aus den Elementen $[Cr\ en_2Cl_2]^+$, Cl^- u. $[H_2O\cdots H\cdots H_2O]^+$. Die Konfiguration der Komplexe ist folgende: Zwei enantiomorphe Äthylendiamin-Moll., die die gauche-Form haben, sind mit ihren 4 N-Atomen an das Cr-Atom gebunden, wobei die Anordnung der N-Atome um das Cr-Atom quadrat.-koplanar ist. Auf einer Linie, angenähert senkrecht zu dieser Ebene, liegen 2 Cl-Atome u. diese sind an das zentrale Metallatom koordiniert. Die berechneten Bindungslängen u. Valenzwinkel sind tabellar. angegeben. Der interatomare Abstand O···O von $[H_2O\cdots H\cdots H_2O]^+$ beträgt 2,56 Å. C. GOTTFRIED. 195

Röntgenbeugungsuntersuchungen an Verbindungen, die dem Urantrioxiddihydrat verwandt sind. E. V. Garner. (J. inorg. Nuclear Chem. **21.** 380—82. Dez. 1961. Capenhurst, Chester, U. K. A. E. A., Reactor Technol. Branch.) (Engl.)

Vff. berichtet über Röntgenstruktur-Unterss. an den orangegelben Ndd., die beim Zusatz von NH_3 zu U-Salz-Lsgg. entstehen, u. über die Auswertung des Beugungsdiagramms. Eine Analyse der starken Linien ergibt eine orthorhomb. flächenzentrierte Elementarzelle mit a = 7,16, b = 4,07, c = 7,53 Å, eine Berücksichtigung der schwachen Linien ergibt eine dreifache b-Achse u. eine doppelte c-Achse. Die kleine Pseudozelle enthält zwei, die große Zelle zwölf Formeleinheiten der Zus. $UO_3 \cdot 1^3/_4\,H_2O \cdot {}^1/_4\,NH_3$. Die Ebene senkrecht zur c-Achse hat starke Ähnlichkeit mit der von U_3O_8. Die Pseudozelle kann daher auch als verzerrte hexagonale Elementarzelle aufgefaßt werden. Eine systemat. Unters. der Abhängigkeit der Zelldimensionen vom NH_3-Geh. wurde nicht durchgeführt, es zeigt sich jedoch eine Abnahme der Elementarzelle mit steigendem NH_3-Gehalt. Es erfolgt offenbar kein einfacher H_2O-NH_3-Austausch, sondern ein komplizierter Einbau. G. M. NEUMANN. 195□

Über die Koordination der Ni-Atome in der Kristallstruktur von $Ni(CN)_2NH_3 \cdot nH_2O$. M. A. Porai-Koschitz. (Журнал Структурной Химии [J. Strukturchem.] **1.** 125—26. Mai/Juni 1960. Kurnakow-Inst. für allg. u. anorg. Chem. der Akad. der Wiss. der UdSSR.) (Russ.)

RAYNER u. POWELL (C. **1959.** 5722) geben für $Ni(CN)_2NH_3 \cdot nH_2O$ (I) eine Kristallstruktur an, deren Schichten abwechselnd aus $Ni_IN_4(NH_3)_2$-Oktaedern u. $Ni_{II}C_4$-Quadraten (Ni im Mittelpunkt) aufgebaut sind, können jedoch nicht zwischen 2 möglichen Koordinaten z H_2O (0,809 oder 0,691) für das Kristallwasser entscheiden. Vf. beweist die Gültigkeit der Variante z H_2O (0,809). Das Wasser besitzt Zeolithcharakter. Die Atomabstände im I-Gitter betragen zwischen den valenzgebundenen Atomen: Ni_I—N 2,11 (4), Ni_I—NH_3 2,10 (2), Ni_{II}—C 1,86 (4), C—N 1,15 (1) u. den nicht durch Valenzen gebundenen Atomen (bzw. Gruppen): NH_3—C $3{,}5_2$ (2), NH_3—C $3{,}5_3$ (2), NH_3—N $3{,}5_4$ (2), NH_3—N $3{,}5_6$ (2), NH_3—NH_3 $3{,}6_2$ (2), NH_3—H_2O $3{,}2_2$ (1), H_2O—Ni_{II} $3{,}1_0$ (1), H_2O—C $3{,}3_7$ (4), H_2O—N $3{,}1_8$ (4), H_2O—H_2O $3{,}7_6$ (2), H_2O—NH_3 $3{,}2_2$ (1), C—C $3{,}7_2$ (1). Die in Klammern gesetzten Zahlen geben die Anzahl der Atome (Gruppen) an, die sich in ident. Abständen vom erstgenannten Atom (Gruppe) befinden. U.-L. RAU. 195□

Die Kristallstruktur von CuOHCl. Y. Iitaka, S. Locchi und H. R. Oswald. (Helv. chim. Acta **44.** 2095—2103. 1/12. 1961. Bern, Univ., Inst. für anorg., analyt. u. phys. Chem., Abt. für Kristallograph. u. Strukturlehre u. Miner. Inst.) (Dt.)

Die Kristallstruktur von CuOHCl wurde mit Hilfe von WEISSENBERG- u. Präcessionsaufnahmen bestimmt u. mit FOURIER-Meth. u. nach der Meth. der kleinsten Quadrate verfeinert. Die Gitter-Konst. u. systemat. Auslöschungen stimmen mit der von NOWACKI u. MAGET (Experientia [Basel] **88.** [1949.] 55) u. OSWALD u. FEITKNECHT (C. **1962.** 2299) ermittelten monoklinen Elementarzelle überein: a = $5{,}55_5 \pm 0{,}002$ (Å); b = $6{,}67_1 \pm$

0,004; c = 6,12₇ ± 0,002; β = 114° 53′ ± 2′. $D_{ber.}$ 3,77 g/cm³. Raumgruppe C_{2h}^5—P 2_1/a. Z = 4. Das röntgenograph. ermittelte Achsenverhältnis a : b : c = 0,8327 : 1 : 0,9184 stimmt mit dem opt. von NOWACKI u. MAGET zu a : b : c = 0,8308 : 1 : 0,9165 gemessenen überein. Atomparameter: Cu (x =) 0,25408; (y =) 0,11730; (z =) —0,03188; Cl 0,32196; 0,41011; —0,31204; O 0,15493; 0,34931; 0,12268. Die Struktur enthält deformierte oktaedr. Schichten von CuOHCl parallel zur (001)-Fläche. Jedes Cu-Atom wird nahezu quadrat. von drei OH im Abstand 2,01 (Å), von einem Cl im Abstand 2,30 u. von weiteren zwei Cl bei 2,71 umgeben. Die Schichten werden durch schwache OH—Cl-Bindungen (3,21 Å) zusammengehalten. Die Projektionen des CuOHCl nach den drei Richtungen, die Atomabstände u. Winkel innerhalb des Cu-Oktaeders sind angegeben.

E. SCHULTE. 195□

Die Kristallstrukturen von $Cu_2(OH)_3Br$ und $Cu_2(OH)_3J$. H. R. Oswald, Y. Iitaka, S. Locchi und A. Ludi. (Helv. chim. Acta **44.** 2103—09. 1/12. 1961. Bern, Univ., Inst. für anorg., analyt. u. phys. Chem., Abt. für Kristallograph. u. Strukturlehre u. Miner. Inst.) (Dt.)

Mit Hilfe von Einkristallaufnahmen wurde die Struktur von $Cu_2(OH)_3Br$, das aus 250 mg CuO u. 15 ml 2m $CuBr_2$-Lsg. durch 48std. hydrothermale Synth. bei 300° erhalten worden war, unter Berücksichtigung von Absorptions u. Extinktionskorrekturen neu bestimmt. Die von AEBI (vgl. Helv. chim. Acta **31.** [1948.] 369) gefundenen Gitter-Konst. u. Raumgruppe konnten bestätigt werden. Gegenüber der Aufstellung von AEBI wurde in der monoklinen Zelle die a- u. die c-Achse vertauscht: a = 5,64 ± 0,01 (Å); b = 6,139 ± 0,004; c = 6,056 ± 0,004; β = 93° 30′ ± 3′. Raumgruppe C_{2h}^2—P2_1/m. Z = 2. $D_{ber.}$ 4,11 (g/cm³); $D_{exp.}$ 4,03. Atomparameter: Cu_I in (2a); Cu_{II} in (2e) mit x = 0,50430 u. z = 0,00313; Br in (2e) mit x = 0,21038 u. z = 0,37666; OH_I in (2e) mit x = 0,88299 u. z = 0,83750; OH_{II} in (4f) mit x = 0,30002, y = 0,00431, z = 0,86291. — Da von $Cu_2(OH)_3J$ nur 2—10 μ lange, flache Nadeln erhalten wurden, mußte die Struktur durch Pulveraufnahmen nach der GUINIER-Meth. ermittelt werden. Danach liegt monokline Symmetrie vor mit a = 5,653 ± 0,005 (Å); b = 6,157 ± 0,005; c = 6,560 ± 0,005; β = 95° 10′ ± 4′. Raumgruppe C_{2h}^2—P 2_1/m. Z = 2. $D_{ber.}$ 4,45 (g/cm³); $D_{exp.}$ 4,35. Atomparameter: Cu_I in (2a); Cu_{II} in (2e) mit x = 0,5090 u. z = 0,0030; J in (2e) mit x = 0,2077 u. z = 0,3806; OH_I in (2e) mit x = 0,8810 u. z = 0,8380; OH_{II} in (4f) mit x = 0,3110; y = —0,0050, z = 0,8610. Der Vgl. der Atomparameter zeigt, daß $Cu_2(OH)_3Br$ u. $Cu(OH)_3J$ isotyp sind. Außerdem ist das Mineral Botallackit (α–$Cu_2(OH)_3Cl$) isostrukturell. Der Name Jodatakamit für $Cu_2(OH)_3J$ wurde durch „Jodbotallackit" ersetzt. Die kürzesten Abstände OH–Halogen zwischen den Schichten sind OH–Cl 3,10 Å, OH–Br 3,33 Å, OH–J 3,51 Å. Die Atomabstände u. eine Projektion entlang b sind angegeben.

E. SCHULTE. 195□

Eigenschaften einiger Kupfer-Komplexe. Die trigonal-bipyramidale Konfiguration des Jodo-bis-[2.2′-dipyridyl]-kupfer(II)-Ions. G. A. Barclay und C. H. L. Kennars. (Nature [London] **192.** 425. 4/11. 1961. Broadway, New South Wales, Univ. of New South Wales, School of Chem.) (Engl.) — Vgl. HARRIS u. Mitarbeiter, C. **1962.** 7450.

Vff. untersuchten röntgenograph. die Struktur des Jodo-bis-[dipyridyl]-kupfer(II)-jodids; es ist triklin (a = 10,66; b = 14,37; c = 7,44 Å; α = 93, β = 101, γ = 108°); Z = 2; Raumgruppe P$\bar{1}$; D.(gemessen) 1,99; D.(ber.) = 1,98 g/cm³. Das Cu-Atom ist umgeben von vier N-Atomen (Entfernung 2,02 Å) u. einem J-Atom (2 71 Å) in den Ecken einer verzerrten trigenalen Bipyramide.

G. HELLER. 195□

Röntgenographische Untersuchungen von einigen komplexen Verbindungen $Me(Pyridin)_2Cl_2$. Roberto Zannetti und Renato Serra. (Gazz. chim. ital. **90.** 328 bis 336. Febr./März 1960. Ferrara, Soc. Montecatini, Ist. Ric. idrocarburi.) (Ital.)

Röntgenograph. untersucht wurden die Komplex-Verbb. $MePy_2Cl_2$ mit Me = *Cu, Ca, Cd, Mn, Hg, Zn, Fe, Co, Ni, Pb, Pd* u. *Pt*. Mit Ausnahme der Co-, Ni u. Fe-Verbb. wurden die übrigen Verbb. aus den entsprechenden wasserfreien Metallchloriden u. aus Pyridin, das gegenüber der stöchiometr. Zus. etwas im Überschuß vorlag, hergestellt. Die abfiltrierten Ndd. wurden mehrere Male aus Pyridin umkristallisiert. Die Co-Verb. wurde nach der Meth. von KATZIN u. Mitarbeitern (J. Amer. chem. Soc. **72.** [1950.] 5471) dargestellt. Analog wurden die Fe- u. Ni-Verbb. erhalten, die aus Pyridin in der Form $MePy_4Cl_2$ kristallisieren. Die Ca-, Cd-, Hg-, Zn- u. Pb-Verbb. krist. in Form gut entwickelter Nadeln, die Cu-Verb. bildet blaue, die Co-Verb. violette Nadeln, die Fe- u. Ni-Verbb. gelbe Lamellen, die Mn-Verb. feine rosafarbene Nadeln u. die Pd- u. Pt-Verbb. gelbe Lamellen. Für die Cu-, Mn-, Hg- u. Co-Verbb. hatte bereits DUNITZ (vgl. C. **1958.** 1505) gefunden, daß sie strukturell ident. sind. Vff. fanden, daß auch die Ca-, Cd-, Fe- u. Ni-Verbb. dem gleichen monoklinen Strukturtyp angehören. Es werden die folgenden Gitterdimensionen angegeben: Cu-Verb. a = 17,00 (Å); b = 8,57; c = 3,86;

$\beta = 91^0\,45^0$; D.(berechnet) 1,73; D.(gemessen) 1,72; Raumgruppe $P\,2_1/n$; Z = 2; Hg-Verb.: a = 17,70; b = 8,57; c = 3,93; $\beta = 92^0$; D.(ber.) 2,39; D.(gem.) 2,35; Raumgruppe $P\,2_1/n$; Z = 2; Mn-Verb.: a = 17,40; b = 8,75; c = 3,76; $\beta = 91^0$; D.(ber.) 1,65; D.(gem.) 1,63; $P\,2_1/n$; Z = 2; Cd-Verb.: a = 17,70; b = 8,66; c = 3,86; $\beta = 91^0\,30'$; D.(ber.) 1,92; D.(gem.) 1,93; Raumgruppe $P\,2_1/n$; Z = 2; Co-Verb.: a = 34,40; b = 17,40; c = 3,66; $\gamma = 90^0$; D.(ber.) 1,75; D.(gem.) 1,73; Z = 8. Die Pulveraufnahmen der Zn- u. Pb-Verbb. unterscheiden sich deutlich von denen der Pd- u. Pt-Verbb., die isomorph sind u. trikline Symmetrie haben. Einkristallaufnahmen an der Zn-Verb. ergaben monokline Symmetrie mit den Zellgitterdimensionen a = 8,50 (Å); b = 17,93; c = 8,47; $\beta = 92^0\,30'$; Raumgruppe $P\,2_1/n$; Z = 4. Die Struktur-Best. dieser Verb. ist in Arbeit. Für alle Verbb. ist cis–trans-Isomerie möglich. Unters. der IR-Absorptionsspektren der Pd- u. Pt-Verbb. ergaben, daß sie in der trans-Form vorliegen.

C. Gottfried. 195

Die Struktur des Epididymits $NaBeSi_3O_7(OH)$. Eine neue Form unendlicher Silicium-Sauerstoff-Ketten (Bänder) von $[Si_6O_{15}]$. Je. A. Pobedimskaja und N. W. Below. (Журнал Структурной Химии [J. Strukturchem.] **1.** 51—63. Mai/Juni 1960. Moskau, Lomonossow-Univ.) (Russ.)

Vff. untersuchen röntgenograph. die Struktur des Epididymits $NaBeSi_3O_7(OH)$ (I) von der Kolahalbinsel. Danach liegt orthorhomb. Symmetrie vor mit a = 12,66 (Å), b = 7,34, c = 13,48. Raumgruppe D_{2h}^{16}. Die Na-Atome bilden achteckige Polyeder. Parallel zu diesen Polyedern ziehen sich aus 2 Wollastonitketten bestehende Bänder der Zus. Si_6O_{15} hin, wobei jedes Si-Tetraeder der einen Wollastonitkette über ein O-Atom mit dem entsprechenden Tetraeder der anderen Kette verknüpft ist. Die Si_6O_{15}-Bänder bilden zusammen mit den Be-Tetraedern eine Doppelschicht senkrecht zur c-Achse des Kristalls. Die OH-Gruppen besetzen die Ecken der Be-Tetraeder, die nicht mit Si-Atomen verbunden sind. Die Spaltbarkeit in den zueinander senkrechten Ebenen (100) u. (001) läßt sich mit der Struktur von **I** gut erklären. U.-L. Rau. 195□

Verwendung der Röntgenfluorescenz zur Prüfung der Oberflächenzusammensetzung von Gläsern. Charles Legrand, Maurice Navez und Hubert Merx. (C. R. hebd. Séances Acad. Sci. **253.** 1439—41. 2/10. 1961. Bellevue, C.N.R.S., Labor. de Rayons X.) (Franz.)

Die Intensität der bei entsprechenden Stoffen auftretenden Röntgenfluorescenz hängt von der Intensität des eingestrahlten Röntgenlichts, jedoch ebenfalls von der Beschaffenheit der Oberflächenschicht ab, was zur Best. der evtl. Veränderungen des SiO_2-Geh. in der Oberfläche von Gläsern benutzt wurde, u. zwar wurde die Oberflächenveränderung durch Polieren untersucht. Dabei wurde festgestellt, daß ein Polieren von 20 Sek. mit Diamantschleifscheiben zu einer 4%ig. Erhöhung des SiO_2-Geh. in der frisch polierten Oberfläche führt. H. Fries. 196□

Wärmebehandlung aufgedampfter Kohlenstoffilme. J. Kakinoki, K. Katada und T. Hanawa. (Acta crystallogr. [Copenhagen] **13.** 448—49. 2 Tafeln. 10/5. 1960. Osaka, Minami-ogi-machi, Osaka City Univ., Inst. of Polytechn.) (Engl.) — Vgl. C. **1961.** 7860.

Bei Zimmer-Temp. niedergeschlagene C-Filme (240 Å) werden im Vakuum mit 100^0/Min. auf 500, 700, 800, 900, 1000 bzw. 1200^0 erhitzt, 1 Min. lang bei der höchsten Temp. belassen, schnell auf 20^0 abgekühlt u. durch Elektronenbeugung untersucht. Die Beugungsdiagramme ändern sich mit zunehmender Temp. kontinuierlich. Bei ca. 1200^0 treten scharfe Debye-Scherrer-Ringe in Erscheinung, deren Indizierung für (hk0) von Graphit mit a = 2,456 Å möglich ist. Es treten keine (hkl)-Interferenzen mit $l \neq 0$ auf. Die hocherhitzten Filme besitzen eine ungeordnete Schichtstruktur mit dem Schichtabstande 3,41 Å u. einer Schichtorientierung parallel zur Unterlage.

A. Iwamoto. 196□

Beitrag zur Untersuchung der Oxydation von Uran in Kohlendioxid bei höheren Temperaturen. J. Paidassi, M. L. Pointud, R. Caillat und R. Darras. (J. nuclear Materials [Amsterdam] **3.** 162—74. Febr. 1961. Gif-sur-Yvette, France, Centre d'Études Nucléaires de Saclay, Serv. de Chim. des Solides, Dép. de Métallurg.) (Franz.)

Vff. berichten über Unterss. der Oxidation von U in CO_2 mit einer Thermowaage nach Eyraud im Temp.-Bereich von 100—700^0. Die Gew.-Zunahme erfolgt streng linear mit der Zeit. Im Temp.-Bereich von 550—700^0 treten ein oder mehrere Knicke im linearen Verlauf auf, die teilweise mit einer Vol.-Zunahme während der Oxydation zu erklären sind. Zwischen 200 u. 400^0 entstehen kreisrunde Oxidkeime, die zwischen 400 u. 500^0 zu Ausblühungen auswachsen. Sie entstehen hauptsächlich an Schleifkratzern u. Einschlüssen, die vermutlich aus Carbid bestehen. Oberhalb 600^0 werden die Ausblühungen stark zurückgebildet. Dafür wird eine allg. Deformation der Proben zusammen mit einer beträchtlichen Vol.-Vergrößerung beobachtet, unter deren Wrkg. die Oberfläche merklich aufreißt. G.-M. NEUMANN. 196☐

Korrosionsversuche verschiedener Delta-Phasen-Legierungen von Plutonium an der Luft. J. T. Waber, W. M. Olson und R. B. Roof jun. (J. nuclear Materials [Amsterdam] 3. 201—15. Febr. 1961. New Mexico, Univ. of California, Los Alamos Sci. Labor.) (Engl.)

Vff. berichten über Unterss. bin. δ-Legg. von Pu mit geringen Zusätzen an Al, Ce, Hf, Zn u. Zr. Bei 75° ergaben sich an feuchter Luft kleinere Oxydations-Geschw. als bei unlegiertem Pu. Die Ergebnisse scheinen mit der Theorie von WAGNER u. HAUFFE über den Einfl. kleiner, gelöster Beimengungen auf die Oxydations-Geschw. nicht übereinzustimmen. So erscheinen bei Legg. von Zr u. Hf ZrO_2 u. HfO_2 als getrennte Phase in der Oxidschicht, daneben treten aber auch Al_2O_3 u. ZnO als separate Phasen auf. Die Analyse von WAGNER über die Bldg. von einfachen Oxiden u. Doppeloxiden wird diskutiert u. gezeigt, daß die separate Oxid-Bldg. die Oxydations-Geschw. begrenzt. G. M. NEUMANN. 196☐

Neue Messungen des Haeffner-Effekts in Rb, K und In. A. Lodding. (Z. Naturforsch. **16a.** 1252—53. Nov. 1961. Göteborg, Chalmers TH, Phys. Inst.) (Dt.)

Messungen der Selbstdiffusions-Koeff. in fl. Metallen zeigen, daß bei den bisherigen Messungen der Isotopieeffekte bei Stromdurchgang die krit. Zeit weit überschritten worden ist. Neue Messungen des HAEFFNER-Effektes an Rb, K u. In zeigen bei Vers.-Zeiten von 1 Tag für Rb u. K sowie von 5 Tagen für In, daß die Masseneffekte höher sind als die früher gefundenen u. mit der 3. Potenz der abs. Temp. anwachsen. G. M. NEUMANN. 197☐

Der röntgenographische Nachweis von Versetzungen in Germanium. Volkmar Gerold und Friedbert Meier. (Fortschr. Mineralog. **38.** 58. Mai 1960. Stuttgart.) (Dt.)

Vff. konnten unter Ausnutzung des BORRMANN-Effektes an Ge-Kristallen mit einer Versetzungsdichte von 100 Linien/cm² die Versetzungslinien in dem durchstrahlten Kristall als Schattenlinien kenntlich machen. Sie liegen zum größten Teil in (111)-Ebenen, die zugleich Gleitebenen für die Versetzungslinien sind. Der Kontrast, mit dem die Linien zu sehen sind, hängt von dem Winkel zwischen dem BURGERS-Vektor u. den Netzebenennormalen derjenigen Netzebene ab, die für den Durchgang der Röntgenstrahlung in anomaler Absorption benutzt wurde u. ferner von dem Winkel zwischen der Versetzungslinie u. der Durchlaufrichtung des Röntgenwellenfeldes durch den Kristall. Ist dieser Winkel $< 30°$, dann ist der Kontrast sehr schlecht; ist er $> 60°$, so ist der Kontrast sehr gut. C. GOTTFRIED. 197

Ein Verfahren zur Züchtung von mit As dotierten Germanium-Einkristallen für Esaki-Dioden durch Verdampfung des Lösungsmittels. F. A. Trumbore und E. M. Porbansky. (J. appl. Physics **31.** 2068. Nov. 1960. Murray Hill, N.J., Bell Telephone Labor., Inc.) (Engl.)

Der Kristall wird nicht gezogen, sondern an einem rotierenden Kristallkeim aus einer As-Ge-Schmelze niedergeschlagen. Umdrehungszahl 144 rpm; As-Geh. der Schmelze: 5—10 Atom-%. Nach 18—19 Std. wurde ein 30—34 g schwerer Kristall gewonnen, dessen spezif. Widerstand senkrecht u. parallel zur Wachstumsrichtung 0,00069 bis 0,00080 Ω cm betrug. G. EWALD. 197☐

Verdampfung von Zink-Whiskern. J. B. Hudson und G. W. Sears. (J. chem. Physics **35.** 1509—10. Okt. 1961. Rochester, N.Y., Gen. Dynamics/Electronics, Res. Div.) (Engl.)

Der Wachstums- u. Verdampfungsprozeß von Zn-Whiskern wurde mkr. untersucht. Sie zeigten eine lebhafte BROWNsche Bewegung, aus deren durchschnittlicher Abweichung von 0,01 (mm) bei einer Länge der Whisker von 0,4 (418°) der Radius derselben zu $r = 100$ Å erhalten wurde. Die BROWNsche Bewegung nimmt mit abnehmendem Radius zu. Die Verdampfung erfolgt radial mit einer Geschw. von ca. 10^{-8} cm/s, das einer Druckdifferenz von ca. 10^{-6} mm Hg der Whisker gegenüber dem Dampfdruck des Zn bei 418° entspricht. Die größten Abweichungen (ca. 0,1 mm) der BROWNschen Bewegung wurden kurz vor dem Verschwinden der Whisker beobachtet. Sie entsprechen Radien von ca. 30 Å. WOLFGANG KRÜGER. 197☐

Deformationstextur des β-Zinns. 1. Mitt. **Kompressionstextur.** Karel Toman und Marie Simerská. (Czechoslov. J. Physics **8.** 94—100. 1958. — C. **1960.** 2114.) (Engl.) R. GUTZSCHEBAUCH. 197☐

Zwillingsbildung und Bruchstellen von Chrom. C. W. Weaver. (Nature [London] **193.** 265—66. 20/1. 1962. Maribyrnong, Victoria, Australian Defence Sci. Serv., Dep. of Supply, Defence Standards Labor.) (Engl.)

Mechan. Zwillings-Bldg. findet bei reinem Cr im Temp.-Gebiet von 200—600° schon bei geringen Spannungen von 3—5% statt u. ist von der Ausbldg. gezackter Korngrenzen an entgegengesetzten Enden des Zwillings begleitet. Im Gegensatz zu anderen kub. raumzentrierten Metallen findet die Zwillings-Bldg. auch schon bei geringen Spannungs-Geschw. statt. Schraubenversetzungen innerhalb der Zwillinge deuten auf einen Cottrell-Bilby-Wachstumsmechanismus hin. Die komplexe Natur der Hochtemp.-Versprödung von Cr wird durch Unters. der Bruchflächen bestätigt

G. M. Neumann. 197 □

Die Einwirkung der Alkalimetalle auf Gallium. Emile Rinck und Pierre Feschotte. (C. R. hebd. Séances Acad. Sci. **252.** 3592—94. 5/6. 1961. Paris, École Nat. Supérieure de Chim., Labor. de Chim. appl.) (Franz.)

Mit Hilfe therm. Unterss. u. Messungen des elektr. Widerstandes (C. **1961.** 1459) kann in den Syst. Na–Ga bzw. K–Ga das Auftreten der Verbb. Na_5Ga_8 u. $NaGa_4$ bzw. K_5Ga_8 u. KGa_4 u. peritekt. Rkk. vom Typ Na_5Ga_8 (fest) + 12 Ga (fl.) ⇌ 5 $NaGa_4$ (fest) nachgewiesen werden; die Zustandsdiagramme sind angegeben. Die Verbb. werden durch Zentrifugieren isoliert u. die Zus. durch chem. Analyse sichergestellt. Die Mischbarkeit der fl. Phasen u. die Bldg. von Valenz-Verbb. in Syst. der Alkalimetalle mit *Cu*, *Zn*, *Ga*, *Ge*, *As*, *Se* u. *Br* wird diskutiert. Herbert Müller. 197 □

Über die Verbindungen des Calciums mit den Elementen Si, Ge, Sn und Pb. E. Wölfel. (Fortschr. Mineralog. **38.** 41—44. Mai 1960. Darmstadt, TH, Eduard-Zintl-Inst.) (Dt.)

Die Verbb. des Ca mit Si, Ge, Sn u. Pb lassen sich in 2 Gruppen einteilen. Die erste Gruppe leitet sich vom Diamantgitter ab, die zweite vom kub.-flächenzentrierten Gitter des Ca bzw. Pb. Baut man 33 Atom-% Ca in das Si-Gitter ein, dann wird die Struktur des Si aufgebrochen. $CaSi_2$ krist. hexagonal mit a ~ 3,9 u. c = 30,5 A. Parallel (0001) folgen abwechselnd Ca-Schichten u. Si-Doppelschichten. Diese Doppelschichten erinnern an die Schichten im As-Gitter, wo jedes As 3 Nachbarn hat, u. der Winkel am As 97° beträgt. Auch im $CaSi_2$ hat jedes Si-Atom 3 Nachbarn, der Winkel beträgt 110°. Deshalb kann man einen ähnlichen Bindungsmechanismus annehmen. Er würde, da 3 p-Elektronen benötigt werden, Si^-- u. Ca^{2+}-Schichten bedingen, doch ist, zumindest teilweise, Ionisation zu erwarten. Die Si-Abstände im $CaSi_2$ betragen 2,48 Å. Isotyp mit $CaSi_2$ ist $CaGe_2$. — In den Verbb. *CaSi*, *CaGe* u. *CaSn* laufen die Si–Si-Ketten nur noch nach einer Richtung, u. jedes Si-Atom hat 2 nächste Nachbarn. Es ist anzunehmen, daß die beiden 3 p-Elektronen des Si die Bindung bewirken. Der Winkel am Si beträgt 105° u. bei den beiden isotypen Ge- u. Sn-Verbb. 101° bzw. 97°. — Im Ca_2Si sind keine direkten Si–Si-Kontakte mehr vorhanden. In der idealen Struktur hat jedes Si-Atom 9 Nachbarn, die in 3 Ebenen liegen. Die Abstände Si–Ca mit 2,98 Å sind extrem klein, was, im Zusammenhang mit dem hohen F., auf starke Bindungen hinweist. Der Winkel am Si beträgt 120, der am Ca 90°. Die Verbb. Ca_2Ge, Ca_2Sn u. Ca_2Pb sind isotyp u. kristallisieren im $PbCl_2$ (C 23)-Typ. In der Nähe von Ca_2Pb existiert noch eine hexagonale Verb. der Zus. Ca_5Pb_3 mit einer Struktur, die eine Überstruktur zum D 8_8-Typ darstellt. Von der 2. Gruppe wird zuerst die Verb. Ca_3Pb besprochen. In dem Gitter besetzen die Pb die Ecken der kub. Elementarzelle u. die 3 Ca die Flächenmitten. Die Strukturen der Verbb. Ca_7Ge u. $Ca_{32}Ge$ zeichnen sich durch den auffallend kurzen Ca-Ca-Abstand von 3,35 Å aus. Die entsprechende Si-Verb. konnte noch nicht hergestellt werden.

C. Gottfried. 197

Eine Untersuchung der Vorausscheidung in einer Al-Legierung mit 10% Zn durch Widerstandsmessungen. C. Panseri und T. Federighi. (Acta metallurg. [New York] **8.** 217—38. April 1960. Novara, Ist. Sper. Metalli Leggeri.) (Engl.)

Drähte einer Leg. aus Al u. 10% Zn wurden in fl. N_2 abgeschreckt. Die Widerstandsmessungen zur Unters. über den Einfl. der Abschreck- u. Anlaß-Temp. auf die Vorausscheidung erfolgten mit einem Wenner-Potentiometer. Die Geschw. der Vorausscheidung bei isochromem oder isothermem Anlassen nimmt mit der Abschreck-Temp. stark zu, so daß die Bldg.-Energie für Leerstellen zu 0,70 ± 0,02 eV bestimmt werden konnte. Die Widerstandserhöhung nimmt mit steigender Auslagerungs-Temp. ab. Aus der Zeit, in der das Widerstandsmaximum erreicht wird, bestimmten Vff. die Aktivierungsenergie des Vorgangs: 0,43 ± 0,02 eV nach Abschrecken von 300° u. 0,38 ± 0,02 eV nach 450°. Die Leerstellen bestimmen die Geschw. der Vorausscheidung; der Mechanismus des Verschwindens der Leerstellen scheint der gleiche wie bei reinem Al zu sein. Die Vorausscheidung kann gestoppt werden, wenn alle überschüssigen Abschreckleerstellen entfernt sind, obgleich die „langsame Rk." auch auftritt, wenn wenige Versetzungsschleifen gegenwärtig sind. Die Wanderungs- u. Aktivierungsenergie werden diskutiert.

J. Uhlmann. 197 □

Diffusion von Zink und Zinn in Indiumantimonid. Simmon M. Sze und Ling Y. Wei. (Physic. Rev. [2] **124.** 84—89. 1/10. 1961. Seattle, Wash., Univ. of Washington, Dep. of Engng.) (Engl.)

Es wurde die Diffusion von Zn u. Sn in Einkristall u. polykristallinem InSb mittels radioaktiver Isotope untersucht. Die Temp.-Abhängigkeit der Diffusions-Koeff. ist gegeben durch $D(Zn) = 1{,}4\cdot10^{-7} \exp(-0{,}86/kT)$ cm²/s u. $D(Sn) = 5{,}5\cdot10^{-8} \exp(-0{,}75/kT)$ cm²/s in Einkristall-InSb u. $D(Zn) = 1{,}1\cdot10^{-6} \exp(-0{,}85/kT)$ cm²/s in polykristallinem InSb. Die Eindringkurven lassen vermuten, daß in polykristallinem InSb die Zn-Diffusion eine Vol.-Diffusion ist, während die Sn-Diffusion hauptsächlich eine Korngrenzen-Diffusion ist. Es wird das unterschiedliche Verh. von Zn u. Sn in InSb mittels zweier verschiedener Leerstellenmechanismen diskutiert. H. Laue. 197 □

Eine Prüfung der Elektronenübertragung in V_4Al_{23}. A. E. Ray und J. F. Smith. (Acta crystallogr. [Copenhagen] **13.** 876—84. 10/11. 1960. Ames, Iowa, Iowa, State Univ., Inst. for Atomic Res. and Dep. of Chem.) (Engl.)

V_4Al_{23} krist. hexagonal mit den Gitterdimensionen a = $7{,}692_8$ (Å) u. c = $17{,}04_0$; Raumgruppe ist D_{6h}^4—P 6_3/m m c; Z = 2. An einem kugelförmigen Kristall wurden mit sich bewegendem Kristall u. stationärem Proportionalitätszähler die Intensitäten gemessen, wobei die Einfl. der Absorption, Dispersion, Extinktion u. der anisotropen Wärmebewegung der Atome berücksichtigt werden. Mit Hilfe der Meth. der kleinsten Quadrate u. durch Differenz-Synth. wurde die von Smith u. Ray (vgl. C. **1958.** 7984) bestimmte Struktur von V_4Al_{23} verfeinert. Hierbei ergeben sich die folgenden endgültigen Parameter: V_1 (x =) 0; (y =) 0; (z =) 0; V_2: 0,7823; 0,5646; 1/4; $Al_{(1)}$: 0,2112; 0,4224; 0,0295; $Al_{(2)}$: 0,1261; 0,2522; 0,6164; $Al_{(3)}$: 0,4583; 0,9166; 0,1663; $Al_{(4)}$: 0,1252; 0,2504; 0,250; $Al_{(5)}$: 1/3; 2/3; 0,6162. Hierauf wurden die Intensitätsdaten auf eine abs. Skala gebracht, wobei nur die Interferenzen verwendet wurden, für die $\sin\vartheta/\lambda > 0{,}29$ Å^{-1} war u. welche relativ unempfindlich gegenüber der Verteilung der äußeren Elektronen sind. Danach wurden Differenz-Synth. für die Interferenzen $\sin\vartheta/\lambda < 0{,}29$ Å^{-1} berechnet, die äußerst empfindlich gegenüber der Verteilung der äußeren Elektronen sind. Diese Differenz-Synth. sind ein Maß für den Unterschied zwischen der Gleichgewichtselektronenverteilung in Kristall u. der in den isolierten freien Atomen. Die Ergebnisse wiesen auf keine wesentlich erhöhte Elektronen-Konz. in den d-Niveaus des V hin, wie sie von Raynor (vgl. Progress in Metal Physics **1.** [1949.] 1) vorgeschlagen worden war.

C. Gottfried. 197

Ein Beitrag zum Dreistoff: Molybdän-Aluminium-Silicium. H. Nowotny und C. Brukl. (Mh. Chem. **91.** 313—18. 1960. Wien, Univ., Anorg. u. Phys.-Chem. Inst.) (Dt.)

Vff. untersuchten röntgenograph. ca. 60 Legg. des Syst. Mo–Al–Si in einem ausgedehnten Konz.-Bereich. In dem Schnitt Mo_3Al–Mo_3Si ergab sich, wie zu erwarten war, eine lückenlose Mischbarkeit; graph. ist die kontinuierliche Änderung des Gitterparameters des *$Mo_3(Al, Si)$*-Mischkristalls wiedergegeben. Aus einer heterogenen Probe, die vorwiegend aus $Mo_5(Si, Al)_3$ u. Mo_3 (Al, Si) bestand, konnte ein Einkristall der Mo_3(Al,Si)-Phase in Form einer Nadel isoliert werden. Eine Drehkristallaufnahme ergab die Gitter-Konst. a = 4,92 K. Die Phasenfelder des obigen Schrittes nach zunehmenden Al- u. Si-Geh. sind durch Mo_3(Al, Si), $Mo_5(Si, Al)_3$ sowie durch *$MoAl_2$* bestimmt. In *Mo_5Si_3* (T 1-Phase) kann das Si bis zu etwa einem Drittel durch Al ersetzt werden. Unter Bldg. eines $Mo_5(Si, Al)_3$-Mischkristalls. Die Auswertung einer Probe mit maximaler Zunahme der Gitter-Konst. führte auf die Parameter a = $9{,}67_1$ u. c = $4{,}91_1$ kX. In einer Reihe von Proben trat neben dieser Phase die tern. Kristallart u. *$MoAl_2$* auf. *$MoSi_2$* nimmt nur geringe Mengen an Al auf bis etwa zu Al/Si = 0,05. Als tern. Phase tritt die schon früher beobachtete Phase $Mo(Si, Al)_2$ ($CrSi_2$-Typ) in einem ausgedehnten Bereich bis zur Zus. MoSiAl auf. Diese Mischphasen sind mit den Mo–Al-Phasen im Gleichgewicht.

C. Gottfried. 197

Kriecheigenschaften einer Zirkonium–Wasserstoff–Uran-Legierung. J. C. Bokros. (J. nuclear Materials [Amsterdam] **3.** 216—21. Febr. 1961. San Diego, Calif., Gen. Dynamics Corp., Gen. Atom. Div., John Gay Hopkins Labor. for Pure and Appl. Sci.) (Engl.)

Der Einfl. von Temp. u. Spannung auf die Kriech-Geschw. einer Zr–H–U (1:1:0,3)-Leg. wurde zwischen 500 u. 600° untersucht. Die Abhängigkeit der Kriech-Geschw. ε von der Spannung σ kann durch die Beziehung $\varepsilon = k\cdot\sigma^n$ beschrieben werden, mit n = 4,1 unterhalb u. n = 4,7—4,9 oberhalb der eutektoiden Umwandlungstemperatur. Ferner wurde unterhalb des Umwandlungspunktes eine Aktivierungsenergie von 80 kcal/g-Atom bestimmt, während oberhalb Werte zwischen 65 u. 73 kcal/g-Atom ermittelt wurden. G. M. Neumann. 200 □

Umgekehrtes Biegen von Silberchloridkristallen. M. T. Sprackling. (Philos. Mag. [8] **5.** 441—44. 2 Tafeln. Mai 1960. Bristol, Univ., H.H. Wills Phys. Labor.) (Engl.)

Vf. berichtet über Unterss. an Einkristallstäben von AgCl, die nach einmaligen Biegen in der umgekehrten Richtung nochmals gebogen worden waren, u. zwar unter Beobachtung des auftretenden photoelast. Effektes. Während nach dem ersten Biegen eine scharfe Streckgrenze beobachtet werden konnte, tritt diese nach dem umgekehrten Biegen nicht auf; an keiner Stelle konnte eine bevorzugte Verformung beobachtet werden. Dies gilt auch für Kristalle, die zuerst auf Temp. zwischen Zimmer-Temp. u. 375° erhitzt worden waren. Wurden sie dagegen auf höhere Temp. erhitzt, dann wurden alle Spannungen aufgehoben, u. die scharfe Streckgrenze, die bei dem ersten Biegen beobachtet war, trat wieder auf. Die Beobachtungen wurden an Hand des Versetzungsmodells von READ (vgl. C. **1959.** 15603) diskutiert. C. GOTTFRIED. 200

A_7. Gleichgewichte. Kinetik

Berechnungen von Stabilitätskonstanten mit einem schnellen Digitalrechner. J. A. Chopoorian, G. R. Choppin, H. C. Griffith und R. Chandler. (J. inorg. Nuclear Chem. **21.** 21—24. Dez. 1961. Tallahassee, Fla., Florida State Univ., Dep. of Chem. and Dep. of Math.) (Engl.)

Es werden Stabilitäts-Konst. von Lanthanidenglykolatkomplexen aus potentiometr. Titrationsergebnissen nach der Meth. der kleinsten Quadrate mit Hilfe eines Digitalrechners ermittelt. H.-D. FREYER. 223□

Löslichkeit von Kohlendioxid in Methyläthylketon, Äthylacetat und Toluol unter Druck bei niedriger Temperatur. Je. R. Schenderei, Ja. D. Selwenski und F. P. Iwanowski. (Химическая Промышленность [Chem. Ind.] **1960.** 370—74. Juli/Aug.) (Russ.) — Vgl. C. **1960.** 10851.

Die Löslichkeiten von CO_2 (Gleichgewichtsdruck 3—15 at) in *Methyläthylketon* (**I**), *Äthylacetat* (**II**) u. *Toluol* bei $-25{,}2^0$, $-35{,}0^0$ u. $-45{,}1^0$ werden tabellar. u. graph. wiedergegeben. Wenn die Flüchtigkeit von CO_2 f_2, der Molanteil an CO_2 in der Lsg. N_2, A' ein von Druck u. Temp. abhängiger, von der Gas-Zus. unabhängiger Koeff. u. K der HENRY-Koeff. beim Druck P ist, dann gilt für die Löslichkeit in Methanol, **I** u. **II**: $RT \ln f_2/N_2 = RT \ln K - A'N_2$. **I** u. **II** werden als Lsgm. für CO_2 empfohlen. Das Molvol. der gesätt. Lsgg. von CO_2 in Methanol, **I** u. **II** ergibt sich additiv aus den Molvol. der reinen Komponenten. Die Lsg.-Wärme von CO_2 in **I** u. **II** entspricht etwa der Kondens.-Wärme von CO_2 (3850 bzw. 3900 cal/Mol), diejenige in Methanol ist etwas höher (4050), in Toluol niedriger (3050). Aus $b = [\partial(A'/T)/\partial(1/T)]_{P,N}$ ergibt sich b zu 350 (cal/Mol) in Methanol, —650 in Toluol, 0 in **I** u. **II**. R. K. MÜLLER. 224□

Heterogene Gleichgewichte im System H_2O–HNO_3–Di-n-butylphosphat. A. S. Kertes, A. Beck und Y. Habousha. (J. inorg. Nuclear Chem. **21.** 108—23. Dez. 1961. Jerusalem, Israel, Hebrew Univ. of Jerusalem, Dep. of Inorg. and Anal. Chem.) (Engl.)

Vff. untersuchen die Löslichkeit von Di-n-butylphosphat (DBP) in W. u. wss. HNO_3 bei 27°, um Stöchiometrie u. Stabilität der Assoziationskomplexe zwischen den Komponenten zu bestimmen. Der Verlauf der aufgenommenen Löslichkeitsisothermen wird durch Bldg. der Komplexe $2(DBP \cdot H_2O) \cdot HNO_3$, $DBP \cdot H_2O \cdot HNO_3$ u. $DBP \cdot H_2O \cdot 2\,HNO_3$ erklärt, die in heterogener Rk. in der organ. Phase entstehen u. unterschiedliche Löslichkeit in HNO_3 zeigen. Messungen der spezif. Leitfähigkeit u. der Viscosität der organ. Phase bestätigen diese Annahmen. Die Bldg.-Rkk. für die Komplexe u. damit ihre Stabilität in Abhängigkeit der HNO_3-Konz. werden angegeben. H. D. FREYER. 224□

Die Extraktion von Thorium aus Nitratlösungen mit Dibutylbutylphosphonat. D. C. Madigan und R. W. Cattrall. (J. inorg. Nuclear Chem. **21.** 334—38. Dez. 1961. Parkside, South Australia, Australian Mineral Dev. Labor.) (Engl.)

Von in Kerosin gelöstem Dibutylbutylphosphonat (I) wird $Th(NO_3)_4$ aus wss. Lsgg. weit besser als von Tri-n-butylphosphat extrahiert. Wird Kerosin durch Nitrobenzol als organ. Lsgm. ersetzt, so verringert sich das Th-Verteilungsverhältnis um die Hälfte. In beiden Fällen aber gilt als Rk.-Gleichung: $Th(NO_3)^{3+} + 3\,NO_3^- + 3\,I \rightarrow Th(NO_3)_4 \cdot 3\,I$. W. HEIN. 224□

Fortschritte bei Elektronenaustauschreaktionen. R. T. M. Fraser. (Rev. pure appl. Chem. **11.** 64—77. Juni 1961. Ottawa, Univ., Dep. of Chem.) (Engl.)

Übersicht über brückenaktivierte Komplexe, Rkk. von Außensphärenkomplexen u. präparative Anwendung von Elektronenaustauschprozessen. — 62 Literaturangaben. P. GOLINSKE. 225□

Eine kinetische Untersuchung der Dehydratisierung von Kaolinit. G. W. Brindley und M. Nakahira. (Nat. Acad. Sci. — Nat. Res. Council, Publ. Nr. **566.** 266—78. 8/10.

1956. University Park, Pa., State Univ., Dep. of Ceramic Technol.) (Engl.) — Vgl. C. **1958.** 4002 u. **1959.** 14965.

Wenn die Dehydratisierung von Kaolinitpulver in üblicher Weise durchgeführt wird, gilt die lineare Beziehung für Rkk. 1. Ordnung u. die ARRHENIUS-Beziehung lg k gegen 1/T nur näherungsweise. Es wird eine Meth. entwickelt, um Daten für Proben unendlich dünner Schichten zu erhalten. Dann sind obige Beziehungen streng linear; die Aktivierungsenergie beträgt 65 kcal/Mol. Röntgenograph. wird die Verteilung der Rk. in der Schicht untersucht. Trotz isothermer Bedingungen ergaben sich bei teilweise dehydratisiertem Material Unterschiede in den Randbezirken u. dem Zentrum der Schicht, die dem Einfl. einer Wasserdampfatmosphäre innerhalb der Schicht zugeschrieben werden. H. MOENKE. 225 □

Kinetik der Oxydation von Salzsäure mit Salpetersäure. 2. Mitt. Abhängigkeit der Reaktionsgeschwindigkeit von der Temperatur. Stanisław Bursa und Jerzy Straszko. (Przemysł chem. **39.** 438—42. Juli 1960.) (Pol.) — 1. vgl. C. **1961.** 16762.

Die Oxydation von HCl mit HNO_3 wurde bei verschiedenen Temp. zwischen 13,5 u. 89,6° durchgeführt. Aus der Menge des entstandenen Cl_2 u. NOCl in Abhängigkeit von der Zeit folgt, daß die *Arrhenius*-Gleichung prakt. erfüllt ist. Damit ist die experimentell ermittelte Gleichung der Rk.-Geschw. $-dc/dt = k \cdot c_{HNO_3}^{8} \cdot c_{HCl}$ korrekt. Für die Gleichung wird eine integrierte Form abgeleitet. F. URBAN. 225 □

Einfluß von Thioharnstoff auf das koordinierte Chlor im Kupfer(II)-Komplex. J. Gažo, K. Serátorová, J. Kováčová und M. Serátor. (Chem. Zvesti **14.** 497—500. Juli 1960. Bratislava, Slowak. TH, Lehrst. für anorg. Chem.) (Slowak.)

Es wird qual. nachgewiesen, daß im Syst. Cu^{2+}-Cl^--Aceton nach Zugabe einer aceton. Thioharnstoff-Lsg. das im Cu(II)-Komplex gebundene Cl^- zu Cl_2 oxydiert wird. M. ŠIMEK. 225

Jodkomplexe in inerten Lösungsmitteln. 9. Mitt. Die Reaktion zwischen festem Natriumhydroxid und Jod in inerten Lösungsmitteln. P. A. D. de Maine und M. M. de Maine. (J. chem. Soc. [London] **1961.** 1200—03. März. Albany, N.Y., State Univ., New York State Coll. for Teachers.) (Engl.) — 8. vgl. J. molecular Spectroscopy **4.** [1960.] 262; 7. vgl. C. **1958.** 11461; 11. vgl. C. **1962.** 4482.

Die violette Farbe des J_2 verschwindet in inerten Lsgm. in Ggw. von festem NaOH im Verlaufe mehrerer Tage. Messungen der Absorptionsspektren zeigten, daß das J_2 bzw. feste NaOH nicht mit den verwendeten inerten Lsgm. reagiert hatte. Als solche wurden *CCl_4*, *Cyclohexan* und *n-Heptan* verwendet. Vff. liefern quant. Angaben für die Entfärbung des J_2 u. geben empir. Beziehungen an, die ihre quant. Aussagen erläutern. A. WITZMANN. 225 □

Eine Untersuchung der Geschwindigkeit des Isotopenaustausches von ^{65}Zn in schmelzflüssigen Systemen Zink-Zinkchlorid bei 433—681°. A. G. Buyers. (J. physic. Chem. **65.** 2253—57. Dez. 1961. Malibu, Calif., Hughes Res. Labor.) (Engl.)

Vf. untersucht zwischen 433—681° die Überführung von ^{65}Zn aus geschmolzenem Zn in eine $ZnCl_2$-Schmelze unter Rühren bei konst. Grenzflächenkontaktbereich durch Messung der Temp.-Abhängigkeit der Austausch-Geschw. von ^{65}Zn bei isothermen Kontakt. Die Verss. werden einmal mit den gesätt. Phasen der beiden Komponenten, zum anderen mit den ungesätt. Phasen durchgeführt. Für die Halbwertszeit des Austausches gilt $\log t_{1/2} = -1{,}220 + 2120/T$ bzw. $\log t_{1/2} = -1{,}800 + 2092/T$. Aus der Diskussion der Ergebnisse u. dem Vgl. mit früheren Daten schließt Vf., daß der geschwindigkeitsbestimmende Schnitt der Überführung des ^{65}Zn eine Grenzflächen-Rk. ist, die über die Bldg. u. Dissoziation von Zn_2^{2+} nach $2\,Zn^{2+} + 2\,e^- \rightarrow Zn_2^{2+}$ verläuft. Die mittlere Aktivierungsenergie der Überführung beträgt $9{,}8 \pm 1{,}0$ kcal/Mol. P. FRENZEL. 225 □

Die Photochemie des Jodid-Ions in wässeriger Lösung. E. Hayon. (J. physic. Chem. **65.** 1937—40. Nov. 1961. Upton, Long Island, N.Y., Brookhaven Nat. Labor., Chem. Dep.) (Engl.)

Beim Belichten einer wss. Jodid-Lsg. unter N_2-Atmosphäre mit Hg-Licht von 2537 Å hängt die Quantenausbeute für die J_2-Bldg. von der Jodidionen-Konz. u. vom pH der Lsg. ab. Vf. zeigt jedoch, daß H^+-Ionen für den Primärschritt des photochem. Prozesses nicht erforderlich sind (vgl. dagegen FARKAS u. FARKAS, Trans. Faraday Soc. **34.** [1938.] 1113; PLATZMANN u. FRANCK, C. **1950/54.** 5844 S). Normalerweise ist die Quantenausbeute in verd. Jodid-Lsg. bei pH > 3 fast Null. Es kann jedoch auch in neutraler u. alkal. Lsg. eine photochem. Oxydation von Jodid bewirkt werden durch Zusatz von Stoffen wie H_2O_2 u. KNO_3, die ihrerseits die während des photochem. Prozesses intermediär gebildeten Elektronen oder H-Atome abfangen u. dabei selbst zersetzt werden. Die Abhängigkeit der Quantenausbeute von den H^+-Ionen ist auf einen ähnlichen

Mechanismus zurückzuführen; dabei zeigen die H^+-Ionen jedoch wesentlich geringere Wirksamkeit. Die einzelnen Rk.-Mechanismen werden eingehend diskutiert.

H.-D. Freyer. 226 □

Primärprozesse bei der Einwirkung ionisierender Strahlung auf Wasser: Bildung und Reaktionsvermögen gefangener Elektronen („Polaronen"). Joseph Weiss. (Nature [London] **186**. 751—52. 4/6. 1960. Newcastle-upon-Tyne, Univ. of Durham, King's Coll., Dep. of Chem.) (Engl.)

Vf. behandelt die Bldg. von Polaronen $[(H_2O)^-]$ („self-trapped electrons") bei der Einw. ionisierender Strahlung. Die verschiedenen Möglichkeiten für die Rkk. von Polaronen mit $(H_2O)^+$, Trichloressigsäure bzw. H_2O_2 werden diskutiert. Die bei der Bestrahlung von Eis mit Röntgenstrahlen auftretende Thermoluminescenz wird auf die Zerstrahlung eines positiven u. negativen Polarons bzw. auf die Wechselwrkg. des Polarons mit einem Verunreinigungszentrum zurückgeführt.

W. Karcher. 226 □

Über die katalytische Zersetzung von salpetriger Säure. M. A. Azim und S. D. Saraf. (J. Indian chem. Soc. **33**. 763—64. Okt. 1956. Lahore, W. Pakistan, Gov. Coll., Dep. of Chem.) (Engl.)

HNO_2 (aus $AgNO_2$ u. HCl) wurde in Ggw. von $(NH_4)_2S_2O_8$ (I), *Phthalsäureanhydrid*, $K_2C_2O_4$, *fl. Paraffin*, H_2MoO_4 u. ohne Katalysator zersetzt u. die Zers. colorimetr. mit Hilfe von Sulfanilsäure/α-Naphthylamin als Reagens verfolgt. Als positiver Katalysator wirkte nur I, alle anderen Substanzen verzögerten die Reaktion.

W. Betcke. 227 □

Über die Benzidinreaktion einiger Metalle und Legierungen. Alfons Krause, Ł. Bukowski und A. Hermannówna. (Bull. Soc. Amis Sci. Lettres Poznań, Sér. B **1959**. 13—21. 1960. Poznań, Adam Mickiewicz Univ., Inst. für anorgan. Chem.) (Dt.)

Die katalyt. Eigg. von 21 Metallen u. einigen Legg. bei der Oxydation von Benzidin zu Benzidinblau mit H_2O_2 in Abhängigkeit vom Rk.-Medium [0,1 n Essigsäure (I) bzw. W. bzw. 0,1 n NaOH] wurde untersucht. Dazu wurden Metallpulver (II) u. Benzidin (III) im Gew.-Verhältnis 2:1 oder 1:1 vermischt, auf Filterpapier gebracht u. je 1 Tropfen dest. W., Reagenz-Lsg. (z. B. 0,1 n I) u. 0,6% ig. H_2O_2 zugefügt. Dabei trennte sich III z. T. von II. Die intensivste Färbung entsteht in der Nähe von II. Bei schlecht zu pulverisierenden Metallen wurde die Rk. auf der Oberfläche von Spänen durchgeführt. Die katalyt. Wrkg. ist in 0,1 n I am stärksten: *Cu*: starke Blaufärbung (BF), *Ag*: stürm. O_2-Entw. u. BF, die nach 15 Min. in Violettbraun übergeht, *Mg*: in 0,1 n I ziegelbraun, *Hg*: BF, *Pb*: in 0,1 n I hellgrün, bei zunehmendem pH braun bis schmutziggelb, *Cr* u. *W*: in 0,1 n I starke BF, 0,001 n NaOH hellblau, *Fe*: starke BF, bei Fe (reductum) stärker als bei Fe-Spänen, *Co*: BF, auch ohne I; *Zn*, *Cd*, *Al*, *Ti*, *Sn*, *V*, *As*, *Sb*, *Bi*, *Mo*, *Te* u. *Ni* geben keine Benzidinreaktion. Legg. (Bronze, Neusilber, Weißmetall.) verhalten sich wie der im Überschuß ($>$ 50%) vorhandene reaktionsfähige Bestandteil. Dagegen gab ein Metallgemisch mit 3% Cu als einzigem reaktionsfähigem Bestandteil eine starke Benzidinreaktion. Die Vff. nehmen bei der Rk. eine intermediäre Peroxid-Bldg. des Metalls an.

Ch. Schlage. 227 □

Mechanismus der Ammoniakoxydation an p-Halbleiteroxiden. Alfons Krause. (Österr. Chemiker-Ztg. **61**. 350—51. Dez. 1960. Poznań, Univ., Inst. für anorg. Chem.) (Dt.)

Diskussion der über NiO- u. CoO-Katalysatoren möglichen Rk.-Mechanismen der NH_3-Oxydation unter bes. Berücksichtigung der O_2-Konz. im Rk.-Gemisch u. der N_2O-Bildung.

H. Jäger. 227 □

Theorie der Auswahl von Katalysatoren und der Bindungsenergie. W. Ch. Matjuschenko. (Доклады Академии Наук СССР [Ber. Akad. Wiss. UdSSR] **128**. 999—1002. 11/10. 1959.) (Russ.)

Die Bindungsenergien Q (kcal/Mol) zwischen 2 Atomen können aus den Sublimationsenergien L (kcal/g-Atom) u. den Elektronegativitäten X (eV) berechnet werden. Für 2 Atome A u. B ist Q_{A-B} gegeben durch $Q_{A-B} = \{[(k_v - k_0) \cdot L \cdot Q_{B-B}/k_v]^{1/2} + 23{,}06\,(X_A - X_B)^2\}/n_B$, wobei k_v u. k_0 die Koordinationszahlen des Atoms A im Vol. bzw. an der Oberfläche des Katalysators sind. In einer Tabelle werden die danach berechneten Q für die Bindung von H, C, N, O, S, F, Cl, Br, J an 40 Metalle mitgeteilt. In einer weiteren Tabelle werden die Q für die Bindung von C-Atomen in Äthylen, monosubstituiertem Äthylen, β.γ-Olefinen, nicht-α-verzweigten Olefinen, Acetylen, disubstituiertem Acetylen, Bzl., Butadien-(1.3), Cyclopropan, Cyclobutan u. Cyclopentan an Ni, Co, Fe, Pt, Pd u. Cu gegeben. Im allg. nimmt Q_{A-B} (A = Katalysator) zu in der Reihe $B = C < N < S < J < O < H < Br < Cl < F$ (mit Ausnahmen) u. $Q_{A-N} \approx Q_{A-S}$; $Q_{A-H} \approx Q_{A-O} \approx Q_{A-J}$ u. $Q_{A-Cl} \approx Q_{A-Br}$.

R. K. Müller. 227 □

Valenzzustand von Platin-Aluminiumoxid-Katalysatoren. R. J. Bertolacini. (Nature [London] **192**. 1179—80. 23/12. 1961. Whiting, Ind., Amer. Oil Co., Res. and Dev. Dep.) (Engl.)

Vf. berichtet über UV- u. Reflexionsspektren von Pt–Al_2O_3-Katalysatoren, die mit Jod beladen waren. Eine Verschiebung der Absorptionsbanden bei dem Pt–J–Al_2O_3-Komplex gegenüber reinem wss. $H_2[PtJ_6]$ erklärt sich durch Komplex-Bldg. mit Al_2O_3; darüber hinaus weist das Spektrum aber auch auf komplex gebundenes Pt im positiv 4wertigen Zustand hin. G. M. Neumann. 227 □

Untersuchung der physikalischen und chemischen Eigenschaften von WS_2-Katalysatoren. 5. Mitt. Katalytische Aktivität des nichtgemischten WS_2-Katalysators bei der Phenolhydrierung. Ss. M. Ssamoilow und A. M. Rubinstein. (Известия Академии Наук СССР, Отделение Химических Наук [Nachr. Akad. Wiss. UdSSR, Abt. chem. Wiss.] **1960.** 427—34. März. Zelinsky-Inst. für org. Chem. der Akad. der Wiss. der UdSSR.) (Russ.) — 4. vgl. C. **1960.** 16687.

WS_2-Katalysatoren mit verschiedenen Verhältnissen S:W ohne sonstige Zusätze werden auf ihre Aktivität bei der Hydrierung von Phenol im Autoklaven bei 380° u. 110 at H_2-Ausgangsdruck in Abhängigkeit von der Zus., der Kristallstruktur der WS_2-Phase, der spezif. Oberfläche u. der Acidität untersucht. Die Aktivität nimmt mit dem S-Geh. in den Grenzen S:W = 1,53—2,30 u. der damit zusammenhängenden Acidität zu. Dabei wirkt aber nur das an der Oberfläche befindliche S aktivitätssteigernd, das in den Poren enthaltene S zeigt keinen Einfl. auf die Aktivität. Die spezif. Aktivität bei einem Katalysator mit S:W = 2 ist vom Ordnungsgrad der Kristallstruktur der WS_2-Phase unabhängig. R. K. Müller. 227 □

A_8. Präparative anorganische Chemie. Komplexverbindungen. Metallorganische Verbindungen

Trennung von Borisotopen. 4. Mitt. Das System Dimethylsulfid-BF_3. A. A. Palko und J. S. Drury. (J. chem. Physics **33.** 779—80. Sept. 1960. Oak Ridge, Tenn., Oak Ridge Nat. Labor., Chem. Div.) (Engl.) — 3. vgl. C. **1960.** 13949.

Vff. untersuchen den Isotopenaustausch zwischen gasförmigem $^{10}BF_3$ u. dem fl. Komplex $^{11}BF_3 \cdot S(CH_3)_2$ (F = —19,6°). Im Temp.-Bereich von —20 bis +26° variiert der Einstufen-Trennfaktor α von 1,056—1,031. ^{10}B wird dabei in der fl. Phase angereichert. Ferner werden die Dampfdrücke über reinem Dimethylsulfid (**I**) u. verschiedenen Gemischen von BF_3 u. **I** bestimmt u. daraus ΔH für die Rk. BF_3 (Gas) + **I** (fl.) → $BF_3 \cdot S(CH_3)_2$ (fl.) zu —10,1 kcal/Mol bestimmt. H.-J. Becher. 258 □

Trennung von Borisotopen. 5. Mitt. Das System Phenol-BF_3. A. A. Palko, J. S. Drury und W. E. Bull. (J. chem. Physics **35.** 103—05. Juli 1961.) (Engl.) — 4. vgl. vorst. Referat.

Der Einstufen-Trennfaktor, d. h. die Isotopen-Gleichgewichts-Konst. α der Austausch-Rk. $^{10}BF_3$ (g) + $^{11}BF_3 \cdot$(Phenol) (fl.) → $^{11}BF_3$ (g) + $^{10}BF_3 \cdot$(Phenol) (fl.) kann zwischen —8 u. 37° durch die Gleichung $\log\alpha = (10{,}315/T) - 0{,}02423$ wiedergegeben werden. Mit dieser Gleichung lassen sich die thermodynam. Größen ΔH, ΔS, u. ΔF berechnen. Für 30° ergibt sich $\alpha = 1{,}023$, $\Delta H = -47{,}2$ cal/Mol, $\Delta S = -0{,}074$ cal/Grad Mol, $\Delta F = -13{,}2$ cal/Mol. Werte für die Dampfdruckkurven bei BF_3: Phenol-Verhältnissen von 0,165—0,810 werden für den Temp.-Bereich —10 bis +40° tabellar. mitgeteilt. Der F. für $BF_3 \cdot$Phenol beträgt ca. —15°, der für $BF_3 \cdot 2$ Phenol —5°.
P. Sartori. 258 □

Das Ammoniumtetramethoxyborat $NH_4B(OCH_3)_4$. Detlef Tieß. (Chem. Techn. **11.** 260. Mai 1959. Leuna-Merseburg, TH für Chem., Inst. für Anorg. Chem.) (Dt.)

Leitet man NH_3 in das azeotrope Gemisch von CH_3OH u. $B(OCH_3)_3$ (Kp. 55°) ein, beginnt die Lsg. zu sieden. An kühlen Stellen scheiden sich Kristalle ab. Der Kristallbrei wird unter NH_3 abgepreßt u. mit Ae. gewaschen. Da der Dampfdruck des Prod. hoch ist, erhält man bei Raum-Temp. im geschlossenen Gefäß ein Sublimat, das reiner als das ursprüngliche Prod. ist. Es ist nicht mit $B(OCH_3)_3NH_3$ (Goubeau u. Böhm, C. **1952.** 4582) identisch. Angabe des Debye-Diagramms. H. Essler. 258 □

Ätherate von Lithiumhydridoborat. 4. Mitt. Das System Lithiumhydridoborat–Tetrahydrofuran. Thaddeus L. Kolski und George W. Schaeffer. (J. physic. Chem. **64.** 1696—1700. Nov. 1960. St. Louis, Mo., Saint Louis Univ., Dep. of Chem.) (Engl.) — 3. vgl. C. **1958.** 12045.

Vff. messen am Syst. $LiBH_4$–Tetrahydrofuran (**I**) bei —22,9, 0,0 u. +35° die Dampfdruckisothermen in Abhängigkeit von der Zusammensetzung. Die Isothermen zeigen das Vorliegen eines festen Addukts $LiBH_4 \cdot O(CH_2)_4$ (**II**) an u. geben Hinweise für die Existenz eines fl. Addukts aus 1 $LiBH_4$ u. 2 Mol **I**. Ferner ergibt sich aus ihnen die Löslichkeit von $LiBH_4$ in **I** zu 22,2 g in 100 g **I** bei 25°. Für die Lsg.-Wärmen von $LiBH_4$ u. von **II** in **I** werden calorimetr. bei 25° —10,8 bzw. —8,9 kcal/Mol gefunden. Für die

Rk. II (fest) → $LiBH_4$ (fest) + I (Gas) werden $\Delta H = 10{,}1$ u. $\Delta F = 3{,}3$ kcal/Mol sowie $\Delta S = 23$ Entropieeinheiten berechnet. Vff. vergleichen die Stabilität der bisher bekannten Ätherate des $LiBH_4$ u. diskutierten die ster. Einfl. auf die Stabilität.

H.-J. BECHER. 258□

Einige physikalische Eigenschaften von glasartigem Kohlenstoff. Shigehiko Yamada und Hiroshi Sato. (Nature [London] **193.** 261—62. 20/1. 1962. Nagoya, Horie-cho, Showa-ku, Tokai Electrode Manufact. Co., Nagoya Plant.) (Engl.)

Vff. berichten über die physikal. Eigg. einer glasartigen C-Modifikation, die dem „Cellulose-C" von DAVIDSON ähnlich ist (D. 1,46—1,50; Porosität 0,2—0,4; Härte 4—5 (MOHS); spezif. elektr. Widerstand $35—50 \cdot 10^4$ Ω·cm; spezif. Wärmeleitfähigkeit 3—4 kcal/m·h·Grad; $\alpha = 1{,}8—2{,}2 \cdot 10^6$ $Grad^{-1}$). Diese Modifikation zeichnet sich bes. durch ihre Undurchlässigkeit gegenüber Gasen aus. G. M. NEUMANN. 260□

Beiträge zur Chemie der Silicium-Stickstoff-Verbindungen. 10. Mitt. Gemischt silyl- und phenylsubstituierte Amine. Ulrich Wannagat, Carl Krüger und Hans Niederprüm. (Z. anorg. allg. Chem. **314.** 80—90. Febr. 1962. Aachen, TH, Inst. für Anorg. Chem. u. Elektrochem.) (Dt.) — 9. vgl. C. **1962.** 7076.

Die durch direkte Silylierung mit $ClSiR_3$ nicht zugänglichen *Silyl-Derivv. des Diphenylamins* (**I**) u. *Bis-[silyl]-Derivv. des Anilins* (**II**) ließen sich nach Metallierung leicht mit Ausbeuten von 50—85% gewinnen: $C_6H_5NH_2$ → $C_6H_5NMe_2$ → $C_6H_5N(SiR_3)_2$ (**II**); $(C_6H_5)_2NH$ → $(C_6H_5)_2NMe$ → $(C_6H_5)_2NSiR_3$ (**I**) mit R = Cl, Br, CH_3, OCH_3. Als Metallierungsmittel eignen sich LiC_6H_5, $NaNH_2$, Li, K. Die Methoxysilyl-Derivv. ließen sich nur nach (a) $=N-SiX_3 + 3\,CH_3OH + 3\,C_5H_5N \rightarrow =N-Si(OCH_3)_3 + 3\,[C_5H_5NH]X$ (X = Cl, Br) darstellen, nicht jedoch mit $NaOCH_3$ oder über $=N-Me + ClSi(OR)_3$. **I** u. **II** kristallisieren besser als die Tris-[silyl]-amine, neigen aber stark zu Unterkühlungen. Sie sind leicht lösl. in Bzn., Bzl., Ae. u. Dioxan. HCl spaltet nur die Silyl-Gruppe ab: $(C_6H_5)_{n-3}N(SiR_3)_n + (n+1)\,HCl \rightarrow [(C_6H_5)_{3-n}NH_{n+1}]Cl + n\,ClSiR_3$. Beim Erwärmen mit Laugen erfolgt Hydrolyse. Dismutierungen wurden bei der Dest. nicht beobachtet. Die IR-Spektren zeigen charakterist. Wellenzahlen im Bereich 1345—1180 ($N-C_{arom.}$), 1005—970 (Si—N—Si) u. 915—870 cm^{-1} ($Si-N-C_{arom.}$). In der Beeinflussung des N-Atoms sind sich C_6H_5- u. SiR_3-Gruppen recht ähnlich.

Versuche: Ausdämpfung der App. mit $(CH_3)_3SiCl$ (→ $R_3SiOSiR_3$) u. Arbeiten unter N_2. Zutropfen der suspendierten metall. Amine zu den Halogensilanen. — *Triphenylamin*, $C_{18}H_{15}N$, $Kp._4$ 133°, $Kp._{10}$ 156°, $Kp._{14}$ 165°. — Silyl-Deriv. des Diphenylamins: *Trichlorsilyl-* (**III**), $C_{12}H_{10}Cl_3NSi$, F. 26—28°, $Kp._2$ 125—127°, Lsg. von $LiN(C_6H_5)_2$ in Ae. aus 3,33 (g) Li, 37,7 C_6H_5Br (**IV**) u. 33,9 $(C_6H_5)_2NH$ (**V**) unter starkem Rühren zu 41 $SiCl_4$ in Ae. tropfen, kurz kochen, Ae. durch Bzl. ersetzen, filtrieren, dest.; 88% (Ausbeute). — *Tribromsilyl-* (**VI**), $C_{12}H_{10}Br_3NSi$, F. 38—39°, $Kp._4$ 170—172°, 66 **V** in 200 ml Bzl. zu 59 einer 30%ig. benzol. Suspension von $NaNH_2$ (17,6) tropfen, 12 Std. lang kochen (NH_3↑), Suspension von $(C_6H_5)_2NNa$ unter starkem Rühren zu 136 $SiBr_4$ in 500 ml Bzl. geben, 3 Std. lang unter Rückfluß erhitzen, filtrieren, dest.; $D._4^{21}$ 1,6645; nach einiger Zeit Nadeln; 77 g harzartiger Rückstand. Gut lösl. in Bzl. u. Ae., trübt sich durch Hydrolyse an der Luft, reagiert stürm. mit Alkoholen. —*Trimethoxysilyl-*, $C_{15}H_{19}NO_3Si$, aus **III** u. **VI** mit CH_3OH u. C_5H_5N nach (a); die durch IR-Spektrum eindeutig identifizierbare Substanz ließ sich von beigemengtem **V** u. $[C_5H_5NH]Cl$ nicht analysenrein abtrennen. — *Trimethylsilyl-*, $C_{15}H_{19}NSi$, F. 46—48°, $Kp._2$ 113—115°, analog **III** aus 1,67 Li, 18,8 **IV**, 16,9 **V** u. 13 $(CH_3)_3SiCl$; 83%. — *Triphenylsilylphenylamin*, $C_{24}H_{21}NSi$, F. 134—135°, zu C_6H_5NHLi (aus 1,67 Li, 18,8 **IV** u. 9,3 $C_6H_5NH_2$ in Ae.) 29,5 $(C_6H_5)_3SiCl$ in 100 ml Bzl. zugeben, Lsgm. abdest., mit wenig Bzl. aufnehmen, filtrieren, Bzl.-Lsg. im Vakuum einengen, Rückstand mit Aktivkohle behandeln u. aus Bzn./Bzl. umkristallisieren; 65%. — Bis-[silyl]-Derivv. des Phenylamins: *Bis-[trichlorsilyl]-* (**VII**), $C_6H_5Cl_6NSi_2$, F. 29—30°, $Kp._4$ 113—114°, 18,6 $C_6H_5NH_2$ in 50 ml Ae. zu LiC_6H_5-Lsg. (aus 6,68 Li u. 73,2 **IV**) tropfen. Es fällt gelblichweißes $C_6H_5NLi_2$. 1 Std. lang kochen, Suspension zu 68 $SiCl_4$ geben, 3 Std. lang unter Rückfluß kochen, Ae. durch Bzl. ersetzen, filtrieren, mehrmals fraktioniert dest.; n_D^{20} 1,5234, $D._4^{23}$ 1,4715; leicht gelbliches, erstarrendes Öl; 53%. Sofortige Trübung an der Luft. — *Trichlorsilyltrimethylsilyl-* (**VIII**), $C_9H_{14}Cl_3NSi_2$, F. 15°, $Kp._9$ 114°, $C_6H_5NLi_2$-Suspension aus 37,2 Anilin, 13,36 Li u. 146,4 **IV** zu 43 $(CH_3)_3SiCl$ in 100 ml Ae. tropfen, 10 Std. lang kochen, entstehendes *Lithiumtrimethylsilylphenylamid*, $LiN(C_6H_5)Si(CH_3)_3$, (weiß, schwer lösl. in Bzl. u. Ae., färbt sich bei Luftzutritt sofort schwarz) unter starkem Rühren zu 68 $SiCl_4$ in 300 ml Ae. geben, weitere Aufarbeitung wie bei **VII**; n_D^{20} 1,5080, $D._4^{24}$ 1,1980; Öl; 52%. — *Trimethoxysilyltrimethylsilyl-* (**IX**), $C_{12}H_{23}NO_3Si_2$, $Kp._3$ 103 bis 104°, zu einer Lsg. von 37,1 **VIII** in 150 ml Bzl. Lsg. von 11,55 CH_3OH, 40 C_5H_5N u. 100 ml Bzl. langsam zutropfen, 6 Std. lang bei 20° nachrühren, abnutschen (46,6 C_5H_5·NHCl) u. Dest. über Drehbandkolonne; n_D^{20} 1,4821, $D._4^{23}$ 1,0442; 50%. — *Bis-[tri-*

methoxysilyl]-, $C_{12}H_{23}NO_6Si_2$, Kp.₁ 120—122°, aus **VII** mit CH_3OH u. C_5H_5N analog **IX**; n_D^{20} 1,4718, $D._4^{20}$ 1,1310; 40%. — *Bis-[trimethylsilyl]*-, $C_{12}H_{23}NSi_2$, F. 16—17°, $Kp._{11}$ 98 bis 99°; in eine wie bei **VII** bereitete $C_6H_5NLi_2$-Suspension 26 $(CH_3)_3SiCl$ tropfen, 3 Std. lang erhitzen, Lsgm. durch Bzl. ersetzen, weitere 26 $(CH_3)_3SiCl$ zugeben, 8 Std. lang erhitzen, abnutschen, dest.; n_D^{20} 1,4855, $D._4^{23}$ 0,8951; 10%. U. WANNAGAT. 261 □

Wesen und Bedeutung der Komplexchemie. Franz Hein. (Wiss. Z. Friedrich-Schiller-Univ. Jena/Thür., math.-naturwiss. Reihe. **8.** 175—91. 1958/59.) (Dt.)

Übersicht über die Entw. der Komplexchemie bis zu den Metall-Aromaten-Komplexen. — 91 Literaturangaben (bis 1958). B. SARRY. 270 □

Über Anlagerungsverbindungen des Tetrahydrofurans an Magnesiumbromid. W. Zeil und J. Winter. (Tagungsber. Chem. Ges. DDR **1954.** 77—82. 1955. Karlsruhe, TH, Inst. für Physik. Chem. u. Elektrochem.) (Dt.)

Von $MgBr_2$ wurde bei Zimmer-Temp. die farblose Anlagerungs-Verb. *$MgBr_2$·4 Tetrahydrofuran* (**I**) durch Rk. von Mg mit Br_2 in Tetrahydrofuran dargestellt. Der isotherme Abbau von **I** verläuft über *$MgBr_2$·3 Tetrahydrofuran* u. *$MgBr_2$·2 Tetrahydrofuran.* $MgBr_2$-Tetrahydrofuran-Addukte werden mit $MgBr_2$–Ae.-Addukten hinsichtlich ihrer therm. Stabilität verglichen. Auch *$MgCl_2$·4 Tetrahydrofuran* u. *MgJ_2·4-Tetrahydrofuran* wurden dargestellt. K. ZIELOFF. 282

Über einige Calcium–Eisen–Sauerstoff-Verbindungen. P. B. Braun und W. Kwestroo. (Philips Res. Rep. **15.** 394—97. Aug. 1960. Eindhoven.) (Engl., Auszug: Dt.)

Vff. stabilisieren $Ca_4Fe_{14}O_{25}$, hexagonal, (R $\bar{3}$ c), mit a = 6,0, c = 95,0 Å durch Zugabe von Y^{3+}, $Ca_4Fe_{14}O_{25}$, hexagonal, (P $\bar{3}$ c), mit a = 6,0, c = 31,6 Å durch Zugabe von Mg^{2+} sowie $Ca_4Fe_2^{II}Fe_{18}^{III}O_{33}$, hexagonal, (R $\bar{3}$ c), mit a = 6,0, c = 62,3 Å durch Zugabe von Mg^{2+} u. geben die magnet. Eigg. dieser Verbb. sowie die röntgenanalyt. Daten an. D. HAHN. 283 □

Die Wärmebeständigkeiten einiger niedrigschmelzender Chelate Schiffscher Basen. R. G. Charles. (J. inorg. Nuclear Chem. **9.** 145—49. Febr. 1959. Pittsburgh, Pa., Westinghouse Res. Labor., Churchill Borough.) (Engl.) — Vgl. C. **1959.** 16944.

Es wurde eine Reihe von N-[n-Alkyl]-salicylaldimin-Zn-Chelaten dargestellt u. ihre Wärmebeständigkeit mit der früher beschriebener (C. **1958.** 6195) entsprechender Cu- u. Ni-Chelate verglichen. Die FF. sinken mit zunehmender Kettenlänge des Alkylsubstituenten, sie liegen zwischen denen der Cu- u. Ni-Chelate. Keine der Verbb. weist eine bemerkenswerte Wärmebeständigkeit auf, bei den Cu-Chelaten ist sie am geringsten. Von einigen Mischungen der Chelate wurden die Schmelzdiagramme aufgenommen.

Versuche: Zu einer Lsg. von 6,1 g Salicylaldehyd in 100 ml Methanol werden 0,05 Mol Alkylamin, rein oder in wss. Lsg., gegeben, nach einigen Min. 2,0 g NaOH in 50 ml W. u. dann unter Rühren 0,025 Mol $Zn(NO_3)_2$ in 100 ml W. zugefügt. Bis dicht unter den Kp. erhitzen u. am nächsten Tag abfiltrieren. Ca. 90% Roh-Prod., blaßgelbe Kristalle aus Methanol, die kein Kristallwasser enthalten u. im Hg-Licht blau fluorescieren. Die Molgew. wurden kryoskop. in Dioxan (0,1 m Lsgg.) bestimmt. Folgende Zn-Chelat-Verbb. wurden dargestellt: (Ligand =) *N-Methylsalicylaldimin,* F. 258 bis 259°. — *N-Äthylsalicylaldimin,* F. 152—153°. — *N-[n-Propyl]-salicylaldimin,* F. 138—139°. — *N-[n-Butyl]-salicylaldimin,* F. 152—153°. — *N-[n-Amyl]-salicylaldimin,* F. 88—90°. — *N-[n-Hexyl]-salicylaldimin,* F. 92,5—93,5°. — *N-[n-Heptyl]-salicylaldimin,* F. 98—99°. — *N-[n-Octyl]-salicylaldimin,* F. 92—94°. — *N-[n-Decyl]-salicylaldimin,* F. 82,5—83,5°. — *N-[n-Dodecyl]-salicylaldimin,* F. 89—90°. — *N-[n-Tetradecyl]-salicylaldimin,* F. 85—86°. W. BETCKE. 288 □

Über Silanol- und Germanolester anorganischer Sauerstoffsäuren. 6. Mitt. **Arsensäure- und Selensäureester des Trimethylsilanols und Trimethylgermanols.** Max Schmidt, Ingeborg Ruidisch und Hubert Schmidbaur. (Chem. Ber. **94.** 2451—56. 22/9. 1961. München, Univ., Inst. für Anorg. Chem.) (Dt.) — 5. vgl. C. **1962.** 3381.

Trimethylchlorsilan (**I**) reagiert in inerten organ. Lsgm. mit Ag_3AsO_4 unter Bldg. von *Arsensäure-tris-[trimethylsilyl]-ester* (**II**). Die Ausbeuten an **II** liegen wegen des unvollständigen Ablaufs der weitgehend heterogenen Rk. u. auf Grund teilweiser Zers. bei der Dest. von **II** unter Bldg. polymerer Trimethylsilylmetaarsenate (**A**) nur bei 20—30%. **II** wird in 5%ig. Ausbeute auch durch Rk. von Hexamethyldisiloxan (**III**) mit As_2O_5 erhalten; Hauptprodd. sind auch hier die **A.** — Analog **II** wird *Arsensäure-tris-[trimethylgermanyl]-ester* (**IV**) aus Trimethylchlorgerman (**V**) in 35—40%ig. Ausbeute bzw. aus Hexamethyldigermoxan (**VI**) in 15%ig. Ausbeute erhalten, das bei der Dest. im Gegensatz zu **II** keine Zers. erleidet. Bei der Umsetzung von **I** u. **V** mit Ag_2SeO_4 werden *Selensäure-bis-[trimethylsilyl]-ester* (**VII**) bzw. *-[trimethylgermanyl]-ester* (**VIII**) in guten Ausbeuten erhalten. **VII** u. **VIII** sind auch in beinahe quant. Ausbeute durch Rk. von **III** bzw. **VI** mit SeO_3 bei Feuchtigkeitsausschluß u. tiefen Temp. zugänglich. Dimethyldichlorsilan setzt sich mit Ag_2SeO_4 unter Bldg. von *Selensäuredimethylsilylester* um. Dimethyldichlorgerman reagiert bei Verw. von Bzl. als Lsgm. nicht mit Ag_2SeO_4. Alle dargestellten Ester sind unter Ausschluß von Feuchtigkeit mit Ausnahme von **II** bei $< 100^0$ stabil. **II** oligomerisiert in wenigen Tagen bei Raum-Temp. unter Abscheidung von **A** in Form hygroskop. Kristalle u. gleichzeitiger Bldg. von **III**.

Versuche: *Arsensäure-tris-[trimethylsilyl]-ester* (**II**), $Kp._{1,2}$ 76—77°, F. —1,5°, a) durch 20 Min. langes Rühren von 0,032 Mol Ag_3AsO_4 in 40—80 ml CH_2Cl_2, $1^1/_2$ std. Eintropfen der äquimolaren Menge **I** bei 25°, Filtration u. Dest.; 17,1% (Ausbeute); b) durch Suspendieren von 0,013—0,065 Mol As_2O_5 in 0,23 Mol **III** u. 20—30 std. Erhitzen auf 100°; 1%. — *Arsensäure-tris-[trimethylgermanyl]-ester* (**IV**), $Kp._{1,5}$ 130—131°, F. 46—47°, a) durch 20 Min. langes Rühren von 0,005—0,01 Mol Ag_3AsO_4 in 20 ml Bzl. u. $3^1/_2$—4 std. Eintropfen der äquimolaren Menge **V** bei 80°; 36,1—38,6%; b) analog **II** nach b) durch $1^1/_2$ std. Rk. von 0,0008 Mol As_2O_5 mit 0,003 Mol **VI** bei 137°; 15%. — *Selensäure-bis-[trimethylsilyl]-ester* (**VII**), $Kp._1$ 62°, F. 29,5°, a) durch $1^1/_2$ std. Eintropfen von 0,02 Mol **I** in die vorgerührte Suspension von 0,01 Mol Ag_2SeO_4 in 35—50 ml Bzl. bei 20—25°; 58,5—72,4%; b) durch Einfrieren von 0,022 Mol **III** mit fl. Luft, Versetzen mit 1,59 m Mol SeO_3, langsames Erwärmenlassen auf Raum-Temp. u. Dest.; 95,5%. — *Selensäure-bis-[trimethylgermanyl]-ester* (**VIII**), F. 147—148°, sublimiert bei 140°/1,5 mm, a) durch $1^1/_2$—3 std. Eintropfen von 0,008 Mol **V** in die vorgerührte Suspension von 0,004 Mol Ag_2SeO_4 in 15—20 ml Bzl. bei 25°; 66,6—70,1%; b) analog **VII** nach b) aus 0,005 Mol **VI** mit 0,77 m Mol SeO_3; 92%. — *Selensäuredimethylsilylester*, $[(CH_3)_2SiOSeO_3]_x$, F. 69—79° (Zers.), durch $2^1/_2$ std. Eintropfen von 0,013 Mol Dimethyldichlorsilan in die vorgerührte Suspension von 0,013 Mol Ag_2SeO_4 in 35 ml Bzl. bei 20°; 59%. L. LAMZA. 326□

Vanadinorganische Verbindungen. 2. Mitt. Acylderivate cyclischer Verbindungen. 12. Mitt. R. Riemschneider, O. Goehring und M. Krüger. (Mh. Chem. **91.** 305—06. 1960. Berlin-Dahlem, FU.) (Dt.) — 1. bzw. 11. vgl. C. **1960.** 16882.

Cyclopentadienyltetracarbonylvanadin (**I**, F. 139°, blaßgelb) u. *Methylcyclopentadienyltetracarbonylvanadin* (**II**) reagieren verhältnismäßig leicht mit Acetyl- bzw. Propionylchlorid, wenn man zu 0,012 Mol $AlCl_3$ in CS_2 bei Raum-Temp. unter N_2 allmählich 0,01 Mol **I** bzw. **II** sowie 0,022 Mol des Acylchlorids zugibt. Bei der Umsetzung von **I** erhält man nach 3 std. Rühren, gefolgt von der üblichen Aufarbeitung, mehrfachem Sublimieren im guten Vakuum u. Chromatographieren (zur Abtrennung von unverändertem **I**) mit ca. 10%ig. Ausbeute *Acetylcyclopentadienyl-* (F. 100°) bzw. *Propionylcyclopentadienyltetracarbonylvanadin* (F. ab 45°, aus Hexan) als orangefarbene Kristalle. Die bei der FRIEDEL-CRAFTSschen Acylierung von **II** entstehende Acetyl- bzw. Propionyl-Verb. konnte nur als Öl isoliert werden. Beim Chromatographieren der aus **I** bzw. **II** erhaltenen Acylierungs-Prodd. an Al_2O_3 sind Licht u. O_2 möglichst auszuschließen. Acylierungs-Verss. mit *Cyclopentadienyldicarbonylkobalt* ($Kp._{20}$ 71—73°, dunkelrot) haben nicht zu den gewünschten Acylierungs-Prodd. geführt, wahrscheinlich weil die Ausgangssubstanz schon von HCl angegriffen wird, was sich in der CO-Entw. u. in der Bldg. von $CoCl_2$, Dicyclopentadien u. Cyclopenten zeigt. D. HOLZNER. 330□

Aktivierung von Urandioxid. R. J. Bard, J. P. Bertino und D. L. Bunker. (Ind. Engng. Chem. **53.** 1003—06. Dez. 1961. Los Alamos, N. Mex., Univ. of California, Los Alamos Sci. Labor.) (Engl.)

UO_2 niedriger Aktivität kann wieder in eine sehr akt. Form durch wiederholte Oxydation zu U_3O_8 mit Luft bei 400° u. nachfolgender Red. zu UO_2 mit H_2 von Atmosphärendruck bei 700° übergeführt werden. Der Mechanismus der Aktivierung nach dieser Meth. wurde an Aggregaten von mikrokristallinem UO_2 untersucht. Die physikal. Veränderungen bei der Aktivierung wurden mit denen der Reaktivität gegenüber HF u. O_2 verglichen. Messungen der Oberflächengröße u. des Poren-Vol. sowie Röntgen-Unterss. zeigen, daß die Aktivierung der UO_2-Aggregate von der Trennung, jedoch nicht von der Verkleinerung der prim. Kristallite hervorgerufen wird. Die Rk. von UO_2 mit einem wasserfreien HF/H_2-Gemisch bei 550° zu UF_4 ist von der Porosität des UO_2 abhängig. Wiederholte Oxydation u. Red. von UO_2 führt zuerst zu einem Anwachsen der Oberfläche bei konst. Kristallitgröße, da eine Abtrennung anhängender Mikrokristalle stattfindet. Bei weiteren Aktivierungscyclen nimmt die Dichte des Materials bei konst. Oberfläche u. Kristallitgröße ab, da dann nur eine Erweiterung bereits gebildeter Zwischenräume erfolgt. P. SCHARNER. 339□

Umsetzung von Uranylnitrat mit Aminen. W. M. Wdowenko, D. N. Ssuglobow, W. I. Artemjew und I. G. Ssuglobowa. (Радиохимия [Radiochemie] **3.** 636—37. 1961.) (Russ.)

Vff. untersuchen die Wechselwrkg. von Uranylnitrathydraten mit Mono- (MOA); Di- (DOA) u. Trioctylamin (TOA) in Chlf., Bzl. u. Äther. Bei der Umsetzung von $UO_2 \cdot (NO_3)_2 \cdot 2\,H_2O$ mit TOA in Chlf. bildet sich ein Komplex zwischen TOA u. $UO_2(NO_3)_2$ sowie ein Nd. von hydrolysiertem Uranylnitrat, dessen Schwingungsspektrum auf ein Oxidhydrat deutet. In Lsg. mit Bzl. sowie für MOA u. DOA treten analoge Rkk. auf. Bei der Zugabe von MOA-Ae.-Lsgg. zu $UO_2(NO_3)_2 \cdot 2\,H_2O$-Ae.-Lsgg. tritt dagegen eine andere Rk. auf. Das gesamte U wird als *$UO_2(NO_3)(C_8H_{17}NH) \cdot 2\,H_2O$*, Monooctylamidouranylnitrat (I) gefällt. In der Lsg. verbleibt $[C_8H_{17}NH_3]NO_3$. Das Schwingungsspektrum des I zeigt, daß die NO_3-Gruppe koordinativ an U gebunden ist, es fehlen die für das Oxidhydrat charakterist. Banden. Da TOA das für die Ammonolyse nötige Proton fehlt, tritt beim Zusammengeben von $UO_2(NO_3)_2 \cdot 2\,H_2O$ u. TOA in Ae. keine Rk. wie mit MOA auf; es bilden sich Komplexe, deren Schwingungsspektren den von $UO_2(NO_3)_2$ mit Formamid u. Acetamid ähnlich sind. D. HOENE. 339□

Die Darstellung und das Spektrum von Tetrabutylammoniumuranyldibutylphosphat $[(C_4H_9)_4NUO_2(DBP)_3]$. J. Kennedy und A. M. Deane. (J. inorg. Nuclear Chem. **20.** 295—99. Dez. 1961. Harwell, Didcot, Berks., A.E.R.E.) (Engl.)

Vff. stellen aus $(C_4H_9)_4NDBP$ (**I**, DBP = Dibutylphosphat) u. $UO_2(DBP)_2$ (**II**) in CCl_4 das Doppelsalz $(C_4H_9)_4NUO_2(DBP)_3$ (**III**) u. durch langsames Eindampfen einer Lsg. von $UO_2(DBP)_2 \cdot 2\,HDBP$ in CCl_4 krist. $UO_2(DBP)_2$ her. Das sichtbare Spektrum einer Lsg. von **II** u. **III** in Aceton u. zum Vgl. von **II**, $UO_2(DBP)_2 \cdot 2\,TOPO$ (TOPO = Tri-n-octylphosphinoxid) u. $UO_2(DBP)_2 \cdot 2\,HDBP$ in CCl_4 ebenso wie auch die IR-Spektren von **I** u. **III** in Nujol u. von $UO_2(DBP)_2 \cdot HDBP \cdot TOPO$ (**IV**) in CCl_4 werden mitgeteilt u. diskutiert. Es wird festgestellt, daß in den untersuchten U-Verbb. kein freies $(DBP)^-$-Ion existiert u. daß die 3 DBP-Liganden in **III** in gleicher Weise gebunden sind. Auf Grund der Ähnlichkeit der Spektren von **III** u. **IV** wird geschlossen, daß **IV** ein Oxoniumsalz der Formel $[(C_8H_{17})_3POH]^+[UO_2(DBP)_3]^-$ ist. Verss. zur Darst. von $[(C_4H_9)_4N]_2 \cdot UO_2(DBP)_4$ durch Schmelzen äquimolarer Mengen von **I** u. **III** gelangen nicht; das IR-Spektrum der erstarrten Schmelze zeigte eine Mischung der beiden Salze an.

Versuche: *$(C_4H_9)_4NDBP$* (**I**), F. 55°, durch potentiometr. Neutralisation einer Lsg. von $(C_4H_9)_4NOH$ [aus $(C_4H_9)_4NJ$ (180 g) durch Lösen in wss. A. (50%, 1250 ml), Schicken über einen Anionenaustauscher (Deacidite FF, OH-Form) u. Waschen mit 500 ml 50%ig. wss. A.] mit 50%ig. HDBP in A., Eindampfen der Lsg. auf dem Wasserbad bei 30 mm Hg, Trocknen der fast farblosen Fl. bei 65—70° u. 3 mm Hg u. Kristallisieren durch Kühlen; das hygroskop. Prod. ist lösl. in CCl_4, Bzl., A., Aceton, Äthylacetat u. W.; 205 g (Ausbeute). — *$(C_4H_9)_4NUO_2(DBP)_3$* (**III**), F. 112—114°, durch Zugabe von 2,15 g **II** in CCl_4 zu einer Lsg. von 1,409 g **I** in CCl_4, Verdünnen auf 50 ml mit CCl_4, Abtrennen der oberen Phase u. Abfiltrieren der beim Stehen gebildeten hellgelben, nadelförmigen Kristalle, unlösl. in Ae., schwach lösl. in nichtpolaren Lsgm., leicht lösl. in A. u. Aceton; in W. erfolgt Dissoziation in unlösl. festes **II** u. lösl. **I**; 85—91%. — *$UO_2(DBP)_2$* (**II**), durch Eindampfen einer 0,0625 m Lsg. von $UO_2(DBP)_2 \cdot 2\,HDBP$ in CCl_4 bei Raum-Temp., Zentrifugieren der gebildeten, aus nadelförmigen Kristallen u. einer sehr gelben, viscosen Fl. bestehenden Dispersion, Waschen der Kristalle mit n-Heptan. U. SKURNIA. 339□

Die thermischen Eigenschaften einiger fünf- und sechszähniger Kobaltkomplexe der Äthylendiamintetraessigsäure und Hydroxyäthyläthylendiamintriessigsäure. M. L. Morris, R. W. Dunham und W. W. Wendlandt. (J. inorg. Nuclear Chem. **20.** 274—82. Dez. 1961. Lubbock, Tex., Texas Technol. Coll., Dep. of Chem.) (Engl.)

Vff. untersuchten thermogravimetr. u. mit Hilfe der DTA-Meth. die therm. Eigg. von Co(III)-Komplexen der allg. Form $Na[Co(HY)X] \cdot nH_2O$, $H[Co(HY)X] \cdot nH_2O$, $Na_2[Co(Y)X] \cdot nH_2O$, $Na[Co(Y)] \cdot 3\,H_2O$ (Y = Äthylendiamintetraessigsäureanion, X = OH^-, Br^-, Cl^- u. NO_2^-; n = 1, 2 u. 3), $Na[Co(YOH)X] \cdot H_2O$ (YOH = Hydroxyäthyläthylendiamintriessigsäure, X = Br^- u. NO_2^-) u. vom Co(II)-Komplex $H_2[Co(Y)] \cdot 3\,H_2O$. Die Komplexe $Na[Co(HY)X] \cdot nH_2O$ u. $H[Co(HY)X] \cdot nH_2O$ beginnen das Hydratwasser bei 50—75° zu verlieren; aus den thermogravimetr. Unterss. folgt, daß dieses W. in 2 Stufen abgegeben wird. Die Zers. der wasserfreien Komplexe beginnt bei 215—250°. Die Halogeno- u. NO_2-Komplexe des Typs $Na_2[Co(Y)X] \cdot nH_2O$ zersetzen sich nach einem anderen Mechanismus; das gesamte W. u. ein CO_2, letzteres vermutlich aus einer Decarboxylierungs-Rk., werden in einem einstufigen Prozeß abgegeben. Bei Komplexen des Typs $Na[Co(YOH)X] \cdot H_2O$ wird das W. bei 70—170° abgegeben, der wasserfreie Br-Komplex ist nicht so stabil wie der NO_2-Komplex; ersterer zeigt einen kontinuierlichen Gewichtsverlust von 70—600°. $Na[CoY] \cdot 3\,H_2O$, bei dem alle Koordinationsstellen des Co(III) durch Y besetzt sind, verhält sich in seiner therm. Stabilität wie H[Co(HY)X]. P. SCHARNER. 355□

Tetraedrische Nickel(II)-Komplexe und die Faktoren, die ihre Bildung bestimmen. 2. Mitt. Komplexe mit Dibutylphenylphosphin und Butyldiphenylphosphin. C. R. C. Coussmaker, M. Hely Hutchinson, J. R. Mellor, L. E. Sutton und L. M. Venanzi. (J. chem. Soc. [London] **1961.** 2705—13. Juli. Oxford, Univ. of Oxford, Inorg. and Phys. Chem. Labor.) (Engl.) — 1. vgl. C. **1959.** 5732.

Vff. beschreiben die Darst. u. Eigg. der Komplexe L_2NiX_2 (L = Di-n-butylphenylphosphin oder n-Butyldiphenylphosphin; X = Cl, Br, J, SCN oder NO_3). Die Eigg. der Dibutylphenylphosphine sind denen der Trialkylphosphine sehr ähnlich; die Halogenide u. die SCN-Verbb. sind diamagnet. u. monomer, die Nitrat-Verb. ist paramagnetisch. Die Absorptionsspektren dieser Verbb. in Bzl. u. die Reflexionsspektren der festen Substanzen wurden gemessen. Die Eigg. der Butyldiphenylphosphine sind denen der Triphenylphosphine sehr ähnlich. Mit Ausnahme der SCN-Verb., die diamagnet. ist, sind alle Verbb. paramagnet. mit magnet. Momenten von 3,2—3,4 BM. Die Temp.-Abhängigkeit der magnet. Susceptibilität der festen Substanzen gehorcht im untersuchten Temp.-Bereich (160—290°K) dem CURIE-WEISS-Gesetz. Die Halogenid-Komplexe u. der SCN-Komplex sind in Bzl. monomer. Die elektr. Dipolmomente aller Verbb. wurden tabelliert.

Versuche: Allg. Darst.-Meth.: Durch Zugabe des Phosphins (> 2 Val) zu einer alkohol. Lsg. des entsprechenden Ni-Salzes unter N_2-Atmosphäre [$NiCl_2 \cdot 6\,H_2O$/A.; $NiBr_2 \cdot 3\,H_2O$/Butanol-(1); $Ni(NO_3)_2 \cdot 6\,H_2O$/Butanol-(1); NiJ_2 u. $Ni(SCN)_2$ nach Zugabe von NaJ bzw. KSCN in sd. Butanol-(1) zu $Ni(NO_3)_2$ in Butanol-(1) u. Abtrennen des KNO_3 bzw. $NaNO_3$] u. Umkristallisation. Dargestellt wurden (Zers.-Punkt, Farbe, Dipolmoment, Ausbeute in Klammern): *Di-n-butylphenylphosphin-nickel(II)-chlorid*, $C_{28}H_{46}Cl_2NiP_2$ (56—57°; rot, 1,3 [D]; 61%). — *Di-n-butylphenylphosphin-nickel(II)-bromid*, $C_{28}H_{46}Br_2NiP_2$ (70—71°, dunkelrot; 1,9; 53%). — *Di-n-butylphenylphosphin-nickel(II)-jodid*, $C_{28}H_{46}J_2NiP_2$ (87—88°; bräunlichgelb; 3,1; 62%). — *Di-n-butylphenylphosphin-nickel(II)-nitrat*, $C_{28}H_{46}N_2NiO_6P_2$ (98—99°; grün; 9,8; 55%). — *Di-n-butylphenylphosphin-nickel(II)-thiocyanat*, $C_{30}H_{46}N_2NiP_2S_2$ (120—121°; orangefarben; 1,8; 30%). — *n-Butyldiphenylphosphin-nickel(II)-chlorid*, $C_{32}H_{38}Cl_2NiP_2$ (149—150°; blau; 3,3; 53%). — *n-Butyldiphenylphosphin-nickel(II)-bromid*, $C_{32}H_{38}Br_2NiP_2$ (161—162°; grün; 5,9; 60%). — *n-Butyldiphenylphosphin-nickel(II)-jodid*, $C_{32}H_{38}J_2NiP_2$ (134—135°; braun; 6,8; 32%). — *n-Butyldiphenylphosphin-nickel(II)-nitrat*, $C_{32}H_{38}N_2NiO_6P_2$ (154—155°; grün; 9,8; 27%). — *n-Butyldiphenylphosphin-nickel(II)-thiocyanat*, $C_{34}H_{38} \cdot N_2NiP_2S_2$ (144—145°; orangefarben; 2,0; 54%). — *Bis-[tris-(chlormethyl)-phosphin-nickel(II)-bromid*, $C_6H_{12}Br_2Cl_6NiP_2$ (158—159°; dunkelrot; 1,5; 42%). — *Bis-[tris-(chlormethyl)-phosphin]-nickel(II)-jodid*, $C_6H_{12}Cl_6J_2NiP_2$ (125—126°; braunschwarz; 54%).

HEINRICH SCHROEDER. 356□

Entmischungsgebiet im System Kupfer-Nickel-Schwefel. B. W. Lipin. (Цветные Металлы [Nichteisenmetalle] **33.** Nr. 1. 39—43. Jan. 1960. Nordkaukas. Inst. für Hüttenwesen.) (Russ.)

Mit Hilfe der thermograph. u. mkr. Meth. wurde an aus reinen Komponenten hergestellten Legg. der Teil des tern. Cu–Ni–S-Diagramms untersucht, der der Entmischung schwer schmelzender Phasen entspricht. Die Ergebnisse werden graph. dargestellt u. ergänzen das von KÖSTER u. MULFINGER (1940) aufgestellte Diagramm. Das Gebiet bildet eine „Zunge", welche von der S-Kante zwischen 1,8—17,9% S ausgeht u. bis zu einem Cu–Ni-Verhältnis 1,7 : 1 reicht; der F. liegt zwischen 1100—1050°. Die höchste Temp. wird an der Cu–Cu_2S-Linie erreicht u. sinkt nach innen. In allen Fällen lassen sich nachweisen: Cu_2S, bin. Eutektikum Cu_2S + CuNi, tern. Eutektikum Ni_3S_2 + CuNi.

J. TŮMOVÁ. 358□

Thermogravimetrische Pyrolyse einiger Benzo-1.2.3-triazol-Verbindungen des Osmiums. R. F. Wilson und L. J. Baye. (J. inorg. Nuclear Chem. **9.** 140—44. Febr. 1959. Houston, Tex., Texas Southern Univ., Dep. of Chem.) (Engl.) — Vgl. C. **1958.** 10302.

Der Hydrationsgrad u. die Stabilität der hydrierten u. unhydrierten Formen von Koordinations-Verbb. des Os mit Benzotriazol ($C_6H_5N_3$ = BTA) wurden durch thermogravimetr. Messungen bestimmt. *$Os(OH)_3(BTA)_3$* geht bei 200—230° unter Verlust von $1^1/_2$ H_2O in $Os_2O_3(BTA)_6$ über. Zwischen 400 u. 410° erfolgt rapide Zers., ohne daß ein Rückstand bleibt, da flüchtiges OsO_4 entsteht. — *$Ba_3[OsO_3(BTA)_4(H_2O)_2]_2$*: Die Verb. verliert zwischen 130 u. 150° 4 H_2O u. zwischen 427 u. 450° 8 BTA + Os_2O_3. Es verbleibt BaO. — *$K_3[OsO_3(BTA)_4]$*: zwischen 390 u. 420° Verlust von 4 BTA + $^1/_2$ Os_2O_3; Rückstand K_2O. — *$OsCl_3(BTA)_3$*: Die 3 BTA werden zwischen 395 u. 430° abgegeben; die Zers. des Chlorids bei höherer Temp. hat explosiven Charakter. — *$OsBr_3(BTA)_3$*: Zwischen 380 u. 400° Verlust der 3 BTA. Ein weiterer Gewichtsverlust bei 410° ist wahrscheinlich der Zers. des Bromids zuzuschreiben. — *$NaOsO_3$[$_3$ (BTA)$_4$·(H_2O)$_2$]*: Zwischen 130 u. 150° werden 2 H_2O, zwischen 400 u. 420° 4 BTA + Os_2O_3 abgegeben. — *Pb_3[OsO_3(BTA)$_4$]$_2$*: Verlust der 8 BTA bei 400—430°, Rückstand PbO. — *Ca_3[OsO_3(BTA)$_4$(H_2O)$_2$]$_2$*: Die 4 H_2O verflüchtigen sich zwischen 130 u. 145°, die 8 BTA u. das Os als OsO_4 zwischen 410 u. 440°. — *Ag_2[OsO_2OH(BTA)$_3$]*: Verlust von 3 BTA + 1/2 Os_2O_3 zwischen 395 u. 420°. — Zn[OsO_2OH (BTA)$_4$]: Verlust von 4 BTA + 1/2 Os_2O_3 zwischen 400 u. 420°. W. Betcke. 364□

A₉. Mineralogische und geologische Chemie

Über den Wolfram- und Molybdängehalt in den alkalischen Gesteinen in Tuwa und im nördlichen Kaukasus. S. W. Studenikowa und L. I. Pawlenko. (Геохимия [Geochemie] **1960.** 594—600. Moskau, Vernadsky-Inst. für Geochem. und analyt. Chem. der Akad. der Wiss. der UdSSR.) (Russ.; Auszug: Engl.)

Die durchschnittlichen Geh. beider Elemente der untersuchten Alkaligesteine liegen bei 2,8—2,2 für W u. 1,4—1,1·10^{-4}% für Mo; damit überschreiten sie nicht die Mittelwerte der Gesteine der sauren Serie. Beide Elemente verhalten sich während der Alkalimetasomatose unterschiedlich. Der Mo-Betrag verändert sich in geringerem Maße mit Zunahme der Natriummetasomatose. W ist im Gestein, das einer Na-Metasomatose unterlag, häufiger anzutreffen; bei Ca-Anwesenheit führt dies zur Scheelit-Bildung. Auch beim Auftreten einer Kalimetasomatose erfährt das W der Gesteine keine Migration. M. Hähnert. 378□

Die Radioaktivität von Aluminiummetall. J. A. S. Adams und K. A. Richardson. (Econ. Geol. **55.** 1060—63. Aug. 1960. Houston, Tex., Rice Inst.) (Engl.)

Bauxiterze, welche wie der Surinam-Bauxit Th u. U enthielten, verloren bei der Verarbeitung zu Tonerde, Rotschlamm u. Sand 80% ihrer α-Aktivität (I) an die Abfallstoffe, nur 5% verblieben in der Tonerde. Bei der 2 Jahre früher erfolgten Analyse derselben Probe war eine doppelt so hohe **I** gemessen worden. Aus solchem Al_2O_3 gewonnenes Al zeigte den nur noch sehr geringen Wert von 0,074 **I**, 6 Al-Muster aus Arkansas-Bauxit im Mittel 0,089, gewöhnliche legierte Al-Sorten mit 93—98% Al 0,31 **I**, wogegen die Werte für Stahl bei 0,03, Messing 0,05, Cu 0,09 u. Sn bei 1,21 **I** lagen. Der erstgenannte Wert entsprach einem Geh. an Th + U von 5—10 ppm. R. G. Kaiser. 378□

Die Metamorphose der Eisenformationen und ihr Einfluß auf ihre Nutzbarmachung. G. A. Gross. (Canad. Mining metallurg. Bull. **54.** 30—37. Jan. 1961.) (Engl.)

Sedimentäre Eisenerze unterliegen unter dem Einfl. der Regionalmetamorphose einer mehr oder weniger starken Kornvergröberung, die häufig mit der Bldg. anderer Mineralarten verbunden ist. Vor allem entstehen aus Eisenoxidhydraten Haematit u. Magnetit. Für die Aufbereitung brauchen diese metamorph veränderten Erze nicht so weitgehend zerkleinert werden. Außerdem kann der Magnetit durch die verhältnismäßig billige magnet. Aufbereitung leicht zu Konzentraten verarbeitet werden. F. Ensslin. 378□

Das Rätsel der Natriumbilanz. Die „persedimentäre" Theorie und die Chlorbilanz. René Perrin. (C.R. hebd. Séances Acad. Sci. **250.** 1766—69. 7/3. 1960.) (Franz.)

Die persedimentäre Theorie von Nieuwenkamp, nach der das Na dauernd im Kreislauf über Metamorphose, Migmatisierung, Granitisierung, Verwitterung, NaCl-Bldg. geführt wird, wird abgelehnt, da sie keine Erklärung für die Cl-Bilanz ergibt. Wahrscheinlich ist, daß die oberen Schichten der prim. Erdkruste ärmer an Na waren als die heutigen Plutone. Die heute sichtbaren Sedimente sind nicht nur durch Verwitterung von Plutonen entstanden, sondern auch von Na-armen Gesteinen. Die absteigenden W. können aus dem Verwitterungs-Prodd. einen Teil der Alkalien in die Tiefe mitführen, wo sie sich an Rkk. beteiligen. F. Ensslin. 378□

Zur Mineralogie der quaternären Sedimente und der Verwitterungszone der kristallinen Gesteine des westlichen Teiles des Dnepr- und Bug-Gebietes. M. G. Djadtschenko. (Доповіді Академії Наук Української РСР [Ber. Akad. Wiss. UkrainSSR.] **1960.** 82—86. Inst. für geol. Wiss. der Akad. der Wiss. der UkrainSSR.) (Ukrain.; Auszug: Engl.) — Vgl. C. **1961. 14583.**

Es wird festgestellt, daß die Proben aus den Alluvialablagerungen des Quarternärs u. aus der Verwitterungszone der krist. Gesteine nach der mineralog. Zus. einander sehr nahe stehen. Von den 80 untersuchten Mineralien dieses Gebietes kommen 20 Mineralien fast in allen Proben vor. Die regionale Verbreitung von Granat, akzessor. Ilmenit u. a. Mineralien in den alluvialen Ablagerungen ist ein Beweis dafür, daß diese Mineralien mit den hier verbreiteten Graniten von Tschudnowo-Berditschew u. mit den Gesteinen der Charnockit-Reihe genet. zusammenhängen. O. LEBTAG. 378☐

Vergleichende Untersuchung des Ampangabeits und Samarskits. L. Van Wambeke. (Bull. Soc. franç. Minéralog. Cristallogr. **83.** 295—309. Okt./Dez. 1960. Ispra, Italie, Euratom, Centre Commun de Rech.) (Franz.)

Mittels Röntgenfluorescenz-Unterss. u. DTA wurden Samarskit u. Ampangabeit aus verschiedenen Vork. verglichen. An der äußeren Verwitterungszone dieser Minerale wurde eine deutliche Auslaugung von Y, U, Ca u. von Seltenen Erden bei gleichzeitiger Anreicherung von Pb beobachtet. Die Röntgenfluorescenzaufnahmen von Samarskit u. Ampangabeit innerer Schichten u. rekrist. Proben waren identisch. Die Identität der beiden Minerale konnte auch durch DTA erhärtet werden. Für die verwitterten Zonen beider Minerale wird eine neue chem. Formel vorgeschlagen. R. F. HAAR. 380☐

Lagerstättengenetische Untersuchungen an den Baryt–Fluorit-Vorkommen von Niederschlag im Erzgebirge. Heinz Schulz. (Bergakademie [Freiberg] **13.** 77—89. Febr. 1961. Dresden.) (Dt.)

Ausführliche Beschreibung der hydrothermalen (meso- bis epithermalen) Gänge von Niederschlag im Erzgebirge. Als Erzbringer wird ein Granit angesehen. Charakterisierung metasomat. Verdrängung in Marmor des Nebengesteins. Intrusionen von Phonolith haben die Mineralparagenesen beeinflußt. H. MOENKE. 380☐

Über das Vorkommen von Giobertit und Dolomit in den Konkretionen des Typs „Mondmilch". Thérèse Pobeguin. (C.R. hebd. Séances Acad. Sci. **250.** 2389—91. 28/3. 1960. Paris, Labor. de Rech. phys. de la Sorbonne.) (Franz.)

Eine IR-Analyse von Proben aus Grotten von St. Cézare (Seealpen) zeigt, daß in calcit. Grotten die Konkretionen im allg. calcit., in den dolomit. Grotten dagegen sowohl calcit., magnesit. als auch huntit. sein können. Die Giobertite, Dolomite u. Huntite haben also in einigen Fällen sedimentären Ursprung. R. F. HAAR. 380

Genetische Gesichtspunkte der Michipicoten Eisenformationen. A. M. Goodwin. (Canad. Mining metallurg. Bull. **54.** 38—42. Jan. 1961. Jamestown, Ontario, Algoma Ore Properties Ltd.) (Engl.)

Die archaische Eisenformation besteht aus 2 Typen von Lagerstätten. Der normale Keewalintyp besteht aus gebändertem Hornstein, verkieseltem Magnetit u. Jaspis, während der Carbonatsulfidtyp große Lager von Siderit u. Pyrit aufweist u. sehr eng mit dem Vulkanismus zusammenhängt. Beide Typen entstanden als Folge der Eruption von Andesit–Rhyolith-Magmen, der 1. Typ als Folge submariner Ausbrüche u. der 2. als Folge spätmagmat. Tätigkeit, wobei SiO_2 aus vulkan. Gesteinen bei Durchfluß der Lsg. aufgenommen u. wieder ausgeschieden wurde. F. ENSSLIN. 380☐

Die Mineralisation der Kupfergänge von Chizeuil (Saône-et-Loire). Henri Vincienne, Michel Fonteilles und Marcel Tabouret. (C. R. hebd. Séances Acad. Sci. **249.** 1125—27. 28/9. 1959. Paris, Labor. de Géol. appl. de l'École des Mines.) (Franz.)

Nach polarisationsmkr. u. röntgenograph. Unterss. konnte eine Vergesellschaftung von gelbem Zinnstein u. orangenem Bornit mit Enargit festgestellt werden. In der Diskussion der Möglichkeiten der Entstehung der Kupfergänge von Chizeuil wird die Frage aufgeworfen, ob eine genet. Beziehung zwischen der mesothermalen Phase der arsenhaltigen Kupfergänge, dem hercyn. Vulkanismus, den Porphyrgängen u. den Porphyriten dieser Gegend besteht. R. F. HAAR. 380☐

Montmorillonit aus dem Skyrvedal in Hemsedal. I. Th. Rosenqvist. (Norsk. geol. Tidsskr. **39.** 350—54. 1959.) (Norw.)

Beschreibung, chem. u. Röntgenanalyse eines sehr reinen dioktaedr. Ca-Montmorillonits mit 59,58(%) SiO_2, 22,96 Al_2O_3, 3,67 MgO, 3,38 CaO, 0,06 Na_2O u. 9,61 Glühverlust (110—950°). R. K. MÜLLER. 380☐

Tonmineralogie rezenter Sedimente aus dem Gebiet des Mississippi-Sunds. I. H. Milne und W. L. Shott. (Nat. Acad. Sci. — Nat. Res. Council, Publ. Nr. **566.** 253—65. 8/10. 1956. Pittsburgh, Pa., Gulf Res. and Dev. Co.) (Engl.)

Die untersuchten Sedimente enthalten vorwiegend Kaolinit u. Montmorillonit, außerdem Illit. Beim Übergang von Meerwasser zum Sund nehmen die Mg-, K- u. Na-Konzz. zu, während der Ca-Geh. sich verringert. H. MOENKE. 380☐

Tonmineralien an einer Pennsylvanischen Unkonformität. Jane A. Dalton, Ada Swineford und J. M. Jewett. (Nat. Acad. Sci. — Nat. Res. Council, Publ. Nr. **566.** 242—252. 8/10. 1956. Lawrence, Kans., Univ. of Kansas, State Geol. Surv.) (Engl.)

Folgende charakterist. Mineralparagenesen an einer Desmoinesian-Missourian-Grenze wurden festgestellt: Hepler-Sandstein (Basis des Missourian) enthält Kaolinit, Illit u. Quarz neben Vermiculit. Der typ. marine Holdenville-Schiefer, die oberste Abfolge des Desmoinesian, enthält Illit, Chlorit, Quarz, Feldspat u. nur sehr wenig Kaolinit. Diskussion der Umwandlungserscheinungen. H. MOENKE. 380☐

Zirkone von Granit aus Mysore. A. Achuta Rao. (Current Sci. **27.** 96. März 1958. Bangalore, Central Coll., Dep. of Geol.) (Engl.)

Zirkonproben aus grobkörnigem Granit der Fundorte Nandi, Chamundi, Banavar, Holalkere u. Closepet wurden hinsichtlich ihrer Farbe, Form u. Kristallgröße miteinander verglichen. Sie sind im allg. farblos bis bräunlich, normal-prismat. u. haben eine Kristallgröße von 0,01—0,02 mm. Die große Ähnlichkeit der Proben untereinander deutet auf einen gemeinsamen Ursprung hin. W. BETCKE. 380☐

Dichtebestimmungen an Gesteinen des Westerzgebirges. Manfred Kopf, Siegfried Grosse und Klaus Sonntag. (Freiberger Forsch.-H., Reihe C, Heft **110.** 5—53. Juli 1961.) (Dt.)

Die Dichten von ca. 50 im Westerzgebirge vorkommenden Gesteinsarten wurden nach einer Feld-Meth. (Auftriebsprinzip, Messung an 1—3-kg-Proben) bestimmt. Bes. ausführliche Angaben über die Granite u. Publikation einer Dichtebezirkskarte. H. MOENKE. 385☐

Über die Anwesenheit von Kalifeldspaten in den Triasschichten des Massivs von Pelvoux (Dauphinéische Alpen). Robert Michel, Léon Moret und Jean-Louis Tane. (C. R. hebd. Séances Acad. Sci. **251.** 184—87. 11/7. 1960. Grenoble, Fac. des Sci., Labor. de Géol. et Minér.) (Franz.)

Das Vorhandensein von Laven mit Feldspatfazies, z. T. orthoklas., zum größten Teil jedoch albit. Ausbildung wird für die Diskussion der verschiedenen Hypothesen der Genese dieser Gesteine herangezogen. Auf Grund petrograph. u. petrochem. Unterss. einer abgetragenen Schicht vor dem Villard-Notre-Dame diskutieren die Vff. die Möglichkeit einer epimagmat. Bildung. R. F. HAAR. 385☐

Die Petrologie der Auckland-Basalte. E. J. Searle. (New Zealand J. Geol. Geophysics **4.** 165—204. Mai 1961. Auckland, Univ., Dep. Geol.) (Engl.)

Am Aufbau der jungen Auckland-Basalte sind vorwiegend Olivinbasalte, augitreiche pikrit. Basalte u. Nephelinbasanite beteiligt. Diese, sowie die selteneren Biotitbasalte, Hornblendebasalte, schlackigen rutilhaltigen Basalte u. Ganggesteine werden ausführlich petrograph. beschrieben. H. MOENKE. 385☐

Alkaligesteine aus dem östlichen und südlichen Afrika. 2. Mitt. **Petrologie.** 3. Mitt. **Petrogenese.** B. C. King und D. S. Sutherland. (Sci. Progr. **48.** 504—24. Juli. 709—20. Okt. 1960. London, Univ., Bedford Coll.) (Engl.)

Die Alkaliplutone können in 3 Gruppen: a) feldspatführende Gesteine, b) Feldspate u. Feldspatoide u. c) feldspatfreie Gesteine unterteilt werden. Die K-reichen Ergußgesteine des feldspatreichen u. -freien Typs kommen nebeneinander in der Gegend des Western Rift vor, ohne daß die entsprechenden Tiefengesteine vorhanden sind. Na-reiche Gesteine finden sich in Western Rift, K-reiche in den Vulkaniten des Eastern Rift. Zur Na-Reihe gehören die Ijolithe; außerdem haben die Nephelinsyenite etwas mehr Na_2O als K_2O, während die Syenite u. Fenite fast reine K_2O-Gesteine sind. Beschreibung der Gesteine u. Diskussion über die Entstehung der Gesteine. F. ENSSLIN. 385☐

Entfärbung von Kohlenstoff-Quarz-Sericit-Schiefern der oberen Schicht von Kriwoi-Rog. R. I. Ssiroschtan und D. I. Ischtschenko. (Доповіді Академії Наук Української РСР [Ber. Akad. Wiss. Ukrain.SSR] **1960.** 87—90. Inst. für geolog. Wiss. der Akad. der Wiss. der Ukrain.SSR.) (Ukrain.; Auszug: Engl.)

Durch Unterss. an den schwarzen Kohlenstoff–Quarz–Sericit-Schiefern aus der oberen Stufe der Eisenerzlager von Saksagan wird festgestellt, daß diese Schiefer große u. kleine Einschlüsse von Pyrit (I) aufweisen. In der Hypergenesezone wird **I** fast vollständig oxydiert u. in braunes $Fe(OH)_3$ umgewandelt. In der Nachbarschaft dieser zerstörten Einschlüsse geht die dunkle Färbung des Schiefers verloren. Häufig geht dieser Prozeß so weit, daß der Schiefer weiß wird. Von der Umgebung der ausgebleichten oxydierten **I**-Kristalle breitet sich die Ausbleichung über die Spalten bis in die unteren Horizonte aus. Bei der **I**-Oxydation wird viel Wärme frei, wodurch die C-Substanz des Schiefers sublimiert wird. Dadurch vermindert sich der C-Geh. von 12,18 auf 0,24%. Mitunter kommen in den Gesteinen der oberen Stufe, bes. in den Schiefern, Adern von weißem Alunit vor. Die Alunit-Bldg. beruht vermutlich auf der Rk. zwischen dem Sericit u. der bei der **I**-Oxydation entstehenden H_2SO_4. O. LEBTAG. 385☐

Über die Analyse von vulkanischen Emanationen des Archipels der Neuen Hebriden. Marcel Chaigneau, Haroun Tazieff und René Fabre. (C. R. hebd. Séances Acad. Sci. **250.** 1760—65. 7/3. 1960. Paris, Labor. des Gaz du C.N.R.S.; Bruxelles, Centre de Volcanologie de Belg.) (Franz.)

Die überhitzten W. der Vulkane haben einen pH-Wert von 6,1—6,5, einen Abdampfrückstand von 36,75—37,37 g/Liter, vornehmlich Chloride (ca. 9,8 g/Liter) neben ca. 2,8 g SO_4/Liter u. 2,2 mg F/Liter. Der Mg-Geh. beträgt 1,26—1,47 g/Liter. Di gelösten Gase betragen in ml/Liter W. 3,0—7,0 CO_2, 1,1—2,7 O_2, 10,4—11,6 N_2 u. in einem Fall 0,11 H_2S. Freie HCl, HF u. H_2S sind sonst nicht vorhanden. In den vulkan. Gasen ist das Verhältnis SO_2/CO_2 genau konstant. F. Ensslin. 386□

Die Anwendung radioaktiver Isotope in der Hydrologie. 2. Mitt. **Ein Verfahren zur Ermittlung der Ergiebigkeit von Grundwasserströmungen.** Heribert Moser, Ferdinand Neumaier und Werner Rauert. (Atomkernenergie **2.** 225—31. Juni 1957. München, Univ., I. Phys. Inst.; Inst. für allg. u. angew. Geol. u. Miner.) (Dt.) — 1. vgl. C. **1961.** 17093.

Zur Best. eines Grundwasserstromes bei hydrolog. Messungen im Gelände, bes. zur Ermittlung der Grundwasserströmungs-Geschw., wird ein poröses Filterrohr in ein Bohrloch versenkt. Es enthält W., in das aus einer Ampulle ^{131}J entleert wird, dessen Aktivität mittels eines in das W. eintauchenden Zählrohres bestimmt wird. Das quer durch das Filterrohr strömende Grundwasser verdünnt die ^{131}J-Lsg. allmählich. Durch Messung der zeitlichen Abnahme der Aktivität der Lsg. erhält man auswertbare Angaben zur Best. der Grundwasserströmungsgeschindigkeit. Die theoret. Grundlagen des Verf. u. prakt. Ergebnisse im Gelände werden besprochen. W. Reusse. 393□

Die Deuteriumkonzentration im Eis der Arktischen See. Irving Friedman, Beatrice Schoen und Joseph Harris. (J. geophys. Res. **66.** 1861—64. Juni 1961. Washington, D.C., US Geol. Survey.) (Engl.)

An Eisproben aus der Arkt. See wurde der D-Geh. in Abhängigkeit von der Tiefe der Herkunft der Proben bestimmt. Einige Proben an Oberflächenwasser, die im Sommer gesammelt wurden, zeigen eine an D arme Schicht. M. Wiedemann. 393□

Konzentration von Thoriumisotopen in Meerwasser. K. F. Lasarew, D. Ss. Nikolajew und Ss. M. Graschtschenko. (Радиохимия [Radiochemie] **3.** 623—35. 1961.) (Russ.)

Vff. arbeiten eine Meth. zur Best. des *Th*- u. *Io*-Geh. in natürlichen Wässern aus. Die Isotope werden durch Mitfällung mit $Fe(OH)_3$ angereichert u. dann in den Konzentraten bestimmt. Zur Mitfällung aus 100 Liter Meerwasser sind lediglich 0,3—0,5 g Fe^{3+} nötig. Mittels dieser Meth. werden die Th-Isotope an verschiedenen Stellen des Schwarzen u. des Asowschen Meeres ermittelt. Für die offenen Teile des Schwarzen Meeres werden Th- u. Io-Konz. von $(2{,}2 \pm 0{,}2) \cdot 10^{-9}$ u. $(2{,}5 \pm 1{,}0) \cdot 10^{-13}$ g/Liter gefunden. Der Konz.-Verlauf der Isotope im Meer wird diskutiert. D. Hoene. 393□

Bemerkungen über die Beziehungen zwischen dem gelösten Sauerstoff und mineralischem Phosphor im Korallenmeer. Henri Rotschi. (C. R. hebd. Séances Acad. Sci. **250.** 2403—05. 28/3. 1960. O.R.S.T.O.M., Centre d'Océanographie, Inst. Français d'Océanie.) (Franz.)

Bei Unterss. des W. im Korallenmeer (Neu-Hebriden-Graben) wurde eine Beziehung zwischen dem Verbrauch an gelöstem Sauerstoff u. der Phosphat-Konz. festgestellt. Die Korrelations-Koeff. in Höhe von 0,903—0,968 lassen eine jahreszeitliche Schwankung mit Höchstwerten im November u. Tiefstwerten im Mai—Juni erkennen, die auf wechselnde biolog. Aktivität zuruckgefuhrt werden kann. R. F. Haar. 393□

Die Thermodynamik des Meerwassers. Harmon Craig. (Proc. nat. Acad. Sci. USA **46.** 1221—25. Sept. 1960. La Jolla, Calif., Univ. of California, Dep. of Earth Sci. and Scripps Inst. of Oceanography.) (Engl.)

Kritik einer Veröffentlichung von Fofonoff (C. **1960.** 5761). H. Moenke. 393

Verlust von fluorescierenden Teilchen bei Diffusionsversuchen in der Atmosphäre im Vergleich zu Radio-Xenon als Tracer. A. E. J. Eggleton und N. Thompson. (Nature [London] **192.** 935—36. 9/12. 1961. Harwell, A.E.R.E., Health Phys. Div.; Porton Down, Nr. Salisbury, Chem. Defence Exp. Establ., Meteorological Office and War Office.) (Engl.)

Bei Unterss. über die abs. Verunreinigung der Atmosphäre u. die Diffusion in der Atmosphäre benutzt man nach Perkins u. Mitarbeitern (Proc. Second Nat. Air Poll. Symp. **1952.** 42 u. Braham u. Mitarbeiter, Trans. Amer. geophysic. Union **35.** Nr. 6. [1952.] 825) Zn-Cd-Sulfidpartikel der Korngröße 1—5 μ als fluorescierende Markierungssubstanz. Man nimmt dabei an, daß diese Substanz während der Vers.-Dauer von einigen Std. beständig ist. Das ist jedoch nicht der Fall, wie Vff. in verschiedenen Verss. feststellten. Vff. gaben gleichzeitig mit dem Zn-Cd-Sulfid radioakt. ^{133}Xe in die Atmosphäre u. entnahmen windabwärts in 16 u. 60 km Entfernung von dem Abgabeort gleichzeitig Luftproben für die Sulfid- u. die Xe-Bestimmung. Die Fluorescenzteilchen wurden in Trommelsammlern, das Xe mit akt. Holzkohle aufgefangen. Bei 3 verschiedenen Verss. stellte man fest, daß zwischen den beiden Probenahmeorten ein Verlust von 40—50% des Sulfids bzgl. der Xe-Dosis auftrat. Die Ursache dieses Verlustes ist unbekannt. Andere Verss. zeigten, daß der Anteil der kleinen Teilchen mit zunehmender Weglänge u. die Fluorescenzhelligkeit der Teilchen mit $< 2{,}5\ \mu$ Durchmesser mit zunehmender Wanderungszeit in der Atmosphäre abnehmen. E. SCHIEWER. 396 □

Dekontaminierungsreaktionen synthetischer Fallout-Teilchen für Kerndetonationen. 1. Mitt. Kerndetonation in Seewasser. Carl F. Miller, Richard Cole und Warren J. Heiman. (J. Colloid Sci. **13.** 337—47. Aug. 1958. San Francisco, Calif., U.S. Naval Radiolog. Defence Labor., Chem. Technol. Div., Radiolog. Capabilities Branch.) (Engl.)

Vff. diskutierten zuerst die allg. Zus. eines Nd. von einer Kerndetonation in einem homogenen fl. Medium, speziell Seewasser. Experimentell wurde derart vorgegangen, daß Seewasser mit einfachen Stoffen verunreinigt wurde, die je ein einzelnes Spaltprod. enthielten. Als radioakt. Spurenelemente wurden verwendet ^{134}Cs, ^{89}Sr, ^{91}Y, ^{140}La, ^{144}Ce, ^{144}Pr, ^{95}Zr, ^{95}Nb, ^{127}Te, ^{131}J, ^{106}Ru, ^{22}Na u. ^{239}Np. 300 ml der verunreinigten Lsg. wurden auf eine Al-Platte gebracht, die einen Überzug von Haze Gray 5 H hatte, worauf man die Fl. verdampfte u. hierauf den Nd. ca. 18 Std. bei 30° im Ofen trocknete. Diese Oberflächen wurden hierauf mit einem Proportionalzähler untersucht. Zur Entgiftung wurden sie für 5 Min. in 250 cm³ leicht gerührtes W. gebracht, abgespült, getrocknet u. wieder untersucht. Die Entgiftung als Funktion der Oberflächendichte der meisten der obigen Elemente folgte einer modifizierten FREUNDLICHschen Beziehung $R = a\,J^n$, wo J die Anfangsdichte, R die Dichte nach der Entgiftung u. a u. n Konst. für jedes Element bedeuten. C. GOTTFRIED. 396

Dekontaminierungsreaktionen synthetischer Fallout-Teilchen für Kerndetonationen. 2. Mitt. Kerndetonation auf der Landoberfläche. Carl F. Miller, Richard Cole, W. B. Lane und J. L. Mackin. (J. Colloid Sci. **13.** 348—57. Aug. 1958.) (Engl.) — 1. vgl. vorst. Referat.

Vff. untersuchten die Entgiftung von Erde vom Boden des Hafens von San Francisco, eines Bodens aus Nevada u. von handelsüblichem Ton auf einer l. c. beschriebenen Al-Platte. Die Entgiftung geschah mit umgerührtem oder aufgestaubtem Wasser. Es wurde gefunden, daß die Oberflächendichte des Bodens nach der Entgiftung von den Anfangsbedingungen gemäß der Gleichung $R_m = R_M\,[1 - \exp(-a\,y)]$ abhing. In dieser Gleichung bedeuten R_M eine Konst., die von der verbleibenden mittleren Teilchengröße abhängig ist, a eine Konst., die sich auf die mittlere Teilchengröße u. die Dichte des niedergeschlagenen Bodens bezieht, u. y die Oberflächendichte des ursprünglichen Niederschlags. Es wurde die γ-Strahlungsintensität über den vergifteten u. entgifteten Oberflächen für den Fall abgeschätzt, daß die Oberfläche groß ist u. daß der Boden der Ndd. von einer Atomdetonation auf einer Landoberfläche ist. C. GOTTFRIED. 396

B. Allgemeine und theoretische organische Chemie

Anwendung einiger physikalisch-chemischer Methoden zur Untersuchung der Struktur organischer Verbindungen. Tadeusz Urbański. (Wiadomości chem. **14.** 137—55. März 1960.) (Pol.)

Übersicht. Keine Literaturangaben. P. GREGORZEWSKI. 400 □

UV-Spektren von Benzolderivaten. J. J. Jennen. (Meded. vlaamse chem. Veren. **19.** 30—52. März/April 1957. Mortsel, Gevaert Photo-Prod. N. V.) (Fläm.)

Vortrag. Vf. berechnet mit Hilfe der sog. Segmentnotierung die UV-Absorptionsmaxima (λ) von *Bzl.* (**I**) sowie einigen *mono-* bzw. *p-disubstituierten* **I**-*Derivv.* (*Anilin* u. Kation, *Toluol, Phenol* u. Anion, *Nitrobenzol, Benzoesäure, p-Chlorphenol, p-Toluylsäure* als Anion, *p-Hydroxybenzoesäure* u. prim. Anion, *p-Hydroxyacetophenon* als Anion, *p-Nitrophenol* als Anion, *p-Hydroxybenzaldehyd*) u. deren Verschiebungseffekt $\Delta\lambda$. Die möglichen Mesochromen (**A**) der 6 **I**-Elektromeren werden schemat. dargestellt u. daraus die ε-, ω- u. γ-Banden von **I** zu 203,5, 260 u. 300 mμ sowie die ζ-Bande von *Hexamethylbenzol* zu 235 mμ berechnet. λ u. $\Delta\lambda$ für homologe *Acene* (*Naphthalin, Anthracen, Tetracen, Pentacen, Hexacen*) errechnen sich aus den Beziehungen $\lambda = C_1 + C_2 + B_1$ u. $\Delta\lambda = \Delta C_1 + \Delta C_2$, wobei C_1 u. C_2 die Konjugationseffekte 1. bzw. 2. Ordnung u. B_1 den B-Effekt darstellen. Desgleichen werden die **A** einiger **I**-Derivv. angegeben u. analoge Berechnungen damit durchgeführt. G. KIRSTEN. B 114 □

Die Ultraviolett-Absorptionsspektren einiger unsymmetrischer Disulfide. E. Campaigne, J. Tsurugi und W. W. Meyer. (J. org. Chemistry **26.** 2486—91. Juli 1961. Bloomington, Ind., Indiana Univ., Chem. Labor.) (Engl.)

Vff. untersuchten die UV-Spektren in 95%ig. A. folgender Methylsulfide: *Phenyl-* [Kp.$_{18}$ 84°, aus Thiophenol (**I**) durch Methylierung mit $(CH_3)_2SO_4$, n_D^{25} 1,5839]; *4-Tolyl-* (Kp.$_{20}$ 104°, analog vorst. Verb., n_D^{25} 1,5707); *4-Methoxyphenyl-* (F. 25—26°); *β-Naphthyl-* (F. 59,5—60,5°, analog vorvorst. Verb.); *4-Nitrophenyl-* [F. 71—72° (A.), aus Bis-[4-nitrophenyl]-disulfid (II) durch Red. zum Thiol u. dessen Methylierung mit $(CH_3)_2SO_4$]; *2.4-Dinitrophenyl-* (F. 128—129°); folgender symm. Diaryldisulfide: *Diphenyl-* ($C_{12}H_{10}S_2$, F. 62,5—63,5°, aus dem Thiol durch Oxydation); *Bis-[4-tolyl]-* ($C_{14}H_{14}S_2$, F. 48—49°, analog vorst. Verb.); *Bis-[4-methoxyphenyl]-* [$C_{14}H_{14}O_2S_2$, F. 44 bis 45°, aus p-Anisidin durch Diazotierung, Rk. zu p-Methoxyphenyläthylxanthogenat, dessen Hydrolyse mit KOH u. Oxydation des erhaltenen 4-Methoxythiophenols (**III**)]; **II** [$C_{12}H_8N_2O_4S_2$, F. 183—184° (Eisessig), aus Na_2S_2 u. p-Chlornitrobenzol (F. 84—86°) in 95%ig. A., Reinigung des Rohprod. nach Zincke (1913), Ausbeute 12% an Reinprod.]; *Di-β-naphthyl-* ($C_{20}H_{14}S_2$, F. 143—143,5°, aus dem Thiol durch Oxydation); folgender 2.4-Dinitrophenyldisulfide: *Phenyl-* ($C_{12}H_8N_2O_4S_2$, F. 87,5—88°); *p-Tolyl-* ($C_{13}H_{10}\cdot N_2O_4S_2$, F. 114—115°); *4-Methoxyphenyl-* [$C_{13}H_{10}N_2O_5S_2$, F. 98°, aus 2.4-Dinitrobenzolsulfenylchlorid (F. 98°) u. **III** in Ae.]; *β-Naphthyl-* ($C_{16}H_{10}N_2O_4S_2$, F. 181°, analog vorst. Verb.]; ferner folgender 4-Nitrophenyldisulfide: *Phenyl-* ($C_{12}H_9NO_2S_2$, F. 59—59,5°, aus dem durch Chlorierung von **II** in Chlf. dargestellten Sulfenylchlorid u. **I**); *p-Tolyl-* ($C_{13}H_{11}NO_2S_2$, F. 63—63,6°, analog vorst. Verb.); *4-Methoxyphenyl-* ($C_{13}H_{11}NO_3S_2$, F. 72,5—73°, analog vorst. Verb.); *β-Naphthyl-* ($C_{16}H_{11}NO_2S_2$, F. 181°, analog vorst. Verb.). Die tabellar. angebenen Absorptionsmaxima der untersuchten symm. Diaryldisulfide sind gegenüber denen der Methylarylsulfide hypsochrom verschoben. Die gemessenen Spektren der asymm. Disulfide stimmen weitgehend mit den durch Addition der Spektren der entsprechenden symm. Verbb. ermittelten Absorptionskurven überein. Im UV-Spektrum konnte also eine Übertragung elektromerer Wechselwrkg. über die Disulfidgruppe nicht festgestellt werden. Gisela Schreiber. B 118□

Kontrapolarisierte Systeme und Farbigkeit. 3. Mitt. Einfluß des Ersatzes der —CH_2NH-Gruppe durch die —CH_2CH_2NH-Gruppe und der Methylierung von NH in Verbindungen der Struktur p'-$O_2NC_6H_4(CH_2)_nNHC_6H_4A$-p. W. A. Ismailski und W. Je. Limanow. (Журнал Общей Химии [J. allg. Chem.] **29** (**91**). 2927—36. Sept. 1959. Moskau, Pädagog. Inst., Labor. für Farbstoffchemie u. Farbprobleme.) (Russ.) — 2. vgl. C. **1961**. 2924.

Zur Bestätigung dessen, daß die Farbvertiefung eines festen Stoffes bei Einführung einer 2. chromophoren Donatorkomponente in p-Stellung zu einer 1. chromophoren NH-Donatorkomponente auf die Ausbildung eines kontrapolarisierten Zweidonatoren-Syst. mit erhöhter elektronenabstoßender Eig. zurückzuführen ist, werden *N-[β-(4-Nitrophenyl)-äthyl]-anilin, -p-anisidin, -p-toluidin, N-[4-Nitrobenzyl]-anilin, -p-anisidin* u. die *N-Methyl-Derivv.* der vorst. Verbb. sowie *N-[β-(4-Nitrophenyl)-äthyl]-N-äthylanilin* synthetisiert u. im Bereich 400—700 mμ spektroskop. untersucht. — Mit den Übergängen $CH_2NH \rightarrow CH_2NCH_3$, $CH_2CH_2NH \rightarrow CH_2CH_2NCH_3$ bzw. $CH_2NH \rightarrow CH_2CH_2NH$ u. $CH_2NCH_3 \rightarrow CH_2CH_2NCH_3$ tritt eine bathochrome Verschiebung der Absorptionskurve auf. Eine analoge Verschiebung bringt die Einführung der 2. Donatorgruppe in p-Stellung zur NH-Gruppe. Für die bathochrome Verschiebung läßt sich die Reihe aufstellen: $CH_2NHC_6H_5 < CH_2CH_2NHC_6H_5 < CH_2N(CH_3)C_6H_5 < CH_2CH_2N(CH_3)C_6H_5 <$ p-$CH_2NHC_6H_4OCH_3 <$ p-$CH_2CH_2NHC_6H_4OCH_3 <$ p-$CH_2CH_2N(CH_3)C_6H_4OCH_3$. Die Farbe der Verbb. im festen Zustand ist durch eine exomol. Wechselwrkg. der gegensätzlich-polaren Syst. p-$CH_2CH_2NHC_6H_4X$ u. p-$NO_2C_6H_4CH_2$ bedingt. Die Ergebnisse widersprechen den Feststellungen von Hodgson [1948], daß der Effekt der NH-Arylgruppe mittels der σ-π-Konjugation über die CH_2-Gruppe übertragen werden könne. — Durch Kochen von β-[p-Nitrophenyl]-äthylchlorid bzw. p-Nitrobenzylchlorid mit den entsprechenden Anilinen in Isoamylalkohol werden dargestellt: *N-[β-(4-Nitrophenyl)-äthyl]-N-methylanilin*, $C_{15}H_{16}N_2O_2$, F. 62—63° (Methanol). — *N-[β-(4-Nitrophenyl)-äthyl]-N-methyl-p-anisidin*, $C_{16}H_{18}N_2O_3$, F. 78—79° (Methanol). — *N-[p-Nitrobenzyl]-N-methylanilin*, $C_{14}H_{14}N_2O_2$, F. 46° (Methanol); gelbe Platten. — *N-[p-Nitrobenzyl]-p-anisidin*, F. 94—95° (Methanol); hellrot. — *N-[β-(4-Nitrophenyl)-äthyl]-N-äthylanilin*, $C_{16}H_{18}N_2O_2$, F. 51,5° (A.); orangegelb. Helmut Schäfer. B 118□

Kontrapolarisierte Systeme und Farbigkeit. 4. Mitt. Über die Farbigkeit einiger Derivate von 4'-Nitro-4-aminobenzanilid mit zusätzlichen Methyl- und Methoxygruppen im Anilinkern. W. A. Ismailski und A. W. Malygina. (Журнал Общей Химии [J. allg. Chem.] **29** (**91**). 3935—43. Dez. 1959.) (Russ.) — 3. vgl. vorst. Referat.

Es werden *Benzanilide* der Struktur **A** mit A_3 = Acetylamino (**I**; *p-Nitrobenzoesäure-p'-acetylaminoanilid*), A_1 = Methyl, A_2 = Methoxy, A_3 = Acetylamino (**II**; *p-Nitrobenzoesäure-2-methyl-5-methoxy-4-acetylaminoanilid*), A_3 = Amino (**III**; *p-Nitrobenzoesäure-p'-aminoanilid*) u. A_1 = Methyl, A_2 = Methoxy u. A_3 = Amino (**VI**; *p-Nitrobenzoesäure-2-methyl-5-methoxy-4-aminoanilid*) dargestellt. Von **I**—**IV** wird die Absorption zwischen 200 u. 700 mμ gemessen. Die Beobachtung,

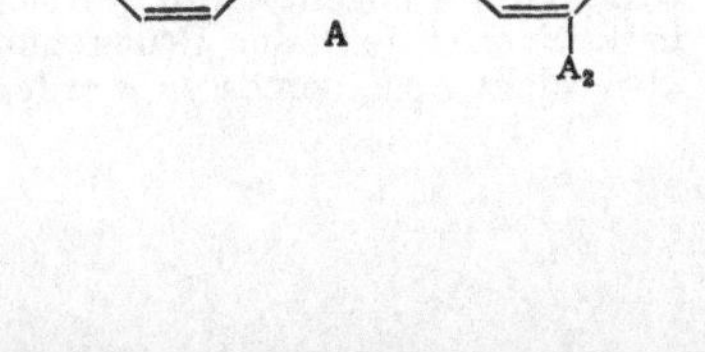

A

daß das Syst. **A** bei Einführung von A_1 = Methyl u. A_2 = Methoxy bei A_3 = H eine bathochrome Verschiebung der Absorption erfährt, wird bei A_3 = Amino oder Acetylamino nicht festgestellt, sondern bei **II** u. **IV** wird gegenüber **I** u. **III** eine hypsochrome Verschiebung, bes. im langwelligen Bereich des Spektrums, gefunden.

Versuche: *p-Nitrobenzoesäure-p'-acetylaminoanilid* (I), F. >300° (A.), aus Acetyl-p-phenylendiamin u. p-Nitrobenzoylchlorid (V); citronengelb. — *1-Acetylamino-2-methoxy-5-methylbenzol*, F. 112—113° (W.), durch Zutropfen von Acetanhydrid zu 1-Amino-2-methoxy-5-methylbenzol in HCl + 25% ig. Na-Acetat unter Erhitzen; silbrigglänzende Kristalle; 90% (Ausbeute). — *4-Nitro-1-acetylamino-2-methoxy-5-methylbenzol*, F. 156° (verd. A.), man tropft zu 10 g vorst. Verb. in 30 ml H_2SO_4 bei <0° Nitriergemisch mit der berechneten Menge HNO_3 zu u. rührt 30—40 Min.; gelbe Nadeln; 89% [liefert beim Verseifen *1-Amino-4-nitro-2-methoxy-5-methylbenzol*, F. 132°; gelbe Nadeln]. — *1-Amino-4-acetylamino-5-methoxy-2-methylbenzol*, F. 114,5° (W + 5% A.), man gibt zu 20 g Fe in 50 ml W. + 0,5 ml Essigsäure 22,4 g vorst. Verb. in 100 ml A., kocht ½ Std., versetzt mit 2,5 g Fe u. erhitzt weiter bis zur vollständigen Red.; 92%. — *p-Nitrobenzoesäure-2-methyl-5-methoxy-4-acetylaminoanilid* (II), $C_{17}H_{17}N_3O_5$, F. 251,5° (A.), man löst 19,4 g vorst. Verb. in Bzl., gibt wss. Soda zu u. tropft unter Rühren 19,4 g V in Bzl. zu; gelbe Schuppen; 97%. — *p-Nitrobenzoesäure-p'-aminoanilid* (III), $C_{13}H_{11}N_3O_3$, F. 226 bis 227° (50% ig. A.), a) man tropft zu 2,99 g I in 100 ml A. in ½ Std. 40 ml 3n alkohol. HCl zu u. behandelt das erhaltene Hydrochlorid mit NH_4OH; orangerote Schuppen; b) durch Hydrolyse von 2 g p-Nitrobenzoesäure-p'-formamidoanilid in 500 ml 2n HCl. — *p-Nitrobenzoesäure-2-methyl-5-methoxy-4-aminoanilid* (IV), $C_{15}H_{15}N_3O_4$, F. 184,5° (A.), man tropft zu 3,11 g II in 100 ml Methanol in der Hitze in ½ Std. 40 ml 3n alkohol. HCl zu, erhitzt 2—3 Std. u. behandelt das Hydrochlorid mit NH_4OH; bordeauxrot; 89,7%. HELMUT SCHÄFER. B 118□

Kontrapolarisierte Systeme und Farbigkeit. 5. Mitt. **Absorptionsspektren von m- und p-Dinitrobenzol und ihren Molekülkomplexen mit Dimethylanilin.** W. A. Ismailski und A. W. Belotzwetow. (Журнал Общей Химии [J. allg. Chem.] **30 (92).** 393—402. Febr. 1960.) (Russ.) — 4. vgl. vorst. Referat.

Es wird der Absorptionsverlauf von *p-* (I) u. *m-Dinitrobenzol* (II) bei 200—700 mμ in Hexan, A. u. Dimethylanilin (III) sowie in A. in Ggw. von III gemessen. Das Spektrum von I ist gegenüber dem von II bathochrom verschoben. Diese Verschiebung ist bei den Mol.-Komplexen von I u. II mit je 1 Mol III noch ausgeprägter. Die KAUFFMANNsche Regel, nach der 2 Elektronendonatorgruppen in p-Stellung einen stärkeren bathochromen Effekt als in m-Stellung geben, wird dahingehend erweitert, daß auch 2 p-ständige elektrophile Chromophore einen stärkeren bathochromen Effekt als 2 m-ständige ergeben. Die Erscheinungen werden durch eine Verschiebung der Mikrostruktur des chromophoren Syst. infolge kontrapolarisierender Einfl. erklärt.

HELMUT SCHÄFER. B 118□

Das Elektronenspektrum des Cyclooctatetraendianions. P. G. Farrell und S. F. Mason. (Z. Naturforsch. **16 b.** 848—49. Dez. 1961. Exeter, Univ. of Exeter, Chem. Dep.) (Engl.)

Mittels einer genau beschriebenen App. wurde das Elektronenspektrum des *Cyclooctatetraendianions* (I; Di-K- bzw. Di-Na-Salz) unter O_2-Ausschluß aufgenommen (λ_{max} 2360 u. 2630 Å; log ε_{max} 2,87 u. 3,23; Inflektion: 3300 u. 4000 Å). Die Ergebnisse stehen im Gegensatz zu denen von FRITZ u. KELLER (C. **1962.** 1536). Für das I-Mol. werden die Symmetriegruppen D_{8h} u. D_{4h} diskutiert. U. UHLICH. B 118□

Ultraviolettspektren von Triptycen-Derivaten. Charles F. Wilcox jun. und Arnold C. Craig. (J. org. Chemistry **26.** 2491—94. Juli 1961. Ithaca, N.Y., Cornell Univ., Dep. of Chem.) (Engl.)

2.5-Dihydroxytriptycen-1-carbonsäuremethylester (*1.4-Dihydroxy-9.10-dihydro-9.10-o-phenylenanthracen-9-carbonsäuremethylester*, I) u. dessen *6-Brom-* (II) u. *6-Methyl-* (III) Deriv. wurden aus entsprechenden 9-Bromanthracen-Derivv. durch Metallierung mit Li, Rk. mit CO_2, anschließende Bldg. der DIELS-ALDER-Addukte mit p-Benzochinon (X) u. deren Isomerisierung mit HCl + Eisessig hergestellt. Die breite IR-Absorption von I, II u. III bei 2,9—3 μ weist auf eine H-Brücke zwischen 2-Hydroxy- u. Estercarbonylgruppe hin. Die UV-Spektren in alkohol. Lsg. von I, II, III u. 2.5-Dihydroxytriptycen (IV) zeigen die auch für Triptycen (V) charakterist. Gruppe von drei Banden; die Brückenkopfsubstituenten besitzen demnach nur einen zu vernachlässigenden Einfl. auf das UV-Spektrum. Eine bathochrome Verschiebung der langwelligsten Bande von I, II, III u. V gegenüber der analogen Bande von *2.3-Dimethylhydrochinon* (VI) läuft dem induktiven Effekt der Brückenkopfsubstituenten parallel, ein Solvatationseffekt kann aber nicht ausgeschlossen werden.

Versuche: *9-Anthroesäure* (*Anthracen-9-carbonsäure*), F. 221—222°, nach LATHAM u. Mitarbeitern (J. Amer. chem. Soc. **70.** [1948.] 1079) oder aus 9-Bromanthracen durch Carboxylierung der mit Phenyl-Li erhaltenen Li-Verb.; 75% (Ausbeute). — *9-Brom-10-methylanthracen*, $C_{15}H_{11}Br$, F. 163—164° (A.), aus 9.10-Dibromanthracen (**VII**); 98%. — *9-Methylanthroesäure-(10)*, $C_{16}H_{12}O_2$, F. 225—226° (A.), aus vorst. Verb. analog vorvorst. Verb.; 82%. — *9-Bromanthroesäure-(10)*, $C_{15}H_9BrO_2$, F. 267—268° (A.-Bzl.), aus **VII** analog vorst. Verb.; 73%. — *Anthroesäure-(9)-methylester* (**VIII**), $C_{16}H_{12}O_2$, F. 110—111° (A.), aus der Säure u. Diazomethan; 78%. *9-Methyl-Deriv.*, $C_{17}H_{14}O_2$, F. 162—163°, analog **VIII**; 35%. *9-Brom-Deriv.*, $C_{16}H_{11}BrO_2$, F. 109—110°, analog vorst. Verb.; 85%. — *2.5-Diketo-2.5.15.16-tetrahydrotriptycen-1-carbonsäuremethylester* (**IX**), F. 199—200°, durch Kochen von **X** u. **VIII** in Bzl. unter N_2; 58%. *6-Methyl-Deriv.*, $C_{23}H_{18}O_4$, F. 196,5—197°, analog **IX**; 84%. *6-Brom-Deriv.*, $C_{22}H_{15}BrO_4$, F. 211—211,5°, analog **IX** mit 10fachem Überschuß an **X**; 17%. — *2.5-Dihydroxytriptycen-1-carbonsäuremethylester* (**I**), F. 272—273°, aus **IX** durch Umwandlung; 97%. *6-Brom-Deriv.* (**II**), $C_{22}H_{15}BrO_4$, F. 286—287°, analog **I**; 97%. *6-Methyl-Deriv.* (**III**), $C_{23}H_{18}O_4$, F. 274—275°, analog **I**; 95%. — *2.5-Diketo-2.5-dihydrotriptycen-1-carbonsäuremethylester*, F. 221—224°, aus **I** durch Oxydation mit $NaBrO_3$; 72%. *6-Brom-Deriv.*, $C_{22}H_{13}BrO_4$, F. 265,5—266°, aus **II**. 85%. *6-Methyl-Deriv.*, $C_{23}H_{16}O_4$, F. 249—250°, aus **III**; 85%.

GISELA SCHREIBER. B 118□

Die Fluorescenzspektren aromatischer Kohlenwasserstoffe und heterocyclischer aromatischer Verbindungen. Benjamin L. Van Duuren. (Analytic. Chem. **32.** 1436—42. Okt. 1960. New York, N.Y., New York Univ. Medical Center, Inst. of Industr. Med.) (Engl.)

Die Fluorescenzanregungs-, Fluorescenzemissions- u. UV-Absorptionsspektren aromat. Verbb. wurden aufgenommen u. diskutiert. Die Maxima der Fluorescenzanregungs- u. UV-Spektren stimmen in ihrer Lage im Rahmen der Fehlergrenze (± 3 mμ) überein. Um diesen Betrag ist bei der Hälfte der untersuchten Verbb. die kurzwelligste Bande im Fluorescenzemissionsspektrum gegenüber der längstwelligen Bande im UV-Spektrum verschoben. Bei den restlichen Verbb. ist erstere Bande wahrscheinlich überdeckt. Beim Lsgm.-Wechsel [Cyclohexan (**I**)–konz. H_2SO_4] werden in allen 3 Spektrentypen die Maxima von *Dibenz-[a.j]-* (**II**) u. *Dibenz-[a.h]-acridin* (**III**) bathochrom verschoben. Durch den Übergang **I**–A.–W. werden die Bandenlagen im UV- (Verlust an Auflösung) u. Fluorescenzanregungsspektrum von *Indol* (**IV**) nicht beeinflußt, im Fluorescenzemissionsspektrum dagegen von 297 über 330 nach 350 mμ verschoben. Die UV-Spektren von *Acridin* (**V**) in **I**, A. u. W. sind einander ähnlich. In 10%ig. oder konz. H_2SO_4 treten Intensitätsänderungen u. Bandenverschiebungen u. im Fluorescenzanregungsspektrum zusätzliche langwellige Banden auf. In der Reihenfolge **I** < A. < W. < 10% H_2SO_4 < konz. H_2SO_4 nimmt die allgemeine Fluorescenzintensität von **V** sowie die Verschiebung der intensivsten Bande im Fluorescenzemissionsspektrum nach längeren Wellen zu. Der Ersatz von CH_2< durch >NH oder >O-Gruppen wirkt sich auf alle 3 Spektrenarten gleich aus. Die Meth. wurde zur Unters. von Zigarettenteer benutzt. Für Mengen von 0,01—0,1 γ/cm^3 ändert sich die Fluorescenzintensität linear mit der Konzentration. Die Fehler der quant. Best. betragen ± 5%. Für folgende Verbb. wurden die Erreger-, Emissions- u. Absorptionswellenlängen angegeben: **IV**, *Carbazol*, *5H-Benzo-[b]-*, *7H-Dibenzo-[a.g]-* u. *7H-Dibenzo-[c.g]-carbazol*, *Inden*, *Fluoren*, *11H-Benzo-[b]-fluoren*, *Benzofuran*, *Dibenzofuran*, *Benzo-[b]-naphtho-[2.3:d]-furan*, *Chinolin*, **V**, *Phenanthridin*, **II**, **III**, *Naphthalin*, *Anthracen*, *Phenanthren*, *Dibenz-[a.h]-* u. *Dibenz-[a.j]-anthracen*, *Naphthacen*, *Benz-[a]-anthracen*, *Chrysen*, *Triphenylen*, *Picen*, *1.1'-* u. *2.2'-Dinaphthyl*, *2-Phenylnaphthalin*, *Pyren*, *Benzo-[a]-*, *Benzo-[e]-*, *Dibenzo-[a.l]-*, *Dibenzo-[a.i]-*, *Dibenzo-[a.h]-* u. *Dibenzo-[cd.jk]-pyren*, *Dibenz-[de.kl]-anthracen*, *Benzo-[g h i]-* u. *Dibenzo-[ghi.pqr]-perylen*, *11H-Naphtho-[2.1:a]-* u. *13H-Naphtho-[2.3:b]-fluoren*, *Fluoranthen*, *Benz-[g h i]-* u. *Benzo-[k]-fluoranthen*, *1-*, *2-*, *3-*, *6-*, *7-*, *8-*, *9-*, *10-*, *11-* u. *12-Methylbenz-[a]-anthracen*, *7.12-Dimethylbenz-[a]-anthracen*, *20-Methylcholanthren*, *6-Methyl-* u. *6.12-Dimethyldibenzo-[cd.jk]-pyren*, *2-Methylpyren*, *2-* u. *7-Methylfluoranthen*, *1.2.3-Trimethyl-* u. *8.9-Dimethylfluoranthen*.

U. UHLICH. B 118□

Beitrag zur Untersuchung der polaren Bindungseigenschaften. J. Morcillo, J. Fernandez Biarge und J. Herranz. (An. Real Soc. españ. Física Quím., Ser. A **55.** 267—82. Sept./Okt. 1959. Madrid, Inst. de Quím. física „Rocasolano".) (Span.) — Vgl. C. **1960.** 12287.

Bei der Interpretation der IR-Intensitätsmessungen in Ausdrücken für die polaren Bindungs-Eigg. treten infolge experimenteller Fehler u. Ungenauigkeiten in der verwendeten Potentialfunktion Schwierigkeiten auf. Es werden Gleichungen abgeleitet, die eine Beziehung zwischen den Intensitäten der Rotations-Schwingungsbanden u. den Parametern für die polaren Eigg. der Moll. einschließlich der Kernmassen wiedergeben.

Dabei wird die Summe aller auf Schwingungen beruhenden Intensitäten einer bestimmten Symmetrieklasse verwendet. Die Genauigkeit ist genügend, auch wenn einige Banden von zu vernachlässigender Intensität nicht gemessen worden sind. Es werden z. B. Gleichungen für substituierte Methane von der Symmetrie C_{3v} erhalten u. auf Moll. von CH_3X u. CD_3X ($X = Cl, Br, J$) angewandt. Nach dieser Theorie sollte der Unterschied zwischen den Gesamtintensitäten der Spektren von C—H- u. C—D-Verbb. nur von den polaren Eigg. der C—H- bzw. C—D-Bindung abhängen. Die auffallende Übereinstimmung dieser Unterschiede bei den untersuchten Halogeniden spricht für die Annahme einer Übertragbarkeit der polaren Eigg. (Bindungsmomente u. ihre Ableitungen) bei 2 Moll., die sich durch eine chem. Substitution unterscheiden. Bei der Prüfung der Allgemeingültigkeit dieser Ergebnisse wird versucht, die jeder Symmetrieklasse entsprechenden Gesamtintensitäten u. ihre Dipolmomente dadurch zu erklären, daß man die 6 Parameter für die polaren Eigg. der C—H- (C—D-), C—F- u. C—Cl-Bindung abstimmt u. vollständige Übertragbarkeit dieser Momente u. ihrer Ableitungen annimmt.

R. K. Müller. B 120□

Struktur von Salzen von N.N-Dimethylacetamid und N.N-Di-n-butylacetamid. W. D. Kumler. (J. Amer. chem. Soc. **83**. 4983—85. 20/12. 1961. Oxford, Univ., Phys. Chem. Labor.; San Francisco, Calif., Univ. of California, School of Pharm., Dep. of Pharmac. Chem.) (Engl.)

Die IR-Spektren von *N.N-Dimethyl-* (**I**) u. *N.N-Di-n-butylacetamid* (**II**) sowie von deren *Hydro-* (**A**) u. *Deuterochloriden* (**B**) werden im Gebiet von 3—15 μ gemessen (Abb. s. Original). Die Spektren von **I** bzw. **II** unterscheiden sich bes. bei 4,0—6,5 μ wesentlich von denen der Salze. Vf. interpretiert die gefundenen Absorptionsunterschiede zugunsten einer O-Protonierung in den Salzen u. schreibt die **I**–**A**- bzw. **I**–**B**-Bande bei 6,02 bzw. 6,05 μ vorzugsweise einer C=N-Schwingung an Stelle der bisher angenommenen C=O-Schwingung zu. In **II–B** wird die starke Bande bei 14,62 μ einer $^{(+)}$O=D-Schwingung zugeordnet, da sie weder in freiem **II** noch in **II–A** auftritt. Absorptionsunterschiede im Gebiet von 7—9 μ werden den unterschiedlichen Alkylresten in **I** u. **II** zugeordnet. **A** bzw. **B** werden durch Einleiten von trockenem HCl bzw. DCl in die Lsgg. von **I** bzw. **II** in Bzl. erhalten.

G. Kirsten. B 120□

Infrarotabsorptionsbanden, die mit der NH-Gruppe verknüpft sind. 3. Mitt. **Hydroxamsäure und deren Derivate.** D. Hadži und D. Prevoršek. (Spectrochim. Acta [London] **10**. 38—51. Nov. 1957. Ljubljana, Yugoslavia, Univ. Chem. Labor.) (Engl.) — 2. vgl. C. **1957**. 12705.

Von folgenden Verbb. sowie deren *D-Derivv.* wurde das IR-Spektrum gemessen: *Form-*, *Acet-*, *Chloracet-*, *Laurin-*, *Palmitin-*, *Stearin-*, *Benzhydroxamsäure*, *O-Acetylacet-*, *O-Benzoylbenz-*, *O-Methylbenzhydroxamsäure*, *N-Phenyllaurin-*, *N-Phenylbenzhydroxamsäure* sowie *Benzimidsäure-* u. *N-Benzoyloxybenzimidsäuremethylester*. Die tautomere Form der Hydroxamsäure wird diskutiert u. mit Amiden verglichen. Dabei wurde festgestellt, daß die der Amid-III-Bande vergleichbare Frequenz bei 1360—1430 cm^{-1} sich nach der Deuterierung nicht ändert. Unter bestimmten Bedingungen bilden sich Monomere mit H-Brücken-5-Ringen, die beim Abkühlen in Assoziate mit intermol. H-Brücken übergehen.

M. Schüle. B 120□

Ramanspektroskopische Untersuchungen an flüssigen primären aliphatischen Aminen. 1. Mitt. **Untersuchungen an den NH-Valenzbanden und ihre elementare Deutung.** H. Wolff und D. Staschewski. (Z. Elektrochem., Ber. Bunsenges. physik. Chem. **65**. 840—51. Dez. 1961. Heidelberg, Univ., Physik.-Chem.-Inst.) (Dt.)

Es wird eine Raman-Anordnung beschrieben, die zur Anregung der Spektren z.T. vollständig wassergekühlte mit Stromstärken von 60—120 A betriebene Quecksilberdampflampen benutzt. Damit wurde bei einer Dispersion von ca. 75 cm^{-1}/mm das Verh. der NH-Valenzbanden fl. prim. aliphat. Amine untersucht: 1. bei Verdünnung der Verbb. mit unpolaren Lsgm., 2. bei Verlängerung der aliphat. Kette der Verbb. u. 3. bei Herabsetzung der Temp., sowohl der reinen Verbb. als auch ihrer Lösungen. Dabei erwies sich die Bande der symm. NH-Valenzschwingung aus zwei Banden zusammengesetzt: aus einer breiten Teilbande niederer Wellenzahl, die bei großer Amin-Konz., kleiner Länge der aliphat. Kette sowie tiefer Temp. vorherrscht, u. aus einer schmalen Teilbande höherer Wellenzahl, die bei kleiner Amin-Konz., großer Länge der aliphat. Kette sowie hoher Temp. dominiert. Das Verh. erklären Vff. damit, daß in fl. n-Aminen ein von Verdünnung, Kettenlänge u. Temp. abhängiges Gleichgewicht zwischen Monomeren u. über H-Brücken gebildeten Assoziaten der Amine vorliegt. Hierbei kommt den Monomer n die höherfrequente, den Assoziaten die niederfrequente Teilbande zu. Die Bande der antisymm. NH-Valenzschwingung konnte nicht in zwei Teilbanden aufgelöst werden, jedoch legen Intensitäts-Verh. u. Verschiebung der Bande bei

Verdünnung u. Temp.-Senkung die Vermutung nahe, daß sie ebenfalls aus Assoziat- u. Monomerenteil zusammengesetzt sei. Untersucht wurden: *Methyl-*, *Äthyl-*, *n-Propyl-*, *n-Butyl-*, *n-Hexyl-* u. *n-Nonylamin.* GERHARD SCHULZ. B 120□

Infrarotspektren von Organophosphorverbindungen. 3. Mitt. Amidophosphate, Amidothiophosphate und verwandte Verbindungen. R. A. McIvor und C. E. Hubley. (Canad. J. Chem. **37.** 869—76. Mai 1959.) (Engl.) — 2. vgl. C. **1960.** 12967.

Die IR-Spektren einer Reihe von Organophosphor-Verbb. wurden untersucht. P → S- bzw. P(→ S)–X-Banden fallen in den Bereich 740—800 (cm^{-1}) bzw. 650—720, C—H-Deformationsbanden treten bei 1460—1480 u. 1360—1380, P—C- u. C—C-Banden bei 870—900, P—S(H)-Banden bei 500—520, P—Cl-Banden bei 470—480 u. ca. 550 u. P—N- bzw. C—S(P)-Banden bei 980—1020 u. 700—740 auf. Untersuchte Verbb.: *Dichlorthionophosphorsäuremethyl-*, *-äthyl-*, *-n-propyl-*, *-isopropyl-* u. *-n-butylester, Dithiophosphorsäure-O.O-dimethyl-*, *-diäthyl-* (u. *Na-Salz*), *-di-n-propyl-*, *-diisopropyl-* u. *-di-n-butylester, Thiophosphorsäurediäthyl-*, *-di-n-propyl-*, *di-n-butylestertriäthylammoniumsalz, Methylthiophosphonsäureäthylestertriäthylammoniumsalz, Trifluormethylthiophosphonsäureäthylester-Na-Salz, Äthylthiophosphonsäuredichlorid, Dimethyl-*, *Diäthylamidothiophosphorsäuredichlorid, Dimethylamidochlorthionophosphorsäureäthyl-*, *-n-propylester, Methylthionophosphonsäureäthyl-*, *-isopropyl-*, *-γ-fluorpropyl-*, *-cyclohexyl-*, *β-fluoräthylesterchlorid, Dimethylamidothiophosphorsäuremonoäthylester, Methylthionophosphonsäuremono-*, *-diäthyl-*, *-diisopropylester, Thiophosphorsäuredimethylester, Trifluormethylthiophosphonsäuremono-* u. *-diäthylester, Methylthiophosphonsäuremono-β-* u. *-γ-fluorpropylester, Dimethylamidothionophosphorsäurediäthylester*, *-O-äthyl-O-β-diäthylaminoäthylester*, *-O-propyl-O-β-diäthylaminoäthylester, Diäthylamidothionophosphorsäurediäthyl-*, *-di-n-propyl-*, *-diisopropyl-*, *-di-n-butylester, Diisopropylamidothionophosphorsäurediäthyl-*, *-di-n-propyl-*, *-diisopropyl-*, *-di-n-butylester, Äthylthionophosphonsäurediäthylester, Tetra-O-äthyl-* u. *Tetra-O-isobutyltrithiopyrophosphat, Tetraisopropyl-*, *Diisopropyldimethylmonothionopyrophosphat, Chlorthionophosphorsäurediisopropylester, Na-Diisopropylphosphat, Fluorphosphorsäurediisopropylester, Methylphosphonsäuredichlorid, Amidophosphorsäurediäthylester, Dimethylamidophosphorsäurediäthylester*, *-äthylesterchlorid*, *-dichlorid, Dimethylamidothiophosphorsäure-O-äthyl-* u. *-n-propyl-S-β-diäthylaminoäthylester* u. *Trismethylthionophosphonsäure]-diisopropylester.* G. PÖTZSCHER. B 120□

Infrarotuntersuchungen an einigen neuen polycyclischen Kohlenwasserstoffen und ihren Derivaten mit einem Cyclopropylring. S. A. Liebman und B. J. Gudzinowicz. (Analytic. Chem. **33.** 931—34. Juni 1961. Everett, Mass., Monsanto Chem. Co., Special Projects Dep., Res. and Engng. Div.) (Engl.)

Angegeben werden die Spektren (in KBr oder als Film) zwischen 4000—2500 cm^{-1} u. 1111—909 cm^{-1} von einigen Cyclopropylverbindungen. Die Lage der ν(CH) (ca. 3050 cm^{-1}) u. δ(CC) (ca. 1020 cm^{-1}) sind nach Ansicht der Vff. zur Identifizierung dieser Verbb. besser geeignet als die Banden um 860 cm^{-1}. Untersucht wurden: *Cyclohexyldicyclopropylmethanol* (3077; 3003; 1020), *3-Cyclopropylnorcaran* (3058; 2985; 1015), *6'.6'-Dimethylcyclopropan-[1-spiro-2']-norpinan* (3067; 2985; 1010), *Tricyclo-[7.1.0.0$^{4.6}$]-decan,* niedrig-schm. Isomeres (3067; 2994; 1020), höher-schm. Isomeres (3067; 2994; 1010—1020), *Tetracyclo-[3.3.1.0$^{2.4}$.0$^{6.8}$]-nonan* (3058; 3003; 1008; 1040), *Dispiro-[5.1.5.0]-tridecan* (3030; 1020—1030), *Bicyclo-[3.1.0]-hexan-[6-spiro-1']-cyclopentan* (3003; 1000), *7.7-Dichlornorcaran* (3012; 1025), *7.7-Dibromnorcaran* (3003; 1015 bis 1020), *Tricyclo-[3.2.1.0$^{2.4}$]-octen-(6)* (1010; 1029), *3-Vinylnorcaran* (1015).

U. UHLICH. B 120□

Teilnahme des Imidazols an intramolekularer Wasserstoffbrückenbindung. A. Lukton. (Nature [London] **192.** 422—24. 4/11. 1961. Brooklyn, N.Y., Brooklyn Coll.) (Engl.)

Angegeben werden die IR-Spektren zwischen 2600—3600 u. 1600—1800 cm^{-1} von *Methyldihydrourocanat* (**I**; *β-[Imidazolyl-(4)]-propionsäuremethylester*) u. *Acetylhistamin* (**II**; *4-[β-Acetylaminoäthyl]-imidazol*) (in $CHCl_3$ u. KBr) sowie zwischen 2600 u. 3600 cm^{-1} die von *Imidazol* (**III**) u. *1-Methyl-4-[β-aminoäthyl]-imidazol* (**IV**; *Methylhistamin*) in $CHCl_3$. Auf Grund der Ähnlichkeit der Spektren von **I** u. **IV** u. dem Fehlen der starken **III**-Bande (3048 cm^{-1}) hält der Vf. bei **I**-Lsgg. intramol. Wasserstoffbrücken unter Beteiligung der C=O-Gruppe u. Ausbildung eines 7-Ringes für wahrscheinlich. Das Spektrum von **II** weicht ebenfalls vom **III**-Spektrum ab u. ähnelt dem von **IV**. Von den beiden möglichen intramol. Wasserstoffbrückenstrukturen — 6-Ring unter Beteiligung des tert.-Imidazolstickstoffs u. dem H-Atom der Amidgruppe oder 8-Ring unter Beteiligung des an den Imidazolstickstoff gebundenen H-Atoms u. der Carbonylgruppe — wird erstere wegen der größeren Stabilität des 6-Ringes bevorzugt. Die schwache Verschiebung der ν(C=0) im **II**-Spektrum beim Übergang von $CHCl_3$ (1660) zu KBr (1650 cm^{-1}) wird auf den Übergang von intramol. Wasserstoffbrückenbindung zu intermol. unter Beteiligung von NH- u. C=O-Gruppen des Amidteiles zurückgeführt. Die Ergebnisse werden zur Erklärung der verschiedenen Reaktivität der Histidinreste in Ribonuclease herangezogen. U. Uhlich. B 120□

Elektronendonatoreigenschaften des Pyridin-1-oxid-Rings. A. R. Katritzky. (Recueil Trav. chim. Pays-Bas **78.** 995—98. Nov. 1959. Cambridge, Univ. Chem. Labor.; Oxford, Dyson Perrins Labor.) (Engl.)

Die Lage u. Intensität der IR–C≡N-Valenzschwingung von *4-, 3-, 2-Cyanpyridin, 4-, 3-, 2-Cyanpyridin-1-oxid* u. *Cyanbenzol* wird bestimmt. Daraus wird geschlossen, daß die Verfügbarkeit an Elektronen bei den Pyridinen in den Stellungen $3 \gg 4 > 2$, bei den Oxiden in den Stellungen $4 \gg 3 \sim 2$ abnimmt. G. Pötzscher. B 120□

Stereochemie von Hydroanthracenen. Richard K. Hill, James G. Martin und William H. Stouch. (J. Amer. chem. Soc. **83.** 4006—12. 5/10. 1961. Princeton, N.J., Princeton Univ., Frick Chem. Labor.) (Engl.)

Red. des Bis-thioketals des Bis-butadien–p-Benzochinon-Adduktes ($\Delta^{2.6}$-Oktahydroanthrachinon, **I**) mit Raney-Nickel liefert *cis-anti-cis-Perhydroanthracen.* Es wurde gezeigt, daß während der Red. keine Epimerisierung erfolgt, u. daß daher **I** entgegen den Annahmen von Alder u. Stein [1933] die cis-anti-cis-Konfiguration zuzuordnen ist. Die Konfiguration des aus **I** durch Epimerisierung erhaltenen stereoisomeren *Diketons* (**IV**) wurde als trans-syn-trans erkannt; bei der Red. des Bis-thioketals von **IV** bildet sich *trans-syn-trans-Perhydroanthracen.* Red. von **I** mit $NaBH_4$ liefert 2 Diole, die durch Hydrierung in die gesätt. Diole überführt werden konnten. Die Stereochemie dieser Verbb. wurde durch IR-Spektroskopie bestimmt. Red. nach Huang-Minlon u. nachfolgende Hydrierung von **I**, des cis-trans-Isomeren von **I** (**III**) u. von **IV** lieferten ein Gemisch von *cis-anti-cis-* (**VIII**) u. *trans-anti-trans-Perhydroanthracen* (**IX**). Die verschiedenen Perhydroanthracene werden durch $AlBr_3$ in ein Gleichgewichts-Gemisch von 96% *trans-syn-trans-* (**VII**) u. 4% *cis-trans-Perhydroanthracen* (**VI**) überführt. Isomerisierung von **I** bzw. **IV** in Pyridin durch 2 Min. langes Erhitzen mit Kalium-tert.-butylat auf 85° führte ausgehend von **I** zu 66% **IV**, 27% **III** u. 7% **I**, ausgehend von **IV** zu 69% **IV**, 22% **III** u. 9% **I**. Vff. diskutieren die Energieunterschiede zwischen den verschiedenen Stereoisomeren.

Versuche: *cis-anti-cis-Perhydroanthracen* (**VIII**), $C_{14}H_{24}$, F. 123—124° (A.), 1 g **I** mit 2 ml Äthandithiol (**XIII**) u. 2 ml BF_3-Ätherat geschüttelt → 1,8 g *Bis-äthylenthioketal* [$C_{18}H_{24}S_4$; F. 257—259° (Dioxan)], 2std. Kochen von 3,0 g Bis-thioketal mit Raney-Ni in A., dann Hydrierung über frischem Raney-Ni; 0,36 g (Ausbeute). — *Bis-äthylenhemithioketal* von **I**, $C_{18}H_{24}O_2S_2$, F. 252—256° (Dioxan), 2 g **I** mit 2 ml 2-Mercaptoäthanol u. BF_3-Ätherat 1 Tag bei Raum-Temp.; 3,1 g. — *trans-syn-trans-Perhydroanthracen* (**VII**), F. 91—92,5° (Aceton), a) 0,2 g Bis-äthylenthioketal von **IV** mit Raney-Ni 2 Std. in A. gekocht; 23 mg. b) 30 g Tetralin mit 10 g $AlCl_3$ 12 Std. auf 125° erhitzt u. das Rk.-Prod. nach Abtrennung des $AlCl_3$ in wss. Aceton 1 Std. bei 75° mit alkal. $KMnO_4$ behandelt; 0,80 g. — *Monoäthylenthioketal* von **III**, $C_{16}H_{20}OS_2$, F. 128,5—131,5° (Methanol), 0,5 g **III** mit 1 ml **XIII** u. BF_3–Ae., 7 Std. bei Raum-Temp.; 0,62 g. — *cis-syn-trans-9-Ketoperhydroanthracen*, $C_{14}H_{22}O$, F. 81,5—82,5° (Aceton), 0,5 g vorst. Verb. mit Raney-Ni 2½ Std. in A. gekocht; 0,24 g. — *cis-trans-Perhydroanthracen* (**VI**), $C_{14}H_{24}$, F. 36—39,5° (Aceton), 1,0 g trans-asymm.-Oktahydroanthron in alkohol. HCl an PtO_2 bei 3,9 atm 72 Std. hydriert; 0,39 g. — *trans-anti-trans-Perhydroanthracen* (**IX**), $C_{14}H_{24}$, F. 45—46 (A.), a) durch Huang-Minlon-Red. (HMR) von 10 g **I** bei 1std. Kochen, dann unter langsamer Dest. die Temp. auf 190° gesteigert u. 3 Std. auf 190° erwärmt, mit Wasserdampf dest., das Destillat mit Ae. extrahiert u. den Extrakt in A. an PtO_2 hydriert; 1,05 g **VIII** u. 0,80 g **IX**; b) analog aus **III** 17% **VIII** u. 22% **IX**. — *cis-anti-cis-$\Delta^{2.6}$-Dekahydroanthracen*, $C_{14}H_{20}$, 95—96,5° (Aceton), durch HMR von 7 g **IV** bei 2std. Kochen; 0,38 g. Aus der Mutterlauge durch Hydrierung noch 0,305 g **VII** u. 0,850 g **IX**. — *trans-9.10-Dihydroxy-cis-anti-cis-$\Delta^{2.6}$-dekahydroanthracen* (**X**), $C_{14}H_{20}O_2$, F. 256—259°, Nadeln (wss. Methanol), Red. von **I** in Methanol mit $NaBH_4$. **X** ist unlösl. in $CHCl_3$ u. wurde durch Auskochen mit $CHCl_3$ vom gleichzeitig gebildeten *cis-9.10-Dihydroxy-cis-anti-cis-dekahydroanthracen* [**XI**; $C_{14}H_{20}O_2$, F. 134—136° (CCl_4). *Diacetat*, $C_{18}H_{24}O_2$, F. 117—118° (Ae.)] getrennt. Bei 0° bilden sich 16% **X** u. 75% **XI**, bei 5° 21% **X** u. 62% **XI**, bei 23° 30% **X** u. 53% **XI**. *Monotosylat*, $C_{21}H_{26}O_4S$, F. 153—153,5° (Zers.; Bzl.), 4,55 g **X** in Pyridin mit 3,95 g p-Toluolsulfonylchlorid 3 Tage bei 0° Stehen gelassen; 1,73 g. *Phthalat des Monotosylats*, $C_{29}H_{30}O_7S$, F. 184—185° (Bzl.), durch 2 std. Kochen des Monotosylats mit Phthalsäureanhydrid in Pyridin. *Dimesylat*, $C_{16}H_{24}O_6S_2$, F. 142—143° ($CHCl_3$–Hexan), **X** in der Kälte in Pyridin 3 Std. mit Methansulfonylchlorid gerührt. — *trans-9.10-Dihydroxy-cis-anti-cis-perhydroanthracen* (**XII**), $C_{14}H_{24}O_2$, F. 276—276,5°, Nadeln (A.), 0,5 g **X** in A. 12 Std. mit Adams-Katalysator bei 3,4 atm H_2 geschüttelt; 0,45 g. —

cis-9.10-Dihydroxy-cis-anti-cis-perhydroanthracen, $C_{14}H_{24}O_2$, F. 174—175° ($CHCl_3$), analog vorst. Verb. aus 1 g **XI**; 0,75 g. — *9-Jodperhydroanthracen*, $C_{14}H_{23}J$, F. 102—103°, Nadeln (Aceton), **XII** in Eisessig mit rotem P u. 47% HJ 4 Std. gekocht.
Gerhard Schulz. B 123□

Strahlungslebensdauer des Pyren-Dimeren und die mögliche Rolle angeregter Dimerer bei Energieübertragungsprozessen. B. Stevens und E. Hutton. (Nature [London] **186.** 1045—46. 25/6. 1960. Sheffield, Univ., Dep. of Chem.) (Engl.)

Vff. beobachteten bei der Unters. der Fluorescenz einer 10^{-3} m-Lsg. von *Pyren* (**I**) in Cyclohexan mit Hilfe der Blitzlicht-Technik eine Bande, die eine Lebensdauer von $1,8 \pm 0,2 \cdot 10^{-8}$s zeigt. Sie beweisen, daß diese Bande von angeregten **I**-Dimeren emittiert wird. Die Beobachtung einer Emission dieser Lebensdauer in konz. **I**-Lsgg. macht den Widerstand der emittierenden Gebilde gegenüber Desaktivierung durch Stöße mit Monomeren oder Lsgm.-Moll. deutlich. Vff. halten es für möglich, daß das durch Stoß zweier **I**-Moll. gebildete, angeregte Dimere eine wichtige Rolle bei physikal. Prozessen spielt, die sich bei der Photo-Synth. u. bei konz.-abhängigen Erscheinungen an Lsgg. aromat. KW-Stoffe abspielen. D. Aumann. B 125□

Ionen-Molekülreaktionen in Paraffinen, Olefinen und Acetylen. R. Fuchs. (Z. Naturforsch. **16a.** 1026—37. Okt. 1961. Braunschweig, Phys.-Techn. Bundesanstalt.) (Dt.)

Es werden bei den KW-Stoffen CH_4, C_2H_6, C_3H_8, C_2H_4, C_3H_6, *1*-C_4H_8, *iso*-C_4H_8, *trans-2*-C_4H_8 u. C_2H_2 die im Ionisierungsraum eines Massenspektrometers durch Ionen-Mol.-Rkk. gebildeten Sekundärionen untersucht. Messungen der Appearencepotentiale u. der Ionisierungskurven lassen die Bldg.-Rkk. für die einzelnen Sekundärionen festlegen; der Intensitäts-Vgl. für zugehörige Primär- u. Sekundärionen führt zur Berechnung der Wrkg.-Querschnitte. Schlußfolgerungen auf die Struktur der bei den Rkk. gebildeten Übergangskomplexe ergeben sich bei C_3H_8 u. den Butenen durch relativen Intensitäts-Vgl. ihrer Sekundärspektren mit Primärspektren von Verbb. der Zus. C_6H_{12} bzw. C_8H_{16}. Unterss. der gesamten Sekundärionen-Bldg. zeigen bei den Paraffinen eine Abnahme mit wachsender C-Zahl; sie liegt bei *Butan* unterhalb der Nachw.-Grenze. In der Folge C_2H_6, C_2H_4, C_2H_2 werden dagegen eine starke Zunahme, bei den strukturell verschiedenen Butenen unterschiedliche Werte der Sekundärionen-Bldg. festgestellt. Es ergibt sich ein wesentlicher Einfl. durch Polarisierbarkeit u. Struktur der Moll.; eine eindeutige Abhängigkeit kann jedoch noch nicht angegeben werden. H.-D. Freyer. B 131□

Ionen-Molekülreaktionen von Methyl- und Äthyljodid. R. F. Pottie, R. Barker und W. H. Hamill. (Radiation Res. **10.** 664—70. Juni 1959. Notre Dame, Ind., Univ. of Notre Dame, Dep. of Chem.) (Engl.)

Die Massenspektren von CH_3J u. C_2H_5J sowie ihren Mischungen werden untersucht. Die Appearencepotentiale aller wichtigen prim. u. sek. Ionen, die Rk.-Wrkg.-Querschnitte u. die Bldg.-Wärmen für einige prim. Ionen werden bestimmt. Es treten zahlreiche Ionen-Mol.-Rkk. auf. G. Pötzscher. B 131□

Massenspektren aliphatischer Mercaptane und Sulfide. E. J. Levy und W. A. Stahl. (Analytic. Chem. **33.** 707—22. Mai 1961. Philadelphia, Pa., Atlantic Refining Co.; Nitack, Mass., U. S. Quartermaster Res. and Engng. Center.) (Engl.)

Für 29 aliphat. Mercaptane u. 31 aliphat. Sulfide werden Beziehungen zwischen Massenspektrum u. Mol.-Struktur aufgestellt. Danach können prim., sek.- u. tert.-Mercaptane identifiziert u. Sulfide nach der C-Zahl der Alkylsubstituenten u. dem Grad der α-Verzweigung unterschieden werden. Angegeben werden die Massenspektren folgender Verbb.: a) Mercaptane: *Methyl-*, *Äthyl-*, *Propyl-*, *Isopropyl-*, *Butyl-*, *Butyl-(2)-*, *Isobutyl-*, *tert.-Butyl-*, *Pentyl-*, *Pentyl-(2)-*, *Pentyl-(3)-*, *3-Methylbutyl-*, *2-Methylbutyl-*, *2-* u. *3-Methylbutyl-(2)-*, *2.2-Dimethylpropyl-*, *Hexyl-*, *2-Methylpentyl-*, *4-Methylpentyl-*, *4-Methylpentyl-(2)-*, *2-Methylpentyl-(3)-*, *Heptyl-*, *Octyl-*, *2-Äthylhexyl-*, *2-Methylheptyl-(2)-*, *Nonyl-*, *Decyl-*, *Undecyl-* u. *2-Methylundecyl-(2)-*; b) Sulfide: *Dimethyl-*, *Methyläthyl-*, *Methyl-n-propyl-*, *Methylisopropyl-*, *Diäthyl-*. *Methyl-n-butyl-*, *Methylisobutyl-*, *Methyl-tert.-butyl-*, *Äthyl-n-propyl-*, *Äthylisopropyl-*, *Methyl-n-pentyl-*, *Äthyl-n-butyl-*, *Äthyl-sek.-butyl-*, *Äthylisobutyl-*, *Äthyl-tert.-butyl-*, *Di-n-propyl-*, *n-Propylisopropyl-*, *Diisopropyl-*, *Methyl-n-hexyl-*, *Isopropyl-n-butyl-*, *Isopropyl-sek.-butyl-*, *Isopropyl-tert.-butyl-*, *Methyl-n-heptyl-*, *Di-n-butyl-*, *Di-sek.-butyl-*, *Diisobutyl-*, *Di-tert.-butyl-*, *Di-n-amyl-*, *Diisoamyl-*, *Di-n-hexyl-* u. *Di-n-heptyl-*. U. Uhlich. B 131□

Über das mechanische Rotationsmoment von Mischungen von Flüssigkeiten in rotierenden elektrischen Feldern. A. Carrelli und M. Marinaro. (Nuovo Cimento [10] **11.** 262—68. 16/1. 1959. Napoli, Univ., Ist. di Fis.) (Engl.)

An Mischungen aus einer nichtpolaren Fl. (*Bzl.*, *Dioxan*) u. einer polaren (*A.*, *Amylalkohol*, *Essigsäure*, *Nitrobenzol*, *Aceton*) wurden rotierende elektr. Felder mit 0,35 esE u. den Frequenzen 50, 150 u. 840 sowie 1500 Hz angelegt. Mittels eines Cu-Drahts über dem die Mischung enthaltenden Teflongefäß wurden Rotationsmomente in der Größenordnung von $(150-1000) \cdot 10^{-3}$ dyn·cm gemessen. Die Kurven zeigen in Abhängigkeit von der Konz. ein scharfes Maximum, das sich mit zunehmender Frequenz nach der Seite der polaren Fl. verschiebt. Die Werte bei niedrigen Frequenzen sind gegenüber der Theorie von LAMPA (Wien. Ber. **115.** [2a] [1906.] 1659) um den Faktor 1000 zu hoch. M. WIEDEMANN. B 132□

Effekt der Elektronegativität und magnetischen Anisotropie von Substituenten auf ^{13}C- und ^{1}H-chemische Verschiebungen in CH_3X- und CH_3CH_2X-Verbindungen. H. Spiesecke und W. G. Schneider. (J. chem. Physics **35.** 722—30. Aug. 1961. Ottawa, Canada, Nat. Res. Council, Div. of Pure Chem.) (Engl.)

Vff. haben die relativen chem. C- bzw. H-Verschiebungen folgender Verbb. gemessen: *Methan*, *Methylfluorid*, *-chlorid*, *-bromid*, *-jodid*, *Dimethyläther*, *Trimethylamin*, *Tetramethylmethan*, *Äthan*, *Dimethylsulfid*. *Acetonitril*, *Aceton*, *Acetaldehyd*, *Nitromethan*, *Tetramethylsilan*, *-german*, *-stannan*, *-plumban*, *Äthylfluorid*, *-chlorid*, *-bromid*, *-jodid*, *Ae.*, *Triäthylamin*, *Tetraäthylmethan*, *n-Butan*, *Diäthylsulfid*, *Äthylcyanid*, *Tetraäthylsilan* u. *-plumban*. Die C-Verschiebung wurde durch Messung der Resonanz des natürlich vorkommenden ^{13}C der reinen Fll., die der Protonen durch Messung im gasförmigen Zustand ermittelt. Die Meßmeth. werden beschrieben. Die Resultate zeigen, daß ein großer Anteil der Verschiebung des ^{13}C u. ^{1}H durch den magnet. Anisotropie-Effekt des Substituenten X bewirkt wird. Vff. diskutieren die Abhängigkeit der Verschiebungen von der Elektronegativität des Substituenten X. Die Elektronegativität der Elemente der IV. Hauptgruppe wird mittels der Protonenresonanz bestimmt u. mit bekannten Daten verglichen. Tabellar. sind auch die ^{13}C–H-Spinkopplungs-Konst. in den CH_3X-Verb. (119—155 Hz) wiedergegeben. J. WEINER. B 137□

Substituenteneffekte auf die chemischen ^{13}C- und ^{1}H-Verschiebungen in monosubstituierten Benzolen. H. Spiesecke und W. G. Schneider. (J. chem. Physics **35.** 731—38. Aug. 1961.) (Engl.) — Vgl. vorst. Referat.

Vff. untersuchen die Ursachen der relativen Kernresonanzverschiebungen in monosubstituierten Benzolderivaten. Die ^{1}H-Resonanzverschiebung wird in einer 5 m%ig. Lsg. in Cyclohexan, die des ^{13}C in reiner Substanz gemessen. Die Anwendung deuterierter Verbb. gestattet, unzweideutige Zuordnungen in beiden Resonanzspektren zu erhalten. In Tabellen geben Vff. die Protonenresonanzverschiebung in Abhängigkeit der Stellung des Protons zum Substituenten relativ zum Bzl. von *Fluor-*, *Chlor-* (**I**), *Brom-*, *Jodbenzol*, *Anisol*, *Anilin*, *N.N-Dimethylanilin*, *Benzaldehyd* u. *Nitrobenzol* (**II**) an. Die Protonenresonanzspektren von **I**, $D_{2(3.5)}$-, $D_{3(2.4.6)}$-**I**, **II**, $D_{2(3.5)}$- u. $D_{3(2.4.6)}$-**II** sind wiedergegeben. Ferner sind die ^{13}C-Verschiebungen in Abhängigkeit von der Stellung des Substituenten bei den genannten Verbb. u. *Toluol* u. *Acetophenon* relativ zu Bzl. angegeben. Die größten Verschiebungen werden bei dem C-Atom beobachtet, das direkt an X gebunden ist. Die Verschiebungen steigen mit dem induktiven u. magnet. Anisotropieeffekt des Substituenten an. Vff. finden eine Übereinstimmung der ^{13}C- u. ^{1}H-Verschiebungen mit der Konst. σ der HAMMETT-Gleichung, wenn der Substituent in der p-Stellung steht.

J. WEINER. B 137□

Aufstellung einer Systematik der magnetischen Rotation von Bindungen. 2. Mitt. **Mehrfach- und π-Bindungen in der aliphatischen Reihe (ungesättigte Kohlenwasserstoffe und Carbonylverbindungen).** Fernand Gallais, Daniel Voigt und Jean-François Labarre. (B. ll. Soc. chim. France **1960.** 2157—69. Nov./Dez. Toulouse, Fac. des Sci., Labor. de Chim. Gén. et Min.) (Franz.) — 1. vgl. C. **1961.** 5018.

Es werden die magnet. Mol.-Rotationen $[\varrho]_M$ von Alkenen, Alkinen u. Vertretern mit Carbonylfunktionen u. daraus mit Hilfe der l. c. angegebenen magnet. Rotationsmoduln von σ-Bindungen die charakterist. Inkremente der entsprechenden C=O- sowie der C=C- u. C≡C-Bindung bestimmt. Es ist ferner möglich, den Rotationsmodul der π-Bindung selbst zu berechnen, welcher im Falle der CO-Bindung stark von der Umgebung abhängt. Für folgende Verbb. wurden die $[\varrho]_M$-Werte bei $\lambda = 0{,}578\,\mu$ u. 20° gemessen: Alkene $R-CH=CH_2$: R = C_3H_7- bis $C_{10}H_{21}$; $R-CH=CH_2CH_3$: R = C_3H_7- bis C_8H_{17}-; $R-CH=CH_2C_2H_5$: R = C_3H_7-, C_4H_9-, C_8H_{17}-, C_9H_{19}-; $R-CH=CHC_3H_7$: R = C_3H_7- bis C_7H_{15}-; $R-CH=CHC_4H_9$: R = C_4H_9-, C_5H_{11}-; $CH_3(CH_2)_5 \cdot C[(CH_2)_5CH_3]=CH(CH_2)_4CH_3$, $CH_3(CH_2)_7-C[(CH_2)_7CH_3]=CH(CH_2)_6CH_3$, $CH_3C(CH_3)=CH_2$, $CH_3CH_2C(CH_3)=CH_2$, $CH_3C(CH_3)=CHCH_3$, $CH_3C(CH_3)_2-CH(CH_3)-C(CH_3)=CHCH_3$, $C_2H_5C(CH_3)_2CH_2C(CH_3)=CHCH_3$; $CH_3CH(CH_3)-CH=CHCH(CH_3)CH_3$. —

Alkine $R-C\equiv CH$: R = C_3H_7- bis C_8H_{17}-; $RC\equiv CCH_3$: R = C_3H_7- bis C_5H_{11}-; $C_2H_5C\equiv CC_2H_5$, $C_4H_9C\equiv CC_2H_5$; $C_3H_7C\equiv CC_3H_7$, $C_4H_9C\equiv CC_4H_9$; ferner $CH_2=CH\cdot(CH_2)_2CH=CH_2$, $CH\equiv C(CH_2)_2CH=CH_2$, $CH\equiv C(CH_2)_2C\equiv CH$, $CH\equiv CCH_2CHOHCH_2\cdot C\equiv CH$, $CH\equiv CCH_2CHOHC=CH_2$, $CH\equiv CCH_2CHOHCH=CHCH_3$. — Aldehyde RCHO: R = C_3H_7- bis C_8H_{17}-, $C_{10}H_{21}$-. — Ketone $RCOCH_3$: R = CH_3- bis C_7H_{15}- (außer C_4H_9-); $C_2H_5COC_2H_5$, $C_4H_9COC_2H_5$, $C_3H_7COC_3H_7$, $C_4H_9COC_4H_9$, $C_5H_{11}COC_5H_{11}$. — *Essigsäure*. — Ester: $HCOOC_2H_5$, $CH_3COOC_4H_9$, $CH_3COOC_8H_{17}$, $C_2H_5COOC_3H_7$; $C_3H_7\cdot COOR$: R = CH_3-, C_4H_9-, C_5H_{11}-; $C_6H_{13}COOC_7H_{15}$. — Säureanhydride $(RCO)_2O$: R = C_2H_5- bis C_6H_{13}-. — Säurechloride RCOCl: R = C_2H_5- bis C_6H_{13}-. — Säureamide $RCONH_2$: R = C_2H_5- bis C_5H_{11}-. Für weitere Verbb. wurden die Werte den von MALLEMANN veröffentlichten Tafeln entnommen. — Es ergeben sich aus diesen Unterss. für die Mehrfachbindungen folgende Inkremente (in μ r): C=C: Nicht in α-Stellung zu einer CH_3-Gruppe 117; in α-Stellung zu einer CH_3-Gruppe 105; in α zu 2 CH_3 ca. 94. $C\equiv C$: Nicht in α zu CH_3 155; in α zu 1 CH_3 137. Für die C=O-Bindung wurden für die Gesamtrotation $\varrho(C=O)$ u. für die Rotation der π-Bindung $\varrho(C/4-O/2)\pi$ folgende Werte gefunden: Säure: [$\varrho(C=O)$] $32,_2$; [$\varrho(C/4-O/2)\pi$] $18,_0$; Ester: $33,_8$; $19,_6$; Säureanhydrid: $34,_8$; $20,_6$; Aldehyd: $35,_5$; $21,_3$; Säurechlorid: $38,_8$; $24,_6$; Keton: $41,_7$; $27,_5$; Amid: $44,_2$; $30,_0$. Keton in α: $47,_0$; $32,_8$. Für die Rotationsmoduln der π-Bindungen ergibt sich für Doppelbindungen, die nicht in 2.3-Stellung stehen, ein Wert von 116,5, für derartige Dreifachbindungen ein solcher von 154,6.

Versuche: *Hepten-(2)-in-(6)-ol-(4)*, $C_7H_{10}O$, Kp.$_{12}$ 70°; Kp.$_{32}$ 86°, aus Crotonaldehyd u. Propargylaluminiumbromid (I) u. Tetrahydrofuran (II) bei —15°; $D._4^{20}$ 0,9256; n_D^{20} 1,4785; 46% (Aubeute). — *Hexadien-(1.5)*, Kp.$_{751}$ 60°, nach GAUDEMAR (vgl. Ann. Chim. [13] **1.** [1956.] 161) aus 3-Brompropin-(1). — *Hexen-(1)-in-(5)*, Kp.$_{749}$ 71°, nach GROIZELEAU-MIGINIAC (vgl. C. R. hebd. Séances Acad. Sci. **248.** [1959.] 1190) aus Propargylbromid (**III**) u. Allyl-MgBr in **II** neben 60—70% *Hexatrien-(1.4.5)*; $D._4^{20}$ 0,7558, n_D^{20} 1,4316. — *Hexadiin-(1.5)*, Kp.$_{742}$ 85,5—86°, analog vorst. Verb. aus **I** u. **III**; $D._4^{20}$ 0,8049, n_D^{20} 1,4415. — *Heptadiin-(1.6)-ol-(4)* (*Dipropargylcarbinol*), C_7H_8O, Kp.$_{30}$ 81 bis 82°, nach GAUDEMAR (l. c.) aus **I** u. Äthylformiat in **II**; $D._4^{20}$ 0,9672, n_D^{20} 1,4709. — *Hexen-(1)-in-(5)-ol-(3)*, Kp.$_{12}$ 49°, Kp.$_{17}$ 54°, Kp.$_{21}$ 66°, aus Acrolein u. **I** nach GAUDEMAR (l. c.) bei —15°; $D._4^{20}$ 0,9190, n_D^{20} 1,4590. H. G. HENKEL. B 137 □

Anisotrope Hyperfeinwechselwirkungen in den ESR-Spektren von Alkylradikalen. E. L. Cochran, F. J. Adrian und V. A. Bowers. (J. chem. Physics **34.** 1161—75. April 1961. Silver Spring, Md., Johns Hopkins Univ., Appl. Phys. Labor.) (Engl.)

Vff. untersuchten den Einfl. der anisotropen Hyperfein-Wechselwrkg. auf die Elektronenspinresonanzspektren von in polykrist. Matrizen eingefangenen Alkylradikalen. Die Radikale wurden erzeugt durch Photolyse der entsprechenden Alkyljodide bei 2537 Å u. 1%ig. Lsg. von festem Argon bei 4,2°K. Im einzelnen wurden untersucht die ESR-Spektren der Photolysen-Prodd. von Äthyljodid [*Äthylradikale* (**I**)], n-Propyljodid u. seinen α- u. β-deuterierten Derivv. [entsprechende *n-Propylradikale* (**II**)], Isopropyljodid (*Methylradikale*), Cyclohexyljodid (—), Cyclohexan (*H-Atome*) u. Allyljodid (*Allylradikal*). Bei den Alkylradikalen findet man sowohl isotrope als auch anisotrope Hyperfeinstruktur (HFS)-Wechselwrkg. mit den α-, aber nur isotrope Wechselwrkg. mit den β-Protonen. Berechnete u. experimentelle Linienformen bei **I** u. **II** stimmen qual. überein, wenn man voraussetzt, daß die HFS-Wechselwrkg. ein Mittelwert aller Gleichgewichtsorientierungen der $-CH_2\cdot$-Gruppe ist. Demnach erfolgt schnelle Reorientierung der $-CH_2\cdot$-Gruppe. Wenn die 2 α-Protonen antiparallel sind, verschwindet die Hyperfeinanisotropie u. scharfe, intensive HFS-Komponenten erscheinen. Parallele Orientierungen der α-Protonen geben dagegen breite, schwache HFS-Linien. In Radikalen mit ungerader Zahl von α-Protonen kann die Hyperfeinanisotropie nicht wegfallen, u. alle Linien werden breit u. schwach. Höchstwahrscheinlich aus diesem Grund gelang es nicht, Radikale dieses Typs zu entdecken. — Die Quantenausbeuten an **I** u. **II** betrugen ca. 10^{-3} Radikale/Lichtquant; diese geringe Ausbeute deutet auf einen ausgeprägten Käfigeffekt. Bei Photolyse der reinen Alkyljodide ohne Lsgm. bei der Temp. des fl. He wurden die Proben hellrot, ein ESR-Spektrum konnte nicht beobachtet werden.

W. SCHRAMM. B 137

Untersuchungen an wässerigen Formaldehydlösungen. Phillip Skell und Harald Suhr. (Chem. Ber. **94.** 3317—27. 28/12. 1961. University Park, Pa., Pennsylvania State Univ., Dep. of Chem.) (Dt.)

Die kernmagnet. Resonanz von *Formaldehyd* (**I**)-Lsg. in D_2O wurde im Konz.-Bereich von 2—22% gemessen. Aus den Spektren ergibt sich die Konz. von monomerem **I** u. von End- u. Mittelgruppen in den polymeren Molekülen. Die Gleichgewichts-

Konst. für die Polymerisation der niedrigen Kettenglieder wurden näherungsweise berechnet. Die höheren Glieder der Polymerenreihe sind in solchen Lsgg. nur in geringer Konz. vorhanden. Der Geh. an Monomerem u. der Anteil end- u. mittelständiger CH_2-Gruppen ließ sich durch Vgl. mit Messungen der kernmagnet. Protonenresonanz an Polymethylenglykoldiacetaten, $CH_3-C(=O)-O-(CH_2O)_n-C(=O)-CH_3$, mit $n = 1-6$ ermitteln. GERHARD SCHULZ. B 137 □

Elektronenspinresonanz von mit Röntgenstrahlen bestrahlten Glutaminsäurehydrochlorideinkristallen. W. C. Lin, C. A. McDowell und J. R. Rowlands. (J. chem. Physics **35.** 757—58. Aug. 1961. Vancouver, Canada, Univ. of Brit. Columbia, Dep. of Chem.) (Engl.)

Vff. haben das Elektronenspinresonanz (ESR)-Spektrum von *Glutaminsäurehydrochlorid* (I)-Einkristallen nach der Bestrahlung mit 50-kV-Röntgenstrahlen aufgenommen u. mit für die Fälle $H_0 \parallel c$ (H_0 = Richtung des äußeren magnet. Feldes parallel zur c-Achse), $H_0 \parallel b$ u. $H_0 \parallel a$ berechneten u. mit dem ESR-Spektrum von mit RÖNTGEN-Strahlen behandelter Bernsteinsäure ($H_0 \perp b$) verglichen. Die Übereinstimmung des berechneten mit dem beobachteten Spektrum macht es wahrscheinlich, daß bei der Bestrahlung von I hauptsächlich ein Radikal analog dem α-Bernsteinsäureradikal, wahrscheinlich $HOOC \cdot CH(NH_3^+ \cdot Cl^-) \cdot CH_2 \cdot \dot{C}H \cdot COOH$, entsteht. J. WEINER. B 137 □

Bemerkung über Messungen der Geschwindigkeiten von Elektronenübergangsprozessen durch Verbreiterung von Elektronenspinresonanzlinien. P. J. Zandstra und S. I. Weissman. (J. chem. Physics **35.** 757. Aug. 1961. Saint Louis, Mo., Washington Univ.) (Engl.)

Vff. messen die Elektronenübergangs-Geschw. (EG) zwischen dem *Naphthalinanion* (K-Salz in Tetrahydrofuran) u. *Naphthalin* mittels der Verbreiterung von Elektronenspinresonanzlinien u. vergleichen die Ergebnisse mit berechneten Werten. Es zeigt sich, daß EG nicht von den Kernspinzuständen abhängt u. die magnet. Impulse nicht zur Linienbreite beitragen. Weiterhin zeigen die Ergebnisse, daß es für genaue Messungen von Geschw. durch Linienverbreiterungen nötig zu sein scheint, geeignete Korrekturen anzubringen. J. WEINER. B 137 □

Elektronenkopplung von Protonenspins in heterocyclischen Molekülen. N-Benzylthieno-[3.2:b]-pyrrol. H. S. Gutowsky und A. L. Porte. (J. chem. Physics **35.** 839—44. Sept. 1961. Urbana, Ill., Univ. of Illinois, Noyes Chem. Labor.) (Engl.)

Das hochaufgelöste protonenmagnet. Resonanzspektrum der 4 Protonen an den heterocycl. Ringen von *N-Benzylthieno-[3.2:b]-pyrrol* wurde bei 16,2 MHz untersucht. Das Spektrum ist vom Typ ABCD, gestört durch 2 Kerne X_2, die mit A koppeln, u. es enthält 3 weitreichende Proton–Proton-Kopplungen, 0,5, 1,3 u. 0,3 Hz, die nur mit π-Elektronen-Wechselwkrg. erklärt werden können. Die Analyse des Spektrums deutet darauf hin, daß alle Kopplungs-Konst. das gleiche, wahrscheinlich positive Vorzeichen haben. Die Kopplungs-Konst. in jedem der Ringe werden mit denen von Thiophen u. Pyrrol verglichen. Es wird angenommen, daß die Kopplung über σ-Elektronen von Änderungen der Bindungswinkel abhängt, der Beitrag zur Kopplung durch π-Elektronen jedoch auf Elektronegativitätsunterschiede anspricht. Zusätzlich sind die Heteroatome u. ion. Strukturen wesentlich zur Best. der weitreichenden Kopplung über π-Elektronen. W. SCHRAMM. B 137

Die Bestimmung der Aciditätskonstanten hochionisierter einfacher Ampholyte. Die ersten Ionisationskonstanten von Pyridin-2- und Chinolin-8-carbonsäure. Paavo Lumme. (Suomen Kemistilehti B **32.** 153—56. 1959. Helsinki, Finland, Univ., Labor. of Propaedeutic Chem.) (Engl.)

Durch potentiometr. Titration unter Verw. des Elements Glaselektrode /RCO_2H, HCl, KCl/AgCl, Ag bestimmt Vf. bei verschiedenen Ionenstärken die pK_1-Werte von *Pyridin-2-* u. *Chinolin-8-carbonsäure.* Die auf die Ionenstärke u. Säure-Konz. Null extrapolierten pK_1-Werte betragen 0,786 bzw. 1,82 bei 25°. G. PÖTZSCHER. B 139 □

Thermodynamische Untersuchung der Prozesse der Dehydrierung von Isopentan und Isopenten zu Isopren. A. Ss. Schichmamedbekowa. (Доклады Академии Наук Азербайджанской ССР [Ber. Akad. Wiss. AserbaidshanSSR] **15.** 299—305. 1959.) (Aserbaidshan.; Auszug: Russ.)

Es werden die Ergebnisse von thermodynam. Unterss. der Dehydrierung von *Isopenten* (I) zu Isopren (II) u. von *Isopentan* (III) über **I** zu **II** erörtert u. die **II**-Ausbeuten aus I in einer Vakuumanlage bei einem Restdruck von 0,25 at u. verschiedenen Dehydrierungs-Temp. in Ggw. des Katalysators K-16 angegeben; die experimentellen Daten werden mit den theoret. verglichen. Es wurde klargestellt, daß die Dehydrierung von **III** zu **II** die besten Ausbeuten (94% der Theorie) bei 540—560° u. 0,25 at am Katalysator K-16 ergibt. N. HVIID. B 146 □

Die kritischen Temperaturen von 40 organischen Verbindungen. D. Ambrose, J. D. Cox und R. Townsend. (Trans. Faraday Soc. **56.** 1452—59. Okt. 1960. Teddington, Middlesex, Nat. Chem. Labor.) (Engl.)

Von folgenden Verbb. wurden die krit. Temp. t_K nach der visuellen Meth. bestimmt: *n-Pentan* t_K = 196,34°; *2-Methylbutan* 187,24°; *n-Hexan* 234,15°; *2-Methylpentan* 224,30°; *2.2-* 215,58°; *2.3-Dimethylbutan* 226,78°; *n-Heptan* 267,13°; *2-Methylhexan* 257,18°; *n-Octan* 295,41°; *2-Methylheptan* 286,42°; *2.2.4-Trimethylpentan* 270,46°; *n-Nonan* 321,41°; *n-Decan* 344,4°; *cis-* 162,40°; *trans-Buten-(2)* 155,46°; *Penten-(1)* 191,51°; *Hexen-(1)* 230,83°; *Methylcyclopentan* 259,55°; *Methylcyclohexan* 298,97°; *Bzl.* 288,94°; *Toluol* 318,57°; *Äthyl-* 343,97°; *n-Propyl-* 365,21°; *1.2.3-* 391,35°; *1.2.4-* 375,87°; *1.3.5-Trimethyl-* 364,14°; *Isobutyl-* 384,72°; *Fluorbenzol* 286,95°; *Naphthalin* 475,2°; *2.5-* 371,01°; *3.5-Lutidin* 394,10°. Bei t_K instabile Verbb.: *n-Undecan* 365,58°; *n-Dodecan* 385,1°; *Hepten-(1)* 264,08°; *Octen-(1)* 293,4°; *Cyclohexen* 287,27°; *n-Butylbenzol* 387,3°; *1-Methylnaphthalin* >495°; *2.3-* 382,30°; *3.4-Lutidin* 410,56°. Die experimentellen T_K-Werte (in Grad K) wurden den durch die folgenden Gleichungen für die einzelnen Verb.-Typen erhaltenen gegenübergestellt u. die Gründe für die bei einigen Verbb. auftretenden Abweichungen erörtert (T_s = $Kp._{760}$ in Grad K): Paraffine $T_s/T_K = 0{,}51453 + 4{,}6842 \cdot 10^{-4}\, T_s$; Olefine $T_s/T_K = 0{,}51173 + 4{,}6608 \cdot 10^{-4}\, T_s$; Benzolanaloge $T_s/T_K = 0{,}415 + 6{,}05 \cdot 10^{-4}\, T_s$. A. MASCHKE. B 149□

Volumetrisches Verhalten des Methan–Schwefelwasserstoff-Systems bei niedrigen Temperaturen und hohen Drucken. J. P. Kohn und Fred Kurata. (J. chem. Engng. Data **4.** 33—36. Jan. 1959. Notre Dame, Ind., Univ.; Lawrence, Kans., Univ.) (Engl.)

Die Kompressibilität, das Mol-Vol., die Dichten des gesätt. Dampfes u. der gesätt. Fl. u. krit. Dichten von CH_4–H_2S-Gemischen (mit 11,01, 24,8, 45,8, 77,1, 93,3 Mol-% H_2S) zwischen —118 u. +220° F u. Drücken von 0—2000 p/sq.in. werden bestimmt u. in Diagrammen dargestellt. G. PÖTZSCHER. B 150□

Thermochemischer Beweis für die Spannung in einem cyclischen Phosphat. J. R. Cox jun., R. E. Wall und F. H. Westheimer. (Chem. and Ind. **1959.** 929. 18/7.) (Engl.)

Die calorimetr. bestimmten Verseifungswärmen von *Methyläthylen-* (I, $C_3H_7O_4P$, $Kp._{0,6}$ 89—92°), *Dimethyl-β-hydroxyäthyl-* (II, $C_4H_{11}O_5P$, $Kp._{10^{-4}}$ 50°, aus I mit Methanol) u. *Trimethylphosphat* in 0,1n NaOH bei 30° betragen: I 29,5 kcal/Mol (Lsg.-Wärme 0,0 kcal/Mol in Puffer vom pH 7); II 21,9 (2,7); III ca. 20,0 (2,5). Die höhere Wärme von I gegenüber II u. III wird auf die in I vorhandene ster. Spannung zurückgeführt, da I (Geschw.-Konst. 2. Ordnung 30 Liter/Mol·s) in NaOH bei 0,4° ca. $2 \cdot 10^6$mal schneller hydrolysiert wird als III. G. PÖTZSCHER. B 156□

Untersuchungen über die Ultraschallfortpflanzung in Mischungen von Äthylalkohol und Wasser. S. Parthasarathy und M. Pancholy. (Z. angew. Physik **10.** 453—55. Okt. 1958. New Delhi, India, Nat. Phys. Labor. of India.) (Engl.)

Die Ultraschall-Geschw. in *A./W.*-Mischungen (8—75 Mol-% A.) wurde bei Temp. von 10—60° gemessen. Mit abnehmender A.-Konz. nehmen sowohl die Geschw. als auch ihr Temp.-Koeff. ab, dieser wird bei A.-Konzz. ≦8 Mol-% A. vernachlässigbar klein. Der Absorptions-Koeff. nimmt mit abnehmender Temp. zu u. hat für alle Temp. ein Maximum bei 30 Mol-% A. (α/ν^2 = ca. $3 \cdot 10^{-15}\, cm^{-1} \cdot s^2$ bei 10°). Zum Vgl. sind verschiedene physikal. Eigg. als Funktionen der A./W.-Zus. bei 20° dargestellt. Die adiabat. Kompressibilität, der Expansions-Koeff. u. das Verhältnis der spezif. Wärmen weisen im Konz.-Bereich 5—15 Mol-% A. Minima, Schall-Geschw. u. Wärmekapazität Maxima auf. Anomal verhält sich auch die Viscosität mit einem Maximum bei ca. 20% A.; die Dichte nimmt gleichmäßig mit wachsender A.-Konz. ab. — Das Auftreten des Absorptionsmaximums läßt sich am besten unter der Annahme einer A.–W.-Assoziation erklären. W. BETCKE. B 159□

Versuche zur Bestimmung der Assoziation der α-Monoglyceride stereoisomerer 6- und 9-Octadecensäuren. W. Wachs und J. Wendenburg. (Kolloid-Z. **156.** 35—41. Jan. 1958. Berlin, TU, Inst. für Lebensmittelchem. u. -technol.) (Dt.)

In einer Dialysieranordnung nach JANDER-SPANDAU wurden die Dialyse-Koeff. von *cis-* u. *trans-Δ^9-Octadecensäure-α-monoglycerid* (cis-I bzw. trans-I) u. von *cis-* u. *trans-Δ^6-Octadecensäure-α-monoglycerid* (cis-II bzw. trans-II) in Dioxan/W. (95 : 5) bei einer Dialysierzeit von ca. 60 Min. gemessen. Die cis-Verbb. zeigen die größere Dialysiergeschwindigkeit. Die aus den Dialyse-Koeff. sich ergebenden Teilchen-Gew. wurden bei den trans-Säuren etwa doppelt so groß wie bei den cis-Säuren u. bei den Säuren mit der Δ^6-Doppelbindung etwas größer als bei denen mit der Δ^9-Doppelbindung gefunden. Sie liegen mit 2040 bzw. 982 (trans- u. cis-I) u. 2755 bzw. 1220 (trans- u. cis-II) so hoch, daß sie sich allein mit Solvatisierung nicht erklären lassen, sondern daß vielmehr Assoziation der Säure-Moll. angenommen werden muß. Die Verhältnisse werden unter dem Gesichtspunkt der Wrkg. zwischenmol. Kräfte diskutiert. Es wird angenommen, daß die Assoziation über die KW-Stoffketten der Säure-Moll. erfolgt, während zusätzlich eine Solvatation an den polaren Gruppen stattfindet. — Es wird vermutet, daß das unterschiedliche physikal. Verh. der stereoisomeren ungesätt. Fettsäuren im Zusammenhang mit der Bevorzugung der cis-Form solcher Säuren (in Lipoiden) bei physiolog. Vorgängen steht. W. Betcke. B 170□

Die Diffusion von β-Alanin in Wasser bei 25°. Haig C. Donoian und Gerson Kegeles. (J. Amer. chem. Soc. **83.** 255—59. 20/1. 1961. Worcester, Mass., Clark Univ., Dep. of Chem.) (Engl.)

Die differentiellen Diffusions-Koeff. D [cm^2/s] von *β-Alanin* wurden in W. bei 25° über den Konz.-Bereich 0,2509 ($D \cdot 10^7 = 93{,}81$) bis 42,2611 Gew.-% ($D \cdot 10^7 = 56{,}23$) nach der Gouy-Meth. gemessen. Die Brechungsindexinkremente über diesen Konz.-Bereich sind tabelliert. Die Konz.-Abhängigkeit von D wird mit der nach der Gordon-Gleichung vorausgesagten verglichen. Für den Grenzwert von D bei unendlicher Verdünnung ist der Wert $93{,}92 \cdot 10^{-7}$ wahrscheinlich, er liegt damit ca. 2,5% höher als der entsprechende Wert für α-Alanin (vgl. C. **1953.** **9108**). Vgl. zeigen, daß trotz der größeren Polarität des β-Isomeren seine D-Werte größer sind u. weniger von der Konz. abhängen als die des α-Isomeren. W. Schramm. B 171

Trennung natürlicher Cumarine durch Rundfilterchromatographie. D. P. Chakraborty und H. C. Chakrabortty. (Sci. and Cult. [Calcutta] **22.** 117—19. Aug. 1956. Calcutta, Bose Inst.) (Engl.)

Die R_F-Werte von in ind. Pflanzen vorkommenden Cumarinen werden durch Rundfilterchromatographie auf Whatman-Papier Nr. 1 bei 20—30° u. $^3/_4$—$1^3/_4$std. Laufzeit in 10%ig. Essigsäure, Äthylenglykol/W. (1 : 24), Pyridin/W. (3 : 97), W. bzw. W./Dioxan (9 : 1) bestimmt. Sie betragen für *Ayapin* 0,62, 0,60, 0,66, 0,49, 0,61. — *Äsculetindimethyläther*, 0,66, 0,54, 0,64, 0,45, 0,67. — *Bergapten*, 0,45, 0,36, 0,60, 0,26, 0,46. — *Byakangelicin*, 0,53 (W.). — *Limettin* (**III**), 0,59, 0,50, 0,66 (0,83), 0,40, 0,60. — *Luvangetin* (**I**), 0,73, 0,89 (0,93), 0,83, 0,50, 0,76. — *Marmesin*, 0,73, 0,73, 0,75, 0,61, 0,75. — *Marmin* (**II**), 0,73, 0,63 (0,72), 0,77, 0,66, 0,72. — *o-Methylumbelliferon*, 0,72, 0,62, 0,65, 0,58, 0,73. — *Murrayin*, 0,74, 0,80, 0,83, 0,67, 0,75. — *Pimpinellin* (**IV**), 0,64, 0,51, 0,72 (0,85), 0,42, 0,68. — *Seselin* (**V**), 0,65, 0,50, 0,71 (0,83), 0,43, 0,69. — *Xanthyletin*, 0,69, 0,81, 0,78, 0,73, 0,74. — Die Trennung u. Identifikation eines Gemisches aus vorst. Cumarinen ist nur bei solchen mit stark differierenden R_F-Werten möglich. Es können äquilibrierte u. nicht äquilibrierte Papiere verwendet werden. Bei Pyridin–W. als Lsg. ist die Trennung bei Verw. von letzterer besser. Bei der aufsteigenden Meth. ist W. als Lsgm. am geeignetsten. Das Auftreten zweier Flecke bei **I** u. **II** in Äthylenglykol/W. bzw. bei **III**, **IV** u. **V** in Pyridin/W. ist vermutlich durch Öffnung des Lactonringes bedingt. Für *Phloroglycin* beträgt R_F 0,63 (10% Essigsäure), 0,55 (W.) u. 0,71 (W.–Dioxan). Ferulin wandert in W. nicht. L. Lamza. B 177

Polarisierbarkeit von Elektronengruppen und Moleküleigenschaften der Organophosphorverbindungen. Henry Tolkmith. (Ann. New York Acad. Sci. **79.** 189—231. 26/10. 1959. Midland, Mich., Dow Chem. Co.) (Engl.)

Übersicht. — 158 Literaturangaben. P. Gregorzewski. B 182□

Elektronenladungen der Bindungen in Äthylen, Allen und Benzol. G. W. Bykow. (Известия Академии Наук СССР, Отделение Химических Наук [Nachr. Akad. Wiss. UdSSR, Abt. chem. Wiss.] **1957.** 235—36. Febr. Inst. für Geschichte der Naturwiss. u. Techn. der Akad. der Wiss. der UdSSR.) (Russ.)

Für die Elektronenladungen in Äthylen (Allen; Bzl.) werden folgende Werte ermittelt: A^{σ}_{CC} 2,256 (2,363; 1,910); A^{π}_{CC} 1,364 (1,500; 0,952); $A^{\sigma\pi}_{CC}$ 3,620 (3,863; 2,862); A^{σ}_{CH} 1,936 (1,819; 2,090); A^{π}_{CH} 0,159 (0,250; 0,048); $A^{\sigma\pi}_{CH}$ 2,095 (2,069; 2,138); daraus wird nach der früher (C. **1952.** 5869) mitgeteilten Gleichung $l_{CC} = 1{,}542 - 0{,}149 \cdot A^{\pi}_{CC}$ die Länge l_{CC} der C—C-Bindungen zu 1,339 (1,318; 1,400) in guter Übereinstimmung mit den experimentellen Werten errechnet. R. K. Müller. B 182

Lokalisierungsenergie und Elektronenwechselwirkung. Kenichi Fukui, Keiji Morokuma und Teijiro Yonezawa. (Bull. chem. Soc. Japan **32.** 1015—19. Okt. 1959. Kyoto, Univ., Fac. of Engng., Dep. of Fuel Chem.) (Engl.) — Vgl. Bull. chem. Soc. Japan **32.** [1959.] 853.

Vff. berechnen die Lokalisierungsenergien unter expliziter Berücksichtigung der Elektronen-Wechselwrkg. in 2 Näherungs-Verff. für nucleophile, elektrophile u. Radikal-Rkk. von *Äthylen*, *trans-Butadien*, *Bzl.*, *Naphthalin*, *Anthracen*, *Phenanthren* u. *Biphenyl* (alternierende KW-Stoffe) u. von *Azulen* u. *Fulvalen* (nichtalternierende KW-Stoffe). Die danach berechneten Reaktivitäten für bestimmte Stellungen der KW-Stoffe sind in guter Übereinstimmung mit den Beobachtungen. G. PÖTZSCHER. B 182□

Die Molekularstruktur des Monomeren und Dimeren der Acrylsäure. Takeshi Ukaji. (Bull. chem. Soc. Japan **32.** 1266—70. Nov. 1959. Mito, Ibaraki Univ., Fac. of Sci., Dep. of Chem.) (Engl.)

Mittels der Elektronenbeugungs-Meth. wurden von *Acrylsäure* ($Kp._{20}$ 50—51°) folgende Strukturparameter bestimmt: Monomeres: $C_{(2)}=C_{(3)}$ 1,36 ±0,02 (Å); $C_{(1)}-C_{(2)}$ 1,44 ±0,03; $C_{(1)}=O_{(1)}$ 1,22 ±0,02; $C_{(1)}-O_{(2)}$ 1,43 ±0,03; ∢ $C_{(1)}C_{(2)}C_{(3)}$ 120 ±2°; ∢ $C_{(2)}C_{(1)}O_{(1)}$ 120 ±3°; ∢ $O_{(1)}C_{(1)}O_{(2)}$ 125 ±5°; eine Unterscheidung zwischen cis- u. trans-Form ist nicht möglich. Dimeres: $C_{(2)}=C_{(3)}$ 1,36 (Å); $C_{(1)}-C_{(2)}$ 1,44 ±0,03; $C_{(1)}=O_{(1)}$ 1,22 ±0,02; $C_{(1)}-O_{(2)}$ 1,36 ±0,03; OH···O 2,76 ±0,04; ∢ $C_{(1)}C_{(2)}C_{(3)}$ 120°; ∢ $C_{(2)}C_{(1)}O_{(1)}$ 120 ±3°; $O_{(1)}C_{(1)}O_{(2)}$ 125 ±5°. Die Bindungslängen u. -winkel entsprechen denen anderer konjugierter Verbb., wie Acrolein, ebenso die Verkürzung der $C_{(1)}-O_{(2)}$-Bindung im Dimeren der von anderern Carbonsäuredimeren.

G. PÖTZSCHER. B 182□

Die Molekularstruktur des Monomeren und Dimeren der Methacrylsäure. Takeshi Ukaji. (Bull. chem. Soc. Japan **32.** 1270—75. Nov. 1959.) (Engl.) — Vgl. vorst. Referat.

Wie l. c. wurden folgende Strukturparameter von *Methacrylsäure* ($Kp._{20}$ 75—76°) bestimmt. Monomeres: $C_{(3)}=C_{(2)}$ 1,36 ±0,02 (Å); $C_{(1)}-C_{(2)}$ 1,44 ±0,03; $C_{(2)}-C_{(2')}$ 1,52 ±0,02; $C_{(1)}=O_{(1)}$ 1,22 ±0,02; $C_{(1)}-O_{(2)}$ 1,43 ±0,03; ∢ $C_{(1)}C_{(2)}C_{(3)}$ 120 ±2°; ∢ $C_{(1)}C_{(2)}C_{(2')}$ 120 ±3°; ∢ $C_{(2)}C_{(1)}O_{(1)}$ 120 ±3°; ∢ $O_{(1)}C_{(1)}O_{(2)}$ 125 ±5°; eine Unterscheidung zwischen cis- u. trans-Form ist nicht möglich. Die Parameter des Dimeren (O—H···O 2,75 ±0,04 Å) sind ident. mit dem des Monomeren u. beider fast gleich denen der Acrylsäure (l. c.). G. PÖTZSCHER. B 182□

Die Molekularstruktur von Methylacrylat und Methylmethacrylat. Takeshi Ukaji. (Bull. chem. Soc. Japan **32.** 1275—79. Nov. 1959.) (Engl.) — Vgl. vorst. Referat.

Wie l. c. wurden für *Methylacrylat* (**I**, Kp. 84,5—85,5°) u. *-methacrylat* (**II**, Kp. 100 bis 101°) folgende Strukturparameter bestimmt: I C—H 1,08 (Å); C—H (CH_3-Gruppe) 1,10; $C_{(2)}=C_{(3)}$ 1,36; $C_{(1)}-C_{(2)}$ 1,44; $C_{(1)}=O_{(1)}$ 1,22; $C_{(1)}-O_{(2)}$ 1,36 ±0,02; $O_{(2)}-C$ (CH_3O-Gruppe) 1,46 ±0,02; ∢ CCH= ∢ $C_{(1)}C_{(2)}C_{(3)}$ = ∢ $C_{(2)}C_{(1)}O_{(1)}$ = 120°; ∢ $O_{(1)}\cdot C_{(1)}O_{(2)}$ 125°; ∢ $O_{(2)}$CH 109,5°; ∢ $C_{(1)}O_{(1)}$C 115 ±5; ∢ zwischen der CH_3-Gruppe u. der Mol.-Ebene 25±5°. II, $C_{(2)}-C_{(2')}$ 1,52 ±0,02; $C_{(2')}-H$ 1,10; ∢ $C_{(2')}C_{(2)}C_{(1)}$ 129 ±3°; alle anderen Parameter sind gleich denen von I. G. PÖTZSCHER. B 182□

Ein nichtklassisches Cyclohexenylcarboniumion. George A. Olah und William S. Tolgyesi. (J. Amer. chem. Soc. **83.** 5031—32. 20/12. 1961. Sarnia, Ontario, Dow Chemical of Canada Ltd., Exploratory Res. Labor.) (Engl.)

Rk. von Δ^3-Cyclohexenylbromid mit wasserfreiem $AgBF_4$ bzw. $AgSbF_6$ in fl. SO_2 bei —30° liefert unter quant. AgBr-Eliminierung einen festen, äußerst reaktionsfähigen *Tetrafluoroborat-* [**I**; $C_6H_9BF_4$, F. ca. 56° (verschlossenes Rohr)] bzw. *Hexafluorantimonatkomplex* [**II**; $C_6H_9SbF_6$, F. ca. 115° (verschlossenes Rohr)]. **I** bzw. **II** werden auch aus $\Delta^{1,4}$-Cyclohexadien mit HF u. BF_3 bzw. SbF_5 erhalten, wobei infolge Säure-Einw. allerdings starke Neben-Rkk. auftreten, die zu tiefbraun bis rot gefärbten Lsgg. führen. **I** u. **II** reagieren bereits mit Spuren von W. oder O_2. Auf Grund der IR-, UV- u. Kernresonanzspektren wird **I** bzw. **II** Carboniumsalzcharakter zugeschrieben, wobei die nichtklass. Natur des $C_6H_9^+$-Ions (**III**) einfache Allyl- oder stabilisierte Homoallylstruktur aufweisen dürfte. Bei Rk. von **I** oder **II** mit H_2O oder D_2O werden als Solvolyse-Prodd. neben großen Mengen polymeren Materials 2 krist. Prodd. in < 10%ig. Ausbeute erhalten, nämlich *Oktahydrobiphenylen* [$C_{12}H_{16}$, F. 145°; gibt durch Se-Dehydrierung *Biphenylen* (F. 110°)] u. *Dodekahydrotri-o-phenylen* [$C_{18}H_{24}$, F. 199—200°], die als Cycloalkylierungs-Prodd. von **III** u. $\Delta^{1,3}$-Cyclohexadien angesehen werden. Mittels Gas-Flüssig-Chromatographie sind geringe Mengen nichtidentifizierter Alkohole nachweisbar.

G. KIRSTEN. B 182□

π-Elektronenstrukturen von o-Chinonen. Akira Kuboyama. (Bull. chem. Soc. Japan **32.** 1226—31. Nov. 1959. Tokyo, Government Chem. Ind., Res. Inst.) (Engl.)

Wie früher (vgl. C. **1962.** 2687) werden nach einer LCAO-MO-Meth. die Ladungsverteilung, Bindungsordnungen u. π-Elektronendichten für o-Chinone berechnet. Die negative Ladung an den O-Atomen nimmt in der Reihe *o-Benzo-* < *β-Naphtho-* < *Phenanthren-9.10-chinon* zu. Die berechneten Dipolmomente (in gleicher Reihe 6,6; 9,5; 8,4 D) sind etwas größer als die beobachteten Werte. Die Ergebnisse stehen in guter Übereinstimmung mit den Beobachtungen über die Ähnlichkeit der π-π- u. relativen

Energien der n–π-Übergänge der drei Chinone sowie über den Einfl. von Elektronendonatorgruppen (beim *3.4.5-* u. *3.4.6-Trimethyl-o-benzochinon, 3-* u. *4-Methoxy-β-naphthochinon*) auf die π–π-Übergänge. G. PÖTZSCHER. B 182□

Die Diffusion von 9-^{14}C-Anthracen in Einkristalle von Anthracen. J. N. Sherwood und S. J. Thomson. (Trans. Faraday Soc. **56.** 1443—51. Okt. 1960. Glasgow, Univ., Chem. Dep.) (Engl.)

$^{14}C_{(9)}$-Anthracen (F. 217,5°) diffundiert zwischen 150—190° u. bei 16 atm N_2-Druck von der 0 0 1-Ebene aus nach zwei Mechanismen mit unterschiedlichen Geschw. in Anthraceneinkristalle hinein. Der langsamere der beiden Diffusionsprozesse überwiegt bei weitem. Er läßt sich durch die Gleichung $D = 6{,}5 \cdot 10^{10} \exp (42400 \pm 1200/RT) \cdot cm^2/s$, mit $E_{Akt.}$ in cal/Mol, beschreiben. A. MASCHKE. B 190□

Kristallstruktur von 2.5-Dimethyldithiofurophthen, einem Homologen von Thiothiophthen. M. Mammi, R. Bardi, G. Traverso und S. Bezzi. (Nature [London] **192.** 1282—83. 30/12. 1961. Pavia, Univ., Ist. di Chim. Fis.; Sezione di Padova, Centro di Struttur. Chim. del C.N.R.) (Engl.)

Mit der Röntgenfeinstrukturanalyse (unter Verw. der SAYRE-Meth.) wird die Struktur von *2.5-Dimethyldithiofurophthen* (I) aufgeklärt. Kristallklasse: $P2_1/c$; 4 Moll./Zelleneinheit, mit den Gittergrößen: a = 4,44; b = 10,78; c = 18,20 (Å); β = 97°20′. Das Mol. ist nahezu eben, mit maximaler Abweichung senkrecht zur wahren Ebene = 0,04 Å. Gütefaktoren: R = 0,21 für 0 k l- u. R = 0,13 für h 0 l-Reflexe. Die Struktur von I wird mit der von Thiothiophthen (II) verglichen. Bes. werden die Verhältnisse bei einer Substitution des S durch O u. die eintretenden Bindungsverkürzungen behandelt. Auf Grund dessen wird als wahrscheinlichste Struktur von I die eines *2.4-Epidithioheptadien-(2.4)-ons-(6)* angenommen. H. SCHIBILLA. B 195□

Die Stereochemie von (—)-2-Brom-2-nitrocamphan. D. A. Brueckner, T. A. Hamor, J. Monteath Robertson und G. A. Sim. (Proc. chem. Soc. [London] **1961.** 306. Aug. Glasgow, Univ., Chem. Dep.) (Engl.)

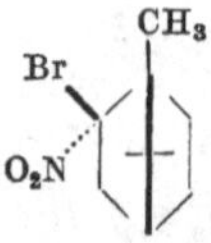

(—)-2-Brom-2-nitrocamphan (I) erhält nach der Röntgenkristallstrukturanalyse nebenstehende Konfiguration. I krist. im orthorhomb. Syst. der Raumgruppe $P2_12_12_1$ mit 4 Moll. in der Elementarzelle mit den Dimensionen a = 11,07; b = 13,46 u. c = 7,44 (Å). G. TEEGE. B 195□

Abtrennung von Isopren aus Kohlenwasserstoffgemischen durch Chemisorption mit Lösungen von Kupfersalzen. M. I. Bogdanow und Je. P. Kruschinskaja. (Химическая Промышленность [Chem. Ind.] **1960.** 538—43. Okt./Nov. Jaroslawl, Technol. Inst.; Forsch.-Inst. für Monomere für synthet. Kautschuk.) (Russ.)

Isopren (I) bildet mit Cu^+-Salzen organ. Säuren in wss.-ammoniakal. Lsg. Innerkomplex-Verbb., deren höhere Löslichkeit im Vgl. mit anderen Olefinen (z. B. Isoamylen) die Abtrennung aus KW-Stoffgemischen ermöglicht. Unter 12 untersuchten Cu^+-Salzen zeigt Cu^+-Salicylat (II) das höchste Lsg.-Vermögen (1,04 Mol I/Liter). Vff. untersuchen den Einfl. der Zus. der Absorptions-Lsg. u. des KW-Stoffgemisches u. der Temp. auf Absorptionsvermögen u. Viscosität u. die Stabilität der Lsgg. bei 100°. Die Löslichkeit von I u. von 2-Methylbuten-(1) nimmt mit steigender Temp. ab, was völlige Desorption von I bei 80° ermöglicht. II-Lsgg. mit 2,4—3,6 (0,1—0,4) g-Atom Cu^+ (Cu^{2+})/Liter u. 10,8—13,5 (3,8—5,3) Mol NH_3 (Salicylsäure)/Liter ändern beim Erhitzen in Ampullen auf 100° ihre Zus. nicht. — 54 Literatur- u. Patenthinweise. R. K. MÜLLER. B 223□

Über die Wasserstoffbindungen in Silanolen. W. I. Kassatotschkin, M. F. Schosstakowski, O. I. Silberbrand und D. A. Kotschkin. (Журнал Физической Химии [J. physik. Chem.] **29.** 730—33. April 1955. Akad. der Wiss. der UdSSR, Inst. für organ. Chem.) (Russ.)

Inhaltlich ident. mit der C. **1950/54.** 2358 S referierten Arbeit.

M. WIEDEMANN. B 223□

Ladungsübertragungskräfte in Molekülverbindungen. 2. Mitt. Der Benzol-Jod-Komplex. Shigeyuki Aono. (Progr. theoret. Physics [Kyoto] **22.** 313—19. Sept. 1959. Chiba 1st High School.) (Engl.) — 1. vgl. Progr. theoret. Physics [Kyoto] **20.** [1958.] 133; vgl. C. **1960.** 11957.

Vf. berechnet nach einer MO-Meth. die Stabilisierungsenergie, das Dipolmoment, Frequenz u. Oscillatorstärke der Ladungsübertragungsbande des *Bzl.–J_2*-Komplexes. Aus den theoret. Betrachtungen schließt Vf., daß der Komplex C_{6v}- u. nicht C_{2v}-Symmetrie besitzt. Die Wechselwrkg.-Energie zwischen nichtgebundenem u. Ladungsübertragungszustand ist im ersten Fall viel größer als im zweiten. Die Ladungsübertragung erfolgt vom Φ_0- des Bzl. zum Φ (σ_u, 5p)-Zustand des J_2.

G. PÖTZSCHER. B 223□

Der Resonanzeffekt in der Hammettschen Beziehung. 1. Mitt. Substituenteneffekte auf die säurekatalysierten Zersetzungen von ω-Diazoacetophenonen in Essig-

säure. Yuho Tsuno, Toshikazu Ibata und Yasuhide Yukawa. (Bull. chem. Soc. Japan **32.** 960—65. Sept. 1959. Osaka, Osaka Univ., Inst. of Sci. and Ind. Res.) (Engl).

Die Kinetik der Zers. von X-substituierten ω-Diazoacetophenonen [FF. korr., aus den entsprechenden Benzoylchloriden (Bz.) mit CH_2N_2 in Ae.] bei 40° in Eisessig wurde untersucht. Die N_2-Entw. ist eine Rk. 1. Ordnung, die Geschw.-Konst. (in min^{-1}) betragen für X = *H* [F. 47,2—48,0, aus dem Bz. (Kp. 192—192,7°)] $k \cdot 10^3$ = 2,74; *p-CH₃O* [F. 87,5—88,5° (Bz., $Kp._{20}$ 152—155°)] 7,76; *p-C₂H₅O* [$C_{10}H_{10}N_2O_2$, F. 80,0 bis 80,5° (Bz., $Kp._{27}$ 161°)] 7,37; *p-CH₃* [F. 52,0—52,8° (Bz., $Kp._{33}$ 122°)] 4,33; *p-tert.-C₄H₉* [$C_{12}H_{14}N_2O$, F. 83,5—84,0° (Bz., $Kp._{14}$ 149,9—150,5°)] 4,12; *p-C₆H₅* [F. 119,0—119,5° (Bz., F. 112,5—113,0°)] 3,37; *p-Cl* [F. 114,0—115,0° (Bz., $Kp._{28}$ 120—121°)] 1,98; *p-Br* [F. 126,0—126,5° (Bz., $Kp._{33}$ 139,0—139,5°)] 1,91; *p-NO₂* [F. 118,0—119,0° (Bz., F. 72,7—73,3°)] 0,600; *m-CH₃* [$C_9H_8N_2O$, F. 62,2—64,8° (Bz., $Kp._{30}$ 116—117°)] 3,14; *m-Br* [$C_8H_5BrN_2O$, F. 73,5—75,0° (Bz., $Kp._{38}$ 138,5—139,5°)] 1,32; *m-NO₂* [$C_8H_5N_3O_3$, F. 139,5—140,0° (Zers.; Bz., $Kp._{20}$ 169,0°)] 0,744. Nur die m-Verbb. u. die p-NO_2-Verb. erfüllen im Gegensatz zu LANE u. FELLER, vgl. C. **1952. 4594,** die Linearität der HAMMETTschen Beziehung mit einem ϱ_m-Wert —0,830. Alle anderen Verbb. fallen auf eine aufwärts gekrümmte Kurve, was auf einen positiv geladenen Übergangszustand mit weitgehender Delokalisierung der Ladung infolge Resonanz mit den Substituenten hinweist. Treibende Kraft der Rk. ist die Eliminierung von N_2 unter Bldg. eines Carboniumions, das dann ein Acetation anlagert. Bessere Übereinstimmung wird mit den BROWNschen σ^+- (ϱ^+ = —0,736) u. noch bessere mit den DENOschen σ^+-Werten (ϱ^+ = —0,789) erzielt. Das läßt darauf schließen, daß bei Rkk. mit Resonanzbeiträgen des Übergangszustandes zu den verschiedenen σ-Werten die Verw. dieser Werte jeweils auf eine begrenzte Anzahl von Rk.-Typen beschränkt ist. Vff. stellen deshalb eine neue Reihe von σ^+-Werten auf, die außer für die Zers. der Diazoacetophenone für folgende Rk.-Typen gültig ist: BECKMANN-Umlagerung von Acetophenonoximen, DIELS-ALDER-Rk. von 1-Phenylbutadienen-(1.3) mit Maleinsäureanhydrid u. säurekatalysierte Umlagerung von Phenylpropenylcarbinolen.

Versuche: X-substituierte Phenacylacetate, durch Zers. der ω-Diazoacetophenone in Eisessig; krist. aus Ligroin oder A.: X = *H*, F. 48°. — *p-CH₃O*, F. 57,5 bis 58,5°. — *p-C₂H₅O*, F. 86,0—86,8°. — *p-tert.-C₄H₉*, F. 60,5—61,3°. — *p-CH₃*, F. 84,0 bis 85,0°. — *p-C₆H₅*, F. 112,0—112,8°. — *p-Cl*, F. 68,5—69,0°. — *p-Br*, F. 85,8—86,5°. — *p-NO₂*, F. 122—123,5°. — *m-CH₃*, Flüssigkeit. — *m-Br*, Flüssigkeit. — *m-NO₂*, F. 48,5 bis 49,0°. G. PÖTZSCHER. B 225□

Der Resonanzeffekt in der Hammettschen Beziehung. 2. Mitt. **Sigma-Konstanten für elektrophile Reaktionen und ihre Wechselbeziehung untereinander.** Yasuhide Yukawa und Yuho Tsuno. (Bull. chem. Soc. Japan **32.** 965—71. Sept. 1959.) (Engl.) — 1. vgl. vorst. Referat.

Wie l. c. wurde die Kinetik der Zers. von X-substituierten ω-Diazoacetophenonen in 75%ig. wss. Essigsäure bei 25,2° untersucht u. folgende Geschw.-Konst. (in min^{-1}) gefunden: X = *H*, $k \cdot 10^3$ = 5,86; *p-CH₃O* 28,3; *p-C₂H₅O* 26,9; *p-CH₃* 12,07; *p-tert.-C₄H₉* 10,6; *m-CH₃* 7,43; *p-C₆H₅* 6,97; *p-Cl* 3,71; *p-Br* 2,94; *m-NO₂* 0,816; *p-NO₂* 0,638. Gegenüber Eisessig als Lsgm. sind hier die Zers.-Geschw. erheblich höher. Wieder ist die Linearität der HAMMETTschen Beziehung nicht erfüllt. Dagegen gilt $\log (k/k_0)_{wss.}$ = 1,510 $\log (k/k_0)_{anh.}$ beim Vgl. der Rk. in wss. u. wasserfreier Essigsäure u. bei Verw. der l. c. aufgestellten σ^+-Werte $\log (k/k_0) = -1{,}253 \cdot \sigma^+$ mit ϱ^+ = 1,237. Die mit diesem ϱ^+-Wert für die Rk. in wss. Essigsäure neu aufgestellten σ^+-Werte stimmen mit denen für die Rk. in Eisessig prakt. überein. Aus den Ergebnissen wird geschlossen, daß Mediumeffekte sich auf die ϱ-Werte auswirken, während die Substituenteneffekte sich nicht mit dem Medium ändern. — Unter der Annahme, daß in der Beziehung $\sigma = \sigma_J + \sigma_R$ der induktive Beitrag σ_J eines Substituenten unabhängig vom Rk.-Typ stets konst., der Resonanzbeitrag σ_R jedoch vom Rk.-Typ abhängig ist, u. daß der Wert $\sigma^+ - \sigma$ eine Funktion der Mesomeriefähigkeit des Substituenten ist, stellen Vff. eine für elektrophile Rkk. gültige, modifizierte HAMMETTsche Beziehung $\log (k/k_0) = \varrho\,(\sigma + r\,\Delta\,\sigma_R^+)$ auf, worin r einen innerhalb einer Rk.-Reihe konst., aber mit dem Rk.-Typ variablen Parameter u. $\Delta\sigma_R^+$ einen Standardsatz der Größen $\sigma^+ - \sigma$ bedeuten. G. PÖTZSCHER. B 225□

Der Resonanzeffekt in der Hammettschen Beziehung. 3. Mitt. **Die modifizierte Hammettsche Beziehung für elektrophile Reaktionen.** Yasuhide Yukawa und Yuho Tsuno. (Bull. chem. Soc. Japan **32.** 971—81. Sept. 1959.) (Engl.) — 2. vgl. vorst. Referat.

Die Anwendung der l. c. aufgestellten verallgemeinerten Hammettschen Beziehung auf 35 elektrophile Rkk. am aromat. Kern (Solvolysen, Umlagerungen, Halogenierungen, elektrolyt. Dissoziation, Diels-Alder-Rkk., therm. Zers., Epoxydierungen) wird beschrieben, Werte der Parameter ϱ u. r werden aufgestellt. Die Meth. ist allg. gültiger u. umfassender als andere Abarten der Hammettschen Beziehung von Brown, Deno oder Miller. Der r-Wert stellt dabei einen Parameter dar, der sowohl die Struktur des Übergangszustandes wie dessen Fähigkeit zur Resonanz beschreibt. Wahrscheinlich ist die Beziehung auch besser als die Taftsche Gleichung für aliphat. Verbb. anwendbar. G. Pötzscher. B 225 □

Die Kinetik von Addition, Dissoziation und Isomerisation in zwei Diels-Alder-Systemen. Ein Test für „Molekülpaar"-Zwischenstufen. Jerome A. Berson und William A. Mueller. (J. Amer. chem. Soc. **83**. 4940—47. 20/12. 1961. Los Angeles, Calif., Univ. of Southern California, Dep. of Chem.) (Engl.)

Für das Syst. *9-Phenylanthracen* (**I**)/*Maleinsäureanhydrid* (**II**) in o-Dichlorbenzol (**III**) beträgt die Rk.-Geschw.-Konst. für die Bldg. des Addukts (**IV**) $k_2^{152,4^0} = 0,208 \pm 0,01$ Liter·Mol^{-1}·min^{-1}, die Gleichgewichts-Konst. $K = [IV]/[I][II]$ $1,15 \pm 0,01 \cdot 10^{-2}$ Mol/Liter. Die Arrheniusschen Aktivierungsgrößen betragen dabei log A = 6,2 (A in Liter·Mol^{-1}·s^{-1}) u. $E_a = 16,8$ kcal/Mol (Temp.-Bereich 132—174°). Die Rk.-Geschw. wird weder durch Zusatz von Diäthylmaleat noch von Fe(III)-Dipivaloylmethid beschleunigt, entsprechend der Auffassung, daß die Erreichung eines Diels-Alder-Übergangszustandes keine Änderung der Elektronenmultiplizität einschließt. Die Racemisierungs-Geschw. von opt. akt. **IV** u. dessen Dissoziations-Geschw. (spektrophotometr. bzw. durch Austausch an $^{14}C_{(CO)}$-**IV** ermittelt) sind ident. u. betragen in **III** $k_1 = 10^{14,5} \cdot \exp(36,9[\text{kcal/Mol}]/2,3\,RT)\ s^{-1}$ im Temp.Bereich 132—174°. Demnach existiert kein interner Mechanismus, demzufolge eine Umwandlung der enantiomeren Formen von **IV** stattfinden kann. Für das Syst. *Cyclopentadien* (**V**)/**II** in Dekalin beträgt $k_2^{20,0^0} = 0,0538$ Liter·Mol^{-1}·min^{-1}, die Aktivierungsparameter log A = 7,85 ± 0,4 u. $E_a = 12,3 \pm 0,6$ kcal/Mol (0—40°). Bzgl. **II** ist **V** ein wesentlich reaktiveres Dien als **I** u. das Verhältnis der k_2 beträgt ca. $5,4 \cdot 10^3$ bei 188,5°. Die im Syst. **V**/**II** beobachtete Isomerisierung (vgl. C. **1957**. 4358) ist jedoch nicht durch einen Käfigeffekt bedingt, da für eine diffusionsabhängige Rk. das k_2 dieses Syst. 6—9 Zehnerpotenzen zu niedrig ist. Die Isomerisierung des **V**/**II**-Addukts stellt keinen allg. in Diels-Alder-Rkk. beobachteten Vorgang dar, da sie z. B. bei **IV** nicht auftritt. Vff. geben für beide Syst. Gleichungen zur Berechnung der k_1- u. k_2-Werte sowie des k_1 der radioakt. Austausch-Rk. mit $^{14}C_{(CO)}$-**IV** an.

Versuche: *9-Phenylanthracen* (**I**), F. 156,5—157,5°, aus C_6H_5MgBr u. Anthron, Umkristallisieren in $CHCl_3$ u. Chromatographieren an Al_2O_3; aus Hexan hellgelbe Platten. — *9-Phenylanthracen—Maleinsäureanhydrid-Addukt* (*9-Phenyl-9.10-dihydro-9.10-[1.2-dicarboxyäthano]-anthracenanhydrid*; **IV**), F. 249—251° (Zers.), durch 1 std. Erhitzen der orangefarbenen Lsg. von **I** u. **II** [F. 51,8—52,3° (Chlf. u. Sublimation)] in **III** (Kp.$_{28}$ 76°); aus Eisessig Rhomben. — Zerlegung von **IV** in opt. Isomeren: Durch Erhitzen von 4,3 g **IV** in 0,23 m KOH, Zufügen von 95%ig. A. bis zur Lsg., Kühlen, Ansäuern, Lösen des Nd. in Aceton, Zufügen von 4,0 g Strychnin (**VI**) in Chlf., 3 tägigem Stehen, Lösen der 4,5 g Salz in heißem A., Ansäuern mit konz. HCl u. Zugabe von W. erhält man ein **IV**-*Isomeres*, F. 244—247° (Erweichung bei 234°; Acetanhydrid); $[\alpha]_D^{30}$ −50° (c = 0,0845; **III**), mit der halben mol. Menge **VI** $[\alpha]_D^{30}$ −80°; aus der Mutterlagen eine **IV**-*Isomeres*, F. 230—240°; $[\alpha]_D$ +85°. — *Cyclopentadien* (**V**), Kp. 40,0°, durch destillatives Cracken aus dem Dimeren, Auffangen der Fraktion mit Kp. 40 bis 40,5° über Drierite u. erneutem Cracken u. Fraktionieren.

G. Kirsten. B 225 □

Stereospezifische Umlagerung von $D_{(1)}$-Neopentylalkohol. William A. Sanderson und Harry S. Mosher. (J. Amer. chem. Soc. **83**. 5033—34. 20/12. 1961. Stanford, Calif., Stanford Univ., Dep. of Chem.) (Engl.)

Bei Umlagerung von $D_{(1)}$-Neopentylalkohol [**I**; durch asymm. Red. von $D_{(1)}$-Trimethylacetaldehyd; saurer Phthalsäureester, $[\alpha]_D^{28}$ −1,10° (c = 12; Aceton)] durch Einw. von $CHBr_3$ in 56%ig. KOH (4 Std./100°) entsteht ein Gemisch aus *$D_{(3)}$-2-Methylbuten-(1)* [**II**; α_D^{25} +1,22 ± 0,02° (l = 2; rein); 31% (Ausbeute)], *$D_{(3)}$-2-Methylbuten-(2)* (14%), *$D_{(3)}$-2-Methylbutanol-(2)* (3%) u. 24% unreagiertem **I**. Die opt. Aktivität von **II** resultiert aus einer stereospezif. Umlagerung von **I** mit isotop. Substitution. Vff. folgern aus Stereospezifität u. Isotopenverhältnis, daß der Rk.-Mechanismus keineswegs nur über ein freies Carboniumion als einzige Zwischenstufe verläuft u. diskutieren Energie- u. Konfigurationsaspekte der Umsetzung. Danach kommt (+)-**II** die abs. S-Konfiguration zu. G. Kirsten. B 225 □

Veresterung. Butylphthalat. 1. Mitt. **Einführung und Allgemeines über Veresterungen.** José Milton Nogueira. (Bol. Dep. Quím. [São Paulo] **1956.** Nr. 4. 25—32. Sept. São Paulo, Univ., Escola Politécnica, Cadeira Quím. Orgân.) (Port.)

Vf. berichtet zusammenfassend über die Rk.-Kinetik von Veresterungen.

H. KOCKERT. B 225□

Veresterung. Butylphthalat. 2. Mitt. **Butylphthalat.** José Milton Nogueira. (Bol. Dep. Quím. [São Paulo] **1956.** Nr. 5. 47—53. Dez.) (Port.) — 1. vgl. vorst. Referat.

Vff. stellte fest, daß die Bldg. von *Dibutylphthalat* durch Rk. von Phthalsäureanhydrid (2,96 g) mit n-Butanol (3,848 g) in 10 ml Pyridin mit oder ohne Zusatz von H_2SO_4 (0,12 ml, D. 1,84) durch SeO_2 (7 mg) katalysiert wird. H. KOCKERT. B 225□

Die Kinetik der Oxydation von Äthan durch Distickstoffoxid. 2. Mitt. R. Kenwright und A. B. Trenwith. (J. chem. Soc. [London] **1959.** 2079—82. Juni. Newcastle-upon-Tyne, King's Coll.) (Engl.) — 1. vgl. C. **1960.** 8818.

Die Rk. zwischen *Äthan* (I) u. *N_2O* wurde im Temp.-Gebiet von 553—588° bes. im Hinblick auf die Anfangsschritte der Rk. untersucht. Sie zeigt eine Induktionsperiode von 9 (bei 588°) bis 16 s (bei 553°) unabhängig von [N_2O]. Die Haupt-Rk.-Prodd. sind anfänglich H_2 u. C_2H_4, die mit etwa gleicher Geschw. gebildet werden; diese ist bei gleichen Mengen I u. N_2O ca. 20 mal größer als in Abwesenheit von N_2O. Diese Zunahme der Rk.-Geschw. kann auf einem zusätzlichen, kettenstartenden Schritt $C_2H_6 + N_2O \rightarrow C_2H_5\cdot + OH\cdot + N_2$ beruhen; daneben kann N_2O auch, wie andere Inertgase, beschleunigend auf die Zers. von I infolge Aktivierung der I-Moll. durch Stoß wirken. — Für die 6. Rk.-Stufe des l. c. angegebenen Rk.-Mechanismus: $C_2H_5\cdot + N_2O \rightarrow C_2H_5\cdot O\cdot + N_2$ wurde die Geschw.-Konst. $k_6 = 6\cdot 10^{14} e^{-31000 R/T}$ (Liter/Mol·s) berechnet. Ferner wurde gezeigt, daß die bei 580° noch vergleichweise stabilen Gase C_2H_4 u. N_2O bei dieser Temp. leicht miteinander unter Bldg. von N_2, CO u. CH_4 reagieren. M. SCHENK. B 225□

Untersuchung eines neuen Prozesses der Oxydation von ungesättigten Fettsäuren und ihren Estern. Luiz De Marchi Gherini. (Bol. Dep. Quím. [São Paulo] **1956.** Nr. 4. 41—44. Sept. São Paulo, Univ., Escola de Engenharia de São Carlos, Cadeira Nr. 1-Quím. Geral e Tecnol.) (Port.)

Vf. beschreibt eine Meth. zur Unters. der nichtkatalyt. Oxydation von *pflanzlichen Ölen* u. *ungesätt. Fettsäuren* sowie von deren *Estern.* Das Prinzip der Meth. besteht darin, daß die in einer Rk.-Kammer versprühten Substanzen durch reines O_2 oder Luft-O_2 oxydiert werden. Der Grad der Oxydation wird durch Best. der Peroxidzahl usw. ermittelt. — Eingehende Beschreibung der Meth. vgl. Original. — 15 Literaturangaben.

H. KOCKERT. B 225□

Über den Kupferkomplex des Glykokolls. J. Nyilasi und É. Vargha. (Acta chim. Acad. Sci. hung. 14. 113—23. 1958. Budapest, Eötvös-Univ., Inst. für Allg. u. Anorg. Chem.) (Dt.)

Die Desaminierungs-Geschw. des *Glykokolls* (I) im Cu–I-Komplex in 0,1 n NaOH bei 100° in Ggw. von 0,0025—0,5 Mol $CuSO_4$ wurde an Hand der Geschw. der Freisetzung von NH_3 untersucht. Die Desaminierungs-Geschw. nimmt mit fallendem Cu-Geh. zunächst ab, erreicht beim Mol-Verhältnis Cu : I = 1 : 8 ein Minimum u. steigt dann bis zu einem Maximum bei 1 : 45 an. Beim Mol-Verhältnis 1 : 2 erfolgt nach ca. 10 Std. ein steiler Anstieg der Rk.-Geschw., der auf eine autokatalyt. Beschleunigung hindeutet. Durchleiten von CO_2-freier Luft während des Prozesses beschleunigt die NH_3-Entw., während bei Ausschluß von Luft (Durchleiten von N_2) unabhängig vom Cu-Geh. nur eine ganz minimale NH_3-Entw. auftritt, was den oxydativen Charakter des Prozesses bestätigt. Der Desaminierungsmechanismus wird diskutiert. In Ggw. kleiner, ausschließlich komplex gebundener Cu-Mengen muß homogene Katalyse angenommen werden, während in Ggw. von ausgefallenem CuO eine heterogene Katalyse möglich ist.

W. BETCKE. B 225□

Reaktionen freier Radikale mit Olefinen. Reaktionen von tert.-Butyloxy- und tert.-Butylperoxyradikalen mit 4-Vinylcyclohexen. J. Reid Shelton und J. Neil Henderson. (J. org. Chemistry **26.** 2185—90. Juli 1961. Cleveland, Ohio, Case Inst. of Technol., Dep. of Chem. and Chem. Engng.) (Engl.)

Aus *4 Vinylcyclohexen* (I) u. *tert.-Butylhydroperoxid* bilden sich in Ggw. von Co-Ionen tert.-Butyl-[vinylcyclohexenyl]-peroxide (Red. an ADAMS-Katalysator → tert.-Butyl-[äthylcyclohexyl]-peroxid, Kp.$_{0,7}$ 49—50°; n_D^{20} 1,4405) in 51—56% Ausbeute. Das Olefin wird hauptsächlich in 6-Stellung peroxydiert, in geringerem Maße in 3- u. 4-Stellung, was Vff. als Beweis für eine starke ster. Hinderung dieser Stellungen ansehen. Durch Hydrierung an RANEY-Ni bei Raum-Temp. u. 4 atm H_2 wurde das Gemisch der tert.-Butyl-[vinylcyclohexenyl]-peroxide in Äthylcyclohexanole übergeführt, die durch Vgl. mit authent. Proben identifiziert wurden. Es entstanden 2—15% cis–trans-2-Äthylcyclohexanol (Naphthylurethan, $C_{19}H_{23}NO_2$, F. 153,5°), 1—3% 1-Äthylcyclohexanol, 31%

cis-3-Äthylcyclohexanol (Phenylurethan, $C_{15}H_{21}NO_2$, F. 100°) u. 46% trans-3-Äthylcyclohexanol. Bei der langsamen Photolyse von *Di-tert.-butylperoxid* (**II**) in **I** bei 40° bildet sich das Dehydrodimere von **I** ($C_{16}H_{22}$, Kp.$_{0,12}$ 59°; n_D^{20} 1,5190) mit 80% Ausbeute. Bei der Zers. von **II** in **I** bei 120° in Ggw. von Cu^{2+}-Ionen bilden sich in gleichen Mengen tert.-Butylvinylcyclohexenyläther (Kp.$_{0,2}$ 30°; n_D^{30} 1,462) u. das Dehydrodimere von **I**. Die Ergebnisse werden in Hinblick auf den Mechanismus der Rk. freier Radikale mit Olefinen diskutiert. H-Abspaltung (u. nicht Addition) ist ein der Peroxid-Bldg. vorgelagerter Reaktionsschritt. Gerhard Schulz. B 225□

Katalytische Reduktion aromatischer Nitroverbindungen. 10. Mitt. **Einfluß des Phenolhydroxyls auf die Kinetik der Reduktion der Nitrogruppe in Nitrobenzolderivaten.** W. P. Schmonina, G. P. Temnikowa und D. W. Ssokolski. (Журнал Общей Химии [J. allg. Chem.] **31** (**93**). 743—48. März 1961. Kasan, Univ.) (Russ.) — 6. vgl. C. **1959**. 6419.

Während die kinet. Kurve der Hydrierung von *Nitrobenzol* (**I**) über Raney-Ni in neutraler wss.-alkohol. Lsg. bei 50° ein Minimum u. ein Maximum durchläuft, zeigen die Kurven für *o*- (**II**), *m*- (**III**) u. *p-Nitrophenol* (**IV**) einen stetigen Verlauf. Die Geschw. der H_2-Aufnahme nimmt in der Reihenfolge **I**/**IV**/**III**/**II** zu. Über mit Pd aktiviertem Raney-Ni gibt auch **I** eine stetige Absorptionskurve. Na-o-Nitrophenolat (**V**) wird über nicht aktiviertem Raney-Ni rascher als über dem aktiviertem Katalysator hydriert, Na-m- (**VI**) u. Na-p-Nitrophenolat (**VII**) dagegen langsamer. Die ONa-Gruppe beschleunigt die Hydrierung ähnlich wie die OH-Gruppe. Über Pt wird in alkal. Lsg. **I** rascher hydriert als (in dieser Reihenfolge abnehmend) **VI**, **VII** u. **V**. Nach den potentiometr. Messungen setzen OH- u. ONa-Gruppen im Mol. des **I** die Adsorbierbarkeit an den Katalysatoren stets herab. H.-E. Toussaint. B 225□

Katalytische Reduktion aromatischer Nitroverbindungen. 11. Mitt. **Einfluß der Carboxylgruppe auf die Kinetik der Reduktion von Nitrobenzolderivaten.** W. P. Schmonina, A. I. Detinenko und D. W. Ssokolski. (Журнал Общей Химии [J. allg. Chem.] **31** (**93**). 749—54. März 1961.) (Russ.) — 10. vgl. vorst. Referat.

Über nicht-aktiviertem u. mit Pd aktiviertem Raney-Ni werden *o*-, *m*- u. *p-Nitrobenzoesäure* in neutraler u. alkal. Lsg. mit in dieser Reihenfolge abnehmender Geschw. u. stets langsamer als *Nitrobenzol* hydriert. Für die Na-Salze (Red. in alkal. Lsg.) gilt, daß eine stärkere Adsorbierbarkeit am Katalysator mit geringerer Hydrierungs-Geschw. einhergeht. Über Pt wird das m-Isomere rascher als die o- u. p-Verb. hydriert. Die Adsorbierbarkeit an Pt wird durch die COOH- bzw. COONa-Gruppe in gleicher Weise beeinflußt wie an Raney-Ni. H.-E. Toussaint. B 225□

Über die Reaktivität von Organophosphorverbindungen. 1. Mitt. **Die Alkalihydrolyse einiger Dialkyl-p-nitrophenylphosphate.** L. Ginjaar und S. Vel. (Recueil Trav. chim. Pays-Bas **77**. 956—62. Sept./Okt. 1958. Rijswijk, Nat. Defense Res. Council T.N.O., Chem. Labor.) (Engl.)

Die in Form einer bimol. Substitution verlaufende Hydrolyse von *Dialkyl-p-nitrophenylphosphaten* in carbonatfreier NaOH (0,007—0,1n) bei 25, 30, 37 u. 45° wurde untersucht. Folgende Aktivierungsparameter ΔH^* (kcal/Mol) u. ΔS^* (cal/Grad·Mol) bei 25° wurden erhalten: *Dimethyl-* ΔH^* 11,61; ΔS^* —25,98; *Diäthyl-* 12,93; —24,12; *Di-n-propyl-* 12,44; —26,53; *Diisopropyl-* 13,92; —25,54; *Di-n-butyl-* 12,60; —25,95; *Diisobutyl-* 12,66; —26,11; *Di-sek.-butyl-p-nitrophenylphosphat* 13,75; —27,56. Die Ergebnisse bzgl. der Rk.-Freudigkeit werden in Beziehung zur Struktur erörtert. R. Strufe. B 225

Theoretische Untersuchung über den Mechanismus der aromatischen Substitution. Saburo Nagakura und Jiro Tanaka. (Bull. chem. Soc. Japan **32**. 734—41. Juli 1959. Meguro-ko, Tokyo, Univ., Inst. of Solid State Phys.) (Engl.)

Nach der früheren Meth. (vgl. Tanaka, Nagakura u. Kobayashi, C. **1956**. 10424) werden Energiediagramme des höchsten besetzten u. niedrigsten unbesetzten Zustands für aromat. Verbb. u. elektrophile (NO_2^+, Br^+, Cl^+, H^+), nucleophile (OH^-, Cl^-, J_2) u. radikal. Reagentien ($CH_3\cdot$, $CH_2{=}CH{-}CH_2\cdot$, $C_6H\,CH_2\cdot$) aufgestellt. Daraus wird geschlossen, daß im Verlauf der Rk. eine starke Elektronenübertragung von Aromaten auf das Reagens der elektrophilen u. umgekehrt bei der nucleophilen Rk. erfolgt. Die Orientierung des Angriffs am aromat. Kern kann aus den Werten der freien Valenz des aromat. Kations, neutralen Mol. oder Anions für nucleophile, radikal. oder elektrophile Rkk. bestimmt werden. Diese Aussagen stimmen mit den Beobachtungen an *Toluol*, *Anilin*, *Phenol*, *Chlor-*, *Nitrobenzol*, *Styrol*, *Naphthalin*, *Biphenyl*, *Phenanthren*, *Benzaldehyd* u. *Benzoesäure* (sowie ihren *Estern*) überein. G. Pötzscher. B 225□

Die Geschwindigkeit der Farbreaktion von m-Dinitrobenzol mit Natriumhydroxid in Aceton. Takehiro Abe. (Bull. chem. Soc. Japan **32**. 887—88. Aug. 1959. Yokosuka, Defense Acad., Dep. of Chem.) (Engl.)

Vf. verfolgt an Hand der Absorption bei 560 mμ die Farb-Rk. von *m-Dinitrobenzol* mit einem Überschuß an NaOH in Aceton bei 25°. Für die Bldg. des MEISENHEIMER-Komplexes (Farb-Rk.) gilt $k_2 = 103$ (Liter/Mol·s) u. für seinen Abbau (Entfärbung) $k = 3{,}57 \cdot 10^{-3}$ (s^{-1}). G. PÖTZSCHER. B 225□

Über die Grundlagen der Technologie des Hexachlorcyclopentadiens. L. M. Kogan und N. M. Burmakin. (Журнал Прикладной Химии [J. angew. Chem.] **31.** 1585—91. Okt. 1958.) (Russ.)

Bei der Rk. von Polychlorpentanen ($C_5H_6Cl_6$) mit Cl_2 wird festgestellt, daß die Zwischen-Rkk. $C_5H_6Cl_6 + 4\,Cl_2 \rightarrow C_5H_2Cl_{10} + 4\,HCl$, $C_5H_2Cl_{10} \rightarrow C_5HCl_9 + HCl$, $C_5HCl_9 \rightarrow C_5Cl_8 + HCl$ u. $C_5Cl_8 \rightarrow$ Oktachlorcyclopenten (I) irreversibel sind u. bei beliebiger Plus-Temp. durchgeführt werden können. Die Dechlorierung von I zu *Hexachlorcyclopentadien* (II) ist jedoch reversibel u. begrenzt den Prozeß. Das Rk.-Vol. wird zweckmäßig in zwei Zonen aufgeteilt, wobei in der ersten die irreversiblen Rkk. bei möglichst niedriger Temp. u. bestimmter Menge des Katalysators u. die teilweise Dechlorierung ablaufen, während in der zweiten die Dechlorierung bei hoher Temp. beendet wird. Es wird auch ein inertes Gas u. die Rezirkulation von I verwendet. Es werden Ausbeuten bis zu 90% erzielt. G. STOECK. B 225□

Einfluß des Reaktionsmediums auf die chemische Hydrolyse von Riboflavin-5'-phosphat. A. Desjobert und D. Billet. (Bull. Soc. Chim. biol. **37.** 683—90. 1955. Paris, Fac. de Pharmacie, Labor. de Chim. biolog. et Labor. d'Hygiène.) (Franz.)

Riboflavin-5'-phosphat ist ein langsam in saurem Medium verseifbarer Ester, dessen Hydrolysenkurve als Funktion des pH-Wertes der des Äthylphosphats (I) entspricht. Sein Verh. gegenüber konz. Mineralsäuren dagegen ist verschieden von dem von I. H. KOCKERT. B 225

Sekundäre Deuterium-Isotopeneffekte bei bimolekularer Eliminierung von $D_{2(1.1)}$-2-Phenyläthylbromid und $D_{2(1.1)}$-2-Phenyläthyldimethylsulfoniumbromid. S. Ašperger, N. Ilakovac und D. Pavlović. (J. Amer. chem. Soc. **83.** 5032—33. 20/12. 1961. Zagreb, Inst. „Rudjer Bošković", Dep. of Phys. Chem.; Univ. of Zagreb, Fac. of Pharm., Dep. of Inorg. and Phys. Chem.) (Engl.) — Vgl. Chem. and Ind. **1960.** 1191.

Die Umsetzung von *$D_{2(1.1)}$-2-Phenyläthylbromid* (I) bzw. *$D_{2(1.1)}$-2-Phenyläthyldimethylsulfoniumbromid* (II) zu Styrol wird bzgl. eines α-Deuterium-Isotopeneffekts (DIE) untersucht. Die Geschw. der Eliminierungs-Rk. mit II in wss. Alkali bei 79,95° ist gleich der des nichtdeuterierten Sulfoniumsalzes, wobei sich jedoch 75% des D-Geh. schon vor Beginn austauschen. Ein merkbarer DIE besteht nicht. Bei Umsetzung von I bzw. nicht-deuteriertem I mit C_2H_5ONa in abs. A. betragen die Rk.-Geschw.-Konst. im Mittel $k_{2(D)}^{59,8^0} = 0{,}867 \pm 0{,}010 \cdot 10^{-2}$ bzw. $k_{2(H)}^{59,8^0} = 1{,}015 \pm 0{,}008 \cdot 10^{-2}\ s^{-1} \cdot Mol^{-1} \cdot$ Liter, so daß I im Gegensatz zu II einen DIE von 17,0% aufweist. Die Unterschiede im DIE von I u. II werden diskutiert. G. KIRSTEN. B 225□

Über Kinetik und Mechanismus der Primärreaktionen der Zersetzung von Chinon in alkalischer Lösung. Manfred Eigen und Paul Matthies. (Chem. Ber. **94.** 3309—17. 28/12. 1961. Göttingen, Max-Planck-Inst. für Phys. Chem.) (Dt.)

Die Zers. von *p-Benzochinon* (I) in alkal. Lsg. zu den „Synth."-Huminsäuren wurde in einer Strömungsanordnung untersucht. Der Verlauf der ersten Rk.-Schritte konnte an Hand der Bldg. von p-Benzosemichinon (II) spektralphotometr. verfolgt werden. Der vorgeschlagene Rk.-Mechanismus sieht im ersten Schritt eine Rk. zwischen I u. $OH^{\ominus}$ vor, die zu Hydroxyhydrochinon (III) führt. Unter den Vers.-Bedingungen ist die Geschw. dieser Rk. den Konzz. an I u. $OH^{\ominus}$ proportional u. wird nach einer Anlaufperiode zeitbestimmend für die Bldg. von II u. anderen Folgeprodukten. Für die Geschw.-Konst. wurde der Wert 2,3 Liter·$Mol^{-1} \cdot s^{-1}$ bei 22° u. der Ionenstärke 0,1 Mol/Liter gefunden. Auf die Bldg. von III folgen Redox-Rkk., bei denen neben II noch Hydroxy-p-benzochinon u. Hydroxy-p-benzosemichinon gebildet werden. GERHARD SCHULZ. B 225□

Die paramagnetischen Elektronenresonanzspektren einiger Katalysatoren und Systeme Katalysator–Kohlenwasserstoff und die Einwirkung von γ-Strahlung auf diese. Ju. A. Kolbanowski, I. M. Kusstanowitsch, L. Ss. Polak und A. Ss. Schtscherbakowa. (Доклады Академии Наук СССР [Ber. Akad. Wiss. UdSSR] **129.** 145—48. 1/11. 1959. Inst. für erdölchem. Synth. der Akad. der Wiss. der UdSSR.) (Russ.) — Vgl. C. **1960.** 5446.

An 8 Katalysatortypen für das Cracken, Dehydrieren, Dehydrocyclisieren, Hydrieren u. Entschwefeln von KW-Stoffen werden (mit u. ohne Absorption von KW-Stoffen) die Änderungen des paramagnet. Elektronenresonanzspektrums (ERS) durch Einw. von γ-Strahlung (aus ^{60}Co) untersucht. Bei Al_2O_3 u. Al-Silicat zeigt die Adsorption von

KW-Stoffen (mit u. ohne Bestrahlung) geringen Einfl. auf das ERS. Bei Al_2O_3–MoO_3 (9:1) zeigt sich eine rasche Sättigung der Träger unpaariger Spins (TUS) bei der Bestrahlung. Hier u. bei Al_2O_3–Cr_2O_3–K_2O (90:8:2) ändert die Bestrahlung nach KW-Stoffadsorption die Form des ERS stark. Die Änderung der Konz. der TUS bei Abkühlung von 20° auf —196° läßt auf das Vorhandensein von Aktivieru gsbarrieren schließen. Bei bestrahltem MoS_2 fehlt ein Signal bei — 196°; intensive Signale treten bei Adsorption der KW-Stoffe an unbestrahltem MoS_2 bei —196°, nicht aber bei —78°, auf. Während die meisten ERS keine Hyperfeinstruktur zeigen, wird eine solche bei bestrahltem Al-Silicat mit Heptan u. Hepten nachgewiesen. R. K. Müller. B 226□

Radiolyse organischer Verbindungen. 5. Mitt. **n-Hexan-Dampf.** H. A. Dewhurst. (J. Amer. chem. Soc. **83.** 1050—52. 5/3. 1961. Schenectady, N.Y., Gen. Electric Res. Labor.) (Engl.) — 4. vgl. C. **1960.** 2482.

Die Radiolyse von *n-Hexan*-Dampf (I) durch 800 kVp-Elektronen (Dosis $1{,}8 \cdot 10^{21}$ eV/g) bei Raum-Temp. wurde untersucht. Folgende Ausbeuten (G-Werte) wurden gaschromatograph. bestimmt (sie sind auf eine H_2-Ausbeute von G = 5,0 umgerechnet): 5,0 H_2; 0,5 CH_4; 0,3 C_2H_2; 1,1 C_2H_4; 1,0 C_2H_6; 0,3 C_3H_6; 2,3 C_3H_8; 0,06 C_4H_8; 0,5 iso-C_4H_{10}; 2,2 n-C_4H_{10}; 0,6 C_5H_{12}; 0,10 C_6H_{12} (trans); 0,30 iso-C_6H_{14}; 0,50 C_7-, 1,10 C_8-, 0,47 C_9-, 0,14 C_{10}-, 0,10 C_{11}- u. 0,40 C_{12}-KW-Stoffe. Diese Werte werden mit denen anderer Arbeiten verglichen. Als Gruppenausbeuten werden angegeben: G_1 (niedriges Molgew.) = 8,6; G_2 (mittleres Molgew.) = 2,3 u. G_3 (Dimere) = 0,4. Zugefügtes Propylen (10%) verändert G_1 nur leicht, G_2 u. G_3 werden um ungefähr die Hälfte erniedrigt. In Ggw. eines 10fachen H_2-Überschusses bleiben G_1 u. G_2 unverändert, während G_3 um das 3fache zunimmt. Ein Vgl. der Ausbeuten der Radiolyse von **I**-Dampf u. **I**-Fl. wird gezogen. Als Gruppenausbeuten der letzteren werden angegeben: G_1 = 2,1; G_2 = 1,6; G_3 = 2,0. Die Ergebnisse der Radiolyse von **I**-Dampf zeigen einen größeren Anteil an Prodd., die durch Spaltung einer C—C-Bindung entstehen, die von der Fl. eine größere Ausbeute an Prodd., die durch Spaltung einer C—H-Bindung entstehen.

D. Aumann. B 226□

Kontaktumwandlungen von n-Butan und Dehydrierung von Isopropylalkohol an α-Eisen. A. I. Kukina, W. B. Jewdokimow und L. I. Barssowa. (Вестник Московского Университета, Серия Математики, Механики, Астрономии, Физики, Химии [Nachr. Moskauer Univ., Ser. Math., Mechan., Astronom., Physik, Chem.] **14.** Nr. 1. 171—85. 1959. Moskau, Univ., Lehrstuhl für org. Katalyse u. Labor. für Katalyse u. Gaselektrochemie.) (Russ.)

Es wurde die Dehydrierung von *n-Butan* u. *Isopropanol* an α-Fe, α-Fe_2O_3 u. Fe_3O_4 zwischen 200 u. 620° untersucht. Die Dehydrierung von n-Butan wird >500° durch Neben-Rkk. kompliziert, bei denen H_2, *ungesätt. KW-Stoffe* u. *Kohlenstoff* entstehen. Bei 200—350° reagiert n-Butan mit red. α-Fe, dringt in das Gitter des raumzentrierten kub. α-Fe ein u. bildet orthorhomb. Fe_2C. Die Fe-Carbide, die beim Kontakt von α-Fe mit n-Butan erhalten wurden, wurden durch Röntgenstruktur-, thermomagnet. u. chem. Analyse identifiziert u. quant. bestimmt. Zur Analyse der gasförmigen Prodd. wurden diese bei tiefer Temp. rektifiziert u. massenspektrometr. untersucht. Die Ergebnisse sind graph. u. tabellar. angegeben. Um die katalyt. Aktivität des red. u. carbidisierten α-Fe zu vergleichen, wurde die Dehydrierung von Isopropanol untersucht. Am red. Katalysator erfolgt die Dehydrierung bei 240—280°, wobei sich Fe_2C bildet. An α-Fe, das bei 325° mit n-Butan carbidisiert worden war, erfolgte die Dehydrierung am besten bei 280 bis 340°. Nach partieller Hydrierung des Fe_2C, das sich im Katalysator gebildet hatte, wurde Isopropanol bei 230—280° dehydriert. Helmut Schäfer. B 227□

Katalytische Umwandlungen von Isoamylcyclopentan unter Wasserstoffdruck. N. I. Schuikin, M. I. Tscherkaschin und G. K. Gaiworonskaja. (Известия Академии Наук СССР, Отделение Химических Наук [Nachr. Akad. Wiss. UdSSR, Abt. chem. Wiss.] **1960.** 484—89. März. Zelinsky-Inst. für org. Chem. der Akad. der Wiss. der UdSSR.) (Russ.)

Es werden die katalyt. Umwandlungen von Isoamylcyclopentan (I) an Pt/Al_2O_3 u. Pt/ZrO_2 bei 450°/20 at H_2-Druck untersucht. Während Pt/ZrO_2 prakt. inakt. ist (90% I werden zurückerhalten), erfolgt an Pt/Al_2O_3 eine tiefgehende Umwandlung von **I**. Durch Hydrogenolyse des Fü fringes entstehen *2.5-Dimethyloctan*, *2-Methyl-5-äthylheptan* u. *2-Methylnonan* sowie deren Crack-Prodd.; durch Dehydrierung u. Cyclisierung entsteht ein beträchtlicher Anteil *Aromaten*. Es werden Rk.-Schemata angegeben. Die Verbb. werden z. T. Raman-analyt. identifiziert.

Versuche: *Umwandlung von* **I** *an Pt/*Al_2O_3 (450°, 20 at H_2, 0,5%ig. Pt/Al_2O_3, H_2/I = 4:1, Vol.-Geschw. ½ Std.$^{-1}$): Aus 78,5 g I werden 65,6 g Katalysat erhalten. Die gasförmigen Prodd. bestehen aus 83,7% H_2 u. 16,3% gesätt. KW-Stoffen (9,4% *Methan,*

2,8% *Äthan*, 3,6% *Propan*, 0,5% *Butan*). Das Katalysat wird an Silicagel in 31,8 g *Aromaten* u. 32,6 g *Cyclane* u. *Alkane* getrennt. Nach fraktionierter Dest. werden nachgewiesen: *Butane*, *Isopentan*, *n-Pentan*, *2-Methylpentan*, *Methylcyclopentan*, *2.3-Dimethylpentan*, *2.5-Dimethyloctan*, *2-Methyl-5-äthylheptan*, Gemisch aus C_{10}-*Alkanen* (hauptsächlich *2-Methylnonan*). Das Aromatengemisch enthält *Bzl.*, *Toluol*, *Isobutylbenzol*, *p-Methyläthylbenzol*, *Iso-* u. *n-Propylbenzol*, *1-Methyl-4-n-propyl-* u. *-4-isopropylbenzol*, *Isobutylbenzol*, *Dimethyläthylbenzole* (vor allem *1.3-Dimethyl-5-äthylbenzol*) u. *Tetramethylbenzole* sowie *5-Methylindan* (?). HELMUT SCHÄFER. B 227 □

C. Präparative organische Chemie. Naturstoffe

Über den Einfluß von α-Hydroxy- und α-Acetoxygruppen auf den Charakter der Reaktion von unterbromiger Säure mit Kohlenstoff—Kohlenstoff-Doppelbindungen. 1. Mitt. Fälle des anomalen Verlaufs der Faworski-Reaktion. A. A. Achrem. (Известия Академии Наук СССР, Отделение Химических Наук [Nachr. Akad. Wiss. UdSSR, Abt. chem. Wiss.] **1960**. 693—702. April. Zelinsky-Inst. für org. Chem. der Akad. der Wiss. der UdSSR.) (Russ.)

Es wird die Rk. von HOBr mit cis- u. trans-2-Methyl-1-äthinylcyclohexanol-(1) (**I**), Propargylalkohol (**II**), Butin-(2)-diol-(1.4) (**III**), 1.4-Dichlorbutin-(2) (**IV**) u. den Acetaten der vorst. Verbb. untersucht. In allen Fällen wird ein anomaler Verlauf der Rk. von HOBr mit der Dreifachbindung festgestellt, u. es entstehen die *ungesätt. Dibromide* der entsprechenden *Äthylen*-Derivate. Einige der Dibromide werden auch durch Bromierung der Acetylene mit Br_2 in unpolaren Lsgm. erhalten. Zur Klärung des anomalen Rk.-Verlaufes infolge des Einfl. der Hydroxy- u. Acetoxygruppen werden Rk.-Mechanismen diskutiert. An 1-Äthinylcyclohexanol-(1) (**V**) wird HOBr normal unter Bldg. von *1-Dibromacetylcyclohexanol-(1)* angelagert.

Versuche: *2-Methyl-1-[trans-α.β-dibromvinyl]-cyclohexanol-(1)*, *cis-Form*, $C_9H_{14}\cdot Br_2O$, Kp.$_4$ 115—116°, man tropft zu HOBr-Lsg. (aus 50 g Acetamid, 100 g Br_2, 50 g Na-Acetat u. 40 ml Eisessig) in ½ Std. 20 g cis-**I** zu; gelbliches zähes Öl; $D._4^{20}$ 1,6822; n_D^{20} 1,5574; 13,5 g (Ausbeute). *trans-Form*, $C_9H_{14}Br_2O$, Kp.$_4$ 114—115,5°, analog vorst. Verb. aus 20 g trans-**I**; $D._4^{20}$ 1,6522; n_D^{20} 1,5565; ca. 20 g. — *trans-1.2-Dibrompropen-(1)-ol-(3)*, $C_3H_4Br_2O$, Kp.$_7$ 86°, aus 25 g **II**; $D._4^{20}$ 2,2132; n_D^{20} 1,5793; 20 g. *Acetat*, $C_5H_6Br_2O_2$, Kp.$_7$ 89,5—91°, aus 20 g **II**-Acetat; $D._4^{20}$ 1,8837; n_D^{20} 1,5258. — *Propargylalkohol* (**II**), *Acetat*, Kp. 123—125°, man läßt 35 g **II** u. 100 g Acetanhydrid mit 1 Tropfen konz. H_2SO_4 über Nacht stehen u. erhitzt 2 Std. auf 70°; n_D^{19} 1,4200; 83%. — *2.3-Dibrombuten-(2)-diol-(1.4)*, $C_4H_6Br_2O_2$, F. 113—114° (Ae.–PAe.), aus 20 g **III**; 33 g. *Diacetat*, $C_8H_{10}Br_2O_4$, Kp.$_7$ 154—155°, F. 60—60,5° (PAe.), a) aus 30 g **III**-Diacetat; 80%; b) durch 5std. Kochen von 2,5 g vorst. Dibrom-Verb. in 40 ml Ae. mit 5,5 ml Acetylchlorid; 2 g. — *Butin-(2)-diol-(1.4)* (**III**)-*diacetat*, Kp.$_8$ 116—118°, F. 27—28°, man erhitzt 75 g **III** u. 254 g Acetanhydrid 3 Std. auf 120—130°; fast 100%. — *1.4-Dichlor-2.3-dibrombuten-(2)*, $C_4H_4Br_2Cl_2$, F. 59,5—60° (PAe.), a) aus 15 g **IV** u. HOBr (aus 10 g Acetamid u. 52 g Br_2); 35 g; b) man läßt 5 g **IV** u. 6,5 g Br_2 in 80 ml CCl_4 1 Std. lang stehen, dampft ein u. krist. aus Ae.–PAe. um; 3 g. — *1-Dibromacetylcyclohexanol-(1)*, F. 53—54° (PAe.), man tropft zu 25 g **V**-Acetat in 150 ml Methanol u. 20 ml W. in ½ Std. 45 g Br_2 zu u. verd. mit W.; 65%. HELMUT SCHÄFER. 470 □

Butin-(2)-diol-(1.4)-polymethylenäther. W. Treibs und R. Pester. (Tetrahedron Letters [London] **1960**. Nr. 17. 5—8. Juli. Leipzig, Univ., Inst. für organ. Chem.) (Dt.)

Die zwölfgliedrige cycl. Ansa-Verb. *Butin-(2)-diol-(1.4)-hexamethylenäther* (**I**; F. 59,5 bis 60°, aus CH_3OH Nadeln, sublimiert bei 40—50°/0,01 Torr, n_D^{65} 1,4696) wird in zwei Stufen dargestellt. 1 Mol der Mono-Na-Verb. von Butin-(2)-diol-(1.4) (**II**) wird mit 5 Mol 1.6-Dibromhexan in Ggw. von 2 Mol **II** bei 80° in *Butin-(2)-diol-(1.4)-mono-6-bromhexyläther* (**III**; 20—25% Ausbeute) übergeführt u. als *Methyläther* charakterisiert. **III** wird weiter nach dem Verdünnungsprinzip durch langsames Eintropfen in eine sd. Suspension von KOH in Dioxan zu **I** cyclisiert (15—18%). Durch Hydrierung von **I** an ADAMS-Katalysator bzw. LINDLAR-Katalysator entstehen *Butandiol-(1.4)-* (F. 31,5—32°, Kp.$_{1,2}$ 56—56,5°, n_D^{65} 1,4458) bzw. *cis-Buten-(2)-diol-(1.4)-hexamethylenäther* (**IV**; Kp.$_{1,1}$ 60°, n_D^{65} 1,4618). Oxydation von **IV** mit OsO_4 gibt *cis-2.3-Dihydroxybutandiol-(1.4)-hexamethylenäther* (**V**) (F. 109—109,5°. *Di-p-nitrobenzoyl-Deriv.*, F. 122—122,5°). Die Struktur von **I** wird durch die Spaltung von **V** mit $KMnO_4$ in Aceton bei —5° zu *2.9-Dioxadecandicarbonsäure-(1.10)* (F. 92—93°. *Diphenacylester*, F. 82—83°) bewiesen. Die starken IR-Banden von **I** bei 470 u. 662 cm^{-1} dürften in Zusammenhang mit der Ansa-Struktur stehen. *Butin-(2)-diol-(1.4)-mono-ω-brombutyläther*, der analog **III** hergestellt wird, läßt sich nicht zu dem entsprechenden Zehnring cyclisieren. G. Teege 570□

Darstellung einiger Dialkyl-p-nitrophenylphosphate. A. M. de Roos und H. J. Toet. (Recueil Trav. chim. Pays-Bas **77**. 946—55. Sept./Okt. 1958. Rijswijk, Nat. Defence Res. Council T.N.O., Chem. Labor.) (Engl.)

Vff. stellen *Dialkyl-p-nitrophenylphosphate* (**A**) dar, indem sie auf p-Nitrophenolnatrium *Dialkylphosphorsäurechloride* (**B**) einwirken lassen. Die **B** werden nach McCombie u. Mitarbeitern (vgl. J. chem. Soc. [London] **1945**. 380 u. 873) aus *Dialkylphosphiten* (**C**) u. Cl_2 gewonnen. Die **C** erhält man aus Alkoholen u. PCl_3. Die IR-Spektren der **A** sind graph. aufgeführt.

Versuche: Phosphite: *Diisobutyl-* (**I**), Kp.$_4$ 78,5°, durch Zugabe von 1 Mol PCl_3 in Ae. zu 2 Mol Isobutylalkohol in Ae. bei 5° innerhalb 1 Std., 1 std. Einleiten von Luft, später von NH_3 unterhalb von 20°, Abfiltrieren von NH_4Cl, wiederholtes Einleiten von NH_3 u. Filtration u. Dest. im Vakuum; n_D^{20} 1,4201; 82% (Ausbeute). — *Dimethyl-*, Kp.$_4$ 40°, wie vorst.; n_D^{20} 1,4020. — *Diäthyl-*, Kp.$_{2-3}$ 44°, n_D^{20} 1,4078. — *Di-n-propyl-*, Kp.$_{1,5}$ 59,5°, n_D^{20} 1,4180. — *Diisopropyl-*, Kp.$_3$ 54—56°, n_D^{20} 1,4081. — *Di-n-butyl-*, Kp.$_{3,5}$ 93,5°, n_D^{20} 1,4243. — *Di-sek.-butyl-*, Kp.$_3$ 69,5°. — *Di-n-pentyl-*, Kp.$_{1,5-2}$ 102—105°, n_D^{20} 1,4306. — Phosphorsäurechloride: *Diisobutyl-*, Kp.$_{0,18}$ 62°, durch 45 Min. langes Einleiten von Cl_2 in **I** in CCl_4 bei —5°, 1 std. Einleiten von Luft, wiederholtes Eindampfen mit CCl_4 im Vakuum u. Dest.; n_D^{20} 1,4265; 80%. — Analog aus entsprechendem **C**: *Dimethyl-* (**II**), Kp.$_{15}$ 70—71°, n_D^{20} 1,4119. — *Diäthyl-*, Kp.$_8$ 76—78°, n_D^{20} 1,4163. — *Di-n-propyl-*, Kp.$_2$ 78°, n_D^{20} 1,4258. — *Diisopropyl-*, Kp.$_{7-7,5}$ 78—80°, n_D^{20} 1,4178. — *Di-n-butyl-*, Kp.$_{0,5}$ 80,5—81,5°, n_D^{20} 1,4288. — *Di-sek.-butyl-*, Kp.$_{0,8}$ 84°, n_D^{20} 1,4280. — *Di-n-pentyl-*, Kp.$_{0,04}$ 71—72°, n_D^{20} 1,4356. — p-Nitrophenylphosphate: *Dimethyl-*, Kp.$_{0,52}$ 151°, durch Zugabe von 1 Mol **II** in Bzl. zu dem aus 1 Mol Na u. 1 Mol p-Nitrophenol in A. bereiteten Na-Salz, 2 std. Kochen, Filtration u. Dest.; n_D^{20} 1,5203. —Analog aus entsprechenden **B**: *Diäthyl-*, Kp.$_{0,86-0,90}$ 163,5—165,5°, n_D^{20} 1,5080. — *Di-n-propyl-*, Kp.$_{0,35-0,40}$ 156,5—159°, n_D^{20} 1,5013. — *Diisopropyl-*, Kp.$_{0,25-0,50}$ 149—159°, n_D^{20} 1,4938. — *Diisobutyl-*, Kp.$_{0,25}$ 139—139,5°, n_D^{20} 1,4954. — *Di-n-butyl-*, Kp.$_{0,02}$ 155—156°, n_D^{20} 1,4977. — *Di-sek.-butyl-*, n_D^{20} 1,4959. — *Di-n-pentyl-*, Kp.$_{0,05-0,09}$ 165—176°, n_D^{20} 1,4944. R. Strufe. 590

Synthese von potentiellen, über die Enzyme wirkenden krebs-chemotherapeutischen Verbindungen. 1. Mitt. **2-Chlor-2′-hydroxydiäthylsulfid und seine Ester.** K. C. Tsou, Helen C. F. Su, C. Segebarth und U. Mirarchi. (J. org. Chemistry **26**. 4987—90. Dez. 1961. Philadelphia, Pa., Borden Chem. Co., Dajac Labor.) (Engl.)

Die Darst. von *2-Chlor-2′-hydroxydiäthylsulfid* (**I**) aus Na-β-Hydroxyäthylmercaptid u. 1.2-Dichloräthan (**II**) wird beschrieben. Die Stabilität von **I** wird am **I**-4-[p-Nitrobenzyl]-pyridinkomplex colorimetr. bestimmt: **I** zersetzt sich bei Raum-Temp. in wenigen Tagen, ist jedoch unterhalb von —10° über Monate haltbar. Durch Rk. mit Säurechloriden wird **I** in die entsprechenden *Ester* übergeführt. Diese entstehen ebenfalls bei der Einw. von $SOCl_2$ auf Thiodiglykolmonoester, die sowohl durch Addition von Vinylestern an Mercaptoäthanol (**III**) als auch durch Monoacylierung von Thiodiglykol (**VI**) mit Säurechloriden erhalten werden. Die krebsbekämpfende Wrkg. der Ester von **I** wird untersucht. Die Umsetzung von **III** mit p-Toluolsulfochlorid (**IV**) wird beschrieben.

Versuche (FF. u. Kpp. korr.): *2-Chlor-2′-hydroxydiäthylsulfid* (**I**), Kp.$_{0,25-0,3}$ 82 bis 83°, aus Na u. **III**, Zugabe eines Überschusses an **II**, 12 Std. bei Raum-Temp.; n_D^{28} 1,5195; 24% (Ausbeute). — Thiodiglykolmonoester, a) aus äquimol. Mengen **III** u. Vinylester unter geringer Erwärmung, Zugabe von Bzl., danach 1—2 Std. unter Rückfluß; b) aus äquimol. Mengen **VI** u. Säurechlorid in Bzl., teilweise in Ggw. von Triäthylamin, 2 Std. unter Rückfluß: *-acetat*, Kp.$_4$ 121°, nach a); n_D^{22} 1,4901; 43%. — *-n-propionat*, Kp.$_{0,002}$ 95—98°, nach a); $n_D^{19,5}$ 1,4858; 61%. — *-n-butyrat*, Kp.$_{1,2}$ 120°, nach a); n_D^{20} 1,4858; 68%. — *-n-valerat*, Kp.$_4$ 121°, nach a); n_D^{22} 1,4901; 43%. — *-n-capronat*, Kp.$_{0,15}$ 112—118°, nach b); n_D^{22} 1,4692. — 2-[2-Chloräthylmercapto]-äthylester, a) durch Zugabe von $SOCl_2$ zu vorst. Verbb. in Bzl. u. Erhitzen bis zum Abschluß der HCl-Entw.; b) aus äquimol. Mengen **I** u. Säurechlorid bei 30—40°, anschließend 1—2 Std. bei 100—130°: *-acetat*, Kp.$_{1,6}$ 80°, nach a); n_D^{42} 1,4723; 38%. — *-n-propionat*, Kp.$_{0,5}$ 75—76°, nach a); n_D^{20} 1,4879; 66%. — *-n-butyrat*, Kp.$_{0,15-0,2}$ 79—83°, nach a); n_D^{22} 1,4859; 37%. — *-n-valerat*, Kp.$_{0,15-0,2}$ 82—90°, nach a); n_D^{23} 1,4844; 36%. — *-n-capronat*, Kp.$_{0,35}$ 105—106°, nach a); n_D^{24} 1,4820; 29%. — *-laurat*, Kp.$_{1,0}$ 185°, nach b); n_D^{21} 1,4762; 27%. — *-stearat*, F. 42—43° (A.), nach b); 70%. — *-isobutyrat*, Kp.$_{0,35}$ 89 bis 90°, nach b); n_D^{20} 1,4811; 52%. — *-isovalerat*, Kp.$_{1,1}$ 119—124°, nach b); n_D^{20} 1,4785; 56%. — *-α-äthyl-n-butyrat*, Kp.$_{1,35}$ 110—123°, nach b); n_D^{21} 1,4799; 62%. — *-phenylacetat*, Kp.$_{0,9-1,0}$ 164—167°, nach b); n_D^{20} 1,5437; 40%. — *-benzoat*, Kp.$_{0,1}$ 130 bis 131°, nach a); n_D^{29} 1,5531; 18%. — *-p-toluolsulfonat*, $C_{11}H_{15}ClO_3S_2$, Kp.$_3$ 123—124°, aus äquimol. Mengen **III** u. **IV** in Pyridin, 1 Std. bei 30°, 1 Std. bei 100°; n_D^{20} 1,5768; 2,4%. Daneben ein *Polysulfid*, $C_{24}H_{34}O_6S_6$, Kp.$_{6-7}$ 159—175°, u. **V** (3%). — *p-Tolylsulfon* (**V**), $C_{14}H_{14}O_2S$, F. 160—162° (Ae.-PAe.), aus **III** u. **IV** (2:1) in Pyridin, 3 Std. unter Rückfluß. Daneben *Thiokresol*, Kp.$_{3,9}$ 42—44°, F. 44—45° [→ *Addukt mit N-α-Naphthylmaleinimid*, $C_{21}H_{17}NO_2S$, F. 125—126° (A.)] u. ein gelbes Öl $C_{22}H_{34}O_6S_5$, Kp.$_4$ 154—165°, n_D^{20} 1,5988. A. Trede. 600□

Synthese von potentiellen, über die Enzyme wirkenden krebs-chemotherapeutischen Verbindungen. 2. Mitt. **2-Chlor-2'-mercaptodiäthylsulfid und seine Ester.** Helen C. F. Su, C. Segebarth und K. C. Tsou. (J. org. Chemistry **26**. 4990—92. Dez. 1961.) (Engl.) — 1. vgl. vorst. Referat.

Die Darst. von *2-Chlor-2'-mercaptodiäthylsulfid* (**I**) nach 2 verschiedenen Meth. wird beschrieben. Durch Acylierung an der SH-Gruppe mit Säurechloriden wird **I** in die entsprechenden Thiolester übergeführt, das *Acetat* (**V**) kann außerdem durch Umsetzung von 2-Hydroxy-2'-acetylmercaptodiäthylsulfid (**II**) mit $SOCl_2$ dargestellt werden.

Versuche (FF. u. Kpp. korr.): *2-Chlor-2'-mercaptodiäthylsulfid* (**I**), Kp.$_{0,6}$ 74—75°, Kp.$_4$ 91—95°, Kp.$_{15}$ 122—128°, a) aus Äthandithiol u. Vinylchlorid (2:1) in Ae. in Ggw. von 0,1% Diamyldisulfid bei —20° u. 5 Tage bei Raum-Temp.; 22% (Ausbeute); b) durch 5 Min. langes Erhitzen von 1.2.3-Oxadithiolan-2-oxid (**III**) u. konz. HCl; 19,2%; daneben **IV**; c) durch Erhitzen von **III** u. 2-Chloräthylmercaptan auf 110° u. Zugabe von Spuren K_2CO_3; D.$_4^{20}$ 1,230, n_D^{20} 1,5582; daneben **IV**. — *p-Dithian* (**IV**), F. 111—112° (Ae.-PAe.), aus **I** in 2 Tagen bei Raumtemperatur. — 2-[2'-Chloräthylmercapto]-äthanthiolester, aus äquimol. Mengen Säurechlorid u. **I**, 3 Std. bei 90—100°: *-acetat* (**V**), Kp.$_{0,07}$ 70—80°, n_D^{20} 1,5440; 60%. — *-n-propionat*, Kp.$_{0,2}$ 93°, n_D^{20} 1,5395; 68,5%. — *-n-butyrat*, Kp.$_{0,1}$ 99°, n_D^{20} 1,5316; 76%. — *-n-valerat*, Kp.$_{0,1}$ 104—106°, n_D^{20} 1,5237; 74%. — *-n-capronat*, Kp.$_{0,45-0,5}$ 141—144°, n_D^{20} 1,5174; 91%. — *-laurat*, Kp.$_{0,9}$ 140—150°, n_D^{24} 1,4565. — *-stearat*, F. 44—45° (Ae.); 68%. — *-isobutyrat*, Kp.$_{0,05}$ 112°, n_D^{24} 1,5253; 92%. — *-isovalerat*, Kp.$_{0,3}$ 121—123°, n_D^{22} 1,5196; 65%. — *-α-äthyl-n-butyrat*, Kp.$_{0,2}$ 117—118°, n_D^{21} 1,5186; 84%. — *-benzoat*, Kp.$_{0,3}$ 170—174°, n_D^{25} 1,6026; 42%. — *-phenylacetat*, Kp.$_{0,3-0,35}$ 173—176°, n_D^{24} 1,5798; 75%. — *2-Chloräthylthioacetat*, Kp.$_{12}$ 70—72°, aus 2-Chloräthylmercaptan u. Acetylchlorid; n_D^{22} 1,4455; 49%. — *2-Hydroxy-2'-acetylmercaptodiäthylsulfid* (**II**), Kp.$_{0,1}$ 80—83°, aus äquimol. Mengen vorst. Verb. u. Na-β-Hydroxyäthylmercaptid bei 0° u. 12 Std. bei Raum-Temp.; n_D^{20} 1,5309. — **V**, aus **II** u. $SOCl_2$ in Ae. bei 0°. A. Trede. 600□

Synthese von potentiellen, über die Enzyme wirkenden krebs-chemotherapeutischen Verbindungen. 3. Mitt. **1.2.3-Oxadithiolan-2-oxid.** Helen C. F. Su, C. Segebarth und K. C. Tsou. (J. org. Chemistry **26**. 4993—95. Dez. 1961.) (Engl.) — 2. vgl. vorst. Referat.

Bei der Einw. von $SOCl_2$ auf Mercaptoäthanol (**I**) in Chlf. wird über unbeständiges O-Chlorsulfinyl-2-mercaptoäthanol durch intramol. HCl-Abspaltung *1.2.3-Oxadithiolan-2-oxid* (**II**) erhalten, während SO_2-Entw. unter Bldg. von 3-Chloräthylmercaptan nicht beobachtet wird. **II** reagiert mit HCl weiter zu *2-Chlor-2'-mercaptodiäthylsulfid*, *p-Dithian* u. einem linear gebauten *Polysulfid*. Ähnlich erfolgt die Darst. von *5-Methyl-1.2.3-oxadithiolan-2-oxid* (**III**), während 1-Phenyl-2-mercaptoäthanol mit $SOCl_2$ *2.5-Diphenyl-1.4-dithian* bildet. Verschiedene Rkk. von **II** werden untersucht.

Versuche (FF. u. Kpp. korr.): *1.2.3-Oxadithiolan-2-oxid* (**II**), $C_2H_4O_2S_2$, Kp.$_{0,5-0,6}$ 56—57°, Kp.$_3$ 77—79°, aus **I** u. $SOCl_2$ in Chlf., 5 Std. bei Raum-Temp.; n_D^{20} 1,5771; 76% (Ausbeute). Daneben *2-Chlor-2'-mercaptodiäthylsulfid*, $C_4H_9ClS_2$, Kp.$_4$ 91—94°; n_D^{20} 1,5653; 22,3%; *p-Dithian*, $C_4H_8S_2$, F. 111—112° (Ae.-PAe.); 1,5%; u. $[(C_2H_4S_2)_4O]_n$ nach Oxydation des Rückstands mit H_2SO_4–HNO_3. — *Essigsäure-α-acetylmercaptoisopropylester*, Kp.$_{0,65-0,7}$ 56,5—58°, durch Zugabe von Thiolessigsäure zu Isopropenylacetat, 2 Std. auf dem Wasserbad; n_D^{33} 1,4635; 74%. — *1-Methyl-2-mercaptoäthanol*, Kp.$_{46-47}$ 75—79°, durch 7std. Kochen vorst. Verb. mit 1%ig. methanol. HCl; $n_D^{30,8}$ 1,4818; 62%. — *5-Methyl-1.2.3-oxadithiolan-2-oxid* (**III**), $C_3H_6O_2S_2$, Kp.$_{1,7-2,1}$ 72—85°, F. 39—39,5°, aus vorst. Verb. analog **II**; 74%. — *1-Phenyl-2-mercaptoäthanol*, $C_8H_{10}OS$, Kp.$_{3,7-4,1}$ 124,5—127°, durch Zugabe von Styroloxid zu $Ba(OH)_2$ in mit H_2S gesätt. A. unterhalb 30°; n_D^{27} 1,5803; 76,8%. — *2.5-Diphenyl-1.4-dithian*, $C_{16}H_{16}S_2$, F. 212—214° (Chlf.-Ae.), durch Zugabe von vorst. Verb. u. $SOCl_2$ zu Chlf. bei 25—30° u. 5std. Rühren. — Die therm. Zers. von **II** liefert in Ggw. von K_2CO_3 *SO_2*, *CO_2* u. *Äthylensulfid*, Kp. 55 bis 56°, n_D^{20} 1,4821; im Vakuum: *S*, *H_2O*, *SO_2* u. ein *Polymeres*. — *Bis-[2-bromäthyl]-disulfid*, $C_4H_8Br_2S_2$, Kp.$_{0,5-0,55}$ 103—106°, durch Zugabe von Br_2 zu **II** in CCl_4 bei —5° u. 5std. Stehen bei Raum-Temp.; n_D^{19} 1,6190; 64,3%. — *N-[2-Bromäthylmercapto]-succinimid*, $C_6H_8BrNO_2S$, F. 89—90,5 (A.), durch Zugabe von N-Bromsuccinimid zu

12,4 g II in CCl_4 bei 15—20°, kurzes Erhitzen u. 6std. Stehen bei 25—30°; 8 g. — *Bis-[2-chloräthyl]-disulfid*, $C_4H_8Cl_2S_2$, Kp.$_{0,8}$ 80—87°, Kp.$_{1,1-1,2}$ 96—98°; a) durch Sättigung von II mit Cl_2 in Ggw. von Dibenzoylperoxid bei —5° u. 3 Std. bei 0° u. 12 Std. bei Raum-Temp.; 63%; b) aus II u. N-Chlorsuccinimid in CCl_4, 8 Std. unter Rückfluß; n_D^{26} 1,5644. — *Bis-[2-brom-n-propyl]-disulfid*, $C_6H_{12}Br_2S_2$, Kp.$_{0,8}$ 113—114°, aus III u. Br_2 in CCl_4; n_D^{22} 1,5805. A. TREDE. 600□

Synthese von Mercaptoaminoverbindungen. 4. Mitt. **Synthese von β-Mercapto-äthylamin und 1-Amino-2-mercaptobutan.** Ju. W. Markowa, K. K. Kusmina und M. N. Schtschukina. (Журнал Общей Химии [J. allg. Chem.] **30** (**92**). 1039—43. März 1960. Chem.-Pharmazeut. Allunions-Ordshonikidse-Forschungsinst.) (Russ.) — 3. vgl. C. **1959**. 8844.

Es wird eine Synth. von *β-Mercaptoäthylamin-* u. *1-Amino-2-mercaptobutanhydrochlorid* (über 2-Mercapto-Δ^2-thiazoline) beschrieben.

Versuche: *Äthanolaminhydrochlorid*, F. 79—82°. — *β-Chloräthylaminhydrochlorid*, F. 141—144°, man gibt zu vorst. Hydrochlorid 300 ml Dichloräthan, entfernt Wasserspuren durch azeotrope Dest., gibt erneut 600 ml Dichloräthan u. dann in 30—40 Min. 288 ml $SOCl_2$ zu, rührt 1 Std. bei 20° u. 3—4 Std. bei 50—60°; 98%. — *2-Mercapto-Δ^2-thiazolin*, F. 102,5—104,5° (W.), man gibt zu 343 g vorst. Hydrochlorid in 400 ml W. 227 g NaOH in 600 ml W. u. bei <30° in ½ Std. 222 ml CS_2, versetzt dann mit 2000 ml A. u. rührt, bis das Gemisch auf 20° abgekühlt ist; dann dampft man im Vakuum ein u. versetzt mit 200 ml W.; 60%. — *β-Mercaptoäthylaminhydrochlorid*, F. 67 bis 69°, man kocht 207 g vorst. Verb. in 5000 ml 20%ig. HCl 50 Std., dampft ein, löst in 3000 ml abs. A. u. kühlt auf 0° ab; 71,4%. — *Äthylenimin*, Kp. 54—57°, man dest. langsam 342 g β-Chloräthylaminhydrochlorid mit 225 g NaOH u. 300 ml W., fängt das Destillat unter Kühlen über NaOH auf u. dest. die organ. Phase über KOH; 51,7%. — *1-Aminobutanol-(2)*, Kp.$_{20}$ 77—79°, durch Hydrierung von 78,5 g 1-Nitrobutanol-(2) in 150 ml A. an 10 g RANEY-Ni bei 160 at; 65%. — *1-Amino-2-chlorbutanhydrochlorid*, man dampft 14,1 g vorst. Verb. u. 159 ml nHCl im Vakuum ein, tropft 24 ml $SOCl_2$ hinzu, läßt 7 Std. stehen u. versetzt mit 100 ml Ae.; 87%. — *2-Mercapto-5-äthyl-Δ^2-thiazolin*, $C_5H_9NS_2$, F. 73—75°, man gibt zu 20 g vorst. Hydrochlorids in 150 ml W. bei <90° 9 ml CS_2 u. 45 ml 40%ig. NaOH, rührt ½ Std. bei 20° u. säuert an; 50%. — *2-Mercapto-1-aminobutanhydrochlorid*, $C_4H_{12}ClNS$, F. 134—138°, man erhitzt 0,8 g vorst. Verb. in 20 ml konz. HCl 5 Std. im Rohr auf 185—190°, dampft im Vakuum ein, löst den Rückstand in 10 ml abs. A. u. fällt mit Ae.; 50%. HELMUT SCHÄFER. 600□

Mercaptoäthylierung. 1. Mitt. **Mercaptoäthylierung von Aminen mit Äthylenmonothiolcarbonat.** D. D. Reynolds, Mary K. Massad, D. L. Fields und D. L. Johnson. (J. org. Chemistry **26**. 5109—10. Dez. 1961. Rochester, N.Y., Eastman Kodak Co., Kodak Res. Labor.) (Engl.)

Die Umsetzung von Äthylenmonothiolcarbonat [1-Oxa-3-thiacyclopentanon-(2); I, n_D^{25} 1,5102] mit prim. u. sek. Aminen (Mol-Verhältnis 1:2) in sd. Bzl. oder Toluol führt ohne Isolierung von Äthylensulfid zu *N-substituierten 2-Aminoäthylmercaptanen.* Beim Mol-Verhältnis 2:1 werden keine Bis-[2-mercaptoäthyl]-amine, sondern andere Rk.-Prodd. erhalten.

Versuche: 2-Aminoäthylmercaptane, durch Zugabe von I zu einer sd. Lsg. des Amins (Mol-Verhältnis Amin:I = 3:1) in Bzl. oder Toluol u. 15std. Kochen: *2-Piperidino-*, Kp.$_{11}$ 83°, n_D^{25} 1,5000; 76% (Ausbeute). — *2-Morpholino-*, Kp.$_{10}$ 92°, n_D^{25} 1,5025; 68%. — *2-N'-Methylpiperazino-*, Kp.$_{10}$ 95°, n_D^{25} 1,5045; 63%. — *2-Diäthylamino-*, Kp.$_{29}$ 72°, n_D^{25} 1,4632; 51%. — *2-Di-n-butylamino-*, Kp.$_{0,7}$ 66°, n_D^{25} 1,4622; 81%. — *2-n-Butylamino-*, Kp.$_{0,1}$ 47°, n_D^{25} 1,4713; 10%. — *2-n-Hexylamino-*, Kp.$_{1,5}$ 76°, n_D^{25} 1,4681; 47%. — *2-Benzylamino-*, Kp.$_{0,7}$ 101°, n_D^{25} 1,5598; 61%. — *2-Cyclohexylamino-*, Kp.$_{0,5}$ 77°, n_D^{25} 1,5042; 33%. — *N-n-Butylcarbaminsäure-2-mercaptoäthylester*, $C_7H_{15}NO_2S$, Kp.$_{0,06}$ 111°, analog vorst. Verbb. (Mol-Verhältnis Amin: I = 1:2); n_D^{25} 1,4809; 55%. — *N-Allylcarbaminsäure-2-mercaptoäthylester*, $C_6H_{11}NO_2S$, Kp.$_{0,06}$ 97°, aus Allylamin analog vorst. Verb.; n_D^{25} 1,4994; 54%. — *2-[2-Cyclohexylaminoäthylmercapto]-äthylmercaptan*, $C_{10}H_{21}NS_2$, Kp.$_{1,0}$ 154°, aus Cyclohexylamin analog vorst. Verb.; n_D^{25} 1,5352; 53%. A. TREDE. 600□

Mercaptoäthylierung. 2. Mitt. **Darstellung von 2-Mercaptoäthylcarbamaten und Oligoäthylensulfiden.** D. D. Reynolds, D. L. Fields und D. L. Johnson. (J. org. Chemistry **26**. 5111—15. Dez. 1961.) (Engl.) — 1. vgl. vorst. Referat.

Die Einw. eines Überschusses von Äthylenmonothiolcarbonat (I) auf prim. u. sek. Amine führt in unpolaren Lsgm. zu *N-substituierten Carbaminsäure-2-mercaptoäthylestern,* wobei die Rk.-Geschw. sowohl durch ster. Hinderung als auch durch geringe Basizität des Amins herabgesetzt wird. Hingegen werden in polaren Lsgm. niedrigmol.

Polyäthylensulfide mit endständiger Amino- oder Carbamatgruppe je nach Basizität des Amins gebildet, während durch das Mol-Verhältnis der Reaktanten der Polymerisationsgrad verändert wird. Ein Rk.-Schema für sämtliche Rk.-Prodd. von **I** wird angegeben.

Versuche: Carbaminsäure-2-mercaptoäthylester, aus **I** u. Amin (Mol-Verhältnis 1,1:1) in Dioxan bei 25—30°: *N-n-Butyl-*, Kp.$_{0,5}$ 98°, n_D^{25} 1,4782; 80% (Ausbeute) [→ *Disulfid*, F. 101—103° (A.)]. — *N-n-Hexyl-*, Kp.$_{0,3}$ 134°, n_D^{25} 1,4755; 83% [→ *Disulfid*, F. 102—103° (A.)]. — *N-Allyl-*, Kp.$_{0,2}$ 83°, n_D^{25} 1,4978; 81% [→ *Disulfid*, F. 80—82° (A.)]. — *N-Isopropyl-*, Kp.$_{1,0}$ 93°, n_D^{25} 1,4792; 50% [→ *Disulfid*, F. 92 bis 93° (A.)]. — *N.N-Di-n-butyl-*, Kp.$_{0,6}$ 106°, n_D^{25} 1,4660; 34%. — *N-Benzyl-*, Kp.$_{0,05}$ 151°, n_D^{25} 1,5531; 56% [→*Disulfid*, F. 134—135° (A)]. — *Morpholin-4-carbonsäure-2-mercaptoäthylester*, Kp.$_{0,6}$ 108°, n_D^{25} 1,5058; 86% [→ *Disulfid*, F. 54—56° (A.)]. — *Piperidin-1-carbonsäure-2-mercaptoäthylester*, Kp.$_{0,1}$ 83°, n_D^{25} 1,5038; 82% [→ *Disulfid*, F. 48 bis 49° (A.)]. — *4-Methylpiperazin-1-carbonsäure-2-mercaptoäthylester*, Kp.$_{10}$ 118°, n_D^{25} 1,5078; 82% [→ *Disulfid*, F. 196—198° (A.)]. — *Piperazin-1.4-dicarbonsäure-bis-[2-mercaptoäthylester]*, F. 72—74° (A.), aus **I** u. Piperazin (Mol-Verhältnis 1,1:0,5); 86%. — *N.N'-Äthylendicarbaminsäure-bis-[2-mercaptoäthylester]*, F. 101—104° (A.), aus Äthylendiamin analog vorst. Verb.; 70%. — *Polyäthylensulfide*, aus 52 g **I** u. Amin (Mol-Verhältnis 1:3) in Methanol–W. (1:1), 6 Std. unter Rückfluß: $C_4H_9NHCO_2(CH_2CH_2S)_4H$, $C_{13}H_{27}NO_2S_4$, aus n-Butylamin; 34,5 g. — $(CH_3)_2CHNH(CH_2CH_2S)_8H$, $C_{19}H_{41}NS_8$, u. $(CH_3)_2CHNHCO_2(CH_2CH_2S)_8H$, $C_{20}H_{41}NO_2S_8$, aus Isopropylamin; 31,0 g. — $(CH_3)_3CNH\cdot(CH_2CH_2S)_7H$, $C_{18}H_{39}NS_7$, aus tert.-Butylamin; 30,8 g. — $(C_2H_5)_2N(CH_2CH_2S)_7H$, $C_{18}H_{39}NS_7$, aus Diäthylamin; 31,5 g. — *2-Morpholinoäthylmercaptan*, Kp.$_{10}$ 90—91°, n_D^{25} 1,5014; 21,5%; u. $C_4H_8NO-(CH_2CH_2S)_3H$, $C_{10}H_{21}NOS_3$; 33,0 g; aus Morpholin.

A. Trede. 600□

Mercaptoäthylierung. 3. Mitt. **Reaktionen von 2-Mercaptoäthylcarbamaten.** D. D. Reynolds, D. L. Fields und D. L. Johnson. (J. org. Chemistry **26.** 5116—18. Dez. 1961.) (Engl.) — 2. vgl. vorst. Referat.

Die Umsetzung von *Morpholin-4-carbonsäure-* (**I**, n_D^{25} 1,5058), *N-n-Butyl-* (**II**) u. *N-Phenylcarbaminsäure-2-mercaptoäthylester* (**III**) mit Morpholin (**IV**), Benzylamin (**V**) u. Diäthylamin (**VI**; Mol-Verhältnis 1:3) in sd. Toluol führt über intermediäres Äthylensulfid (**VII**) unter CO_2-Abspaltung zu den *2-Mercaptoäthyl-Derivv.* der Amine: aus **I** u. **IV** 87% (Ausbeute), **II** u. **IV** 74%, **III** u. **IV** 85% *N-[2-Mercaptoäthyl]-morpholin* (**VIII**), aus **I** u. **V** 33%, **II** u. **V** 51%, **III** u. **V** 65% *N-[2-Mercaptoäthyl]-benzylamin*, aus **I** u. **VI** 36%, **II** u. **VI** 43%, **III** u. **VI** 35% *N-[2-Mercaptoäthyl]-diäthylamin*. Die niedrigen Ausbeuten erklären sich durch die Konkurrenz-Rk. von **VII** mit den aus den Carbamaten gebildeten Aminen. Bei der Rk. von S-substituierten Carbaminsäure-2-mercaptoäthylestern mit **IV** findet ebenfalls Mercaptoäthylierung unter Bldg. von **VIII** statt, die Abspaltung des am S haftenden Substituenten erfolgt entweder durch **IV** oder durch das aus dem Zerfall des Carbamats entstandene Amin.

Versuche: *N-n-Butylcarbaminsäure-2-mercaptoäthylester* (**II**), Kp.$_{0,1}$ 100°, durch Zugabe von n-Butylisocyanat (**XIII**) zu 2-Mercaptoäthanol (**XIV**) in 30 Min. $<120°$; n_D^{25} 1,4782; 72%. — *N-Phenylcarbaminsäure-2-mercaptoäthylester* (**III**), F. 61—62° (A.), aus Phenylisocyanat analog **II**; 81%. — *N-n-Butylcarbaminsäure-2-[n-butyrylmercapto]-äthylester* (**IX**), $C_{11}H_{21}NO_3S$, Kp.$_{0,1}$ 152°, aus **II** u. n-Buttersäureanhydrid in Bzl., 15 Std. unter Rückfluß; n_D^{25} 1,4787; 72%. — *n-Hexyl-n-butylcarbamoyloxyäthylthiolcarbonat* (**X**), $C_{14}H_{27}NO_4S$, durch Zugabe von Na-2-Hydroxyäthylmercaptid zu 823 g Chlorameisensäure-n-hexylester in W.–Bzl., Zugabe von Eisessig u. Stearinsäure [→ *n-Hexyl-2-hydroxyäthylthiolcarbonat*, $C_9H_{18}O_3S$, Kp.$_{0,05}$ 109°, n_D^{25} 1,4665; 796 g], Zugabe von **XIII** u. ½ std. Erhitzen auf 90°; n_D^{25} 1,4707; 151 g. — *n-Butylcarbamoyloxyäthylisothioharnstoffhydrochlorid* (**XI**), $C_8H_{18}ClN_3O_2S$, F. 77—79°, aus N-n-Butylcarbaminsäure-2-chloräthylester (Kp.$_{0,7}$ 96—97°, aus **XIII** u. 2-Chloräthanol; n_D^{25} 1,4548) u. Thioharnstoff in Isopropanol, 12 Std. unter Rückfluß; 95%. — *N-n-Butylcarbaminsäure-2-n-butylcarbamoylmercaptoäthylester* (**XII**), $C_{12}H_{24}N_2O_3S$, F. 94—97° (Bzl.), aus **XIII** u. **XIV** unter Kühlung; 68%. — Aus **IX**—**XII** u. **IV** in Toluol, 12 Std. unter Rückfluß, entstehen: *N-[2-Mercaptoäthyl]-morpholin* (**VIII**), 68, 72, 47 bzw. 65%; sowie *N-[n-Butyryl]-morpholin*, Kp.$_{0,07}$ 75°, aus **IX**, n_D^{25} 1,4742; *N.N-[3-Oxapentamethylen]-carbaminsäure-n-hexylester*, Kp.$_{0,05}$ 95°, aus **X**; n_D^{25} 1,4552; *N.N-3-Oxapentamethylenguanidinhydrochlorid*, F. 162—164° (A.–Ae.); sowie *N.N'-Di-n-butylharnstoff*, F. 76—77° (Bzl.–PAe.).

A. Trede. 600□

Mercaptoäthylierung. 4. Mitt. **Darstellung und einige Reaktionen von Alkyl-2-hydroxyäthylthiolcarbonaten.** D. D. Reynolds, D. L. Fields und D. L. Johnson. (J. org. Chemistry **26.** 5119—22. Dez. 1961.) (Engl.) — 3. vgl. vorst. Referat.

Die Darst. von *Äthyl-* (I) u. *Isobutyl-2-hydroxyäthylthiolcarbonat* (II) wird beschrieben. Mit prim. u. sek. Aminen reagieren I u. II zu N-[2-Mercaptoäthyl]-aminen, wobei als Zwischenstufen die isomeren Äthyl- bzw. Isobutyl-2-mercaptoäthylcarbonate angenommen werden. Außerdem werden in einer Konkurrenz-Rk. *N-substituierte Äthyl-* bzw. *-Isobutylcarbamate* gebildet. Bei der Einw. von 2-Mercaptoäthylacetat auf 2-Di-n-butylamino- (VIII) u. 2-Piperidinoäthylmercaptan (VI) erfolgt neben der Mercaptoäthylierung Acetylierung des Amins sowie Ammoniumacetatbildung.

Versuche: *Äthyl-2-mercaptoäthylcarbonat*, $C_5H_{10}O_3S$, Kp.$_{7,0}$ 74—80°, aus 2-Mercaptoäthanol (III) u. Chlorameisensäureäthylester (IV), 7 Std. unter Rückfluß; n_D^{25} 1,4568; 35% (Ausbeute). — *Äthyl-2-hydroxyäthylthiolcarbonat* (I), $C_5H_{10}O_3S$, Kp.$_5$ 108°, durch Zugabe von Na-2-Hydroxyäthylmercaptid in W. zu IV in Bzl. bei 0°, 30 Min. $<$30°, Ansäuern mit HCl u. Versetzen der organ. Schicht mit Stearinsäure; n_D^{25} 1,4782; 91%. — *Isobutyl-2-hydroxyäthylthiolcarbonat* (II), $C_7H_{14}O_3S$, Kp.$_{0,1}$ 81°, aus Chlorameisensäureisobutylester analog I; n_D^{25} 1,4696; 85%. — Äthylmercaptane, aus Amin u. I bzw. II (Mol-Verhältnis 3:1) in Toluol, 12 Std. unter Rückfluß: *2-Piperidino-* (VI), Kp.$_{12}$ 81—87°, Kp.$_{15}$ 88—91°, a) aus I; 62%, b) aus II u. Piperidin (VII) 61%. — *2-N'-Methylpiperazino-*, Kp.$_{12}$ 101—104°, aus I u. N-Methylpiperazin; 59%. — *2-Morpholino-*, Kp.$_{26}$ 107—111°, Kp.$_{24}$ 109—114°, a) aus I; 62%; b) aus II u. Morpholin; 57%. — *2-Diäthylamino-*, Kp.$_{34}$ 73—74°, aus I u. Diäthylamin; 61%. — *2-Di-n-butylamino-* (VIII), Kp.$_{0,7}$ 64°, a) aus I; 73%; b) aus II u. Di-n-butylamin (IX); 69%. — *2-n-Hexylamino-*, Kp.$_{0,7}$ 63—65°, Kp.$_{15}$ 114—130°, a) aus I; 46%; b) aus II u. n-Hexylamin; 46%. — Außerdem entstehen sowohl neben vorst. Verbb. als auch durch Rk. von IV mit dem jeweiligen Amin in Bzl. nachst. Carbaminsäureäthylester: *N.N-[3-Oxapentamethylen]-*, Kp.$_{0,1}$ 54°, n_D^{25} 1,4562. — *N.N-Pentamethylen-*, Kp.$_{14}$ 99°, n_D^{25} 1,4571. — *N.N-[3-Methylazapentamethylen]-*, Kp.$_{15}$ 116°, n_D^{25} 1,4638. — *N-n-Hexyl-*, Kp.$_{14}$ 129°, n_D^{26} 1,4350. — *2-Mercaptoäthylacetat* (V), Kp.$_8$ 49°, durch Acetylierung von III; n_D^{25} 1,4582. — VI, aus V u. VII in Toluol, 12 Std. unter Rückfluß; 41,5%; daneben *N-Acetylpiperidin*, $C_7H_{13}NO$, Kp.$_8$ 91—92°, n_D^{25} 1,4801; sowie *Piperidiniumacetat*. — VIII, aus VI u. IX, 62%; daneben *N-Acetyldi-n-butylamin*, *Di-n-butylammoniumacetat* u. *Di-n-butyl-2-mercaptoäthylammoniumacetat*. A. TREDE. 600□

Mercaptoäthylierung. 5. Mitt. **Eine neue Synthese von Äthylenmonothiolcarbonat.** D. D. Reynolds, D. L. Fields und D. L. Johnson. (J. org. Chemistry **26**. 5122—24. Dez. 1961.) (Engl.) — 4. vgl. vorst. Referat.

Die Umsetzung von Äthyl-2-hydroxyäthylthiolcarbonat (I, Kp.$_5$ 108°, n_D^{25} 1,4782) in sd. Bzl. führt in Ggw. von p-Toluolsulfonsäure (II) zu einem Gemisch von *Äthylenmonothiolcarbonat* u. *Polyäthylensulfid* (III), bei verkürzter Rk.-Dauer kann auch *Äthyl-2-mercaptoäthylcarbonat* (Kp.$_9$ 84°, n_D^{25} 1,4522) als Vorstufe von III isoliert werden. Ein Mechanismus, der als Primärschritt die Bldg. von *2-Hydroxy-2-äthoxy-1.3-oxathiolan* vorsieht, wird aufgestellt.

Versuche: *Äthylenmonothiolcarbonat*, Kp.$_{1,0}$ 75°, aus I u. II (Mol-Verhältnis 5:1) in Bzl., 4 Std. unter gleichzeitiger Abdest. des A.–Bzl.-Gemisches, nach Abfiltrieren von III Neutralisieren mit Na_2CO_3 u. Zugabe von Stearinsäure; n_D^{25} 1,5014; 73,6% Ausbeute. Außerdem entsteht *1.4-Dithian*, F. 105°. A. TREDE. 600□

Mercaptoäthylierung. 6. Mitt. **Darstellung und einige Reaktionen von Äthyl-2-mercaptoäthylcarbonat.** D. D. Reynolds, D. L. Fields und D. L. Johnson. (J. org. Chemistry **26**. 5125—29. Dez. 1961.) (Engl.) — 5. vgl. vorst. Referat.

Die Isomerisierung von Äthyl-2-hydroxyäthylthiolcarbonat (Kp.$_9$ 111°, n_D^{25} 1,4782) zu *Äthyl-2-mercaptoäthylcarbonat* (I, Kp.$_9$ 84°, n_D^{25} 1,4522) verläuft in Ggw. katalyt. Mengen UO_2-, Th-, Nd- oder Ce-Acetat mit 64—98% Ausbeute. Die Mercaptoäthylierung von prim. u. sek. aliphat. sowie prim. aromat. Aminen mit I erfolgt bei genügend hohen Temp. mit guter Ausbeute, während bei niedrigen Temp. Polyäthylensulfide mit endständiger Aminogruppe sowie aus prim. Aminen Dimercaptoäthylierungs-Prodd. gebildet werden. Aromat. Amine reagieren mit I nur in Ggw. stark bas. Katalysatoren. Bei sek. Aminen mit Verzweigung am α-C-Atom wird die Ausbeute durch ster. Hinderung herabgesetzt.

Versuche: 2-Mercaptoäthylamine, durch Zugabe von 1 Mol I zu 3 Mol Amin in Bzl. bei 125—150° in einem Autoklaven u. 20—25 Min. langes Schütteln: *Äthyl-*, Kp.$_{63}$ 75°, n_D^{25} 1,4751; 69% (Ausbeute). — *n-Propyl-*, Kp.$_{46}$ 82°, n_D^{25} 1,4720; 75%. — *Isopropyl-*, Kp.$_{64}$ 81°, F. 34—35°; 77%. — *n-Butyl-*, Kp.$_{18}$ 81°, n_D^{25} 1,4694; 66%. — *Isobutyl-*, Kp.$_{23}$ 76°, n_D^{25} 1,4652; 72%. — *sek.-Butyl-*, Kp.$_{33}$ 83°, n_D^{25} 1,4676; 68%. — *tert.-Butyl-*, Kp.$_{28}$ 71°, F. 41—43°; 64%. — *Allyl-*, Kp.$_{19}$ 68°, n_D^{25} 1,4936; 56%. — Analog durch Zugabe von 1 Mol I zu 3 Mol Amin in sd. Toluol, 12 Std. unter Rückfluß: *n-Hexyl-*, Kp.$_7$ 97°, n_D^{25} 1,4680; 66%. — *n-Octyl-*, Kp.$_{0,3}$ 83°, n_D^{25} 1,4691; 64%. —

n-Decyl-, Kp.$_{0,6}$ 120°, n_D^{25} 1,4674; 68%. — *Cyclohexyl-*, Kp.$_7$ 99°, n_D^{25} 1,5040; 65%. — *Benzyl-*, Kp.$_{0,1}$ 84°, n_D^{25} 1,5585; 72%. — *2-Hydroxyäthyl-*, Kp.$_{0,02}$ 74°, F. 61—63°; 17%. — *Diäthyl-*, Kp.$_{56}$ 85°, n_D^{25} 1,4636; 73%. — *Di-n-propyl-*, Kp.$_{10}$ 77°, n_D^{25} 1,4614; 88%. — *Diisopropyl-*, Kp.$_{13}$ 73°, n_D^{25} 1,4686; 10%. — *Di-n-butyl-*, Kp.$_{0,7}$ 66°, n_D^{25} 1,4620; 91%. — *Diisobutyl-*, Kp.$_{10}$ 91°, n_D^{25} 1,4572; 89%. — *Di-sek.-butyl-*, Kp.$_8$ 93°, n_D^{25} 1,4723; 20%. — *Di-n-pentyl-*, Kp.$_{0,8}$ 91°, n_D^{25} 1,4629; 90%. — *Diisopentyl-*, Kp.$_1$ 85°, n_D^{25} 1,4600; 92%. — *Diallyl-*, Kp.$_{17}$ 90°, n_D^{25} 1,4895; 92%; polymerisiert sich bei Raumtemperatur. *Disulfid*, Kp.$_{0,02}$ 135°; n_D^{25} 1,5180. — *N-[2-Mercaptoäthyl]-piperidin*, Kp.$_{10}$ 79°, n_D^{25} 1,4991; 96%. — *N-[2-Mercaptoäthyl]-morpholin*, Kp.$_{10}$ 92°, n_D^{25} 1,5021; 92%. — *N-[2-Mercaptoäthyl]-N-methylpiperazin*, Kp.$_{10}$ 95°, n_D^{25} 1,5040; 94%. — *1.4-Bis-[2-mercaptoäthyl]-piperazin*, Kp.$_{0,03}$ 96°, F. 46—47°, aus 2,2 Mol **I** u. 1 Mol Amin; 91%. — *Methyl-2-hydroxyäthyl-2-mercaptoäthylamin*, Kp.$_{0,9}$ 78°, n_D^{25} 1,4977; 63%. — Aus 1 Mol **I**, 3 Mol Amin u. 1 g Na-Methylat in Bzl. in 1—3 Std. im Autoklaven bei 125 bis 150° nachst. 2-Mercaptoäthylamine: *Phenyl-*, Kp.$_{0,5}$ 100°, n_D^{25} 1,6022; 81%. — *p-Tolyl-*, Kp.$_{0,02}$ 91°, n_D^{25} 1,5867; 86%. — *p-Methoxyphenyl-*, Kp.$_{0,02}$ 120°, n_D^{25} 1,5914; 78%. — *p-Chlorphenyl-*, Kp.$_{0,02}$ 112°, n_D^{25} 1,6127; 67%. A. TREDE. 600□

Mercaptoäthylierung. 7. Mitt. **Darstellung einiger cyclischer Sulfide.** D. D. Reynolds, D. L. Fields und D. L. Johnson. (J. org. Chemistry **26.** 5130—33. Dez. 1961.) (Engl.) — 6. vgl. vorst. Referat.

Durch therm. Zers. von Äthylenmonothiolcarbonat (**I**, Kp.$_{10}$ 75°, n_D^{25} 1,5104), Äthyl-2-hydroxyäthylthiolcarbonat (**II**, Kp.$_7$ 110°, n_D^{25} 1,4782), Äthyl-2-mercaptoäthylcarbonat (**III**, Kp.$_9$ 84°, n_D^{25} 1,4522) u. 2-Mercaptoäthylphenylcarbamat (**IV**, F. 61—62°) entsteht *Äthylensulfid* (**V**, n_D^{25} 1,4902), bei **II** u. **III** gemeinsam mit Alkohol. Bei **IV** erfolgt neben dem Zerfall in **V**, *Anilin* u. *CO_2* auch Zers. zu *Phenylisocyanat* u. *2-Mercaptoäthanol*, so daß *Carbanilid* [F. 240—242° (A.)] isoliert wird. Die Zers. von **I**, **III** u. **IV** erfordert die Ggw. katalyt. Mengen Na-Methylat. Ähnlich wird Äthyl-2.3-dihydroxypropylthiolcarbonat zu *Hydroxymethyläthylensulfid* pyrolysiert, während aus Äthyl-3-hydroxypropylthiolcarbonat in Ggw. von Ätznatron *Trimethylensulfid* u. *A.* erhalten werden.

Versuche: *Äthyl-2.3-dihydroxypropylthiolcarbonat*, durch Zugabe von 540 g Monothiolglycerin u. NaOH in W. zu Chlorameisensäureäthylester (**VI**) in Toluol bei 10—15°; 776 g (Ausbeute). — *Hydroxymethyläthylensulfid*, C_3H_6OS, Kp.$_1$ 45—49°, durch Pyrolyse aus vorst. Verb. bei 128°/0,04 mm; n_D^{25} 1,5201; 77%. Durch Umsetzung mit Morpholin in Toluol entsteht *N-[2-Mercapto-3-hydroxy-n-propyl]-* oder *N-[β-Mercapto-β'-hydroxyisopropyl]-morpholin*, $C_7H_{15}NO_2S$, Kp.$_{0,04}$ 106—107°, n_D^{25} 1,5183; 62%. — *Äthyl-3-hydroxypropylthiolcarbonat*, $C_6H_{12}O_3S$, Kp.$_{0,05}$ 85°, aus Na-3-Hydroxypropylmercaptid u. **VI**; n_D^{25} 1,4780; 80%. — *Dimethyl-n-propylsulfoniumjodid*, F. 97—98°, durch Pyrolyse aus vorst. Verb. bei 192—204°/13 mm in Ggw. von NaOH [→ Gemisch aus *A.* u. *Trimethylensulfid*, Kp. 72—75°] u. Umsetzung mit CH_3J; 24,2 g.

A. TREDE. 600□

Synthese von α,β-ungesättigten Aldehyden. Paolo Grunanger und Domenico Grieco. (Gazz. chim. ital. **88.** 296—307. März 1958. Milano, Politecn., Ist. di Chim. gen.; C.N.R., Centro di Chim. ind.) (Ital.)

Die nach PRICE u. PAPPALARDO (vgl. C. **1951.** I. 1717) zugänglichen β-Chlorvinylketone reagieren leicht mit Alkali in methanol. Lsg. unter Bldg. von *β-Ketoacetalen*, die bei der Red. mit $LiAlH_4$ *β-Hydroxyacetale* liefern, welche durch Behandeln mit verd. Säuren *α,β-ungesätt. Aldehyde* (**A**) geben; Red. der **A** mit $LiAlH_4$ führt zu entsprechenden *α,β-ungesätt. Alkoholen*. Kondens. der **A** mit Aceton in schwach alkal. Medium liefert die entsprechenden *Ketodiene*. Für *Undecadien-(3.5)-on-(2)* (**IX**) ist das UV-Spektrum aufgeführt.

Versuche: *β-Hydroxyvaleraldehyddimethylacetal* (**I**), $C_7H_{16}O_3$, Kp.$_{0,8}$ 47—48°, durch Zutropfen von 8,5 g β-Ketovaleraldehyddimethylacetal (l. c.; Kp.$_{12}$ 80°, n_D^{23} 1,4172) in Ae. zu $LiAlH_4$ in Ae., ½ std. Kochen, Zugabe von CH_3OH–Ae. (1:1), Gießen auf Eis, Ansäuern mit verd. H_2SO_4 bis zur kongosauren Rk., Abtrennen der Ae.-Lsg. u. Dest.; n_D^{20} 1,4249; 4,2 g (Ausbeute). *2.4-Dinitrophenylhydrazon* (**II**), $C_{11}H_{14}N_4O_5$, F. 94—95° (Hexan; gelbe Nadeln), aus **I**, 2.4-Dinitrophenylhydrazin (**III**), konz. H_2SO_4 u. wss. A. in der Kälte. — *β-Äthylacrolein* [*Penten-(2)-al-(1)*; **IV**], Kp.$_{55-65}$ 48—52°, wie **I**, Entfernen des Ae. aus der abgetrennten Ae.-Schicht im Vakuum bei Raum-Temp., Aufnehmen des viscosen Rückstandes in Eis u. 10%ig. H_2SO_4, ¼std. Schütteln im Scheidetrichter, Wasserdampf-Dest., Sättigen des Destillats mit NaCl, Ae.-Extraktion u. fraktionierte Dest.; n_D^{21} 1,4389; 57%. *p-Nitrophenylhydrazon*, F. 126—127° (Hexan, gelbe Nadeln), a) aus **IV** u. p-Nitrophenylhydrazin; b) ebenso aus **I** in konz. Essigsäure bei gelinder Wärme. *2.4-Dinitrophenylhydrazon*, $C_{11}H_{12}N_4O_4$, F. 160—161° (A.; lange rote Nadeln), a) aus **IV** u. **III**; b) aus **I** u. **III** in sd. A. in Ggw. von wenig HCl; c) durch Kochen von **II** in A. mit wenig Säure. *Semicarbazon*, F. 177—178° (wss. CH_3OH). — *β-Propylacrolein* [*Hexen-(2)-al-(1)*; **V**], Kp.$_{63}$ 71—73°, ohne Isolierung des Hydroxyacetals analog **IV** aus β-Ketocapronaldehyddimethylacetal (Kp.$_{27}$ 91—94°; n_D^{20} 1,4194) u. $LiAlH_4$; n_D^{20} 1,4435; 78%. *2.4-Dinitrophenylhydrazon*, $C_{12}H_{14}N_4O_4$, F. 146—147° (A.; rote Nadeln). — *β-Propylallylalkohol* [*Hexen-(2)-ol-(1)*; **VI**], Kp.$_{26}$ 69—71°, durch Zutropfen von **V** in Ae. zu $LiAlH_4$ in Ae., 1std. Kochen, Zusatz von CH_3OH–Ae.(1:1), Gießen auf Eis u. verd. H_2SO_4, Ae.-Extraktion u. Dest.; n_D^{20} 1,4371; 81%. *3.5-Dinitrobenzoat*, $C_{13}H_{14}N_2O_6$, F. 67° (PAe.; Nadeln). — *Hexanol*, Kp.$_{27}$ 71°, aus **VI** durch Hydrierung an Raney-Ni. *3.5-Dinitrobenzoat*, F. 59—60°. — *Nonadien-(3.5)-on-(2)* (**VII**), $C_9H_{14}O$, Kp.$_{0,8}$ 63,5—64°, durch 1std. Kochen von 7,2 g **V** u. Aceton in Ggw. von $Ba(OH)_2 \cdot 8\,H_2O$, Neutralisation mit 6%ig. HCl, Eingießen in gesätt. NaCl-Lsg. u. Ae.-Extraktion; n_D^{24} 1,5116; 4,4 g. *2.4-Dinitrophenylhydrazon*, $C_{15}H_{18}N_4O_4$, F. 161—162° (A.; rote Nadeln). — *Heptylmethylketon*, Kp.$_{10}$ 78°, durch Hydrierung von **II** in A. an Pd-Kohle in Ggw. von wenig $HClO_4$, Neutralisation der filtrierten Lsg. mit $NaHCO_3$ u. Eindampfen. *Semicarbazon*, F. 118—119°. — *β-Isobutylacrolein* [*5-Methylhexen-(2)-al-(1)*], Kp.$_{30}$ 115—117°, durch Eintropfen von β-Ketoisoönanthaldehyddimethylacetal Kp.$_{24}$ 100—103°; n_D^{20} 1,4195) in Ae. zu $LiAlH_4$ in Ae., 2std. Kochen, Abkühlen auf —10°, Zusatz von W., Eingießen in Eis u. H_2SO_4, 1std. Rühren u. Aufarbeitung der Ae.-Schicht; n_D^{20} 1,4495; 83%. *2.4-Dinitrophenylhydrazon*, $C_{13}H_{16}N_4O_4$, F. 155—156° (A.; gelbe Schuppen). *Semicarbazon*, $C_8H_{15}N_3O$, F. 188—189° (A.). — *β-Amylacrolein* [*Octen-(2)-al-(1)*; **VIII**], Kp.$_{16}$ 87—90°, analog **IV** aus β-Ketooctanaldimethylacetal (Kp.$_{64}$ 148—150°); n_D^{20} 1,4500; 70%. *2.4-Dinitrophenylhydrazon*, $C_{14}H_{18}N_4O_4$, F. 125° (A.; orangefarbene Kristalle). *Semicarbazon*, $C_9H_{17}N_3O$, F. 171° (CH_3OH). — *β-Amylallylalkohol* [*Octen-(2)-ol-(1)*], Kp.$_1$ 62—65°, aus **VIII** u. $LiAlH_4$; n_D^{20} 1,4449; 67%. *3.5-Dinitrobenzoat*, $C_{15}H_{18}N_2O_6$, F. 62—63° (PAe.). — *Octanol*, Kp.$_{26}$ 100°, aus vorvorst. Verb. durch Hydrierung an Pd-Kohle. *3.5-Dinitrobenzoat*, F. 62—63°. — *Undecadien-(3.5)-on-(2)* (**IX**), $C_{11}H_{18}O$, Kp.$_{0,8}$ 103—104°, aus **VIII**, Aceton u. $Ba(OH)_2 \cdot 8\,H_2O$ analog **VII**; n_D^{20} 1,5032; 46%. *2.4-Dinitrophenylhydrazon*, $C_{17}H_{22}N_4O_4$, F. 124° (A.; rote Nadeln). — *Nonylmethylketon*, Kp.$_{11}$ 109—110°, durch Hydrierung von **IX** an Pd-Kohle in Ggw. von $HClO_4$. *Semicarbazon*, F. 124°. — *β-Hexylacrolein* [*Nonen-(2)-al-(1)*], Kp.$_{20}$ 97—105°, aus Önanthoylacetaldehyddimethylacetal (Kp.$_{22}$ 137—139°; n_D^{20} 1,4314) analog **IV**; n_D^{20} 1,4534; 86%. *p-Nitrophenylhydrazon*, $C_{15}H_{21}N_3O_2$, F. 112—113° (CH_3OH; orangefarbene Nadeln). *Semicarbazon*, $C_{10}H_{19}N_3O$, F. 168° (CH_3OH). G. Platzer. 650□

Eine Methode zur Synthese von Mercaptalen und Dimercaptalen verschiedener Aldehyde aus den entsprechenden Acetalen. M. F. Schosstakowski, A. W. Bogdanowa und G. I. Plotnikowa. (Известия Академии Наук СССР, Отделение Химических Наук [Nachr. Akad. Wiss. UdSSR, Abt. chem. Wiss.] **1960.** 1524. Aug. Zelinsky-Inst. für organ. Chem. der Akad. der Wiss. der UdSSR.) (Russ.)

Mercaptale u. *Dimercaptale* gesätt. oder ungesätt. *Aldehyde* entstehen in allg. anwendbarer Rk. aus den entsprechenden Acetalen durch Umsetzung mit Mercaptanen.

Versuche: *Acetaldehyddiäthylmercaptal*, Kp.$_{16}$ 78,5°, durch Erhitzen von Acetaldehyddibutylacetal mit Äthylmercaptan (I) auf 100° im Rohr; n_D^{20} 1,5022; 84,2% Ausbeute. — *Propin-1.3-dialdehyd-bis-*[*diäthylmercaptal*], Kp.$_{0,01}$ 122°, aus 5-Äthylmercaptopenten-(4)-in-(2)-aldiäthylacetal u. **I**; n_D^{20} 1,6058. Renate Richter. 660□

Eisenoxidhydrat — ein Katalysator für die Kondensation von Aceton zu Diacetonalkohol. Ss. A. Lewina, N. F. Jermolenko und W. I. Panssewitsch-Koljada. (Журнал Общей Химии [J. allg. Chem.] **29** (**91**). 1920—25. Juni 1959. Chem. Inst. der Akad. der Wiss. der BelorussSSR.) (Russ.)

Die Umwandlungs-Geschw. von Aceton (I) in *Diacetonalkohol* erhöht sich auf etwa das Doppelte, wenn man **I** im Kreislauf durch einen *Fe-Oxidhydratkatalysator* (**A**) an Stelle eines Ba-Oxidhydratkatalysators hindurchleitet. Die **A**-Aktivität ist von der spezif. Oberfläche u. dem Restsulfat-Geh. u. damit von den Fällungsbedingungen abhängig. Die besten Ergebnisse werden erhalten, wenn man zur Lsg. von 56,2 g $Fe_2(SO_4)_3 \cdot 9\,H_2O$ in 100 ml W. auf einmal 92 ml NH_4OH (D. 0,946, 1:1 mit W. verd.) hinzugibt, bis zur Sulfatfreiheit des Filtrats wäscht u. an der Luft trocknet. H. Kühne. 740□

gem.-Dinitroester. 3. Mitt. **Ester von 2.2-Dinitropropanol.** L. W. Kissinger, M. Schwartz und W. E. Mc Quistion. (J. org. Chemistry **26.** 5203—05. 27/12. 1961. Los Alamos, N.Mex., Univ. of California, Los Alamos Sci. Labor.) (Engl.) — 2. vgl. C. **1959.** 3097.

Eine Anzahl von 2.2-Dinitropropylestern wird durch Veresterung von 2.2-Dinitropropanol (I) mit den entsprechenden Säuren unter milden Bedingungen in Ggw. von Polyphosphorsäure (PPS) oder Trifluoracetanhydrid (TFA) dargestellt. Die mit TFA gewonnenen Ester lassen sich leichter reinigen.

Versuche: 2.2-Dinitropropylester: *Ameisensäure-*, $C_4H_6N_2O_6$, Kp.$_{0,1}$ 65°, durch Zugabe der äquivalenten Menge I zu der entsprechenden Säure bzw. ihrem Anhydrid in PPS bei 50°, 3—4std. Erhitzen auf 75° u. Gießen auf Eis (Meth. **A**); n_D^{25} 1,4505; 45% (Ausbeute). — *Essigsäure-*, $C_5H_8N_2O_6$, Kp.$_{0,5}$ 75°, durch Zugabe von $^1/_4$ Mol der entsprechenden Säure zu TFA unter Kühlung, Zugabe der äquivalenten Menge **I**, so daß die Lsg. gerade siedet, 4—5std. Erhitzen auf 60°, Einengen bei 60°/40—50 Torr, Lösen in Ae. u. Dest. im Vakuum (Meth. **B**); n_D^{25} 1,4413; 85%. — *Trifluoressigsäure-*, $C_5H_5F_3N_2O_6$, Kp.$_{0,07}$ 46—48°, nach **B**; n_D^{25} 1,3961; 95%. — *N-Äthylcarbaminsäure-*, $C_6H_{11}N_3O_6$, F. 21°, Kp.$_{0,02}$ 80° (Bad), durch 18std. Kochen von Äthylisocyanat u. I in Chlf. u. Dest. im Vakuum; $D._4^{25}$ 1,40, n_D^{25} 1,4611; 100%. — *N-Äthyl-N-nitrocarbaminsäure-*, $C_6H_{10}N_4O_8$, F. 34—36° (95%ig. A.), durch Zugabe von 100%ig. HNO_3 zu vorst. Verb. in Acetanhydrid bei <10°, ½std. Stehen u. Gießen auf Eis; 37%. — *α-Methylacrylsäure-*, $C_7H_{10}N_2O_6$, Kp.$_{0,03}$ 71—72°, nach **A**; n_D^{25} 1,4593; 28%. — *α-Trifluormethylacrylsäure-*, $C_7H_7F_3N_2O_6$, F. 38—39° (Diisopropyläther), durch Kochen von I u. Bzl. bis kein W. mehr übergeht, Zugabe von α-Trifluormethylacrylsäure u. konz. H_2SO_4, 16std. Kochen bis zum Übergang der berechneten Wassermenge u. Eindampfen; 32%. — *Malonsäure-bis-*, $C_9H_{12}N_4O_{12}$, F. 37—39°, nach **A**; $D._4^{25}$ 1,57; 44%. — *Oxalsäure-bis-*, $C_8H_{10}N_4O_{12}$, F. 109—110°, nach **A**; 12%. — *Maleinsäure-bis-*, $C_{10}H_{12}N_4O_{12}$, F. 62—63°, nach **A**; $D._4^{25}$ 1,59; 53%. — *Glutarsäure-bis-*, $C_{11}H_{16}N_4O_{12}$, F. 45—46°, nach **A**; $D._4^{25}$ 1,57°; 81%. — *Adipinsäure-bis-*, $C_{12}H_{18}N_4O_{12}$, F. 66—67°, nach **A**; $D._4^{25}$ 1,24; 79%. — *γ-Methyl-γ-nitropimelinsäure-bis-*, $C_{14}H_{21}N_5O_{14}$, F. 118—121°, nach **A**; 45%. — *γ-[β-Carboxyäthyl]-γ-nitropimelinsäuretris-*, $C_{19}H_{27}N_7O_{20}$, F. 62—64°, nach **A**; $D._4^{25}$ 1,49; 10%. — *α-Brompropionsäure-*, $C_6H_9BrN_2O_6$, Kp.$_{0,5}$ 90°, nach **A**; n_D^{25} 1,4793; 53%. — *4-Nitro-4-azahexansäure-*, $C_8H_{14}N_4O_8$, Kp.$_{0,04}$ 180°, durch Addition von Äthylnitramin zu Acrylsäure-2.2-dinitropropylester nach Kissinger u. Schwartz (C. **1959.** 3101); $D._4^{25}$ 1,35, n_D^{25} 1,4852; 63%. — *Phosphorsäuretris-*, $C_9H_{15}N_6O_{16}P$, F. 146—147°, durch Zugabe von $POCl_3$ zu **I** u. PCl_3 in Toluol u. 16std. Kochen; 25%. P. Golinske. 800□

Darstellung von natürlichen C_{10}- und C_{13}-Polyacetylenen und ähnlichen Körpern. Sylviane Prévost, Jean Meier, Wladyslaw Chodkiewicz, Paul Cadiot und Antoine Willemart. (Bull. Soc. chim. France **1961.** 2171—75. Nov. Paris, École Nat. Super. de Chim., Labor. de Chim. Organ.) (Franz.)

Durch Umsetzung von Alkinen-(1) mit 1-Bromalkinen-(1) wird eine Reihe von natürlich vorkommenden C_{10}—C_{13}-Polyacetylen-Verbb. dargestellt. Einige Verbb. werden auf die Inaktivierung des Wachstums gegenüber *Bacillus subtilis ATCC 6633* u. *Staphylococcus aureus Oxford IP 43* getestet. Dabei zeigen Derivv. mit einer —C≡C—C≡C—CH=CH—COOH-Teilstruktur nur schwache Aktivität. Die Einführung einer konjugierten Acetylenbindung erhöht die Wirksamkeit beträchtlich.

Versuche: *Polyine*, nach der früher (C. **1961.** 1166) beschriebenen Meth. aus 10^{-2} Mol des Alkins-(1) in einem polaren Lsgm. in Ggw. von 20 mg CuCl, geringen Mengen Hydroxylamin u. 2,8 cm³ 33%ig. wss. Äthylamin durch Zutropfen von 10^{-2} Mol 1-Bromalkin-(1) bei 10—25° u. Zers. mit KCN: *Decadiin-(4.6)-ol-(1)*, $C_{10}H_{14}O$, Kp.$_{0,07}$ 70 bis 80°, aus Pentin-(1) u. 1-Brompentin-(1)-ol-(5) in Methanol–Tetrahydrofuran (THF); 50% (Ausbeute). — *Decadiin-(4.6)-säure*, $C_{10}H_{12}O_2$, F. 91° (A.–W.), aus Pentin-(4)-säure u. 1-Brompentin-(1) in Methanol–THF; 50%. — *trans-Decen-(2)-diin-(4.6)-ol-(1)*, $C_{10}H_{12}O$, F. 39°, aus Penten-(2)-in-(4)-ol-(1) u. 1-Brompentin-(1) in Methanol; 84%. — *trans-Decen-(2)-diin-(4.6)-säure*, $C_{10}H_{10}O_2$, F. 122° (W.–A.), aus Penten-(2)-in-(4)-säure u. 1-Brompentin-(1) in W.; 82%. — *Decatriin-(4.6.8)-ol-(1)*, $C_{10}H_{10}O$, F. 72°, aus Pentadiin-(1.3) u. 1-Brompentin-(1)-ol-(5) in Methanol; 89%. — *Decatriin-(4.6.8)-säure*, $C_{10}H_8O_2$, F. 177° (W.–Methanol), aus Pentadiin-(1.3) u. 1-Brompentin-(1)-säure-(5)(I) in Ae.–Methanol; 86%. — *Decatriin-(2.4.6)-säure*, $C_{10}H_8O_2$, aus Heptadiin-(1.3) u. 3-Brompropiolsäure in THF-Methanol u. Isolieren als K-Salz mit methanol. KOH bei —20°; 25%. — *trans-Decen-(2)-triin-(4.6.8)-ol-(1)*, $C_{10}H_8O$, F. 129° (Chlf.), aus Pentadiin-(1.3) u. 5-Brompenten-(2)-in-(4)-ol-(1) in THF–Methanol; 95%. — *trans-Decen-(2)-triin-(4.6.8)-säure*, $C_{10}H_6O_2$, F. 240° (Zers.; Aceton–Chlf.), aus Pentadiin-(1.3) u. 5-Brompenten-(2)-in-(4)-säure (**II**) in THF–A.; 88%. — *Decadiin-(4.6)-disäure-(1.10)*, $C_{10}H_{10}O_4$, F. 242° (Zers.; W.–Methanol), aus Pentin-(4)-säure u. **I** in W.–Methanol; 99%. *Dimethylester*, $C_{12}H_{14}O_4$, F. 33° (Bzl.–PAe.), mit Methanol in Ggw. von H_2SO_4 (6 Tage); 63%. — *trans-Decen-(2)-diin-(4.6)-disäure-(1.10)*, $C_{10}H_8O_4$, F. 291° (THF–Methanol), aus Pentin-(4)-säure u. **II** in THF–Methanol; 80%. *Dimethylester*, $C_{12}H_{12}O_4$, F. 63° (Cyclohexan), mit Methanol in Ggw. von H_2SO_4 (7 Tage); 67%. — *all-trans-Decadien-(2.8)-diin-(4.6)-disäure-(1.10)*, $C_{10}H_6O_4$, F. 368° (Zers.; THF–Methanol), aus Penten-(2)-in-(4)-säure u. **II** in THF; 96,5%. *Dimethylester*, $C_{12}H_{10}O_4$, F. 105—108° (Chlf.–PAe.), mit Methanol in Ggw. von H_2SO_4 (5 Tage); 51%. — *2-Methylnonadiin-(3.5)-diol-(2.9)*, $C_{10}H_{14}O_2$, F. 72°

(Toluol–A.), aus 2-Methylbutin-(3)-ol-(2) u. 1-Brompentin-(1)-ol-(4) in Methanol; 99%. — *Heptadiin-(1.3)-ol-(7)*, C_7H_8O, Kp.$_{0,01}$ 55°, durch Erhitzen vorst. Verb. in Ggw. von KOH bei 10^{-2} mm; 74%. — *Decatriin-(2.4.6)-ol-(10)-säure*, $C_{10}H_8O_3$, F. 135° (Zers.; Aceton–Pentan), aus vorst. Verb. u. Brompropiolsäure in Methanol–THF; 76%. — *1-Phenylheptadiin-(1.3)-ol-(7)*, $C_{13}H_{12}O$, F. 50° (PAe.), aus Pentin-(4)-ol-(1) u. Bromphenylacetylen (**III**) in Methanol–THF; 95%. — *1-Phenylheptadiin-(1.3)-säure*, $C_{13}H_{10}O_2$, F. 135°, aus Pentin-(4)-säure u. **III** in Methanol; 95%. — *trans-1-Phenylhepten-(5)-diin-(1.3)-ol-(7)*, $C_{13}H_{10}O$, F. 71,5° (W.–A.), aus Penten-(4)-in-(2)-ol-(1) u. **III** in Methanol; 70%. *Acetat*, F. 45—46°. — *trans-1-Phenylhepten-(5)-diin-(1.3)-säure-(7)*, $C_{13}H_8O_2$, F. 180° (A.–W.), aus Penten-(2)-in-(4)-säure u. **III** in W.–Ae.; 74%. — *1-Phenylheptatriin-(1.3.5)*, $C_{13}H_8$, F. 57° (Methanol–W.), aus Heptadiin-(1.3) u. **III** in Methanol–Ae.; 91%. — *1-Phenylheptatriin-(1.3.5)-ol-(7)*, $C_{13}H_8O$, F. 64° (PAe.), aus Phenyldiacetylen u. Brompropinol in THF; 64,5%. — *2-Methylnonen-(1)-diin-(3.5)-säure-(9)*, $C_{10}H_{10}O_2$, F. 63° (PAe.), aus Methylbutenin u. **I** in Methanol; 90%. — *1-[Cyclohexenyl-(1)]-heptadiin-(1.3)-säure-(7)*, $C_{13}H_{14}O_2$, F. 121°, aus Äthinylcyclohexen u. **I** in Methanol; 55%. — *2-Methylnonadiin-(3.5)-ol-(2)-säure-(9)*, $C_{10}H_{12}O_3$, F. 132° (Aceton–Chlf.), aus 2-Methylbutin-(3)-ol-(2) u. **I** in Methanol; 95%. — *1.1-Diäthoxyoctadiin-(2.4)-säure-(8)*, $C_{12}H_{16}O_4$, F. 73° (PAe.), aus Propinaldiäthylacetal u. **I** in Methanol–Ae.; 50%. — *trans-1-[1-Hydroxycyclopentyl]-hepten-(5)-diin-(1.3)-säure-(7)*, $C_{12}H_{12}O_3$, F. 149° (Bzl.–Methanol), aus Äthinylcyclopentanol u. **II** in Methanol–Ae.; 75%. — *trans-1-[1-Hydroxycyclohexyl]-hepten-(5)-diin-(1.3)-säure-(7)*, $C_{13}H_{14}O_3$, F. 175° (Bzl.–PAe.), aus Äthinylcyclohexanol u. **II** in Methanol; 72%. — *trans-1-Phenylocten-(6)-diin-(2.4)-ol-(1)-säure-(8)*, $C_{14}H_{10}O_3$, F. 168° (W.–Methanol), aus 1-Phenylpropin-(2)-ol u. **II** in Methanol; 98%. — *trans-1.1-Diphenylocten-(6)-diin-(2.4)-ol-(1)-säure-(8)*, $C_{20}H_{14}O_3$, F. 174° (W.–Methanol), aus 1.1-Diphenylpropin-(2)-ol u. **II** in Methanol; 91%. — *trans-1.1-Diäthoxyocten-(6)-diin-(2.4)-säure-(8)*, $C_{12}H_{14}O_4$, F. 118° (Bzl.–PAe.), aus Propinaldiäthylacetal u. **II** in Methanol; 80%. — *trans-Octen-(2)-diin-(4.6)-disäure-(1.8)-amid-(8)* (*Diatretinamid*), $C_8H_5NO_3$, F. 200° (Zers.; Methanol), aus Propiolamid u. **II** in Dimethylformamid; 92%. — *trans-1-Phenylnonen-(7)-triin-(1.3.5)-säure-(9)*, $C_{15}H_8O_2$, F. 197° (Toluol), aus Phenyldiacetylen u. **II** in Methanol–THF; 60%. — *trans-1.1-Diphenyldecen-(8)-triin-(2.4.6)-ol-(1)-säure-(10)*, $C_{22}H_{14}O_3$, F. 210° (A.–Cyclohexan), aus 1.1-Diphenylpentadiin-(2.4)-ol u. **II** in Methanol–THF bei 35°; 70%. — Die UV-Spektren der Verbb. sind angegeben. H. Gleinig. 800 □

Untersuchung der Inhibitor-Wirkung verschiedener Hydrazide auf Monoaminoxydase in vitro und in vivo. Jacob Szmuszkovicz und Margaret E. Greig. (J. med. pharmac. Chem. **4**. 259—96. 8/9. 1961. Kalamazoo, Mich., Upjohn Comp.) (Engl.)

Rk. von 2-Methylindol-3-glyoxylsäure (**I**)-Äthylester mit Hydrazin (**II**)-Hydrat (**IIa**) ergibt neben **I**-*Hydrazonhydrazid* überraschenderweise *Oxalsäuredihydrazid* (**III**), das sich in vitro als Tryptophandecarboxylaseinhibitor erwies. Daher werden eine Reihe von *Oxalsäuredihydraziden* (**A**, R—NHNHCOCONHNH—R′) sowie andere *aliphat.* (**B**) u. *aromat.* (**C**) *Hydrazide* synthetisiert u. auf ihre Wrkg. gegen Monoaminoxydase geprüft. In vitro sind die **A** inakt., wenn R = R′ = H oder R oder R′ u. R = Methyl oder Phenyl sind. Mit R u. R′ = Alkyl oder Aralkyl tritt deutliche Wrkg. auf. Substitution mit Hydroxyalkylen senkt die Toxizität, aber auch die Wirksamkeit. Bei Mono- u. Disubstitution läßt sich keine Abhängigkeit der Wrkg. von der Struktur ermitteln. Unter den **B** sind z. B. substituierte *Kohlensäuredihydrazide* u. *Malonsäuredihydrazide* inakt., *Bernsteinsäure-Derivv.* dagegen wirksam. Unter den **C** ist *Isonicotinsäure-N²-[1.3-dihydroxyisopropyl]-hydrazid* als wirksam hervorzuheben. Oral sind an der Maus nur die folgenden **A** wirksam: *R = R′ = Äthyl*; *Isopropyl*; *Phenäthyl*; *1-Methylphenäthyl*; *R = Isopropyl*, *R = 1-Methylphenäthyl*.

Versuche (UV- u. IR-Maxima sind angegeben): *Indol-3-essigsäurehydrazid*, $C_{10}H_{11}N_3O$, F. 143,5—144,5°, durch 5½ std. Kochen von Indol-3-glyoxylsäureäthylester u. **IIa**, mehrstd. Stehen u. Einengen; 73,5% (Ausbeute); b) durch 6 std. Kochen von Indol-3-essigsäure (**IV**; F. 168—169°) mit **IIa** u. A.; 32%; Nadeln aus Bzl./Methanol. 4 std. Kochen mit wss. NaOH → **IV**. — *2-Methylindol-3-glyoxylsäurehydrazonhydrazid*, $C_{11}H_{13}N_5O$, F. 209—210° u. nach Wiederverfestigung 305—311° (Pyridin u. Ae.), analog vorst. Verb. aus **I**-Äthylester; 49,5%. Daneben *Oxalsäuredihydrazid* (**III**), $C_2H_6N_4O_2$, F. 243—244° (W.); 14%. — *1.2-Bis-[indol-3-glyoxyloyl]-hydrazin*, $C_{20}H_{14}N_4O_4$, F. oberhalb 235° (Pyridin), aus 58,5 g Indol u. 81 g Oxalylchlorid durch 1¼ std. Rühren bei Zimmer-Temp., Abfiltrieren u. Zugeben zu **II** in Ae.; aus 38,5 g. — *Oxalsäuremethylesterhydrazid* (**V**), $C_3H_6N_2O_3$, F. 115—116° (Methanol); 40%. — Substituierte Oxalsäuredihydrazide: *-hydrazid-2-isopropylhydrazid* (**VI**), $C_5H_{12}N_4O_2$, F. 180,5—182° (A.), durch Zugabe der alkohol. Lsg. von 15 g **IIa** zu 75 g Oxalsäurediäthylester (**VII**) bei —15°, 1½ std. Rühren bei Zimmer-Temp., Abfiltrieren von **III**, Einengen des Filtrats,

2std. Kochen des Rückstands mit Aceton, Hydrieren des rohen *Isopropyliden-Deriv.* (F. 45—54°) an PtO_2 in A. unter 3,5 atm bei Zimmer-Temp., Einengen u. Rk. des *Isopropyl-Deriv.* mit **IIa** in A. (Meth. **A**); 20,4 g. — *-hydrazidphenäthylhydrazid*, $C_{10}H_{14}N_4O_2$, F. 173° (W.), nach **A** aus **IIa**, **VII** u. Phenäthylhydrazin; 33%. — *-hydrazid-2-[α-benzyl]-äthylhydrazid*, $C_{11}H_{16}N_4O_2$, F. 158—159°, nach **A** aus **V** u. Phenylaceton (**XI**) über *Oxalsäure-[1-benzyläthylidenhydrazid]-* u. *-2-[α-benzyl]-äthylhydrazidmethylester*; aus W. Tafeln. — *-bis-[äthylidenhydrazid]* (**VIII**), $C_6H_{10}N_4O_2$, F. 259°, aus **III** u. Acetaldehyd durch 6std. Erwärmen in A. auf 70°; 96%. — *-bis-[2-äthylhydrazid]* (**IX**), $C_6H_{14}N_4O_2$, F. 203,5—205,5° (A.), durch Hydrieren vorst. Verb. an PtO_2 in A. bei 50°; 32,6%. — *-bis-[propylidenhydrazid]*, $C_8H_{14}N_4O_2$, F. 260,5° (A.), analog **VIII** mit Propionaldehyd; 96,5%. — *-bis-[2-propylhydrazid]*, $C_8H_{18}N_4O_2$, F. 193,5—194,5°, analog **IX**; 83%. — *-bis-[isopropylidenhydrazid]*, $C_8H_{14}N_4O_2$, F. 222,5—223,5°, analog **VIII** aus **III** u. Aceton; Nadeln aus A.; 91%. — *-bis-[2-isopropylhydrazid]* (**X**), $C_8H_{18}N_4O_2$, F. 194—195°, a) analog **IX**; 76%; b) durch Hydrieren an PtO_2 in Eisessig; 69,6%. — *-2-isopropylhydrazid-äthylidenhydrazid*, $C_7H_{14}N_4O_2$, F. 196—198° (A.), durch 2½std. Rühren u. 20 Min. langes Kochen von Acetaldehyd u. 4,8 g **VI** in A.; 4,35 g. — *-2-isopropylhydrazid-2-äthylhydrazid*, $C_7H_{16}N_4O_2$, F. 173—174°, aus vorst. Verb. analog **IX**. — *-bis-[butylidenhydrazid]*, $C_{10}H_{18}N_4O_2$, F. 264°, analog **VIII** aus **III** u. Butyraldehyd; Nadeln aus A.; 97,5%. — *-bis-[2-n-butylhydrazid]*, $C_{10}H_{22}N_4O_2$, F. 157—158° (A.), analog **IX**; 65%. — *-bis-[isobutylidenhydrazid]*, $C_{10}H_{18}N_4O_2$, F. 251—252° (A.), analog **VIII** aus Isobutyraldehyd; 88,5%. — *-bis-[2-isobutylhydrazid]*, $C_{10}H_{22}N_4O_2$, F. 165—166° (A.), analog **IX**; 75%. — *-bis-[sek.-butylidenhydrazid]*, $C_{10}H_{18}N_4O_2$, F. 169—170° (A.), analog **VIII** aus Methyläthylketon; 70%. — *-bis-[2-sek.-butylhydrazid]*, $C_{10}H_{22}N_4O_2$, F. 135—136,5°, analog **IX**; Tafeln aus A.; 89%. — *-bis-[1-äthylpropylidenhydrazid]*, $C_{12}H_{22}N_4O_2$, F. 182 bis 183°, analog **VIII** aus Diäthylketon; Nadeln aus A.; 87,5%. — *-bis-[2-(1-äthylpropyl)-hydrazid]*, $C_{12}H_{26}N_4O_2$, F. 118,5—119,5° (A.), analog **IX**; 89%. — *-bis-[2-benzylhydrazid]*, $C_{16}H_{18}N_4O_2$, F. 165—167°, aus **VII** u. Benzylhydrazin in Methanol; Nadeln aus A.; 84%. — *-bis-[phenäthylhydrazid]*, $C_{18}H_{22}N_4O_2$, F. 164—165° (A.), aus **VII** u. Phenäthylhydrazin ($Kp._{0,5}$ 93—95°, durch 22std. Kochen von Phenäthylbromid u. **IIa** in A.; 72%); 86%. — *-bis-[α-methylphenäthylidenhydrazid]*, $C_{20}H_{22}N_4O_2$, F. 208—209° (A.), analog **VIII** aus **III** u. **XI**; 96%. — *-bis-[2-(α-methylphenäthyl)-hydrazid]*, $C_{20}H_{26}N_4O_2$, F. 159—160°, analog **IX**; Nadeln; 82%. — *-2-isopropylhydrazid-2-[α-benzyläthyliden]-hydrazid*, $C_{14}H_{20}N_4O_2$, F. 142,5—143,5°, analog **VIII** aus **VI** u. **XI**; 78%. — *-2-isopropylhydrazid-2-[α-benzyläthyl]-hydrazid*, $C_{14}H_{22}N_4O_2$, F. 156—159°, analog **IX** aus 6,2 g vorst. Verb.; Drusen aus A.; 3,51 g. — *-bis-[1-cyclopropyläthylidenhydrazid]*, $C_{12}H_{18}N_4O_2$, F. 184,5—185° (A.), analog **VIII** aus **III** u. Methylcyclopropylketon; 79%. — *-bis-[1-cyclopropyläthylhydrazid]* (**XII**), $C_{12}H_{22}N_4O_2$, analog **IX** aus 36,6 g vorst. Verb.; krist. in 2 *Isomeren*: **XIIa**, F. 191—192° (A.); 13,4 g u. **XIIb**, F. 163—164°, nach 2tägigem Stehen aus dem Filtrat von **XIIa**; 14,4 g; insgesamt 69%. — *-bis-[cyclopentylidenhydrazid]*, $C_{12}H_{18}N_4O_2$, F. 241—242° (Zers.; A.), analog **VIII** aus Cyclopentanon; 90%. — *-bis-[2-cyclopentylhydrazid]*, $C_{12}H_{22}N_4O_2$, F. 212—214°, analog **IX**; Blättchen; 62,5%. — *-2-isopropylhydrazid-2-[α-hydroxymethyl-β-hydroxyäthyl]-hydrazid*, $C_8H_{18}N_4O_4$, F. 145 bis 148° (A.), aus 4,8 g **VI** u. 5,4 g 1.3-Dihydroxyaceton (**XIII**; $Kp._{0,1}$ 150°) durch 1std. Kochen in A.; 2,3 g. — *-bis-[β.β'-dihydroxyisopropylidenhydrazid]*, $C_8H_{14}N_4O_6$, F. 170° [Zers.; Dimethylformamid (DMF) u. A.], analog **VIII** aus **III** u. **XIII**; 62%. — *-bis-[2-(β.β'-dihydroxyisopropyl)-hydrazid]* (**XIV**), $C_8H_{18}N_4O_6$, F. 175,5—176,5° (DMF–A.), analog **IX**; 80,4%. — *-bis-{2-acetyl-2-[2-acetoxy-1-(acetoxymethyl)-äthyl]-hydrazid}*, $C_{20}H_{30}N_4O_{12}$, F. 187—188°, aus **XIV** a) durch kurzes Erhitzen mit Acetanhydrid (AA) in Pyridin (Py); 87,7%; b) analog a) mit großem Überschuß an AA; 15,2%; c) analog a) ohne Py; 43,6%; d) aus 1 g vorst. Verb. durch Aufkochen in Essigsäure in Ggw. von AA u. HCl; 0,88 g; aus W. Nadeln. — *Perchlorat* $C_{16}H_{28}Cl_2N_4O_{18}$, durch 18std. Rühren von **XIV** mit Essigsäure/$HClO_4$; stark hygroskopisch. — *-bis-[1.3-diacetoxyisopropylidenhydrazid]*, $C_{16}H_{22}N_4O_{10}$, F. 135—136°, analog **VIII** aus **III** u. *1.3-Diacetoxyaceton* (F. 46 bis 47°, durch 19std. Kochen von **XIII** in AA; aus Ae. Nadeln; 68%); aus A. Nadeln; 80,5%. Hydrieren in A. an PtO_2 → 36% **X**. — *-bis-[1-acetyläthylidenhydrazid]*, $C_{10}H_{14}N_4O_4$, F. 219—220° (A.), analog **VIII** aus **III** u. Diacetyl in A.; 59%. — *-bis-[2-(2-hydroxy-1-methylpropyl)-hydrazid]*, $C_{10}H_{22}N_4O_4$, F. 154,5—156,6° (Aceton), analog **IX**; 31%. — *-hydrazid-2-benzylcarbamoyläthylhydrazid*, $C_{12}H_{17}N_5O_3$, F. 180—183° (W.), durch 3std. Rühren von 7,5 g **IIa** u. 8,1 g *N-Benzylacrylamid* ($C_{10}H_{11}NO$, F. 67—68°, durch 1std. Rühren von Acrylsäurechlorid u. Benzylamin in Bzl., Stehen über Nacht, Filtrieren, Waschen der Lsg. u. PAe.-Zusatz; 90,6%) in A., Zusatz von 17,7 g **V**, ½std. Kochen, Stehen über Nacht, Filtrieren u. Einengen; aus W. Nadeln; 5,5 g. — *-bis-[2-(benzylcarbamoyläthyl)-hydrazid]*, $C_{22}H_{28}N_6O_4$, F. 216,5—218°, analog vorst. Verb. mit 11 g **VII**; Nadeln aus W.; 4,9 g. — *-bis-[2.2-dimethylhydrazid]*, $C_6H_{14}N_4O_2$, F. 200°, nach RENOUF

[1880]. — *-bis-[2-phenylhydrazid]*, $C_{14}H_{14}N_4O_2$, F. 277° (Py), aus **VII** u. Phenylhydrazin. — *-bis-[2-methyl-2-phenylhydrazid]*, $C_{16}H_{18}N_4O_2$, F. 196—197° (A.), aus **VII** u. N-Methyl-N-phenylhydrazin. — *Ameisensäurehydrazid*, F. 54°, hygroskopisch. — *Essigsäurehydrazid*, F. 67°, hygroskopisch. — *Essigsäureisopropylidenhydrazid*, F. 138,5—140°. — *Essigsäureisopropylhydrazid*, $C_5H_{12}N_2O$, F. 54—56°, analog **IX** aus vorst. Verb.; 68%. — *Isobuttersäureisopropylidenhydrazid*, F. 90—91°. — *Isobuttersäureisopropylhydrazid*, $C_7H_{16}N_2O$, F. 69—70°, analog **IX**; 77,5%. — *Malonsäuredihydrazid*, F. 154°. — *Malonsäure-bis-[isopropylidenhydrazid]*, F. 181—183°. — *Malonsäure-bis-[2-isopropylhydrazid]*, $C_9H_{20}N_4O_2$, F. 128—129° (A./Ae.), analog **IX**; 80%. — *Bernsteinsäure-bis-[isopropylidenhydrazid]*, F. 203—204°, durch 3std. Kochen von Bernsteinsäure-bis-[hydrazid] (F. 166°) u. Aceton in A.; 78%. — *Bernsteinsäure-bis-[2-isopropylhydrazid]*, $C_{10}H_{22}N_4O_2$, F. 158 bis 159,5°, analog **IX**; 67%. — *Kohlensäuredihydrazid*, F. 153—154°. — *Kohlensäure-bis-[isopropylidenhydrazid]*, $C_7H_{14}N_4O$, F. 161—162° u. dann 210°. — *Kohlensäure-bis-[2-isopropylhydrazid]*, $C_7H_{18}N_4O$, F. 142—143°, analog **IX** aus 22,8 g vorst. Verb.; Nadeln aus Aceton; 1,45 g. — *Salicylsäurehydrazid*, F. 145°. — *Salicylsäure-N^2-isopropylhydrazid*, $C_{10}H_{14}N_2O_2$, F. 113—115° (Ae.), analog **IX** aus 18,7 g Isopropyliden-Verb. (F. 229—230°); 6,8 g. Daneben *2-Hydroxycyclohexancarbonsäure-N^2-isopropylhydrazid*, $C_{10}H_{20}N_2O_2$, F. 97—99° (Ae.). — *3.5-Dimethoxybenzoesäurehydrazid*, F. 159° (Methanol). — 3.4.5-Trimethoxybenzoesäurehydrazide: *N^2-Isopropyliden-*, $C_{13}H_{18}N_2O_4$, F. 139—140° (A./Ae.), aus dem Hydrazid (**XV**) u. Aceton durch 2½std. Kochen; 89,5%. — *N^2-Isopropyl-*, $C_{13}H_{20}N_2O_4$, F. 147,5—148,5°, analog **IX**; 76%. — *N^2-[1.3-Dihydroxyisopropyliden]-*, $C_{13}H_{18}N_2O_6$, F. 141,5—142,5°, aus 22,6 g **XV** u. 9,9 g **XIII** durch 1std. Kochen in A.; hellgelbe Nadeln aus A.; 18,5 g. — *N^2-[1.3-Dihydroxyisopropyl]-, Halbhydrat*, $C_{13}H_{20}N_2O_6 \cdot ½\ H_2O$, F. 111—112,5° (A./Ae.), analog **IX** aus 16,6 g vorst. Verb.; 15,9 g. — *Isonicotinsäure-N^2-[1.3-dihydroxyisopropyliden]-hydrazid*, $C_9H_{11}N_3O_3$, F. 146—146,5°, aus 13,7 g Hydrazid u. 18 g **XIII** durch 1std. Kochen in A. unter N_2; Prismen aus A.; 6 g. — *Isonicotinsäure-N^2-[1.3-dihydroxyisopropyl]-hydrazid*, $C_9H_{13}N_3O_3$, F. 124—127° (Methanol/Bzl.), analog **IX**; 70%. — *3-Hydroxynaphthoesäure-(2)-hydrazid*, F. 212—213°. — *3-Hydroxynaphthoesäure-(2)-N^2-isopropylidenhydrazid*, $C_{14}H_{14}N_2O_2$, F. 241—242°, aus vorst. Hydrazid u. Aceton; gelbe Nadeln aus A.; 83%. — *3-Hydroxynaphthoesäure-(2)-N^2-isopropylhydrazid*, $C_{14}H_{16}N_2O_2$, F. 149,5—151°, analog **IX** aus 9,6 g vorst. Verb.; hellbraune Nadeln; 3,9 g. — *Indol-3-essigsäureisopropylidenhydrazid*, $C_{13}H_{15}N_3O$, F. 168,5—169,5°, aus dem Hydrazid u. Aceton; Nadeln; 74%. — *Indol-3-essigsäure-N^2-isopropylhydrazid*, $C_{13}H_{17}N_3O$, F. 133 bis 134° (W.), analog **IX** aus 13,5 g vorst. Verb.; 6,3 g. W. HOLLAND. 820□

Oxydation von ungesättigten C_{18}-Fettsäuren mit Salpetersäure. Zusammensetzung der erhaltenen Dicarbonsäuren. P. Kirjakka und Marita Nieminen. (Suomen Kemistilehti B **28**. Nr. 1. 9—16. 1955. Helsinki, Inst. of Techn., Dep. of Chem.) (Engl.)

Die Konstit. der durch Oxydation ungesätt. C_{18}-Fettsäuren mit 95%ig. HNO_3 bei 20—25° bzw. mit 65%ig. HNO_3 bei 75—110° erhaltenen *Dicarbonsäuren* wird durch Verteilungschromatographie nach HAVERKAMP-BEGEMANN u. Mitarbeitern (C. **1950/54.** 5640 S) ermittelt. So werden durch Oxydation mit 95%ig. HNO_3 bei 20—25° aus Ölsäure (Kp.$_1$ 175—180°) 10% *Bernstein-* (**I**) u. *Glutarsäure* (**II**), 4% *Adipin-* (**III**), 12% *Pimelin-* (**IV**), 17% *Kork-* (**V**), 44% *Azelain-* (**VI**) u. 2% *Sebacinsäure* (**VII**) gebildet. Analog entstehen aus Elaidinsäure [durch Verseifung des Methylesters (Kp.$_2$ 162 bis 170°)] 6% **I** u. **II**, 3% **III**, 7% **IV**, 16% **V**, 56% **VI** u. Spuren **VII**; aus $\Delta^{9.12}$-Linolsäure 38% **I** u. **II**, Spuren **III**, 12% **IV**, 36% **V**, 2% **VI** u. Spuren **VII**; aus $\Delta^{9.11}$-Linolsäure 11% **I** u. **II**, Spuren **III**, 6% **IV**, 24% **V**, 29% **VI** u. 15% **VII**; aus Tallölfettsäuren-I 35% **I** u. **II**, 3% **III**, 9% **IV**, 21% **V**, 18% **VI** u. 2% **VII** u. aus Tallölfettsäuren-II 34% **I** u. **II**, Spuren **III**, 10% **IV**, 20% **V**, 17% **VI** u. 1% **VII**. Durch Oxydation mit 65%ig. HNO_3 bei 75—110° in Ggw. von MnO_2 sinkt die Ausbeute an kristallisierbaren u. nichtkristallisierbaren Dicarbonsäuren. Außerdem differiert die Zus. der Rk.-Gemische. Aus Ölsäure wird z. B. mehr **V** u. weniger **VI** gebildet. L. LAMZA. 820

Beitrag zur chemischen und pharmakologischen Untersuchung von Carbaminsäureaminoestern und ihren quaternären Ammoniumsalzen. René Hazard, Jean Cheymol, Pierre Chabrier, Ales Sekera und Raymonde Eche-Fialaire. (Bull. Soc. chim. France **1961.** 2087—91. Nov. Paris, Inst. de Pharm., Fac. de Méd.) (Franz.)

Es werden eine Reihe von *unsubstituierten-* (**A**), *Monoalkyl-* (**B**) u. *Dialkylcarbaminsäureestern* (**C**) von Dialkyläthanolaminen u. ihre quart. Salze dargestellt. Verbb. des Typs **A** werden aus Carbamoylchlorid u. Dialkyläthanolamin bzw. durch Umesterung von Carbaminsäureäthylester mit Dialkyläthanolamin in Ggw. von Al-Alkoholat gewonnen. Umesterung von N-Monoalkylcarbaminsäureestern mit Dialkyläthanolaminen bzw. Umsetzung von Alkylisocyanaten mit Dialkyläthanolaminen liefert die Verbb. des Typs **B**. Die Verbb. **C** werden aus Dialkylcarbamoylchloriden u. Na-Dialkylaminoäthanolaten in Bzl. erhalten. **A**, **B** u. **C** werden in die entsprechenden *quart. Verbb.* übergeführt, die auf Toxizität, Curareaktivität u. cholinerg. Wrkg. getestet werden. Versuche: *Dimethylaminoäthylcarbamat*, $C_5H_{12}N_2O_2$, Kp.$_{16}$ 135°, a) aus Äthylcarbamat u. Dimethylaminoäthanol in Ggw. von Al-Methylat durch azeotrope Dest. mit Toluol (12 Std.); 61% (Ausbeute). *Hydrochlorid*, F. 160° (A.). *Methobromid* (*Carbamoylcholin*), $C_6H_{15}BrN_2O_2$, F. 228° (Methanol), mit CH_3Br in Aceton bei Zimmer-Temp.; 99%. *Äthobromid*, F. 180° (A.). *Benzylobromid*, F. 159—160° (A.–Ae.). — *Diäthylaminoäthylcarbamat*, $C_7H_{16}N_2O_2$, Kp.$_1$ 112°, F. 40° (PAe.), a) wie vorst. mit Diäthylaminoäthanol; 45%; b) aus Carbamoylchlorid u. Diäthylaminoäthanol in Chlf. bei Zimmer-Temp. (12 Std.); 65%. *Hydrochlorid*, F. 152° (A.). *Methobromid*, F. 156° (A.). *Äthobromid*, F. 140° (A.). *Benzylobromid*, F. 180° (A.). — *Dibutylaminoäthylcarbamat*, $C_{11}H_{24}$· N_2O_2, Kp.$_{0,2}$ 151°, analog vorst. Verb. nach a) mit Dibutylaminoäthanol; n_D^{25} 1,4667; 55%; oder nach b); 68%. *Hydrochlorid*, F. 90° (Äthylacetat). *Benzylobromid*, F. 117° (Aceton). *Butobromid*, F. 104° (Butanol). — *Diäthylaminoäthyl-N-butylcarbamat*, $C_{11}H_{24}N_2O_2$, Kp.$_3$ 129°, aus Äthyl-N-butylcarbamat u. Diäthylaminoäthanol in Ggw. von Al-Isopropylat; n_D^{25} 1,4519; 80%. *Hydrochlorid*, F. 98° (Äthylacetat). *Äthobromid*, $C_{13}H_{29}BrN_2O_2$, F. 56—57° (Isopropanol), durch Kochen mit Äthylbromid (14 Std.); 70%. *Benzylobromid*, $C_{18}H_{31}BrN_2O_2$. — *Diäthylaminoäthyl-N-phenylcarbamat*, $C_{13}H_{20}$· N_2O_2, Kp.$_{0,1}$ 135°, aus Diäthylaminoäthanol u. Phenylisocyanat durch azeotrope Dest. mit Toluol (1 Std.) u. Stehenlassen bei Raum-Temp. (24 Std.); n_D^{25} 1,5250; 95%. *Hydrochlorid*, F. 147° (A.). *Äthobromid*, F. 155° (A.–Ae.). *Benzylobromid*, F. 162° (A.–Ae.). — *Diäthylaminoäthyl-N-octylcarbamat*, $C_{15}H_{32}N_2O_2$, Kp.$_{0,5}$ 150°, wie vorst. mit Octylisocyanat; n_D^{25} 1,4542; 83%. *Hydrochlorid*, F. 109° (Äthylacetat). *Äthobromid*, $C_{17}H_{37}$· BrN_2O_2, F. 83° (Aceton–Ae.), aus dem Hydrochlorid mit Äthylbromid. — *Diäthylaminoäthyl-N-phenäthylcarbamat*, $C_{15}H_{24}N_2O_2$, Kp.$_{0,2}$ 159°, wie vorst. mit Phenäthylisocyanat; n_D^{25} 1,5063; 73%. *Hydrochlorid*, F. 94° (Äthylacetat). *Äthobromid*, $C_{17}H_{29}BrN_2O_2$, F. 123° (A.–Ae.); 89%. — *Diäthylaminoäthyl-N-dodecylcarbamat*, $C_{19}H_{40}N_2O_2$, Kp.$_{0,04}$ 170°, mit Dodecylisocyanat; n_D^{25} 1,4580; 74%. *Hydrochlorid*, F. 121° (Aceton). *Äthobromid*, $C_{21}H_{45}BrN_2O_2$, F. 92° (A.–Ae.); 70%. — *Diäthylaminoäthyl-N-cyclohexylcarbamat*, $C_{13}H_{26}N_2O_2$, Kp.$_{0,1}$ 130°, F. 42° (PAe.), mit Cyclohexylisocyanat; 64%. *Hydrochlorid*, F. 168° (A.). *Äthobromid*, $C_{15}H_{31}BrN_2O_2$, F. 148° (A.–Ae.); 98%. — *Diäthylaminoäthyl-N.N-diäthylcarbamat*, $C_{11}H_{24}N_2O_2$, Kp.$_{22}$ 134—136°, aus Na-Diäthylaminoäthanolat in Bzl. u. Diäthylcarbaminsäurechlorid durch 2std. Kochen; n_D^{25} 1,4425; 77%. *Äthobromid*, $C_{13}H_{29}BrN_2O_2$, F. 69° (Ae.–Aceton); 75%. — *Diäthylaminoäthyl-N.N-dibutylcarbamat*, $C_{15}H_{32}N_2O_2$, Kp.$_{0,6}$ 122°, wie vorst. mit Dibutylcarbaminsäurechlorid; n_D^{25} 1,4463; 78%. *Hydrochlorid*, F. 121° (Aceton). *Äthobromid*, $C_{17}H_{37}BrN_2O_2$, F. 96° (Äthylacetat); 75%. *Benzylobromid*, $C_{22}H_{39}BrN_2O_2$, F. 100° (Äthylacetat); 86%. — *Diäthylaminoäthyl-N.N-diphenylcarbamat*, $C_{19}H_{24}N_2O_2$, Kp.$_{0,04}$ 169°, wie vorst. mit Diphenylcarbaminsäurechlorid; n_D^{25} 1,5512; 46%. *Hydrochlorid*, F. 182° (A.–Aceton). *Äthobromid*, $C_{21}H_{29}BrN_2O_2$, F. 193° (A.–Ae.), durch Kochen des Hydrochlorids mit Äthylbromid (7 Std.); 90%. — *Diäthylaminoäthyl-N.N-bis-[phenyläthyl]-carbamat*, $C_{23}H_{32}N_2O_2$, Kp.$_{0,04}$ 185°, mit Bis-[phenäthyl]-carbaminsäurechlorid; n_D^{25} 1,5280; 61%. *Hydrochlorid*, F. 113° (Äthylacetat). *Äthobromid*, $C_{25}H_{37}BrN_2O_2$, F. 117°, durch 3std. Kochen; 53%. — *Diäthylaminoäthyl-N.N-dicyclohexylcarbamat*, $C_{19}H_{36}N_2O_2$, Kp.$_{0,05}$ 137°, mit Dicyclohexylcarbaminsäurechlorid; n_D^{25} 1,4843; 57%. *Hydrochlorid*, F. 191° (A.–Ae.). *Äthobromid*, $C_{21}H_{41}BrN_2O_2$, F. 170° (Aceton), durch 8std. Kochen mit Äthylbromid; 70%.

H. GLEINIG. 880□

Dipolare, mit Taurin verwandte Ionen. James D. Barnhurst. (J. org. Chemistry **26**. 4520—22. Nov. 1961. Jersey City, N.J., Colgate-Palmolive Co., Res. Labor.) (Engl.)

Die Quaternisierung von tert. Aminen mit überschüssigem Äthylenbromid liefert substituierte *β-Bromäthylammoniumbromide*. Durch Versetzen dieser quatern. Ammoniumsalze mit Na_2SO_3 werden *N.N.N-trisubstituierte Taurin-Derivv.* (*Taurinbetaine*) erhalten. Die Leitfähigkeit der Betaine u. die Löslichkeit in W. werden bestimmt.

Versuche: *Decyldimethylamin*, $C_{12}H_{27}N$, Kp.$_{10}$ 103°, durch 6std. Erwärmen von Decylbromid u. Dimethylamin in Methanol auf 50°; n_D^{25} 1,4297; 64% (Ausbeute). — *Dokosyldimethylamin*, durch 18std. Erhitzen von 50 g Dokosylbromid u. Dimethylamin in Ae. im verschlossenen Rohr auf 50°; blaßgelbe wachsartige Masse; 38 g. — N-[β-Bromäthyl]-ammoniumbromide, durch Lösen des entsprechenden tert. Amins in der 10fachen Menge Äthylenbromid, ggf. unter Zugabe von Methanol: *N.N.N-Trimethyl-*, $C_5H_{13}Br_2N$, durch 96std. Rk. bei 30° u. Umkristallisieren. aus Essigester; 86%. — *N.N-Dimethyl-N-cyclohexyl-*, $C_{10}H_{21}Br_2N$, durch 96std. Rk. bei 30° u. Umkristallisieren aus

Die Rk. von BF_3 (I), das aus B_2O_3, KBF_4 u. K_2SO_4 bei 150° dargestellt wird, mit C_2H_5MgJ (II) führt mit 62%ig. Ausbeute zu *Bortriäthyl* (III). Ein App. zur Gewinnuug von I u. zur Umsetzung mit II zu III ist aufgezeichnet u. wird beschrieben.
G. VON WALDEYER-HARTZ. 980□

Untersuchung auf dem Gebiet der Aminosilane. 2. Mitt. **Methoden zur Synthese einiger Tetraalkoxysilane.** A. P. Kreschkow, L. W. Myschljajewa und L. M. Chananaschwili. (Журнал Общей Химии [J. allg. Chem.] **30** (**92**). 1347—50. April 1960. Moskau, Chem.-Techn. Mendelejew-Inst.) (Russ.) — 1. vgl. C. **1959.** 9197.

Bei der Darst. von *Tetraalkoxysilanen* durch stufenweise Alkoholyse von $SiCl_4$ mit Methanol u. A. wird die Ausbeute an $Si(OR)_4$ vor allem deshalb vermindert, weil tern. Gemische von $Si(OR)_4$-Alkohol-HCl in erheblicher Menge in den Vorläufen der $Si(OR)_4$ übergehen. Durch erneutes Umsetzen dieser Vorläufe mit $SiCl_4$ lassen sich die Ausbeuten an $Si(OR)_4$ erheblich steigern. Die Ausbeuten an $Si(OR)_4$ können auch erhöht werden, wenn $SiCl_4$ zuerst durch Aminolyse in *Tetraaminosilane* übergeführt u. diese dann mit Alkoholen zu $Si(OR)_4$ umgesetzt werden.

Versuche: *Tetramethoxysilan* (I), $C_4H_{12}O_4Si$, Kp. 123—124°; $D._4^{20}$ 1,024—1,026; n_D^{20} 1,3690—1,3693; a) man tropft zu 141 g Methanol in 2 Std. 170 g $SiCl_4$, erhitzt 1 Std. auf 65° u. dest.: 65 g Kp. <75°, 68 g I, Kp. 121—123° (44% Ausbeute) u. 24 g Kp. >130°; das Behandeln der niedrigsd. Fraktion mit $SiCl_4$ liefert weitere 46 g I (30%); b) man leitet in 42,5 g $SiCl_4$ in 300 ml abs. Bzl. Methylamin ein bis alles $SiCl_4$ umgesetzt ist filtriert Methylaminhydrochlorid ab gibt 36 g abs. Methanol zu u. dest.; 78% I; c) man gibt zu 136 g $SiCl_4$ portionsweise 558 g Anilin, erhitzt 20—30 Min. auf dem Wasserbad, behandelt mit Methanol u. dest.; 85% I. — *Tetraäthoxysilan*, $C_8H_{20}\cdot O_4Si$ Kp. 165—167°, man rührt 19,8 g Tetraanilinosilan u. 10,1 g abs. A. 5—10 Min. auf dem Wasserbad u. dest.; $D._4^{20}$ 0,935; n_D^{20} 1,3857; 91%. HELMUT SCHÄFER. 980□

Über die Si-N-Bindung. 7. Mitt. **Synthese und Hydrolyse der N.N.-Bis-[trialkylsilyl]-alkylamine.** Klaus Rühlmann. (Chem. Ber. **94.** 2311—13. Aug. 1961. Halle/S., Univ., Inst. für Organ. Chem.) (Dt.) — 6. vgl. C. **1962.** 1573.

Die Na- u. die K-Verbb. des Hexamethyldisilazans (II) werden in Dioxan mit Alkylhalogeniden zu *N.N-Bis-[trialkylsilyl]-alkylaminen* (**A**) umgesetzt. Die **A** lassen sich mit verd. Säuren zu prim. *Aminen* u. *Hexamethyldisiloxan* hydrolysieren. Mit Säurechloriden bilden die **A** Diacylamine u. Trimethylchlorsilan, mit Pikrinsäure die Pikrate der prim. Amine.

Versuche: N.N-Bis-[trimethylsilyl]-alkylamine: *-äthylamin*, $C_8H_{23}NSi_2$, $Kp._{50}$ 84°, aus K in sd. Dioxan, II u. Styrol durch 3—4std. Kochen; n_D^{20} 1,4283; $D._4^{20}$ 0,8061; 36% (Ausbeute); liefert mit Pikrinsäure (I) in Bzl. *Äthylaminpikrat*, $C_2H_7N\cdot C_6H_3N_3O_7$, F. 175—177°. — *-n-propylamin*, $C_9H_{25}NSi_2$, $Kp._{14}$ 69°, a) mit K; n_D^{20} 1,4310, $D._4^{20}$ 0,8084; 41%; b) mit Na; 26%; liefert mit I in Bzl. *Propylaminpikrat*, $C_3H_9N\cdot C_6H_3N_3O_7$, F. 138—139°. — *-n-butylamin*, $C_{10}H_{27}NSi_2$, $Kp._{0,6}$ 40°, a) mit K; n_D^{20} 1,4342; $D._4^{20}$ 0,8120; 54%; b) mit Na; 34%; liefert mit I in Bzl. *Butylaminpikrat*, $C_4H_{11}N\cdot C_6H_3N_3O_7$, F. 147—149°. — *-benzylamin*, $C_{13}H_{25}NSi_2$, $Kp._{0,4}$ 66°, mit K; n_D^{20} 1,4920; $D._4^{20}$ 0,9103; 38%; liefert mit I in Bzl. *Benzylaminpikrat*, $C_7H_9N\cdot C_6H_3N_3O_7$, F. 199—201°. — *Dibenzoyl-n-butylamin*, $C_{18}H_{19}NO_2$, F. 74°, aus vorvorst. Verb. mit Benzoylchlorid u. wenig $ZnCl_2$; 75% (berechnet auf Benzoylchlorid). K. RÜHLMANN. 980□

Die Dartsellung von Acrylsäurediäthylphosphonalkylestern. C. G. Overberger und E. Sarlo. (J. org. Chemistry **26.** 4711—12. Nov. 1961. Brooklyn, N.Y., Polytechnic Inst. of Brooklyn, Dep. of Chem.) (Engl.)

Durch Rk. der Na-Salze von α-Hydroxyalkylphosphonsäuredialkylestern mit Acryl- bzw. Methacrylsäurechlorid können *Acryl-* bzw. *Methacrylsäuredi-O-alkylphosphonalkylester* dargestellt werden.

Versuche: *Hydroxymethylphosphonsäurediäthylester*, $C_5H_{13}O_4P$, $Kp._{1,5}$ 112—115°, aus Phosphorigsäurediäthylester (I), Na u. Paraformaldehyd; n_D^{25} 1,4310; 65% (Ausbeute). — *α-Hydroxyäthylphosphonsäurediäthylester*, $Kp._{1,5}$ 116—119°, a) durch Zugabe von Triäthylamin zu I unter Kühlung, Versetzen mit Acetaldehyd u. ½ std. Erhitzen auf 75°; n_D^{25} 1,4298; 70%. — *Acrylsäure-[di-O-äthylphosphonomethyl]-ester*, $C_8H_{15}O_5P$, $Kp._{0,6}$ 108 bis 110°, durch Zutropfen von Acrylsäurechlorid in Ggw. 0,1%ig. CuCl zu dem Na-Salz vorvorst. Verb. in Ae., 1std. Rühren u. ½ std. Kochen; n_D^{25} 1,4340; 35%. — *Acrylsäure-[α-(di-O-äthylphosphono)-äthyl]-ester*, $C_9H_{17}O_5P$, Kp. $_{0,5}$ 90—93°, analog vorst. Verb.; n_D^{25} 1,4333; 30%. — *Methacrylsäure-[di-O-äthylphosphonomethyl]-ester*, $C_9H_{17}O_5P$, $Kp._{0,3}$ 92—94°, analog vorst. Verb. mit Methacrylsäurechlorid; n_D^{23} 1,4398; 46%. — *Poly-[acrylsäuredi-O-äthylphosphonomethylester]*, $C_8H_{15}O_5P$, durch 12std. Erhitzen des entsprechenden Monomeren im evakuierten Rohr auf 75° in Ggw. von Azo-bis-isobutyronitril; benzollösl.; [η] 0,13 (Bzl.; 28,2°). — *Poly-[acrylsäure-α-(di-O-äthylphos-*

phono)-äthylester], $C_9H_{17}O_5P$, analog vorst. Verb.; [η] 0,33 (Bzl.; 28,2°). — *Poly-[methacrylsäuredi-O-äthylphosphonomethylester*], $C_9H_{17}O_5P$, analog vorst. Verb.; benzollösl. Pulver. P. GOLINSKE. 980□

Katalytische Hydrierung von organischen Verbindungen in der Dampfphase unter Verwendung eines stabilisierten Nickel-Katalysators. Kazuo Hata, Ken-Ichi Watanabe und Masaru Tanaka. (Bull. chem. Soc. Japan **31.** 775—76. Sept. 1958. Setagaya-ku, Tokyo, Metropolitan Univ., Fac. of Sci., Dep. of Chem.) (Engl.)

Durch therm. Zers. von Ni-Formiat wird ein Ni-Katalysator erhalten, der gute Aktivität u. Stabilität besitzt. Folgende Verbb. wurden bei angegebener Zeit u. Temp. hydriert: Styrol (1³/₄ Std., 203°) → *Äthylbenzol* [98% (Ausbeute)]; Bzl. (1½ Std., 182°) → *Cyclohexan* (77%); Phenol (2 Std., 180°) → *Cyclohexanol* (77%) u. *Cyclohexanon* (7%); Benzaldehyd (1¹/₆ Std., 230°) → *Bzl.* (25%) u. *Toluol* (40%); Acetophenon 2 Std., 203°) → *Äthylbenzol* (93%); Nitrobenzol (1½ Std., 230°) → *Anilin* (66%) u. wenig *Diphenylamin* (F. 193—197°); Benzonitril (2 Std., 250°) → *Toluol* (72%), bei 354° zu *Bzl.* (43%) u. *Toluol* (18%). K. ZIELOFF. 990

Nitrierung von Toluol in Gegenwart von Chromsäure. T. Urbański, A. Semeńczuk, S. Głozak und T. Swierkot. (Bull. Acad. polon. Sci., Sér. Sci. chim. **8.** 13—14. 1960. Warsaw, Techn. Military Coll.; Warszawa, Wojskowa Akad. Techn.) (Engl.)

Durch Nitrieren von Toluol in Ggw. von CrO_3 mit HNO_3 (D. 1,51)/H_2SO_4 (D. 1,84) bei 25° entsteht *2.4-Dinitrobenzaldehyd* (I), mit HNO_3 (D. 1,40)/H_2SO_4 (D. 1,84) u. einem größeren Überschuß an CrO_3 bei 25° *p-Nitrobenzoesäure* (II). Bei dazwischen liegenden Bedingungen entstehen **I** u. **II** nebeneinander. Aus p-Nitrotoluol entsteht bei der „Nitroxydation" *2.4-Dinitrobenzoesäure* in 60%ig. Ausbeute. Als Oxydations-Prodd. entstehen CO_2 u. *Oxalsäure.*

Versuche: *2.4-Dinitrobenzaldehyd* (I), F. 70—71°, durch Zugabe von HNO_3, (D. 1,51) zu CrO_3 in H_2SO_4 (D. 1,84), Zutropfen von Toluol bei 25°, 1½ std. Stehen bei 25° u. Gießen in kaltes W.; 30,5% (Ausbeute). — *p-Nitrobenzoesäure* (II), F. 240—241°, durch Zutropfen von Toluol zu HNO_3 (D. 1,40)/H_2SO_4 (D. 1,84)/W. (30:90:8) bei 25°, 2std. Stehen bei 25° u. Gießen in W.; 20,8%. — *2.4-Dinitrobenzoesäure*, F. 181°, durch 10—12 Min. lange Zugabe von p-Nitrotoluol u. CrO_3 zu HNO_3 (D. 1,50)/H_2SO_4 (D. 1,84)/W. (30:90:8) bei 50°, 2std. Stehen bei 50° u. Gießen in W.; 60%. P. GOLINSKE. 990□

Nitrierung von Toluol in Gegenwart von Mangandioxid. T. Urbański, A. Semeńczuk und H. Kawka. (Bull. Acad. polon. Sci., Sér. Sci. chim. **8.** 15—16. 1960.) (Engl.) — Vgl. vorst. Referat.

Durch Nitrierung von Toluol mit HNO_3 (D. 1,40) u. H_2SO_4 (D. 1,84) in Ggw. von MnO_2 bei 30—40° entstehen 30% *2.4-Dinitrobenzaldehyd* (I). Bei Erhöhung der Temp. auf 60—70° entstehen daneben geringe Mengen *p-Nitrobenzoesäure* (II), die Rk. bei niedriger Temp. liefert auch *o-* u. *p-Nitrotoluol.* Mit HNO_3 (D. 1,51) wird die Ausbeute an **I** nicht erhöht. Wenn p-Nitrotoluol mit HNO_3 (D. 1,51) u. H_2SO_4 (D. 1,84) in Ggw. von MnO_2 bei 70—80° nitriert wird, entsteht **I** (43%). Dieselbe Rk. bei 30—40° liefert 21% **I** u. 7% **II.**

Versuche: *2.4-Dinitrobenzaldehyd* (I), F. 71°, a) durch Zugabe eines Gemisches von HNO_3 (D. 1,41) u. H_2SO_4 (D. 1,84) sowie von MnO_2 zu Toluol bei 30—40°, ½ std. Rühren u. Gießen in kaltes W.; 30% (Ausbeute); daneben Spuren von *o-* u. *p-Nitrotoluol*; b) durch Lösen von p-Nitrotoluol in H_2SO_4 (D. 1,84) u. Zugabe von HNO_3 (D. 1,51) u. MnO_2 bei 70—80°; 43%. P. GOLINSKE. 990□

Nitrierung von Toluol in Gegenwart von Vanadinpentoxid. T. Urbański, A. Semeńczuk und H. Kawka. (Bull. Acad. polon. Sci., Sér. Sci. chim. **8.** 17. 1960.) (Engl.) — Vgl. vorst. Referat.

Bei der Rk. von HNO_3 (D. 1,40) u. H_2SO_4 mit Toluol in Ggw. von V_2O_5 bei 30—40° entstehen *2.4-Dinitrobenzaldehyd* [I; F. 70°; 30% (Ausbeute)] u. *p-Nitrobenzoesäure* (F. 239—241°; 7%). Bei einer Erhöhung der Rk.-Temp. auf 60—70° sinkt die Ausbeute an I. Die Rk. bei 70—90° liefert nur Teerprodukte. P. GOLINSKE. 990□

Ringspaltung in flüssigem Schwefeldioxid. 1. Mitt. **Spaltung von cyclischen 1.2-Diketonmonoximen.** Daisaburo Murakami und Niichiro Tokura. (Bull. chem. Soc. Japan **31.** 1044—48. Dez. 1958. Sendai, Tohoku Univ., Chem. Res. Inst. of Nonaqueous Solutions.) (Engl.)

Bei der Umsetzung von cycl. 1.2-Diketonmonoximen, wie 1.2-Naphthochinon-1-oxim, 9.10-Phenanthrenchinon-9-oxim u. Tetralin-1.2-dion-2-oxim, mit $SOCl_2$ in fl. SO_2 werden unter Ringöffnung in guten Ausbeuten *Cyancarbonsäuren* erhalten. Ein Rk.-Mechanismus wird diskutiert.

Versuche: *1.2-Naphthochinon-1-oxim,* F. 108°, durch Nitrosierung von β-Naphthol; aus Ligroin braune Kristalle; 82% (Ausbeute). — *o-Cyanzimtsäure* (I), $C_{10}H_7NO_2$, F. 254

bis 255°, durch 6std. Erwärmen von äquimol. Mengen vorst. Verb. u. $SOCl_2$ in fl. SO_2 auf 70°, Eindampfen der grünen Lsg., Aufnehmen des Rückstandes in Chlf., Extraktion mit 1nNaHCO_3-Lsg. u. Ansäuern der alkal. wss. Lsg. mit konz. HCl bis pH 3; aus Methanol Platten; 54%. *Äthylester*, $C_{12}H_{11}NO_2$, F. 57—57,5°, durch Kochen von 0,5 g Säure mit A. u. konz. H_2SO_4; aus A. Platten; 0,3 g. — *9.10-Phenanthrenchinon-9-oxim*, durch Oxydation von Phenanthren mit CrO_3 u. Rk. mit $NH_2OH \cdot HCl$. — *2-Cyandiphenyl-2'-carbonsäure*, $C_{14}H_9NO_2$, F. 169—171°, a) aus vorst. Verb. analog **I**; aus Bzl. Säulen; 60% (*Methylester*, F. 79—80°, durch Einw. von HCl auf 0,3 g vorst. Säure in Methanol; aus 50%ig. A. Säulen; 0,2 g); daneben *Diphensäureimid* (**II**), $C_{14}H_9NO_2$, F. 217—218°, 11%; b) analog a) bei 15°; 33%; daneben 5% **II**. — *Tetralin-1.2-dion-2-oxim*, F. 140 bis 142°, durch Einw. von Isoamylnitrit auf Tetralon; hellgelbe Kristalle; 45%. *o-[2-Cyanäthyl]-benzoesäure*, $C_{10}H_9NO_2$, F. 111—112°, analog **I** aus vorst. Verb.; aus W. Platten; 98%. — *β-Phenylpropionitril*, C_9H_9N, Kp.$_7$ 115—117°, durch 4std. Kochen vorst. Verb. mit Cu-Pulver in Chinolin, Zusatz von Chlf. zu der filtrierten Lsg., Waschen mit 5%ig. HCl, danach mit 2%ig. NaOH u. Abdest. des Chlf.; 73%. — *β-Phenylpropionsäure*, $C_9H_{10}O_2$, F. 48—49°, durch 10std. Kochen vorst. Verb. mit 10%ig. alkohol. K_2CO_3, Zusatz von Eis u. Chlf.-Extraktion; aus W. Nadeln; 53%. W. HAMPEL. 990□

Oxydation aromatischer Kohlenwasserstoffe mit Sauerstoff. Oxydation von n-Butylbenzol. M. Ss. Ewentowa, P. P. Borissow und A. W. Ssagalowitsch. (Вестник Московского Университета, Серия Математики, Механики, Астрономии, Физики, Химии [Nachr. Moskauer Univ., Ser. Math., Mechan., Astronom., Physik, Chem.] **14.** Nr. 1. 151—54. 1959. Moskau, Univ., Lehrstuhl für Petrochem.) (Russ.)

n-Butylbenzol (I) wird in einer bes. App. bei 160° in 3 Std. bei einer Geschw. des zirkulierenden O_2 von 6—7 Liter/Std. je 10 g I zu 25,8% oxydiert. Die Oxydation setzt am α-C-Atom ein. Die Oxydations-Prodd. enthalten 24,2% *Benzaldehyd*, 15,6% *Benzoesäure*, 6,1% *Phenol*, 1,2% *Buttersäure*, 9,1% *Harze*, 1,2% *Hydroperoxide*, 2,4% *CO* + *CO_2*, 0,3% *H_2* u. 0,6% *KW-Stoffe*. Im Gegensatz zur Oxydation von Äthyl- u. Propylbenzol, bei der als Haupt-Prod. der Oxydation die entsprechenden Ketone entstehen, entsteht bei der Oxydation von **I** nicht Butyrophenon (**II**) als Hauptprodukt. **II** wird unter vorst. genannten Bedingungen nur zu 5% oxydiert, wobei die Bindung zwischen Phenylkern u. Carbonylgruppe gesprengt wird. HELMUT SCHÄFER. 1010□

Synthese in der Diterpenreihe. D. Nasipuri und A. C. Chaudhuri. (Sci. and Cult. [Calcutta] **22.** 117. Aug. 1956. Calcutta, Univ. Coll. of Sci., Dep. of Organ. Chem.) (Engl.)

Zur Durchführung von Synth. in der Diterpenreihe wird *β-[3-Methoxy-2-isopropylphenyl]-äthanol* (**I**; Kp.$_3$ 130°) durch Methylierung u. Oximierung von o-Vanillin u. anschließende Dehydratisierung unter Bldg. von *2.3-Dimethoxybenzonitril*, Rk. mit Isopropyl-MgBr *3-Methoxy-2-isopropylbenzonitril*, Verseifung zu *3-Methoxy-2-isopropylbenzaamid* (F. 126°), HOFMANNschen Abbau zu *3-Methoxy-2-isopropylanilin* (*Benzoyl-Deriv.*, F. 153°), Über führung in *3-Methoxy-2-isopropyljodbenzol* u. Rk. seiner GRIGNARD-Verb. mit Äthylenoxid dargestellt. Durch Einw. von PBr_3 auf **I** wird *β-[3-Methoxy-2-isopropylphenyl]-äthylbromid* vom Kp.$_3$ 110° erhalten. L. LAMZA. 1070

Autoxydative Bildung und chemische Eigenschaften von α-Alkoxybenzyl- und α-Alkoxyallylhydroperoxiden. Dexter B. Sharp und Tracy M. Patrick jun. (J. org. Chemistry **26.** 1389—94. 17/5. 1961. Dayton, Ohio, Monsanto Chem. Co., Res. and Engng. Div., Res. Dep.) (Engl.)

Alkylbenzyläther u. Alkylallyläther autoxydieren sich schnell bei 100° in fl. Phase zu *α-Alkoxybenzyl-* (**A**) u. *α-Alkoxyallylhydroperoxiden* (**B**). Durch Red. werden die **A** in entsprechende aromat. Aldehyde überführt; Ferroionen katalysieren die gem.-Dehydrierung zu Carbonsäureestern. Die gem.-Dehydrierung der **B** ergibt in geringer Ausbeute Acrylsäureester, die durch anwesende Peroxide polymerisiert werden.

Versuche: Methyläther, durch Zugabe des entsprechenden Benzylchlorids zu methanol. KOH; *Benzyl-*, Kp.$_{12}$ 56—59°; $D._4^{20}$ 0,977, n_D^{25} 1,5022; 92% (Ausbeute). — *α-Thenyl-*, Kp.$_{16}$ 66,7—68,4°; $D._4^{20}$ 1,077, n_D^{25} 1,5180; 78%. — *4-Isopropylbenzyl-*, Kp.$_{16}$ 104—106,5°; $D._4^{20}$ 0,936, n_D^{25} 1,4966; 67%. — *3.4-Dichlorbenzyl-*, Kp.$_{16}$ 126,5 bis 127,2°; $D._4^{20}$ 1,270, n_D^{25} 1,5402; 66%. — *4-Nitrobenzyl-*, Kp.$_{0,1}$ 60—90°; n_D^{25} 1,5450; 42%; daneben 45,7% *4.4'-Dinitrostilben*, F. 283—286°. — *4-Methoxybenzyl-*, Kp.$_{17}$ 113 bis 115°; $D._4^{20}$ 1,026, n_D^{25} 1,5126; 90%. — *3.4-Dimethoxybenzyl-*, Kp.$_{13}$ 139—139,5°; n_D^{25} 1,5258; 67%. — *α-Naphthylmethyl-*, Kp.$_{16}$ 150,5—156°; $D._4^{20}$ 0,715, n_D^{25} 1,6040; 74%. — *Benzyl-2-äthylhexyläther*, Kp.$_{17}$ 150—151, 8°; $D._4^{20}$ 0,904, n_D^{25} 1,4820; 57%. — Allyläther: *Butyl-*, Kp. 117,5—117,8°, durch 2std. Erhitzen von Allylchlorid u. Butanol in Ggw. von KOH auf 75°; $D._4^{20}$ 0,780, n_D^{25} 1,4039. — *2-Äthylhexyl-*, $C_{11}H_{22}O$, Kp.$_{15}$ 81,5—82°, durch 3std. Erhitzen von Allylchlorid, 2-Äthylhexanol u. Na auf 140°;

$D._4^{20}$ 0,805, n_D^{25} 1,4256. — Hydroperoxide, durch Einleiten von O_2 in die entsprechenden Äther bei 100° (Best. der Ausbeuten jodometr.): *α-Methoxybenzyl-*; 56%. — *α-Methoxy-α-thenyl-(2)-*; 11,9%. — *α-Methoxy-4-isopropylbenzyl-*; 54,2%. — *α-Methoxy-3.4-dichlorbenzyl-*; 45,2%. — *α-Methoxy-3.4-dimethoxybenzyl-*; 20%. — *α-Butoxyallyl-*; 56,3%. — *α-[2-Äthylhexoxy]-allyl-*; 33,1%. — *α-Hydroperoxybenzyl-2-äthylhexyläther*; 41,8%. — Benzaldehyde, durch 4std. Oxydation der Benzylmethyläther bei 100° mit O_2, Verdünnen mit Hexan, 16std. Rühen mit Na_2SO_3-Lsg., Extrahieren der organ. Lsg. mit $NaHSO_3$, Zugabe von K_2CO_3, Extrahieren mit Hexan u. Dest.: *Unsubstituiert*, $Kp._{16}$ 68°, a) $D._4^{20}$ 1,022, n_D^{25} 1,5418; 52,5%; daneben 17,8% *Benzoesäuremethylester* ($Kp._{14}$ 63—83°; n_D^{25} 1,5130) u. 4,6% *Benzoesäure* (F. 119—120°); b) aus Benzyl-2-äthylhexyläther; 23,3%; daneben 18,5% *Benzoesäure* u. 28,6% *Benzoesäure-2-äthylhexylester*. — *Thiophen-(2)-aldehyd*; 8,5%. — *4-Isopropyl-*, 2%; daneben 67,3% *4-Isopropylbenzoesäuremethylester* u. 7,4% *4-Isopropylbenzoesäure*. — *3.4-Dichlor-*; 8,3%; daneben *3.4-Dichlorbenzoesäuremethylester* (19,7%) u. 10,5% *3.4-Dichlorbenzoesäure*. — *4-Methoxy-*; 33,5%; daneben 9,4% *4-Methoxybenzoesäuremethylester* u. 5% *4-Methoxybenzoesäure*. — *3.4-Dimethoxy-*; 4,9%. — *4-Nitrobenzoesäure*, analog der Darst. vorst. Aldehyde; 32%. — Benzoesäuren, durch 6std. Oxydation von Benzylmethyläther bei 100° in Ggw. von $NaHCO_3$, Verdünnen mit Hexan, Extrahieren mit W. u. Ansäuern: *Unsubstituiert*, F. 119—119,5°; 11,9%; daneben *Methylester*, $Kp._{13}$ 74,5—83°, durch 1std. Zugabe von $FeSO_4$-Lsg. zur organ. Phase bei 75° u. Dest.; n_D^{25} 1,51; 66,8%. — *4-Isopropyl-*; 8,6%; daneben 57% *Methylester*. — *3.4-Dichlor-*; 9,2%; daneben 50,8% *Methylester*. — *α-Naphthoesäure*, analog vorst. Verb.; 2,7%; daneben 34% *Methylester*. — *Acrylsäurebutylester*, $Kp._{40}$ 63—68°; a) durch Zugabe von oxydiertem Butylallyläther zu einer sd. Lsg. von $FeSO_4$ u. Hydrochinon in W. u. Wasserdampf-Dest.; $D._4^{20}$ 0,898—0,900, n_D^{25} 1,4160—1,4168; 27,4%; b) analog a) bei 20°; 12,8%; c) in Ggw. von Acetanhydrid/Pyridin bei 30°; 11,9%; d) in Ggw. von N.N-Dimethylbenzylamin Bzl. bei 25°; 1,6%; e) in H_2SO_4/Essigsäure bei 80°; 5,7%. — *β-Piperidinopropionsäurehydrochlorid*, $C_8H_{16}ClNO_2$, F. 215 bis 217° (A.), analog vorst. Verb. in Piperidin durch anschließendes Extrahieren der organ. Lsg. mit verd. HCl; 30%. W. HAMPEL. 1070□

Darstellung von Zwischenprodukten bei der Synthese von substituierten o-Phthalaldehyden. George P. Scott, John M. Thorson und Glyndon J. White. (Proc. South Dakota Acad. Sci. **39.** 64—66. 1/11. 1960. Vermillion, S. Dak., State Univ. of South Dakota.) (Engl.)

Durch Bromierung von 3-Nitro-o-xylol bei 160° entsteht *α.α.α'-Tribrom-3-nitro-o-xylol* ($C_8H_6Br_3NO_2$, F. 67—68°). In die zur Nitrogruppe benachbarte CH_3-Gruppe läßt sich nur ein Br-Atom einführen. *α.α.α'.α'-Tetrabrom-o-xylol* entsteht durch Bromierung von o-Xylol, das Prod. wird in H_2SO_4 gelöst u. mit HNO_3 bei 16—17° versetzt, wodurch *4-Nitro-α.α.α'.α'-tetrabrom-o-xylol* [$C_8H_5Br_4NO_2$, F. 109° (A.); 34,2% (Ausbeute)] entsteht, das sich indessen nicht zu dem entsprechenden Phthalaldehyd hydrolysieren läßt. 4-Brom-o-xylol läßt sich bei 170° zu *4-Brom-α.α.α'.α'-tetrabrom-o-xylol* ($C_8H_5Br_5$, F. 114°; 40%) bromieren, das bei der Hydrolyse *4-Brom-o-phthalaldehyd* [$C_8H_5BrO_2$, F. 99° (Ligroin)] u. *2-Dibrommethyl-4-brombenzaldehyd* ($C_8H_5Br_3O$, F. 69°) liefert. P. GOLINSKE. 1130□

Neue Synthese von 2-Nitro-5-methoxybenzaldehyd. Hideaki Shirai und Noriichi Oda. (Chem. pharmac. Bull. [Tokyo] **8.** 744—45. Aug. 1960. Nagoya City, Univ., Pharmac. School.) (Engl.)

2-Nitro-5-methoxybenzoesäurechlorid liefert mit Chinolin, HCN u. Bzl. *1-[2-Nitro-5-methoxybenzoyl]-2-cyan-1.2-dihydrochinolin*, das bei der Hydrolyse mit Mineralsäuren *2-Nitro-5-methoxybenzaldehyd* gibt.

Versuche: *2-Nitro-5-methoxybenzoylchlorid*, F. 33—34°, durch ½std. Erwärmen von 2-Nitro-5-methoxybenzoesäure mit $SOCl_2$ auf 60°; aus PAe. Nadeln; 82,2% (Ausbeute). — *1-[2-Nitro-5-methoxybenzoyl]-2-cyan-1.2-dihydrochinolin*, $C_{18}H_{13}N_3O_4$, F. 153°, durch Zugabe vorst. Verb. in Bzl. zu HCN in Chinolin bei 0° unter Feuchtigkeitsausschluß, 20std. Stehen bei Raum-Temp., Verdünnen mit Bzl. u. Eindampfen; aus A. hellgelbe Prismen; 90%. — *2-Nitro-5-methoxybenzaldehyd*, F. 83°, durch 3std. Kochen vorst. Verb. in 10n H_2SO_4; aus verd. A. Nadeln; 83,3%. P. GOLINSKE. 1140□

Formylierung von Phenolen und Phenoläthern mit Dimethylformamid. 1. Mitt. Lorenzo Mangoni. (Ann. Chimica **48.** 930—39. Nov. 1958. Roma, Univ., Ist. di Chim. organ.) (Ital.)

Vf. beschreibt die Formylierung von Resorcin (**I**), Resorcinmono- (**II**) u. -dimethyläther (**III**) mit Hilfe von Dimethylformamid (**IV**) u. $POCl_3$. **I** u. **III** liefern die entsprechenden *Aldehyde* leichter u. mit besseren Ausbeuten als **II**. Bei der Rk. von **I, IV** u.

$POCl_3$ kann ein krist. *Zwischenprod.* (**V**) isoliert werden, für das eine Strukturformel vorgeschlagen wird. **V** läßt sich katalyt. zu *N.N-Dimethyl-2.4-dihydrobenzylamin* hydrieren, das sich auch auf einem anderen Wege synthetisieren läßt. Ein Rk.-Mechanismus wird diskutiert.

Versuche: *2.4-Dihydroxybenzaldehyd*, F. 133—134°, durch Einrühren von 18 ml $POCl_3$ in das Gemisch von 22 g **I** u. 16 ml **IV** bei 50—60°, kurzes Aufkochen, Einrühren in die Lsg. von 20 g Na_2CO_3 in 200 ml W. nach 24std. Aufbewahren, Aufkochen, Einstellen auf pH 4—5 u. Abkühlen; 19 g (Ausbeute). *Diacetat* (**VI**), $C_{11}H_{10}O_7$, F. 97—98° (Ligroin); *Phenylhydrazon*, $C_{17}H_{16}N_2O_6$, F. 113—114° (wss. A., gelbe Blättchen); *Semicarbazon*, $C_{12}H_{13}N_3O_7$, F. 172—173° (A.; Nadeln). — *2.4-Dimethoxybenzaldehyd*, F. 67—68° (Ligroin), wie vorst. aus 2,66 g **III**, **IV** u. $POCl_3$; 2,35 g. *2.4-Dinitrophenylhydrazon*, $C_{15}H_{14}\cdot N_4O_6$, F. 248—249°. — *2-Methoxy-4-hydroxybenzaldehyd*, F. 157—158° (W.; Nadeln), durch 72std. Aufbewahren von **II**, **IV** u. $POCl_3$ bei Raum-Temp., Zugabe von Na_2CO_3-Lsg. bis pH 4, kurzes Aufkochen, 24std. Stehen bei 0° u. Absaugen des krist. erstarrten Öls; 12%. *2.4-Dinitrophenylhydrazon*, $C_{14}H_{12}N_4O_6$, F. 274—275° (Eisessig). — *Zwischenprod.* $C_9H_{12}Cl_2NO_4P$ (**V**), F. 156—158° (Zers.), durch allmähliche Zugabe von 2,2 g **I** zu 1,6 ml **IV** u. 1,8 ml $POCl_3$ bei 0°, 24std. Stehenlassen bei 0° u. Zugabe zu 15 ml Eisessig; 3,1 g. — *N.N-Dimethyl-2.4-dihydroxybenzylamin*, a) durch Hydrierung von 2 g **V** in Eisessig an Pd-Kohle während 7 Std., Filtrieren, Einengen, Zusatz von W., Auswaschen der wss. Lsg. mit Ae., Alkalisieren mit $NaHCO_3$, 8std. Ae.-Extraktion u. Einengen; instabil; 1,05 g; b) durch Red. von **VII** in Ae. mit $LiAlH_4$. *Pikrat*, $C_{15}H_{16}N_4O_9$, F. 105 bis 107° (Zers.; gelbe Blättchen; Essigester + Ligroin). — *2.4-Dihydroxybenzoesäuredimethylamid* (**VII**), $C_9H_{11}NO_3$, F. 186—187° (W.; Blättchen), durch Oxydation von **VI** mit $KMnO_4$ in Aceton zur entsprechenden *Carbonsäure*, Überführung in das *Säurechlorid* mit PCl_5, 48std. Rk. von 1,8 g Säurechlorid mit $(CH_3)_2NH$ in Bzl. bei Raum-Temp., Einengen im Vakuum u. Stehenlassen zur Kristallisation; 0,7 g.

G. von Waldeyer-Hartz. 1140□

Quantitative Untersuchung der Nitrierung von Benzonitril. J. P. Wibaut und R. van Strik. (Recueil Trav. chim. Pays-Bas **77**. 316—26. April 1958. Amsterdam, Univ., Labor. of Organ. Chem.) (Engl.)

Die Nitrierung von *Benzonitril* [**I**; Kp. 190,7° (korr.)] wurde bei 0°, —9° u. —20° untersucht. Die Zus. der erhaltenen Gemische aus *o-* (**II**), *m-* (**III**) u. *p-Nitrobenzonitril* (**IV**) wurde durch therm. Analyse bestimmt. Mit 100%ig. HNO_3 wurden bei 0° in 3 Std. 80,5% **III**, 17,3% **II** u. 2,1% **IV**; in 2³/₄ Std. 80,8—81,1% **III**, 16,1—17,0% **II** u. 1,8 bis 2,0% **IV**; in 50 Min. bei —9° 82,0—82,2% **III**, 16,0—16,2% **II** u. 1,5—1,7% **IV** u. in 3½ Std. bei —20° 83,4—83,5% **III**, 15,2—15,7% **II** u. 1,4—1,5% **IV** gefunden. Die Nitrierung mit 100%ig. HNO_3/konz. H_2SO_4 ergab bei 0° in 50 Min. 83,2—83,7% **III**, 14,6—14,9% **II** u. 1,4—2,6% **IV** u. bei —20° 86,5% **III**, 11,9—12,5% **II** u. 0,8—1,2% **IV**. Die durch Temp.-Änderung erzielbare Änderung der Zus. wird durch die Scheffersche Formel wiedergegeben. Verss. zur Einführung einer zweiten Nitrogruppe in **I** scheiterten an seiner extrem großen Stabilität gegenüber nitrierenden Agentien. Zum Vgl. mit den Nitrierungs-Prodd. von **I** wurden **II**, **III** u. **IV** aus den entsprechenden Nitranilinen dargestellt.

Versuche: *o-Nitrobenzonitril* (**II**), F. 109,5° (CCl_4), Kp. 320—321° (korr.), $Kp._{16}$ 186°, aus o-Nitranilin; 80% (Ausbeute). — *m-Nitrobenzonitril* (**III**), F. 116,3° (CCl_4), Kp. 292°, Kp. 292° (korr.), $Kp._{16}$ 165°, aus m-Nitranilin; 64%. — *p-Nitrobenzonitril* (**IV**), F. 148,1° (CCl_4), Kp. 288—289° (korr.), $Kp._{16}$ 163°, aus p-Nitranilin; 66%.

K. Zieloff. 1210

Über Thiohydroxamsäuren. 2. Mitt. Tullio Bacchetti und Andreina Alemagna. (Rend. Ist. lombardo Sci. Lettere, Cl. Sci. mat. natur. **91**. 574—80. 1957. Milano, Univ., Ist. di Chim. Ind. Gen. Inorgan.) (Ital.) — 1. vgl. C. **1961**. 17544.

Durch Rk. der Na-Salze von Aryl- u. Alkyldithiosäuren mit NH_2OH in wss. Lsg. bei Raum-Temp. werden die *Na-Salze* von *Thiohydroximsäuren* erhalten, die mit Alkylhalogeniden in verd. A. in *Thiohydroximsäure-S-alkylester* übergeführt werden. Bei der Darst. von *p-Chlorbenzthiohydroximsäure* (**I**) wird als Nebenprod. *p-Chlorbenzaldoxim* erhalten; beim Erhitzen zerfällt die Säure quant. in *p-Chlorbenzonitril* u. *S*. Die sehr instabile Phenylacetthiohydroximsäure zerfällt schon in wenigen Tagen in *S* u. *Phenylacetonitril*. Durch Red. der sehr beständigen p-Methoxybenzthiohydroximsäure mit Raney-Ni wird *p-Methoxybenzylamin* erhalten. Bei der therm. Zers. des Benzthiohydroximsäure-S-benzylesters werden *NH_4-Benzoat*, *Benzoesäure*, *Benzonitril*, *Benzylmercaptan*, *Benzamid* u. *Dibenzyldisulfid* isoliert.

Versuche: *p-Chlorbenzthiohydroximsäure* (**I**), C_7H_6ClNOS, F. 93—94° (Bzl./PAe., 2:3), durch Neutralisieren von 43 g p-Chlordithiobenzoesäure mit 10%ig. Na_2CO_3-Lsg.,

Zugeben von $NH_4OH \cdot HCl$ u. Na_2CO_3 u. 2std. Stehen bei Raum-Temp. neben *p-Chlorbenzaldoxim* u. *S*; 8,3 g (Ausbeute). Gibt bei längerem Erhitzen auf 93—94° quant. *p-Chlorbenzonitril*. *S-Acetonylester*, $C_{10}H_{10}ClNO_2S$, F. 114° (Bzl.), aus dem Na-Salz von **I** u. Chloraceton in verd. Alkohol. — *Phenylacetthiohydroximsäure*, C_8H_9NOS, F. 74—75° (Bzl./PAe.; 2:3), wie **I** aus 46 g Dithiophenylessigsäure neben 7 g *Phenylacetonitril* u. *S*; 12 g. *S-Benzylester*, $C_{15}H_{15}NOS$, F. 140—141° (A.). — *α-Naphthylthiohydroximsäure*, wie **I** aus α-Dithionaphthoesäure, neben *α-Naphthonitril*, *α-Naphthaldoxim* u. *S*; zerfällt schnell in *Nitril* u. *S*. *S-Benzylester*, $C_{18}H_{15}NOS$, F. 146—148° (Bzl./AeP.). — *Benzoesäure*, *NH_4-Salz*, F. 185°, neben 1,65 g *Benzonitril*, 0,04 g *Benzamid*, 3,74 g *Dibenzyldisulfid* u. 0,65 g *Benzoesäure* durch 3std. Erhitzen von 7,61 g Benzthiohydroximsäure-S-benzylester auf 155°/16 mm; 0,7 g. F. Heller. 1210□

Reduktion von p-Nitrosodiäthylanilin unter Verwendung von aktiviertem Zinkstaub und Ammoniumchlorid. Ryoichi Uehara und Tsurahide Cho. (Bull. chem. Soc. Japan **31**. 777—78. Sept. 1958. Tokyo, Ota-ku, Minamirokugo, Tama Kagaku Kogyo Co.) (Engl.)

p-Nitrosodiäthylanilin (**I**) wird mit durch $HgCl_2$ aktiviertem Zn-Staub u. NH_4Cl in sd. Methanol oder A. leicht in 75,6%ig. Ausbeute zu *N.N-Diäthyl-p-phenylendiamin* ($Kp._{10}$ 139—140°) reduziert. K. Zieloff. 1310

Darstellung einiger Carboxynitrobenzolphosphonsäuren und verwandter Verbindungen. Leon D. Freedman und G. O. Doak. (J. org. Chemistry **26**. 2082—85. 13/6. 1961. Chapel Hill, N. C., Univ. of North Carolina, School of Public Health, U. S. Public Health Serv., Commun. Dis. Center, Venereal Dis. Exper. Labor.) (Engl.)

8 von 10 möglichen *Carboxynitrobenzolphosphonsäuren* werden durch Oxydation von Methylnitrobenzolphosphonsäuren, Nitrierung von Carboxybenzolphosphonsäuren bzw. durch Rk. von 2-Carboxy-3-nitrobenzoldiazoniumtetrafluoborat mit PCl_3/Ca_2Br_2 dargestellt.

Versuche: Benzolphosphonsäuren: *2-Methyl-4-nitro-* (**I**), F. 225—228°, durch Behandeln der Suspension von 2-Methyl-4-nitrobenzoldiazoniumtetrafluoborat in Äthylacetat mit PCl_3 u. Cu(I)-Bromid nach Doak u. Freedman (vgl. C. **1956**. 9425); 44% (Ausbeute). — *2-Methyl-5-nitro-*, F. 222—225°, analog **I**; 55%. — *3-Methyl-4-nitro-*, F. 173—176° (A.), analog **I** aus 3-Methyl-4-nitroanilin; 42%. — *5-Methyl-2-nitro-*, F. 128 bis 146°, durch Nitrierung von 3-Methylbenzolphosphonsäure; 100%. — *4-Methyl-3-nitro-* (**IV**), F. 156—158° (CuHCl), analog vorst. Verb.; 100%. — *2-Carboxy-3-nitro-*, *Monohydrat*, F. 204—215° (Zers.), durch Überführung von 6-Nitroanthranilsäure in *2-Carboxy-3-nitrobenzoldiazoniumtetrafluoborat* (73%), Suspendieren in Äthylacetat, Rk. mit PCl_3/Cu_2Br_2, Wasserdampf-Dest., Filtrieren des Rückstandes, Einengen des Filtrats auf 125 ml, Lösen des erhaltenen kristallinen Prod. in 30%ig. NaOH, Einstellen auf pH 7,6, Behandeln mit Kohle, Ansäuern, Extraktion des getrockneten Prod. mit Ae. im Soxhlet, Lösen des ätherunlösl. Rückstandes in warmem W., Filtrieren durch Dowex-50, Eindampfen u. Kristallisation aus 6n HCl; 24%. — *2-Carboxy-4-nitro-* (**II**), F. 192 bis 194° (6nHCl), durch Oxydation von **I** in wss. Pyridin mit $KMnO_4$, Entfernung von Pyridin durch Wasserdampf-Dest., Filtrieren, ½std. Rühren mit Dowex-50, Chromatographieren an Dowex-50 u. Eindampfen; 35%. — *2-Carboxy-5-nitro-*, *Monohydrat*, F. 192—194°, analog **II**; 55%. — *3-Carboxy-4-nitro-*, F. 190—206° (Zers.), analog **II**; 51%. — *3-Carboxy-5-nitro-* (**III**), F. 230,5—233°, durch 3std. Erhitzen von m-Carboxybenzolphosphonsäure mit wasserfreier HNO_3, Eindampfen auf $^1/_3$ Vol. u. Abkühlen auf —25°; 79%. — *5-Carboxy-2-nitro-*, F. 208—218° (Zers.; 6n HCl), analog **II**; 14%. — *4-Carboxy-2-nitro-*, *Monohydrat*, F. 228—238° (Zers.), analog **III** aus p-Carboxybenzolphosphonsäure; 16%. — *4-Carboxy-3-nitro-*, F. 213—217,5°, durch Oxydation von **IV**, Rühren mit Dowex-50, Eindampfen, Lösen in W., Chromatographie an Dowex-50 u. Eindampfen; 67%. — Phosphinsäuren: *Bis-[2-methyl-4-nitrophenyl]-*, F. 228—229° (A.), durch Rk. von 2-Methyl-4-nitrobenzoldiazoniumtetrafluoborat mit PCl_3/Cu_2Br_2 (vgl. Doak u. Freedman, l. c.), Wasserdampf-Dest., Kühlen des Rückstandes auf 25° u. Umfällen aus $NaHCO_3$-Lsg.; 3%. — *Bis-[2-methyl-5-nitrophenyl]-* (**V**), F. 243—245°, analog vorst. Säure; Isolierung u. Reinigung analog Bis-[p-bromphenyl]-phosphinsäure nach Doak u. Freedman (C. **1950/54**. 183 S); 7%. — *Bis-[3-methyl-4-nitrophenyl]-*, F. 240—250°, analog **V**; 1%. — *Bis-[4-methyl-3-nitrophenyl]-*, F. 235—237,5°; 70%. — *Bis-[2-carboxy-5-nitrophenyl]-*, F. 292—296° (wss. Aceton), durch Oxydation von **V** in wss. Pyridin mit $KMnO_4$, Wasserdampf-Dest., Filtration u. Ansäuern mit 6n HCl; 37%. L. Lamza. 1380□

Über die Darstellung der Organomagnesiumverbindung des p-Bromvinylbenzols. Anwendung auf die Darstellung der p-Vinylbenzoesäure. Joë Cazes. (C.R. hebd. Séances Acad. Sci. **247**. 1874—75. 24/11. 1958. Bellevue, Seine-et-Oise, Labor. de Chim. macromol.) (Franz.)

Die in Tetrahydrofuran (THF), nicht aber in Ae., leicht darstellbare Grignard-Verb. des *p-Bromstyrols* liefert bei der Rk. mit CO_2 in guter Ausbeute *p-Vinylbenzoesäure*, deren IR-Maxima angegeben sind.

Versuche: *p-Vinylbenzoesäure*, F. 136°, durch Red. von p-Bromacetophenon mit Al-Isopropylat, Erhitzen der Benzol-Lsg. des erhaltenen *p-Bromphenylmethylcarbinols* mit P_2O_5, Zutropfen der Lsg. des entstandenen *p-Bromstyrols* in THF zu Mg, 1 std. Erhitzen, Abkühlen, Zers. der Grignard-Lsg. mit festem oder gasförmigem CO_2, Aufschlämmen des Rk.-Prod. in Ae., Hydrolyse mit HCl, Aufarbeitung der Ae.-Phase u. Kristallisation des Ae.-Rückstandes aus 80% ig. A.; 80% (Ausbeute). E. Berger. 1610□

Darstellung von cis-Isomeren in der Zimtsäurereihe. Philippe Comte, Georges Zwingelstein, Albert Ville und Charles Mentzer. (C. R. hebd. Séances Acad. Sci. **245.** 1144—45. 30/9. 1957. Lyon, Fac. des Sci.) (Franz.)

Nach Doebner hergestellte *trans-Zimtsäure* kann leicht durch 12 std. UV-Bestrahlung in ein Gemisch der *cis–trans*-Isomeren umgewandelt werden, das zur Abtrennung der *cis*-Form, F. 58°, in 2% ig. CH_3COOH an Holzmehl (Solka Floc) chromatographiert wird. Aus der die *cis*-Form enthaltenden Fraktion wird das W. in der Kälte im Hochvakuum entfernt u. der Rückstand aus PAe. umkristallisiert. Die *trans*-Verb., F. 133°, kann einer neuen UV-Bestrahlung unterworfen werden. Die Ausbeute an *cis*-Verb. beträgt 50—55%, bezogen auf die eingesetzte Menge der *trans*-Verbindung. Auf dem gleichen Wege wird das *cis–trans*-Gemisch der *Ferulasäure* getrennt. Für die *cis-* u. *trans-Zimtsäure* sowie *cis-* u. *trans-Ferulasäure* sind R_F-Werte u. UV-Maxima angegeben. *cis-Ferulasäure* (Öl) wird erstmalig erhalten. H. Giehring. 1610□

Reaktion von β-Chlorvinylketonen mit β-Dicarbonylverbindungen. 12. Mitt. **Ketovinylierung der Äthylester von α-Benzoylpropion- und α-Benzoylbuttersäure.** W. F. Beljajew, M. N. Belokurskaja und N. K. Kotschetkow. (Журнал Общей Химии [J. allg. Chem.] **30 (92).** 1492—95. Beloruss. Univ. u. Inst. für Pharmakol. u. Chemotherapie der Akad. der med. Wiss. der UdSSR.) (Russ.) — 11. vgl. C. **1962.** 8589.

Die Rk. von α-Benzoylpropionsäureäthylester (**I**) mit Methyl- (**II**), Äthyl- (**III**), n-Propyl- (**IV**), Isopropyl- (**V**), Isobutyl- (**VI**), Amyl- (**VII**) u. Phenyl-β-chlorvinylketon (**VIII**) liefert die entsprechenden *α-Benzoyl-α-[3-ketoalken-(1)-yl]-propionsäureäthylester*. Aus α-Benzoylbuttersäureäthylester (**IX**) u. **II** wird analog *α-Benzoyl-α-[buten-(1)-on-(3)-yl-(1)]-buttersäureäthylester* erhalten, der bei der Säurespaltung *α-[Buten-(1)-on-(3)-yl-(1)]-buttersäureäthylester* liefert.

Versuche: α-Benzoylpropionsäureäthylester: *α-[Buten-(1)-on-(3)-yl-(1)]-*, $C_{16}H_{18}O_4$, Kp.$_{0,3}$ 141—143°, man gibt zu 1,8 g Na unter 100 ml Bzl. in 40 Min. 18 g **I**, erwärmt 2 Std. auf 40—50°, tropft in 40 Min. unter Eiskühlung 8 g **II** in 25 ml Bzl. zu u. erwärmt 2½ Std. auf 40—50°; $D._4^{20}$ 1,1102; n_D^{20} 1,5257; zähes citronenfarbenes Öl; 59% (Ausbeute). — *α-[Penten-(1)-on-(3)-yl-(1)]-*, $C_{17}H_{20}O_4$, Kp.$_{0,03}$ 129—131°, F. 110°, aus 2,1 g Na, 10,7 g **III** u. 20,5 g **I** in 150 ml Bzl. analog vorst. Verb.; $D._4^{20}$ 1,0944; n_D^{20} 1,5225; zähes gelbliches Öl, das langsam in Plättchen krist.; 57,3%. — *α-[Hexen-(1)-on-(3)-yl-(1)]-*, $C_{18}H_{22}O_4$, Kp.$_{0,03}$ 133—135°, F. 54° (A.), aus 1,2 g Na, 13 g **I** u. 7 g **IV** in 140 ml Bzl.; n_D^{20} 1,5190; krist. in Plättchen. — *α-[4-Methylpenten-(1)-on-(3)-yl-(1)]-*, $C_{18}H_{22}O_4$, Kp.$_{0,06}$ 135—138°, aus 2,12 g Na, 20 g **I** u. 12 g **V** in 125 ml Bzl.; $D._4^{20}$ 1,0711; n_D^{20} 1,5162; gelbliches Öl; 42,1%. — *α-[5-Methylhexen-(1)-on-(3)-yl-(1)]-*, $C_{19}H_{24}O_4$, Kp.$_{0,06}$ 145—148°, F. 18° (Isoamylalkohol), aus 1,8 g Na, 17,3 g **I** u. 11,5 g **VI** in 125 ml Bzl.; $D._4^{20}$ 1,0621; n_D^{20} 1,5148; 41,5%. — *α-[Octen-(1)-on-(3)-yl-(1)]-*, $C_{20}H_{26}O_4$, Kp.$_{0,1}$ 162—165°, F. 38,5° (A.), aus 1 g Na, 10,35 g **I** u. 7 g **VII** in 125 ml Bzl.; 56,3%. — *α-[β-Benzoylvinyl]-*, $C_{21}H_{20}O_4$, F. 63—63,5° (A.), aus 1,3 g Na, 13,5 g **I** u. 10 g **VIII** in 150 ml Bzl.; 50,3%. — *α-Benzoyl-α-[buten-(1)-on-(3)-yl-(1)]-buttersäureäthylester*, $C_{17}H_{20}O_4$, Kp.$_{0,06}$ 137—139°, aus 4,8 g Na, 20 g **II** u. 46 g **IX** in 300 ml Bzl.; $D._4^{20}$ 1,0983; n_D^{20} 1,5270; zähes gelbliches Öl; 47,4%. — *α-[Buten-(1)-on-(3)-yl-(1)]-buttersäureäthylester*, Kp.$_1$ 83—85°, man erwärmt 6 g vorst. Verb., 15 g NH_4Cl, 50 ml W. u. 20 ml NH_4OH (D. 0,9) 50 Min. lang auf 50°; n_D^{20} 1,4568; 0,7 g. Daneben *Benzoesäure*. Helmut Schäfer. 1670□

Untersuchung der Einwirkung ungesättigter Organomagnesiumverbindungen auf verschiedene Nitrile. Janine Vekemans-Segers und Henri Normant. (Bull. Soc. chim. France **1961.** 2355—60. Dez. 1961. Paris, Labor. de Synth. organ.) (Franz.)

Propenyl-(1)-MgBr (**I**) reagiert mit Benzonitril zu *[1-Phenylbutadienyl-(1)]-[1-phenyl-1-aminobuten-(2)-yl-(1)]-amin* u. *-äther*. Pivalonitril bzw. Butyronitril geben mit **I** in normaler Rk. *2.2-Dimethyl-3-iminohexen-(4)* bzw. *4-Iminoocten-(2)*, während die Umsetzung von **I** mit Acrylnitril unter heftiger Polymerisation zu undefinierten Prodd. führt. Vorst. Rkk. werden unter den verschiedensten Bedingungen u. in diversen Lsgm. untersucht.

Versuche: *Pivalinsäure, Chlorid*, Kp. 103—104°, aus Trimethylessigsäure u. Benzoylchlorid; 100% (Ausbeute). *Amid*, F. 153—154°, aus dem Chlorid mit NH_3 in Ae. bei 10°; 85%. *Nitril*, Kp. 104°, aus dem Amid mit P_2O_5; 88%. — *1-Brompropen-(1)*, Kp. 60,2°, aus 1.2-Dibrompropan mit Na-Phenolat; 79%; daneben *2-Brompropen-(1)*, Kp. 47,4°. — *[1-Phenylbutadienyl-(1)]-[1-phenyl-1-aminobuten-(2)-yl-(1)]-amin*, $C_{20}H_{22}N_2$, F. 137°, aus I u. Benzonitril in Tetrahydrofuran–Ae. bei 0 bis —70° (0—20 Std.); 0—10,7%; daneben 8—24% *1-[Phenylbutadienyl-(1)]-[1-phenyl-1-aminobuten-(2)-yl-(1)]-äther*, Kp.$_{0,5}$ 200° [*Hydrochlorid*, $C_{20}H_{22}ClNO$, F. 208—209°]. — *2.2-Dimethyl-3-iminohexen-(4)*, Kp.$_{23}$ 160 bis 163°, aus I u. Pivalonitril in Tetrahydrofuran–Ae. bei —15° (20—72 Std.); 8—64%. — *2.2-Dimethyl-3-ketohexen-(4), 2.4-Dinitrophenylhydrazon*, F. 92°, durch Hydrolyse vorst. Verb. u. Rk. mit 2.4-Dinitrophenylhydrazin; gelbe Nadeln. — *4-Iminoocten-(2)*, aus I u. Butyronitril in Tetrahydrofuran–Ae. bei —15° (72 Std.); 49,5%. H. Gleinig. 1710□

Cyclooctatetraen. Eigenschaften. Industrielle Bedeutung. José Milton Nogueira. (Bol. Dep. Quím. [São Paulo] **1956.** Nr. 4. 9—24. Sept. São Paulo, Univ., Escola Politécnica, Cadeira Química-Orgãn.) (Port.)

Vf. berichtet zusammenfassend über die Darst. (nach bekannten Meth.), über physikal. Eigg. u. chem. Rk.-Vermögen von *Cyclooctatetraen-(1.3.5.7)* (I) sowie über die industrielle Bedeutung von I u. seinen Derivv. bzw. Reaktionsprodukten. — 8 Literaturangaben. H. Kockert. 1810□

Die Synthese von 2.2-Ditolylpropan aus α.p-Dimethylstyrol. Anthony T. Coscia, John T. Penniston und John C. Petropoulos. (J. org. Chemistry **26.** 1398—1401. 17/5. 1961. Stamford, Conn., American Cyanamid Co., Plasticy and Resins Div., Res. Labor.) (Engl.)

2.2-Bis-[p-tolyl]-propan wird in guten Ausbeuten bei der Alkylierung von Toluol mit 2-Chlor-2-tolylpropan, einem Deriv. von α.p-Dimethylstyrol (I), erhalten. Als spezif. Katalysatoren bei dieser Rk. erwiesen sich $AlCl_3$-Komplexe von Nitromethan oder Nitrobenzol. Es wird gefunden, daß andere Lewis-Säuren bzw. Komplexe die Bldg. von *1.3.3.6-Tetramethyl-1-p-tolylindan* u. anderer Dimerer von α.p-Dimethylstyrol katalysieren.

Versuche: *2-Chlor-2-p-tolylpropan*, $C_{10}H_{13}Cl$, Kp.$_1$ 60°, durch 70 Min. lange Zugabe von I in Toluol zu gesätt. toluol. HCl bei 0—10° u. Eindampfen im Vakuum bei 25°. — *2.2-Bis-[p-tolyl]-propan*, F. 80°, durch Zugabe vorst. Verb. zu einem Gemisch von $AlCl_3$ u. Nitromethan in Toluol bei 0° in HCl-Atmosphäre, nach 40 Min. Zugabe von W., Waschen der organ. Lsg. mit 10%ig. NaOH u. Dest. im Vakuum; aus Methanol Platten. — *2.2-Bis-[p-carboxyphenyl]-propan*, $C_{17}H_{16}O_4$, F. 313—315° (90%ig. Essigsäure), durch Zugabe von CrO_3 zu einer sd. Lsg. vorst. Verb. in Essigsäure/W./H_2SO_4 in 10 Min. u. 16std. Kochen; 63% Ausbeute. *Dimethylester*, $C_{19}H_{20}O_4$, F. 107—107,5° (Methanol), durch Einleiten von HCl in eine Lsg. der Säure in Methanol. W. Hampel. 2210□

Reaktion des Triphenylmethylradikals mit isomeren Xylolen. Robert A. Benkeser, Joseph L. Bach und Robert G. St. Clair. (J. org. Chemistry **26.** 1404—06. 17/5. 1961. Lafayette, Ind., Purdue Univ., Dep. of Chem.) (Engl.)

Das Triphenylmethanradikal reagiert mit m-, o- u. p-Xylol unter Bldg. von *Tetraphenylmethan-Derivv.*, wobei der Angriff des Radikals an der Seitenkette erfolgt.

Versuche: *1.1.1-Triphenyl-2-o-tolyläthan*, F. 170—171° (Bzl./A.), a) durch 6std. Kochen von Triphenylchlormethan, o-Xylol u. Zn unter N_2, Absaugen, Abdest. von überschüssigem o-Xylol u. *Triphenylmethan* [Kp.$_{0,1}$ 132°; 85% (Ausbeute)], Lösen in Bzl. u. Chromatographie an Al_2O_3; 65%; b) durch Zugabe einer äther. Lsg. von Triphenylmethan zu einer Lsg. von Na u. wenig $Fe(NO_3)_3$ in fl. NH_3, ½std. Stehen, Zugabe von o-Xylylchlorid in Ae., Verdampfen des NH_3, Zugabe von W. u. Eindampfen der äther. Schicht; 80%. — *1.1.1.2-Tetraphenyläthan*, F. 143—144°; 74%. — *1.1.1-Triphenyl-2-m-tolyläthan*, F. 94—95°; 70%. — *1.1.1-Triphenyl-2-p-tolyläthan*, F. 159—160°; 78%. W. Hampel. 2210□

Die Struktur von Thelephorsäure. K. Aghoramurthy, K. G. Sarma und T. R. Seshadri. (Tetrahedron Letters [London] **1960.** Nr. 16. 4—10. Juli. Delhi, Univ., Dep. of Chem.) (Engl.) — Vgl. Tetrahedron Letters [London] **1959.** Nr. 8. 20.

Thelephorsäure (I) erhält auf Grund neuerer Unterss. die Teilstruktur **A**. Durch 7std. Erhitzen von I auf 200° im Hochvakuum ändern sich IR-Spektrum u. Röntgendiagramm deutlich. Vff. nehmen an, daß dabei Dehydratisierung zu einem *2'.5-Äther* eintritt. Ebenso lassen sich die Bldg. von *Leukothelephorsäureheptamethyläther* (II; $C_{26}H_{28}O_9$, F. 254—256°) u. *-pentamethyläther* nebeneinander bei der katalyt. Hydrierung u. Methylierung von I durch teilweise Abspaltung von W. erklären. Wird die Red. u. Methylierung von I in wss. alkal. Medium mit $NaHSO_3$ bzw. Di-

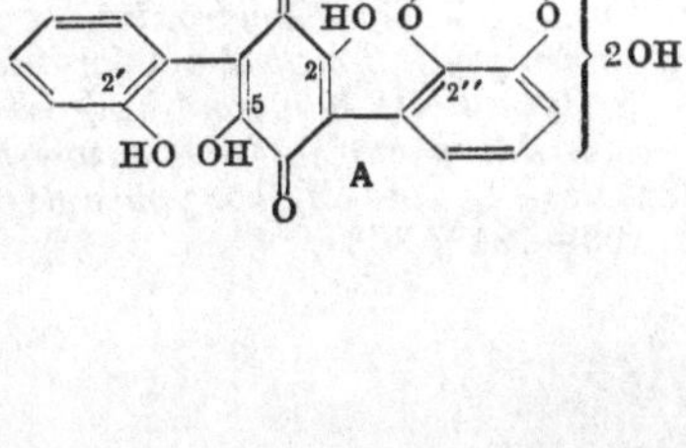

methylsulfat durchgeführt, entsteht als einziges Prod. **II**. Bei der Acetylierung von **I** bzw. Leukothelephorsäure entstehen nur ein *Triacetat* ($C_{25}H_{16}O_{11}$) bzw. ein *Pentaacetat* ($C_{29}H_{22}O_{13}$), deren Bldg. auch nur durch gleichzeitige Dehydratisierung (2'.5'-Äther) zu verstehen ist. Die Lage der Methylendioxygruppe ergibt sich aus der Bldg. von *Norleukothelephorsäure* (**III**) beim Kochen von **I** mit wss. HJ. Dabei wird die Methylendioxygruppe unter doppelter Dehydratisierung aufgespalten. **III** erhält die Struktur eines 2'.5;2.2''-Dioxidoterphenyls u. gibt nur einen *Pentamethyläther* ($C_{23}H_{20}O_7$) u. ein *Pentaacetat*, $C_{28}H_{20}O_{12}$. G. Teege. 2390□

Kondensation von aromatischen Nitroverbindungen mit Arylacetonitrilen. 3. Mitt. **Einige o- und m-substituierte Nitrobenzole.** R. B. Davis, L. C. Pizzini und E. J. Bara. (J. org. Chemistry **26**. 4270—74. Nov. 1961. Notre Dame, Ind., Univ., Dep. of Chem.) (Engl.) — 2. vgl. C. **1961**. 10541.

Eine Anzahl von substituierten Nitro-Verbb., die in o- oder m-Stellung Methyl-, Methoxy- u. Chlorgruppen enthalten, sowie einige 1-Nitronaphthaline werden mit Arylacetonitrilen kondensiert, wobei neue *Arylacetonitrile* entstehen, die in α-Stellung einen chinonähnlichen Substituenten tragen. Der Beweis der angenommenen Struktur wird angegeben.

Versuche: Acetonitrile, durch Zugabe des Arylacetonitrils u. der aromat. Nitro-Verb. zu KOH in Methanol bei Raum-Temp., 4std. Erhitzen auf 50—55°, Abkühlen, Zugabe von W., Ansäuern mit Essigsäure, Filtrieren, Lösen des Prod. in Bzl., $^1/_4$std. Kochen u. Umkrist. aus Bzl.: *α-Phenyl-α-[4-hydroximino-3-chlorcyclohexadien-(2.5)-yliden]*-, F. 180°; 92% (Ausbeute). — *α-[4-Chlorphenyl]-α-[3-chlor-4-hydroximinocyclohexadien-(2.5)-yliden]*-, F. 190°; 100%. — *α-Phenyl-α-[2-chlor-4-hydroximinocyclohexadien-(2.5)-yliden]*-, F. 144° (Äthylenchlorid); 53%. — *α-[4-Chlorphenyl]-α-[2-chlor-4-hydroximinocyclohexadien-(2.5)-yliden]*-, F. 177°; 100%. — *α-Phenyl-α-[3-methyl-4-hydroximinocyclohexadien-(2.5)-yliden]*-, F. 161°; 72%. — *α-[4-Chlorphenyl]-α-[3-methyl-4-hydroximinocyclohexadien-(2.5)-yliden]*-, F. 192—193°; 60%. — *α-Phenyl-α-[2-methyl-4-hydroximinocyclohexadien-(2.5)-yliden]*-, F. 121—122° (Äthylenchlorid); 76%. — *α-[4-Chlorphenyl]-α-[2-methyl-4-hydroximinocyclohexadien-(2.5)-yliden]*-, F. 173°; 33%. — *α-Phenyl-α-[3-methoxy-4-hydroximinocyclohexadien-(2.5)-yliden]*-, F. 186°; 87%. — *α-[4-Chlorphenyl]-α-[3-methoxy-4-hydroximinocyclohexadien-(2.5)-yliden]*-, F. 205°; 80%. — *α-Phenyl-α-[2-methoxy-4-hydroximinocyclohexadien-(2.5)-yliden]*-, F. 146—147°; 25%. — *α-[4-Chlorphenyl]-α-[2-methoxy-4-hydroximinocyclohexadien-(2.5)-yliden]*-, F. 188 bis 189°; 89%. — *α-Phenyl-α-[2-chlor-3-methyl-4-hydroximinocyclohexadien-(2.5)-yliden]*-, F. 146°; 82%. — *α-[4-Chlorphenyl]-α-[2-chlor-3-methyl-4-hydroximinocyclohexadien-(2.5)-yliden]*-, F. 183°; 80%. — *α-[4-Methoxyphenyl]-α-[2-chlor-3-methyl-4-hydroximinocyclohexadien-(2.5)-yliden]*-, F. 175°; 80%. — *α-Phenyl-α-[2.3-dichlor-4-hydroximinocyclohexadien-(2.5)-yliden]*-, F. 168°; 53%. — *α-[4-Chlorphenyl]-α-[2.3-dichlor-4-hydroximinocyclohexadien-(2.5)-yliden]*-, F. 185°; 92%. — *α-[4-Methoxyphenyl]-α-[2.3-dichlor-4-hydroximinocyclohexadien-(2.5)-yliden]*-, F. 180°; 65%. — *α-Phenyl-α-[2.5-dichlor-4-hydroximinocyclohexadien-(2.5)-yliden]*-, F. 170°; 93%. — *α-[4-Chlorphenyl]-α-[2.5-dichlor-4-hydroximinocyclohexadien-(2.5)-yliden]*-, F. 184°; 94%. — *α-[4-Methoxyphenyl]-α-[2.5-dichlor-4-hydroximinocyclohexadien-(2.5)-yliden]*-, F. 178°; 91%. — *α-Phenyl-α-[2.5-dimethoxy-4-hydroximinocyclohexadien-(2.5)-yliden]*-, F. 198°; 88%. — *α-[4-Chlorphenyl]-α-[2.5-dimethoxy-4-hydroximinocyclohexadien-(2.5)-yliden]*-, F. 200°; 80%. — *α-[4-Methoxyphenyl]-α-[2.5-dimethoxy-4-hydroximinocyclohexadien-(2.5)-yliden]*-, F. 199°; 65%. — *α-Phenyl-α-[2.5-dimethyl-4-hydroximinocyclohexadien-(2.5)-yliden]*-, F. 164°; 53%. — *α-[4-Chlorphenyl]-α-[2.5-dimethyl-4-hydroximinocyclohexadien-(2.5)-yliden]*-, F. 181°; 43% — *α-[4-Methoxyphenyl]-α-[2.5-dimethyl-4-hydroximinocyclohexadien-(2.5)-yliden]*-, F. 168°; 69%. — *α-Phenyl-α-[2-chlor-5-methoxy-4-hydroximinocyclohexadien-(2.5)-yliden]*-, F. 170°; 82%. — *α-[4-Chlorphenyl]-α-[2-chlor-5-methoxy-4-hydroximinocyclohexadien-(2.5)-yliden]*-, F. 168°; 81%. — *α-[4-Methoxyphenyl]-α-[2-chlor-5-methoxy-4-hydroximinocyclohexadien-(2.5)-yliden]*-, F. 173°; 84%. — *α-Phenyl-α-[2-chlor-5-methyl-4-hydroximinocyclohexadien-(2.5)-yliden]*-, F. 155°; 92%. — *α-[4-Chlorphenyl]-α-[2-chlor-5-methyl-4-hydroximinocyclohexadien-(2.5)-yliden]*-, F. 171°; 87%. — *α-[4-Methoxyphenyl]-α-[2-chlor-5-methyl-4-hydroximinocyclohexadien-(2.5)-yliden]*-, F. 156°; 88%. — *α-Phenyl-α-[2-methyl-5-chlor-4-hydroximinocyclohexadien-(2.5)-yliden]*-, F. 162°; 77%. — *α-[4-Chlorphenyl]-α-[2-methyl-5-chlor-4-hydroximinocyclohexadien-(2.5)-yliden]*-, F. 173°; 77%. — *α-[4-Methoxyphenyl]-α-[2-methyl-5-chlor-4-hydroximinocyclohexadien-(2.5)-yliden]*-, F. 163°; 80%. — *α-Phenyl-α-[2.3-benzo-4-hydroximinocyclohexadien-(2.5)-yliden]*-, F. 182—183°; 33%. — *α-[4-Chlorphenyl]-α-[2.3-benzo-4-hydroximinocyclohexadien-(2.5)-yliden]*-, F. 195—196°; 88%. — *α-[4-Methoxyphenyl]-α-[2.3-benzo-4-hydroximinocyclohexadien-(2.5)-yliden]*-, F. 193—194°; 36%. P. Golinske. 2410□

Synthese der Diäthylaminoäthylester von p-Carboxyphenylphenylcarbinolen. S. Wawzonek und C. E. Morreal. (J. med. pharmac. Chem. **1.** 501—04. Okt. 1959. Iowa City, Iowa, State Univ. of Iowa, Dep. of Chem.) (Engl.)

Die 2-Diäthylaminoäthylester von p-Carboxyphenylphenylcarbinol u. p-Carboxyphenyldiphenylcarbinol wurden synthetisiert u. auf spasmolyt. Wrkg. untersucht; sie sind wirkungslos.

Versuche (FF. korr.): *4-[α-Hydroxydiphenylmethyl]-benzoesäure-2-diäthylaminoäthylesterhydrochlorid*, $C_{26}H_{30}ClNO_3$, F. 147—148° (Isopropanol), durch 12std. Kochen von 6,3 g 4-[α-Hydroxydiphenylmethyl]-benzoesäure u. 2,9 g 2-Chloräthyldiäthylamin in Isopropanol; 2,3 g (Ausbeute). — *4-[α-Hydroxybenzyl]-benzoesäure-2-diäthylaminoäthylester*, $C_{20}H_{25}NO_3$, F. 54—56° (PAe. 30—40°), durch 6std. Kochen von 10 g 4-[α-Hydroxybenzyl]-benzoesäure u. 5,9 g 2-Chloräthyldiäthylamin in abs. Isopropanol u. Behandeln des Öls mit 10% ig. NaOH; 8,15 g. — *p-Benzoylbenzoesäure-2-diäthylaminoäthylester* (I), $C_{20}H_{23}NO_3$, $Kp._{0,08}$ 190—192°, aus dem Hydrochlorid. — *Verb. $C_{22}H_{30}ClNO_3$*, F. 128—129°, durch Rk. von 10 g I in Ae. mit 5,5 g C_2H_5MgJ in Ae., Zugabe von 3n NaOH, Trocknen der Ae.-Phase mit $CaCl_2$, Einleiten von HCl u. 2 Monate langes Stehen des Öls in Isopropanol bei 5°; 0,6 g. — *4-[α-Hydroxybenzyl]-benzoesäure*, F. 164—165° (A.), durch 5std. Rühren von 10 g p-Benzoylbenzoesäure, NaOH u. Zn-Staub in W. bei Raum-Temp. u. 1std. Rühren bei 100°; 10 g. — *Methylphenyl-p-carboxyphenylcarbinol*, $C_{15}H_{14}O_3$, F. 133—134,5° (A.), durch 3std. Kochen von 15 g Methylphenyl-p-tolylcarbinol mit $KMnO_4$ u. NaOH in W., Gießen auf Eis, Entfärben mit gesätt. Bisulfit-Lsg. u. Ansäuern; 10 g. — *1-Phenyl-1-p-tolylpropen-(1)*, $C_{16}H_{16}$, $Kp._{0,3}$ 126,5—127,5°, durch 2std. Kochen von Phenyl-p-tolylketon mit C_2H_5MgJ in Ae., Zers. mit NH_4Cl u. Abdampfen des Ae.; Öl.

P. Gregorzewski. 2450□

Verhalten des Ninhydrins gegenüber Stickstoffwasserstoffsäure. Salvatore Palazzo. (Ann. Chimica **48.** 797—801. Okt. 1958. Catania, Univ., Ist. di Chim. farm. e tossicol.) (Ital.) — Vgl. Caronna u. Bruno, C. **1958.** 12663.

Durch Rk. von Ninhydrin (I) mit HN_3 in konz. H_2SO_4 entsteht unter Einschieben von NH-Gruppen zwischen die CO-Gruppen von I ein Rk.-Prod., aus dem man in Abhängigkeit von den angewandten Rk.-Bedingungen nach der Hydrolyse *Phthalsäure* u. *Phthalimid* oder *Oxamidsäure-o-carboxyanilid* (II) isoliert. Ein Rk.-Mechanismus wird diskutiert.

Versuche: *Oxamidsäure-o-carboxyanilid* (II), $C_9H_8N_2O_4$, F. 266° (Zers.; W.), durch allmähliche Zugabe von ca. 2 Mol NaN_3 zu der roten Lsg. von I in viel konz. H_2SO_4 unter Rühren u. Kühlen mit Eis–NaCl, 24std. Aufbewahren, Vermischen des braunroten Rk.-Prod. mit Eis u. Filtration. — *Oxalsäure-o-carboxyanilid*, $C_9H_7NO_5$, F. 210° (W.), durch kurzes Kochen von II mit verd. NaOH unter Rühren, Abkühlen u. Ansäuern. *Phthalimid*, F. 233°, a) aus der Mutterlauge von II durch Ae.-Extraktion; daneben *Phthalsäure* (F. 180°); b) analog II unter energischeren Rk.-Bedingungen; daneben *Phthalsäure.*

K.-F. Schneider. 2650□

Untersuchung auf dem Gebiet der Stereochemie cyclischer Verbindungen. 37. Mitt. **Synthese von 5.9-Dimethyl-$\Delta^{5,10}$-1.6-diketooktalin und Konfiguration seiner Reduktionsprodukte.** W. F. Kutscherow und I. A. Gurwitsch. (Журнал Общей Химии [J. allg. Chem.] **31** (**93**). 796—804. März 1961.) (Russ.) — 35. vgl. C. **1962.** 7877.

Das durch Kondens. von 2-Methylcyclohexandion-(1.3) (**VIII**) mit Äthylvinylketon (**IX**) u. nachfolgende Cyclisierung dargestellte *5.9-Dimethyl-$\Delta^{5,10}$-oktalindion-(1.6)* (I) wird durch Li in fl. NH_3 zu *trans-5.9-Dimethyldekalindion-(1.6)* (*trans*-**II**) red., während die Hydrierung über Pd/$SrCO_3$ zu *cis*-**II** führt. Die Red. mit $NaBH_4$ liefert ein Gemisch zweier stereoisomerer *5.9-Dimethyl-$\Delta^{5,10}$-oktalindiole-(1.6)* (**IIIa, b**), die beide durch N-Bromacetamid zum gleichen *1-Hydroxy-5.9-dimethyl-$\Delta^{5,10}$-oktalon-(6)* (**IV**) oxydiert werden; **IIIa** u. **IIIb** unterscheiden sich demnach nur hinsichtlich der Konfiguration der 6ständigen OH-Gruppe, Bei der $NaBH_4$-Red. von **IV** fallen wieder **IIIa** u. **IIIb** im Gemisch an. **IV** wird durch Li in NH_3 sowie durch H_2 über Pd/$SrCO_3$ zu einem *1-Hydroxy-5.9-dimethyldekalon-(6)* (**V**) red., dessen Oxydation zu *trans*-**II** führt. Bei der katalyt. Hydrierung von **IIIa** u. **IIIb** tritt in überwiegendem Maße Hydrogenolyse ein. **IIIa** liefert in stereospezif. Rk. hauptsächlich ein *5.9-Dimethyldekalol-(1)* (**VIa**), während **IIIb** daneben eine isomere Verb. (**VIb**) sowie *cis-5.9-Dimethyldekalindiol-(1.6)* (*cis*-**VIIa**) gibt. Ein trans-**VIc** wird durch Kishner-Red. von **IV** erhalten. Die Konfigurationen der dargestellten Verbb. werden diskutiert.

Versuche: *5.9-Dimethyl-$\Delta^{5,10}$-oktalindion-(1.6)* (I), $C_{12}H_{16}O_2$, F. 45—46°, durch Zutropfen von 33 g **IX** zu 30 g **VIII** u. 0,6 g KOH in Methanol, 6std. Erwärmen auf 60—70°, Eindampfen, Zugeben von W., Ausziehen mit Chlf., Eindampfen, 12std. Erhitzen des

Rückstands unter wiederholtem Zugeben von Piperidinphosphat auf dem Wasserbad, Versetzen mit W. u. Ausziehen mit Bzl.; 22 g (Ausbeute). *Bis-[2.4-dinitrophenylhydrazon]*, $C_{24}H_{24}N_8O_8$, F. 244,5—245° (Essigester). — *trans-5.9-Dimethyldekalindion-(1.6)* (*trans*-**II**), $C_{12}H_{18}O_2$, F. 76—77° (Aceton), a) durch ½std. Rühren von 2 g **I** mit Li in fl. NH_3/Ae.; 0,44 g; b) aus 0,2 g **V** mit CrO_3 in Essigsäure; 0,1 g. *Bis-[2.4-dinitrophenylhydrazon]*, $C_{24}H_{26}N_8O_8$, F. 240—241°. — *cis*-**II**, $C_{12}H_{18}O_2$, F. 96—97°, durch Hydrieren von 1 g **I** in Methanol über Pd/$SrCO_3$; 0,75 g. *Bis-[2.4-dinitrophenylhydrazon]*, $C_{24}H_{26}N_8O_8$, F. 245—246° (Essigester). — *5.9-Dimethyl-$\Delta^{5,10}$-oktalindiol-(1.6)*, Isomeres **III b**, $C_{12}H_{20}O_2$, F. 210—211° (A.–Aceton), durch Zutropfen von $NaBH_4$ zu 9,7 g **I** in A., 4std. Rühren, Stehen über Nacht u. fraktionierte Kristallisation; 0,35 g; daneben Isomeres **III a**, $C_{12}H_{20}O_2$, F. 152—153° (Aceton). — *1-Hydroxy-5.9-dimethyl-$\Delta^{5,10}$-oktalon-(6)* (**IV**), $C_{12}H_{18}O_2$, F. 73—74° (Ae.), a) durch 42½std. Rühren von 2,2 g **III a** mit 9,5 g MnO_2 in Chlf.; 1,2 g; b) durch 4std. Rühren von 0,46 g **III b** mit N-N-Bromacetamid in Bzl.–Pyridin; 0,26 g. *2.4-Dinitrophenylhydrazon*, $C_{18}H_{22}N_4O_5$, F. 216 bis 217° (Essigester). — *trans-1-Hydroxy-5.9-dimethyldekalon-(6)* (**V**), $C_{12}H_{20}O_2$, F. 82 bis 83° (Ae.), a) durch 25 Min. langes Rühren von 4,3 g **IV** mit Li in fl. NH_3; 3,84 g; b) durch Hydrieren von 0,93 g **IV** in Methanol über Pd/$SrCO_3$; 0,5 g. *2.4-Dinitrophenylhydrazon*, $C_{18}H_{24}N_4O_5$, F. 206—207° (A.–Dioxan). — *5.9-Dimethyldekalol-(1)*, Isomeres **VI a**, $C_{12}H_{22}O$, F. 52—53° (Ae.), durch Hydrieren von 2,06 g **III a** in Essigsäure über PtO_2; 0,85 g. — *trans*-**VI c**, $C_{12}H_{22}O$, F. 75—76° (Ae.–Hexan), durch 1std. Erhitzen von 1,88 g **IV** mit Hydrazinhydrat in Diäthylenglykol auf 120°, Zugeben von KOH bei 40° u. 5std. Kochen; 1,6 g. — *cis-5.9-Dimethyldekalindiol-(1.6)* (*cis*-**VII a**), $C_{12}H_{22}O_2$, F. 172—173° (Aceton), durch Hydrieren von **III b** in Essigsäure über PtO_2; daneben **VI a** u. **VI b** (liefert nach Oxydation mit CrO_3 ein *2.4-Dinitrophenylhydrazon*, $C_{18}H_{24}N_4O_4$, F. 175 bis 176°). — Isomeres *trans*-**VII b**, $C_{12}H_{22}O_2$, F. 143—144° (A.), a) neben **V** nach b); 70 mg; b) durch Red. von 0,25 g **V** mit $NaBH_4$; 0,2 g. — *trans-5.9-Dimethyldekalon-(1)*, aus trans-**VI c** u. CrO_3 in wss. Essigsäure; ölig. *2.4-Dinitrophenylhydrazon*, $C_{18}H_{24}N_4O_4$, F. 152 bis 153° (Essigester). *Oxim*, $C_{12}H_{21}NO$, F. 130—131° (A.). — *Isomeres*, ölig, analog aus **VI a**. *2.4-Dinitrophenylhydrazon*, $C_{18}H_{24}N_4O_4$, F. 170—171° (Essigester). *Oxim*, $C_{12}H_{21}NO$, F. 161—162° (A.). H.-E. Toussaint. 2700 □

Untersuchung auf dem Gebiet der Stereochemie cyclischer Verbindungen. 38. Mitt. Stereochemie der Reduktion von 5.9-Dimethyl-1-äthinyl-1-hydroxy-$\Delta^{5,10}$-oktalon-(6) und seinen Derivaten. I. A. Gurwitsch, W. F. Kutscherow und T. W. Iljuchina. (Журнал Общей Химии [J. allg. Chem.] **31** (**93**). 804—10. März 1961.) (Russ.) — 37. vgl. vorst. Referat.

Das durch Rk. von 5.9-Dimethyl-$\Delta^{5,10}$-oktalindion-(1.6) (**I**) mit C_2H_2 zugängliche *1-Äthinyl-1-hydroxy-5.9-dimethyl-$\Delta^{5,10}$-oktalon-(6)* (**II**) läßt sich über Pd/$CaCO_3$ über *1-Vinyl-* (**III**) zu *1-Äthyl-1-hydroxy-5.9-dimethyl-$\Delta^{5,10}$-oktalon-(6)* (**IV**) hydrieren. Im Gegensatz zu den Verhältnissen bei **I** verläuft die Red. von **II** mit Li in fl. NH_3 nicht spezif. u. liefert neben *1-Äthinyl-1-hydroxy-5.9-dimethyldekalon-(6)* (**V**) unter Red. der Ketogruppe auch *1-Äthinyl-5.9-dimethyldekalindiol-(1.6)* (**VI**); aus **III** werden analog *1-Vinyl-1-hydroxy-5.9-dimethyldekalon-(6)* (**VII**) u. *1-Vinyl-5.9-dimethyldekalindiol-(1.6)* (**VIII**) erhalten. Die Zugehörigkeit der Verbb. **V**—**VIII** zu einer einheitlichen Konfigurationsgruppe wird dadurch bestätigt, daß **VII** u. **VIII** auch durch Red. von **V** bzw. **VI** mit $NaBH_4$ erhalten werden. Die katalyt. Hydrierung von **IV** liefert nebeneinander ein *cis-1-Äthyl-1-hydroxy-5.9-dimethyldekalon-(6)* (*cis*-**IX**) u. ein *trans*-**IX**, von denen trans-**IX** allein auch bei der erschöpfenden Hydrierung von **VII** u. **VIII** anfällt. Durch $NaBH_4$ wird **II** streng stereospezif. zu einem *1-Äthinyl-5.9-dimethyl-$\Delta^{5,10}$-oktalindiol-(1.6)* reduziert.

Versuche: *1-Äthinyl-1-hydroxy-5.9-dimethyl-$\Delta^{5,10}$-oktalon-(6)* (**II**), $C_{14}H_{18}O_2$, F. 142,5 bis 143° (Essigester), durch Zutropfen von 16,1 g **I** in äther. Suspension zu Li-Acetylenid in fl. NH_3 unter C_2H_2 bei —70° u. 3std. Rühren; 13 g (Ausbeute). *2.4-Dinitrophenylhydrazon*, $C_{20}H_{22}N_4O_5$, F. 189—190° (Essigester). — *1-Vinyl-1-hydroxy-5.9-dimethyl-Δ^{5}-oktalon-(6)* (**III**), $C_{14}H_{20}O_2$, F. 102,5—103,5° (Aceton–Ae.), durch partielles Hydrieren von 2,32 g **II** in Dioxan über Pd/$CaCO_3$; 2 g. *2.4-Dinitrophenylhydrazon*, $C_{20}H_{24}N_4O_5$, F. 190—191° (Essigester). — *1-Äthyl-1-hydroxy-5.9-dimethyl-$\Delta^{5,10}$-oktalon-(6)* (**IV**), $C_{14}H_{22}O_2$, F. 123—124° (Aceton), durch erschöpfende Hydrierung von 4,2 g **I** in A. über Pd; 3,7 g. *2.4-Dinitrophenylhydrazon*, $C_{20}H_{26}N_4O_5$, F. 194—195° (A.). — *1-Äthinyl-1-hydroxy-5.9-dimethyldekalon-(6)* (**V**), $C_{14}H_{20}O_2$, F. 109—110° (Ae.–PAe.), durch ½std. Rühren von 2 g **II** mit Li in fl. NH_3/Ae.; 0,25 g [*2.4-Dinitrophenylhydrazon*, $C_{20}H_{24}N_4O_5$, F. 197 bis 198°]; daneben 0,32 g *1-Äthinyl-5.9-dimethyldekalindiol-(1.6)* (**VI**), $C_{14}H_{22}O_2$, F. 151 bis 152° (Bzl.–Ae.). — *1-Vinyl-1-hydroxy-5.9-dimethyldekalon-(6)* (**VII**), $C_{14}H_{22}O_2$, F. 85 bis 86° (Ae.), analog **V** aus 3,25 g **III**; 1,4 g (daneben **VIII**). *2.4-Dinitrophenylhydrazon*, $C_{20}H_{26}N_4O_5$, F. 207,5—208,5° (Essigester). — *1-Vinyl-5.9-dimethyldekalindiol-(1.6)* (**VIII**),

$C_{14}H_{24}O_2$, F. 102,5—103,5° (Bzl.-Ae.), durch Red. von **VII** mit $NaBH_4$. *3.5-Dinitrobenzoat*, $C_{21}H_{26}N_2O_7$, F. 185—186° (Aceton). — *trans-1-Äthyl-1-hydroxy-5.9-dimethyldekalon-(6)* (*trans*-**IX**), $C_{14}H_{24}O_2$, F. 102—103° (A.), a) durch Hydrieren von 0,4 g **VII** in A. über Pd; 0,25 g; b) durch erschöpfende Hydrierung von 0,65 g **IV** in Methanol über Pd/$SrCO_3$; 0,24 g neben 0,07 g cis-**IX**; c) neben cis-**IX** durch Hydrieren von **IV** in Essigsäure über Pt. *2.4-Dinitrophenylhydrazon*, $C_{20}H_{28}N_4O_5$, F. 194—195° (Essigester). — *cis*-**IX**, $C_{14}H_{24}O_2$, F. 104—105° (Ae.). *2.4-Dinitrophenylhydrazon*, $C_{20}H_{28}N_4O_5$, F. 203 bis 204° (A.). — *trans-1-Äthyl-5.9-dimethyldekalindiol-(1.6)*, $C_{14}H_{26}O_2$, F. 116—117° (Bzl.-PAe.), a) durch Red. von trans-**IX** mit $NaBH_4$; b) durch erschöpfende Hydrierung von **VI** oder **VIII** in A. über Pt. *3.5-Dinitrobenzoat*, $C_{21}H_{28}N_2O_7$, F. 170,5—171° (A.). — *1-Äthinyl-5.9-dimethyl-$\Delta^{5,10}$-oktalindiol-(1.6)*, $C_{14}H_{20}O_2$, F. 128—129° (Ae.), durch Stehen von 0,33 g **II** mit $NaBH_4$ in A. über Nacht; 0,27 g. — *1-Vinyl-5.9-dimethyl-$\Delta^{5,10}$-oktalindiol-(1.6)*, $C_{14}H_{22}O_2$, F. 118,5—119,5° (Ae.), aus **III** mit $NaBH_4$. — *1-Äthyl-5.9-dimethyl-$\Delta^{5,10}$-oktalindiol-(1.6)*, $C_{14}H_{24}O_2$, F. 139—140° (Aceton), a) aus 1,4 g **IV** mit $NaBH_4$; 1,1 g; b) durch Hydrieren der beiden vorst. Verbb. in A. über Pd. H.-E. TOUSSAINT. 2700 □

Einige Naphthalinderivate mit möglicherweise dem Dibenamin ähnlicher Wirkung. Gianfranco di Paco und Celesio Sonnino Tauro. (Ann. Chimica **48.** 1192—98. Nov. 1958. Pisa, Guidotti e C., Labor. Ric.) (Ital.)

Vff. beschreiben zur Prüfung auf pharmakolog. Wrkg. eine Anzahl von *N.N-Dialkyl-N'-alkyl-N'-[naphthyl-(1)-methyl]-äthylendiaminen* (**A**), die als *Dihydrochloride*, *Dipikrate*, *Dijodmethylate* u. *Dijodäthylate* charakterisiert werden. Die **A** werden entweder dargestellt durch Umsetzung von 1-Chlormethylnaphthalin (**I**) mit N.N-Dialkyl-N'-alkyläthylendiamin oder durch Rk. von **I** mit N-Alkylaminoäthanol, Überführung des *N-Alkyl-N-[naphthyl-(1)-methyl]-β-hydroxyäthylamins* mit $SOCl_2$ in das entsprechende *N-Alkyl-N-[naphthyl-(1)-methyl]-β-chloräthylamin* u. dessen Rk. mit Dialkylaminen.

Versuche: N'-[Naphthyl-(1)-methyl]-äthylendiamine: *N.N.N'-Triäthyl-* (**II**), $C_{19}H_{28}N_2$, Kp.$_{11}$ 187—189°, a) durch Einrühren von 1 Mol **I** in Bzl. in die Suspension von 1 Mol N.N-Diäthyl-N'-äthyläthylendiamin u. K_2CO_3 in Bzl., 5 std. Kochen, Filtrieren u. Dest. im Vakuum; b) durch 24 std. Erhitzen von N-Äthyl-N-[naphthyl-(1)-methyl]-β-chloräthylaminhydrochlorid (**III**) (vgl. GEISSMANN u. HOCHMAN, C. **1953.** 3386) mit $(C_2H_5)_2NH$ in Toluol auf 130° u. Dest. der filtrierten Lösung. *Dihydrochlorid*, $C_{19}H_{30}Cl_2N_2$, F. 126° (A. + Ae.), aus **II** u. äther. HCl; hygroskopisch. *Dipikrat*, $C_{31}H_{34}N_8O_{14}$, F. 140° (A.), aus **II** u. Pikrinsäure in Äthanol. *Dijodmethylat*, $C_{21}H_{34}J_2N_2$, F. 82° (Isopropanol), aus **II** u. CH_3J in Chlf. in der Wärme. *Dijodäthylat*, $C_{23}H_{38}J_2N_2$, F. 128° (Isopropanol), analog mit C_2H_5J. — *N.N-Diäthyl-N'-methyl-*, $C_{18}H_{26}N_2$, Kp.$_{14}$ 205°, a) analog **II** aus **I** u. N.N-Diäthyl-N'-methyläthylendiamin; b) analog **II** aus $(C_2H_5)_2NH$ u. N-Methyl-N-[naphthyl-(1)-methyl]-β-chloräthylaminhydrochlorid (**IV**). *Dihydrochlorid*, $C_{18}H_{28}Cl_2N_2$, F. 195° (A.), mit verd. HCl u. Einengen im Vakuum. *Dipikrat*, $C_{30}H_{32}N_8O_{14}$, F. 177° (A.). *Dijodmethylat*, $C_{20}H_{32}J_2N_2$, F. 120°. *Dijodäthylat*, $C_{22}H_{36}J_2N_2$, F. 124°. — *N.N-Dimethyl-N'-äthyl-*, $C_{17}H_{24}N_2$, Kp.$_{11}$ 208°, a) analog **II** aus **I** u. N.N-Dimethyl-N'-äthyläthylendiamin; b) analog **II** aus $(CH_3)_2NH$ u. **III**. *Dihydrochlorid*, $C_{17}H_{26}Cl_2N_2$, F. 216° (A.). *Dipikrat*, $C_{29}H_{30}N_8O_{14}$, F. 191° (A.). *Dijodmethylat*, $C_{19}H_{30}J_2N_2$, F. 125° (Aceton). *Dijodäthylat*, $C_{21}H_{34}J_2N_2$, F. 113° (Aceton). — *N.N.N'-Trimethyl-*, $C_{16}H_{22}N_2$, Kp.$_{12}$ 195°, a) analog **II** aus **I** u. N.N.N'-Trimethyläthylendiamin; b) aus $(CH_3)_2NH$ u. **IV**. *Dihydrochlorid*, $C_{16}H_{24}Cl_2N_2$, F. 234° (A.). *Dipikrat*, $C_{28}H_{28}N_8O_{16}$, F. 217° (A.). *Dijodmethylat*, $C_{18}H_{28}J_2N_2$, F. 153° (Isopropanol). *Dijodäthylat*, $C_{20}H_{32}J_2N_2$, F. 114° (Isopropanol). G. PLATZER. 2700 □

Kondensation zwischen Benzolkohlenwasserstoffen und einigen substituierten Cyclohexenderivaten. Jean Colonge und Henri Daunis. (Bull. Soc. chim. France **1961.** 2238—41. Dez. Lyon, Fac. des Sci., Chim. organ.; École Supér. de Chim. Ind.) (Franz.)

FRIEDEL-CRAFTS-Rk. von 1-Cyan-2-chlorcyclohexan (**I**) mit Bzl. in Ggw. von $AlCl_3$ liefert *4-Phenyl-1-cyancyclohexan* (**II**), mit Toluol bzw. p-Xylol die entsprechende *4-p-Tolyl-* bzw. *4-p-Xylylverbindung*. **II** wird über den *Butylester* in die *freie Säure* übergeführt. Cyclohexen-(1)-carbonsäurechlorid (**IV**) gibt mit Bzl. in Ggw. von $AlCl_3$ *1.2.3.4.10.11-Hexahydrofluorenon* (**III**), mit Toluol, p-Xylol bzw. m-Xylol die entsprechende *6-Methyl-*, *5.8-Dimethyl-* bzw. *6.8-Dimethyl-Verbindung*. Durch Erhitzen mit S werden vorst. Hexahydrofluorenone in die *Fluorenone* übergeführt. CLEMMENSEN-Red. von **III** gibt *1.2.3.4.10.11-Hexahydrofluoren*.

Versuche: *1-Cyancyclohexen-(1)*, Kp.$_{11}$ 74°, aus 1-Acetoxy-1-cyancyclohexan durch Pyrolyse über Glaswolle bei 550°; D_4^{25} 0,944, n_D^{25} 1,4768; 90% (Ausbeute). — *2-Chlor-1-cyancyclohexan* (**I**), $C_7H_{10}ClN$, Kp.$_{11,5}$ 118—120°, aus vorst. Verb. mit HCl; D_4^{25} 1,107, n_D^{25} 1,4828. — *Cyclohexen-(1)-carbonsäure*, $C_7H_{10}O_2$, Kp.$_5$ 117—118°, F. 35°, aus vorvorst. Verb. durch Erhitzen mit konz. H_3PO_4 auf 150° (6 Std.); 75%. *Chlorid* (**IV**), Kp.$_{13}$ 85—88°, mit $SOCl_2$; 95%. *Butylester*, $C_{11}H_{18}O_2$, Kp.$_{11,5}$ 116—117°, aus nachst. Verb. mit 85% ig. KOH in Butanol bei 20° (8 Std.); D.$_4^{25}$ 0,979, n_D^{25} 1,4700; 77%. — *2-Chlorcyclohexancarbonsäurebutylester*, $C_{11}H_{19}ClO_2$, Kp.$_{12}$ 135—138°, aus **I** in Butanol u. HCl-Gas bei —5° u. 48std. Stehenlassen bei 0° sowie 2std. Erwärmen mit wss. Na_2CO_3 auf 50—60°; D.$_4^{25}$ 1,050, n_D^{25} 1,4668; 80%. — 4-Aryl-1-cyancyclohexane, aus dem entsprechenden aromat. KW-Stoff bei 5—15° in Ggw. von $AlCl_3$ durch Zutropfen von **I** (45 Min.), 1std. Rühren bei 0° u. 1std. Kochen: *4-Phenyl-* (**II**), $C_{13}H_{15}N$, Kp.$_5$ 138°, aus Bzl.; D.$_4^{25}$ 1,027, n_D^{25} 1,5335; 76%. — *4-p-Tolyl-*, $C_{14}H_{17}N$, Kp.$_5$ 154—156°, aus Toluol; D.$_4^{25}$ 1,004, n_D^{25} 1,5320; violette Fluorescenz; 75%. — *4-p-Xylyl-*, $C_{15}H_{19}N$, Kp.$_4$ 155—158°, aus p-Xylol; D.$_4^{25}$ 1,007, n_D^{25} 1,5350; 64%. — *4-Phenylcyclohexancarbonsäure*, $C_{13}H_{16}O_2$, F. 201—202° (A.), aus dem Butylester mit alkohol. KOH. *Butylester*, Kp.$_4$ 158—164°, aus **II** in mit HCl gesätt. Butanol bei 0° (2 Tage) u. Erhitzen mit wss. K_2CO_3 auf 60° (2 Std.). — Alkyl-1.2.3.4.10.11-hexahydrofluorenone, aus dem entsprechenden aromat. KW-Stoff u. $AlCl_3$ bei —5 bis +15° durch Zutropfen von **IV**, 1std. Kochen u. Zers. mit verd. HCl: *Unsubstituiert* (**III**), $C_{13}H_{14}O$, Kp.$_4$ 135°, F. 41,5—42° (PAe.), aus Bzl.; 75%. *Semicarbazon*, F. 215° (A.). *2.4-Dinitrophenylhydrazon*, $C_{19}H_{18}N_4O_4$, F. 189°, aus Äthylacetat orangefarben. — *6-Methyl-*, $C_{14}H_{16}O$, Kp.$_3$ 132—135°, aus Toluol; D.$_4^{25}$ 1,078, n_D^{25} 1,5688; 80%. *Semicarbazon*, $C_{15}H_{19}N_3O$, F. 219—220° (A.). *2.4-Dinitrophenylhydrazon*, $C_{20}H_{20}N_4O_4$, F. 190,5°, orangefarben aus Äthylacetat. — *5.8-Dimethyl-*, $C_{15}H_{18}O$, Kp.$_3$ 149—154°, F. 84° (PAe.), aus p-Xylol; 82%. *2.4-Dinitrophenylhydrazon*, $C_{21}H_{22}N_4O_4$, F. 205—206° (Äthylacetat). — *6.8-Dimethyl-*, $C_{15}H_{18}O$, F. 47,5° (PAe.), aus m-Xylol; 85%. *2.4-Dinitrophenylhydrazon*, $C_{21}H_{22}$·N_4O_4, F. 189°, carminfarben aus Äthylacetat. — Alkylfluorenone, aus den vorst. Hexahydrofluorenonen u. S durch Erhitzen auf 250° (4 Std.): *Unsubstituiert*, $C_{13}H_8O$, F. 81,5°, gelb; 58%. — *3-Methyl-*, $C_{14}H_{10}O$, F. 65°, aus A. gelb; 66%; daneben Spuren von *1-Methylfluorenon*. — *1.4-Dimethyl-*, $C_{15}H_{12}O$, F. 88—89°, gelb; 75%. — *1.3-Dimethyl-*, $C_{15}H_{12}O$, F. 110°, gelb; 62%. — *1.2.3.4.10.11-Hexahydrofluoren*, $C_{13}H_{16}$, Kp.$_{3,4}$ 93 bis 96°, aus **III** durch Kochen mit amalgiertem Zn in verd. HCl (9 Std.); D.$_4^{25}$ 0,998, n_D^{25} 1,5500; 72%. H. Gleinig. 2750□

Untersuchungen über Phenanthrenderivate. 3. Mitt. **Synthese von 2-Methoxy-5.6-methylendioxyphenanthren und 2-Methoxy-6.7-methylendioxyphenanthren.** Hideaki Shirai und Noriichi Oda. (Chem. pharmac. Bull. [Tokyo] **8.** 727—31. Aug. 1960. Nagoya City, Univ., Pharmac. School.) (Engl.) — 2. vgl. C. **1960. 3212**.

Durch Kondens. von 2-Nitro-5-methoxybenzaldehyd mit den Na-Salzen von 6-Bromhomopiperonylsäure oder Homopiperonylsäure entstehen über mehrere Zwischenprodd. *2-Methoxy-5.6-methylendioxyphenanthren* bzw. *2-Methoxy-6.7-methylendioxyphenanthren*. Die IR-Spektren der Verbb. sind angegeben.

Versuche: *trans-α-[3.4-Methylendioxyphenyl]-2-nitro-5-methoxyzimtsäure* (**I**), $C_{17}H_{13}NO_7$, F. 175°, durch 7std. Erhitzen von 6 g Na-Homopiperonylat, 5,4 g 2-Nitro-5-methoxybenzaldehyd u. Acetanhydrid auf 110°, Erwärmen mit W., Eindampfen im Vakuum u. Extrahieren mit 5% ig. NH_4OH; aus A. gelbe Prismen; 4,1 g (Ausbeute). *cis-Isomeres*, $C_{17}H_{13}NO_7$, F. 188—189°, aus der Mutterlauge der trans-Verb.; gelbe Nadeln; 0,03 g; daneben *trans-2-Nitro-5-methoxyzimtsäure*, F. 229°; Nadeln. — *trans-α-[3.4-Methylendioxyphenyl]-2-amino-5-methoxyzimtsäure* (**II**), $C_{17}H_{15}NO_5$, F. 248° (Zers.), durch Zugabe von 1,4 g **I** in 5% ig. NH_4OH zu $FeSO_4 \cdot 7\,H_2O$ in W./28% ig. NH_4OH u. 20 Min. langes Erhitzen auf 100°; aus A. Prismen; 1,1 g. — *3-[3.4-Methylendioxyphenyl]-6-methoxycarbostyril*, $C_{17}H_{13}NO_4$, F. 280—282°, a) durch Zugabe von 0,05 g des vorvorst. cis-Isomeren in 5% ig. NH_4OH zu $FeSO_4 \cdot 7\,H_2O$ in W./28% ig. NH_4OH u. 20 Min. langes Erhitzen auf 100°; aus A. Platten; 0,03 g; b) durch 10std. Kochen von 0,1 g von **II** in abs. A.; 0,06 g. — *Verb. $C_{39}H_{28}N_2O_{10}$*, F. 226° (Zers.), durch Diazotieren von 1 g **II** in Methanol mit 20% ig. H_2SO_4 u. n-$NaNO_2$ bei 0°, ½ std. Stehen bei 0°, Verdünnen mit W., Versetzen mit Cu u. Erhitzen auf 100°; aus A. gelbe Prismen; 0,3 g. — *3-[3.4-Methylendioxyphenyl]-6-methoxy-3.4-dihydrocarbostyril*, $C_{17}H_{15}NO_4$, F. 202°, a) durch 10 Min. langes Hydrieren von 0,34 g **I** in A. an Pd/Kohle bei 1 at; aus A. Nadeln; 0,22 g; b) durch 2std. Hydrieren von 0,1 g Bis-{2-[β-carboxy-β-(3.4-methylendioxyphenyl)-äthenyl]-4-methoxyphenyl}-hydrazin in A. an Pd/Kohle bei 1 at; 0,06 g. — *2-Methoxy-6.7-methylendioxyphenanthren-9-carbonsäure*, $C_{17}H_{12}O_5$, F. 237—238° (Zers.), durch Diazotieren von 1 g **II** in A. mit 20% ig. H_2SO_4 u. n-$NaNO_2$-Lsg. bei 0°, ½ std. Stehen, Versetzen mit W., NaH_2PO_4 u. Cu-Pulver u. Erwärmen; aus A. Prismen; 0,24 g; daneben *α-[3.4-Methylendioxyphenyl]-3-methoxyzimtsäure*, F. 203—204°; Nadeln. — *2-Methoxy-6.7-methylendioxyphenanthren*, $C_{16}H_{12}O_3$, F. 178°, durch 10 Min. langes Erhitzen von 0,2 g vorst. Verb. mit Cu in Chinolin auf 180—200°, 20 Min. langes Erhitzen auf 250 bis

260° u. Reinigen durch Chromatographie an Al_2O_3; aus A. Prismen; 0,02 g. *Pikrat*, F. 139—141° (Zers.); aus A. rote Nadeln. — *trans-α-[2-Brom-4.5-methylendioxyphenyl]-2-nitro-5-methoxyzimtsäure*, $C_{17}H_{12}BrNO_7$, F. 198—199°, analog I aus 0,9 g 2-Nitro-5-methoxybenzaldehyd u. 1,4 g Na-6-Bromhomopiperonylat mit Acetanhydrid; aus A. Platten, die beim vorsichtigen Umkristallisieren gelbe Prismen vom F. 203° geben; 0,9 g. — *trans-α-[2-Brom-4.5-methylendioxyphenyl]-2-amino-5-methoxyzimtsäure*, $C_{17}H_{14}\cdot BrNO_5$, F. 229—230° (Zers.), aus 1 g vorst. Verb. mit 28%ig. NH_4OH u. $FeSO_4\cdot 7H_2O$; aus A. gelbe Prismen; 0,8 g. — *3-[2-Brom-4.5-methylendioxyphenyl]-6-methoxycarbostyril*, $C_{17}H_{12}BrNO_4$, F. 265°, aus 0,1 g vorst. Verb. in abs. A.; aus A. Nadeln; 0,06 g. — *1-Brom-3.4-methylendioxy-7-methoxyphenanthren-10-carbonsäure*, durch Diazotieren von 0,5 g vorvorst. Verb. in A. mit 20%ig. H_2SO_4 u. n-$NaNO_2$-Lsg. bei 0°, ½ std. Stehen, Zugabe von W. u. Cu-Pulver u. Erwärmen; 0,2 g. — *2-Methoxy-5.6-methylendioxyphenanthren-9-carbonsäure*, $C_{17}H_{12}O_5$, F. 232—235°, durch 24std. Kochen von 0,1 g vorst. Verb. mit Zn in n-NaOH /A.(3:1); aus A. Prismen; 0,04 g. — *2-Methoxy-5.6-methylendioxyphenanthren*, $C_{16}H_{12}O_3$, F. 130—131°, durch Erhitzen von 0,04 g vorst. Verb. mit Cu-Pulver in Chinolin; Prismen; 0,01 g. P. GOLINSKE. 2850□

Untersuchungen in der Reihe des Bicyclo-[2.2.2]-octans. Jean Colonge und Richard Vuillemet. (Bull. Soc. chim. France **1961**. 2235—38. Dez. Lyon, École Supér. de Chim. Ind.; Fac. des Sci., Chim. organ.) (Franz.)

WOLF-KISHNER-Red. von 4-Alkyl-4-acylheptandisäuren (**A**) liefert die entsprechenden *4.4-Dialkyldisäuren*, die in Ggw. von Acetanhydrid zu *1.1-Dialkylcyclohexanonen-(4)* cyclodehydratisiert werden. Analog werden aus den **A** *1-Alkyl-1-acylcyclohexanone-(4)* erhalten. 1-Alkyl-1-acetylcyclohexanone-(4) liefern unter dem Einfl. von Alkalien unter innermolekularer Ketalisierung *1-Alkylbicyclo-[2.2.2]-octanol-(4)-one-(2)*, in Ggw. von Säuren u. Alkoholen werden bei der gleichen Rk. *1-Alkyl-4-alkoxybicyclo-[2.2.2]-octanone-(2)* erhalten.

Versuche: γ.γ-Dialkyl-(aryl)-pimelinsäuren, aus den entsprechenden **A** in Diäthylenglykol mit 85%ig. Hydrazinhydrat in Ggw. von 85%ig. KOH durch 1½ std. Kochen u. 4std. Erhitzen auf 220—225°: *γ-Methyl-γ-äthyl-*, $C_{10}H_{18}O_4$, F. 115° (W.); 81% (Ausbeute). — *γ.γ-Diäthyl-*, $C_{11}H_{20}O_4$, F. 126° (verd. A.); 82%. — *γ-Äthyl-γ-phenyl-*, $C_{15}H_{20}O_4$, F. 164° (verd. A.); 83%. — *γ-Methyl-γ-benzyl-*, $C_{15}H_{20}O_4$, F. 144°; 84%. — 1.1-Dialkyl-(aryl)-cyclohexanone-(4), aus der entsprechenden γ.γ-Dialkylpimelinsäure durch Dest. mit Acetanhydrid bei 250°: *1-Methyl-1-äthyl-*, $C_9H_{16}O$, Kp.$_{14}$ 90°, D.$_4^{25}$ 0,960, n_D^{25} 1,445; 65%. *Semicarbazon*, $C_{10}H_{19}N_3O$, F. 196°. — *1.1-Diäthyl-*, $C_{10}H_{18}O$, Kp.$_{18}$ 104°, D.$_4^{25}$ 0,928, n_D^{25} 1,463; 60%. *Semicarbazon*, $C_{11}H_{21}N_3O$, F. 202°. — *1-Äthyl-1-phenyl-*, $C_{14}H_{18}O$, F. 50°, Kp.$_{20}$ 174°; 30%. *Semicarbazon*, $C_{15}H_{21}\cdot N_3O$, F. 205°. — 1-Alkyl-(aryl)-1-acylcyclohexanone-(4), aus den entsprechenden Alkyl-γ-acylpimelinsäuren wie vorst.: *1-Methyl-1-acetyl-* (**III**), $C_9H_{14}O_2$, Kp.$_{15}$ 133°, D.$_4^{25}$ 1,040, n_D^{25} 1,470. *Monosemicarbazon*, $C_{10}H_{17}N_3O_2$, F. 173° (A.). — *1-Äthyl-1-acetyl-*, $C_{10}H_{16}O_2$, Kp.$_{18}$ 144°, D.$_4^{25}$ 1,032, n_D^{25} 1,475; 80%. *Monosemicarbazon*, $C_{11}H_{19}N_3O_2$, F. 170° (A.). — *1-Phenyl-1-acetyl-*, $C_{14}H_{16}O_2$, F. 78°, Kp.$_2$ 163—165°; 60%. *Monosemicarbazon*, $C_{15}H_{19}N_3O_2$, F. 211—220°. — *1-Methyl-1-benzoyl-*, $C_{14}H_{16}O_2$, Kp.$_2$ 157°, D.$_4^{25}$ 1,105, n_D^{25} 1,5465; 47%. *Monosemicarbazon*, $C_{15}H_{19}N_3O_2$, F. 170° (A.). — 1-Alkylbicyclo-[2.2.2]-octanol-(4)-one-(2), aus dem entsprechenden 1-Acetyl-1-alkylcyclohexanon-(4) u. wss. KOH durch 4std. Kochen: *1-Methyl-* (I), $C_9H_{14}O_2$, Kp.$_{18}$ 147°, F. 60° (PAe.); 50%. *Semicarbazon*, $C_{10}H_{17}N_3O_2$, F. 235—243°. — *1-Äthyl-* (II), $C_{10}H_{16}O_2$, Kp.$_{16}$ 157°, F. 50°; 73%. *Semicarbazon*, $C_{11}H_{19}N_3O_2$, F. 215—220°. — *1-Phenyl-*, $C_{14}H_{16}O_2$, F. 183° (verd. A.), in A.; 80%. *Semicarbazon*, $C_{15}H_{19}N_3O_2$, F. 273°. — A-Alkyl-(Aryl)-4-alkoxybicyclo-[2.2.2]-octanone-(2): *1-Methyl-4-äthoxy-*, $C_{11}H_{18}O_2$, Kp.$_{15}$ 115°, aus **III** in sd., mit HCl gesätt. A.; D.$_4^{25}$ 1,025, n_D^{25} 1,472; 34%; daneben **I**. *Semicarbazon*, $C_{12}H_{21}N_3O_2$, F. 240—245° (A.). — *1-Äthyl-4-äthoxy-*, $C_{12}H_{20}O_2$, Kp.$_{16}$ 136°, analog vorst. Verb.; D.$_4^{25}$ 1,019, n_D^{25} 1,4772; 51%; daneben **II**. *Semicarbazon*, $C_{13}H_{23}N_3O_2$, F. 223°. — *1-Äthyl-4-methoxy-*, $C_{11}H_{18}O_2$, Kp.$_{15}$ 133°, in Methanol; D.$_4^{25}$ 1,039, n_D^{25} 1,4825; 46%. *Semicarbazon*, $C_{12}H_{21}N_3O_2$, F. 228°. — *1-Phenyl-4-äthoxy-*, $C_{16}H_{20}O_2$, F. 88° (A.); 70%. *Semicarbazon*, $C_{17}H_{23}N_3O_2$, F. 220—225°. — 1-Alkyl(Aryl)-bicyclo-[2.2.2]-octandiole-(2.4), aus dem entsprechenden Ketol in A. durch Hydrieren über RANEY-Ni: *1-Methyl-*, $C_9H_{16}O_2$, F. 150° (Bzl.); 85%. — *1-Äthyl-*, $C_{10}H_{18}O_2$, F. 95° (Bzl.–PAe.); 78%. — *1-Phenyl-*, $C_{14}H_{18}O_2$, F. 184° (A.); 90%. H. GLEINIG. 2950□

Über die Reaktion von Cyanessigsäure mit Chinonen. H. Junek. (Mh. Chem. **91**. 479—83. 1960. Graz, Univ., Med.-chem. Inst.; Pregl-Labor.) (Dt.)

Durch schwaches Erhitzen von p-Benzochinon (I) mit Cyanessigsäure (II) in wss. Lsg. bei Abwesenheit von Alkalien entsteht unter CO_2-Entw. ein schwarzes Prod., vermutlich *5.7.12.14-Tetrahydropentacentrichinon-(1.4;6.13;8.11)* (**III**), das infolge Enolisierung der 6- u. 13ständigen Ketogruppe mit *6.13-Dihydro-6.13-dihydroxypentacendichinon-(1.4;8.11)* im Gleichgewicht steht. Als Nebenprod. wird chromatograph. *Hydrochinon* (**X**) erhalten, **I** dient also auch als H-Acceptor. Die Rk. besteht in einer Addition von **II** an **I** unter Bldg. von *2.5-Bis-[α-Cyancarboxymethyl]-hydrochinon*, das unter Abspaltung von CO_2 u. der CN-Gruppen (als HCN ?) zu **III** weiterreagiert. Reduzierende Acetylierung von **III** oder Red. von **III**-Diacetat (**IV**) liefert *5.6.7.12.13.14-Hexahydro-6.13-diacetoxypentacendichinon-(1.4;8.11)*, das an der Luft leicht zu **IV** oxydiert wird. Durch Zn-Staub-Dest. oder -Schmelze konnte **III** nicht zur Pentacenstufe red. werden. **III** bildet eine gelbbraune Küpe u. zieht auf Baumwolle mit rotvioletter Farbe auf. Es ist in Aceton u. Dioxan mit tiefroter Farbe lösl., die Farbe schlägt bei Zugabe von Alkalien bei pH 7—8 über Violett nach Blau um. Bei Rk. von Toluchinon, Trimethylchinon (**V**) oder Naphthochinon (**VI**) mit **II** bzw. **I** mit Butyl- oder Cyclopentylcyanessigsäure wurden keine krist. Prodd. erhalten. Das aus Propylcyanessigsäure u. **I** erhaltene Rk.-Gemisch enthält geringe Menge **III**. Aus **I** u. Malonsäuredinitril (**VII**) entsteht ohne Zusatz von NH_4OH *2.5-Bis-[dicyanmethyl]-hydrochinon*, **V**, **VI** u. 2-Methylnaphthochinon (**VIII**) reagieren analog.

Versuche: *5.7.12.14-Tetrahydropentacentrichinon-(1.4;6.13;8.11)* (**III**), $C_{22}H_{12}O_6$, F. >350°, a) durch 3 Min. langes Erhitzen von 4,3 g **I** in W./Aceton mit **II** in W. auf 100°; schwarze glänzende Nadeln; 0,5 g (Ausbeute); daneben *Hydrochinon* [**X**; F. 172°, durch Eindunsten der Mutterlauge, Chromatographie an Al_2O_3 in Eisessig/Methanol/Äther (1:4:4), Eindampfen u. Sublimieren; Nadeln]; b) analog a) durch $^1/_4$std. Erhitzen in Abwesenheit von Aceton auf 100°; 1,6 g; daneben **X**. — *6.13-Dihydro-6.13-diacetoxypentacendichinon-(1.4;8.11)* (**IV**), $C_{26}H_{16}O_8$, F. 324°, durch 1std. Kochen von 0,5 g **III** in Acetanhydrid u. Na-Acetat u. Zers. mit W.; aus Nitrobenzol violette Nadeln; 0,4 g. — *6.13-Dihydro-6.13-dibenzoyloxypentacendichinon-(1.4;8.11)*, $C_{36}H_{20}O_8$, F. 317°, durch 10 Min. langes Schütteln von 0,5 g **III** in 4n NaOH mit Benzoylchlorid; aus Nitrobenzol bräunlichviolette Platten; 0,4 g. — *5.6.7.12.13.14-Hexahydro-6.13-diacetoxypentacenchinon-(1.4;8.11)*, $C_{26}H_{20}O_8$, F. 280°, a) durch ½std. Kochen von 0,5 g **III** mit Zn-Staub u. Na-Acetat in Acetanhydrid u. Zers. mit W.; aus Dioxan gelbe Prismen; 0,3 g; b) durch $^1/_4$std. Kochen von 0,2 g **IV** mit Zn-Staub in Eisessig u. Zers. mit W.; 0,15 g. — *2.3.9.10-Tetrabrom-5.7.12.14-tetrahydropentacentrichinon-(1.4;6.13;8.11)* (**IX**), $C_{22}H_8Br_4O_6$, F. >350°, durch 15std. Rk. von 0,5 g **III** mit Br_2; aus Nitrobenzol goldglänzende Plättchen; 0,6 g. *Diacetat*, $C_{26}H_{12}Br_4O_8$, F. >350°, durch $^1/_4$std. Kochen von 0,4 g **IX** u. Na-Acetat in Acetanhydrid u. Zers. mit W.; aus Nitrobenzol glänzende rote Plättchen; 0,4 g. — *2.3.5-Trimethyl-6-dicyanmethylhydrochinon*, $C_{12}H_{12}N_2O_2$, F. 258°, durch 1std. Erhitzen von 1,5 g **V** mit 1,3 g **VII** in W. auf 100°; aus Nitrobenzol gelbliche, flache Spieße; 0,2 g. — *2-Dicyanmethylnaphthohydrochinon-(1.4)*, $C_{13}H_8N_2O_2$, F. 270° (Zers.), durch ½std. Erhitzen von 1,6 g **VI** in Aceton mit 1,3 g **VII** in W. auf 100°; aus Nitrobenzol flache Spieße; 0,8 g. — *2-Methyl-3-dicyanmethylnaphthohydrochinon-(1.4)*, $C_{14}H_{10}N_2O_2$, F. 255—257°, durch 3std. Kochen von 1,7 g **VIII** mit 1,3 g **VII** in W. u. Eindunsten; aus Nitrobenzol braune Spieße; 0,8 g. W. Liebscher. 2950□

Hypotensive Verbindungen. 7. Mitt. **Azabicyclo-[3.2.0]-heptanderivate.** Leonard M. Rice und Charles H. Grogan. (J. org. Chemistry **22.** 1100—03. 17/9. 1957. Washington, D.C., Georgetown Univ., Med. Center, Dep. of Pathology.) (Engl.) — 6. vgl. C. **1958.** 9782; 9. vgl. C. **1961.** 10935.

Eine Anzahl *N-Alkyl-* u. *N-Dialkylaminoalkyl-3-azabicyclo-[3.2.0]-heptandione-(2.4)* werden durch Rk. der entsprechenden Amine mit cis-1.2-Cyclobutandicarbonsäureanhydrid zu den entsprechenden *Amidsäuren* u. Cyclisierung in der Hitze dargestellt. Anschließende $LiAlH_4$-Red. ergibt die analogen *N-substituierten 3-Azabicyclo-[3.2.0]-heptane*, die als *Hydrochloride* u. *Dimethojodide* auf ihre hypotensive Wrkg. i.v. am Hund untersucht wurden. Lediglich die Dimethojodide zeigen Wrkg., am stärksten ist *N*-[γ-Dimethylaminopropyl]-3-azabicyclo-[3.2.0]-heptandimethojodid.

Versuche: 3-Azabicyclo-[3.2.0]-heptandione-(2.4): *N-n-Butyl-* (**I**), $C_{10}H_{15}\cdot NO_2$, Kp.$_{0,3}$ 85—92°, durch Zufügen von n-$C_4H_9NH_2$ im Überschuß unter Kühlen zu cis-1.2-Cyclobutandicarbonsäureanhydrid, 2std. Erhitzen im Ölbad auf 160—180° u. Vakuum-Dest.; n_D^{20} 1,4878; 80% (Ausbeute). — *N-Methyl-*, $C_7H_9NO_2$, Kp.$_{14}$ 123 bis 127°, F. 47,5—48,5°. — *N-Äthyl-*, $C_8H_{11}NO_2$, F. 46—47°, Kp.$_{0,7}$ 82—84°. — *N-n-Propyl-*, $C_9H_{13}NO_2$, Kp.$_{0,3}$ 72—74°, F. 31—31,5°. — *N-n-Amyl-*, $C_{11}H_{17}NO_2$, Kp.$_{0,3}$ 87—92°; n_D^{20} 1,4860. — *N-n-Hexyl-*, $C_{12}H_{19}NO_2$, Kp.$_{0,3}$ 102—108°; n_D^{20} 1,4844. — *N-n-Heptyl-*, $C_{13}H_{21}NO_2$, Kp.$_{0,1}$ 100—105°; n_D^{20} 1,4825. — *N-n-Octyl-*, $C_{14}H_{23}NO_2$, Kp.$_{0,1}$ 110—113°; n_D^{20} 1,4814. — *N-n-Nonyl-*, $C_{15}H_{25}NO_2$, Kp.$_{0,2}$ 118—122°; n_D^{20} 1,4805. — *N-n-Decyl-*, $C_{16}H_{27}NO_2$, Kp.$_{0,3}$ 135—139°; n_D^{20} 1,4807. — *N-n-Hexadecyl-*, $C_{22}H_{39}NO_2$, Kp.$_{0,04}$ 160 bis 165°, F. 53—54°. — *N-[β-Dimethylaminoäthyl]-*, $C_{10}H_{16}N_2O_2$, $Kp._{0,08}$ 86—94° n_D^{20} 1,4938. *Hydrochlorid*, $C_{10}H_{17}ClN_2O_2$, F. 204—205°. *Methojodid*, $C_{11}H_{19}JN_2O_2$, F. 259—260°. — *N-Diäthylaminoäthyl-*, $C_{12}H_{20}N_2O_2$, $Kp._{0,2}$ 93—100°; n_D^{20} 1,4910. *Hydrochlorid*, $C_{12}H_{21}ClN_2O_2$, F. 204—205°. *Methojodid*, $C_{13}H_{23}JN_2O_2$, F. 125—126°. — *N-[γ-Dimethylaminopropyl]-*, $C_{11}H_{18}N_2O_2$, $Kp._{0,2}$ 87—97°; n_D^{20} 1,4942. *Hydrochorid*, $C_{11}H_{19}ClN_2O_2$, F. 238—239°. *Methojodid*, $C_{12}H_{21}JN_2O_2$, F. 258—259°. — *N-[γ-Diäthylaminopropyl]-*, $C_{13}H_{22}N_2O_2$, $Kp._{0,1}$ 100—103°; n_D^{20} 1,4918. *Hydrochlorid*, $C_{13}H_{23}ClN_2O_2$, F. 148—149°. *Methojodid*, $C_{14}H_{25}JN_2O_2$, F. 184—184,5°. — *N-[γ-Morpholinopropyl]-*, $C_{13}H_{20}N_2O_3$, $Kp._{0,3}$ 150—155°; n_D^{20} 1,5130. *Hydrochlorid*, $C_{13}H_{21}ClN_2O_3$, F. 185—186°. *Methojodid*, $C_{14}H_{23}JN_2O_3$, F. 239,5—240°. — 3-Azabicyclo-[3.2.0]-heptane: *N-Butyl-*, $C_{10}H_{19}N$, $Kp._{75}$ 112—115°, aus I u. $LiAlH_4$ in Ae., Zers. mit W. u. Dest.; n_D^{20} 1,4599; 85%. *Hydrochlorid*, $C_{10}H_{20}ClN$, F. 208—209°. *Methojodid*, $C_{11}H_{22}JN$, F. 189 bis 190°. *Pikrat*, $C_{16}H_{22}N_4O_7$, F. 102—103°. — *N-Methyl-*, $C_7H_{13}N$, Kp. 123—133°; n_D^{20} 1,4583. *Hydrochlorid*, $C_7H_{14}ClN$, F. 167—168°. *Methojodid*, $C_8H_{16}JN$, F. 197—198°. *Pikrat*, $C_{13}H_{16}N_4O_7$, F. 178—179°. — *N-n-Hexyl-*, $C_{12}H_{23}N$, $Kp._{15}$ 100—105°; n_D^{20} 1,4672. *Hydrochlorid*, $C_{12}H_{24}ClN$, F. 170—171,5°. *Methojodid*, $C_{13}H_{26}JN$, F. 101—102°. *Pikrat*, $C_{18}H_{26}N_4O_7$, F. 62—63,5°. — *N-n-Decyl-*, $C_{16}H_{31}N$, $Kp._2$ 117—125°; n_D^{20} 1,4648. *Hydrochlorid*, $C_{16}H_{32}ClN$, F. 161—162°. *Methojodid*, $C_{17}H_{34}JN$, F. 146—147°. — *N-[β-Dimethylaminoäthyl]-*, $C_{10}H_{20}N_2$, $Kp._{0,3}$ 38—44°; n_D^{20} 1,4766. *Dihydrochlorid*, $C_{10}H_{22}Cl_2N_2$, F. >305°. *Dimethojodid*, $C_{12}H_{26}J_2N_2$, F. 219—221°. — *N-[β-Diäthylaminoäthyl]-*, $C_{12}H_{24}N_2$, $Kp._{0,8}$ 64—65°; n_D^{20} 1,4717. *Dihydrochlorid*, $C_{12}H_{26}Cl_2N_2$, F. 215—216°. *Dimethojodid*, $C_{16}H_{30}J_2N_2$, F. 230—231°. — *N-[γ-Dimethylaminopropyl]-*, $C_{11}H_{22}N_2$, $Kp._{0,3}$ 53—55°; n_D^{20} 1,4702. *Dihydrochlorid*, $C_{11}H_{24}Cl_2N_2$, F. 264—265°. *Dimethojodid*, $C_{13}H_{28}J_2N_2$, F. 242—243°. — *N-[γ-Diäthylaminopropyl]-*, $C_{13}H_{26}N_2$, $Kp._{0,7}$ 75—77°; n_D^{20} 1,4696. *Dihydrochlorid*, $C_{13}H_{28}Cl_2N_2$, F. 191—192°. *Dimethojodid*, $C_{15}H_{32}J_2N_2$, F. 189—190°. — *N-[γ-Morpholinopropyl]-*, $C_{13}H_{24}N_2O$, $Kp._{0,2}$ 84—86°; n_D^{20} 1,4935. — *Dihydrochlorid*, $C_{13}H_{26}Cl_2N_2O$, F. 271—272°. *Dimethojodid*, $C_{15}H_{30}J_2N_2O$, F. 230—231°. — *3-Azabicyclo-[3.2.0]-heptadion-(2.4)*, $C_6H_7NO_2$, F. 134,5—135° (W.), durch Kochen von cis-1.2-Cyclobutandicarbonsäure in 10%ig. wss. NH_4OH bis zur Trockne u. Erhitzen auf 240°. H. Lehwald. 3081 □

Die Struktur des dimeren Skatols. Neue Reaktionen von Indolinderivaten. Giancarlo Berti, Antonio Da Settimo und Domenico Segnini. (Tetrahedron Letters [London] **1960.** Nr. 26. 13—17. Dez. Pisa, Italy, Univ., Inst. of Pharmac. Chem.) (Engl.)

Diskatol (I) erhält nebenstehende Struktur. Bei der Ozonisierung von I in Äthylacetat entsteht ein *Diozonid* (II), $C_{18}H_{16}N_2O_6$, F. 160°; 22% (Ausbeute). I gibt ein in Alkali unlösl. *Ditosyl-Deriv.* (F. 193°) u. reagiert mit CH_3J zum quatern. *Dimethojodid* ($C_{20}H_{24}J_2N_2$, F. 204—206°). **II** setzt sich durch Behandlung mit Essigsäure oder H_2SO_4 in Tetrahydrofuran zu *Oxalsäure-bis-[2-acetyl]-anilid* ($C_{18}H_{16}N_2O_4$, F. 267—270°) um, das andererseits durch Rk. von o-Aminoacetophenon mit Oxalylchlorid erhalten wird. *2.2'-Diskatyl* ($C_{18}H_{16}N_2$, F. 162—163°), das offenbar als Zwischenstufe bei der Ozonisierung von I durchlaufen wird, läßt sich leicht durch Dehydrieren von I mit Chloranil in Bzl. darstellen. Ozonisierung von *Monoacetyldiskatol* gibt ein instabiles *Ozonid*, das durch Hydrieren an Pd *N-Acetyldihydroskatol-2-carbonsäure-2'-acetylanilid* ($C_{20}H_{20}N_2O_3$, F. 126—127°; 70%) liefert. Durch HCl-Hydrolyse entsteht daraus *o-Aminoacetophenonhydrochlorid* u. *Dihydroskatol-2-carbonsäurehydrochloridhydrat* (**III**; $C_{10}H_{11}\cdot NO_2\cdot HCl\cdot H_2O$, F. 122°). Wird **III** im Vakuum auf 80° erhitzt, entsteht *Dihydroskatol-2-carbonsäure* (**IV**; $C_{10}H_{11}NO_2$, F. 154—156°). Beim Stehen von **III** oder **IV** in Aceton bei Raum-Temp. bildet sich *Skatol-2-carbonsäure* (F. 163—165°), die andererseits durch Rk. von Skatol mit Na u. CO_2 dargestellt werden kann. G. Teege. 3081 □

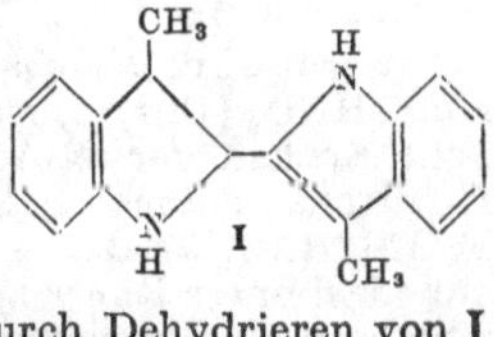

I

Über einige neue heterocyclische Säureamide. Silvana Fatutta. (Ann. Chimica **48.** 672—80. Aug./Sept. 1958. Trieste, Univ., Ist. di Chim.) (Ital.)

Vf. beschreibt *Amide* der *Pyrazolcarbonsäure-(5)*, *5-Methylisoxazolcarbonsäure-(3)* (**III**), *3-Methylisoxazolcarbonsäure-(5)* (**IV**), *Isonicotinsäure* (**V**) u. der *Brenzschleimsäure* (**VI**), die in der Säureamidgruppe durch β-Diäthylaminoäthyl- oder β-Morpholinoäthylreste substituiert sind. *Pyrazolcarbonsäure-(5)-[β-diäthylaminoäthylamid]* u. *-[β-morpholinoäthylamid]* werden durch Umsetzung von 4.9-Diketo-4H.9H-dipyrazolo-[1.5:a; 1'.5':d]-pyrazin (**VII**; vgl. Musante u. Pino, Gazz. chim. ital. **77.** [1947.] 205) mit β-Diäthylaminoäthylamin (I) bzw. β-Morpholinoäthylamin (II) erhalten. Aus den Methylestern von **III** u. **IV** entstehen mit **I** bzw. **II** entsprechend *5-Methylisoxazolcarbonsäure-(3)-[β-diäthylaminoäthylamid]* u. *-[β-morpholinoäthylamid]* bzw. *3-Methylisoxazolcarbonsäure-*

(5)-[β-diäthylaminoäthylamid] u. *-[β-morpholinoäthylamid]*. Analog liefert **V**-Äthylester mit **I** u. **II** *Isonicotinsäure-[β-diäthylaminoäthylamid]* u. *-[β-morpholinoäthylamid]*. **VI**-Äthylester gibt mit **II** *Brenzschleimsäure-[β-morpholinoäthylamid]*. Die synthetisierten Verbb. werden als *Pikrate, Hydrochloride* oder *Jodmethylate* charakterisiert.

Versuche: *Pyrazolcarbonsäure-(5), β-Diäthylaminoäthylamid*, $C_{10}H_{18}N_4O$, F. 70° (Ae.; Nadeln), durch Zugabe von **VII** zu **I** in großem Überschuß, 24std. Aufbewahren u. Einengen; *Pikrat*, $C_{16}H_{21}N_7O_8$, F. 165° (A.; gelbe Nadeln). *β-Morpholinoäthylamid*, $C_{10}H_{16}N_4O_2$, F. 120—121° (A.; Nadeln), aus **VII** u. **II** wie vorst.; *Dipikrat*, $C_{22}H_{22}N_{10}O_{16}$, F. 182° (A.). — *5-Methylisoxazolcarbonsäure-(3), β-Diäthylaminoäthylamid*, $C_{11}H_{19}N_3O_2$, F. 35° (Ae.), durch 3std. Kochen von **III**-Methylester mit überschüssigem **I**, Eindampfen im Vakuum u. Aufbewahren des öligen Rückstandes im H_2SO_4-Exsiccator bis zur Kristallisation. *β-Morpholinoäthylamid*, $C_{11}H_{17}N_3O_3$, F. 98—100° (A.; Nadeln), wie vorst. mit **II**; *Pikrat*, $C_{17}H_{20}N_6O_{10}$, F. 165° (A.; gelbe Nadeln); *Dihydrochlorid*, $C_{11}H_{17}\cdot N_3O_3\cdot 2\,HCl$, F. 118—120°, durch Einleiten von HCl in die äther. Lsg. des Amids. — *3-Methylisoxazolcarbonsäure-(5), β-Diäthylaminoäthylamid*, $C_{11}H_{19}N_3O_2$, F. 41° (Ae.), wie vorst. aus **IV**-Methylester u. **I**. *β-Morpholinoäthylamid*, $C_{11}H_{17}N_3O_3$, F. 85—87° (A.; Nadeln), aus **IV**-Methylester u. **II**. — *Isonicotinsäure, β-Diäthylaminoäthylamid*, $C_{12}H_{19}N_3O$, Kp.₃ 172°, durch 3std. Kochen von **V**-Äthylester mit überschüssigem **I**, Eindampfen u. fraktionierte Dest. des Rückstandes; *Pikrat*, $C_{18}H_{22}N_6O_8$, F. 160—162° (A.; gelbe Nadeln); *Dihydrochlorid*, $C_{12}H_{19}N_3O\cdot 2\,HCl$, F. 194—196° (A. + Ae.). *β-Morpholinoäthylamid*, $C_{12}H_{17}N_3O_2$, F. 85—87° (A.), durch 3std. Kochen von **V**-Äthylester u. **II**, Eindampfen u. Verreiben des Rückstandes mit PAe.; *Pikrat*, $C_{18}H_{20}N_6O_9$, F. 170 bis 172° (A.; gelbe Nadeln); *Jodmethylat*, $C_{12}H_{17}N_3O_2\cdot CH_3J$, F. 233—234°, durch 2std. Kochen des Amids mit CH_3J in CH_3OH; *Dihydrochlorid*, $C_{12}H_{17}N_3O_2\cdot 2\,HCl$, F. 200 bis 201°. — *Brenzschleimsäure-[β-morpholinoäthylamid]*, $C_{11}H_{16}N_2O_3$, F. 79—81° (A.), durch 3std. Kochen von **VI**-Äthylester mit überschüssigem **II**, Eindampfen u. Aufnehmen des Rückstandes in wenig Petroläther. H. KNIESZ. 3100□

Über die Nitrierung von 3(5)-Phenylpyrazol. Dea Dal Monte Casoni. (Ann. Chimica **48.** 783—87. Okt. 1958. Bologna, Univ., Ist. di Chim. ind.) (Ital.) — Vgl. C. **1959.** 2396 u. C. **1960.** 13678.

Einw. von konz. HNO_3 auf 3(5)-Phenylpyrazol (**I**) in Acetanhydrid führt zu einem Gemisch von 2 Verbb., die sich durch fraktionierte Kristallisation aus A. trennen lassen, nämlich zu einem *N-Acetyl-Deriv.* des *3(5)-[p-Nitrophenyl]-pyrazols* (**II**), das durch saure Verseifung in **II** übergeht, u. zu einem *N-Nitro-Deriv.* von **I**, das sich durch H_2SO_4 in **II** umlagern läßt, u. das man auch durch Erwärmen von **I**-Nitrat in Acetanhydrid gewinnen kann. Führt man die Nitrierung von **I** statt in Acetanhydrid in H_2SO_4 durch, so entsteht **II**.

Versuche: *3(5)-[p-Nitrophenyl]-pyrazol* (**II**), F. 192° (A.), a) durch Zutropfen von konz. HNO_3 (D. 1,52) zu **I** in konz. H_2SO_4 unterhalb von 0° u. Gießen auf Eis; b) durch 2std. Kochen von N-Acetyl-**II** mit verd. HCl in A.; c) durch mehrstd. Stehen von N-Nitro-**I** in konz. H_2SO_4, Gießen in W. u. Absaugen. *N-Acetyl-Deriv.*, $C_{11}H_9N_3O_3$, F. 154° (A.), a) durch langsames Zutropfen von HNO_3/Acetanhydrid zu **I** in Acetanhydrid unter Rühren bei 0—5°, 8—10std. Stehen, Gießen unter Rühren in Eiswasser, Absaugen nach mehreren Std., Lösen in heißem A. u. Absaugen des bei 50° auskrist. Nd.; b) durch Rühren von **II** in Acetanhydrid. — *N-Nitro-3(5)-phenylpyrazol*, $C_9H_7N_3O_2$, F. 122°, a) wie vorst. nach a) aus dem Filtrat; b) durch 8std. Stehen von **I**-Nitrat mit Acetanhydrid u. Absaugen; aus CH_3OH Prismen; 40% (Ausbeute). — *3(5)-Phenylpyrazolnitrat*, $C_9H_8N_2\cdot HNO_3$, F. 128°, durch Zugabe von HNO_3 (D. 1,52) zu **I** in $CH_3\cdot COOH$ unter Kühlen; 100%. H. KNIESZ. 3122□

Einige Derivate des 5-[β-Methylpropyl]-hydantoins. Gianfranco di Paco und Renato Selleri. (Ann. Chimica **48.** 1199—1204. Nov. 1958. Pisa, Guidotti e C., Labor. Ric.) (Ital.)

3-[β-Dialkylaminoäthyl]-5-[β-methylpropyl]-hydantoine (**A**) entstehen entweder aus 5-[β-Methylpropyl]-hydantoin (**I**) u. β-Dialkylaminoäthylchloriden (**B**) in Ggw. von $NaNH_2$ oder durch Kondens. von Leucin (**III**) mit N-Dialkylaminoäthylharnstoffen. **I** geht mit Br_2 in Chlf. in *5-[α-Brom-β-methylpropyliden]-hydantoin* über, das mit den **B** *3-[β-Dialkylaminoäthyl]-5-[α-brom-β-methylpropyliden]-hydantoine* (**C**) bildet. **A** u. **C** spalten beim Erhitzen mit konz. KOH die Seitenkette als *N.N-Dialkyläthylendiamin* ab, wodurch bewiesen wird, daß der β-Dialkylaminoalkylrest an einem N-Atom des Hydantoingerüstes haftet. Als 2. Spaltstück wird **III** erhalten.

Versuche: Hydantoine: *5-[β-Methylpropyl]-* (**I**), $C_7H_{12}N_2O_2$, F. 210° (W.), durch Erwärmen von Harnstoff mit Leucin (**III**) auf 145° bis zur Beendigung der NH_3-Entw., Abkühlen u. Ausziehen mit sd. Wasser. — *3-[β-Diäthylaminoäthyl]-5-[β-methylpropyl]-*

(II), $C_{13}H_{25}N_3O_2$, F. 84° (PAe.), a) durch Kochen von äquimol. Mengen I u. β-Diäthylaminoäthylchlorid (VI) in Toluol in Ggw. von $NaNH_2$, Einengen der filtrierten Lsg. im Vakuum, Aufnehmen des Rückstandes in HCl, Neutralisation der kongosauren, filtrierten Lsg. mit $NaHCO_3$, Extraktion mit Chlf. u. Einengen; b) durch 8std. Erhitzen von III u. N-Diäthylaminoäthylharnstoff (vgl. C. **1958.** 2692) auf 150°, Aufnehmen des abgekühlten Rk.-Prod. in verd. HCl, Neutralisation der sauren Lsg. mit $NaHCO_3$ u. Chlf.-Extraktion. — *3-[β-Dimethylaminoäthyl]-5-[β-methylpropyl]-*, $C_{11}H_{21}N_3O_2$, F. 96° (PAe.; Nadeln), aus I, β-Dimethylaminoäthylchlorid (IV) u. $NaNH_2$ analog II nach a). — *5-[α-Brom-β-methylpropyliden]-* (V), $C_7H_9BrN_2O_2$, F. 250—253° (A.), aus I u. Br_2 in sd. Chlf. u. Abkühlen. — *3-[β-Dimethylaminoäthyl]-5-[α-brom-β-methylpropyliden]-*, $C_{11}H_{18}\cdot BrN_3O_2$, F. 148—149° (A.), durch 5std. Kochen u. Rühren von V, IV u. $NaNH_2$ in Toluol, Filtrieren u. Einengen. — *3-[β-Diäthylaminoäthyl]-5-[α-brom-β-methylpropyliden]-*, $C_{13}H_{22}BrN_3O_2$, F. 91—92° (PAe.), wie vorst. aus V, VI u. $NaNH_2$. — *N.N-Diäthyläthylendiamin, Pikrat*, F. 208—210°, a) durch 8std. Erhitzen von II mit 66%ig. KOH auf 180°, Verdünnen mit W., Behandeln mit verd. HCl, Eindampfen im Vakuum, Erhitzen mit konz. KOH u. Fällen mit Pikrinsäure; b) analog aus vorst. Verbindung.

G. Platzer. 3122 □

Synthese und Pharmakologie einiger 3.5-di- und trisubstituierter Hydantoine. K. Schlögl, F. Wessely, O. Kraupp und H. Stormann. (J. med. pharmac. Chem. **4.** 231—58. 8/9. 1961. Wien, Univ., Organ.-chem. u. pharmakolog. Inst.) (Dt.)

Ca. 50 *3.5-di-* u. *trisubstituierte Hydantoine*, die im allg. in 5-Stellung einen Phenylring tragen u. durch Variation des 3-Substituenten unter Beibehaltung ihrer antikonvulsiven Wrkg. gute Wasserlöslichkeit erhalten sollten, wurden nach 3 Meth. hergestellt: a) Einführung eines Substituenten an $N_{(3)}$; b) Umwandlung eines geeigneten Substituenten an $N_{(3)}$; c) Ringschluß-Rk. mit geeigneten offenkettigen α-Ureidosäuren, die sich über Isocyanate oder durch Umlagerung von N-Carbobenzoxypeptiden erhalten lassen. So wurden Vertreter folgender Verbb. dargestellt u. auf ihre antikonvulsive Wrkg. untersucht: *Hydantoin-3-essigsäure-Derivv.* (E), *3-Amino-*, *3-Aminoalkyl-* (F), *3-[β-Hydroxyäthyl]-* (G), *3-[Hydroxymethyl]-hydantoine* (H) u. *N-[β-Hydroxyäthyl]-hydantoinsäuren* (J). Als unwirksam erwiesen sich die E u. J, als wenig wirksam die F; von den G verbinden bes. die *5-Methyl-5-phenyl-* u. *5-Äthyl-5-phenyl-Derivv.* gute Löslichkeit mit einer dem Mesantoin (I) vergleichbaren Wirksamkeit, u. 2—3mal wirksamer als I sind die 5.5-disubstituierten H.

Versuche (mit Rosemarie Stvrteczky): *5-Methyl-5-phenylhydantoin-3-essigsäure*, $C_{12}H_{12}N_2O_4$, F. 168—171° (A.-W.), durch 4std. Verseifen des Esters mit wss. NaOH; 78% (Ausbeute). *Äthylester*, $C_{14}H_{16}N_2O_4$, F. 88—91° (A.-Ae.-PAe.), durch Erhitzen der alkohol. Lsg. des Na-Salzes von 5-Methyl-5-phenylhydantoin mit Bromessigester; 95%. *β-Hydroxyäthylamid*, $C_{14}H_{17}N_3O_4$, F. 176—178° (Methanol-Ae.), durch mehrstd. Stehen des Säurechlorids mit Colamin in Tetrahydrofuran (THF); 71%. Analog: *5-Äthyl-5-phenylhydantoin-3-essigsäure*, $C_{13}H_{14}N_2O_4\cdot H_2O$, F. 90° (Methanol/W.); 90%. *Methylester*, $C_{14}H_{16}N_2O_4$, F. 95—98° (Methanol/W.); 92%. *Äthylester*, $C_{15}H_{18}N_2O_4$, F. 121—123° (A./W.); 60%. *Chlorid*, $C_{13}H_{13}ClN_2O_3$, F. 117—123° (Bzl./PAe.); 90%. *β-Hydroxyäthylamid*, $C_{15}H_{19}N_3O_4$, F. 118—120° (Methanol/Ae.); 70%. *Hydrazid* (II)·*Benzal-Deriv.*, $C_{20}H_{20}N_4O_3$, F. 272—275° (A.); 85%. — *5.5-Diphenylhydantoin-3-essigsäure. Diäthylamid*, $C_{21}H_{23}N_3O_3$, F. 186—189° (A.); 87%. *β-Hydroxyäthylamid*, $C_{19}H_{19}\cdot N_3O_4$, F. 230—232° (Methanol); 93%. *4-[5.5-Diphenylhydantoyl-(3)-methyl]-semicarbazon*, $C_{34}H_{29}N_7O_6$, F. 233—237° (A.), aus dem Azid durch Diazotieren u. Erhitzen in Propanol; 45%. — *3-[β-Dimethylaminoäthyl]-5-phenylhydantoin*, $C_{13}H_{17}N_3O_2$, F. 160—163° (Methanol), durch mehrstd. Rk. von 5-Phenylhydantoin mit β-Dimethylaminoäthylbromidhydrobromid in A. in Ggw. von Na-Äthylat; 50%. — Analog: *-5-methyl-5-phenylhydantoin*, $C_{14}H_{19}N_3O_2$, F. 130—133° (A.-W.); 75%. — *-5.5-diphenylhydantoin*, $C_{19}H_{21}\cdot N_3O_2$, F. 170—173° (Methanol-W.); 73%. — *3-[β-Diäthylaminoäthyl]-5-phenylhydantoin*, $C_{15}H_{21}N_3O_2$, F. 56—59° (Methanol-Ae.-PAe.), aus β-Diäthylaminoäthylchloridhydrochlorid in wss.-alkohol. NaOH; 50%. — *-5-methyl-5-phenylhydantoin*, $C_{16}H_{23}N_3O_2$, F. 104—105° (A.-W.); 77%. — *-5-äthyl-5-phenylhydantoin*, $C_{17}H_{25}N_3O_2$, F. 49—52° (A.-Ae.); 79%. — *-5.5-diphenylhydantoin*, $C_{21}H_{25}N_3O_2$, F. 118—120° (A.-W.); 92%. — *N-Carbobenzoxy-C-propargylglycinmethylester*, $C_{14}H_{15}NO_4$, F. 49—51° (Ae./PAe.), aus der Säure mit CH_2N_2; 90%. — *5-Propargyl-3-aminohydantoin*, $C_6H_7N_3O_2$, F. 168—173° (A.), aus vorst. Verb. über das *Dihydrazid* ($C_6H_{11}N_5O_2$, F. 137—139°; 82%) u. dessen Ringschluß durch ½ std. Kochen in wss. Lsg.; 40%. — *5-Methyl-3-[5-nitrofurfurylidenamino]-hydantoin*, $C_9H_8N_4O_5$, F. 184—186° (Methanol), aus 5-Methyl-3-aminohydantoin u. 5-Nitrofurfurol durch 2std. Kochen in A.; 77%. — *C-Phenyl-N-[p-acetylaminophenylsulfonylhydrazinocarbonyl]-glycinäthylester*, $C_{19}H_{22}N_4O_6S$, F. 133—136° (Methanol/W.), aus α-Isocyanatophenylessigsäureäthylester (III) u. N-Acetylsulfanilsäurehydrazid durch

1 std. Kochen in Dioxan. — *5-Phenyl-3-[4-aminobenzolsulfonylamino]-hydantoin*, $C_{15}H_{14}$·N_4O_4S, F. 246—248° (Eisessig/W.), aus vorst. Verb. durch $^1/_4$std. Kochen in HCl/Eisessig; 60%. — *C-Phenyl-N-[p-sulfamoylphenylcarbamoyl]-glycinäthylester*, F. 172 bis 173° (A./W.), aus **III** u. Sulfanilamid in Aceton; 95%. — *5-Phenyl-3-[4-sulfamoylphenyl]-hydantoin*, $C_{15}H_{13}N_3O_4S$, F. 264—267° (Eisessig/W.), aus vorst. Verb.; 79%. — *5-Äthyl-5-phenyl-3-[carbäthoxyaminomethyl]-hydantoin*, $C_{15}H_{19}N_3O_4$, F. 160—162° (Methanol/W.), durch Diazotieren von **II** u. 2std. Kochen des *Azids* in A.; 70%. — *N-[Benzylcarbamoyl]-methylphenylglycinäthylester*, $C_{19}H_{22}N_2O_3$, F. 131—133° (Ae./PAe.), durch 1std. Einleiten von Phosgen in die Toluol-Lsg. von Phenyläthylaminoessigsäureäthylesterhydrochlorid, Einengen u. Rk. mit Benzylamin in THF. — *N-[Benzylcarbamoyl]-äthylphenylglycinäthylester*, $C_{20}H_{24}N_2O_3$, F. 106—108° (A./Ae./PAe.), analog vorst. Verbindung. — *5-Methyl-5-phenyl-3-benzylhydantoin*, F. 143—147°, durch Erhitzen vorvorst. Verb. in konz. HCl–Eisessig. — *5-Äthyl-5-phenyl-3-benzylhydantoin*, F. 137 bis 141°, analog vorst. Verbindung. — *N-Carbobenzoxyglycin-β-hydroxyäthylamid*, F. 113 bis 115° (Essigester), aus dem Ester u. Äthanolamin durch 2std. Erhitzen in A.; 60%. — *N-Carbobenzoxyphenylglycin-β-hydroxyäthylamid*, $C_{18}H_{20}N_2O_4$, F. 163—165° (CH_2Cl_2/PAe.), analog vorst. Verb.; 30%. — *N-Carbobenzoxyphenylmethylglycin*, F. 83—88°. — *N-Carbobenzoxyphenyläthylglycin*, F. 98—103°. — 3-[β-Hydroxyäthyl]-hydantoine, a) aus dem Na-Salz des entsprechenden Hydantoins u. überschüssigem Äthylenchlorhydrin durch 3—4std. Erhitzen im Wasserbad (Meth. **A**); b) durch Red. des entsprechenden Hydantoin-3-essigsäurechlorids mit $NaBH_4$ (Meth. **B**); c) durch Rk. entsprechender N-Carbonylglycinester mit Aminoäthanol u. Ringschluß der erhaltenen Harnstoff-Derivv. durch Dest. (Meth. **C**); d) aus den N-Carbobenzoxyglycin-β-hydroxyäthylamiden u. Aminoäthanol durch Behandlung mit Lauge u. anschließend mit Säure (Meth. **D**): *5-Benzyl-* (**IV**), $C_{12}H_{14}N_2O_3$, F. 121—124° (Methanol/Ae./PAe.), a) nach **A**; 50%; b) nach **B**; 97%. — *5-Phenyl-* (**V**), $C_{11}H_{12}N_2O_3$, F. 93—95° (A./Ae./PAe.), a) nach **A**; 66%; b) nach **C**; 53%; c) nach **D**; 65%. — *5-Methyl-5-phenyl-* (**VI**), $C_{12}H_{14}N_2O_3$, F. 81 bis 84° (CH_2Cl_2/PAe.), a) nach **A**; 60%; b) nach **C**; 62%; c) nach **D**; 70%. — *5-Äthyl-5-phenyl-* (**VII**), $C_{13}H_{16}N_2O_3$, F. 108—109° (Methanol/Ae.), a) nach **A**; 70%; b) nach **B**; 25%; c) nach **C**; 73%; d) nach **D**; 80%. — *5.5-Diphenyl-*, $C_{17}H_{16}N_2O_3$, F. 184—186° (Methanol/Ae./PAe.), nach **A**; 50%. — *5-Methyl-5-p-fluorphenyl-*, $C_{12}H_{13}FN_2O_3$, F. 140 bis 144° (Methanol/W.), nach **A**; 70%. — *5-Äthyl-5-p-fluorphenyl-*, $C_{13}H_{15}FN_2O_3$, F. 94 bis 97° (Methanol/W.), nach **A**; 71%. — *5-Methyl-5-p-chlorphenyl-*, $C_{12}H_{13}ClN_2O_3$, F. 120—125° (Methanol/W.), nach **A**; 76%. — *5-Äthyl-5-p-chlorphenyl-*, $C_{13}H_{15}ClN_2O_3$, F. 116—119° (Methanol/W.), nach **A**; 72%. — *5-Methlyl-5-p-bromphenyl-*, $C_{12}H_{13}BrN_2O_3$, F. 126—129° (Methanol/W.), nach **A**; 54%. — *5-Äthyl-5-p-bromphenyl-*, $C_{13}H_{15}BrN_2O_3$, F. 108—111° (Methanol/W.), nach **A**; 55%. — *3-[β-Hydroxyäthyl]-hydantoin*, $C_5H_8N_2O_3$, F. 102—104° (A./Ae.), nach **D**; 60%. — Substituierte N-[β-Hydroxyäthyl]-hydantoinsäuren, durch 2std. Erhitzen des entsprechenden Hydantoins mit wss.-alkohol. NaOH; 40—60%: *Methylphenyl-*, $C_{12}H_{16}N_2O_4$, F. 143—147° (Essigester). — *Äthylphenyl-*, $C_{13}H_{18}N_2O_4$, F. 153—156° (Methanol/Ae./PAe.). — *Methyl-p-fluorphenyl-*, $C_{12}H_{15}FN_2O_4$, F. 136—139° (Methanol/W.). — *Äthyl-p-fluorphenyl-*, $C_{13}H_{17}FN_2O_4$, F. 143—145° (Methanol/Ae./PAe.). — *Methyl-p-chlorphenyl-*, $C_{12}H_{15}ClN_2O_4$, F. 155 bis 157° (Essigester). — *Äthyl-p-chlorphenyl-*, $C_{13}H_{17}ClN_2O_4$, F. 144—146° (Methanol/Ae./PAe.). — *Äthyl-p-bromphenyl-*, $C_{13}H_{17}BrN_2O_4$, F. 155—157° (Methanol/Ae./PAe.). — Substituierte Hydantoine: *5-Benzyl-3-[β-chloräthyl]-*, $C_{12}H_{13}ClN_2O_2$, F. 140—141° (CH_2Cl_2–PAe.), aus **IV** durch 1std. Rk. mit $SOCl_2$ in Chlf. in Ggw. von Pyridin bei Zimmer-Temp.; 55%. — *5-Phenyl-3-[β-chloräthyl]-*, $C_{11}H_{11}ClN_2O_2$, F. 107—109° (Methanol/W.), analog vorst. Verb. aus **V**; 52%. — *5-Methyl-5-phenyl-3-[β-chlorcarboxyäthyl]-* (**VIII**), $C_{13}H_{13}ClN_2O_4$, F. 107—111°, durch Rk. von **VI** mit Phosgen in THF; 90%. — *5-Äthyl-5-phenyl-3-[β-chlorcarboxyäthyl]-* (**IX**), $C_{14}H_{15}ClN_2O_4$, F. 109—113°, analog vorst. Verb. aus **VII**; 88%. — *5-Methyl-5-phenyl-3-[β-carbamoyloxyäthyl]-*, $C_{13}H_{15}N_3O_4$, F. 146—149° (Methanol/W.), aus **VIII** u. konz. NH_4OH; 75%. — *5-Äthyl-5-phenyl-3-[β-carbamoyloxyäthyl]-*, $C_{14}H_{17}N_3O_4$, F. 127—129° (Methanol/W.), analog vorst. Verb. aus **IX**; 65%. — *5-Methyl-5-phenyl-3-[β-phenylcarbamoyloxyäthyl]-*, $C_{19}H_{19}$·N_3O_4, F. 130—132° (Methanol/W.), a) aus **VIII** u. Anilin in THF; 78%; b) aus **VI** u. Phenylisocyanat. — *5-Äthyl-5-phenyl-3-[β-phenylcarbamoyloxyäthyl]-*, $C_{20}H_{21}N_3O_4$, F. 146 bis 148° (Methanol/W.), analog vorst. Verb. a) aus **IX**; 69%; b) aus **VII**. — *5-Methyl-5-phenyl-3-[β-(β-hydroxyäthylcarbamoyloxy)-äthyl]-*, $C_{15}H_{19}N_3O_5$, F. 104—106° (Methanol/Ae./PAe.), aus **VIII** u. Aminoäthanol; 83%. — *5-Methyl-5-phenyl-3-[β-(N.N-diäthylcarbamoyloxy)-äthyl]-*, $C_{17}H_{23}N_3O_4$, F. 93—95° (Methanol/W.), aus **VIII** u. Diäthylamin; 91%. — *5-Äthyl-5-phenyl-3-[β-morpholinocarboxyäthyl]-*, $C_{18}H_{23}N_3O_5$, F. 116—118° (Methanol/W.), aus **IX** u. Morpholin; 81%. — 5-substituierte 3-[Hydroxymethyl]-hydantoine, durch Kochen von in 3-Stellung unsubstituierten Hydantoinen mit wss.

CH_2O, aus Methanol/CH_2Cl_2/PAe.: *5-Phenyl-*, $C_{10}H_{10}N_2O_3$, F. 128—134°; 62%. — *5-Äthyl-5-phenyl-*, $C_{12}H_{14}N_2O_3$, F. 132—140°; 67%. — *5-Methyl-5-phenyl-*, $C_{11}H_{12}N_2O_3$, F. 137—145°; 66%. — *5-Methyl-5-phenyl-3-[chlormethyl]-hydantoin*, $C_{11}H_{11}ClN_2O_2$, F. 118—126°, aus vorst. Verb. u. PCl_5 in Chlf.; 60%. — *3.5-Dimethyl-5-phenylhydantoin*, aus vorst. Verb. durch Hydrierung mit Pd/$CaCO_3$ in Essigester; 30%.

W. HOLLAND. 3122□

Untersuchungen in der Imidazolreihe. 8. Mitt. **Synthese einiger Imidazol- und Imidazolo-[2.1:b]-thiazolcarbonsäuren.** P. M. Kotschergin. (Журнал Общей Химии [J. allg. Chem.] **30**(92). 1529—36. Mai 1960. Chem.-pharmazeut. Allunions-Ordshonikidse-Forschungsinst.) (Russ.) — 7. vgl. C. **1958**. 2131.

Die Kondens. von N-Formylglycinäthylester (I) mit Ameisensäuremethylester (II) u. KSCN liefert *2-Mercaptoimidazol-5-carbonsäure* (**III**)*-äthylester*. Dieser geht bei der H_2O_2-Oxydation in das entsprechende *Disulfid*, bei der Oxydation mit HNO_3 in *Imidazol-5-carbonsäure* (**IV**)*-äthylester* über. Aus **III**-Methylester u. Bromacetaldehyd (**V**) wird *4-Hydroxyimidazolo-[2'.1':2.3]-thiazolin-5'-carbonsäuremethylester* (*3-Hydroxyimidazolo-[2.1:b]-thiazolin-5-carbonsäuremethylester*) u. aus diesem durch Wasser-Abspaltung *Imidazolo-[2'.1':2.3]-thiazol-5'-carbonsäure* (**VI**)*-methylester* erhalten. Durch Kondens. von **III**-Äthylester mit Chloraceton (**VII**), 3-Chlorbutanon-(2) (**VIII**), 3-Chlorpentandion-(2.4) (**IX**) u. *α-Bromacetophenon* (**X**) werden die entsprechenden *S-Ketoalkylderivv.* erhalten. Diese liefern beim Ringschluß *Imidazolo-[2'.1:2.3]-thiazol-5'-carbonsäureäthylester*, die in 4- bzw. 5-Stellung durch Alkyl(Aryl)- bzw. Acylreste substituiert sind.

Versuche: *Glycinäthylesterhydrochlorid*, F. 144°, man leitet in die Suspension von 300 g Glycin in 1700 ml abs. A. 18—20 Std. lang bei 0° HCl ein u. kocht 1 Std.; 99,6% (Ausbeute). — *Glycinmethylesterhydrochlorid*, F. 175°, analog vorst. Verb.; 94,6—97,1%. — *N-Formylglycinäthylester* (**I**), $Kp._{12}$ 142—144°, $Kp._{18}$ 156—157°, nach JONES [1949]; 73—80%. — *2-Mercaptoimidazol-5-carbonsäure* (**III**), $C_4H_4N_2O_2S$, F. 228—229° (Zers.; W., dann A.), man erhitzt 10 g **III**-Äthylester oder **III**-Methylester u. 20 ml 24% ig. NaOH 1 Std. auf dem sd. Wasserbad u. säuert an; Prismen; 87,2% bzw. 85%. *Na-Salz*, $C_4H_3 \cdot NaNaO_2S$. *Äthylester*, F. 184,5—185,5° (A.), nach JONES [1949]; Prismen. *Methylester*, $C_5H_6N_2O_2S$, F. 182—183° (A.), man gibt zu 10,8 g Na-Methylat unter Ae. bei —15° 24,2 g **I** u. 33 g **II**, rührt 1 Std., läßt über Nacht bei —20° stehen, löst den Nd. in 100 ml W., versetzt unter Kühlen mit 34,4 ml 36% ig. HCl u. 20,7 g KSCN u. erhitzt 2 Std. auf 70°; Plättchen; 51,6%. — *Bis-[5-Carbäthoxyimidazolyl-(2)]-disulfid*, $C_{12}H_{14}N_4O_4S_2$, F. 199—200° (Zers.; A.), a) man gibt zur Suspension von 1 g **III**-Äthylester in 10 ml W. 1 Tropfen konz. H_2SO_4 u. 3,5 ml 12,6% ig. H_2O_2; 75%; b) man gibt zu 1 g **III**-Äthylester in 20 ml A. 3,5 ml 12,6% ig. H_2O_2 u. kocht 25 Min.; 50%. — *Imidazol-5-carbonsäure* (**IV**), $C_4H_4N_2O_2$, Zers. bei 250—265°, nach JONES [1949]; aus W. Nadeln, aus A. Prismen. *Äthylester*, F. 162° (Äthylacetat–A.). — *4-Hydroxyimidazolo-[2'.1':2.3]-thiazolin-5'-carbonsäuremethylester*, $C_7H_8N_2O_3S$, F. 172—174° (Zers.; A.), man kocht α.β-Dibromdiäthyläther u. 15 ml W. einige Min., läßt abkühlen, gibt zum entstandenen **V** 2,8 g **III**-Methylester u. erwärmt ½ Std. auf 50—55°; Nadeln; 73,5%. — *Imidazolo-[2'.1':2.3]-thiazol-5'-carbonsäure* (**VI**), *Methylester*, $C_7H_6N_2O_2S$, F. 151—152° (A.), man gibt zu 4,2 g vorst. Verb. 10 ml $POCl_3$ u. kocht 5 Min.; 55%. *Methylesterhydrochlorid*, F. 161—162° (Zers.; A.), $C_7H_7ClN_2O_2S$. *Methylesterpikrat*, $C_{13}H_9N_5O_9S$, F. 178—179°; aus A. gelbe Nadeln. *Hydrazid*, $C_6H_6N_4OS$, F. 215—216° (Zers.; A.), man läßt 1,8 g **VI**-Methylester, 10 ml W. u. 0,6 g 85% ig. Hydrazinhydrat einige Zeit stehen; Nadeln; 90%. — *2-[Acetonylmercapto]-imidazol-5-carbonsäureäthylester*, $C_9H_{12}N_2O_3S$, F. 110—111° (W.), aus nachst. Hydrochlorid mit $NaHCO_3$; Prismen. *Hydrochlorid*, $C_9H_{13}ClN_2O_3S$, F. 150—151° (Dichloräthan), durch 5 Min. langes Kochen von 1,98 g **VII** u. 3,65 g **III**-Äthylester in 15 ml A.; Plättchen; 98%. — *4-Methylimidazolo-[2'.1':2.3]-thiazol-5'-carbonsäureäthylester*, $C_9H_{10}N_2O_2S$, F. 116—117° (Wasser–A.), a) durch ½ std. Erhitzen von 3,5 g vorst. Hydrochlorids zu 20 ml konz. H_2SO_4 auf 55—60°; Prismen; 81%; b) man kocht 5,6 g **III**-Äthylester u. 3 g **VII** in 15 ml Butanol 1 Std. u. 20 Min. u. zers. mit $NaHCO_3$. — *4.5-Dimethylimidazolo-[2'.1':2.3]-thiazol-5'-carbonsäureäthylester*, man kocht 3,7 g **III**-Äthylester u. 2,3 g **VIII** in 28 ml A. 2 Std. lang, dampft im Vakuum ein, erhitzt das verbleibende Hydrochlorid mit 15 ml $POCl_3$ ½ Std. lang auf 100° u. dann 10 Min. zum Sieden; hellbraunes, nichtkristallisierendes Öl. *Pikrat*, $C_{16}H_{15}N_5O_9S$, F. 155,5—156,5° (A.). — *2-[Pentandion-(2.4)-yl-(3)-mercapto]-imidazol-5-carbonsäureäthylester*, $C_{11}H_{14} \cdot N_2O_4S$, F. 193—194° (A.), man kocht 4,8 g **III**-Äthylester u. 3,75 g **IX** in 25 ml A. 25 Min. lang u. zersetzt das Hydrochlorid mit Na-Acetat; gelbe Prismen. — *5-Acetyl-4-methylimidazolo-[2'.1':2.3]-thiazol-5'-carbonsäureäthylester*, $C_{11}H_{12}N_2O_3S$, F. 157—158° (A.), man kocht 2 g vorst. Verb. (als Hydrochlorid) u. 15 ml Butanol 1 Std.; das beim Kühlen ausgefallene Hydrochlorid zersetzt man mit Na-Acetat; Prismen. — *2-[Phenacylmercapto]-imidazol-5-carbonsäureäthylester*, $C_{14}H_{14}N_2O_3S$, F. 127,5—128° (A.), aus nachst. Hydrobromid mit $NaHCO_3$; Prismen. *Hydrobromid*, $C_{14}H_{15}BrN_2O_3S$, F. 195—196° (Zers.; A.), durch 40 Min. langes Kochen von 5 g **III**-Äthylester u. 6,05 g **X** in 20 ml A.; Plättchen; 98%. — *4-Phenylimidazolo-[2'.1':2.3]-thiazol-5'-carbonsäureäthylester*, $C_{14}H_{12}N_2O_2S$, F. 160 bis 160,5° (Zers.; A.), man erhitzt 4,1 g vorst. Hydrobromids u. 15 ml konz. H_2SO_4 ½ Std. auf 70° u. läßt 36 Std. bei 20° stehen; Prismen. HELMUT SCHÄFER. 3122□

2-Phenyl-4-hexafluorisopropylidenoxazolon-(5). Je. M. Rochlin, N. P. Gambarjan, Zin-jun Tschen und I. L. Knunjanz. (Доклады Академии Наук СССР [Ber. Akad. Wiss. UdSSR] **134.** 1367—70. 21/10. 1960. Inst. für Metallorgan. Verbb. der Akad. der Wiss. der UdSSR.) (Russ.)

Hexafluoraceton (I) reagiert mit 2-Phenyloxazolon-(5) zu *α-Benzamido-β.β-bis-[trifluormethyl]-acrylsäure* (II). Beim Behandeln des Rk.-Gemisches mit Anilin wird II-*Anilid* erhalten. **II** entsteht auch durch ERLENMEYER-Rk. aus **I** u. Hippursäure. Die Einw. von Keten, Acetanhydrid oder **I** auf **II** führt zu *2-Phenyl-4-hexafluorisopropylidenoxazolon-(5)* (III), aus dem eine Reihe von II-Derivv. dargestellt wird.

Versuche: *α-Benzamido-β.β-bis-[trifluormethyl]-acrylsäure* (II), F. 164—166° (Zers.; Dichloräthan), a) aus 38 g **I** u. 18,8 g 2-Phenyloxazolon-(5) in Pyridin unter Kühlung mit Eiswasser, 1std. Stehen, Gießen in verd. HCl u. Extrahieren mit Ae.; 56,8% (Ausbeute); b) aus **I** u. Hippursäure unter Erwärmen auf 50—60° in Acetanhydrid in Ggw. von Na-Acetat. *Anilid*, F. 215—215,5°, a) aus 0,52 g **II**, 2,8 g **I** u. 2 ml Anilin in Pyridin unter Kühlung, 20 Min. langes Stehen bei Zimmer-Temp. u. Gießen in verd. HCl; 17,4%; b) analog a) aus Anilin u. **III**; 60%. *Methylester*, F. 86—86,5° (Hexan), aus **III** u. Methanol in Ggw. von Triäthylamin (20 Std.); 93,5%. *Äthylester*, F. 57—57,5° (Hexan), aus **III** u. A. in Ggw. von Triäthylamin (24 Std.); 95%. *Amid*, F. 147—147,5° (Bzl.), aus **III** u. NH_3 (5 Std.); 37%. *Benzylamid*, F. 180—181° (A.), aus **III** u. Benzylamin (6 Min.); 86%. *Thiophenolester*, F. 115,5—117,5° (Hexan), aus **III** u. Thiophenol (2 Std.); 47,6%. — *2-Phenyl-4-hexafluorisopropylidenoxazolon-(5)* (III), $C_{12}H_5F_6NO_2$, F. 82—84° (Hexan), a) durch Erwärmen von 7 g **II** in abs. Ae. unter Einleiten von 7 g Keten; 92%; b) durch Einw. von Acetanhydrid auf **II**. In Ae. oder Bzl. liefert **III** mit W. **I**; 57%. — *N-[α-Benzamido-β.β-bis-(trifluormethyl)-acryloyl]-glycinäthylester*, F. 133,5—135° (Bzl.), aus **III** u. Glycinäthylester (24 Std.); 77,3%. — *α-Amino-α-benzamido-β.β-bis-[trifluormethyl]-propionsäureamid*, F. 140—145° (Zers.; Bzl.), aus **III** u. NH_3 im Überschuß (30 Std.); 91,8%. *Methylester*, $C_{13}H_{12}F_6N_2O_3$, F. 99,5—103,5° (Hexan), aus 6,82 g **II**-Methylester in abs. Ae. unter Einleiten von überschüssigem NH_3; 5 g. Gibt bei Einw. von verd. HCl u. $NaNO_3$ **II**-*Methylester*. G. HEY. 3132□

Neue Kondensationsprodukte aliphatischer Ketone mit Formaldehyd. Johannes Wöllner und Friedrich Engelhardt. (Chem. Ber. **95.** 30—38. 25/1. 1962. Moers-Meerbeck, Rheinpreußen AG für Bergbau u. Chem., Chem. Werke, Forschungslabor.) (Dt.)

Diäthyl- u. Dipropylketon als symm. aliphat. Ketone liefern bei der säurekatalysierten Hydroxymethylierung nach OLSEN (C. **1956.** 710) als Hauptprodd. die *Bis-formale tetramethylolierter Ketone*. Im Gegensatz dazu bilden die unsymm. Ketone Methylpropyl-, Methylisopropyl- u. Methylisobutylketon uneinheitliche Rk.-Prodd., unter denen nur Verbb. mit Tetrahydropyran-Ringen isoliert werden. Die früher am Methyläthylketon (C. **1960.** 11654) beobachtete Red. der Ketogruppe bildet eine Ausnahme.

Versuche: *2.2; 4.4-Bis-formal des 2.2.4.4-Tetramethylolpentanons-(3)* (I), $C_{11}H_{18}O_5$, F. 95,5° (Isopropanol), durch 40 Min. langes Zutropfen von konz. H_2SO_4 zu 860 g Diäthylketon, 2340 g Paraformaldehyd u. Eisessig bei 85—90°, 2std. Kochen, 1std. Erhitzen mit Formalin, Kühlen u. Neutralisieren mit konz. NaOH; 864 g (Ausbeute). — *3.3; 5.5-Bis-formal des 3.3.5.5-Tetramethylolheptanons-(4)* (II), $C_{13}H_{22}O_5$, F. 110° (Isopropanol), analog **I** aus 228,2 g Dipropylketon; 173,2 g. — *2.2.4.4-Tetramethylolpentanon-(3)* (III), $C_9H_{18}O_5$, F. 92° (Methyläthylketon), a) durch 2std. Kochen von 23 g **I** mit Phloroglucin in 2 n HCl; 12,5 g; b) durch Kochen von 230 g **I** mit Butandiol-(1.3) in 2 n H_2SO_4 unter Abdest. des Formals von Butandiol-(1.3); 52 g. *Tetrakis-[p-nitrobenzoylderiv.]*, $C_{37}H_{30}N_4O_{17}$, F. 194—195° (Methyläthylketon). — *3.3.5.5-Tetramethylolheptanon-(4)*, $C_{11}H_{22}O_5$, F. 137—138° (Methyläthylketon), durch Spaltung von 129,15 g **II** mit Phloroglucin u. 2 n HCl analog **III** nach a); 23,3 g. *Tetrakis-[p-nitrobenzoylderiv.)*, $C_{39}H_{34}\cdot N_4O_{17}$, F. 202° (Methyläthylketon). — *2.2; 4.4-Bis-formal des 2.2.4.4-Tetramethylolpentanols-(3)*, $C_{11}H_{20}O_5$, F. 72—73° (CCl_4), durch Hydrieren von 350 g **I** in Isopropanol an Ni auf Kieselgur bei 125—130°/130—150 at (8 Std.); 243 g. — *3.3; 5.5-Bis-formal des 3.3.5.5-Tetramethylolheptanols-(3)*, $C_{13}H_{24}O_5$, Kp.$_{0,05}$ 148—150°, analog vorst. Verb. aus

37,6 g **II** bei 175°/235—245 at; 33,4 g. — *2.2.4.4-Tetramethylolpentanol-(3)*, $C_9H_{20}O_5$, F. 105—106° (Methyläthylketon), durch 6std. Hydrieren von 52 g **III** in Isopropanol bei 110—130°/140—170 at; 38,2 g. *Tetrakis-[p-nitrobenzoylderiv.]*, $C_{37}H_{32}N_4O_{17}$, F. 195° (Methyläthylketon). — *Formal des 3.3-Dimethyl-5.5-dimethyloltetrahydropyranons-(4)*, $C_{10}H_{16}O_4$, F. 91° (Isopropanol), durch 20 Min. langes Zutropfen von konz. H_2SO_4 zu 430 g Methylisopropylketon u. Paraformaldehyd in Eisessig bei 85—87° u. 2std. Kochen; 158,3 g. — *3.3-Dimethyl-5.5-dimethyloltetrahydropyranon-(4)*, $C_9H_{16}O_4$, F. 69° (Methyläthylketon), durch 2std. Kochen von 20 g vorst. Verb. mit Phloroglucin analog **III** in 2,5 n H_2SO_4; 8,2 g. *Bis-[p-nitrobenzoylderiv.]*, $C_{23}H_{22}N_2O_{10}$, F. 160—161° (sek.-Butanol).— *5.5-Formal des 3.3-Dimethyl-5.5-dimethyloltetrahydropyranols-(4)*, $C_{10}H_{18}O_4$, F. 162° (Isopropanol), durch 8std. Hydrieren von 150 g vorvorst. Verb. in Isopropanol an Cu-Chromit bei 110—130°/140—165 at; 76,4 g. *Acetylderiv.*, $C_{12}H_{20}O_5$, F. 90° (Isopropanol), durch Kochen mit Acetanhydrid. — *3.3-Dimethyl-5.5-dimethyloltetrahydropyranol-(4)*, $C_9H_{18}O_4$, F. 128° (Methyläthylketon), durch 2std. Kochen von 20,2 g vorst. Verb. mit Phloroglucin in 2,5 n H_2SO_4; 15 g. *Bis-[p-nitrobenzoylderiv.]*, $C_{23}H_{24}N_2O_{10}$, F. 173° (sek.-Butanol). *Triacetylderiv.*, $C_{15}H_{24}O_7$, $Kp._{12}$ 197°, durch Kochen mit Acetanhydrid. — *1-Hydroxymethyl-5-isopropyl-3.7-dioxabicyclo-[3.3.1]-nonanon-(9)*, $C_{11}H_{18}O_4$, F. 109° (Cyclohexan), $Kp._{0,01}$ 145—148°, durch 1½ std. Zutropfen von konz. H_2SO_4 zu 500,8 g Methylisobutylketon u. Paraformaldehyd in Eisessig bei 70—77°, 3¼std. Rk. bei 70° u. 3std. Erhitzen auf 95—98°; 35 g. *Acetylderiv.*, $C_{13}H_{20}O_5$, F. 49—50° (Cyclohexan), durch Kochen mit Acetanhydrid. — *9-Hydroxy-1-hydroxymethyl-5-isopropyl-3.7-dioxabicyclo-[3.3.1]-nonan*, $C_{11}H_{20}O_4$, F. 155° [Cyclohexan/Methyläthylketon (1:1)], durch 10std. Hydrieren von 100 g vorst. Verb. in Isopropanol an Cu-Chromit bei 170—180°/180—200 at; 89,9%. *Formal*, $C_{12}H_{20}O_4$, F. 102° (Isopropanol), durch ¼std. Erhitzen von 5,4 g des Nonans mit Paraformaldehyd u. p-Toluolsulfonsäure; 6,1 g. — *Formal des 3-Acetoxymethyl-5.5-dimethylol-3-äthyltetrahydropyranons-(4)* (**IV**), $C_{13}H_{20}O_6$, $Kp._{13}$ 184 bis 187°, durch ½ std. Zutropfen von konz. H_2SO_4 zu 430 g Methylpropylketon u. Paraformaldehyd in Eisessig bei 80—82° u. 2std. Kochen; 65,2 g. — *5.5-Formal des 3.5.5-Trimethylol-3-äthyltetrahydropyranols-(4)*, $C_{11}H_{20}O_5$, F. 148° (Methyläthylketon), durch ½ std. Kochen von 133 g **IV** mit 0,88 n methanol. KOH; 10,4 g. — *3.5.5-Trimethylol-3-äthyltetrahydropyranol-(4)*, $C_{10}H_{20}O_5$, F. 102° (Methyläthylketon), durch 2std. Kochen von 4,6 g vorst. Verb. mit Phloroglucin u. 2 n HCl; 3 g. *Tris-[p-nitrobenzoylderiv.]*, $C_{31}H_{29}N_3O_{14}$, F. 212° [Methyläthylketon/Isopropanol (2:1)]. *Bis-formal*, $C_{12}H_{20}O_5$, F. 102—103° (Isopropanol), durch Erhitzen mit Paraformaldehyd in Ggw. von p-Toluolsulfonsäure. — *1-Hydroxymethyl-5-äthyl-3.7-dioxabicyclo-[3.3.1]-nonanol-(9)*, $C_{10}H_{18}O_4$, F. 141° (Methyläthylketon), durch 8std. Hydrieren von 100 g **IV** in Isopropanol an Cu-Chromit bei 170—180°/170—200 at; 90,8 g. *Formal*, $C_{11}H_{18}O_4$, F. 95° (Isopropanol), durch Erhitzen mit Paraformaldehyd u. p-Toluolsulfonsäure auf 140°.

P. GOLINSKE. 3211 □

Die Chemie brasilianischer Leguminosen. 2. Mitt. Isolierung und Struktur von Caviunin. Otto Richard Gottlieb und Mauro Taveira Magalhães. (J. org. Chemistry **26**. 2449—53. Juli 1961. Rio de Janeiro, Ministério da Agric. Inst. de Química Agricola.) (Engl.) — 1. vgl. An. assoc. brasil. quím. **18**. [1959.] 89.

Aus dem Holz von *Dalbergia nigra* (Fr. Allem.) („Jacaranda caviuna") wird eine Verb. $C_{19}H_{18}O_8$, *Caviunin* (I), isoliert u. die Konstit. als *5.7-Dihydroxy-2'.4'.5'.6-tetramethoxyisoflavon* durch Rkk., UV- u. IR-Spektren (vgl. Original) sowie Abbau festgestellt.

Versuche: *Caviunin* (I), $C_{19}H_{18}O_8$, F. 191—193°, a) durch Extrahieren von 1,22 kg Saftholz mit Bzl., Waschen des Extraktes mit verd. HCl u. konz. $NaHCO_3$-Lsg., Zugeben von 3%ig. NaOH u. Zerlegen des schwerlösl. Na-Salzes; b) ebenso aus 2,67 kg Kernholz neben einer *Verb. vom F. 112—113°* (gelbe Nadeln); aus A. Nadeln; 1000 bzw. 450 mg (Ausbeute); $FeCl_3$-Rk. in A. violett → dunkelgrün. *7-Methyläther*, $C_{20}H_{20}O_8$, F. 185,5—187,5°, durch mehrstd. Stehen von **I** mit CH_2N_2 in Ae. gelbe Nadeln; GIBBS-Test in Boratpuffer blaugrün. *5.7-Dimethyläther* (**II**), $C_{21}H_{22}O_8$, F. 154,5—155,5°, durch 40std. Kochen von **I**, K_2CO_3 u. Dimethylsulfat in Aceton. *Diacetyl-Deriv.*, $C_{23}H_{22}O_{10}$, F. 198—200° (Cyclohexan/Bzl.), aus 50 mg **I** u. sd. Acetanhydrid/Pyridin (8 Min.); 26,3 mg. — *2.4.5-Trimethoxybenzyl-2-hydroxy-4.5.6-trimethoxyphenylketon*, $C_{20}H_{24}O_8$, F. 129,5—131°, aus 150 mg **II** u. sd. verd. NaOH unter N_2 (100 Min.); aus CH_3OH gelbe Kristalle; 145 mg. — *Antiarol*, F. 144—146°, durch Erhitzen von 145 mg vorst. Verb. mit wss.-methanol. KOH auf 180° (15 Min.), Lösen in W., Sättigen mit CO_2, Extrahieren mit Chlf. u. Sublimation des Extraktrückstandes bei 120°/0,005 mm; 5 mg. *Acetyl-Deriv.*, F. 73—74°, durch Acetylieren mit Na-Acetat in sd. Acetanhydrid; aus A. Prismen. — *2.4.5-Trimethoxyphenylessigsäure* (**III**; *Homoasaronsäure*), *Monohydrat*, $C_{11}H_{14}O_5 \cdot H_2O$,

F. 84—87° (nach Vakuumsublimation), a) aus der alkal. Lsg. von vorst. Verb. durch Ansäuern mit HCl u. Extrahieren mit Ae.; b) neben nachst. Verb. durch 3std. Kochen von 150 mg I u. 3%ig. KOH unter N_2; c) durch Hydrolyse von 2.4.5-Trimethoxyphenylacetonitril. — *Iretol*, $C_7H_8O_4$, F. 184—186° (nach Vakuumsublimation), neben III nach b); 39 mg (roh). — *2.4.5-Trimethoxybenzoesäure* (*Asaronsäure*), F. 144—145,5° (nach Vakuumsublimation), a) aus 90 mg I u. $KMnO_4$ in 3% ig. KOH bei 50°; 40 mg; b) ebenso aus III; c) aus I u. alkal. H_2O_2. — *1-Nitro-2.4.5-trimethoxybenzol*, F. 128—130°, durch Nitrierung vorst. Säure. F. Heller. 3211 □

Über Pyridine mit Acetylenfunktion. Marcel Miocque. (C. R. hebd. Séances Acad. Sci. **247**. 1470—72. 3/11. 1958. Paris, Fac. de Pharm., Labor. de Chim. organ.) (Franz.) — Vgl. C. **1959**. 474 u. C. **1962**. 5295.

Die Darst. von *Pyridyl-(4)-alkinen* (**A**) erfolgt durch Rk. von γ-Picolyllithium, erhältlich aus CH_3J, Li u. γ-Picolin in abs. Ae. nach Osuch u. Levine (vgl. C. **1957**. 678), mit ω-Halogenalkinen, nachfolgende Zerstörung der Li-Verb. mit W., Ae.-Extraktion u. fraktionierte Destillation. Folgende **A** werden auf diese Weise erhalten: *1-[Pyridyl-(4)]-butin-(3)*, C_9H_9N, F. 40,5°, $Kp._{14}$ 114—115°; 20% (Ausbeute). — *1-[Pyridyl-(4)]-hexin-(5)*, $C_{11}H_{13}N$, $Kp._{14}$ 132—133°; 45%. — *1-[Pyridyl-(4)]-heptin-(6)*, $C_{12}H_{15}N$, $Kp._{16}$ 156—157°; 42%. — *1-[Pyridyl-(4)]-dodecin-(11)*, $C_{17}H_{25}N$, F. 37°, $Kp._1$ 176—177°; 52%. — *4-[Pyridyl-(4)]-heptadiin-(1.6)*, $C_{12}H_{11}N$. — Während die Hydrierung der Dreifachbindung der **A** mit Raney-Ni gesätt. *Pyridyl-(4)-alkane* liefert, entstehen bei der Hydratation der **A** in Ggw. von Hg(II)-Salzen mit ca. 60% ig. Ausbeute folgende *Ketone*: *β-[Pyridyl-(4)]-äthylmethylketon*, $C_9H_{11}NO$, $Kp._{14}$ 143—144°. — *ω-[Pyridyl-(4)]-pentylmethylketon*, $C_{12}H_{17}NO$, $Kp._{1,9}$ 151°. — *ω-[Pyridyl-(4)]-decylmethylketon*, $C_{17}H_{27}NO$, F. 31°. — Aus den **A**, $(CH_3)_2NH$ u. Trioxymethylen gewinnt man in einer Mannich-Rk. mit ca. 55% ig. Ausbeute folgende ungesätt. tert. *Diamine*: *1-[Pyridyl-(4)]-5-dimethylaminopentin-(3)*, $C_{12}H_{16}N_2$, $Kp._{14}$ 162°. — *1-[Pyridyl-(4)]-8-dimethylaminooctin-(6)*, $C_{15}H_{22}N_2$, $Kp._{1,5}$ 166°. — *1-[Pyridyl-(4)]-13-dimethylaminotridecin-(11)*, $C_{20}H_{32}N_2$, $Kp._{1,6}$ 213—214°. E. Berger. 3231 □

S-Alkoxymethyl- und S-Alkylmercaptomethylderivate von 2-Mercaptopyridin-1-oxid. R. E. McClure und Alexander Ross. (J. org. Chemistry **27**. 304—06. Jan. 1962. New Haven, Conn., Olin Mathieson Chem. Corp., Pesticides Res. and Dev. Dep.) (Engl.)

Vff. synthetisierten eine Reihe von *S-Alkoxymethyl-* (**A**) bzw. *S-Alkylmercaptomethylderivv.* (**B**) durch Umsetzung von 2-Mercaptopyridin-1-oxid (**I**) bzw. dessen Na-Salz (**II**) mit Chlormethyläthern bzw. -thioäthern. Durch die IR-Spektren (N-Oxidbande bei 11,92 μ) wird bewiesen, daß die Alkylierung am S-Atom erfolgt. Säurehydrolyse der **A** zu **I**, HCHO u. dem entsprechenden Alkohol erfolgt bei 30° u. pH > 3 kaum, bei geringerem pH jedoch erheblich leichter. Mit längerer Alkoxykette wird die Hydrolyse langsamer. Die **B** sind wesentlich hydrolysebeständiger als die **A**.

Versuche: 2-Alkoxymethylmercaptopyridin-1-oxide (**A**): *Äthoxy-*, F. 69,5 bis 72°, aus **II** u. Chlormethyläthyläther in Aceton-, Dioxan- oder 1.2-Dimethoxyäthansuspension (Rühren, dann 1—2½ Std. langes Kochen); 69% (Ausbeute). — *n-Propoxy-*, F. 80,5—83,5°, analog; 65%. — *Dodecyloxy-*, F. 18—19,5°, analog; 87,5%. — *Octadecyloxy-*, F. 90—93°, analog. — *Methoxy-*, *Hydrochlorid*, F. 129,5—133° (Aceton), aus **I** u. $ClCH_2OCH_3$ in Bzl.; 100%. — *Isopropoxy-*, *Hydrochlorid*, F. 101,5 —105,5° (Aceton); 80%. — *Isooctyloxy-*, *Hydrochlorid*, F. 75—76° (Aceton); 80%. — 2-Alkylmercaptomethylmercaptopyridin-1-oxide (**B**): *Methyl-*, F. 105—107° (Aceton), aus **II** wie oben; 63%. — *Propyl-*, *Hydrochlorid*, F. 98,5—100,5° (Aceton), aus **I** wie oben; 69%. J. Rothe. 3231 □

Beobachtungen über die geometrische Isomerie von Formyl-1-methylpyridiniumjodidoximen; Carbinolaminintermediäre. Edward J. Poziomek, David N. Kramer, Bernard W. Fromm und William A. Mosher. (J. org. Chemistry **26**. 423—27. Febr. 1961. Newark, Del., Univ., Dep. of Chem. and US Army Chem. Center, Md., Protective Dev. Div., Res. and Dev. Labor.) (Engl.)

Die nach Ginsburg u. Wilson (C. **1957**. 5848) synthetisierten *syn-* u. *anti-Formyl-1-methylpyridiniumjodidoxime* werden untersucht. 2-Formyl-1-methylpyridiniumjodid (**I**) reagiert mit Hydrazin u. Phenylhydrazin (**IV**) unter Bldg. einer zur syn-Reihe gehörenden Verb., deren physikal. u. chem. Eigg. untersucht werden. Es wird gezeigt, daß die zur syn-Reihe gehörenden Verbb. bei der Bldg. von Oximen oder Hydrazonen Carbinolaminintermediäre bilden.

Versuche: *2-[Hydroxylaminohydroxymethyl]-1-methylpyridiniumjodid*, $C_7H_{11}JN_2O_2$, *syn-Form*, F. 107—109° (Zers.), aus **I** u. methanol. Hydroxylamin-Lsg. nach Ginsburg u. Wilson (l. c.); aus Methanol/Ae. Nadeln; 25% (Ausbeute). *anti-Form*, F. 224

bis 225°, durch ½std. Kochen der syn-Form mit Methanol. — *2-[Hydrazinohydroxymethyl]-1-methylpyridiniumjodid*, $C_7H_{12}JN_3O$, F. 127—128° (Zers.), durch ½std. Rühren von I u. Hydrazinhydrat (III) in Methanol bei 15°; 93,5%. — *Verb.* $C_7H_{10}JN_3 \cdot \frac{1}{2} H_2O$, F. 158—160° (Zers.), durch Kochen von 2 g I u. 1 g III in Methanol; 1 g. — *2-[Phenylhydrazohydroxymethyl]-1-methylpyridiniumjodid* (II), $C_{13}H_{16}JN_3O$, F. 240—243° (Zers.), durch ¼std. Stehen von I u. Phenylhydrazin (IV) in Methanol bei 5° u. Verdünnen mit Ae.; 83,4%. — *2-Formyl-1-methylpyridiniumjodidphenylhydrazon*, $C_{13}H_{14}JN_3$, F. 245 bis 247° (Zers.), a) durch 31std. Kochen von syn-2-Pyridinaldehydphenylhydrazon u. CH_3J in A.; orangefarbenes Salz; 92%; b) durch ½std. Kochen von I u. IV in Äthylalkohol. — *2-Formyl-1-methylpyridiniumhydroxidphenylhydrazon*, $C_{13}H_{13}N_3 \cdot 2{,}9\ H_2O$, durch Erhitzen von II, Zugabe von alkohol. Base u. Neutralisieren. — *2-[Acetamidohydroxymethyl]-1-methylpyridiniumjodid*, $C_9H_{13}JN_2O_2$, F. 143—146°, durch Erhitzen von I u. Acetamid; 32%. W. HAMPEL. 3231 □

Oxydation von 1-[3.4-Dimethoxyphenäthyl]-3-äthyl-4-[aldehyddiäthylacetal]-pyridiniumbromid mit Kaliumferricyanid. Eugene G. Podrebarac und William E. McEwen. (J. org. Chemistry 26. 1386—89. 17/5. 1961. Lawrence, Kans., Univ., Dep. of Chem.) (Engl.)

3-Äthylpyridin-4-aldehyddiäthylacetal wird durch Versetzen mit 3.4-Dimethoxyphenäthylbromid in das quatern. Ammoniumsalz übergeführt. Die Oxydation dieses Salzes mit $K_3[Fe(CN)_6]$ ergibt äquivalente Mengen von *1-[3.4-Dimethoxyphenäthyl]-5-äthylpyridon-(2)-aldehyd-(4)-diäthylacetal* (I) u. *1-[3.4-Dimethoxyphenäthyl]-3-äthylpyridon-(2)-aldehyd-(4)-diäthylacetal.* I wird ferner dargestellt durch Oxydation von 1-[3.4-Dimethoxyphenäthyl]-2-methyl-5-äthylpyridiniumbromid-4-aldehyddiäthylacetal (II) mit J_2 in Pyridin u. Zugabe von NaOH zum Rk.-Produkt. Die Maxima der IR-Spektren werden angegeben.

Versuche: *1-[3.4-Dimethoxyphenäthyl]-5-äthylpyridon-(2)-aldehyd-(4)-[2.4-dinitrophenylhydrazon]*, $C_{24}H_{25}N_5O_7$, F. 268—269° (Zers.), durch 4std. Erhitzen von II u. J_2 in Pyridin auf 100°, Eindampfen, Extrahieren mit W., Waschen der wss. Extrakte mit Ae., Zugabe von 2 n NaOH, Sättigen mit Soda, Extrahieren mit Chlf., Eindampfen, Lösen in A. u. Zugabe von äthanol. 2.4-Dinitrophenylhydrazin-Lsg. in Ggw. von konz. H_2SO_4. — *1-[3.4-Dimethoxyphenäthyl]-5-äthylpyridon-(2)-aldehyd-(4)-diäthylacetal* (I), durch Oxydation von 4,54 g 1-[3.4-Dimethoxyphenäthyl]-3-äthylpyridiniumbromid-4-aldehyddiäthylacetal mit $K_3[Fe(CN)_6]$ in W., Zugabe von Bzl. u. verd. NaOH, Abtrennen der organ. Phase u. Trocknen mit Dierite; 2,52 g (Ausbeute). *2.4-Dinitrophenylhydrazon*, $C_{24}H_{25}N_5O_7$, F. 260—265° (Zers.), daneben 0,16 g *1-[3.4-Dimethoxyphenäthyl]-3-äthylpyridon-(2)-aldehyd-(4)-diäthylacetal*, durch Zugabe von Bzl. zur wss. Lsg. u. Abtrennen der organ. Phase nach 1 Stunde. *2.4-Dinitrophenylhydrazon*, F. 268—269° (A./Chlf.).

W. HAMPEL. 3231 □

Über die Umwandlung der Kojisäure in 5-Hydroxypipecolinsäure, eine natürliche Iminosäure. H. C. Beyerman. (Recueil Trav. chim. Pays-Bas 77. 249—57. März 1958. Delft, TH, Labor. for Organ. Chem.) (Engl.)

Vf. beschreibt eine präparative Meth. zur Darst. von *5-Hydroxypipecolinsäure* (II). Durch Behandlung von Kojisäure mit der äquivalenten Menge $(CH_3)_2SO_4$ erhält man *2-Hydroxymethyl-5-methoxy-γ-pyron*, das durch Rk. mit NH_4OH in *2-Hydroxymethyl-5-methoxypyridon-(4)* übergeführt wird. Dessen Oxydation mit HNO_3 ergibt das *Nitrat* der *5-Methoxypyridon-(4)-carbonsäure-(2)*, das durch Soda-Lsg. in die freie *Base* umgewandelt wird. Durch Chlorierung mit $SOCl_2$ u. Kochen mit abs. A. erhält man über das *Säurechlorid 4-Chlor-5-methoxypyridincarbonsäure-(2)-äthylester* (I). Katalyt. Hydrierung von I an Pd/Kohle liefert *5-Methoxypyridincarbonsäure-(2)-äthylester* (V). Durch Kochen von V-*Hydrochlorid* mit konz. wss. HJ erählt man *5-Hydroxypyridincarbonsäure-(2)* (III). Die katalyt. Hydrierung von III in 2 n HCl zu II erfolgt langsam. Günstiger für die Darst. von II ist die Hydrierung von V-Hydrochlorid an Pt zu *5-Methoxyhexahydropyridincarbonsäure-(2)-äthylester* u. Behandlung seines *Hydrochlorids* (IV) mit HJ. Die 2 Diastereoisomere von II werden durch Papierchromatographie (Phenol–W.) nachgewiesen.

Versuche (mit P. Boekee): *2-Hydroxymethyl-5-methoxy-γ-pyron*, F. 153—160° (roh), nach CAMPBELL u. Mitarbeitern (vgl. C. **1951**. I. 2876); 64% (Ausbeute). — *2-Hydroxymethyl-5-methoxypyridon-(4)*, durch 2—3std. Erhitzen vorst. Verb. mit 22%ig. NH_4OH auf 90° in der Druckflasche; 90%. — *5-Methoxypyridon-(4)-carbonsäure-(2)*, *Nitrat*, F. 235—238°, durch 3—4tägiges Aufbewahren vorst. Verb. mit HNO_3 D. 1,4 bei Raum-Temp.; 83—87%. — *5-Methoxypyridon-(4)-carbonsäure-(2)*, F. 251—253°, durch 2—3std. Rühren des Nitrats mit wss. Soda-Lsg.; 90%. — *4-Chlor-5-methoxypyridincarbonsäure-(2)-äthylester* (I), $C_9H_{10}ClNO_3$, F. 147° (abs. A.), durch 5std. Kochen vorst. Verb. mit

$SOCl_2$, Abdest. von überschüssigem $SOCl_2$ u. 15 Min. langes Kochen des krist. Rückstands mit abs. A.; 87%. — *5-Methoxypyridincarbonsäure-(2)-äthylester* (**V**), $C_9H_{11}NO_3$, F. 33 bis 34° (PAe./Bzl.), durch 3std. Schütteln von **I** in abs. A. mit H_2 u. Pd/Kohle bei Raum-Temp.; 100%. *Hydrochlorid*, $C_9H_{11}NO_3 \cdot HCl$, F. 64—67° (Zers.; A./Bzl.), durch 1 bis 2tägige Hydrierung von **I** an Pd/Kohle u. Sättigen der filtrierten Lsg. mit trockenem HCl-Gas. — *5-Hydroxypyridincarbonsäure-(2)* (**III**), $C_6H_5NO_3$, F. 253° (Zers.; W.), durch 3std. Erhitzen von **V**-Hydrochlorid mit 57%ig. wss. HJ auf 135°, Einstellen der Lsg. mit NaOH auf pH 3—4 u. Filtration; 67%. — *5-Methoxyhexahydropyridincarbonsäure-(2)-äthylesterhydrochlorid* (**IV**), $C_9H_{17}NO_3 \cdot HCl$, F. 208° (Zers.; abs. A./Bzl.), durch 4std. Schütteln von **V**-Hydrochlorid in abs. A. mit H_2 u. Pt bei 40—50°; ca. 100%. *Base*, $C_9H_{17}NO_3$, Kp.$_{0,1}$ 70°, aus dem Hydrochlorid u. alkohol. NaOH; gelbes Öl. — *5-Hydroxy-pipecolinsäure* **II**; *Isomerengemisch*), $C_6H_{11}NO_3$, F. 250—252° (Zers.; W./A.), a) durch 5tägiges Schütteln der Lsg. von 1,3 g **III** in 25 ml abs. A. u. 4,7 ml 2 n HCl mit H_2 an Pt bei 40—50° u. Filtrieren der wss. Lsg. des erhaltenen **II**-*Hydrochlorids* über IR-4 B Amberlite; 185 mg; b) durch 2½ std. Erhitzen von 4,1 g **IV** mit 20 ml konz. wss. HJ-Lsg. unter N_2 auf 130° u. Filtration des als *Hydrojodid* [$C_6H_{11}NO_3 \cdot HJ$, F. ca. 200° (Zers.; Bzl./A.); 5,2 g] isolierten Prod. über IR-4 B Amberlite. *Monohydrat*, $C_6H_{11}NO_3 \cdot H_2O$, F. 251—253° (Zers.; W.), durch Kristallisation von **II** aus W. oder wss. Äthanol. *1-[3.5-Dinitrobenzoyl]-deriv.*, $C_{13}H_{13}N_3O_8$, F. 177—178° (W.), durch Schütteln von **II** mit 3.5-Dinitrobenzoylchlorid u. 2 n NaOH u. Neutralisation mit 1 n HCl; 69,5%.

J. Ruhnke. 3231 □

Picolinderivate des Äthylendiamins mit wahrscheinlicher Antihistaminwirkung. Vincenzo Carelli, Mario Cardellini und Felice Liberatore. (Ann. Chimica **48.** 1342—48. Dez. 1958. Roma, Univ., Ist. di Chim. farm. e tossicol.; Camerino, Univ., Ist. di Chim. farm.) (Ital.)

Vff. beschreiben die Darst. von *N.N-Diäthyl-N'-phenyl-N'-[pyridyl-(2)-methyl]-*, *-N'-[pyridyl-(3)-methyl]-* u. *-N'-[pyridyl-(4)-methyl]-äthylendiamin*. Vorst. Verbb. werden durch Umsetzung von N.N-Diäthylaminoäthylchlorid (**I**) mit den entsprechenden *N-Pyridylmethylanilinen* (**A**) in Ggw. von $NaNH_2$ erhalten. Die **A** entstehen ihrerseits aus Anilin (**III**), Chlormethylpyridinen u. Alkali.

Versuche: Aniline: *N-[Pyridyl-(2)-methyl]-* (**IV**), F. 54—55° (wss. A.), Kp.$_{0,04}$ 105—110°, a) durch Zugabe der wss. Lsg. von 1 Mol 2-Chlormethylpyridinhydrochlorid (**II**; vgl. Winterfeld u. Flick, C. **1958.** 3305) zu 4 Mol **III** u. $NaHCO_3$, 4std. Erhitzen auf 90—95°, Abtrennen der öligen Phase aus der filtrierten Lsg. u. fraktionierte Dest.; 60% (Ausbeute); b) durch Zugabe der aus **II** freigesetzten, in Bzl. gelösten Base zu **III** u. K_2CO_3 in Bzl., 4std. Kochen, Verrühren mit W. u. Dest. der abgetrennten Bzl.-Lsg.; 80%. *Dihydrochlorid*, $C_{12}H_{12}N_2 \cdot 2\,HCl$, F. 190—192° (A.), aus der Base in Ae. durch Einleiten von HCl. *Dipikrat*, $C_{12}H_{12}N_2 \cdot 2\,C_6H_3N_3O_7$, F. 151—152° (W.). — *N-[Pyridyl-(3)-methyl]-* (**V**), $C_{12}H_{12}N_2$, F. 92—93° (wss. A.), Kp.$_{0,06}$ 130—135°, wie vorst. nach b) aus **III** u. 3-Chlormethylpyridin (vgl. Mosher u. Tessieri, C. **1952.** 4928); 65%. *Dihydrochlorid*, F. 194—195° (A.). *Dipikrat*; $C_{12}H_{12}N_2 \cdot 2\,C_6H_3N_3O_7$, F. 137—139° (W.). — *N-[Pyridyl-(4)-methyl]-* (**VI**), F. 104° (wss. A.), Kp.$_{0,04}$ 125—130°, analog nach b) aus **III** u. 4-Chlormethylpryidin (vgl. Mosher u. Tessieri, l. c.); 60%. *Dihydrochlorid*, F. 197—199° (A.). *Monopikrat*, $C_{12}H_{12}N_2 \cdot C_6H_3N_3O_7$, F. 147—148° (W.). — N.N-Diäthyl-N'-phenyl-äthylendiamine: *-N'-[pyridyl-(2)-methyl]-*, Kp.$_{0,04}$ 128—130°, durch 2std. Kochen von 8 g **IV** u. 1,7 g $NaNH_2$ in Bzl., Zugabe von 6 g **I** in Bzl., 8std. Kochen, Versetzen mit W. u. Dest. der Benzolschicht; 5 g. *Dipikrat*, $C_{18}H_{25}N_3 \cdot 2\,C_6H_3N_3O_7$, F. 164—166° (W.). — *-N'-[pyridyl-(3)-methyl]-*, Kp.$_{0,03}$ 129—130°, aus **I**, **V** u. $NaNH_2$ wie vorst.; 40%. *Dipikrat*, F. 137—138°. — *-N'-[pyridyl-(4)-methyl]-*, Kp.$_{0,04}$ 135—140°, aus **I**, **VI** u. $NaNH_2$; 30%. *Tripikrat*, $C_{18}H_{25}N_3 \cdot 3\,C_6H_3N_3O_7$, F. 292—293°. G. Platzer. 3231 □

Untersuchungen auf dem Gebiet der Stereochemie des Piperidins und Dekahydrochinolins und Synthese anästhesierender Präparate. D. W. Ssokolow. (Известия Академии Наук Казахской ССР, Серия Химическая [Nachr. Akad. Wiss. Kasach-SSR, chem. Ser.] **1960.** Nr. 2. 52—56.) (Russ.; Auszug: Kasach.)

Kurze Betrachtung über das bes. von Nasarow seit 1948 entwickelte Gebiet der Chemie u. Stereochemie der *Piperidone-(4)*, *Piperidole-(4)* u. *Dekahydro-4-ketochinoline* sowie über den Einfl. von Substituenten auf die anästhesierende Wrkg. dieser Verbindungen. Helmut Schäfer. 3231 □

Über die Chinolyl-(2)-alkine. 1. Mitt. **Darstellung und Eigenschaften von monosubstituierten Chinolylalkinen.** Jean Albert Gautier, Marcel Miocque und Nguyên Manh Hùng. (Bull. Soc. chim. France **1961.** 2092—98. Nov. Paris, Fac. de Pharm., Labor. de Chim. organ.) (Franz.)

Umsetzung von α-Brom-ω-alkinen mit Chinaldin (I)-Na in fl. NH_3 bzw. I–Li in Ae. liefert *Chinolyl-(2)-alkine*. Analog gibt das Di–Li-Deriv. von I mit 2 Mol α-Brom-ω-alkinen die entsprechenden *Chinolyl-(2)-dialkine*. Umsetzung von I-Na mit 1-Brom-2-äthoxyäthan liefert *3-[Chinolyl-(2)]-1-äthoxypropan*, das mit HBr in die *1-Brom-Verb.* (II) übergeführt wird. Daneben bildet sich wenig *1.2-Trimethylenchinoliniumbromid* (III). II gibt mit Na-Acetylid *5-[Chinolyl-(2)]-pentin-(1)*.

Versuche: *4-[Chinolyl-(2)]-butin-(1)*, $C_{13}H_{11}N$, Kp.$_{0,4}$ 116—118°, aus Li u. Brombenzol in Ae. (1,5 Std.) über Phenyl–Li, Zutropfen von I, 2std. Rühren u. 3—5std. Rühren mit Propargylbromid unter N_2 (Meth. **A**); 50% (Ausbeute). *Hydrochlorid*, $C_{13}H_{12}$·ClN, F. 129° (Zers.), Nadeln aus Aceton. *Pikrat*, F. 128°, aus A. Nadeln. — *4-[Chinolyl-(2)]-heptadin-(1.6)*, $C_{16}H_{13}N$, Kp.$_{0,2}$ 136—137°, F. 69° (PAe.), neben vorst. Verb.; 10%. — *5-[Chinolyl-(2)]-pentin-(1)*, $C_{14}H_{13}N$, Kp.$_{0,2}$ 136—137°, aus II u. Na-Acetylid in fl. NH_3 (2 Std.); 80%. *Hydrochlorid*, $C_{14}H_{14}ClN$, F. 114° (Zers.; Äthylacetat–Aceton). *Pikrat*, F. 122,5°, aus A. Nadeln. — *6-[Chinolyl-(2)]-hexin-(1)*, $C_{15}H_{15}N$, Kp.$_{0,3}$ 140—142°, a) aus *5-Jodpentin-(1)* (Kp.$_{12}$ 51—53°, aus NaJ u. 5-Chlorpentin-(1) durch 20std. Kochen in Aceton; 73%) nach **A**; 70%; b) aus I u. Na in fl. NH_3 (2 Std.), 2std. Rühren mit 5-Jodpentin-(1) in Ae. u. Verdampfen des NH_3 (Meth. **B**); 80%. *Hydrochlorid*, $C_{15}H_{16}$·ClN, F. 132° (Zers.; Aceton). *Pikrat*, F. 109°, aus A. Nadeln. — *7-(Chinolyl-(2)]-heptin-(1)*, $C_{16}H_{17}N$, Kp.$_{0,5}$ 150—153°, a) aus 6-Chlorhexin-(1) nach **A**; 25%; b) aus 6-Jodhexin-(1) (Kp.$_{15}$ 71—73°; 72%) nach **A**; 55%; c) aus 6-Jodhexin-(1) nach **B**; 80%. *Hydrochlorid*, $C_{16}H_{18}ClN$, F. 109° (Zers.; Äthylacetat). *Pikrat*, F. 114,5°, aus A. Nadeln. — *12-[Chinolyl-(2)]-dodecin-(1)*, $C_{21}H_{27}N$, Kp.$_{0,4}$ 195—197°, F. 30°, a) aus 11-Jodundecin-(1) (Kp.$_{0,6}$ 128—130°; 80%) nach **A**; 75%; b) aus 11-Jodundecin-(1) nach **B**; 85%. *Hydrochlorid*, $C_{21}H_{28}ClN$, F. 115° (Zers.; A.–Äthylacetat). *Pikrat*, F. 78,5°; aus A. Nadeln. — *3-[Chinolyl-(2)]-1-äthoxypropan*, $C_{14}H_{17}NO$, Kp.$_{0,6}$ 148—150°, aus 1-Brom-2-äthoxyäthan; nach **A** 80%, nach **B** 50%; daneben nachst. Diäthoxy-Derivat. *Pikrat*, F. 98° (A.). — *3-[Chinolyl-(2)]-1.5-diäthoxypentan*, Kp.$_{0,5}$ 160—162°, nach **A** aus dem Di–Li-Deriv. von I u. 1-Brom-2-äthoxyäthan; 10%. *Pikrat*, F. 84°, aus A. Nadeln. — *1-Brom-3-[chinolyl-(2)]-propan, Hydrobromid* (II), $C_{12}H_{13}Br_2N$, F. 116—117° (Zers.), aus vorst. Monoäthoxy-Verb. mit sd. 66%ig. HBr (4 Std.); 85%. *Pikrat*, $C_{18}H_{15}BrN_4O_7$, F. 147—148°, aus II u. Pikrinsäure in A.; aus Aceton–Wasser Nadeln. — *1.2-Trimethylenchinoliniumbromid* (III), $C_{12}H_{12}BrN$, F. 146—147° (Zers.; Aceton–A.), neben II; 10%. *Pikrat*, $C_{13}H_{14}N_4O_7$, F. 136° (Zers.), a) aus II in wss. Pikrinsäure; aus W. Nadeln; b) aus III mit Pikrinsäure.

H. GLEINIG. 3231 □

Über die Chinolyl-(2)-alkine. 2. Mitt. **Darstellung von Chinolinen mit vielfältigen Funktionen, ausgehend von monosubstituierten Chinolylalkinen.** Jean Albert Gautier, Marcel Miocque und Nguyên Manh Hùng. (Bull. Soc. chim. France **1961**. 2098—2109. Nov.) (Franz.) — 1. vgl. vorst. Referat.

Hydrierung der l. c. beschriebenen ω-[Chinolyl-(2)]-alkine-(1) (**Ch**) über RANEY-Ni liefert die entsprechenden *ω-[Chinolyl-(2)]-alkane*. Durch Hydratisierung der **Ch** mit H_2SO_4 in Ggw. von $HgSO_4$ werden *ω-[Chinolyl-(2)]-alkanone-(2)* dargestellt. Diese reagieren mit Na-Acetylid in fl. NH_3 zu *ω-[Chinolyl-(2)]-alkin-(1)-olen-(3)*. MANNICH-Rk. der **Ch** mit Trioxymethylen u. Dimethylamin in Ggw. von Cu-Acetat liefert *ω-[Chinolyl-(2)]-1-dimethylaminoalkine-(2)*, die zu den entsprechenden *Alkanen* hydriert werden. Bei Alkylierungs-Rkk. mit Alkylhalogeniden oder mit Ketonen zeigen sich die α- u. ω-ständigen H-Atome der **Ch** aktiv. So gibt z. B. 4-[Chinolyl-(2)]-butin-(1) (I) in fl. NH_3 in Ggw. von $NaNH_2$ mit Butylbromid *1-[Chinolyl-(2)]-octin-(3)* u. *4-[Chinolyl-(2)]-octin-(1)*; 6-[Chinolyl-(2)]-hexin-(1) (II) liefert in fl. NH_3 mit Aceton in Ggw. von $LiNH_2$ *3-[Chinolyl-(2)]-2-methyloctin-(3)-ol-(2)* neben *6-[Chinolyl-(2)]-7-methyloctin-(1)-ol-(7)* u. *8-[Chinolyl-(2)]-2.9-dimethyldecin-(3)-diol-(2.9)*.

Versuche: 1-[Chinolyl-(2)]-alkane, a) aus den entsprechenden **Ch** durch Hydrieren über RANEY-Ni in A.; b) aus Chinaldyl–Li (III) in Ae. mit dem entsprechenden Alkylbromid: *-butan*, $C_{13}H_{15}N$, Kp.$_{0,3}$ 104—105°, a) aus I; b) aus III u. n-Propylbromid; 50% (Ausbeute); c) aus Chinolin u. Butyl–Li; 90%. *Pikrat*, F. 160°, aus A. perlmuttartige Blättchen. — *-pentan*, $C_{14}H_{17}N$, Kp.$_{0,5}$ 120—122°, a) aus 5-[Chinolyl-(2)]-pentin-(1) (IV); b) aus III u. n-Butylbromid; 68%. *Pikrat*, F. 108,5°, aus A. Nadeln. — *-hexan*, Kp.$_{0,5}$ 131—133°, a) aus II; b) aus III u. n-Pentylbromid; 80%. *Pikrat*, F. 112°, aus A. Nadeln. — *-heptan*, $C_{16}H_{21}N$, Kp.$_{0,5}$ 149—151°, a) aus 7-[Chinolyl-(2)]-heptin-(1) (V); b) aus III u. n-Hexylbromid; 80%. *Pikrat*, F. 105°, aus A. Nadeln. — *-dodecan*, Kp.$_{0,5}$ 185—186°, F. 30°, a) aus 12-[Chinolyl-(2)]-dodecin-(1) (VI); b) aus III u. n-Undecylbromid; 90%. *Pikrat*, F. 83,5°, aus A. Nadeln. — *4-[Chinolyl-(2)]-butanon-(2)*, $C_{13}H_{13}NO$, Kp.$_{0,3}$ 137—138°, aus I in verd. H_2SO_4 in Ggw. von HgO durch 1,5std. Kochen; 67%. *Semicarbazon*, $C_{14}H_{16}N_4O$, F. 162°, aus A. perlmuttartige Plättchen. — *5-[Chinolyl-(2)]-pen-*

tanon-(2), $C_{14}H_{15}NO$, Kp.$_{0,6}$ 154—155°, aus IV wie vorst.; rötlich-gelbes Öl; 60%. *Semicarbazon*, $C_{15}H_{18}N_4O$, F. 148° (A.). — *6-[Chinolyl-(2)]-hexanon-(2)*, $C_{15}H_{17}NO$, Kp.$_{0,5}$ 160—163°, aus II; gelbes Öl; 65%. — *7-[Chinolyl-(2)]-heptanon-(2)*, $C_{16}H_{19}NO$, Kp.$_{0,4}$ 173—175°, F. 32° (PAe.), aus V; 80%. *Semicarbazon*, $C_{17}H_{22}N_4O$, F. 133,5°, aus A. Nadeln. — *12-[Chinolyl-(2)]-dodecanon-(2)*, $C_{21}H_{29}NO$, Kp.$_{0,3}$ 211—213°, F. 48°, aus VI; 45%. *Semicarbazon*, $C_{22}H_{32}N_4O$, F. 138,5°, aus A. perlmuttartige Plättchen. — *5-[Chinolyl-(2)]-3-methylpentin-(1)-ol-(3)*, $C_{15}H_{15}NO$, F. 85° (PAe.), aus Na-Acetylid in fl. NH_3 u. vorst. Butanon in Ae. durch 2std. Rühren; 75%. *Pikrat*, F. 115°, aus A. perlmuttartige Plättchen. — *6-[Chinolyl-(2)]-3-methylhexin-(1)-ol-(3)*, $C_{16}H_{17}NO$, F. 84° (PAe.), analog vorst. Verb.; 80%. *Pikrat*, F. 102° (A.). — *7-[Chinolyl-(2)]-3-methylheptin-(1)-ol-(3)*, $C_{17}H_{19}NO$, F. 104° (Spiritus), analog; 75%. *Pikrat*, F. 134° (A.). — *8-[Chinolyl-(2)]-3-methyloctin-(1)-ol-(3)*, $C_{18}H_{21}NO$, F. 75° (Spiritus); 72%. *Pikrat*, F. 119°, aus A. Nadeln. — *13-[Chinolyl-(2)]-3-methyltridecin-(1)-ol-(3)*, $C_{23}H_{31}NO$, F. 69,5° (Spiritus-PAe.); 70%. *Pikrat*, F. 59° (A.). — *5-[Chinolyl-(2)]-1-dimethylaminopentin-(2)*, $C_{16}H_{18}N_2$, Kp.$_{0,2}$ 157—158°, aus I mit Dimethylamin u. Trioxymethylen in Dioxan in Ggw. von Cu-Acetat bei 70° (65 Std.); 72%. *Pikrat*, F. 142° (A.). — *5-[Chinolyl-(2)]-1-dimethylaminopentan*, Kp.$_{0,5}$ 155—157°, aus vorst. Pentin durch Hydrieren über RANEY-Ni in Alkohol. *Dipikrat*, F. 163° (A.). — *6-[Chinolyl-(2)]-1-dimethylaminohexin-(2)*, $C_{17}H_{20}N_2$, Kp.$_{0,3}$ 166—168°, aus IV analog vorvorst. Verb.; 70%. *Dipikrat*, F. 179° (A.). — *6-[Chinolyl-(2)]-1-dimethylaminohexan*, Kp.$_{0,3}$ 158—160°, durch Hydrieren vorst. Hexins. *Dipikrat*, F. 176°, aus A. Nadeln. — *7-[Chinolyl-(2)]-1-dimethylaminoheptin-(2)*, $C_{18}H_{22}N_2$, Kp.$_{0,4}$ 178—181°, aus II; 80%. *Dipikrat*, F. 153°, aus A. Nadeln. — *7-[Chinolyl-(2)]-1-dimethylaminoheptan*, $C_{18}H_{26}N_2$, Kp.$_{0,4}$ 169—171°. *Dipikrat*, F. 168°, aus A. Nadeln. — *8-[Chinolyl-(2)]-1-dimethylaminooctin-(2)*, $C_{19}H_{24}N_2$, Kp.$_{0,7}$ 183—184°, aus V; 80%. *Dipikrat*, F. 135°, aus A. Nadeln. — *8-[Chinolyl-(2)]-1-dimethylaminooctan*, $C_{19}H_{28}N_2$, Kp.$_{0,4}$ 178—180°. *Dipikrat*, F. 149°, aus A. Nadeln. — *13-[Chinolyl-(2)]-1-dimethylaminotridecin-(2)*, $C_{24}H_{34}N_2$, Kp.$_{0,5}$ 222—225°, aus VI; 66%. *Dipikrat*, F. 110°, aus A. Nadeln. — *13-[Chinolyl-(2)]-1-dimethylaminotridecan*, $C_{24}H_{38}N_2$, Kp.$_{0,2}$ 205—206°, F. 30° (PAe.). *Dipikrat*, F. 113°, aus A. Nadeln. — *1-[Chinolyl-(2)]-octin-(3)* im Gemisch mit 15% *4-[Chinolyl-(2)]-octin-(1)*, Kp.$_{0,4}$ 148—153°, durch 2std. Rühren von $NaNH_2$ in fl. NH_3 mit I in Ae. u. 2std. Rühren mit n-Butylbromid in Ae.; 60%. — *1-Chlornonin-(4)*, Kp.$_{15}$ 35—37°, aus 5-Chlorpentin-(1) wie vorst.; 55%. — *1-[Chinolyl-(2)]-decin-(5)*, $C_{19}H_{23}N$, Kp.$_{0,4}$ 172—173°, a) aus II wie vorst.; 50%; b) aus III in Ae. u. vorst. Verb. (4 Std.); 50%. *Pikrat*, F. 108,5°, aus A. perlmuttartige Plättchen. — *1-[Chinolyl-(2)]-decan*, durch Hydrieren vorst. Verb. über RANEY-Ni. *Pikrat*, F. 65° (A.). — *1-[Chinolyl-(2)]-undecin-(6)*, $C_{20}H_{25}N$, Kp.$_{0,2}$ 177—179°, a) aus V analog vorvorst. Verb. nach a); 60%; b) aus *1-Chlordecin-(5)* [Kp.$_{15}$ 109—111°, aus 6-Chlorhexin-(1); 57%] u. III in 6 Std.; 50%. *Pikrat*, F. 93°, aus A. perlmuttartige Plättchen. — *1-[Chinolyl-(2)]-undecan*, durch Hydrieren vorst. Verbindung. *Pikrat*, F. 87°, aus A. perlmuttartige Plättchen. — *11-[Chinolyl-(2)]-pentadecin-(5)*, $C_{24}H_{33}N$, Kp.$_{0,5}$ 179—181°, aus V mit der doppelten Menge $NaNH_2$; 72%. *Pikrat*, F. 76°, aus A. Nadeln. — *16-[Chinolyl-(2)]-hexadecin-(5)*, $C_{25}H_{35}N$, Kp.$_{0,2}$ 215—217°, aus *15-Chlorpentadecin-(5)* [Kp.$_{0,3}$ 132—134°, aus 11-Chlorundecin-(1); 40%] u. III; 70%. *Pikrat*, F. 69°, aus A. Nadeln. — *6-[Chinolyl-(2)]-2-methylhexin-(3)-ol-(2)* im Gemisch mit 50% *4-[Chinolyl-(2)]-5-methylhexin-(1)-ol-(5)*, Kp.$_{0,4}$ 165—175°, aus $LiNH_2$ in fl. NH_3 u. I in Ae. (2 Std.) mit Aceton in Ae. (2 Std.); 80%. — *8-[Chinolyl-(2)]-2-methyloctin-(3)-ol-(2)* im Gemisch mit 20% *6-[Chinolyl-(2)]-7-methyloctin-(1)-ol-(7)*, $C_{18}H_{21}NO$, Kp.$_{0,6}$ 186—189°, aus II u. Aceton wie vorst.; 40%; daneben 40% nachst. Verbindung. — *8-[Chinolyl-(2)]-2.9-dimethyldecin-(3)-diol-(2.9)*, $C_{21}H_{27}NO_2$, F. 139,5° (A.), aus vorst. Hexinol-Isomerengemisch u. Aceton wie vorst.; 50%. — *8-[Chinolyl-(2)]-2-methyloctin-(3)-ol-(2)*, Kp.$_{0,6}$ 185—195°, durch Dest. vorst. Verb.; daneben *Aceton*. *Pikrat*, F. 99° (A.). — *9-[Chinolyl-(2)]-2-methylnonin-(3)-ol-(2)*, $C_{19}H_{23}NO$, Kp.$_{0,8}$ 194 bis 195°, F. 45° (PAe.), aus V u. Aceton; 40%. *Pikrat*, F. 97°, aus A. Nadeln. — *14-[Chinolyl-(2)]-2-methyltetradecin-(3)-ol-(2)*, $C_{24}H_{33}NO$, Kp.$_{0,5}$ 227—229°, aus VI u. Aceton; 55%. *Pikrat*, F. 74° (A.). H. GLEINIG. 3231 □

Synthese von 4-Benzylchinolinderivaten. 1. Mitt. **Nitrierung von 4-Benzylchinolin.** Keizo Nomoto. (Chem. pharmac. Bull. [Tokyo] **5**. 297—300. Aug. 1957. Tokyo, Patent Office.) (Engl.)

4-Benzylchinolin wird synthetisiert u. liefert bei der Nitrierung *4-[p-Nitrobenzyl]-chinolin* (II). II liefert durch Hydrierung die entsprechende *Amino-Verb.* (III) u. über die Diazonium-Verb. *4-[p-Brombenzyl]-chinolin* (I). I entsteht auch aus 4-Chlorchinolin u. p-Bromphenylacetonitril.

Versuche: *α-[Chinolinyl-(4)]-α-phenylacetonitril*, durch Zugabe von $NaNH_2$ in A. zu 12,5 g Phenylacetonitril u. 10 g 4-Chlorchinolin in A., mehrstd. Stehen u. 10std. Erhitzen auf 40° (Bad-Temp.); 14 g (Ausbeute, Rohprod.). — *4-Benzylchinolin*, Kp.$_3$

198°, $Kp._{0,04}$ 150—153°, a) durch Lösen von 14 g vorst. Verb. in konz. H_2SO_4, mehrstd. Stehen, Gießen auf Eis/NH_4OH, Abfiltrieren des *α-[Chinolinyl-(4)]-α-phenylacetamids* [F. 269° (Butanol); 8 g] u. 5std. Kochen mit 60% ig. H_2SO_4; 4 g; b) durch 5std. Kochen von 27 g vorst. Verb. in konz. H_2SO_4/W. (1:1) u. Gießen auf Eis/NH_4OH; blaßgelbes Öl; 17 g. *Sulfat*, F. 197°. *Pikrat*, F. 171—173°; rhomb. Kristalle. *Hydrochlorid*, $C_{16}H_{13}N \cdot HCl$, F. 175—177°; kub. Kristalle. — *4-[p-Nitrobenzyl]-chinolin* (II), $C_{16}H_{12}N_2O_2$, F. 135,5°, durch Zugabe von HNO_3 (D. 1,38)/konz. H_2SO_4 zu 4,5 g vorst. Verb. in konz. H_2SO_4 bei 0°, 10 Min. langes Stehen, 10 Min. langes Erwärmen auf 30° u. Reinigen durch Chromatographie an Al_2O_3; gelbe Kristalle; 3,8 g. — *4-[p-Aminobenzyl]-chinolin* (III), F. 130 bis 132°, durch 10 Min. langes Erhitzen von 1 g II mit Sn in A./konz. HCl auf 100° u. Reinigen durch Chromatographie; 0,5 g. — *p-Bromphenylacetonitril*, $Kp._{3-5}$ 145—150°, a) durch Diazotieren von 10 g p-Toluidin, Ersetzen der Diazogruppe durch Br, Oxydieren von 5 g *p-Bromtoluol* mit CrO_3 zu *p-Brombenzaldehyd* (3 g), Zugabe von Rhodanin zu 3 g p-Brombenzaldehyd in Eisessig, Versetzen mit geschmolzenem Na-Acetat, 1½ std. Kochen, Lösen des Kondens.-Prod. (F. 237—238°) in 8% ig. NaOH unter Erhitzen, Ansäuern mit 10% ig. HCl, Versetzen der entstandenen *Thioketosäure* (F. 185°; 2,5 g) mit NH_2OH, ½ std. Erhitzen, Eindampfen, Aufnehmen in 5% ig. NaOH, Ansäuern mit 10% ig. HCl u. ½ std. Kochen mit Acetanhydrid; 1,5 g; b) durch Oxydieren von p-Nitrotoluol mit CrO_3, Überführen in *p-Nitrophenylacetonitril* mit der Rhodanin-Synth. u. Ersetzen der Nitrogruppe durch Br analog a). — *4-[p-Brombenzyl]-chinolin* (I), $Kp._2$ 167°, a) durch Lösen von III in 40% ig. HBr, Diazotieren mit $NaNO_2$ bei 0°, Zugabe von Cu-Pulver, ½ std. Stehen, Extrahieren mit Ae. u. Reinigen des Öls über das Pikrat; b) durch Rk. vorst. Verb. mit 4-Chlorchinolin in Ae. in Ggw. von $NaNH_2$; gelbes Öl. *Pikrat*, F. 188°. *Perchlorat*, $C_{16}H_{12}BrN \cdot HClO_4$, F. 151,5—152,5°; kub. Kristalle.

P. Golinske. 3231□

Wirkung der Alkylsubstitution in Arzneimitteln. 4. Mitt. Pharmakologische Eigenschaften von Tropinyl-2-methylbenzhydryläther-Hydrobromid (BS 6825). A. B. H. Funcke, A. F. Harms, M. C. de Jonge und W. Th. Nauta. (J. med. pharmac. Chem. **4**. 215—24. 8/9. 1961. Amsterdam, N.V. Koninkl. Pharm. Fab. v/h Brocades-Stheeman en Pharm., Res. Dep.) (Engl.) — 1. vgl. J. med. pharmac. Chem. **2**. [1960.] 57.

Tropinyl-[2-methylbenzhydryl]-ätherhydrobromid (I, *BS 6825*) wird pharmakolog. mit *Tropinylbenzhydryläther* (II, *Benztropin*) verglichen. Als DL_{50} wird für I bzw. II gefunden: subkutan 60 (mg/kg Maus) bzw. 55, i.v. 25 bzw. 400 (mg/kg Ratte). I weist stärkere anticholinerg., dagegen geringere antihistamin. Wirksamkeit auf als II. Die Toxizität, weitere pharmakolog. Eigg. sowie die klin. Eignung von I werden untersucht.

Versuche: *Tropinyl-[2-methylbenzhydryl]-ätherhydrobromid* (I), $C_{22}H_{28}BrNO$, F. 223 bis 224° (Aceton), durch Zusammenschmelzen von Tropin u. 2-Methylbenzhydrol bei 50—60°, Zugabe von p-Toluolsulfonsäure bei 90—100°, 4—5std. Erhitzen im Vakuum auf 130—150°, Alkalisieren u. Extrahieren mit Ae. u. HBr; 75% (Ausbeute).

W. Holland. 3231□

Wirkung der Alkylsubstitution in Arzneimitteln. 5. Mitt. Synthese und chemische Eigenschaften einiger Dibenzo-[a.d]-cycloheptadienyläther. C. van der Stelt, A. F. Harms und W. Th. Nauta. (J. med. pharmac. Chem. **4**. 335—49. 8/9. 1961.) (Engl.) — 4. vgl. vorst. Referat.

Einige bas. Äther (Ä) des *5-Hydroxydibenzo-[a.d]-cycloheptadiens* (I) werden dargestellt. I wird erhalten nach der Rk.-Folge Phenylessigsäure + Phthalsäureanhydrid → *Benzalphthalid* → *o-Phenäthylbenzoesäure* → *Dibenzo-[a d]-cycloheptadienon-(5)* (II) → I. Ausgehend von 2-Methyl-, 4-Methyl-, 3.5-Dimethyl-, 4-tert.-Butyl- u. 4-Chlorphenylessigsäure entstehen die entsprechend substituierten II-*Derivv.* (**A**), die sich zu I-*Derivv.* (**B**) red. lassen. *Dibenzo-[a.e]-cycloheptatrienone* werden durch Bromierung der **A** u. Dehydrobromierung dargestellt. Bei der Red. der **A** entstehen leicht die entsprechenden *Bis-[dibenzocycloheptadienyl]-äther*; diese stören jedoch die folgende Überführung der **B** in die entsprechenden *Chloride* (**C**) nicht, da die Äther ebenfalls **C** ergeben. Diese werden mit 2 Val bas. Alkoholen (**D**) umgesetzt, u. zwar mit Dimethylaminoäthanol, -propanol, -äthoxyäthanol, 5-Diäthylaminopentanol-(2), N-Pyrrolidino-, N-Morpholinoäthanol, 1-Methyl-4-hydroxy-, 2.2.6-Trimethyl-4-hydroxypiperidin, Tropin u. Pseudotropin. Der Vers., 1 Val **D** durch Tributylamin zu ersetzen, führt neben dem Ä zu *Dibenzocycloheptadienylidendibenzocylcoheptadien*. Im sauren Medium werden einige Ä leicht gespalten. Einige Salze der Ä mit organ. Säuren werden in Ae. dargestellt. Einige Verbb. zeigen anticholinerg. u. Antihistamineigenschaften.

Versuche: Substituierte Phenylessigsäuren: *2-Methyl-*, nach Julian (vgl. J. Amer. chem. Soc. **70**. [1948.] 180). — *4-Methyl-*, F. 91—93°, durch 15std. Kochen von

4-Methylacetophenen, S u. Morpholin, Eingießen in A., Abfiltrieren des rohen *Morpholids* [F. 99—104°; 75% (Ausbeute)], dessen 5std. Kochen mit Eisessig–H_2SO_4–W. u. Gießen in W.; 44%. — *4-tert.-Butyl-*, $C_{12}H_{16}O_2$, F. 79,5—80,5° (Ligroin), durch Verseifung von *4-tert.-Butylphenylacetonitril* (nach SKINNER u. Mitarbeitern, C. **1952.** 2836) durch 5std. Kochen in wss.-alkohol. KOH; 80%. — *3.5-Dimethyl-*, analog vorst. Verb.; die Carboxylierung von Mesityl-K gelang nicht. — *4-Chlor-*, F. 103—105° (Ligroin), analog vorst. Verb. aus *4-Chlorphenylacetonitril* ($Kp._{18}$ 139—144°, aus 4-Chlorbenzylchlorid; 80%); 68%. — *Benzalphthalid*, F. 100—101°, nach WEISS (vgl. Org. Syntheses Coll. Vol. **II.** [1946.] 61). — Analog substituierte Benzalphthalide: *2-Methyl-*, F. 134—135°; 70%. — *4-Methyl-*, F. 149—150°. — *4-tert.-Butyl-*, F. 107—108°; 60%. — *3.5-Dimethyl-*, F. 143—145°; 65%. — *4-Chlor-*, F. 144—145°; 67%. — Durch 15std. Kochen des entsprechenden vorst. Phthalids mit HJ u. P, Dekantieren, Extraktion des Rückstands mit wss. NaOH, Ansäuern u. Ausäthern: *o-Phenäthylbenzoesäure*, F. 130 bis 131°. — Substituierte o-Phenäthylbenzoesäuren: *2'-Methyl-*, F. 119—120° (Ligroin); 68%. — *4'-Methyl-*, F. 81—83°; 65%. — *4'-tert.-Butyl-*, F. 130—132°; 65%. — *3'.5'-Dimethyl-*, F. 115—116°; 74%. — *4'-Chlor-*, F. 121—123°; 62%. — Durch Überführung der entsprechenden vorst. Säure mit $SOCl_2$ in ihr *Chlorid* u. dessen 6std. Rk. mit $AlCl_3$ in CS_2, Gießen auf Eis u. Ausäthern: *Dibenzo-*[*a.d*]*-cycloheptadienon-*(*5*) (**II**), F. 32°. — Substituierte Dibenzo-[a.d]-cycloheptadienone-(5) (**A**): *1-Methyl-*, F. 67,5—68,5° (Ligroin); 83%. — *3-Methyl-* (**III**), F. 34—35°; 81%. — *3-tert.-Butyl-*, $Kp._1$ 160—162°; 83%. — *2.4-Dimethyl-*, F. 110—112°; 50%. — *3-Chlor-*, F. 63—64°; 40%. — *10.11-Dibrom-*, F. 204—206° (Essigsäure/Bzl.), durch 2std. Rk. von **II** mit Br_2 in CCl_4 unter Rühren; 65%. Beim F. HBr-Abspaltung zu *9-Bromdibenzocycloheptatrienon*, F. 113—114°. — *3-Methyldibenzo-*[*a.e*]*-cycloheptatrienon-*(*5*), F. 81—84°, aus **III** durch 8std. Kochen mit Bromsuccinimid in CCl_4, Filtrieren, Einengen u. 2std. Kochen mit Pyridin; 78%. — *Dibenzo-*[*a.e*]*-cycloheptatrienon-*(*5*), F. 89°. — Durch 4std. Kochen des entsprechenden **A** mit ½ Mol $LiAlH_4$ in Ae. u. Zers. in der Kälte mit nur geringem Überschuß an Eisessig: *Dibenzo-*[*a.d*]*-cycloheptadienol-*(*5*) (**I**), F. 91—92°. — Substituierte Dibenzo-[a.d]-cycloheptadienole-(5) (**B**): *1-Methyl-*, F. 97—100°; 90%. — *3-Methyl-*, F. 124—126°; 87%. — *3-tert.-Butyl-*. — *2.4-Dimethyl-*, F. 102—104°; 80%. — *3-Chlor-*, F. 117—118°; 75%. — *Dibenzo-*[*a.e*]*-cycloheptatrienol-*(*5*), F. 119—120°. — *3-Methyldibenzo-*[*a.e*]*-cycloheptatrienol-*(*5*), F. 118—120°; 75%. — *5-Chlordibenzo-*[*a.d*]*-cycloheptadien*, $C_{15}H_{13}Cl$, F. 103—104° (Ligroin), durch ½std. Einleiten von HCl in die benzol. Lsg. von **I**, Trocknen mit $CaCl_2$ u. Einengen. — Dibenzo-[a.d]-cycloheptadienyl-(5)-äther, durch 3std. Kochen vorst. Verb. mit dem entsprechenden **D** in Xylol, Kühlen, Filtrieren u. Einengen, Lösen in Ae. u. Fällen mit organ. Säure als Salze: *Dimethylaminoäthyl-*, *Maleinat*, F. 118—120°; 65%. — *Dimethylaminopropyl-*, *Oxalat*, F. 135—136,5°; 50%. — *5-Diäthylaminopentyl-*(*2*)*-*, *Oxalat*, F. 148—149°; 43%. — *Dimethylaminoäthoxyäthyl-*, *Oxalat*, F. 123—124°; 69%. — *N-Pyrrolidyläthyl-*, *Oxalat*, F. 137—139°; 45%. — *N-Morpholinoäthyl-*, *Oxalat*, F. 142—143°; 55%. — *1-Methylpiperidyl-*(*4*)*-*, *Maleinat*, F. 151—152°; 60%. — *2.2.6-Trimethylpiperidyl-*(*4*)*-*, *Maleinat*, F. 195—196°; 40%. — *Tropinyl-*, $Kp._{0,1}$ 172—178°; 65%. *Maleinat*, F. 133—136°; 50%. *Fumarat*, F. 181—182,5°. *Citrat*, F. 164,5—166°. *Succinat*, F. 157—159°. *Methojodid*, F. 190—191°; 80%. — *Pseudotropinyl-*, *Fumarat*, F. 155—159°; 30%. — Analog: *1-Methyldibenzo-*[*a.d*]*-cycloheptadienyl-*(*5*)*-tropinyläther*, *Oxalat*, F. 177—178°; 58%. — *3-Methyldibenzo-*[*a.d*]*-cycloheptadienyl-*(*5*)*-dimethylaminoäthyläther*, *Maleinat*, F. 124 bis 125°; 38%. — *-tropinyläther*, *Maleinat*, F. 161—162°; 25%. — *3-tert.-Butyldibenzo-*[*a.d*]*-cycloheptadienyl-*(*5*)*-tropinyläther*, *Maleinat*, F. 222—223°; 40%. — *2.4-Dimethyldibenzo-*[*a.d*]*-cycloheptadienyl-*(*5*)*-tropinyläther*, *Fumarat*, F. 163—166°; 40%. — *3-Chlordibenzo-*[*a.d*]*-cycloheptadienyl-*(*5*)*-dimethylaminoäthyläther*, *Maleinat*, F. 131—132°; 42%. — *-dimethylaminoäthoxyäthyläther*, *Oxalat*, F. 124—126°; 20%. — *Dibenzo-*[*a.e*]*-cycloheptatrienyl-*(*5*)*-dimethylaminoäthyläther*, *Maleinat*, F. 125—128°; 57%. — *-tropinyläther*, *Maleinat*, F. 173—175°; 25%. — *3-Methyldibenzo-*[*a.e*]*-cycloheptatrienyl-*(*5*)*-tropinyläther*, *Maleinat*, F. 188—189°; 40%. W. HOLLAND. 3231□

Carcinogene Stickstoffverbindungen. 23. Mitt. **Neue polymethylierte Homologe von 3.4-Benzacridin und 3.4-Benzocarbazol und verwandten Verbindungen.** Ng. Ph. Buu-Hoï, P. Jacquignon und C. T. Long. (J. chem. Soc. [London] **1957.** 4994—97. Dez. Paris, Univ., Radiuminst.) (Engl.) — 22. vgl. C. **1961.** 4331; 24. vgl. C. **1960.** **9549.**

Aus 2.6- (**IV**), 2.7- u. 2.3-Dimethylnaphthalin werden über die entsprechenden Sulfonsäuren *3.7-* (**I**), *3.6-* (**II**) bzw. *6.7-Dimethylnaphthol-*(*2*) (**III**) dargestellt, welche mit 2.3-Dichlornaphthochinon-(1.4) (**V**) zu den entsprechenden *Brasanchinonen* [*Dinaphtho-*[*2'.3'*:*2.3*; *1''.2''*:*4.5*]*-furanchinonen-*(*1'.4'*)] kondensiert werden, u. zwar entsteht aus **I** das *3''.7''-Dimethyl-*, aus **II** das *3''.6''-Dimethyl-* u. aus **III** das *6''.7''-Dimethylisomere.* Die Sulfonierung von **IV** gibt bei tiefer Temp. die entsprechende *4-Sulfonsäure*, während 1.6-Dimethylnaphthalin sowohl bei tiefer als auch bei höherer Temp. nur die entsprechende *4-Sulfonsäure* bildet. Aus beiden Sulfonsäuren werden *3.7-* (**VII**) bzw. *4.7-Dimethylnaphthol-(1)* (**VIII**) gebildet, welche mit **V** zu *3''.7''-* bzw. *4''.7''-Dimethyldinaphtho-[2'.3':2.3; 1''.2'':5.4]-furanchinon-(1'.4')* kondensiert werden. *1.6.7.9.3'-* u. *6.7.9.2'.3'-Pentamethyl-3.4-benzacridin* entstehen durch Ullmann-Fetvadjian-Kondensation von I u. III mit 2.4.5-Trimethylanilin (**VI**; im Orig. irrtümlich 3.4.5-Trimethylanilino) u. Paraformaldehyd. Das aus **I** u. 3.4-Dimethylanilin nach Knoevenagel dargestellte *3.7-Dimethyl-N-[3.4-dimethylphenyl]-naphthylamin-(2)* reagiert mit Acetanhydrid nach Bernthsen zu *1.5.7.8.3'-Pentamethyl-3.4-benzacridin,* dessen *1.5.7.8.2'-* u. *5.7.8.2'.3'-Pentamethylhomologe* analog aus N-[3.4-Dimethylphenyl]-3.6- bzw. -6.7-dimethylnaphthylamin-(2) entstehen. *1.5.6.7.9.2'-* u. *5.6.7.9.2'.3'-Hexamethyl-3.4-benzacridin* entstehen ebenfalls nach Bernthsen aus 3.6- bzw. 6.7-Dimethyl-N-[2.4.5-trimethylphenyl]-naphthylamin-(2). Ferner werden aus **II** u. **I** nach Japp-Maitland mit Phenylhydrazin u. seinem Hydrochlorid *1.2'-* bzw. *1.3'-Dimethyl-3.4-benzocarbazol* u. schließlich durch Wieland-Rheinheimer-Kondensation von $AsCl_3$ mit den entsprechenden N-Arylnaphthylaminen-(2) *4.7.8.2'-*, *7.8.2'.3'-Tetra-* sowie *6.8.9.2'.3'-Pentamethyl-10-chlor-5.10-dihydro-1.2-benzophenarsazin* dargestellt. Die Benzacridine zeigen bei Mäusen keine tumorbildenden Eigenschaften.

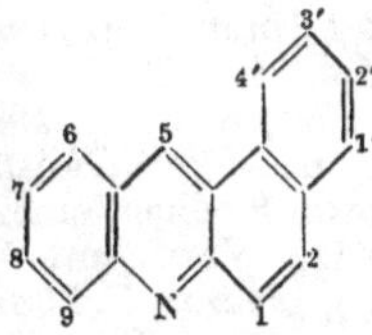

3.4-Benzacridin

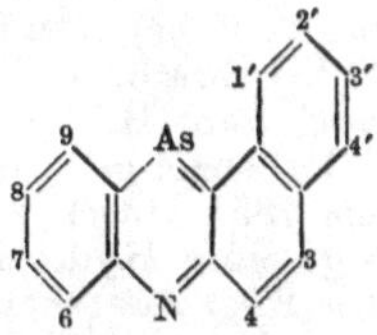

1.2-Benzophenarsazin

Versuche: *3.7-Dimethylnaphthol-(2)* (**I**), F. 176,5°, durch Sulfonierung von **IV** mit 98%ig. H_2SO_4 bei 135—140° u. Alkalischmelze. — *3.6-Dimethylnaphthol-(2)* (**II**), F. 173°, analog aus 2.7-Dimethylnaphthalin. — *3.7-Dimethylnaphthol-(1)* (**VII**), F. 104—105°, durch Sulfonierung von **IV** bei Raum-Temp. u. Alkalischmelze. — *4.7-Dimethylnaphthol-(1)* (**VIII**), F. 84°, Kp.$_{18}$ 175—176°, analog aus 1.6-Dimethylnaphthalin; aus PAe. Nadeln. — Dinaphtho-[2'.3':2.3;1''.2'':4.5]-furanchinone-(1'.4'): *3''.7''-Dimethyl-*, $C_{22}H_{14}O_3$, F. 269°, durch 10 Min. langes Kochen von 1 g **I** u. 1,3 g **V** in absol. Pyridin; aus Pyridin orangegelbe Nadeln; 1,2 g (Ausbeute). — *3''.6''-Dimethyl-*, F. 274° (ab. 262° Zers.), aus **II** u. **V**; aus Pyridin orangefarbene Nadeln. — *6''.7''-Dimethyl-*, F. 291°, aus **III** u. **V**; aus Pyridin orangefarbene Nadeln. — Dinaphtho-[2'.3':2.3; 1''.2'':5.4]-furanchinone-(1'.4'): *3''.7''-Dimethyl-*, F. 292°, analog aus **VII** u. **V**; aus Pyridin dunkelgelbe Nadeln. — *4''.7''-Dimethyl-*, F. 350°, aus **VIII** u. **V**; aus Pyridin orangegelbe, sublimierbare Nadeln. — *1.6.7.9.3'-Pentamethyl-3.4-benzacridin,* $C_{22}H_{21}N$, F. 179°, Kp.$_{18}$ 303°, durch Zufügen von 3 g Paraformaldehyd zu einem auf 250° erhitzten Gemisch aus 7 g **I** u. 7 g **VI**, 5 Min. langes Kochen u. Vakuum-Dest., dann Reinigen über das Pikrat; aus Bzl. gelbliche Prismen. *Pikrat,* F. 183° (ab 162° Zers.). — *6.7.9.2'.3'-Pentamethyl-3.4-benzacridin,* F. 196°, Kp.$_{13}$ 289°, analog vorst. Verb. aus 7 g **III**; aus Bzl. gelbliche Prismen; 1,2 g. *Pikrat,* $C_{28}H_{24}N_4O_7$, F. 263° (ab 250° Zers.), gelbe Prismen aus Dichlorbenzol. — *N-[3.4-Dimethylphenyl]-3.7-dimethylnaphthylamin-(2),* $C_{20}H_{21}N$, F. 136°, Kp.$_{16}$ 267—268°, durch 30 std. Kochen von 10 g **I** u. 7 g 3.4-Dimethylanilin mit 0,2 g Jod, Ausziehen mit Bzl. u. Dest.; aus A. Prismen; 8 g. *Pikrat,* F. 131°, aus A. violette Nadeln. — *10-Chlor-4.7.8.2'-tetramethyl-5.10-dihydro-1.2-benzophenarsazin,* $C_{20}H_{19}$·AsClN, F. 305° (ab 228° Zers.), durch 1 std. Kochen von 2 g vorst. Verb. u. 1,3 g $AsCl_3$ in Dichlorbenzol; aus Dichlorbenzol gelbe Nadeln; 2 g; löst sich in H_2SO_4 braunrot. — *1.5.7.8.3'-Pentamethyl-3.4-benzacridin,* F. 160°, Kp.$_{18}$ 310—320°, durch 40 std. Kochen von 5 g vorvorst. Verb., 6 g $ZnCl_2$ u. 3 g Acetanhydrid auf 185°, Behandeln mit sd. NaOH, Ausziehen mit Bzl., Dest. u. Reinigen über das Pikrat; gelbliche Nadeln; 1 g. *Pikrat,* F. 289° (ab 226° Zers.), aus Dichlorbenzol orangegelbe Nadeln. — *N-[3.4-Dimethylphenyl]-3.6-dimethylnaphthylamin-(2),* Kp.$_{13}$ 257—258°, wie oben aus 10 g **II**, 7 g 3.4-Dimethylanilin u. Jod; aus PAe. Prismen; 8 g. *Pikrat,* F. 155° (ab 145° Zers.), aus A. violette Nadeln. — *1.5.7.8.2'-Pentamethyl-3.4-benzacridin,* F. 190°, aus 5 g vorst. Verb., Acetanhydrid u. $ZnCl_2$; aus A. gelbe Nadeln; 1 g. *Pikrat,* F. 279° (ab 246° Zers.). — *N-[3.4-Dimethylphenyl]-6.7-dimethylnaphthylamin-(2),* F. 140°, Kp.$_{17}$ 275°, wie oben aus **III**; aus A. Prismen. *Pikrat,* F. 134°, aus A. violettschwarze Nadeln. — *10-Chlor-7.8.2'.3'-tetramethyl-5.10-dihydro-1.2-benzophenarsazin,* F. 308°, aus vorst. Verb; aus Chlorbenzol orangegelbe, sublimierbare Nadeln; löst sich in H_2SO_4 rotbraun. — *5.7.8.2'.3'-Pentamethyl-3.4-benzacridin,* F. 176°, Kp.$_{20}$ 306—310°, aus vorvorst. Verb. wie oben; aus Cyclohexan gelbliche Prismen. — *3.6-Dimethyl-N-[2.4.5-trimethylphenyl]-naphthylamin-(2),* $C_{21}H_{23}N$, Kp.$_{12}$ 256—257°, durch 20 std. Kochen von 8 g **VI** u. 10 g **II** u. 0,5 g Jod;

gelbes viscoses Öl; 8 g. *Pikrat*, F. 106°, aus Bzl. violettschwarze Nadeln. — *1.5.6.7.9.2'-Hexamethyl-3.4-benzacridin*, $C_{23}H_{23}N$, F. 136°, Kp.$_{12}$ 300°, wie oben aus vorst. Verb., Acetanhydrid u. $ZnCl_2$; aus Aceton gelbliche Prismen. *Pikrat*, F. 167°, aus A./Bzl. orangefarbene Prismen. — *6.7-Dimethyl-N-[2.4.5-trimethylphenyl]-naphthylamin-(2)*, Kp.$_{20}$ 278 bis 280°, gelbes Öl. *Pikrat*, F. 153—154°, violettschwarze Nadeln, in A. instabil. — *10-Chlor-6.8.9.2'.3'-pentamethyl-5.10-dihydro-1.2-benzophenarsazin*, $C_{21}H_{21}AsClN$, F. 265° (ab 240° Zers.), aus 2 g vorst. Verb.; aus Dichlorbenzol gelbe Nadeln; 1 g; löst sich in H_2SO_4 braunrot. — *5.6.7.9.2'.3'-Hexamethyl-3.4-benzacridin*, F. 198°, aus 5 g vorvorst. Verb.; aus Bzl. gelbe Nadeln; 0,8 g. *Pikrat*, $C_{29}H_{26}N_4O_7$, F. 267° (ab 256° Zers.), aus Dichlorbenzol gelbe Nadeln. — *1.2'-Dimethyl-3.4-benzocarbazol*, $C_{18}H_{15}N$, F. 182°, Kp.$_{12}$ 280 bis 285°, durch 1½std. Kochen eines Gemisches aus 4 g II, 4 g Phenylhydrazin u. 4 g seines Hydrochlorids, Verd. mit 5%ig. Essigsäure, Ausziehen mit Bzl. u. Dest.; aus PAe. Blättchen; 1 g. *Pikrat*, F. 208° (ab 190° Zers.), aus A. violettbraune Nadeln. — *1.3'-Dimethyl-3.4-benzocarbazol*, F. 149°, analog aus I; aus PAe. Blättchen; 0,6 g. *Pikrat*, F. 210° (ab 160° Zers.), aus A. violettbraune Nadeln. H. Lehwald. 3231□

Sulfonyl- und Phosphorylderivate von cyclischem Maleinsäurehydrazid. K. Szabó und E. Oswald. (Acta chim. Acad. Sci. hung. **15**. 1—8. 1958. Budapest, Res. Inst. for Plant Protect.) (Engl.)

Es werden durch Umsetzung mit entsprechenden Säurechloriden in Pyridin folgende Derivv. des cycl. *Maleinsäurehydrazids* [*2.3-Dihydro-3-oxopyridazinol-(6)*; I] hergestellt: *p-Chlor-*, *p-Brom-* u. *p-Fluorbenzolsulfonat*, *Benzolsulfonat*, *p-Toluol-*, *m-Nitrobenzol-*, *β-Naphthalinsulfonat* u. *Diäthylthiophosphat*. Diese Verbb. geben im Gegensatz zu I keine für die phenol. Hydroxylgruppe in 6-Stellung charakterist. positive Rk. mit $FeCl_3$. Sie liefern jedoch monobas. Salze, was ihre Best. durch direkte acidimetr. Titration in äthanol. Lsg. ermöglicht. Die Sulfonyl-Derivv. weisen eine, dem I ähnliche Pflanzenhormon-Wrkg. bzw. Fungicid-Wrkg. auf.

Versuche: [*2.3-Dihydro-3-oxopyridazinyl-(6)*]*-p-chlorbenzolsulfonat* (II), F. 148,5° (A.), aus äquimol. Mengen I u. p-Chlorbenzolsulfochlorid in überschüssigem Pyridin unter Kühlung, 2std. Rühren bei Raum-Temp., Zugabe von W. bei 0°, Ansäuern mit verd. HCl bis pH 2, Absaugen u. gründliches Auswaschen des Nd.; 90% (Ausbeute). — [*2.3-Dihydro-3-oxopyridazinyl-(6)*]*-p-brombenzolsulfonat*, F. 157—158° (A.), analog II; 93%. — [*2.3-Dihydro-3-oxo-pyridazinyl-(6)*]*-p-fluorbenzolsulfonat*, F. 130° (A.), analog II. — [*2.3-Dihydro-3-oxopyridazinyl-(6)*]*-benzolsulfonat*, F. 149° (A.), aus I u. Benzolsulfochlorid analog II; 95%. — [*2.3-Dihydro-3-oxopyridazinyl-(6)*]*-p-toluolsulfonat*, F. 162° (A.), aus I u. p-Toluolsulfochlorid; 94%. — [*2.3-Dihydro-3-oxopyridazinyl-(6)*]*-p-acetylaminobenzolsulfonat*, F. 193° (A.), aus I u. p-Acetylaminobenzolsulfochlorid; 90%. — [*2.3-Dihydro-3-oxopyridazinyl-(6)*]*-m-nitrobenzolsulfonat*, F. 190°, aus I u. m-Nitrobenzolsulfochlorid. — [*2.3-Dihydro-3-oxopyridazinyl-(6)*]*-β-naphthalinsulfonat*, F. 183°, aus I u. β-Naphthalinsulfochlorid. — [*2.3-Dihydro-3-oxopyridazinyl-(6)*]*-diäthylthiophosphat*, $C_8H_{13}N_2O_4PS$, F. 87° (A.), aus I u. Thiophosphorsäurediäthylesterchlorid in Pyridin unter Kühlung mit W., 1std. Rühren, 24std. Aufbewahren bei Raum-Temp. u. Ansäuern; 69%. Walter Simon. 3272

Die Synthese einiger Pyridylpyridazine und -pyrimidine. Walter A. Butte und Francis H. Case. (J. org. Chemistry **26**. 4690—92. Nov. 1961. Philadelphia, Pa., Temple Univ., Chem. Dep.) (Engl.)

Durch Kondens. von Amidinen mit β-Ketosäureestern entstehen substituierte Pyrimidine, z. B. aus Picolinoylessigsäureäthylester (II) u. Acetamidin (III) oder Picolinsäureamidin *2-Methyl-4-*[*pyridyl-(2)*]*-* bzw. *2.4-Bis-*[*pyridyl-(2)*]*-6-hydroxypyrimidin*. *2.4.6-Tris-*[*pyridyl-(2)*]*-pyrimidin* entsteht durch Rk. von Methyl-Li mit 2-Cyanpyridin u. Erhitzen des entstandenen *2.4.6-Tris-*[*pyridyl-(2)*]*-2-methyl-1.2-dihydrotriazins*. 3.6-Bis-[pyridyl-(2)]-1.2.4.5-tetrazin (I) liefert mit ungesätt. Verbb. *Pyridazin-Derivv.*; z. B. entsteht aus I u. Acetylen *3.6-Bis-*[*pyridyl-(2)*]*-pyridazin*. I u. Acrylonitril bilden *3.6-Bis-*[*pyridyl-(2)*]*-4-cyan-1.4-dihydropyridazin*, das zu *3.6-Bis-*[*pyridyl-(2)*]*-4-cyanpyridazin* oxydiert werden kann. Die Pyridylpyrimidine u. die Pyridylpyridazine bilden intensiv gefärbte Chelate mit wss.-alkohol. $Fe(NH_4)_2(SO_4)_2$.

Versuche: *2-Methyl-4-*[*pyridyl-(2)*]*-6-hydroxypyrimidin*, $C_{10}H_9N_3O$, F. 268—269°, durch Zugabe von III-Hydrochlorid u. 4%ig. wss. NaOH zu II in A. u. 48std. Stehen; aus abs. A. Nadeln; 64% (Ausbeute). — *2.4-Bis-*[*pyridyl-(2)*]*-6-hydroxypyrimidin*, $C_{14}H_{10}N_4O$, F. 222,5—223°, durch Sättigen von 2-Cyanpyridin in A./Chlf. (3 : 50) mit trocknem HCl unter Eiskühlung, mehrstd. Stehen, Schütteln mit konz. Alkali, Eindampfen, Aufnehmen in 75%ig. A., der NH_4Cl enthält, 3std. Kochen, Verdünnen mit Aceton, Filtrieren, Zugabe von II u. 48std. Stehen; aus verd. A. Nadeln; 8%. — *2-Methyl-*

2.4.6-tris-[pyridyl-(2)]-1.2-dihydro-symm.-triazin, $C_{19}H_{16}N_6$, F. 163—163,5°, durch Zutropfen von CH_3J in Ae. zu Li in abs. Ae., Zugabe zu 20 g 2-Cyanpyridin, Versetzen mit Eis, Abfiltrieren des *Tris-[pyridyl-(2)]-symm.-triazins* (*Trihydrat*, F. 243—244°) u. Extrahieren des Filtrats mit Ae.; aus PAe. blaßgelbe Kristalle; 3,7 g. — *2.4.6-Tris-[pyridyl-(2)]-pyrimidin*, $C_{19}H_{13}N_5$, F. 255,5—256,5°, durch Erhitzen vorst. Verb. auf 300°; aus A. Nadeln; 76%. — *3.6-Bis-[pyridyl-(2)]-1.4-dihydro-1.2.4.5-tetrazin*, F. 193—194°, durch 6std. Kochen von 2-Cyanpyridin u. 95% ig. N_2H_4 in abs. A.; aus A. gelbe Nadeln; 76%. — *3.6-Bis-[pyridyl-(2)]-1.2.4.5-tetrazin* (I), F. 222°, durch Zutropfen von konz. HNO_3 zu vorst. Verb. in Eisessig; aus A. tiefrote Kristalle; 64%. — *3.6-Bis-[pyridyl-(2)]-pyridazin*, $C_{14}H_{10}H_4$, F. 179—180°, durch Einleiten von Acetylen in eine sd. Lsg. von I in Dimethylformamid; aus abs. A. Nadeln; 84%. — *3.6-Bis-[pyridyl-(2)]-4-phenylpyridazin*, $C_{20}H_{14}N_4$, F. 177,5—178,5°, durch Zugabe von I zu Phenylacetylen in Toluol u. mehrstd. Kochen; aus A. Nadeln; 68%. — *3.6-Bis-[pyridyl-(2)]-4-cyan-1.4-dihydropyridazin*, $C_{15}H_{11}N_5$, F. 137—138°, analog vorst. Verb. aus I u. Acrylonitril; gelbe Nadeln; 68%. — *3.6-Bis-[pyridyl-(2)]-4-cyanpyridazin*, $C_{15}H_9N_5$, F. 206—207°, durch Zugabe von $K_2Cr_2O_7$ in W. zu vorst. Verb. in Eisessig u. 1std. Kochen; aus A. blaßgelbe Nadeln; 54%. P. GOLINSKE. 3272□

Synthesen einiger N⁶-substituierter 2-Methyl-4.6-diaminopyrimidine. F. Craveri und G. Zoni. (Boll. sci. Fac. Chim. ind. Bologna **16.** 126—31. 1958. Milano, Ist. med. S.A., Labor. Ric.) (Ital.)

Zur Prüfung auf pharmakolog. Wrkg. werden durch Rk. von 2-Methyl-4-amino-6-chlorpyrimidin (I) mit Mono- u. Dialkylaminen, Arylaminen u. cycl. Aminen *6-Alkyl-* oder *-Arylamino-2-methyl-4-aminopyrimidine* dargestellt, deren UV-Maxima angegeben sind.

Versuche: 2-Methyl-4-aminopyrimidine: *6-Methylamino-* (II), $C_6H_{10}N_4$, F. 250° (wss. A.), durch 10std. Erhitzen von I mit überschüssigem CH_3NH_2 auf 120° im Autoklaven u. Abdampfen von überschüssigem CH_3NH_2; 70% (Ausbeute). — *6-Äthylamino-*, $C_7H_{12}N_4$, F. 185° (Essigester), analog II aus I u. $C_2H_5NH_2$; 69%. — *6-n-Propylamino-*, $C_8H_{14}N_4$, F. 122° (Essigester + PAe.), $Kp._{0,1}$ 135°, aus I u. n-Propylamin, Extraktion des eingeengten Rk.-Prod. mit Ae., Filtrieren über Kohle u. Dest.; 71%. — *6-Isopropylamino-*, $C_8H_{14}N_4$, F. 110° (Essigester + PAe.), $Kp._{0,1}$ 135°, analog mit Isopropylamin; 75%. *Pikrat*, $C_8H_{14}N_4 \cdot C_6H_3N_3O_7$, F. 182° (A.). — *6-Isobutylamino-*, $C_9H_{16}N_4$, F. 93° (Essigester + PAe.), $Kp._{0,1}$ 130°, analog mit Isobutylamin; 67%. — *6-Dimethylamino-*, $C_7H_{12}N_4$, F. 185° (W.), aus I u. $(CH_3)_2NH$ analog II; 82%. — *6-Diäthylamino-*, $C_9H_{16}H_4$, F. 127,5° (A.), aus I u. $(C_2H_5)_2NH$ analog II; 85%. — *6-Dipropylamino-*, $C_{11}H_{20}N_4$, F. 130°, $Kp._{0,1}$ 130°; 77%. — *6-Phenylamino-*, *Hydrochlorid* (III), $C_{11}H_{12}N_4 \cdot HCl$, F. 101° (Isopropanol), durch Einrühren von äquimol. Mengen I u. Anilinhydrochlorid in 10% A. enthaltendes Dioxan, 24std. Kochen u. Abkühlen; 80%. — *6-o-Tolylamino-*, *Hydrochlorid*, $C_{12}H_{14}N_4 \cdot HCl$, F. 236° (Isopropanol), analog III; 88%. — *6-m-Tolylamino-*, *Hydrochlorid*, F. 243° (Isopropanol), analog III; 100%. — *6-p-Tolylamino-*, *Hydrochlorid*, F. 153° (Isopropanol); 100%. — *6-p-Chlorphenylamino-*, *Hydrochlorid*, $C_{11}H_{11}ClN_4 \cdot HCl$, F. 277° (A.), analog III; 85%. — *6-[N-Phenyl-N-methylamino]-*, *Hydrochlorid*, $C_{12}H_{14}N_4 \cdot HCl$, F. 285° (A.); 57%. — *6-Piperidino-*, $C_{10}H_{16}N_4$, F. 206° (W.), durch 8std. Kochen von I mit 2 Val Piperidin in Dioxan, Einengen u. 24std. Aufbewahren bei 0°; 91%. — *6-Morpholino-*, $C_9H_{14}N_4O$, F. 211° (W.), analog vorst. Verb., 85%. — *6-Cyclohexylamino-*, $C_{11}H_{18}N_4$, F. 190° (W.); 97%. K. F. SCHNEIDER. 3272□

Synthesen einiger N-substituierter 2-Methyl-4-[aminoacetamido]-6-äthoxypyrimidine. F. Craveri und G. Zoni. (Boll. sci. Fac. Chim. ind. Bologna **16.** 132—37. 1958.) (Ital.) — Vgl. vorst. Referat.

Zur Prüfung auf pharmakolog. Wrkg. wird, ausgehend von dem aus 2-Methyl-4-amino-6-hydroxypyrimidin (II) über *2-Methyl-4-amino-6-chlorpyrimidin* zugänglichen *2-Methyl-4-amino-6-äthoxypyrimidin*, durch Rk. mit Chloressigsäureanhydrid (III) *2-Methyl-4-[chloracetamido]-6-äthoxypyrimidin* (I) dargestellt, das durch Umsetzung mit entsprechenden Aminen in eine Anzahl von *N-substituierten 2-Methyl-4-[aminoacetamido]-6-äthoxypyrimidinen* umgewandelt wird. Die UV-Spektren der synthetisierten Verbb. sind angegeben.

Versuche: *2-Methyl-4-amino-6-chlorpyrimidin*, $C_5H_6ClN_3$, F. 189° (W.), durch Zutropfen von Diäthylanilin zu dem Gemisch aus II u. $POCl_3$ unter Rühren, 4—5std. Kochen, Abdest. des überschüssigen $POCl_3$ im Vakuum, Einrühren des Rückstandes in mit wenig Ae. vermischtes Eis, Neutralisation mit verd. NH_4OH bei —10°, 1std. Rühren, Verwerfen der Ae.-Lsg. u. 4tägige Ae.-Extraktion der wss. Phase; 81% (Ausbeute). — *2-Methyl-4-amino-6-äthoxypyrimidin*, $C_7H_{11}N_3O$, F. 122° (A.), durch 1std. Kochen vorst. Verb. mit äthanol. C_2H_5ONa, Filtrieren, Abdest. des A. im Vakuum, Aufnehmen des

Rückstandes in verd. NaOH, 24std. Ae.-Extraktion u. Einengen; 90%. — 2-Methyl-6-äthoxypyrimidine: *4-[Chloracetamido]-* (I), $C_9H_{12}ClN_3O_2$, F. 139° (A.), durch Verrühren von 1 Mol vorst. Verb. mit 2 Mol **III** in Bzl., 1std. Kochen, Abdest. des Bzl., Neutralisation des Rückstandes mit $NaHCO_3$-Lsg. u. Filtration; 98%. — *4-[Methylaminoacetamido]-* (**IV**), $C_{10}H_{16}N_4O_2$, F. 35°, Kp.$_{0,05}$ 130°, durch 5std. Kochen von **I** mit überschüssigem CH_3NH_2 in A., Abdest. des A. im Vakuum, Ae.-Extraktion des Rückstandes, Filtration der Ae.-Lsg. über Kohle u. Dest.; 82%. — *4-[Äthylaminoacetamido]-*, $C_{11}H_{18}N_4O_2$, F. 42°, Kp.$_{0,1}$ 150°, analog **IV** aus **I** u. $C_2H_5NH_2$. — *4-[Propylaminoacetamido]-*, $C_{12}H_{20}N_4O_2$, Kp.$_{0,1}$ 135—140°, analog **IV**. — *4-[Dimethylaminoacetamido]-* (**V**), $C_{11}H_{18}N_4O_2$, F. 39°, Kp.$_{0,1}$ 140—143°, durch 4std. Kochen von **I** mit überschüssigem $(CH_3)_2NH$ in Tetrahydrofuran, Eindampfen der von $(CH_3)_2NH \cdot HCl$ abfiltrierten Lsg. im Vakuum, Aufnehmen des Rückstandes in Ae., Filtration der Ae.-Lsg. über Kohle u. Destillation. — *4-[Diäthylaminoacetamido]-*, $C_{13}H_{22}N_4O_2$, F. 39°, Kp.$_{0,1}$ 140°, analog **V**. — *4-[Dipropylaminoacetamido]-*, F. 41°, Kp.$_{0,1}$ 125—130°, analog **V**. — *4-[Piperidinoacetamido]-*(**VI**), $C_{14}H_{22}N_4O_2$, F. 50°, Kp.$_{0,1}$ 144—146°, durch 2std. Erhitzen von **I** mit überschüssigem Piperidin auf dem Wasserbad, Abdest. von überschüssigem Piperidin, Ae.-Extraktion des Rückstandes u. Dest.; 86%. — *4-[Morpholinoacetamido]-*, $C_{13}H_{20} \cdot N_4O_3$, F. 88° (W.), Kp.$_{0,1}$ 160—162°, analog **VI**; 86%. — *4-[Cyclohexylaminoacetamido]-*, Kp.$_{0,1}$ 175—180°, analog **VI**; 86%. *Pikrat*, $C_{15}H_{24}N_4O_2 \cdot C_6H_3N_3O_7$, F. 185° (A.).

K. F. Schneider. 3272 □

Synthese von Derivaten des Imidazolino-[1.2:c]-pyrimidins und Charakterisierung dieser Produkte durch Röntgenstrahlenpulverdiagramme. R. H. Martin und J. Mathieu. (Tetrahedron [London] **1**. 75—85. April 1957. Bruxelles, Belgique, Univ. Libre, Fac. des Sci., Serv. de Chim. Organ.) (Franz.)

Die Umsetzung von 2.4-Dichlor-5-nitropyrimidin (I) mit 2-Chloräthylamin u. $NaHCO_3$ in W./Ae. liefert *2-Chlor-4-[2-chloräthylamino]-5-nitropyrimidin* (**II**), das durch sd. W. in *5-Hydroxy-8-nitroimidazolino-[1.2:c]-pyrimidin* (**III**), durch Kochen mit Thioharnstoff in Aceton u. Kochen der Lsg. mit NaOH in das entsprechende *5-Mercapto-Deriv.* übergeführt wird. Analog **II** wird aus 2.4-Dichlor-5-nitro-6-aminopyrimidin *2-Chlor-4-[2-chloräthylamino]-5-nitro-6-aminopyrimidin* (**IV**) dargestellt u. wie vorst. zu *5-Hydroxy-* bzw. *5-Mercapto-7-amino-8-nitroimidazolino-[1.2:c]-pyrimidin* cyclisiert. Beide Verbb. wurden mit $Na_2S_2O_4$ zu den entsprechenden *Diamino-Derivv.* reduziert. Mit NH_3 in Aceton entsteht aus **IV** nicht 5.7-Diamino-, sondern *5-Amino-7-hydroxy-8-nitroimidazolino-[1.2:c]-pyrimidin.* 2-Mercapto-4-[hydroxyäthylamino]-pyrimidin (**V**) liefert mit sd. $SOCl_2$ u. Kochen des Rk.-Prod. mit W. *5-Mercaptoimidazolino-[1.2:c]-pyrimidin* (**VI**), dessen *S-Carboxymethyl-Deriv.* (**VIa**) mit HCl zur *5-Hydroxy-Verb.* hydrolysiert wird. Letztere entsteht auch beim Kochen des **V**-*S-Carboxymethyl-Deriv.* (**Va**) mit konst. sd. HBr. Zur Charakterisierung der nur unter Zers. schm. Derivv. werden die charakterist. Debye-Scherrer-Diagramme (vgl. Original) benutzt. Einige der neuen Verbb. werden auf ihre cytostat. Wrkg. sowie ihr Verh. gegen Tabakmosaikvirus geprüft, jedoch wurde kein Effekt festgestellt.

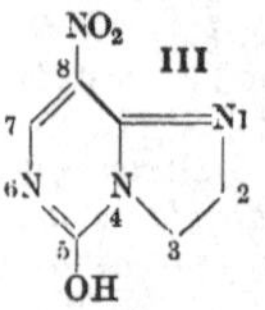

III

Versuche: *2-Chlor-4-[2-chloräthylamino]-5-nitropyrimidin* (**II**), F. 72—73°, durch Zugeben von 2-Chloräthylaminhydrochlorid u. $NaHCO_3$ in W. zu **I** in Ae. u. Vermischen der Phasen mit einem Vibrorührer; aus Cyclohexan gelbe Nadeln; 96% (Ausbeute). — *2-Chlor-4-[2-chloräthylamino]-5-nitro-6-aminopyrimidin* (**IV**), Zers. bei 300—310°, wie **II** aus 2.6-Dichlor-5-nitro-4-aminopyrimidin bei 0—10°; 97%. — *2-Mercapto-4-[2-hydroxyäthylamino]-pyrimidin* (**V**), *S-Carboxymethyl-Deriv.* (**Va**), F. 169—170°, aus **V** u. Chloressigsäure in sd. W. (5 Min.); 98%. — *2-Amino-4-[2-hydroxyäthylamino]-pyrimidin,* aus **Va** u. NH_4OH im Rohr bei 145—150° (24 Std.); 81%. *Pikrat,* $C_{12}H_{13}N_7O_8$, F. 175—177°. — Imidazolino-[1.2:c]-pyrimidine: *5-Hydroxy-8-nitro-* (**III**), $C_6H_6 \cdot N_4O_3$, Zers. bei 260—270°, durch Kochen von **II** u. W. bis zur Lsg. u. Neutralisieren mit $NaHCO_3$; 64%. *Pikrat,* $C_{12}H_9N_7O_{10}$, Zers. bei 210—220° (W.). — *5-Mercapto-8-nitro-, Monohydrat,* $C_6H_6N_4O_2S \cdot H_2O$, Zers. bei 230—240°, durch 1std. Kochen von **II** u. Thioharnstoff in Aceton, Kochen des Isothiuroniumsalzes mit verd. NaOH (3 Min.) u. Ansäuern mit Eisessig; aus W. gelbrote Nadeln; 60%. — *5-Amino-8-nitro-, Monohydrat,* $C_6H_7O_2N_5 \cdot H_2O$, Zers. bei 205—220°, aus 2-Amino-4-[2-chloräthylamino]-5-nitropyrimidin u. alkohol. NH_3 bei 20° (2 Std.), dann bei 0° (2 Std.), Lösen des Nd. in W. u. Neutralisieren mit $NaHCO_3$; aus W. gelbe Nadeln; 60%. — *5-Hydroxy-7-amino-8-nitro-*, $C_6H_7 \cdot N_5O_3$, Zers. bei 330—340°, durch $^1/_4$std. Kochen von **IV** u. 5n HCl, Lösen des Nd. in W. u. Neutralisieren mit $NaHCO_3$; aus W. Nadeln; 82%. — *5-Hydroxy-7.8-diamino-*, a) aus vorst. Verb. u. $Na_2S_2O_4$ in sd. W. (10 Min.), Neutralisieren u. mehrstd. Stehen bei 0°; 70%; b) aus vorst. Verb. u. H_2 an Raney-Ni in CH_3OH; aus W. gelbe Nadeln. — *5-Mer-*

capto-7-amino-8-nitro-, $C_6H_7N_5O_2S$, durch 3std. Kochen von **IV** u. Thioharnstoff in Aceton, Lösen des Isothiuroniumsalzes in warmer n-NaOH u. Ansäuern mit Eisessig; 58%. — *5-Mercapto-7.8-diamino-*, $C_6H_9N_5S$, Zers. bei 270—292°, F. 330—335°, aus vorst. Verb. u. sd. $Na_2S_2O_4$-Lsg.; 70%. — *5-Amino-7-hydroxy-8-nitro-*, $C_6H_7N_5O_3$, Zers. bei 320—340°, durch mehrstd. Stehen von **IV** u. NH_3 in Aceton bei 0°, 1 std. Kochen des Nd. mit W. u. Neutralisieren mit $NaHCO_3$; aus W. orangefarbene Nadeln; 47%. — *5-Mercapto-* (**VI**), $C_6H_7N_3S$, Zers. bei 310—315°, durch Kochen von **V** mit $SOCl_2$ (5 Min.), Eindampfen im Vakuum, Zugeben von W. u. wenig verd. HCl, 1 std. Kochen u. Neutralisieren des Filtrats mit $NaHCO_3$; 62%. *S-Carboxymethyl-Deriv.* (**VIa**), aus **VI** u. Chloressigsäure in sd. W. (5 Min.) u. Einengen; 60%. — *5-Hydroxy-*, *Hydrochlorid*, aus **VIa** u. konz. HCl im Rohr bei 140° (3 Std.); 71%. *Hydrobromid*, durch 5std. Kochen von **Va** u. wss. HBr; 59%. *Pikrat*, $C_{12}H_{10}N_6O_8$, Zers. bei 228—230°. F. HELLER. 3272□

Über die Synthese von Hexahydrophenthiazin-9-dioxid. O. Hromatka, J. Augl und K. Wiltschke. (Mh. Chem. **89**. 418—23. 19/8. 1958. Wien, Univ., I. Chem. Inst.) (Dt.) — Vgl. C. **1961**. 10178.

Hexahydrophenthiazin-9.9-dioxid wird durch pyrolyt. Abspaltung von HCl aus *2-Chlorcyclohexyl-o-aminophenylsulfon* (**II**) dargestellt, das man aus der entsprechenden *Nitroverb.* (**I**) durch katalyt. Hydrierung an Pd-Kohle gewinnt. Die Red. verläuft bis zur Stufe der *Hydroxylamin-Verb.* (**III**) rasch, so daß **III** aus dem Rk.-Gemisch abgetrennt werden kann, ehe es zu **II** weiter red. wird. Die Konstit. der synthetisierten Verbb. wird durch ihre IR-Spektren gesichert.

Versuche: *o-Nitrophenyl-2-oxocyclohexylsulfid*, $C_{12}H_{13}NO_3S$, F. 114—116°, durch Versetzen von 2-Chlorcyclohexanon in abs. A. mit o-Nitrothiophenol u. Na-Äthylat in sd. abs. A. unter N_2 u. Aufbewahren der filtrierten Lsg. in der Kälte; hellgelbe Kristalle aus A.; 77% (Ausbeute). — *2-Chlorcyclohexyl-o-nitrophenylsulfon* (**I**), $C_{12}H_{14}ClNO_4S$, F. 141 bis 142°, durch 3std. Kochen von 2-Chlorcyclohexyl-o-nitrophenylsulfid (vgl. KHARASCH u. Mitarbeiter, J. Amer. chem. Soc. **69**. [1947.] 1613) in Eisessig mit 30%ig. H_2O_2 u. Verdünnen mit W.; Kristalle aus A.; 76%. — *2-Chlorcyclohexyl-o-aminophenylsulfon* (**II**), $C_{12}H_{16}ClNO_2S$, F. 79—80° (n-Butanol), durch ca. 40std. Red. von **I** mit H_2 an Pd-Kohle in A. u. Eindampfen der filtrierten Lsg. im Vakuum; 94%. — *2-Chlorcyclohexyl-o-hydroxylaminophenylsulfon* (**III**), $C_{12}H_{16}ClNO_3S$, F. 117—120°, durch Red. von **I** analog **II** aber bis zur Aufnahme von nur 2 Mol H_2; Kristalle aus Isoamylalkohol. — *[Cyclohexenyl-(1)]-o-aminophenylsulfon*, $C_{12}H_{15}NO_2S$, F. 78—79° (Isoamylalkohol), $Kp._{0,01}$ 150—170° (Bad-Temp.), a) durch Kochen von **II** mit äthanol. KOH; 35,6%; b) aus **II** durch Kochen mit Na-Äthylat in abs. A.; 50%; c) aus **II** durch Kochen mit K_2CO_3 in abs. A.; 40,4%. — *Hexahydrophenthiazin-9.9-dioxid*, $C_{12}H_{15}NO_2S$, F. 194—194,5° (A.), $Kp._{0,01}$ 210—240° (Bad-Temp.), a) durch 50 Min. langes Erhitzen von **II** auf 220°; 22%; b) analog aus **III**; 13%. W. HAMPEL. 3292□

Phenothiazin-10-carbonsäure-N-alkylpiperidyl-(3)-ester. Richard Dahlbom und Bo Björkqvist. (Acta chem. scand. **15**. 2043—46. 1961. Stockholm, Royal Inst. of Pharmac., Dep. of Chem.; Södertälje, AB Astra, Res. Labor.) (Engl.)

Durch Kochen von Phenothiazin-10-carbonylchlorid mit dem entsprechenden N-Alkyl-3-hydroxypiperidin in Toluol in Ggw. von Triäthylamin wird eine Reihe von *Phenothiazin-10-carbonsäure-N-alkylpiperidyl-(3)-estern* synthetisiert.

Versuche: *2-Methylphenothiazin-10-carbonylchlorid*, $C_{14}H_{10}ClNOS$, F. 122—122,5°, durch 4std. Kochen von 2-Methylphenothiazin in Toluol mit $COCl_2$ in Toluol; aus Essigester hellgraue Kristalle; 98% (Ausbeute). — *2-Äthylphenothiazin-10-carbonylchlorid*, analog vorst. Verbindung. — *2-Methoxyphenothiazin-10-carbonylchlorid*, F. 94—95° (Methanol), durch Erhitzen von 2-Methoxyphenothiazin u. $COCl_2$ im Autoklaven; 88%. — *2-Chlorphenothiazin-10-carbonylchlorid*, $C_{13}H_7Cl_2NOS$, F. 100—101° (Essigester), durch 14std. Kochen von 2-Chlorphenothiazin mit $COCl_2$ in Toluol; 59%. — *2-Acetylphenothiazin-10-carbonylchlorid*, $C_{15}H_{10}ClNO_2S$, F. 120—122° (Essigester), durch Kochen von Phenothiazin-10-carbonylchlorid in CS_2 mit $AlCl_3$, Zugabe von Acetylchlorid, 1 std. Stehen u. 3std. Kochen; 99%. — *Phenothiazin-10-carbonsäure, N-Methylpiperidyl-(3)-ester*, $C_{19}H_{20}N_2O_2S$, F. 88—90° (PAe.), durch 4std. Kochen von Phenothiazin-10-carbonylchlorid mit 1-Methyl-3-hydroxypiperidin in Toluol in Ggw. von Triäthylamin; 72% [*Hydrochlorid*, $C_{19}H_{20}N_2O_2S \cdot HCl$, F. 230—232° (Zers.; Methanol/Ae.). *Methobromid*, $C_{19}H_{20}N_2O_2S \cdot CH_3Br$, F. 273—274° (Zers.; Methanol); 86%]. *N-Äthylpiperidyl-(3)-ester* [*Hydrochlorid*, $C_{20}H_{22}N_2O_2S \cdot HCl$, F. 222—223° (Zers.; A./Ae.); 55%. *Methobromid*, $C_{20}H_{22}N_2O_2S \cdot CH_3Br$, F. 232 bis 233° (Zers.; A./Ae.); 67%. *Äthojodid*, $C_{20}H_{22}N_2O_2S \cdot C_2H_5J$, F. 220—221° (Zers.; A./Ae.); 71%]. — *2-Methylphenothiazin-10-carbonsäure, N-Methylpiperidyl-(3)-esterhydrochlorid*, $C_{20}H_{22}N_2O_2S \cdot HCl$, F. 242—244° (Zers.; A./Ae.); 92%. *N-Äthylpiperidyl-(3)-esterhydrochlorid*, $C_{21}H_{24}N_2O_2S \cdot HCl$, F. 243—244° (Zers.; A./Ae.); 69%. — *2-Äthylphenothiazin-*

10-carbonsäure, N-Methylpiperidyl-(3)-esterhydrochlorid, $C_{21}H_{24}N_2O_2S \cdot HCl$, F. 240—242° (Zers.; Methanol); 80%. *N-Äthylpiperidyl-(3)-esterhydrochlorid*, $C_{22}H_{26}N_2O_2S \cdot HCl$, F. 202—203° (Zers.; A./Ae.); 57%. — *2-Methoxyphenothiazin-10-carbonsäure, N-Methylpiperidyl-(3)-esterhydrochlorid*, $C_{20}H_{22}N_2O_3S \cdot HCl$, F. 242—244° (Zers.; Methanol/Ae.); 80%. *N-Äthylpiperidyl-(3)-esterhydrochlorid*, $C_{21}H_{24}N_2O_3S \cdot HCl$, F. 230—231° (Zers.; Methanol/Ae.); 66%. — *2-Chlorphenothiazin-10-carbonsäure, N-Methylpiperidyl-(3)-esterhydrochlorid*, $C_{19}H_{19}ClN_2O_2S \cdot HCl$, F. 235—237° (Zers.; Methanol/Ae.); 77%. *N-Äthylpiperidyl-(3)-esterhydrochlorid*, $C_{20}H_{21}ClN_2O_2S \cdot HCl$, F. 220—222° (Zers.; A./Ae.); 64%. — *2-Acetylphenothiazin-10-carbonsäure, N-Methylpiperidyl-(3)-ester*, $C_{21}H_{22}N_2O_3S$, F. 112—114° (A.); 80% [*Hydrochlorid*, $C_{21}H_{22}N_2O_3S \cdot HCl$, F. 236—238° (Zers.; A.)]. *N-Äthylpiperidyl-(3)-esterhydrochlorid*, $C_{22}H_{24}N_2O_3S \cdot HCl$, F. 188—189° (Zers.; A./Ae.); 49%. P. Golinske. 3292□

Synthese und Struktur einiger 5-substituierter 2.3-Dihydro-1.2.4-triazinthione-(3). M. Tišler. (Croat. chem. Acta **32**. 123—32. 1960. Ljubljana, Yugoslavia, Univ., Fac. of Sci., Dep. of Chem.) (Engl.)

Die Synth. einiger 5-substituierter u. 2.5-disubstituierter *2.3-Dihydro-1.2.4-triazinthione-(3)* (**A**) aus Arylglyoxalen u. den entsprechenden Thiosemicarbaziden wird beschrieben. Weiter werden die Darst. verschiedener S-substituierter *5-Aryl-3-mercapto-1.2.4-triazine* u. einige ihrer Rkk. beschrieben. Aus den UV- u. IR-Spektren geht hervor, daß die **A** in der Thionform vorliegen. Die Ausbeuten der dargestellten Verbb. betragen in den meisten Fällen mehr als 70%.

Versuche: *Phenylglyoxal-1-thiosemicarbazon*, $C_9H_9N_3OS$, F. 170—171°, durch Zugabe von Thiosemicarbazid in heißem W./Eisessig zu Phenylglyoxalhydrat (I) in heißem W.; aus A./W. (1 : 1) gelbe Kristalle; 88% (Ausbeute). — *p-Chlorphenylglyoxal-1-thiosemicarbazon*, $C_9H_8ClN_3OS$, F. 170—195° (Zers., A./W.), analog vorst. Verb.; 56%. — *p-Bromphenylglyoxal-1-thiosemicarbazon*, $C_9H_8BrN_3OS$, F. 189—190° (A.); 72%. — *Phenylglyoxal-1-[2-methylthiosemicarbazon]*, $C_{10}H_{11}N_3OS$, F. 162—163°, durch Zugabe von 2-Methylthiosemicarbazid in mit etwas Eisessig angesäuertem heißem W. zu I in sd. W.; aus A. blaßgelbe Nadeln; 75%. — *Phenylglyoxal-bis-[2-phenylthiosemicarbazon]*, $C_{22}H_{20}N_6S_2$, F. 204° (A./W.), durch 5 Min. langes Kochen von I u. 2-Phenylthiosemicarbazid in A.; 89%. — 2.3-Dihydro-1.2.4-triazinthione-(3): *5-Phenyl-* (II), $C_9H_7N_3S$, F. 197—198°, durch 10 Min. langes Kochen von Phenylglyoxal-1-thiosemicarbazon mit 10%ig. wss. K_2CO_3, Kühlen, Ansäuern mit HCl (1 : 1) u. Filtrieren; aus A. oder A./W. (1 : 1) rote Nadeln. — *5-[p-Chlorphenyl]-*, $C_9H_6ClN_3S$, F. 208—210° (A.), analog **II**. — *5-[p-Bromphenyl]-*, $C_9H_6BrN_3S$, F. 202—203° (A.). — *2-Methyl-5-phenyl-*, $C_{10}H_9N_3S$, F. 194° (A.). — *2.5-Diphenyl-*, $C_{15}H_{11}N_3S$, F. 192° (A.), durch Zugabe von 2-Phenylthiosemicarbazid zu I in sd. A., 1—2 Min. langes Kochen, Stehen u. Verdünnen mit Wasser. — *Bis-[5-phenyl-1.2.4-triazinyl-(3)]-disulfid*, $C_{18}H_{12}N_6S_2$, F. 189° (A.), durch Titrieren von II in A. mit der äquivalenten Menge J_2 in W.; gibt durch Kochen mit $K_2S_2O_5$ oder $Na_2S \cdot 9\,H_2O$ **II** zurück. — 1.2.4-Triazine: *3-Methylmercapto-5-phenyl-*, $C_{10}H_9N_3S$, F. 94°, durch Rk. von II mit CH_2N_2 in Ae.; aus A./W. (2 : 1) orangegelbe Nadeln. — *3-Methylmercapto-5-[p-chlorphenyl]-*, $C_{10}H_8ClN_3S$, F. 163°, analog vorst. Verb.; aus A. gelbe Kristalle. — *3-[Carboxymethylmercapto]-5-phenyl-*, $C_{11}H_9N_3O_2S$, F. 193° (A.), durch 1 std. Kochen von II mit 20%ig. wss. Chloressigsäure; 92%. — *3-[Carbomethoxymethylmercapto]-5-phenyl-*, $C_{12}H_{11}N_3O_2S$, F. 91°, aus vorst. Verb. mit äther. CH_2N_2; aus A./W. (3 : 1) gelbe Platten. — *2.3.4.5-Tetrahydro-1.2.4-triazinthion-(3)*, $C_3H_5N_3S$, F. 200—202° (Zers.), aus α-Isothiocyanacetaldehyddiäthylacetal u. 100%ig. $N_2H_4 \cdot H_2O$ in A. durch 5 Min. langes Kochen, Kühlen, Versetzen mit verd. H_2SO_4 (1 : 2) u. $^1/_4$ std. Kochen; aus W. Nadeln; 44%. P. Golinske. 3313□

Suche nach neuen Antimalariamitteln. 6. Mitt. **Synthese einiger neuer 1.2-Dihydro-1.3.5-triazine.** A. B. Sen und P. R. Singh. (J. Indian chem. Soc. **37**. 643—44. Okt. 1960. Lucknow, Univ., Chem. Dep.) (Engl.) — 5. vgl. C. **1961**. 17204.

Zum Vgl. der Änderung der Aktivität mit der Änderung der Basizität werden durch Kondens. von p-Methoxyphenyl- (I), p-Äthoxyphenyl-, p-Tolyl-, p-Chlorphenyl-, p-Bromphenyl-, p-Jodphenyl- u. 3-Chlor-4-bromphenylbiguanid mit Diäthylaminoaceton (II), Piperidinoaceton u. Morpholinoaceton nach Modest u. Levine (C. **1956**. 10002) die entsprechenden 2-substituierten *4.6-Diamino-1-aryl-2-methyl-1.2-dihydro-1.3.5-triazinhydrochloride* dargestellt.

Versuche: *Morpholinoaceton*, $C_7H_{13}NO_2$, Kp. 196—198°; 83% (Ausbeute). *Oxim*, $C_7H_{14}N_2O_2$, F. 98—99°. — 4.6-Diamino-2-methyl-2-[N.N-diäthylaminomethyl]-1.2-dihydro-1.3.5-triazine: *1-[p-Methoxyphenyl]-*, *Hydrochlorid*, F. 226° (50%ig. A.), durch 18—20 std. Kochen von I-Hydrochlorid mit II in abs. A.; 63%. *Pikrat*, $C_{22}H_{29}N_9O_8$, F. 179°. — *1-[p-Äthoxyphenyl]-*, *Hydrochlorid*, F. 204°; 71%. *Pikrat*, $C_{23}H_{31}N_9O_8$, F. 184°.

— *1-[p-Tolyl]-, Hydrochlorid*, F. 248°; 56%. *Pikrat*, $C_{22}H_{29}N_9O_7$, F. 184°. — *1-[p-Chlorphenyl]-, Hydrochlorid*, F. 240°; 67%. *Pikrat*, $C_{21}H_{26}ClN_9O_7$, F. 192°. — 4.6-Diamino-2-methyl-2-piperidinomethyl-1.2-dihydro-1.3.5-triazine: *1-[p-Methoxyphenyl]-, Hydrochlorid*, F. 228°; 61%. *Pikrat*, $C_{23}H_{29}N_9O_8$, F. 187°. — *1-[p-Äthoxyphenyl]-, Hydrochlorid*, F. 211°; 72%. *Pikrat*, $C_{24}H_{31}N_9O_8$, F. 180°. — *1-[p-Tolyl]-, Hydrochlorid*, F. 243°; 79%. *Pikrat*, $C_{23}H_{29}N_9O_7$, F. 173°. — *1-[p-Chlorphenyl]-, Hydrochlorid*, F. 237°; 83%. *Pikrat*, $C_{22}H_{26}ClN_9O_7$, F. 190°. — *1-[p-Bromphenyl]-, Hydrochlorid*, F. 247°; 73%. *Pikrat*, $C_{22}H_{26}BrN_9O_7$, F. 188°. — *1-[p-Jodphenyl]-, Hydrochlorid*, F. 245°; 58%. *Pikrat*, $C_{22}H_{26}JN_9O_7$, F. 182°. — *1-[3-Chlor-4-bromphenyl]-, Hydrochlorid*, F. 223°; 69%. *Pikrat*, $C_{22}H_{25}BrClN_9O_7$, F. 168°. — 4.6-Diamino-2-methyl-2-morpholinomethyl-1.2-dihydro-1.3.5-triazine: *1-[p-Methoxyphenyl]-, Hydrochlorid*, F. 227°; 67%. *Pikrat*, $C_{22}H_{27}N_9O_9$, F. 184°. — *1-[p-Äthoxyphenyl]-, Hydrochlorid*, F. 211°; 72%. *Pikrat*, $C_{23}H_{29}N_9O_9$, F. 176°. — *1-[p-Tolyl]-, Hydrochlorid*, F. 238°; 80%. *Pikrat*, $C_{22}H_{27}N_9O_8$, F. 183°. — *1-[p-Chlorphenyl]-, Hydrochlorid*, F. 231°; 77%. *Pikrat*, $C_{21}H_{24}ClN_9O_8$, F. 191°. — *1-[p-Bromphenyl]-, Hydrochlorid*, F. 218°; 73%. *Pikrat*, $C_{21}H_{24}BrN_9O_8$, F. 187°.

W. LIEBSCHER. 3313□

Die Synthese von 1.5-Di-O-benzoyl-3.4-O-isopropyliden-D-xylulose aus D-Arabit. D. H. Rammler und C. A. Dekker. (J. org. Chemistry **26.** 4615—17. Nov. 1961. Berkeley, Calif., Univ. of California, Dep. of Biochem.) (Engl.)

1.5-Di-O-benzoyl-2.3-O-isopropyliden-D-arabit (I) wird dargestellt. Die Stellung der Isopropylidengruppe wird bestimmt. I liefert durch Oxydation mit CrO_3 *1.5-Di-O-benzoyl-3.4-O-isopropyliden-D-xylulose*. Diese oxydative Meth. ist allg. anwendbar zur Synth. von Derivv. der seltenen Ketopentosen.

Versuche: *1.5-Di-O-benzoyl-D-arabit*, $C_{19}H_{20}O_7$, F. 140—141° (A.), durch 70 Min. langes Zutropfen von Benzoylchlorid in abs. Pyridin zu D-Arabit in Pyridin bei $<35°$, 18std. Stehen bei Raum-Temp. u. Gießen in Eiswasser; $[\alpha]_D^{23}$ +7,4° (c = 0,81; Pyridin); 69% (Ausbeute). — *1.5-Di-O-benzoyl-2.3-O-isopropyliden-D-arabit* (I), $C_{22}H_{24}O_7$, F. 79 bis 80° (Methanol), durch 18std. Schütteln vorst. Verb. mit $CuSO_4$, abs. Aceton u. etwas konz. H_2SO_4, Filtrieren, Neutralisieren mit NH_3 u. Einengen im Vakuum; $[\alpha]_D^{23}$ +20,8° (c = 1,36; abs. Methanol); 83,5%. — *1.5-Di-O-benzoyl-3.4-O-isopropyliden-D-xylulose*, $C_{22}H_{22}O_7$, F. 77,8—78° (Bzl./Heptan), durch Zugabe von CrO_3 in Eisessig/W. (90:1) zu I in abs. Bzl. u. 5 Min. langes Erhitzen auf 100°; $[\alpha]_D^{23}$ —21,9° (c = 1,02; Chlf.); 56%; die Stellung der Isopropylidengruppe wird durch $NaBH_4$-Red. u. anschließende Papierionophorese bestimmt. — *1.4.5-Tri-O-benzoyl-2.3-O-isopropyliden-D-arabit* (II), $C_{29}H_{28}O_8$, F. 77—78° (Ae./Heptan), durch Zugabe von Benzoylchlorid u. etwas 60%ig. $HClO_4$ zu I in abs. Pyridin u. 18std. Stehen bei Raum-Temp.; $[\alpha]_D^{23}$ +15,7° (c = 1,2; Chlf.); 86%. — *1.5-Di-O-benzoyl-2.3-O-benzyliden-D-arabit*, $C_{26}H_{24}O_7$, F. 107,8—108°, nach HASKINS u. Mitarbeitern (J. Amer. chem. Soc. **65.** [1943.] 1663.); $[\alpha]_D^{23}$ +11,1° (c = 0,86). — *1.4.5-Tri-O-benzoyl-2.3-O-benzyliden-D-arabit*, F. 101—103°, analog II aus vorst. Verb.; 96%. — *1.4.5-Tri-O-benzoyl-D-arabit*, $C_{26}H_{24}O_8$, F. 93—94° (Ae./Heptan), durch Erhitzen von II in 80%ig. Essigsäure bis der Drehwert konst. ist; $[\alpha]_D^{23}$ —7,6° (c = 0,88; abs. Methanol); 65%. *Allotrope Form*, $C_{26}H_{24}O_8$, F. 104° (Ae./PAe.), durch Erhitzen von 1 g vorst. Verb. mit 80%ig. Essigsäure auf 100°; $[\alpha]_D^{23}$ —7,3° (abs. Methanol); 0,62 g. — *2.3-O-Isopropyliden-D-arabit*, $C_8H_{16}O_5$, schmilzt bei Raum-Temp., durch Zugabe von 0,8n Ba-Methylat zu I in abs. Methanol u. 18std. Stehen bei Raum-Temp.; sehr hygroskopisch.

P. GOLINSKE. 3400□

Derivate von 3-Acetamido-3-desoxy-D-altrose und ihre Überführung in 2-Acetamido-2-desoxy-D-ribose. Bruce Coxon und L. Hough. (J. chem. Soc. [London] **1961.** 1463—69. April. Bristol, Univ.) (Engl.)

3-Acetamido-3-desoxy-D-altrose (**IV**) wird aus 3-Amino-1.6-anhydro-3-desoxy-β-D-altropyranose (**II**) dargestellt. Durch Oxydation des **IV**-Diäthyldithioacetals mit Perpropionsäure (**VII**) entsteht ein Gemisch aus *2-Acetamido-2-desoxy-β-D-ribopyranosyl-bis-äthylsulfonylmethan* (**VI**) u. *2-Acetamido-2-desoxy-D-ribose*. **IV** reagiert schnell mit 2 Mol u. anschließend langsamer mit 1 Mol $NaJO_4$ unter Bldg. von Formaldehyd. Ein Vgl. mit D-Altrose zeigt, daß diese zu 60%, **IV** zu 30% in der Pyranoseform vorliegt. **VI** verbraucht mehr als die berechnete Menge $NaJO_4$ unter Bldg. von *γ.γ-Bis-[äthylsulfonyl]-β-formylmethoxy-α-acetamidobutyraldehyd*.

Versuche: *3-Amino-1.6-anhydro-3-desoxy-β-D-altropyranose, Hydrochlorid* (**II**), $C_6H_{12}ClNO_4$, F. 205—215° (Zers.), durch 22std. Kochen von Methyl-3-amino-4.6-O-benzyliden-3-desoxy-α-D-altropyranosid (I) in 1%ig. HCl, Extrahieren mit Chlf. u. Eindampfen der wss. Lsg.; aus Methanol Würfel; $[\alpha]_D^{21}$ —175° (c = 0,51; W.); 35% (Ausbeute). — *3-Acetamido-2.4-di-O-acetyl-1.6-anhydro-3-desoxy-β-D-altropyranose* (**III**),

$C_{12}H_{17}NO_7$, F. 176—177°, durch 48std. Kochen von I mit 4% ig. HCl, Extrahieren mit Chlf., Einengen der wss. Lsg., 45std. Erwärmen des erhaltenen II mit Acetanhydrid (VIII) u. Pyridin auf 28°, Einengen, Verdünnen mit Eis/$NaHCO_3$-Lsg. u. Extrahieren mit Chlf.; aus A. Nadeln; $[\alpha]_D^{24}$ —147° (c = 0,44; W.); 63%. — *3-Acetamido-1.6-anhydro-3-desoxy-β-D-altropyranose*, $C_8H_{13}NO_5$, F. 159—160°, durch ½ std. Stehen vorst. Verb. in mit fl. NH_3 gesätt. Methanol bei Raum-Temp., Konzentrieren, Absublimieren von Acetamid bei 100°/15 Torr u. Verreiben mit Methanol/Aceton; $[\alpha]_D^{24}$ — 235° (c = 1,14; W.); 80%.— *3-Acetamido-1.2.4.6-tetra-O-acetyl-3-desoxy-αβ-D altropyranose*, $C_{16}H_{23}NO_{10}$, F. 161° (Methanol/Ae.), durch 18std. Stehen von III in VIII in Ggw. von wenig konz. H_2SO_4, Verdünnen mit Eis/$NaHCO_3$-Lsg. u. Extrahieren mit Chlf.; $[\alpha]_D^{24}$ +27,0° (c = 4,66; roh); $[\alpha]_D^{24}$ +4,0° (c = 1,38; Chlf.); 41%. — *3-Acetamido-3-desoxy-D-altrose* (IV), $C_8H_{15}NO_6$, F. 151 bis 153° (Zers.; Methanol), durch 24std. Stehen vorst. Rohverb. mit NH_4OH in Methanol bei Raum-Temp., Einengen u. Chromatographie an WHATMAN-Papier 3 MM; $[\alpha]_D^{24}$ — 35° (c = 1,28; W.). — *Methyl-3-acetamido-2-O-acetyl-4.6-O-benzyliden-3-desoxy-α-D-altropyranosid* (V), F. 199—200°, aus I mit Pyridin/VIII, Platten; $[\alpha]_D^{22}$ +17° (c = 1,47; Chlf.). — *3-Acetamido-3-desoxy-D-altrosediäthyldithioacetal*, $C_{12}H_{25}NO_5S_2$, F. 146—147° (Methanol/Ae.), a) durch 28std. Schütteln von IV u. Äthanthiol in konz. HCl bei 0°, Verdünnen mit Methanol, Neutralisieren mit $PbCO_3$, Filtrieren u. Eindampfen; $[\alpha]_D^{24}$ +26,2° (c = 1,05; Methanol); (R_F 0,73 in Butanol-(1)/Pyridin/W.; 10 : 3 : 3); 25%; b) aus V durch 6½ std. Schütteln bei Raum-Temp. analog a); 23%; c) analog b) durch 22std. Schütteln bei 0°; 8%. *Tetra-O-acetat*, $C_{20}H_{33}NO_9S_2$, F. 110°; Stäbchen. — *2-Acetamido-2-desoxy-D-ribose*, $C_7H_{13}NO_5$, F. 136—139° (Methanol/Ae.), durch Oxydation von 0,21 g vorst. Verb. mit VII in Methanol bei —10° u. Papierchromatographie an WHATMAN-Papier Nr. 1 (R_F 0,44 in Butanol-(1)/Pyridin/W.; 10 : 3 : 3); 0,018 g; daneben 0,087 g *[2-Acetamido-2-desoxy-β-D-ribopyranosyl]-bis-[äthylsulfonyl]-methan* [VI; $C_{12}H_{23}\cdot NO_8S_2$; Sirup; $[\alpha]_D^{26}$ —31,3° (c = 5,66; Methanol). *3.4-Di-O-acetat*, $C_{16}H_{27}NO_{10}S_2$, F. 183 bis 185°, durch 1std. Erwärmen von VI u. Acetanhydrid in Ggw. von wenig konz. H_2SO_4 auf 95—100°, Verdünnen mit Eis/$NaHCO_3$-Lsg. u. Extrahieren mit Chlf.; aus Aceton/PAe. Nadeln; $[\alpha]_D^{24}$ —16,8° (c = 1,34; Chlf.); 96%]. W. HAMPEL. 3400□

Methylierung von Zuckermercaptalen. 1. Mitt. Einleitung und D-Glucosediäthylmercaptal. G. G. S. Dutton und K. Yates. (Canad. J. Chem. **36.** 550—56. März 1958. Vancouver, Canada, Univ. of British Columbia, Dep. of Chem.) (Engl.)

Durch Methylierung von D-Glucosediäthylmercaptal (I) wird in 52% ig. Ausbeute *2-O-Methyl-D-glucosediäthylmercaptal* erhalten. Die chromatograph. Aufarbeitung des Rk.-Gemisches zeigt, daß kein I mehr vorhanden ist. D-Mannose- (II), D-Galaktose- u. L-Arabinosediäthylmercaptal (III) liefern dagegen bei analoger Methylierung nur *sirupöse Prodd.* (P), in denen sich noch unverändertes Ausgangsmaterial nachweisen läßt. Durch Hydrolyse der P u. Chromatographie der freien Zucker ließ sich zeigen, daß in jedem Falle die entsprechenden *2-O-Methyl-Derivv.*, bei II u. III jedoch in sehr geringer Ausbeute, neben viel *Polymethylierungs-Prodd.* gebildet wurden. Die gute Methylierbarkeit von I ist u. a. vermutlich auf seine gute Löslichkeit in CH_3J zurückzuführen, während z. B. große Mengen von II u. III am Ende der Rkk. noch ungelöst waren. Durch Anwendung von Tetrahydrofuran als Lsgm. u. Ausführung der Rkk. bei 5, 22 u. 50° konnte der Methylierungsgrad nicht beeinflußt werden.

Versuche: *2-O-Methyl-D-glucosediäthylmercaptal*, $C_{11}H_{24}O_5S_2$, F. 154—155° (Methanol), durch 21std. Schütteln von 0,94 g I mit 1,5 g Ag_2O u. 10 ml CH_3J bei 0°, 1std. Stehen bei Raum-Temp., Filtrieren, Extraktion des Rückstandes mit sd. Chlf., Aceton u. Methanol, Eindampfen der vereinigten Filtrate u. Extrakte u. Kristallisieren des Sirups aus Methanol; 0,46 g (Ausbeute). — *2-O-Methyl-D-glucose*, F. 154—158°, durch 22std. Schütteln von 6,7 g Ag_2O, 67 ml CH_3J u. 2 g I in 100 ml Tetrahydrofuran bei Raum-Temp. unter N_2, Extraktion, Chromatographie an Cellulose in wss. Methyläthylketon, Hydrolyse der 2.—5. Fraktion mit alkohol. HCl u. Chromatographie an Cellulose-Hydrocellulose (1 : 1) in wss. Methyläthylketon; R_F 0,05; $[\alpha]_D^{20}$ +59° (W.); 104 mg; daneben 23 mg *Hexose* [R_F 0,017; $[\alpha]_D^{20}$ +48° (W.)], 50 mg *Dimethylhexose A* [R_F 0,28; $[\alpha]_D^{20}$ +82° (Aceton)], 47 mg *Dimethylhexose B* [R_F 0,18; $[\alpha]_D^{20}$ +32° (Aceton)], 42 mg *Trimethylhexose C* [R_F 0,47; $[\alpha]_D^{20}$ +61° (Methanol)], 11 mg *Trimethylhexose A* [R_F 0,5; $[\alpha]_D^{20}$ +91° (Methanol)] u. 63 mg *Trimethylhexose B* [R_F 0,8; $[\alpha]_D^{20}$ +20° (W.)]. L. LAMZA. 3400

Über die Struktur des verzweigten Trisaccharids aus β-Benzyl-4.6-benzal-D-glucosid und α-Acetobrom-D-glucose: 3.6-Bis-[β-D-glucosido-⟨1.5⟩]-D-glucose-⟨1.5⟩. Almuth Klemer und Kurt Homberg. (Chem. Ber. **94.** 2747—54. 1961. Münster/Westf., Univ., Organ.-Chem. Inst.) (Dt.) — Vgl. C. **1961.** 15760.

Aus β-Benzyl-4.6-benzal-D-glucosid u. 2 Mol α-Acetobrom-D-glucose wird *3.6-Bis-[β-D-glucosido-⟨1.5⟩]-D-glucose-⟨1.5⟩* (I) synthetisiert u. deren Struktur durch Abbau bewiesen. Aus den Befunden einer modifizierten Synth. werden 2 wahrscheinliche Rk.-Mechanismen abgeleitet.

Versuche: *6.6'-Ditrityl-3-β-D-glucosido-D-glucose*, $C_{50}H_{50}O_{11}$, F. 146—157° [Tetrahydrofuran (THF)/Methanol], durch 5 Tage langes Schütteln von 3-β-D-Glucosido-D-glucose (II) mit Tritylchlorid in abs. Pyridin bei Raum-Temp.; $[\alpha]_D^{22}$ +40,6° (c = 2,5; THF); 66% (Ausbeute). — *Methylpenta-O-methyl-6.6'-ditrityl-3-β-D-glucosido-D-glucosid*, durch Methylieren vorst. Verb. mit Dimethylsulfat u. KOH in THF u. anschließend mit CH_3J u. Ag_2O in Dimethylformamid; Sirup; 77%. — *2.4-Di-O-methyl-D-glucose*, durch 15std. Hydrolyse vorst. Verb. mit n-H_2SO_4 bei 100° u. Auftrennung an Cellulose mit Ligroin/n-Butanol/W. (60 : 38 : 2); $[\alpha]_D^{22}$ +61,8° (c = 1,24; Methanol); 74,2%. — *N-Benzyl-2.4-di-O-methyl-D-glucosylamin*, $C_{15}H_{23}NO_5$, F. 138—139° (Aceton), durch 25 Min. langes Erhitzen vorst. Verb. mit Benzylamin auf 100°; $[\alpha]_D^{20}$ —12,2° (c = 0,57; Methanol); 47%. — *3-β-D-Glucosido-D-glucose* (II), durch 11std. Erhitzen von 400 mg I mit 0,05n H_2SO_4 auf 100° u. Auftrennung an Cellulose mit n-Butanol/Pyridin/W. (4 : 1 : 1); 54 mg II; daneben 72 mg *Gentiobiose* (III). — *3-β-D-Glucosido-D-glucoseoktaacetat*, F. 160,5 bis 161,5° (A.), durch Erhitzen von 40 mg II mit wasserfreiem Na-Acetat u. Acetanhydrid im Verlaufe einer Std. auf 100°, 2std. Rk. bei 100° u. Auftrennung an Magnesol/Celite mit Bzl./A. (100 : 1); $[\alpha]_D^{22}$ —27,5° (c = 1; Chlf.); 17 mg. — *β-Oktaacetylgentiobiose*, F. 194—195,5° (Methanol), durch Acetylierung von 60 mg III mit Na-Acetat u. Acetanhydrid; $[\alpha]_D^{22}$ —5,2 ± 0,2° (c = 1; Chlf.); 30 mg. — *3.6-Bis-[β-D-glucosido-⟨1.5⟩]-D-glucose-⟨1.5⟩* (I), a) durch 2std. Schütteln von 3 6 g β-Benzyl-4.6-benzal-D-glucosid in A.-freiem Chlf. mit Ag_2O u. Drierite, Zugabe von J_2, Eintropfen von 8 g α-Acetobrom-D-glucose in Chlf. innerhalb von 4 Std. u. 3 Tage langes Schütteln; 5,4 g; b) analog a) durch 14std. Schütteln mit abs. Methanol u. n/10 Na-Methylat, Eindampfen, Hydrierung an Pd–Mo in THF/W. bei pH 6,6—6,8 u. Auftrennung an Cellulose mit Ligroin/n-Butanol/W. (60 : 38 : 2), n-Butanol/Pyridin/W. (6 : 1 : 1) u. n-Butanol/Pyridin/W. (3 : 1 : 1); 387 mg; daneben *D-Glucose*, *2-β-D-Glucosido-D-glucose* u. *3-β-D-Glucosido-D-glucose*, aus der 1. Fraktion nach Hydrierung an Pd–Mo in Methanol/Essigester bei pH 5—6. E. SCHRAVEN. 3400□

Die Struktur von Pithecolobin. K. Wiesner und D. E. Orr. (Tetrahedron Letters [London] **1960.** Nr. 16. 11—16. Fredericton, Canada, Univ. of New Brunswick, Organ. Chem. Labor.) (Engl.)

Desoxypithecolobintetratosylat (I; $C_{50}H_{72}N_4O_8S_4$), das einerseits durch $LiAlH_4$-Red. u. Tosylierung von *Pithecolobin* (II; $C_{22}H_{46}N_4O_2$) (aus der Rinde von *Pithecolobium saman Benth.*) entsteht, wird auf folgendem Wege synthetisiert: 1.5-Dibromdodecan wird durch 30std. Erhitzen mit NaN_3 in Diäthylenglykolmonomethyläther auf 95° in *1.5-Diazidododecan* übergeführt. Dieses wird an Pt in CH_3OH zu *1.5-Diaminododecan* ($Kp._{0,04}$ 95°, Bad) hydriert u. mit p-Tosylchlorid zu *1.5-Diaminododecanditosylat* (III; $C_{26}H_{40}N_2O_4S_2$) umgesetzt. 1.4-Diaminobutan wird zu *1.4-Diaminobutanditosylat* ($C_{18}H_{24}$·$N_2O_4S_2$, F. 140°) umgesetzt u. dieses durch Rk. mit 1.3-Dibrompropan in *N.N'-Bis-[3-brom-n-propyl]-1.4-diaminobutanditosylat* (IV; $C_{24}H_{34}Br_2N_2O_4S_2$, F. 109°) übergeführt. Durch Kondens. des Di-Na-Salzes von III mit IV entsteht I. Auf Grund dieser u. früherer Unterss. erhält II die Struktur des *1-Hydroxy-6-oxo-10-n-heptyl-1.5.11.15-tetraazacyclononadecans*. G. TEEGE. 3500□

Die Synthese von Azaoxaspiransteroidalkaloiden. Frederick C. Uhle. (J. Amer. chem. Soc. **83.** 1460—72. 20/3. 1961. Boston, Mass., Harvard Med. School, Dep. of Pharmacol.) (Engl.)

Die Überführung von Kryptogenin (II) u. Diosgenin (VI) in *Solasodin*, von Neotigogenin u. Sarsasapogenin in *5β-Tomatidin* u. in *N-Methyl-5β-tomatidin* wird beschrieben. Die Maxima der IR- u. UV-Spektren werden angegeben.

Versuche: *3β.27-Bis-p-toluolsulfonyloxy-25α-Δ⁵-cholesten-16.22-dion* (*Kryptogenin-3β.27-bis-p-toluolsulfonat*) (I), $C_{41}H_{54}O_8S_2$, F. 119—121°, durch 25std. Rk. von 0,02 Mol II mit 0,01 Mol p-Toluolsulfochlorid (**XIX**) u. Pyridin (Py.) bei 0°; $[\alpha]_D^{25}$ —165° (Chlf.); aus Dichlormethan/abs. Ae. Nadeln; 90% (Ausbeute). — *3β-Hydroxy-27-p-toluolsulfonyloxy-25α-Δ⁵-cholesten-16.22-dion* (*Kryptogenin-27-p-toluolsulfonat*), (III), $C_{34}H_{48}O_6S$, F. 165 bis 166°, a) durch 15std. Rk. von 0,02 Mol I mit 0,04 Mol **XIX** in Py. bei 0°; $[\alpha]_D$ —144° (Chlf.); aus Dichlormethan/abs. Ae. Nadeln; 40%; b) durch 2std. Kochen von I mit verd. Aceton, Verdünnen mit W., Einengen u. Kühlen; 80,5% neben 90% *p-Toluolsulfonsäure* (F. 90—105°, *p-Toluidinsalz*, F. 194—198°). — *Bethogenin*, F. 186—192° (2%ig. methanol. KOH), durch 7std. Kochen von III mit K-Acetat in Methanol u. Verdünnen mit W.; 40%. *3β-Methyläther*, $C_{29}H_{46}O_4$, F. 167—182°, durch 6std. Kochen von I mit Methanol; aus Dichlormethan/Methanol Nadeln; 54%. — *3β.27-Dijod-25α-Δ⁵*-

cholesten-16.22-dion (*Kryptogenin-3β.27-dijodid*), $C_{27}H_{40}J_2O_2$, F. 157—158°, durch 115std. Rk. von I u. NaJ in Butanon-(2) bei 25°; aus Dichlormethan/Methanol prismat. Nadeln; 62%. — *3β-Hydroxy-27-jod-25α-Δ^5-cholesten-16.22-dion* (*Kryptogenin-27-jodid*), $C_{27}H_{41}JO_3$, F. 141—142°, durch 60std. Rk. von III mit NaJ in Butanon-(2) bei 25°; $[\alpha]_D^{25}$ —160° (Chlf.); aus Methanol Platten; 85%. — *3β-Hydroxy-27-phthalimido-25α-Δ^5-cholesten-16.22-dion* (**IV**), $C_{35}H_{45}NO_5$, F. 212—214°, durch 70std. Erwärmen vorst. Verb. mit Phthalimid-K (**XXIII**) in Dimethylformamid (DMF) auf 25°, Verdünnen mit 10%ig. KCl-Lsg. u. Filtrieren; $[\alpha]_D^{25}$ —147° (Chlf.); aus Dichlormethan/Methanol Nadeln; 80%. *Acetyl-Deriv.*, $C_{37}H_{47}NO_6$, F. 172—174°, durch 10 Min. langes Kochen von **IV** mit Acetanhydrid (**XXIV**); aus Isopropanol Prismen; 81%. — *3β.22-Dihydroxy-27-phthalimido-25α-Δ^5-furosten* (**V**), $C_{35}H_{47}NO_5$, F. 166—171°, durch 2std. Kochen von **IV** mit $KHCO_3$ in verd. Methanol, Einengen, Verdünnen mit W., Ansäuern mit 6n HCl, Filtrieren, Lösen in Isopropanol/KOH, Zugabe von $NaBH_4$, 16std. Rk. bei 25°, Zugabe von 6n HCl, Einengen, Verdünnen mit W., Extrahieren mit Ae., Eindampfen, Lösen in Methanol, Zugabe von N-Äthyl-N'-[2-morpholinoäthyl]-carbodiimidmetho-p-toluolsulfonat (**XXI**), 15std. Stehen bei 0°, Verdünnen mit W., Extrahieren mit Ae., Waschen mit verd. NH_4OH u. W., Eindampfen, Lösen in Bzl., Chromatographie an Al_2O_3, Eluieren mit Bzl., Ae., Ae./Dichlormethan (9 : 1) (Fr. a), Ae./Dichlormethan (1 : 1), Dichlormethan u. Dichlormethan/Methanol (95 : 5) (Fr. b) u. Eindampfen von Fr. a; $[\alpha]_D^{25}$ —54° (Chlf.); aus Methanol Nadeln; 28%; daneben 27% *3β.16.22-Trihydroxy-27-phthalimido-25α-Δ^5-cholesten* [$C_{35}H_{49}NO_5$, F. 105—110° (Methanol)], aus Fr. b; $[\alpha]_D^{25}$ —45° (Chlf.). *Triacetyl-Deriv.*, $C_{41}H_{55}NO_8$, F. 200—203°, durch ½std. Kochen mit **XXIV**; aus Methanol Platten; $[\alpha]_D^{25}$ +7° (Chlf.); 80%. — *Solasodin* (*3β-Hydroxy-22.27-imino-25α-Δ^5-furosten*), $C_{27}H_{43}NO_2$, F. 198—202°, durch 15std. Rk. eines Gemisches von **V**, Hydrazin (**XXV**), Dichlormethan u. Methanol bei 25°, Verdünnen mit Ae. u. W., Waschen der organ. Phase mit verd. NH_4OH, Eindampfen, 1std. Kochen mit 6n HCl/A., Zugabe von 3n KOH, Eindampfen, Extrahieren mit Ae., Eindampfen, Lösen in Bzl., Chromatographie an Al_2O_3 u. Eluieren mit Ae.; aus Methanol Platten; $[\alpha]_D^{25}$ —102° (Methanol); 35%. *Pikrat*, $C_{33}H_{46}N_4O_9$, F. 141—142° (Methanol). — *Diosgenin* (**VI**), F. 198—205° (Dichlormethan/Methanol, a) durch 19std. Rk. von **II** in Isopropanol mit $NaBH_4$ bei 25°, Ansäuern mit 6n HCl, Eindampfen, Lösen mit W., Extrahieren mit Ae., Waschen mit verd. NH_4OH, Eindampfen, Lösen in Ae./Äthylacetat (1 : 1), Chromatographie an Al_2O_3 u. Eluieren mit Ae./Äthylacetat (1 : 1); $[\alpha]_D^{25}$ —116° (Chlf.); 48%; daneben 11% *3β.16.22.27-Tetrahydroxy-25α-Δ^5-cholesten* [**XX**; $C_{27}H_{46}O_4$, F. 210—213° (Methanol), durch Eluieren mit Ae./Methanol (95 : 5); $[\alpha]_D^{25}$ —25° (Chlf.). *Tetraacetyl-Verb.*, $C_{35}H_{54}O_8$, F. 113—115°, durch 1std. Kochen mit **XXIV**; aus PAe. Prismen; $[\alpha]_D^{25}$ +3° (Chlf.); 76%]; b) analog a); 17%; daneben 35% **XX** u. „*16-Dihydrokryptogenin*"; c) analog a) durch ¼std. Kochen der isopropanol. $NaBH_4$-Lsg.; 48%. *Acetyl-Deriv.*, $C_{29}H_{44}O_4$, F. 195—197° (Dichlormethan/Methanol), durch ¼std. Kochen mit **XXIV**. — 5β-25β-$\Delta^{20,22}$-furostene: *3β-Hydroxy-27-jod-* (*Pseudosarsasapogenin-27-jodid*) (**VII**), $C_{27}H_{43}JO_2$, F. 110—115°, durch Zugabe von 12 Portionen **XIX** zu Pseudosarsasapogenin in Py. während 6 Std. bei 0°, 15std. Stehen bei 0°, Verdünnen mit W., Filtrieren, Trocknen, 100std. Rk. mit NaJ in Butanon-(2) bei 25°, Verdünnen mit W., Kühlen auf 0°, 15std. Stehen bei 0°, Absaugen, Lösen in Bzl., Chromatographie an Al_2O_3, Eluieren mit Bzl., Ae. u. Äthylacetat u. Eindampfen der Ae.-Fraktion; aus Methanol Nadeln; $[\alpha]_D^{25}$ +15° (Chlf.); 46,5%. — *3β-Hydroxy-27-phthalimido-* (**VIII**), $C_{35}H_{47}NO_4$, F. 185—187°, durch 115std. Erwärmen von **VII** u. **XXIII** in DMF auf 25°, Verdünnen mit W. u. Kühlen auf 0°; aus Dichlormethan/Methanol Nadeln; $[\alpha]_D^{25}$ +5° (Chlf.); 75%. *Acetyl-Deriv.*, $C_{37}H_{49}NO_5$, F. 132—134° (Methanol), durch 10 Min. langes Kochen von **VIII** mit **XXIV**, Verdünnen mit W. u. Kühlen auf 0°; 86%. — *3β-Hydroxy-27-amino-*, $C_{27}H_{45}NO_2$, F. 142—147°, durch 20std. Rk. von **VIII** u. **XXV** in Dichlormethan/abs. A. bei 25°, Verdünnen mit Ae./W., Waschen der organ. Phase mit verd. NH_4OH u. W., Eindampfen, Lösen in 10%ig. Essigsäure, Zugabe von verd. NH_4OH, Extrahieren mit Ae. u. Eindampfen; aus Äthylacetat Nadeln; $[\alpha]_D^{25}$ +11° (Chlf.); 65%. *N-Acetyl-Deriv.*, $C_{29}H_{47}NO_3$, F. 154 bis 157°, durch 20std. Stehen des Hydrazinolyse-Prod. von **VIII** in Py. mit **XXIV** bei 0°, Verdünnen mit 10%ig. KCl-Lsg., Absaugen, Lösen in A. in Ggw. von wenig 3n KOH, ¼std. Kochen, Einengen u. Verdünnen mit W.; aus Äthylacetat Nadeln; 70%. *O.N-Diacetyl-Deriv.*, $C_{31}H_{49}NO_4$, F. 148—152° (PAe./Dichlormethan), a) durch 45std. Rk. des Hydrazinolyse-Prod. von **VIII** in Py. mit **XXIV** bei 25°, Verdünnen mit gesätt. KCl-Lsg., Filtrieren, Lösen in Bzl., Chromatographie an Al_2O_3, Eluieren mit Bzl. u. Ae. u. Eindampfen der Ae.-Fraktion; $[\alpha]_D^{25}$ +13° (Chlf.); 40%; b) durch Eindampfen der Mutterlaugen nachst. Diacetyl-Deriv., Lösen in Eisessig, ¼std. Kochen u. Verdünnen mit Wasser. — *5β-Tomatidin* (*3β-Hydroxy-22.27-imino-5β.25β-furostan*) (**IX**), $C_{27}H_{45}NO_2$, F. 221—223° (Äthylacetat), durch 2std. Kochen des Hydrazinolyse-Prod. von **VIII** mit

6n HCl u. A., Verdünnen mit A., Zugabe von 3n KOH, 3 Min. langes Kochen, Eindampfen, Lösen in W., Extrahieren mit Ae., Eindampfen der äther. Lsg., Lösen in Bzl., Chromatographie an Al_2O_3 u. Eluieren mit Bzl.; $[\alpha]_D^{25}$ -17^0 (Methanol); 55%. *Hydrochlorid*, $C_{27}H_{46}ClNO_2$, durch Eindampfen von **IX** mit 0,1n HCl in A. u. Umkristallisieren aus Methanol/Äthylacetat. *O.N-Diacetyl-Deriv.*, $C_{31}H_{49}NO_4$, F. 182—187°, durch 4tägiges Stehen von **IX** mit **XXIV** u. Py. bei 0°; aus Methanol Nadeln; $[\alpha]_D^{25}$ $+24^0$ (Chlf.); 64%. — *3β-Hydroxy-27-methylamino-5β-25β-Δ^{20,22}-furosten* (**XI**), $C_{28}H_{47}NO_2$, F. 139—142° (Äthylacetat), durch 20std. Erhitzen von **VII** u. 20%ig. methanol. Methylamin-Lsg. im Rohr auf 90°, Eindampfen, Lösen in A. in Ggw. von 3n KOH, 5 Min. langes Kochen, Verdünnen mit W. u. Extrahieren mit Ae.; $[\alpha]_D^{25}$ $+13^0$ (Chlf.); 80%. — *N-Methyl-N-benzyl-p-toluolsulfonamid*, $C_{15}H_{17}NO_2S$, F. 98—99° (Methanol), durch 3std. Stehen von N-Methyl-p-toluolsulfonamid (**X**) u. KOH in W. bei 0°, Absaugen des K-Salzes, 20std. Rühren mit Benzylchlorid in DMF bei 25° u. Verdünnen mit Ae.; 95%. — *3β-Hydroxy-27-[N-methyl-p-toluolsulfonamido]-5β-25β-Δ^{20,22}-furosten*, $C_{35}H_{53}NO_4S$, F. 110—115° (Dichlormethan/PAe.), a) durch 20std. Erwärmen von **VII** u. **X**-K-Salz in DMF auf 25°, Verdünnen mit Ae., Waschen mit 1n KOH u. W., Eindampfen, Lösen in Bzl., Chromatographie an Al_2O_3 u. Eluieren mit Bzl./Ae. (1 : 1); 25%; b) durch 3std. Erwärmen von **XI**, **XIX**, Bzl. u. 3n KOH auf 25° u. Verdünnen mit Ae.; 86%. — *N-Methyl-5β-tomatidin* (**XII**; *3β-Hydroxy-22.27-methylimino-5β-25β-furostan*), $C_{28}H_{47}NO_2$, F. 232—235° (Äthylacetat), durch 2std. Kochen von **XI**, 1n HCl u. Methanol, Verdünnen mit Methanol, Zugabe von 3n KOH, 5 Min. langes Kochen, Verdünnen mit W. u. Extrahieren mit Ae.; 50%. *Hydrochlorid*, $C_{28}H_{48}ClNO_2$, durch Eindampfen von **XII** mit 1n HCl/Methanol. *Acetyl-Deriv.*, $C_{30}H_{49}NO_3$, F. 215—217°, durch 15std. Stehen von **XII** mit **XXIV**/Py. bei 0°; aus Methanol Nadeln; 74%. — *Pseudoneotigogenin*, F. 165—175° (Aceton), durch 5std. Kochen von Neotigoneninacetat (F. 178—181°) u. Pyridinhydrochlorid mit **XXIV**, Verdünnen mit W., 15std. Kühlen auf 0°, Absaugen, Lösen in Methanol/verd. KOH, 1std. Kochen, Verdünnen mit W. u. Extrahieren mit Ae.; 80%. — 5α-25β-Δ^{20,22}-furostene: *3β-Hydroxy-27-jod-* (**XIV**; *Pseudoneotigogenin-27-jodid*), $C_{27}H_{43}JO_2$, F. 127 bis 129°, durch Zugabe von 6 Portionen **XIX** zu vorst. Verb. in Py. während 3 Std. bei 0°, 15std. Stehen, Verdünnen mit W., Absaugen, 60std. Rk. des Nd. mit NaJ in Butanon-(2) bei 25°, Verdünnen mit W., 5std. Kühlen auf 0°, Absaugen, Lösen in Bzl., Chromatographie an Al_2O_3, Eluieren mit Bzl. u. Ae./Äthylacetat u. Eindampfen der 2. Fraktion; aus Methanol Platten; $[\alpha]_D^{25}$ $+9^0$ (Chlf.); 40%. — *3β-Hydroxy-27-phthalimido-* (**XIII**), $C_{35}H_{47}NO_4$, F. 170—175°, durch 65std. Erwärmen vorst. Verb. u. **XXIII** in DMF auf 25°; aus Methanol Nadeln; $[\alpha]_D^{25}$ $+3^0$ (Chlf.); 81%. — *3β-Hydroxy-27-amino-*, $C_{27}H_{45}NO_2$, F. 165—170°, durch 24std. Rk. von **XIII** mit **XXV** in Dichlormethan/Methanol bei 25°, Verdünnen mit W., Waschen mit verd. NH_4OH, Eindampfen, Lösen in 10%ig. Essigsäure, Zugabe von verd. NH_4OH u. Extrahieren mit Ae.; aus Äthylacetat Nadeln; $[\alpha]_D^{25}$ $+10^0$ (Chlf.); 70%. *O.N-Diacetyl-Deriv.*, F. 129—132° (Dichlormethan/PAe.), durch 45std. Stehen von 104 mg vorst. Verb. mit **XXIV**/Py. bei 0°, Verdünnen mit W., Lösen in Bzl. u. Chromatographie an Al_2O_3; $[\alpha]_D^{25}$ $+1^0$ (Chlf.); 40 mg. *N-Acetyl-Deriv.*, $C_{29}H_{47}NO_3$, F. 183—190°, durch 15std. Stehen des Hydrazinolyse-Prod. von **XIII** mit **XXIV**/Py. bei 0°, Verdünnen mit W., Absaugen, Lösen in Methanol in Ggw. von 3n KOH u. 15std. Stehen bei 0°; aus Methanol/Äthylacetat Platten; $[\alpha]_D^{25}$ $+12^0$ (Chlf.); 70%. — *Tomatidin* (*3β-Hydroxy-22.27-imino-5α-25β-furostan*), $C_{27}H_{45}NO_2$, F. 202—206°, durch 1std. Kochen des Hydrazinolyse-Prod. von **XIII** mit A./6n HCl, Zugabe von 3n KOH, Eindampfen, Extrahieren mit Ae., Chromatographie an Al_2O_3 u. Eluieren mit Bzl.; aus Äthylacetat Platten; $[\alpha]_D^{25}$ $+8^0$ (Chlf.); 50%. *Hydrochlorid*, $C_{27}H_{46}ClNO_2$, F. 265—270° (abs. A.); $[\alpha]_D^{25}$ -5^0 (Methanol). *O.N-Diacetyl-Deriv.*, $C_{31}H_{49}NO_4$, F. 181—190°, durch 18std. Stehen mit **XXIV**/Py. bei 0°; aus Methanol Nadeln. — *27-Jod-25β-Δ^{2.20,22}-furostadien*, $C_{27}H_{41}JO$, F. 103—105°, durch Eindampfen der bei der Darst. von **XIV** anfallenden Benzolfraktion, Lösen in PAe./Bzl. (4 : 1), Chromatographie an Al_2O_3 u. Eluieren mit PAe./Bzl.; aus Dichlormethan/Methanol Nadeln. — *27-Phthalimido-5α-25β-Δ^{2.20,22}-furostadien*, $C_{35}H_{45}NO_3$, F. 116—122°, durch 96std. Rk. vorst. Verb. u. **XXIII** in DMF bei 25°; aus Dichlormethan/Methanol Platten; 70%. — *22.27-Imino-5α-25β-Δ^2-furosten* (*Δ^2-Anhydrotomatidin*), F. 162—172°, durch Spaltung vorst. Verb. mit **XXV** in Dichlormethan/Methanol u. 2std. Kochen mit 3n wss. äthanol. HCl; aus Äthylacetat Platten. — *Pseudodiosgenin-3β.27-dibutyrat*, $C_{35}H_{54}O_5$, F. 79—80° (Methanol), durch 15std. Kochen von **VI** mit Buttersäure anhydrid (**XXVI**); $[\alpha]_D^{25}$ -17^0 (Methanol). — *Pseudodiosgenin-3β-acetat-27-butyrat*, $C_{33}H_{50}O_5$, F. 119—120° (Methanol), durch 15std. Kochen von Diosgenin-3β-acetat u. **XXVI**. — *Pseudodiosgenin* (**XV**), F. 163—168°, durch 5std. Kochen von Diosgeninacetat, Pyridinhydrochlorid u. **XXIV**, Verdünnen mit W., 15std. Stehen bei 0°, Absaugen des *Pseudodiosgenindiacetats* (F. 101—104°; aus Methanol Platten), 15std. Rk. mit verd. KOH bei 25° u. 10tägiges

Stehen bei 0°; $[\alpha]_D^{25}$ −36° (Chlf.); 73%. — *3β-Hydroxy-27-jod-25α-$\Delta^{5.20,22}$-furostadien* (**XVI**; *Pseudodiosgenin-27-jodid*), $C_{27}H_{41}JO_2$, F. 120—123°, a) durch Zugabe von **XIX** zu **XV** in Py. bei 0°, 15std. Stehen, Verdünnen mit W., Absaugen, 75std. Rk. mit NaJ in Butanon-(2) bei 25°, Verdünnen mit W., 6std. Stehen bei 0° Lösen in Bzl., Chromatographie an Al_2O_3, Eluieren mit Bzl., gefolgt von Ae., Ae./Äthylacetat (3 : 1) u. Eindampfen der letzten Fraktion; aus Dichlormethan/Methanol (1 : 10) Nadeln; $[\alpha]_D^{25}$ −32° (Chlf.); 16%; b) durch 15std. Stehen von **XV** in Py. mit **XIX** bei 0°, Verdünnen mit W., Zugabe von verd. Aceton, 1½std. Kochen, Verdünnen mit W., Kühlen auf 0°, Absaugen, 75std. Rk. mit NaJ in Butanon-(2) bei 25°, Verdünnen mit W. u. Kühlen auf 0°; 53%. — *27-Jod-25α-$\Delta^{3.5.20,22}$-furostatrien*, $C_{27}H_{39}JO$, F. 90—95° (Methanol), durch Extraktion des Rückstandes der bei der Darst. von **XVI** nach a) erhaltenen Ae.-Fraktion mit PAe., Chromatographie an Al_2O_3 u. Eluieren mit Bzl./PAe. (1 : 9); 110 mg. — *3β.27-Dijod-25α-$\Delta^{5.20,22}$-furostadien* (*Pseudodiosgenin-3β.27-dijodid*), $C_{27}H_{40}J_2O$, F. 129 bis 131°, durch Zugabe von **XIX** zu **XV** in Py. bei 0°, 20std. Stehen, Verdünnen mit W. Absaugen, 100std. Rk. mit NaJ in Butanon-(2) bei 25°, Verdünnen mit W., Kühlen auf 0°, Lösen in PAe./Bzl. (10 : 3), Chromatographie an Al_2O_3 u. Eluieren mit Bzl./PAe. (1 : 1); aus Methanol Nadeln; $[\alpha]_D^{25}$ −11° (Chlf.); 22%. — *3β-Jod-25α-Δ^5-spirosten* (*Diosgenin-3β-jodid*), $C_{27}H_{41}JO_2$, F. 164—166°, durch ³/₄std. Kochen von Diosgenin-p-toluolsulfonat mit NaJ in Butanon-(2); aus Dichlormethan/Methanol Nadeln; 150 mg. — 25α-$\Delta^{5.20,22}$-furostadiene: *3β-Hydroxy-27-methylamino-*, $C_{28}H_{45}NO_2$, F. 150—161°, durch 23std. Erwärmen von **XVI** mit Methylamin in Methanol im Rohr auf 90°, Eindampfen, Lösen in Methanol, Zugabe von 3n KOH, Verdünnen mit Ae., Waschen mit W., Eindampfen, Lösen in 10%ig. Essigsäure, Zugabe von wss. KOH u. Extrahieren mit Ae./Dichlormethan (3 : 1); aus Äthylacetat Platten; 20%. — *3β-Hydroxy-27-phthalimido-* (**XVII**), $C_{35}H_{45}NO_4$, FF. 70—72 bzw. 135—148°, a) durch 45std. Erwärmen von **XVI** u. **XXIII** in DMF auf 25°, Verdünnen mit W., Absaugen, Lösen in Bzl., Chromatographie an Al_2O_3, Eluieren mit Bzl./Ae. (9 : 1), Eindampfen, Verdünnen mit Methanol u. Kühlen auf 0°; aus Methanol Nadeln; $[\alpha]_D^{25}$ −18° (Chlf.); 75%; b) durch 3std. Kochen von **IV**, $KHCO_3$ u. verd. Methanol, Red. mit $NaBH_4$, 60std. Stehen mit **XXI** auf 25°, Verdünnen mit Ae., Eindampfen, Lösen in Bzl., Chromatographie, Eluieren mit Ae./Dichlormethan (3 : 1) u. Ae./Methanol (95 : 5), Chromatographie der 1. Fraktion an Al_2O_3 u. Eluieren mit Bzl./Ae. (9 : 1); aus Isopropanol Nadeln; 30%. — *3β-Hydroxy-27-amino-*, $C_{27}H_{43}NO_2 \cdot H_2O$, F. 142—150° (Methanol), durch 19std. Erwärmen vorst. Verb. mit **XXV** in Methanol/Dichlormethan auf 25° u. Verdünnen mit Ae.; $[\alpha]_D^{25}$ −19° (Chlf.); 60%. *N-Acetyl-Deriv.*, $C_{29}H_{45}NO_3$, F. 170—175° (Äthylacetat), durch 18std. Stehen des Hydrazinolyse-Prod. von **XVII** mit **XXIV** in Py. bei 0°, Verdünnen mit gesätt. KCl-Lsg., Absaugen, Lösen in Methanol in Ggw. von 0,5n KOH, 1std. Kochen, Eindampfen, Lösen in W., Extrahieren mit Ae., Eindampfen, Chromatographie an Al_2O_3 u. Eluieren mit Ae./Bzl. (1: 1); 40%. *O.N-Diacetyl-Deriv.*, F. 123—133°, durch 18std. Stehen mit **XXIV**/Py. bei 25°; aus Dichlormethan/PAe. Platten. — *Solasodin* (*3β-Hydroxy-22.27-imino-Δ^5-furosten*), $C_{27}H_{43}NO_2$, F. 198—203° (Methanol), durch 1std. Kochen von **XVII** u. 6n HCl in Methanol, Zugabe von 3n KOH, Eindampfen, Extrahieren mit Ae., Eindampfen, Lösen in Bzl., Chromatographie an Al_2O_3 u. Eluieren mit Dichlormethan; aus Methanol Platten; $[\alpha]_D^{25}$ −118° (Chlf.); 30%. *Hydrochlorid*, $C_{27}H_{44}ClNO_2$, F. 290—300° (abs. A.). — 20α-[5′-Methylpyridyl-(2′)]-Δ^5-pregnene: *3β-Acetoxy-20β-hydroxy-*, $C_{29}H_{41}NO_3$, F. 224—226°, durch Zugabe einer äther. Lsg. von n-Butyl-Li zu 2-Brom-5-methylpyridin in Ae. bei −70°, Zugabe zu 3β-Acetoxy-Δ^5-pregnen-20-on in abs. Ae. bei −15°, 16std. Rk. bei 25°, Eindampfen, Lösen in 25%ig. Essigsäure, Zugabe von verd. NH_4OH, Extrahieren mit Ae., Eindampfen, 15std. Stehen mit **XXIV**/Py. bei 0°; aus abs. A. Platten; $[\alpha]_D^{25}$ −80° (Chlf.); 22%. — *3β.20β-Dihydroxy-*, $C_{27}H_{39} \cdot NO_2$, F. 281—282° (abs. A.), durch 5std. Kochen von 1,25 g vorst. Verb. in A. mit verd. KOH; $[\alpha]_D^{25}$ −77° (Chlf.); 1,1 g. — *3β.20β-Dihydroxy-20α-[5′-methylpiperidyl-(2′)]-Δ^5-pregnen, Pikrat* (**XVIII**), $C_{33}H_{48}N_4O_9$, F. 248—250°, durch Lösen von Na in einer Lsg. vorst. Verb. in n-Propylalkohol, Eindampfen, Verdünnen mit W., Extrahieren mit Ae., Eindampfen u. Zugabe von 5%ig. Pikrinsäure-Lsg.; aus abs. A. goldgelbe Nadeln; 46%; daneben isomeres *Pikrat vom F. 238—243°* [**XXII**; $C_{33}H_{48}N_4O_9$, durch Eindampfen der Mutterlaugen; aus Methanol/Bzl. orangegelbe Nadeln. *Freie Base*, $C_{27}H_{45}NO_2$, F. 202—205°, durch Zugabe von wss. LiOH zu **XXII** in A. u. Extraktion mit Ae.; aus Methanol Nadeln; $[\alpha]_D^{25}$ −62° (Chlf.). *Hydrochlorid*, F. 320—330° (abs. A.). *N-Nitroso-Verb.*, F. 252—258°, aus Dichlormethan/Methanol Nadeln. *N-Acetyl-Verb.*, F. 185—190° (Methanol)]. *Freie Base*, $C_{27}H_{45}NO_2$, F. 207—208° (Methanol), durch Versetzen der Suspension von 750 mg **XVIII** in W. mit verd. LiOH u. Extrahieren mit Ae.; $[\alpha]_D^{25}$ −55° (Chlf.); 100 mg. *Hydrochlorid*, $C_{27}H_{46}ClNO_2$, F. 294—296° (abs. A.). *N-Nitroso-Verb.*, F. 210—218°, aus Methanol Platten. *N-Acetyl-*, F. 246—250°, aus Methanol Platten. W. HAMPEL. 3500□

Synthetische Untersuchungen in der Polyenreihe. 2. Mitt. Synthese von 15.15'-Dihydro-β-carotin. A. Markovac-Prpić und D. Fleš. (Croat. chem. Acta **32.** 91—101. 1960. Zagreb, Yugoslavia, „Pliva" Pharmac. and Chem. Works, Res. Dep.) (Engl.) — 1. vgl. C. **1959.** 8515.

15.15'-Dihydro-β-carotin (I) wird durch Kondens. von 3.8-Dimethyl-3.8-dihydroxydecadiin-(1.9) mit 2 Mol 4-[2'.6'.6'-Trimethylcyclohexen-(1')-yl]-2-methylbuten-(3)-al-(1) (III), anschließende Dehydrierung u. Partialhydrierung der Acetylenbindungen synthetisiert. Die Zwischen-Prodd. u. I werden durch Chromatographie an Al_2O_3 gereinigt, ihre Struktur wird durch spektroskop. u. analyt. Meth. bestimmt.

Versuche: *Octandion-(2.7)*, F. 42°, Kp.$_{10}$ 114°, aus 1.8-Bis-[diazo]-octandion-(2.7) nach FLEŠ u. Mitarbeitern (C. **1959.** 8515); 90% (Ausbeute). — *3.8-Dihydroxy-3.8-dimethyldecadiin-(1.9)*, $C_{12}H_{18}O_2$, F. 91° (Ae./PAe.), durch 1std. Zugabe vorst. Verb. in Ae. zu Li-Acetylid in fl. NH_3 1std. Rühren unter C_2H_2, Zers. mit NH_4Cl, Eindampfen bei Raum-Temp., Aufnehmen in Ae., Eindampfen, Lösen in Methanol, Zugabe von Semicarbazidacetat, mehrstd. Stehen, Filtrieren, Eindampfen der Mutterlaugen u. Dest. bei 108—110° (Bad)/0,06 Torr; 27% (Rohprod.). *Bis-[p-nitrobenzoyl]-Deriv.*, $C_{26}H_{24}N_2O_8$, F. 170° [Bzl./PAe. (1 : 1)], durch ½std. Erhitzen mit p-Nitrobenzoylchlorid in Pyridin auf 100°. — *1.18-Bis-[2'.6'.6'-trimethylcyclohexen-(1')-yl]-3.7.12.16-tetramethyl-4.7.12.15-tetrahydroxyoctadecadien-(1.17)-diin-(5.13)* (II), $C_{40}H_{62}O_4$, durch Zugabe von Li-Phenyl in Ae. zu 3,82 g vorst. Verb. in Bzl., 3std. Kochen unter N_2, Zugabe von „C_{14}-Aldehyd" (III) (vgl. ISLER u. Mitarbeiter, Helv. chim. Acta **30.** [1947.] 1911) in Ae., 6std. Kochen, Gießen auf Eis/H_3PO_4, Extrahieren mit Ae., Dest. bei 80—90° (Bad)/10^{-4}Torr, Chromatographie in PAe./Ae. an Al_2O_3 u. Eluieren mit Ae. u. Ae./Methanol (10 : 1); viscoses gelbes Öl; 0,7 g. — *1.18-Bis-[2'.6'.6'-trimethylcyclohexen-(1')-yl]-3.7.12.16-tetramethyl-4.7.12.15-tetraacetoxyoctadecadien-(1.17)-diin-(5.13)*, $C_{48}H_{70}O_8$, durch Versetzen von 0,48 g II in Bzl./Pyridin (1 : 1) bei —5° mit Acetylchlorid, 1std. Rühren bei 0°, 1std. Erhitzen auf 60°, mehrstd. Stehen bei Raum-Temp., Gießen in 5%ig. H_2SO_4, Extrahieren mit Bzl., Eindampfen, Chromatographie an Al_2O_3 u. Eluieren mit PAe. u. Bzl.; viscoses Öl; 0,15 g. — *1.18-Bis-[2'.6'.6'-trimethylcyclohexen-(1')-yl]-3.7.12.16-tetramethyl-4.7.12.15-tetrahydroxyoctadecatetraen-(1.5.13.17)*, $C_{40}H_{66}O_4$, durch Partialhydrierung von II in Dioxan am LINDLAR-Katalysator (5 Std.). — *14-[2'.6'.6'-Trimethylcyclohexen-(1')-yl]-3.8.12-trimethyl-3.8.11-trihydroxytetradecaen-(13)-diin-(1.9)*, $C_{26}H_{40}O_3$, neben II durch Reinigen über das entsprechende Ag-Acetylid; gelbes Öl, das chromatograph. gereinigt wird; 250 mg. — *11.11'-Bis-dehydro-15.15'-dihydro-β-carotin* {*1.18-Bis-[2'.6'.6'-trimethylcyclohexen-(1')-yl]-3.7.12.16-tetramethyloctadecahexaen-(1.3.7.11.15.17)-diin-(5.13)*}, $C_{40}H_{54}$, durch Zugabe von wasserfreier p-Toluolsulfonsäure in Toluol zu 2,9 g II in Toluol, 2 Min. langes Kochen, Neutralisieren mit gesätt. $NaHCO_3$, Extrahieren der organ. Phase mit 90%ig. Methanol, Eindampfen, Chromatographie in PAe. an Al_2O_3 u. Eluieren mit PAe./Bzl. (10 : 1); viscoses gelbes Öl; 0,35 g. — *15.15'-Dihydro-β-carotin* {I; *1.18-Bis-[2'.6'.6'-trimethylcyclohexen-(1')-yl]-3.7.12.16-tetramethyloctadecaoctaen-(1.3.5.7.11.13.15.17)*}, $C_{40}H_{58}$, durch 5 Min. langes Kochen von 250 mg vorst. Verb. in Dioxan mit PtO_2, Filtrieren, 4std. Hydrieren an LINDLAR-Kontakt, Eindampfen, Chromatographie in PAe. an Al_2O_3 u. Eluieren mit PAe. u. Bzl.; gelbes Pulver; blauviolette Farbe mit CARR-PRICE-Reagens; 100 mg. P. GOLINSKE. 3550□

Reaktion von Camphen mit Distickstofftetroxid. T. E. Stevens. (Chem. and Ind. **1957.** 1546—47. 23/11. Huntsville, Ala., Rohm and Haas Comp., Redstone Arsenal Div.) (Engl.)

Durch Einleiten von N_2O_4/N_2 in eine äther. Lsg. von (±)-Camphen (V) u. Chromatographie an Silicagel werden 5% *(±)-ω-Nitrocamphen* (I), F. 64—65°, 30% *3-Nitromethyl-3-nitrocamphenilan* (II; $C_{10}H_{16}N_2O_4$, F. 141—143°), 35% *3-Nitromethyl-3-hydroxycamphenilan* (III; $C_{10}H_{17}NO_3$, F. 37—39°) u. eine Spur IV (s. unten) erhalten. II u. III liefern durch Behandeln mit wss.-alkohol. KOH 59 bzw. 56% I, das auch in 40%ig. Ausbeute aus dem rohen Rk.-Gemisch von V u. N_2O_4 durch Einw. von KOH entsteht. Beim Einleiten von N_2O_4 u. O_2 in äther. V-Lsg. werden nach Chromatographie 5% *10-Nitro-2-nitratocamphan* (IV; $C_{10}H_{16}N_2O_2$, F. 97—98°) u. 22% *Nitromethyl-[3-isopropylidencyclopentyl]-keton* (VI; $C_{10}H_{15}NO_3$, F. 76—77°. *Piperidinsalz*, $C_{15}H_{26}N_2O_3$, F. 118—119°) isoliert. Außerdem wird die Ggw. von II u./oder III durch Behandlung des rohen Rk.-Gemisches mit KOH unter Bldg. von 6% I bewiesen. Die Konstit. von ca. 30% gebildeter Nitrocarbonsäuren konnte nicht identifiziert werden. IV bildet ein rotes *K-Salz*, das beim Ansäuern *10.10-Dinitro-2-hydroxycamphan* (F. 157—158°) liefert. Beim Kochen von VI mit alkohol. NaOH entsteht *3-Isopropylidencyclopentancarbonsäure* ($C_9H_{14}O_2$, F. 50—51°), die bei der Ozonolyse zu *Cyclopentanon-3-carbonsäure* (F. 60—62°) abgebaut wird. L. LAMZA. 3600

Die stereospezifische Totalsynthese von dl-8β-Carbomethoxy-13-oxopodocarpan, einem Abbauprodukt von Phyllocladen. R. F. Church, R. E. Ireland und J. A. Marshall. (Tetrahedron Letters [London] **1960.** Nr. **17.** 1—4. Juli. Ann Arbor, Mich., Univ. of Michigan, Dep. of Chem.) (Engl.)

Die stereospezif. Totalsynth. von *dl-8β-Carbomethoxy-13-oxopodocarpan* (**I**) wird auf folgendem Wege verwirklicht. m-Methoxybenzaldehyd u. Isopropylmethylketon werden zu *3-[3-Oxo-4-methylpenten-(1)-yl]-anisol* (Kp.$_{0,08}$ 102—103°; 84% Ausbeute) kondensiert u. dieses mit 1-Diäthylaminopentanon-(3)-methojodid in Ggw. von $NaOCH_3$ zu *1-[2.6.6-Trimethyl-3-oxocyclohexen-(1)-yl]-2-[3-methoxyphenyl]-äthylen* (**II**; Kp.$_{0,1}$ 163 bis 167°; 40%) umgesetzt. **II** wird an 10%ig. Pd-Kohle in Eisessig zu *1-[2.6.6-Trimethyl-3-oxocyclohexyl]-2-[3-methoxyphenyl]-äthan* [Kp.$_{0,03}$ 110° (Bad)] hydriert, das mit $LiAlH_4$ zu *1-[2.6.6-Trimethyl-3-hydroxycyclohexyl]-2-[3-methoxyphenyl]-äthan* [**III**; Kp.$_{0,03}$ 105° (Bad); 82%] red. wird. Durch $^3/_4$std. Rk. von **III** mit Polyphosphorsäure bei 85° entsteht *trans-1.2.3.4.9.10.11.12-Oktahydro-1.1.12-trimethyl-7-methoxyphenanthren* (**IV**; F. 86 bis 88°). **IV** wird durch Red. mit Li in fl. NH_3 u. saure Hydrolyse zu *trans-8,14-Dehydro-13-oxopodocarpan* (**V**; F. 92—93,5°; 79%) umgesetzt. Durch Red. von **V** werden zwei epimere *13-Hydroxy-Verbb.* [F. 126,5—127,5° (76%) bzw. F. 109,5—111° (20%)] erhalten. Das höherschm. Isomere mit quasiäquatorialer OH-Gruppe wird mit Äthylvinyläther u. Hg-Acetat in die entsprechende *13-Vinyloxy-Verb.*, (F. 45,5 bis 46,5°; 80%) übergeführt. Durch 4std. Pyrolyse dieses Äthers bei 195° wird ein *Aldehyd* [Kp.$_{0,02}$ 105° (Bad); 95%] gebildet, der durch Oxydation mit Ag_2O in *8α-Carboxymethyl-13,14-dehydro-podocarpan* (**VI**; F. 150—152°; 88%) übergeführt wird. Die Doppelbindung von **VI** wird oxydativ gespalten. Aus der entstehenden *Tricarbonsäure* wird erst durch Rk. mit SO_2Cl_2, dann mit CH_3OH u. Pyridin das *Methylesteranhydrid* **VII** [Kp.$_{0,03}$ 140° (Bad); 62%] erhalten. Diese Verb. wird weiter mit $NaOCH_3$ in Bzl. umgesetzt, das Rk.-Prod. hydrolysiert u. decarboxyliert. Durch Verestern des Decarboxylierungs-Prod. mit CH_2N_2 entsteht **I**, F. 135—137°; 35% (bezogen auf **VI**). G. TEEGE. 3600□

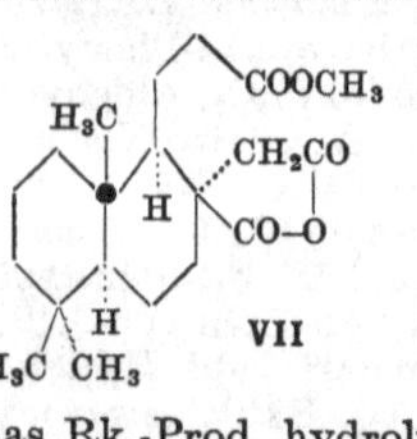

VII

Eine neue Prévost-Reaktion. L. H. Briggs, B. F. Cain und B. R. Davis. (Tetrahedron Letters [London] **1960.** Nr. 17. 9—11. Juli. Auckland, New Zealand, Univ., Dep. of Chem.) (Engl.)

Beim Kochen von *Isophyllocladen* (**I**) mit J_2 u. Ag-Benzoat (PRÉVOST-Reagens) in abs. Bzl. entsteht das ungesätt. *Monobenzoat* ($C_{27}H_{36}O_2$, F. 161—163°) der Struktur **II**. Durch Hydrolyse wird **II** in den entsprechenden *Alkohol* (**III**; $C_{20}H_{32}O$, F. 126—127°) übergeführt, der in sd. Acetanhydrid das entsprechende *Acetat* ($C_{22}H_{34}O_2$, F. 37—38°) liefert. Kochen von **III** mit Benzoylchlorid in Pyridin gibt wieder **II**. CrO_3/Pyridin oxydiert **III** zum entsprechenden *Aldehyd* [**IV**; $C_{20}H_{30}O$, F. 125—127°. *Semicarbazon* (**V**), $C_{21}H_{33}N_3O$, F. 262—264°. *2.4-Dinitrophenylhydrazon*, $C_{26}H_{34}N_4O_4$, F. 234°]. Bei der Red. von **V** nach WOLFF-KISHNER entsteht *Phyllocladen* (**VI**). Andererseits wird **VI** durch SeO_2 zu **IV** oxydiert. Ferner gibt das durch Oxydation von **VI** entstehende *Diol* **VII** bei der Rk. mit Benzoylchlorid in sd. Pyridin unter Dehydratisierung **II**. **I** gibt beim Kochen mit J_2 u. Ag-Acetat in Essigsäure ein *Acetat*, das zu **III** verseift werden kann. Überraschenderweise entsteht auch aus **VI** durch Rk. mit J_2 u. Ag-Benzoat **II**. G. TEEGE. 3600□

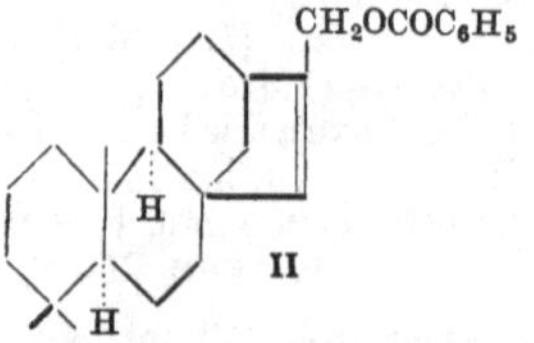

II

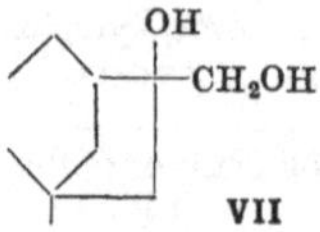

VII

Inhaltsstoffe von Eugenia maire A. Cunn. 2. Mitt. **Identifizierung des Mairins und der Bestandteile der Blätter.** Lindsay H. Briggs und R. C. Cambie. (J. chem. Soc. [London] **1961.** 4684—85. Okt. Auckland, New Zealand, Univ., Dep. of Chem.) (Engl.) — 1. vgl. C. **1961.** 10920.

Das in der 1. Mitt. (l. c.) beschriebene Mairin wird als Betulinsäure (**I**) identifiziert. Die Blätter von *Eugenia maire* A. *Cunn.* (**A**) enthalten ebenfalls **I** u. außerdem *Oleanolsäure*, *Gallussäure*, *Gallussäuremethylester* u. *β-Sitosterin*, dagegen konnten 3.3'.4-Tri-O-methylellagsäure oder Leucoanthocyanine nicht isoliert werden. Die IR-Spektren der Verbb. sind angegeben. *Betulinsäure* (**I**), F. 312—314° (Methanol), a) durch Chromatographie von „Mairin" an Silicagel u. Eluieren mit Bzl.; $[\alpha]_D^{25}$ +10,8° (c = 1,2); 7,14 g (Ausbeute; aus 7,1 kg Rinde von **A**); b) durch Extrahieren von 1 kg getrockneter Blätter von **A** mit Methanol; 6,4 g. *Acetyl-Deriv.*, $C_{32}H_{50}O_4$, F. 291—292°. *Benzoyl-Deriv.*, $C_{37}H_{52}O_4$, F. 339—341°. *Methylester*, F. 225—226°. — *Oleanolsäure*, F. 297—299°, neben **I** nach b) durch Chromatographie; $[\alpha]_D^{25}$ +71,3° (c = 0,87); 38 mg. *Methylester*,

F. 198—200°. — *Gallussäure*, $C_7H_6O_5$, F. 256—258° (Zers.; W.), durch 30std. Extrahieren der Mutterlaugen der beiden vorst. Verbb. mit Ae.; 1,1 g. *Methylester*, $C_8H_8O_5$, F. 197 bis 198° (Zers.; W.), neben Gallussäure durch Reinigen der neutralen Anteile; 65 mg. — *β-Sitosterin*, $C_{29}H_{50}O$, F. 137—138° (Methanol), durch Chromatographie des neben I erhaltenen Neutralstoffes; $[\alpha]_D^{25}$ —34,6° (c = 0,61); 125 mg. *Acetyl-Deriv.*, $C_{31}H_{52}O_2$, F. 126—127°. P. GOLINSKE. 3600□

6α-Fluormethylsteroide. A. L. Nussbaum, M. Kirtley, A. V. Maresco und E. P. Oliveto. (J. org. Chemistry **26**. 2147—48. 13/6. 1961. Bloomfield, N.J., Schering Corp., Natural Prod. Res. Dep.) (Engl.)

Umsetzung von 6α-Hydroxymethyl-3β.20β-diacetoxy-5α-pregnan (I) mit Triphenylphosphitmethojodid gibt die entsprechende *6α-Jodmethyl-Verb.* (II), die auch aus I-Tosylat mit NaJ in Aceton dargestellt wird. II liefert mit AgF in wss. Acetonitril die *6α-Fluor-Verb.*, die zum freien *Diol* verseift wird. Dieses gibt bei der CrO_3-Oxydation *6α-Fluormethyl-5α-pregnan-3.20-dion.* I liefert mit p-Toluolsulfochlorid in Ggw. von Pyridin bei erhöhter Temp. die *6α-Chlormethylverbindung.*

Versuche: 3β.20β-Dihydroxy-5α-pregnane: *6α-Jodmethyl-, 3.20-Diacetat* (II), $C_{26}H_{41}JO_4$, F. 152—154° (Aceton–Hexan), a) aus 9,9 g I u. Triphenylphosphitmethojodid in sd. Ae. (1½ Std.), Rühren über Nacht bei Raum-Temp. u. Chromatographie an Florisil mit Bzl.; 5,7 g (Ausbeute); b) aus 100 mg I-Tosylat u. NaJ in sd. Aceton (3 Std.); 67 mg. — *6α-Fluormethyl-*, $C_{22}H_{37}FO_2$, F. 199—201° (Aceton–Hexan), aus dem Diacetat durch 3std. Kochen mit 5%ig. methanol. KOH; 193 mg. *3.20-Diacetat*, $C_{26}H_{41}FO_4$, F. 175—177° (Isopropyläther), aus 4 g II u. frisch bereitetem AgF in wss. Acetonitril durch 1½std. Kochen, Stehen über Nacht u. Chromatographie an Florisil mit Bzl.; 1,25 g; daneben 195 mg I. — *6α-Chlormethyl-, 3.20-Diacetat*, $C_{26}H_{41}ClO_4$, F. 186 bis 187,5° (Methanol), aus 1 g I in Pyridin durch Kochen mit p-Toluolsulfochlorid (3 Std.); $[\alpha]_D$ 45° (Chlf.); 383,3 mg. — *6α-Fluormethyl-5α-pregnan-3.20-dion*, $C_{22}H_{33}FO_2$, F. 136—137° (Aceton–Hexan), aus 180 mg vorvorst. Verb. in Aceton mit 8n KILIANI-Säure; 145 mg. H. GLEINIG. 3700□

3α.5-Cyclo-6β-methyl-25D-spirostan-6α-ol und 3α.5-Cyclo-6α-methyl-25D-spirostan-6β-ol. G. H. R. Summers. (J. chem. Soc. [London] **1961**. 1821—22. April. Swansea, Univ. of Wales, Chem. Dep.) (Engl.)

Die von BURN u. Mitarbeitern (vgl. C. **1959**. 7803) neben 3α.5-Cyclo-6β-methyl-25D-spirostan-6α-ol (F. 183—185° erhaltene Verb. vom F. 175° ist nicht mit dessen 6-Epimerem (II) ident.; die Synth. von II wird beschrieben.

Versuche: *6-Methyl-25D-Δ⁵-spirosten-3β-yl-p-toluolsulfonat*, $C_{35}H_{50}O_5S$, F. 165 bis 166° (Zers.; Äthylacetat), durch mehrstd. Stehen von 6-Methyl-25D-Δ^5-spirosten-3β-ol u. p-Toluolsulfonylchlorid in Pyridin, Zugabe von kalter verd. H_2SO_4 u. Extrahieren mit Chlf.; $[\alpha]_D$ —100° (c = 1,1; Chlf.). — *3α.5-Cyclo-6-methyl-25D-Δ⁶-spirosten* (I), $C_{28}H_{42}O_2$, F. 106—110°, durch 3std. Kochen von 3,5 g vorst. Verb. mit K-Acetat in verd. Aceton, Eindampfen im Vakuum, Extrahieren mit Ae., Chromatographie an Al_2O_3 u. Eluieren mit Pentan/Bzl. (9 : 1); $[\alpha]_D$ —144° (c = 1,1; Chlf.); aus A. Platten; 165 mg (Ausbeute); daneben *3α.5-Cyclo-6α-methyl-25D-spirostan-6β-ol* (II), $C_{28}H_{44}O_3$, F. 170 bis 173° (Aceton), durch Eluieren mit Bzl. u. Bzl./Ae. (9 : 1); $[\alpha]_D$ —39° (c = 1,2; Chlf.); 2,2 g. — *6-Methyl-25D-Δ⁵-spirosten-3β-ylacetat*, F. 216—218°, durch Zugabe von wenig konz. H_2SO_4 zu I oder II in Essigsäure u. 1std. Stehen; $[\alpha]_D$ —130° (c = 1,0; Chlf.); aus Chlf./Methanol Platten. W. HAMPEL. 3700□

Die epimeren 6-Hydroxyöstrone. R. Y. Kirdani und W. R. Slaunwhite jun. (J. org. Chemistry **26**. 2148—49. 13/6. 1961. Buffalo, N.Y., Roswell Park Mem. Inst.) (Engl.)

Die katalyt. Hydrierung von 6-Ketoöstron (I) liefert ster. reines *6β-Hydroxyöstron* (II) Ster. einheitliches *6α-Hydroxyöstron* (III) wird über einen Umweg dargestellt, da bei der stereoselektiven Red. von I mit $NaBH_4$ zuerst die 17-Ketogruppe in I angegriffen wird. Zur Darst. von III wird II ketalisiert, das *Ketal* nach OPPENAUER zu *6-Ketoöstron-17-äthylenketal* oxydiert, stereospezif. mit $NaBH_4$ zur *6α-Hydroxy-Verb.* red. u. zu III-*Diacetat* entketalisiert.

Versuche: *6β-Hydroxyöstron* (II), $C_{18}H_{22}O_3$, F. 265—270° (Methanol–W.), aus I durch Hydrieren über Pt in Eisessig–Methanol. *Diacetat*, $C_{22}H_{26}O_5$, F. 171—172°. — *Östradiol-3-benzoat-17-cathylat*, $C_{28}H_{32}O_5$, F. 111—112°, aus dem 3-Benzoat durch Cathylierung (24 Std.); 90% (Ausbeute). — *6β-Hydroxyöstron-17-äthylenketal*, $C_{20}H_{26}O_4$, F. 224 bis 226° (Methanol–W.), aus II-Diacetat in sd. Bzl. u. Äthylenglykol (3 Std.), 20std. Kochen in Ggw. von p-Toluolsulfonsäure u. Stehenlassen des Rk.-Prod. mit 5%ig. KOH in Methanol; 45,7%. — *6-Ketoöstron-17-äthylenketal*, $C_{20}H_{24}O_4$, F. 231—231,5°, aus 125 mg vorst. Verb. durch OPPENAUER-Oxydation u. Gegenstromverteilung in 70%ig. A.-W. u. Cyclohexan; 47,5 mg. — *6α-Hydroxyöstron-3.6-diacetat*, F. 130—136°, aus

30 mg vorst. Verb. mit $NaBH_4$ in Methanol (2 Std.), Zufügen von Eisessig, $^1/_2$std. Stehenlassen mit 1n HCl u. nachfolgende Acetylierung; 3,3 mg. — Die UV- u. IR-Spektren sind z. T. angegeben. H. GLEINIG. 3750□

Mangandioxid-Oxydation. Die wahlweise Einführung der Δ^6-Doppelbindung bei gleichzeitiger Spaltung der Dihydroxyaceton- oder 17.20-Glykol-Seitenketten in Δ^4-3-Ketosteroiden. P. Narashima Rao. (J. org. Chemistry **26.** 2149—52. 13/6. 1961. San Antonio, Tex., Southwest Found. for Res. and Educat., Dep. of Biochem.) (Engl.)

Die Oxydation von Hydrocortison (I) mit MnO_2 nach MANCERA u. Mitarbeitern (C. **1955.** 5801) (Meth. **A**) gibt *11β-Hydroxy-$\Delta^{4.6}$-androstadien-3.17-dion*, mit „akt." MnO_2 nach ATTENBURROW u. Mitarbeitern (C. **1952.** 7498) (Meth. **B**) entsteht *11β-Hydroxy-Δ^4-androsten-3.17-dion.* Analog lieferte Cortison (**II**) nach **A** *$\Delta^{4.6}$-Androstadien-3.11.17-trion* u. nach **B** *Δ^4-Androsten-3.11.17-trion.* Oxydation von REICHSTEINs Verb. S (**III**) bzw. von Δ^4-Pregnen-3ξ.17α.20ξ-triol (**IV**) liefert nach **A** *$\Delta^{4.6}$-Androstadien-3.17-dion* u. nach **B** *Δ^4-Androsten-3.17-dion.* Cholesterin gibt mit **akt.** MnO_2 in tert.-Butanol in Ggw. von KOH *Δ^4-Cholesten-3-on*, ohne KOH *$\Delta^{4.6}$-Cholestadien-3-on.*

Versuche (opt. Drehungen in Chlf.): *11β-Hydroxy-$\Delta^{4.6}$-androstadien-3.17-dion*, F. 239—241° (Aceton–PAe.), aus **I** in Chlf. u. MnO_2 nach MANCERA (l. c.) durch 25std. Kochen u. Chromatographie an Al_2O_3; $[\alpha]_D^{26}$ +247°; 28% (Ausbeute). — *$\Delta^{4.6}$-Androstadien-3.11.17-trion*, F. 242—244°, wie vorst. aus **II**; $[\alpha]_D$ +400°; 12%. — *$\Delta^{4.6}$-Androstadien-3.17-dion*, F. 169—170°, wie vorst. aus **III**; $[\alpha]_D$ +130°; 30%; oder aus **IV**; 15%. — *11β-Hydroxy-Δ^4-androsten-3.17-dion*, F. 197—199°, aus **I** in Chlf. u. „akt." MnO_2 nach ATTENBURROW (l. c.) durch 25std. Kochen u. Chromatographie an Al_2O_3; $[\alpha]_D$ +228°; 52%. — *Δ^4-Androsten-3.11.17-trion*, F. 221—223°, wie vorst. aus **II**; $[\alpha]_D$ +350°; 65%. — *Δ^4-Androsten-3.17-dion*, F. 169—170°, wie vorst. aus **III**; $[\alpha]_D$ +205°; 34%; oder aus **IV**; 17%. — *Δ^4-Cholesten-3-on*, aus Cholesterin in tert.-Butanol mit „akt." MnO_2 in Ggw. von 0,05n KOH durch 11std. Kochen; 6,7%; identifiziert als *2.4-Dinitrophenylhydrazon*, F. 231—233°. — *$\Delta^{4.6}$-Cholestadien-3-on*, F. 80—81°, aus Cholesterin in tert.-Butanol durch 12std. Kochen mit MnO_2 nach MANCERA (l. c.) u. Chromatographie an Al_2O_3; 22%. — Die UV-Spektren sind angegeben.

H. GLEINIG. 3750□

Einige 21-substituierte Analoga von Cortison. H. D. Brown, A. R. Matzuk, D. R. Hoff und L. H. Sarett. (J. org. Chemistry **26.** 5052—54. 27/12. 1961. Rahway, N.J., Merck Sharp and Dohme Res. Labor.) (Engl.)

Eine Reihe von 21-substituierten Cortison-, Hydrocortison-Verbb. u. einige ihrer Δ^1- u. 9α-Fluor-Derivv. werden dargestellt u. hinsichtlich ihrer biolog. Aktivität (Leberglykogen) geprüft.

Versuche: *17α-Hydroxy-3.11.20-trioxo-21-methylmercapto-Δ^4-pregnen*, $C_{22}H_{30}O_4S$, F. 163—166° (Essigester), aus Cortison-21-mesylat (**I**) u. Na-Methylmercaptid analog nachst. Verbindung. — *17α-Hydroxy-3.11.20-trioxo-21-äthylmercapto-Δ^4-pregnen*, $C_{23}H_{32}O_4S$, F. 168° (Essigester), durch Versetzen von **I** mit 2n Na-Methylat in Methanol, Äthylmercaptan u. abs. Dimethoxyäthan, 17std. Rühren bei Raum-Temp. u. Chromatographie an Al_2O_3. — *17α-Hydroxy-3.11.20-trioxo-21-azido-Δ^4-pregnen*, $C_{21}H_{27}N_3O_4$, F. 294 bis 296° (Zers.; Pyridin/Methanol), durch 2std. Kochen von 0,5 g **I** u. NaN_3 in Aceton; 0,36 g (Ausbeute). — *11β.17α-Dihydroxy-3.20-dioxo-21-benzylmercapto-Δ^4-pregnen*, $C_{28}H_{36}O_4S$, F. 165—169° (Essigester/PAe.), durch Zugabe von 2n methanol. Na-Methylat zu Benzylmercaptan in Äthylenglykoldimethyläther, Versetzen mit 0,5 g Hydrocortison-21-mesylat (**II**), $^1/_2$std. Rühren bei 60—65°, 2std. Rühren bei Raum-Temp. u. Chromatographie an Al_2O_3; 28 mg. — *Hydrocortison-21-thiocyanat*, $C_{22}H_{29}NO_4S$, F. 218—225° (Zers.; Aceton/Chlf.), durch 2std. Kochen von 0,5 g **II** u. KSCN in Aceton; 92 mg. — *11β.17α-Dihydroxy-3.20-dioxo-21-azido-Δ^4-pregnen*, $C_{21}H_{29}N_3O_4$, F. 228—234° (Zers.), durch 2std. Kochen von 0,5 g **II** u. NaN_3 in Aceton; aus Pyridin/W. Nadeln; 209 mg. — *Hydrocortison-21-trimethylammoniummethansulfonat*, $C_{25}H_{41}NO_7S$, F. 239—244° (Zers.; Chlf./Ae.), durch 8std. Erhitzen von 0,5 g **II** u. 25%ig. Trimethylamin in Methanol im zugeschmolzenen Rohr auf 70°; 29 mg. — *Prednison-21-azid* (*17α-Hydroxy-3.11.20-trioxo-21-azido-$\Delta^{1.4}$-pregnadien*), $C_{21}H_{25}N_3O_4$, F. 285—300° (Zers.; Methanol/Pyridin), durch $1^1/_2$std. Kochen von 218 mg Prednison-21-mesylat u. NaN_3 in Aceton; 152 mg. — *Prednisolon-21-azid*, F. 230—235° (Zers.; Aceton/W. u. Methanol), durch $3^1/_2$std. Kochen von 650 mg Prednisolon-21-mesylat u. NaN_3 in Aceton; $[\alpha]_D^{25}$ +214° (c = 0,4; Aceton); 441 mg. — *9α-Fluorhydrocortison-21-mesylat*, F. 212° (Zers.; Essigester), durch Zugabe von Methansulfonylchlorid zu 3,4 g 9α-Fluorhydrocortison in Pyridin bei 5°, $1^1/_2$std. Rühren u. Gießen in W.; 1,6 g. — *9α-Fluor-11β.17α-dihydroxy-3.20-dioxo-21-azido-Δ^4-pregnen*, $C_{21}H_{28}FN_3O_4$, F. 220—227° (Zers.), durch 2std. Kochen vorst. Verb. mit NaN_3 in Aceton u. Gießen in W.; aus Essigester Nadeln; $[\alpha]_D^{26}$ +193° (c = 1,025; Aceton); 88%. P. GOLINSKE. 3750□

Über Hopfenbitterstoffe. 15. Mitt. **4-Desoxyhumulon und Analoga.** Herbert Hübner, Johann Maier und Wolfgang Riedl. (Hoppe Seyler's Z. physiol. Chem. **325.** 224—28. 20/9. 1961. München, TH, Chem. Inst. Weihenstephan u. Inst. für Landwirtsch. Technol.) (Dt.) — **14.** vgl. C. **1959.** 15697.

Die aus Hallertauer Hopfen isolierte Desoxyhumulon-Fraktion wird mit synthet. *3.5-Bis-[γ.γ-dimethylallyl]-phlorisobutyrophenon* (*4-Desoxycohumulon*) u. *3.5-Bis-[γ.γ-dimethylallyl]-phlor-α-methylbutyrophenon* (*4-Desoxyadhumulon*) u. *3.5-Bis-[γ.γ-dimethylallyl]-phlorisovalerophenon* (I; *4-Desoxyhumulon*) verglichen u. das hauptsächliche Vork. von I bestätigt. — UV-Spektren (Werte) vgl. Original.

Versuche: *4-Desoxyhumulon* (I), F. 81—82°, durch Homogenisieren von Hopfen mit CH_3OH im Mixer, Eindampfen des Filtrats im Vakuum unter N_2, Lösen in Bzl., Ausschütteln von Humulon u. Lupulon mit 50%ig. wss.-methanol. $KHCO_3$-Lsg., Ausschütteln mit 50%ig. wss.-methanol. Na_2CO_3-Lsg. u. Ansäuern der Na_2CO_3-Lsg. auf pH 4,5; aus Pentan gelbliche Prismen; 0,02—0,05% (Ausbeute); $FeCl_3$-Rk. in A. blauviolett. *Tribenzoyl-Deriv.*, $C_{42}H_{42}O_7$, F. 134—136°, aus CH_3OH Blättchen. — *3-[γ.γ-Dimethylallyl]-phlorisobutyrophenon*, $C_{15}H_{20}O_4$, F. 156—158°, sublimiert bei 140°/0,2 Torr, aus 20 g Phlorisobutyrophenon, γ.γ-Dimethylallylbromid u. KOH in 80%ig. CH_3OH; aus Pentan u. dann Bzl. gelbliche Kristalle; 1,77 g; $FeCl_3$-Rk. violett. — *3.5-Bis-[γ.γ-dimethylallyl]-phlorisobutyrophenon*, $C_{20}H_{28}O_4$, F. 88—89°, durch Ausschütteln der PAe.-Mutterlauge von vorst. Verb. mit wss.-methanol. $KHCO_3$-Lsg., dann mit Na_2CO_3-Lsg. u. Ansäuern des Na_2CO_3-Extraktes; aus Pentan gelbliche Prismen; 0,90 g; $FeCl_3$-Rk. in A. blauviolett. *Tribenzoyl-Deriv.*, $C_{41}H_{40}O_7$, F. 152—153°; aus CH_3OH sechseckige Blättchen. — *Phlor-α-methylbutyrophenon*, hygroskop. Harz. *Monohydrat*, $C_{11}H_{14}O_4 \cdot H_2O$, F. 62—64°, aus Phloroglucin u. α-Methylbutyrylchlorid nach FRIEDEL-CRAFTS; 51%. — *3.5-Bis-[γ.γ-dimethylallyl]-phlor-α-methylbutyrophenon*, aus vorst. Verb.; Dimethylallylbromid u. verd. KOH; gelbes Öl; 8,2%. *Tribenzoyl-Deriv.*, $C_{42}H_{42}O_7$, F. 126 bis 127°; aus CH_3OH sechseckige Blättchen. F. HELLER. 3950□

Untersuchungen über die physikalisch-chemischen Eigenschaften von Thiolignin und verwandten Verbindungen. 1. Mitt. Die Bildung von Wasserstoffbrücken in Fichtenthiolignin und einigen monomeren Guajacolderivaten in Dioxan–Tetrachlorkohlenstoff-Gemischen. J. Johan Lindberg. (Paperi ja Puu **37.** 206—08. 222. 15/5. 1955.) (Engl.)

An Hand der IR-Spektren u. Molgew.-Best. in Dioxan konnte Vf. zeigen, daß sich in Dioxan u. Dioxan–CCl_4-Gemischen dreidimensionale, durch starke H-Brücken zusammengehaltene Aggregate ausbilden, deren Grundeinheiten ein Molgew. von ca. 800 aufweisen. H. G. FRÖHLICH. 3950

Alkalihydrolyse des Scholler-Lignins unter Gewinnung von niedermolekularen Stoffen. 2. Mitt. M. Sarubin und D. Tischtschenko. (Журнал Прикладной Химии [J. angew. Chem.] **33.** 2576—81. Nov. 1960.) (Russ.) — **1.** vgl. C. **1960.** 5499.

Bei der alkal. Hochtemp.-Hydrolyse von SCHOLLER-*Lignin* erhält man nur 20% an Prodd. mit Phenolstruktur, während sonst infolge ablaufender Oxydations- u. Red.-Prozesse nur Verbb. von Fettcharakter u. hydroaromat. Verbb. gebildet werden. Das genannte Hydrolysen-Verf. ist daher zur Gewinnung niedermol. Phenole nicht geeignet. M. ULMANN. 3950□

Milos Hudlicky, Chemistry of organic fluorine compounds. Oxford, London: Pergamon. 1961. (536 S. m. Tab. u. Diagr.) 60 s.
Ju. K. Jurjew, Praktikum der organischen Chemie. Heft 1 u. 2. Moskau: Verl. der Lomonossow-Univ. 1961. (420 S.) 85 Kop. [Russ.]
Sch. Mamedow, Glykolester. Baku: Verl. der Akad. der Wiss. der AserbaidshanSSR. 1961. (210 S. m. graph. Darst.) 1 Rbl. [Russ.]

D. Makromolekulare Chemie

Geometrie linearer Polymerer. 6. Mitt. Zur Theorie der Volumeneffekte in polymeren Ketten. O. B. Ptitzyn. (Высокомолекулярные Соединения [Hochmolekulare Verbind.] **1.** 715—29. Mai 1959. Inst. für hochmol. Verbb. der Akad. der Wiss. der UdSSR.) (Russ.; Auszug: Engl.) — **5.** vgl. C. **1958.** 13251.

Die Verteilungsfunktion der Abstände zwischen verschiedenen Segmentpaaren polymerer Ketten, bes. zwischen den Kettenenden, wird unter Berücksichtigung der Vol.-Effekte (VE) in Gleichungen dargestellt. Sie weicht beträchtlich vom GAUSSschen Typ ab. Die VE bewirken eine nichtlineare Abhängigkeit der Projektion der Kettenlänge auf die Richtung der an die Kette angelegten äußeren Kraft von der Größe dieser Kraft. Die früher abgeleitete Theorie der VE, die den nicht-GAUSSschen Charakter der Verteilungsfunktion für den Abstand der Kettenenden berücksichtigt, stimmt mit der hier gegebenen statist. Theorie viel besser überein als die Theorie von FLORY. Die Berechnung der Inhomogenität der Ausdehnung des Knäuels unter dem Einfl. der VE führt zu einer wesentlichen Modifizierung der FLORYschen Theorie. R. K. MÜLLER. 4000□

Hochdruckuntersuchungen. 4. Mitt. Das Viscositäts-Druckverhalten hochmolekularer Substanzen. E. Kuss. (Z. angew. Physik **10**. 566—75. Dez. 1958. Hannover.) (Dt.) — 3. vgl. C. **1957**. 4199.

Viscositätsmessungen wurden nach der bekannten Kugelfall-Meth. durchgeführt u. die Registrierung durch Einführung eines Thyratrons verbessert. Untersucht wurde die Druckabhängigkeit der Viscosität von *Chlorparaffinen*, von *Cyclohexylmalonsäurediestern* (*Dimethyl-*, *Diäthyl-*, *Dipropyl-*, *Dibutyl-*, *Diisobutyl-*, *Diamyl-*, *Dihexyl-*, *Diheptyl-* u. *Dioctylester*), von Silicon-, synthet. Esterölen (*Polymethylmethacrylat*, *Bis-[butoxyäthyl]-phthalat*), *Polyisobuten* u. *Polyalkylstyrolen*. Der Druck-Koeff. der Viscosität beträgt bei Chlorparaffinen $0,3 \cdot 10^{-3}$ bis $1,8 \cdot 10^{-3}$, bei den Ölen $1,7 \cdot 10^{-3}$ bis $5 \cdot 10^{-3}$. Polymere Makromoll. verhalten sich ähnlich. Zusätze von Bleinaphthenat haben keinen Einfl. auf den Viscositätsdruckkoeffizienten. H. MIETHING. 4000□

Wahrscheinlichkeit des anfänglichen Ringschlusses bei dem Makromolekülmodell mit begrenzter statistischer Beweglichkeit. B. J. Hiley und M. F. Sykes. (J. chem. Physics **34**. 1531—37. Mai 1961. London, King's Coll., Wheatstone Phys. Labor.) (Engl.)

Die Wahrscheinlichkeit der anfänglichen Ring-Bldg. in einem Makromol.-Modell nach WALL u. Mitarbeitern (C. **1955**. 6298) wurde mathemat. untersucht. Die Ergebnisse werden mit denen der statist. Unters. von WALL verglichen. R. SCHÄFF. 4000□

Polymerisationskinetik und damit im Zusammenhang stehende Wärmeeffekte. Ferenc Tüdös und Károly Gál. (Magyar Kémiai Folyóirat [Ung. Z. Chem.] **64**. 270—72. Juli/Aug. 1958.) (Ung.) G. HALMI. 4000

Molekulargewichtsverteilung und Reaktionsfolge bei der Polymerisationskinetik. F. C. Goodrich. (J. chem. Physics **35**. 2101—07. Dez. 1961. Richmond, Calif., California Res. Corp.) (Engl.)

Vf. teilt eine allg. Meth. zur Vorausberechnung von Molgew.-Verteilungen aus einer angenommenen Rk.-Folge bei Additionspolymerisationen mit. Verschiedene Probleme der SZWARC-Polymerisation werden als Beispiele behandelt. GERHARD SCHULZE. 4000□

Tracertechnik in der Chemie der polymeren Verbindungen. J. C. Bevington. (J. sci. ind. Res. [New Delhi], Sect. A **17**. 106—12. März 1958. Birmingham, England, Univ. of Birmingham, Chem. Dep.) (Engl.)

Übersicht über Herst., Eigg. u. Anwendung von Isotopen (^{3}H, ^{14}C, ^{32}Si, ^{32}P, ^{35}S, ^{36}Cl, ^{82}Br, ^{131}J) in der Chemie der Polymeren zur Best. der Endgruppen u. anomalen Bindungen in polymeren Moll. sowie von Substanzen mit kleinem Molgew. in Ggw. von polymeren Verbindungen. J. ENGMANN. 4000□

Die Konformation von Polymermolekülen. 4. Mitt. Polybuten-(1). W. R. Krigbaum, J. E. Kurz u. P. Smith. (J. physic. Chem. **65**. 1984—91. Nov. 1961. Durham, N.C., Duke Univ., Dep. of Chem.) (Engl.) — 3. vgl. C. **1960**. 12363.

Das Ausgangs-Prod. wurde durch Extraktion mit sd. Ae. in *atakt.* (**I**; D. 0,87) u. *isotakt. Polybuten-(1)* (**II**; D. 0,92; F. 131°) zerlegt. **I** u. **II** wurden in Fraktionen zerlegt, von denen M_n (osmot.), M_w (Lichtstreuung) u. $[\eta]$ gemessen wurden. Für **I** u. **II** gilt bei Verw. von Äthylcyclohexan als Lsgm. bei 70° übereinstimmend $[\eta] = 7,34 \cdot 10^{-3} M_w^{0,80}$; für **II** gilt in n-Nonan (**III**) bei 80°: $[\eta] = 5,85 \cdot 10^{-3} M_w^{0,80}$. Der osmot. 2. Virialkoeff. von **II** ist kleiner als der von **I** (Messungen in Toluol bei 45°). Weiter wurde die Entmischungs-Temp. von **I** u. **II** in Anisol bestimmt; die Θ-Temp. betragen 86,3 u. 89,2° u. die Entropieparameter 0,74 bzw. 0,956. **I** bildet in **III** dichtere Knäuel als **II**. Die für **I** u. **II** erhaltenen Ergebnisse werden mit den entsprechenden anderer Polymerer verglichen. O. FUCHS. 4010□

Kinetik der stereospezifischen Polymerisation von Isopren durch metallisches Lithium. Jean Minoux und Jacques Parrod. (C. R. hebd. Séances Acad. Sci. **252**. 2887—89. 8/5. 1961. Strasbourg, Centre de Recherches sur les Macromol.) (Franz.)

Die Polymerisation von *Isopren* (**I**) in Bzl. mit metall. Li bei 60° wurde dilatometr. verfolgt. Die erhaltenen Ergebnisse stehen mit folgendem Rk.-Mechanismus in Einklang: $dC/dt = k_i S[I]$, wobei C = Konz. der durch Rk. zwischen **I** u. Li entstehenden akt. Zentren in Li, S = Li-Oberfläche, $-d[I]/dt = k_p C[I]$. Das Molgew. ergibt sich zu $M_w = 64 \{k_p([I_0] - [I])/k_i S\}^{1/2}$ ($[I_0]$ = Anfangs-Konz. von **I**). Die Aktivierungsenergien der Start- u. der Wachstums-Rk. ergeben sich zu $Q_i = 10,6$ bzw. $Q_p = 15,6$ kcal/Mol (Polymerisations-Verss. zwischen 20 u. 80°). Bei der Polymerisation von **I** mit n-C_4H_9Li ergibt sich Q_p zu 15,0. O. FUCHS. 4010□

Dielektrische Relaxation in Polyvinylchlorid unter allseitigem Druck bis 1000 kp/cm². Jan Koppelmann und Johannes Gielessen. (Z. Elektrochem., Ber. Bunsenges. physik. Chem. **65**. 689—93. Sept. 1961. Braunschweig, Physikal.-Techn. Bundesanstalt.) (Dt.)

Von *Polyvinylchlorid* (I) wurde die Abhängigkeit des dielektr. Verlustfaktors tgδ von der Frequenz f (50 Hz bis 600 kHz), von der Temp. t (20—120°) u. vom allseitigen Druck p (1—1000 at) gemessen. Bei p = 1 hängt der (tgδ, f)-Verlauf stark von t ab. Zum Beispiel geht tgδ bei 20° durch ein Maximum bei f = 10^4 Hz; die Höhe des Maximums steigt mit wachsendem t an, gleichzeitig verschiebt sich das Maximum nach höherem f. Die Dispersion unterhalb 80° wird auf die Bewegungen einzelner Cl-Atome zurückgeführt („Nebendispersionsgebiet"). Bei höherem t werden die Höhe u. Lage von tgδ von den Bewegungen von Kettensegmenten bestimmt („Hauptdispersionsgebiet"); auch hier Anstieg von f_{max} mit zunehmendem t. Bei Erhöhung von p wird das freie Vol. in I eingeengt, wodurch die innere Beweglichkeit vermindert wird u. tgδ abnimmt u. nach kleinerem f verschoben wird. Bei 90° u. 1000 at erfolgt dadurch ein Übergang vom Haupt- zum Nebendispersionsgebiet. Der p-Einfl. ist im Nebendispersionsgebiet wesentlich kleiner als im Hauptdispersionsgebiet (stärkere Einw. von p auf die Segementbewegungen als auf die Bewegungen der Cl-Atome). Die scheinbare Aktivierungsenergie der Segmentbewegungen nimmt mit steigendem p um so weniger zu, je höher t. O. FUCHS. 4010□

Über den Einfluß der Lagerung auf die Innere Energie von kaltverstrecktem Polyvinylchlorid. F. H. Müller und Ad. Engelter. (Kolloid-Z. **171.** 152—53. Aug. 1960. Marburg/Lahn, Univ., Labor. für Hochpolymere.) (Dt.)

An unverstrecktem (**I a**) u. nach dem früheren Verf. (vgl. C. **1961.** 16847) verstrecktem *Polyvinylchlorid* (**I b**) wurde nach 24std. Lagerung von **I b** bei Zimmer-Temp. die Lsg.-Wärme Q_L in Chlorbenzol gemessen. Aus $Q_L = -3{,}95$ für **I a** u. $Q_L = -4{,}78$ cal/g für **I b** ergibt sich mit Hilfe der früher gemessenen Energie beim Verstrecken, daß —2,72 cal/g, d. h. ein großer Teil der durch Verstrecken erzielten Erhöhung der Inneren Energie schon nach 24std. Lagerung wieder abgebaut wird. Dies erklärt wahrscheinlich die zeitliche Änderung zahlreicher Eigg. von **I b** beim Lagern. R. JUNGE. 4010□

Untersuchung der bei der Bestrahlung von Polytetrafluoräthylen entstandenen Radikale durch Elektronenspinresonanz. Teikichi Matsugashita und Kenichi Shinohara. (J. chem. Physics **35.** 1652—56. Nov. 1961. Kamifujimae, Bunkyo-ku, Tokyo, Japan, Japanese Assoc. for Radiat. Res. on Polymers, Tokyo Labor.) (Engl.)

Ausdehnung der von Vff. früher (vgl. C. **1960.** 16111) angestellten Verss., wobei nun die Änderung des Elektronenspinresonanzspektrums von bestrahltem *Polytetrafluoräthylen* bei Zusatz der Gase H_2, D_2, CH_4, C_2H_6, CO, CO_2, NO, N_2 u. O_2 untersucht wird. Aus den Verss. folgt, daß prim. die Radikale $-CF_2-\dot{C}F-CF_2-$ (A) u. $-CF_2-CF_2\cdot$ (B) entstehen. Während A sehr stabil ist, ist B auch bei Raum-Temp. sehr reaktionsfähig. Ein Teil von B verschwindet durch Rekombination; in Ggw. von O_2-Spuren bilden sich aus B die reaktionsträgeren Radikale $-CF_2-CF_2-O\cdot$ (C). A gibt im Spektrum ein doppeltes Quintett u. C ein Triplett; die Geschw. des Verschwindens des Quintetts u. des Tripletts bei Zusatz von Gasen fällt in der Reihenfolge H_2, D_2, CH_4, C_2H_6 ab. In Ggw. einer größeren O_2-Menge entstehen die Radikale $-CF_2-(CF-OO\cdot)-CF_2-$ u. $-CF_2-CF_2-OO\cdot$, wobei bei dem erstgenannten Radikal ein Gleichgewicht zwischen dem Radikal A u. O_2 besteht. Ferner liegt ein Gleichgewicht zwischen A, NO u. $-CF_2-(CFNO)-CF_2$ vor. N_2, CO u. CO_2 geben keine Änderung des Spektrums. O. FUCHS. 4010□

Spannungsrelaxation von Hochpolymeren bei verschiedenen Beanspruchungsarten. Gerhard W. Becker und Klaus Vogel. (Z. Elektrochem., Ber. Bunsenges. physik. Chem. **65.** 696—99. Sept. 1961. Braunschweig, Phys.-Techn. Bundesanstalt.) (Dt.)

Von *Polystyrol* wurde der zeitliche Verlauf (t = 0,5—10^4 Sek.) des Elastizitätsmoduls E u. des Torsionsmoduls G zwischen ϑ = 23 u. 123° gemessen. E u. G sind bei 23° unabhängig von t u. fallen bei höherem ϑ mit steigendem t ab. E u. G fallen bei konst. t oberhalb 90° bei steigendem ϑ stark ab; gleichzeitig steigt die aus E u. G berechnete Querkontraktionszahl μ vom Wert 0,33 (23—80°) auf 0,50 bei 110° (Übergang vom glasig-amorphen in den gummielast. Zustand). Werden die mit Hilfe der Red.-Temp. ϑ_K = 115° red. G-Werte in Abhängigkeit von log t aufgetragen, so liegen alle Meßpunkte recht gut auf einer einheitlichen Kurve. O. FUCHS. 4010□

Rheologie in der Welt vernachlässigter Dimensionen. John D. Ferry. (J. chem. Educat. **38.** 110—13. März 1961. Madison, Wis., Univ. of Wisconsin.) (Engl.)

Vf. berichtet an Hand von Literaturangaben über den Zusammenhang zwischen rheolog. Messungen u. Eigg. von Makromolekülen. Bes. behandelt wird die Ermittlung des mittleren Kettenendenabstandes u. des Molgew. sowie der Verschlingungs- u. Berührungspunkte, die Energiespeicherung beim Fließen, die Relaxationszeit, die elast. Erholung synthet. Makromoll. (*Polystyrol, Polyisobutylen, Polyvinylacetat, Polymethyl-*

acrylat, Poly-n-octylmethacrylat, Gummi). Ferner wird ein Ausblick auf klass. Koll.-Syst. gegeben. D. HOENE. 4010□

Analyse von Copolymeren aus α-Methylstyrol und Styrol nach der Absorption im Infrarot im Gebiet 3 μ. Je. I. Pokrowski. (Высомолекулярные Соединения [Hochmolekulare Verbind.] **1.** 738—39. Mai 1959. Inst. für hochmol. Verbb. der Akad. der Wiss. der UdSSR.) (Russ.; Auszug: Engl.)

In einem *Copolymeren* aus *α-Methylstyrol* (**I**) u. *Styrol* (**II**) kann der Anteil an **I**- u. **II**-Gliedern aus den Banden 2850 (cm^{-1}) von *Polystyrol* (**III**) u. 2986 von *Poly-α-methylstyrol* (**IV**) bestimmt werden. In der Gleichung des Gesetzes von BUGER-LAMBERT-BEER, $D = \sum K c d$, ergeben sich die Werte für K (Liter/Mol·cm) bei **IV** zu 9,0 (für die Bande 2850) u. 91,2 (2986), bei **III** zu 39,1 (2850) u. 10,0 (2986). Die Berechnung der Konzz. c_I u. c_{II} der **I**- u. **II**-Anteile erfolgt aus den Gleichungen $D_{2986} = 0{,}0121\,(91{,}2\,c_I + 10{,}0\,c_{II})$ u. $D_{2850} = 0{,}0121\,(9{,}0\,c_I + 39{,}1\,c_{II})$. Die Ergebnisse stimmen gut mit Unterss. an mechan. Gemischen der Polymeren von **I** u. **II** überein. Im 10-μ-Bereich ist die Analyse der Spektren weniger genau. R. K. MÜLLER. 4010□

Untersuchung der Molekülbewegungen in Polystyrol und Poly-p-halogenstyrolen. Karl-Heinz Illers. (Z. Elektrochem., Ber. Bunsenges. physik. Chem. **65.** 679—86. Sept. 1961. Aachen, TH, Inst. für Physikal. Chem.) (Dt.)

Von *Polystyrol* (**I**), *Poly-p-fluor-* (**II**), *Poly-p-chlor-* (**III**), *Poly-p-brom-* (**IV**) u. *Poly-p-jodstyrol* (**V**) wurden zwischen T = —180 u. 180° für 1 Hz der Real- u. Imiginärteil G′ u. G″ des komplexen Schubmoduls G aus freien Torsionsschwingungen gemessen. Aus dem T-Verlauf von G′ u. G″ von **I**—**V** folgt das Vorliegen von 3 Relaxationsvorgängen (mit α, β u. γ bezeichnet). Das Maximum von G″ in **I**—**V** liegt bei T_{max} = 106, 109, 125, 132 bzw. 156° (α-Prozeß, bedingt durch mikro-BROWNschen Platzwechsel von Makromol.-Segmenten). Die Differenz $T_{max} - T_g$ (T_g = refraktometr. u. dilatometr. bestimmte Einfriertemp.) beträgt für **I**—**IV** 14—15°. Die Größe von T_{max} u. T_g wird weniger durch die intermol. Wechselwrkg. als vielmehr hauptsächlich durch die ster. Wrkg. der Substituenten bestimmt. Beim β-Prozeß handelt es sich um Bewegungen der Seitengruppen an der Hauptkette; diese Bewegungen setzen ab ca. 50° ein. Messungen an **I** bei verschiedenen Frequenzen zeigen, daß sich diese β-Temp. mit wachsender Frequenz nach höherem T verschiebt (Vol.-Nachwrkg. auf G′ u. G″). G″ geht unterhalb —100° durch ein Maximum (γ-Prozeß), dessen Höhe in der Reihenfolge **I**—**IV** ansteigt; ferner nimmt die Temp. des zugehörigen Maximums in der gleichen Reihenfolge zu. **V** fällt aus diesem Rahmen heraus. G″ von isotakt. **I** ist kleiner als G″ von atakt. **I**, ferner ist das Maximum bei —140° im letzteren Falle viel stärker ausgeprägt. Aus der Diskussion dieser u. weiterer Daten aus der Literatur folgt, daß es sich unterhalb —100° um einen CH_2-Gruppen-Prozeß handelt (Vorliegen von Kopf–Kopf-Anordnungen). Schließlich steigt G″ von **I** u. **V** unterhalb —150° nochmals an; eine Erklärung kann nicht gegeben werden. O. FUCHS. 4010□

Über die Polymerisation von Safrol mit $AlCl_3$. Mario Secci. (Ann. Chimica **48.** 552—56. Aug./Sept. 1958. Cagliari, Univ., Ist. di Chim. generale.) (Ital.)

Vf. untersuchte die Polymerisation von Safrol (**I**) in Ggw. von wasserfreiem $AlCl_3$. Hierbei entstehen amorphe, ungesätt. Polymere vom Molgew. 469—1047. Das Vorliegen von Methylgruppen läßt auf Isomerisierung von **I** vor der Polymerisation zu *Isosafrol* schließen. Die Polymeren lagern durch Addition u. Substitution Brom an. Durch Addition wurden 1—1,2 Atome Brom pro Mol. angelagert. Die Polymerisation erfolgte durch 48std. Erhitzen von **I** in Ae. bzw. Dioxan in Ggw. von $AlCl_3$. Die Erweichungs-Temp. lagen zwischen 80 u. 105°. K. F. SCHNEIDER. 4010□

Der Einfluß von Elektrolyten und Nichtelektrolyten auf die Viscosität des Polyvinylalkohols. Wacław Wójciak. (Sprawozdania Poznańsk. Towarzystwa Przyjaciół Nauk. **1957.** Nr. 1. 74—75.) (Pol.)

Kurze Fassung der C. **1960.** 4854 referierten Arbeit. F. URBAN. 4010□

Untersuchungen über die dielektrischen Eigenschaften von Polyoxymethylen (Derlin). Yoichi Ishida. (Kolloid-Z. **171.** 149—50. Aug. 1960. Fukuoka, Japan, Kyushu Univ., Fac. of Engng., Dep. of Appl. Chem.) (Engl.)

An gepreßten Filmen aus Acetalharz „Derlin" (**I**) (DU PONT) wurden nach früheren (vgl. Kolloid-Z. **168.** [1960.] 29) Meth. die dielektr. Eigg. ε′ u. ε″ für 20 Hz bis 1 MHz bei —74 bis —36,5° gemessen. Für die niedrige Temp. (β)-Absorption ergibt sich aus der Lage des Maximums eine scheinbare Aktivierungsenergie von ca. 20 kcal/Mol. Eine Hochtemp. (α)-Absorption konnte nicht beobachtet werden. Dies liegt wahrscheinlich daran, daß α wegen der relativ hohen Kristallinität von **I** schwer erkennbar ist; denn aus Vgl. mit bekannten Daten von anderen Polymeren folgt, daß das Maximum der α-Absorption mit wachsender Kristallinität an Intensität abnimmt u. sich verbreitert. R. JUNGE. 4010□

Einige physikalische Eigenschaften der Polyoxymethylendimethyläther. Richard H. Boyd. (J. Polymer Sci. **50.** 133—41. März 1961. Wilmington, Del., E. I. du Pont de Nemours and Co., Inc., Polychem. Dep.) (Engl.)

Von *Polyoxymethylendimethyläthern* $CH_3O-(CH_2O)_n-CH_3$ mit n = 2—5 wurden Dampfdruck, Fl.-Dichte u. F. gemessen: Für *Oxatrimethylenglykoldimethyläther* (n = 2): Kp. 105°, D.[25] 0,9597, F. —69,7°; für *Dioxapentamethylenglykoldimethyläther* (n = 3): Kp. 155,9°, D.[25] 1,0242, F. —42,5°; für *Trioxaheptamethylenglykoldimethyläther* (n = 4): Kp. 201,8°, D.[25] 1,0671, F. —9,8°; für *Tetraoxanonamethylenglykoldimethyläther* (n = 5): Kp. 242,3°, D.[25] 1,1003, F. 18,3°. Die aus den Dampfdrucken abgeleiteten Verdampfungswärmen werden zur Aufstellung von Verdampfungswärmen für hochmol. *Polyoxymethylene* benützt. Die Dichten dieser Verbb. erlauben die Best. der Dichte des hochmol., fl. Polymeren. Damit wurde die Kohäsionsenergiedichte des fl. Polymeren zu 104 cal/cm³ bei 25° berechnet. Der Grenzwert der Verdampfungswärme wird zusammen mit den anderen thermochem. Daten zur Best. der Gitterenergie (Sublimationswärme bei 0° K) des Polymeren verwendet. Es wird ein Wert von 3,8 ± 0,4 kcal/Mol $-CH_2O-$ erhalten.

J. W. ZIMMERMANN. 4010□

Polyalkylensulfide. 13. Mitt. **Polymere aus 4-Vinylcyclohexen-(1) und d-Limonen.** C. S. Marvel und L. Elmer Olson. (J. Polymer Sci. **26.** 23—28. Okt. 1957. Urbana, Ill., Univ. of Illinois, Noyes Chem. Labor.) (Engl.) — 12. vgl. C. **1950/54.** 7426 S.

Durch Rk. von 4-Vinylcyclohexen-(1) (I) mit Thiolessigsäure (**IX**) werden *4-[β-Acetylmercaptoäthyl]-cyclohexen-(1)* (**II**), *1(2)-Acetylmercapto-4-vinylcyclohexan* (**III**) u. *1-[β-Acetylmercaptoäthyl]-3(4)-acetylmercaptocyclohexan* (**IV**) dargestellt. Analog wird aus d-Limonen (**V**) *1-[α-Methyl-β-acetylmercaptoäthyl]-3-acetylmercapto-4-methylcyclohexan* gebildet. Die so erhaltenen Ester werden zu den freien *Mercaptanen* hydrolysiert, die durch Polymerisation u. Copolymerisation mit *Diallyl* (**X**), **I** u. **V** niedrigschm., hochviscose *Polymere* liefern.

Versuche: *Thiolessigsäure* (**IX**), Kp. 86—87°, nach ELLINGBOE (C. **1953.** 6858); n_D^{20} 1,4635; 58% (Ausbeute). — *4-Vinylcyclohexen-(1)* (**I**), Kp. 124°, n_D^{20} 1,4653. — *d-Limonen* (**V**), $Kp._{743}$ 174—176°, n_D^{20} 1,4726. — *4-[β-Acetylmercaptoäthyl]-cyclohexen-(1)* (**II**), $C_{10}H_{16}OS$, $Kp._{13}$ 110—118°, durch Zutropfen von 4 Mol **IX** zu 4 Mol **I** bei 60°, 4std. UV-Bestrahlung bei Raum-Temp. u. Dest.; n_D^{20} 1,5085; 109,1 g; daneben 170 g **I**, 121,5 g *1(2)-Acetylmercapto-4-vinylcyclohexan* (**III**; $C_{10}H_{16}OS$, $Kp._{13}$ 125—127°, n_D^{20} 1,5108) u. 189,3 g *1-[β-Acetylmercaptoäthyl]-3(4)-acetylmercaptocyclohexan* (**IV**; $Kp._{13}$ 197—198°, n_D^{20} 1,5013). — *4-[β-Mercaptoäthyl]-cyclohexen-(1)* (**VI**), $C_8H_{14}S$, $Kp._{0,2}$ 46 bis 48°, durch 10std. Kochen von 0,2 Mol **II** mit 250 ml 10%ig. NaOH, Neutralisieren, Extraktion mit Bzl. u. Dest. unter Zusatz von etwas Hydrochinon; $n_D^{20,5}$ 1,5081; $D._4^{25}$ 1,008; 43%. — *1(2)-Mercapto-4-vinylcyclohexan*, $Kp._{15}$ 84—87°, analog **VI** aus **III**; n_D^{20} 1,5103. — *1-[β-Acetylmercaptoäthyl]-3(4)-acetylmercaptocyclohexan* (**IV**), $C_{12}H_{20}O_2S_2$, $Kp._{16}$ 206—208°, durch 5std. Zutropfen von 5 Mol **IX** in 2 Mol **I** bei 90°, Stehen über Nacht u. Dest.; n_D^{20} 1,5308; $D._4^{25}$ 1,103; 53%; daneben 152,4 g **IX** u. 141,2 g eines *Gemisches* aus **II** u. **III** ($Kp._{15}$ 134—144°). — *1-[β-Mercaptoäthyl]-3(4)-mercaptocyclohexan* (**VII**), $C_8H_{16}S_2$, $Kp._{15}$ 144—146°, durch 24std. Kochen von 0,3 Mol **IV** mit 0,68 Mol KOH in 500 ml W., Ansäuern mit HCl u. Extraktion mit Ae.; n_D^{20} 1,5422; 79%. — *1-[α-Methyl-β-acetylmercaptoäthyl]-3-acetylmercapto-4-methylcyclohexan*, $C_{14}H_{24}O_2S_2$, $Kp._{0,4}$ 147°, durch 2std. Eintropfen von 5 Mol **IX** in 2 Mol **V** bei 90°, 2std. UV-Lichtbestrahlung u. Dest.; n_D^{20} 1,5262; 460,5 g; daneben 103,9 g **IX** u. 63,9 g rohes *Monoaddukt* ($Kp._{13}$ 134 bis 138°). — *1-[α-Methyl-β-mercaptoäthyl]-3-mercapto-4-methylcyclohexan* (**VIII**), $C_{10}H_{20}S_2$, $Kp._{10}$ 151°, durch 48std. Kochen von 0,2 Mol vorst. Diacetyl-Deriv. mit 0,425 Mol NaOH in 350 ml W., Ansäuern mit HCl u. Extraktion mit Ae.; n_D^{20} 1,5312; 70,5%. — *Poly-4-[β-mercaptoäthyl]-cyclohexen-(1)*, durch Eintragen von 5 ml **VI** in ein mit Essigsäure auf pH 3,4 gepuffertes Gemisch aus 50 ml 0,02 mol. 2%ig. MP-635-S-Emulgator in Na-Acetat, 0,073 g $(NH_4)_2S_2O_8$, 0,037 g $NaHSO_3$ u. 0,002 g $CuSO_4 \cdot 5\,H_2O$, 4tägige Rk. bei 30° u. Brechen der Emulsion; Viscosität 0,12 (Chlf.); 63%. — *Copolymerisat aus* **X** *u.* **VII**, analog; Viscosität 0,4 (Chlf.); 90—95%. — *Copolymerisat aus* **VII** *u.* **I**, $(C_8H_{14}S)_n$, analog; Viscosität 0,36 (Chlf.); 72%. — *Copolymerisat aus* **VIII** *u.* **V**, $C_{10}H_{18}S$, analog; Viscosität 0,33; 92%.

L. LAMZA. 4010

Polymerisation durch Diels-Alder-Reaktion. J. K. Stille und L. Plummer. (J. org. Chemistry **26.** 4026—29. Okt. 1961. Iowa City, Iowa, Univ. of Iowa, Dep. of Chem.) (Engl.)

Die aus Cyclopentadienyl-Na u. den entsprechenden Dibromiden erhaltenen *1.6-Bis-cyclopentadienyl-(5)]-hexan* (**I**), *1.9-Bis-[cyclopentadienyl-(5)]-nonan* (**II**) u. *α.α'-Bis-[cyclopentadienyl-(5)]-p-xylol* (**III**) sind bei —78° wachsartige Feststoffe, die auch nach wiederholter langsamer Umfällung noch kleine Mengen Verunreinigungen enthalten. Dest. führt zu rascher Polymerisation. Polymerisation in Substanz führt zu unlösl., wärmehärtbaren Polymeren. Dagegen liefert die in Bzl., Toluol u. Xylol in Ggw. von N-Phenyl-β-naphthylamin durchgeführte Homopolymerisation von **I** u. **II** niedrigpolymere Öle, die von **III** ein festes, in organ. Lsgm. lösl. Polymeres der Inhärentviscosität 0,12 (0,25 g Polymeres in 100 ml Bzl.). Diese Polymeren werden an Luft schnell vernetzt, u. die IR-Spektren weisen die für Dicyclopentadien charakterist. Linien auf. Vff. schließen, daß die Lsgm.-Polymerisation durch Diels-Alder-Rk. erfolgt, bei der das Monomere sowohl als Dien als auch als Philodien reagiert. Aus der abnehmenden Viscosität des erhaltenen Polymeren mit wachsender Rückfluß-Temp. des Lsgm. folgt ein Zunehmen der rückläufigen Rk. bei hohen Temperaturen. Eine intramol. Diels-Alder-Rk. von **II** war wegen rascher intermol. Rk. nicht durchführbar. 2 Mol Cyclopentadien (**IV**) ergeben mit N.N'-Hexamethylendimaleinimid (**V**) *N.N'-Hexamethylen-bis-[3.6-endomethylen-Δ^4-tetrahydrophthalimid]* (**VII**). Das IR-Spektrum dieser Modellsubstanz hat wie die der aus **V** u. **I**, **II** bzw. **III** durch Copolymerisation in Lsg. erhaltenen Prodd. Banden bei 700 cm^{-1}. Ebenso ist das IR-Spektrum der *Copolymeren* aus *p-Benzochinon* (**VI**) u. **I**, **II** bzw. **III** mit dem der entsprechenden Modellsubstanz *1.4.4a.5.8.8a.9a.10a-Oktahydro-1.4;5.8-dimethanoanthrachinon-(9.10)* (**VIII**) aus 2 **IV** u. **VI** vergleichbar. Da außerdem die Copolymeren, die feste Verbb. mit Erweichungspunkten zwischen 110 u. 240° u. Inhärentviscositäten bis zu 0,22 darstellen, vollständig in organ. Lsgm. lösl. sind u. auf Grund der Elementaranalysen eine 1:1-Zus. ergeben, wird angenommen, daß auch hier Diels-Alder-Rk. mit **V** bzw. **VI** als Dienophil erfolgt. Die *Copolymeren* aus **V** mit **I**, **II** bzw. **III** sowie die aus **VI** mit **I**, **II** bzw. **III** besitzen demnach die Struktur der Modellsubstanzen **VII** u. **VIII**, in denen die Methanogruppen benachbarter Monomereinheiten durch Hexamethylen-, Nonamethylen- bzw. p-Xylylenbrücken miteinander verbunden sind.

Versuche: *1.6-Bis-[cyclopentadienyl-(5)]-hexan* (**I**), $C_{16}H_{22}$, aus 0,5 Mol frisch gecracktem **IV** u. 0,5 g-Atom Na in 200 ml Tetrahydrofuran (THF) bei 0° durch Zutropfen von 0,25 Mol 1.6-Dibromhexan in 300 ml THF, Zers. mit gesätt. NH_4Cl-Lsg. bei —10°, Ausschütteln der wss. Schicht mit kaltem Ae., Trocknen der organ. Fraktionen bei —5° mit $MgSO_4$ in Ggw. von N-Phenyl-β-naphthylamin, Einengen auf 300 ml im Vakuum bei 0°, Ausfällen mit CH_3OH u. Kühlen auf —78°, Abdest. von THF bei 0° u. Umfällen aus Ae.–Methanol bei —78°; bei 0° ölig; 74% (Rohausbeute). — *1.9-Bis-[cyclopentadienyl-(5)]-nonan* (**II**), $C_{19}H_{28}$, aus **IV**, Na u. 1.9-Dibromnonan wie vorst. Verb.; 65%. — *α.α'-Bis-[cyclopentadienyl-(5)]-p-xylol* (**III**), aus **IV**, Na + α.α'-Dibrom-p-xylol wie vorst. Verb.; polymerisiert sehr rasch. — *N.N'-Hexamethylen-bis-[3.6-endomethylen-Δ^4-tetrahydrophthalimid]* (**VII**), $C_{24}H_{28}N_2O_4$, F. 133—134° (Nadeln), durch Zutropfen von 0,0036 Mol **V** in 35 ml THF zu 0,0079 Mol frisch gecracktem **IV**, 24std. Stehen bei 25°, Abdest. des Lsgm. im Vakuum u. Kristallisation des Rückstandes aus CH_3OH–W.; 40%.

R. Junge. 4010□

Die Zeitabhängigkeit der Festigkeit von orientiertem Polymethylmethacrylat. M. I. Bessonow und M. P. Kusnetzow. (Высокомолекулярные Соединения [Hochmolekulare Verbind.] **1.** 761—68. Mai 1959. Inst. für hochmol. Verbb. der Akad. der Wiss. der UdSSR.) (Russ.; Auszug: Engl.)

Wird *Polymethylmethacrylat* (**I**) vom Molgew. $2 \cdot 10^6$, Erweichungspunkt 95°, mit Zusatz von 6% Dibutylphthalat bei 110° gereckt, so nimmt die mechan. Festigkeit (τ) mit dem Orientierungsgrad λ_0 stark zu u. die Abhängigkeit von τ von der Zeit ändert sich mit λ_0. Die Gleichung $\log \tau = \log A - (\alpha/23)\sigma$ (σ = Spannung) (vgl. Busse [1942]) gilt nur für $\lambda_0 = 1{,}2$; bei höheren λ_0 hängt $\log \tau$ in anderer Weise von σ ab. Diese Änderung hängt mit der starken Verformung des orientierten **I** zusammen. Mit steigender Temp. (23 → 60°) nimmt τ ab, ist jedoch stets bei orientiertem **I** höher als bei nichtorientiertem **I**, bes. bei geringer Reckung ($\sigma < 4{,}5$ kg/mm²). Die höheren τ bei orientiertem **I** lassen sich auch durch die Zunahme der Kriechverformung erklären, die beim orientierten **I** 60 bis 100% erreicht. R. K. Müller. 4010□

Synthetische lineare Polymere. 1. Mitt. Blockpolymerisation von Methylmethacrylat bei 37° mit Hilfe von Initiator–Aktivator-Systemen. Imre Mondvai und Istvan Géczy. (Acta chim. Acad. Sci. hung. **10.** 111—24. 1956. Magyar Tudományos Akad., Kémiai Tudományok Osztályának Közleményei [Ung. Akad. Wiss., Ber. Abt. chem. Wiss.] **7.** 153—64. 1956. Budapest, TU, Inst. für Kunststoff- u. Gummi-Ind.)

Unters. von Redox-Syst. aus Dibenzoylperoxid (**I**) u. verschiedenen Kohlenhydraten (**II**) bzw. Aminen zur Aktivierung der Polymerisation von *Methacrylsäuremethylester* (**III**) in Substanz bei 37°. **II**-Verbb. (Glucose, Sorbose, Fructose, Lactose, Maltose bzw. Saccharose) sind in **III** prakt. unlösl. u. zeigen keine aktivierende Wirkung.

Dagegen erweisen sich Dimethyl- (**IV**) u. bes. Diäthylanilin (**V**) als gute Aktivatoren. Die optimale **V**-Konz. beträgt ca. 10^{-3}% bei 4,96% **I**. Die Wrkg. von Triäthylamin (**VI**) nimmt eine Mittelstellung zwischen der von **IV** u. **V** ein (optimale Konz. 10^{-3}% **VI** bei 4,91% **I**). Entgegen den Befunden von HORNER u. SCHWENK (C. **1950**. II. 1242) wurde auch bei Pyridin Aktivierung festgestellt [optimal (0,5—1,5)·10^{-3}% bei 4,95% **I**]. Diphenylamin besitzt eine sehr geringe Wrkg.; 4-Amino-4′-methoxydiphenylamin (**VII**) ist besser, am besten von allen untersuchten Verbb. erwies sich 2.4-Diamino-4′-methoxydiphenylamin (**VIII**). **VII** u. **VIII** üben bereits bei Konzz. oberhalb 10^{-2}% inhibierende Wrkg. aus. Zwischen der gemessenen Brinellhärte u. der Polymerisations-Geschw. besteht ein Zusammenhang. Das **I**-Amin-Syst. weist keine aktivierende Wrkg. bei **I**-Konzz. unter 2% auf. R. SCHÄFF. 4010 □

Schutz vor Bestrahlungsschäden in Polymethacrylsäuremethylester bei energiereichen Elektronen und Ultraviolett-Licht. Donald G. Gardner und Lawrence M. Epstein. (J. chem. Physics **34**. 1653—60. Mai 1961. Fayetteville, Ark., Univ. of Arkansas, Dep. of Chem.; Pittsburgh, Pa., Westinghouse Electric Corp.) (Engl.)

Der Einfl. energiereicher Elektronen-(2 MeV VAN DE GRAFF-Generator) u. UV (2537 Å)-Bestrahlung auf *Polymethacrylsäuremethylester* (**I**) u. der wirksame Schutz vor Bestrahlungsschäden durch kleine Zusätze von Pyren, p-Terphenyl, Xylol, Bzl. u. Pb-Stearat wurden untersucht. Die Befunde werden an Hand eines Energietransportmodells bzgl. angeregter u. ionisierter Zustände erörtert. Bei reinem **I** verursacht ca. jedes 4. Ion einen Hauptkettenbruch. Es ist etwa 8mal wahrscheinlicher, daß ein Ion einen Kettenbruch in **I** verursacht als ein Elektron. R. SCHÄFF. 4010 □

Struktur von kristallinem Poly-[N.N-di-n-butylacrylamid]. D. V. Badami. (Polymer [London] **1**. 273—74. Juni 1960. Pontypool, British Nylon Spinners Ltd., Res. Dep.) (Engl.)

Unter Bezugnahme auf Unterss. von ATTFIELD u. Mitarbeitern (vgl. Chem. and Ind. **1960**. 263), die von kristallinem *Poly-N.N-di-n-butylacrylamid* ein Diagramm mit nur wenig Interferenzen erhalten hatten, wird berichtet, daß ausgepreßte Fasern ein orientiertes Faserdiagramm liefern, wobei auf der ersten Schichtlinie ein mäßig starker meridionaler Reflex u. ein Paar diffuser Interferenzen auftreten. Aus dem Schichtlinienabstand ergab sich die Länge der sich wiederholenden Einheit entlang der Faserachse zu 6,3 A. Ein starker Reflex auf dem Äquator ergab einen Netzebenenabstand von 11,4 Å. Wegen der wenigen Interferenzen konnte eine genaue Struktur-Best. nicht durchgeführt werden, es ergab sich aber eine hexagonale Zelle mit a = 26,3 u. c = 6,3 Å u. 12 monomeren Einheiten pro Elementarzelle. Da die sich wiederholende Einheit eine ungerade Anzahl von monomeren Einheiten enthält, muß die Struktur isotakt. sein. Das isotakt. Polymere enthält sehr wahrscheinlich eine 3_1-Helix. C. GOTTFRIED. 4010

Relaxation bei der Zugwechselbeanspruchung von Hochpolymeren. G. Kemmnitz und C. Espanion. (Z. Elektrochem., Ber. Bunsenges. physik. Chem. **65**. 693—96. Sept. 1961. Köln-Weidenpesch, Glanzstoff-Courtaulds GmbH.) (Dt.)

Bei der cycl. mechan. Beanspruchung von Hochpolymeren treten Hysteresiserscheinungen auf (vgl. hierzu auch C. **1961**. 2815). Die Diskussion bekannter Meßdaten ergibt, daß lineare u. nichtlineare Nachwrkg. vorliegen können; im letzteren Falle bedeutet das, daß die Spannung bei der Belastungsphase abgebaut u. bei der Entlastungsphase verstärkt wird. Die Abhängigkeit der nichtlinearen Nachwrkg. von der Frequenz u. der Vorlast wird für Zwirne aus *Polyamid-6-*, *Polyamid-66-* u. *Polyestercord* gezeigt. Die Differentialgleichung der cycl. nichtlinearen Beanspruchung sowie Gleichungen für den komplexen E-Modul u. den Verlustfaktor werden angegeben; vgl. hierzu auch C. **1961**. 7083. O. FUCHS. 4010 □

Dielektrische Eigenschaften von Polyamiden. A. J. Curtis. (J. chem. Physics **34**. 1849—50. Mai 1961. Washington, D.C., Nat. Bureau of Stand.) (Engl.)

Im Temp.-Bereich von —100 bis 175° u. bei Frequenzen von 50 Hz bis 10 MHz wurden 4 dielektr. Relaxationserscheinungen bei *Poly-N.N′-hexamethylenadipindiamid* u. *Poly-N.N′-hexamethylensebacindiamid* beobachtet: oberhalb 80° infolge Dipolorientierung in amorphen Bereichen (vgl. MCCALL u. ANDERSON, C. **1960**. 13046), oberhalb 60° bei sehr niedriger Frequenz infolge Bewegung von an intermol. H-Bindungen beteiligtem Amidgruppen-H (vgl. l. c.), bei Raum-Temp. infolge der Ggw. von W. (vgl. ILLERS u. JENCKEL, Kurz-Mitt. Sekt. 1. „Physik makromol. Stoffe" 1959) u. bei niedrigen Temp. eine bisher unbekannte dielektr. Relaxation, die in nahem Zusammenhang mit dem bei mechan. Messungen beobachteten „γ-Peak" (vgl. l. c.) steht. Die bei beiden Prodd. festgestellte Erscheinung muß auf Dipolbewegungen zurückgehen u. erfordert

Intrinsicviscosität $[\eta]$ u. die Intrinsicsedimentations-Konst. [S] wurden umgeformt in $[\eta] = A\varrho^2(1 + aM/\varrho)^{-1}$; $[S] = C(1 + cM/\varrho)$, wobei A, a, C u. c Konst. sind. Diese Gleichungen sind bei polydispersen Proben anwendbar, wenn ϱ^2 in dem Ausdruck für $[\eta]$ durch $\langle\varrho^2\rangle_w$ u. M/ϱ in beiden Gleichungen durch $M_n\langle\varrho^2\rangle_w \cdot \langle\varrho^3\rangle_n^{-1}$ ersetzt wird. W. FESTER. 4050□

Trennung von linearen von verzweigten Polysacchariden durch Fällung als Jodkomplexe. Blanche D. E. Gaillard. (Nature [London] **191.** 1295–96. 23/9. 1961. Wageningen, Agric. Univ., Labor. of Animal Physiol.) (Engl.)

200 mg gereinigte *Hemicellulose B* (über die Darst. vgl. WHISTLER u. LAUTERBACH, C. **1959.** 12590) wurden in 20 cm³ wss. $CaCl_2$-Lsg. (D. 1,3) gelöst. Bei Zusatz einer Lsg. von 3 g J_2 + 4 g KJ in 100 cm³ W. fällt ein blauer Komplex aus, der bei der Suspension in W. wieder zerfällt. Er stellt ein lineares Polysaccharid dar mit einem Arabinose-Xylose-Verhältnis von 1 : 8,4. In Lsg. bleibt ein hochverzweigtes Polysaccharid mit einem Galaktose–Arabinose–Xylose-Verhältnis von 1 : 2,7 : 7,9. O. FUCHS. 4050□

Änderung einiger Infrarotabsorptionsbanden von Stärken durch verschiedenen Wassergehalt. Olga Yovanovitch. (C. R. hebd. Séances Acad. Sci. **252.** 2884–86. 8/5. 1961. Paris, Labor. de Chim. Gén., École sup. de Phys. et de Chim.) (Franz.)

Von *Weizen-* (**I**), *Mais-* (**II**), *Reis-* (**III**), *Kartoffel-* (**IV**) u. arrow-root-*Stärke* (**V**) wurden die IR-Spektren bei verschiedenem Wasser-Geh. β aufgenommen. Die Bande bei 3 μ ist bei **I**, **II** u. **III** für $\beta = 0$ stark, bei **IV** u. **V** schwächer. Die Lage des Maximums ist unabhängig von β; dagegen wird die Breite der Bande bei **I**, **II** u. **III** ab $\beta = 10\%$ geändert; bei **V** tritt für $\beta = 20$–30% eine starke Änderung auf; bei **IV** liegt eine schwächere Änderung für $\beta = 10\%$ u. eine sehr starke bei $\beta = 30\%$ vor. Die Änderungen steigen in der Reihenfolge **III**, **I**, **II**, **V**, **IV** an. Bei 4,75 μ liegt eine schwache Bande, die bei wachsendem β ausgeprägter wird. Die bei 6,15 μ liegende Bande wird unter $\beta = 10\%$ nur wenig durch W. geändert. O. FUCHS. 4050□

Infrarotspektren von Charoninschwefelsäure, Chondroitinschwefelsäure und einigen verwandten Polysacchariden. Koji Nakanishi, Noriko Takahashi und Fujio Egami. (Bull. chem. Soc. Japan **29.** 434–38. April 1956. Nagoya, Nagoya Univ., Fac. of Sci.)

Von *Charoninschwefelsäure* (isoliert aus *Charonia Lampas*) u. ihrem *Na-Salz*, *Chondroitinschwefelsäure* sowie von *D-Glucopyranose*, *Cellobiose*, *Dextran*, *Cellulose* u. *Stärke* wurden die IR-Absorptionsspektren aufgenommen. Als charakterist. Sulfatbande wird die Frequenz 820 cm⁻¹ angegeben. M. SCHÜLE. 4050□

Über das Polyelektrolytverhalten von Heparin. 1. Mitt. **Bindung von Natriumionen.** F. Ascoli, C. Botré und A. M. Liquori. (J. physic. Chem. **65.** 1991–92. Nov. 1961. Roma, Univ., Ist. di Chim. Farmaceut., Labor. Ricerche sulla Struttura e l'Attività di Composti Chim.; Napoli, Univ., Ist. di Chim. fisica.) (Engl.)

Nach der früher (vgl. C. **1960.** 393) beschriebenen Meth. wurde für *Heparin* (**I**, M_w = 20000) die Aktivität γ von Na^+-Gegenionen gemessen. γ ist über einen größeren Konz.-Bereich von **I** unabhängig von der **I**-Konzentration. Wird γ gleich dem Dissoziationsgrad α gesetzt, so lassen sich die Ergebnisse durch die von OOSAWA (vgl. C. **1958.** 3620) angegebene Beziehung $\ln[\alpha/(1-\alpha)] = \ln[\Phi/(1-\Phi)) + q\,\alpha \ln 1/\Phi]$ darstellen, wobei Φ = Vol.-Bruch von **I**, $q = e_0{}^2/D\,k\,T\,b$, D = DK u. b = Abstand zwischen den ionisierbaren Gruppen. b ergibt sich zu 2,64 Å. O. FUCHS. 4050□

Innermolekulare Transpeptidierung strukturisomerer Polyglutaminsäuren. Kálman Medzihradszky und Győző Bruckner. (Magyar Kémiai Folyóirat [Ung. Z. Chem.] **64.** 307–09. Juli/Aug. 1958. Budapest, Eötvös Loránd Tudományegyetem Szerves Kémiai Intézet.) (Ung.) — Vgl. C. **1958.** 3909.

Es wurde gefunden, daß sich α-Polyglutaminsäure u. ebenso das Subtilis-Polypeptid (γ-Polyglutaminsäure) durch Einw. von Acetanhydrid in Dimethylformamid-Lsg. zu *Polyanhydroglutaminsäure* dehydratisieren läßt. Die Anhydro-Prodd. beider Herkunft sind einander äußerst ähnlich. Sie sind in W. u. wss. $NaHCO_3$-Lsg. unlösl., lösen sich jedoch in verd. NaOH allmählich auf. Aus diesen Lsgg. lassen sich Polyglutaminsäuren von gemischtem Bindungstyp isolieren. Der spezielle Abbau zeigt, daß in ihnen α- u. γ-Glutamylbindungen in nahezu gleicher Menge vorkommen dürften. Die innermol. $a \rightleftarrows \gamma$-Transpeptidierung der strukturisomeren Polyglutaminsäuren läßt darauf schließen, daß die Struktur der Anhydropolyglutaminsäuren durch eine wiederholte 1.3-Verknüpfung von Piperidindion-(2.6)-Ringen erklärt werden kann, ferner, daß dem genuinen Anthrax-Polypeptid eine derartige Anhydrostruktur nicht zukommen kann. G. HALMI. 4070

Untersuchungen über konjugierte Proteine (Liponucleoproteinsystem). 1. Mitt. **Die Wechselwirkung zwischen Lecithin und Ovalbumin.** Yasuo Inoue. (Acta Scholae med. Univ. Kioto **34.** 276–84. 1957. Kioto, Univ.) (Engl.)

Der Einfl. des pH-Wertes, der Ionenstärke u. des Protein/Lipid-Verhältnisses auf die Wechselwrkg. zwischen *Ovalbumin* (I) u. *Lecithin* (II) wurde elektrophoret. untersucht. Auf der sauren Seite des I.P. tritt ein Nd. auf, u. das I/II-Gemisch bleibt trübe bis pH 6,5. Deshalb wurde bei pH 7,0 u. darüber gearbeitet. Als Lsgm. wurde ein Phosphatpuffer nach Green benutzt (vgl. J. Amer. chem. Soc. **55.** [1933.] 2331). Dann wurden die Lsgg. 20 Min. bei 3000 U/min zentrifugiert u. bei 4° gegen 1 Liter Puffer dialysiert. Bei der Elektrophorese ist die anod. Beweglichkeit im wesentlichen unabhängig vom pH u. die beiden Komponenten wandern mit einer einzigen Grenzschicht (zwischen pH 7,0 u. 7.7). Der Einfl. der Ionenstärke wurde im Bereich von $\Gamma/2 = 0{,}084-0{,}460$ u. pH 7,0 untersucht. Bei niedrigem $\Gamma/2$ (bis 0,223) tritt elektrostat. Assoziation zwischen **I** u. **II** auf (3 Maxima im Diagramm). Bei $\Gamma/2 = 0{,}223$ u. pH 7,0 wurde das Verhältnis von **I** zu **II** variiert. In der optimalen Variationsbreite von 1 : 1 bis 1 : 3 konnte der Lipoproteinkomplex elektrophoret. charakterisiert werden. Die Assoziation ist reversibel.
W. Schäfer. 4070

Untersuchungen über konjugierte Proteine (Liponucleoproteinsystem). 2. Mitt. **Thermodynamische Betrachtung über die Lipoproteinassoziation.** Yasuo Inoue. (Acta Scholae med. Univ. Kioto **34.** 285—93. 1957.) (Engl.) — 1. vgl. vorst. Referat.

Lecithin (I) u. kristallines *Ovalbumin* (II) wurden thermodynam. untersucht. 3 ml einer Lsg. von 10 mg **II**/ml Phosphatpuffer bei pH 7,0 u. $\Gamma/2 = 0{,}223$ u. 3 ml einer Lsg. von 10 mg **I**/ml der gleichen Zus. wurden gemischt, geteilt u. im Thermostaten erwärmt, rasch gekühlt u. die Extinktion u. das elektrophoret. Verh. geprüft. Der Zusatz von **I** zu einer Lsg. von **II** hält **II** komplex in Lsg. u. verhindert auch bei 100° ein Ausflocken. Die Bindung im Komplex kann als kovalent angesprochen werden. W. Schäfer. 4070

Untersuchungen über konjugierte Proteine (Liponucleoproteinsystem). 3. Mitt. **Die Bindung von anorganischem radioaktivem Phosphor und von Makromolekülen, insbesondere die Entfernung von ^{32}P-Verunreinigungen.** Yasuo Inoue. (Acta Scholae med. Univ. Kioto **34.** 294—300. 1957.) (Engl.) — 2. vgl. vorst. Referat.

Die Bindung von anorgan. Phosphor (^{32}P) an Makromoll. durch ion. oder sek. Kräfte bedeutet für die Unterss. über den Einbau von ^{32}P in Zellstrukturelemente eine Fehlerquelle. Die Trennung von Protein von ^{32}P ist mit 80%ig. Phenol, die von Lecithin u. ^{32}P mit hoch-%ig. A. papierchromatograph. durchführbar. Nucleinsäuren lassen sich nicht vollständig von ^{32}P trennen. Die Papierelektrophorese liefert sehr gute Resultate, dauert aber sehr lange. W. Schäfer. 4070

Untersuchungen über konjugierte Proteine (Liponucleoproteinsystem). 4. Mitt. **Papierelektrophoretische Untersuchungen über Serumlipoproteine.** Yasuo Inoue. (Acta Scholae med. Univ. Kioto **34.** 301—05. 1957.) (Engl.) — 3. vgl. vorst. Referat.

Es wird die Verteilung von ^{32}*P* in Rattenblutserum untersucht u. gezeigt, daß er zum größten Teil von den *Albumin*- u. *β-Globulinfraktionen* aufgenommen wird. ^{32}P kann mit A.–Ae. (3 : 1) extrahiert werden, was die Bindung an ein Lipoprotein wahrscheinlich macht. W. Schäfer. 4070

Helix ⇌ Knäuel-Übergänge in verdünnten wässerigen Kollagen-Lösungen. Paul J. Flory und Edwin S. Weaver. (J. Amer. chem. Soc. **82.** 4518—25. 5/9. 1960. Ithaca, N.Y., Cornell Univ., Dep. of Chem.) (Engl.)

Vff. untersuchten die Kinetik der Umwandlung von Rattenschwanzsehnen-*Kollagen* (I) aus der nativen Helix (H) in die statist. geknäuelte Form (C) u. den Reversionsprozeß in der umgekehrten Richtung in verd. wss. Lsgg. unter Variierung von Temp. u. Konz. durch Beobachtung der Viscosität u. der spezif. Drehung. Beim H → C-Übergang fällt die Grenzviscosität $[\eta]$ von 15,8 dl/g (in 4%ig. wss. Essigsäure) bzw. 14,5 dl/g in 2 m KSCN u. die spezif. Drehung steigt von $[\alpha]_D$ $-340 \pm 30°$ auf $[\alpha]_D^{40}$ $-131°$. Die Geschw. des H → C-Überganges steigt von 35—40° um den Faktor 130. Messungen von $[\eta]$ u. $[\alpha]$ über längere Zeiträume bei 35—38° zeigen, daß die Umwandlung in diesem Temp.-Bereich unvollständig ist, was auf geringe Unterschiede der einzelnen Protofibrillen zurückgeführt wird. Die C → H-Reversion ist im Konz.-Bereich 0,066 bis 0,41 g/100 ml von 1. Ordnung, die Reversions-Geschw. zeigt einen stark negativen Temp.-Koeff., denn die Halbwertszeit (t/2) steigt von 5—23° um den Faktor 135. Das Reversions-Prod. wandelt sich bei der gleichen Temp. ($T_m = 35°$) in C um wie das native **I**. Vff. folgern daraus die Äquivalenz der Strukturen des Reversions-Prod. mit **I**. Der monomol. Reversionsprozeß kann mit der allg. angenommenen Vorstellung der Protofibrille von **I** als eines Stranges aus 3 schraubenförmigen Polypeptidketten dadurch in Einklang gebracht werden, daß eine einzige Schraube vom Typ des synthet. Poly-L-prolins II als instabiles Zwischenprod. angenommen wird, dessen Bldg. geschwindigkeitsbestimmend ist. Mit dieser Hypothese kann auch der große negative Temp.-Koeff. der Reversion erklärt werden. Überlegungen über die minimale Bausteinzahl der als Zwischenprod. auftretenden Helix für eine bestimmte Unterkühlung $\Delta T = T_m - T$ führt unter stark vereinfachenden Annahmen zu folgender Gleichung für die Konst. der Reversions-Geschw.: $k_1' = \text{const} \exp(-A/kT \cdot \Delta T)$, wobei A eine Konst. ist. Beim Auftragen von log t/2 gegen $1/T \cdot \Delta T$ wird eine Gerade erhalten, auf der die Meßpunkte mit befriedigender Genauigkeit liegen. W. WALTER. 4070□

Optische Rotationsdispersion globulärer Proteine. B. Jirgensons. (Tetrahedron [London] **13.** 166—75. Juni 1961. Houston, Tex., Univ. of Texas, M. D. Anderson Hosp. and Tumor Inst., Dep. of Biochem.) (Engl.) — Vgl. C. **1961.** 13578.

Tabellar. Darst. der Werte der opt. Rotationsdispersion von globulären Proteinen (*Ei-, Serumalbumin, Mercaptalbumin, Ficin, Insulin, Lysozym, Prolactin, Somatotropin,* α- u. *β-Casein, β-Lactoglobulin, Papain,* α-, β- u. *γ-Chymotrypsin, Chymotrypsinogen, Trypsin, Trypsinogen* u. a.) auf Grund von Literaturdaten u. eigenen Messungen. Die eingliederige DRUDE-Gleichung ist auf alle farblosen nativen u. denaturierten Proteine in dem in Betracht gezogenen Meßbereich von 334—660 mμ anwendbar. Außer den $[\alpha]_D$-Werten sind die aus der DRUDE-Gleichung berechneten Drehungs- u. Dispersions-Konst. (λ_0) tabelliert; die letzteren liegen für alle nativen Proteine zwischen 180 u. 280 mμ, sie streben bei Denaturierung dem Wert 210—220 mμ zu. Vf. teilt die untersuchten Proteine auf Grund ihrer Werte für λ_0 in 3 Klassen ein: I: 250—280 mμ, II: 220—250 mμ, III: 180—220 mμ. III ist dadurch ausgezeichnet, daß die hier zusammengefaßten Proteine bei Denaturierung eine höhere Dispersions-Konst. als im nativen Zustand zeigen. Hieraus schließt Vf., daß Schraubenstrukturen weder in nativen noch in denaturierten globulären Proteinen für die Sekundär- u. Tertiärstrukturen angenommen werden dürfen. W. WALTER. 4070□

Chromatographie von Desoxyribonucleinsäure an Calciumphosphat. Giorgio Semenza. (Ark. Kemi **11.** Nr. 10. 89—96. 15/4. 1957. Uppsala, Sweden, Univ., Inst. of Biochem.) (Engl.)

Es wird über die Chromatographie von Kalbsthymus-*Desoxyribonucleinsäure* (**I**) an Calciumphosphat (**II**) berichtet. Weiterhin ist es möglich, mit **II** saure Hydrolysate von **I** zu trennen u. rohe **I** auf milde Art proteinfrei zu erhalten. H. STRUCK. 4090

E. Biologische Chemie. Physiologie. Medizin

E₁. Allgemeine Biologie und Biochemie

Oligoelemente — positive und negative Katalysatoren. K. A. Hofer. (Vitalstoffe — Zivilisationskrankh. **6.** 79—82. April 1961. Genf.) (Dt.)

Die Rolle der Oligoelemente zur Regulierung von Lebensfunktionen sowie ihr Vork., die Größenordnung u. die Verteilung, bes. im Meerwasser, werden dargelegt. G. KIRSTEN. 4100□

Radiobiologie der Wirbeltiere: Embryologie. John P. O'Brien. (Annu. Rev. Nuclear Sci. **6.** 423—53. 1956. Milwaukee, Wis., Marquette Univ., Dep. of Biol.)

Übersicht. — 67 Literaturangaben. P. GREGORZEWSKI. 4102□

Eine Modellvorstellung über den Mechanismus der Gen-Wirkung. Carl C. Lindegren. (Nature [London] **189.** 959—65. 25/3. 1961. Carbondale, Ill., Southern Illinois Univ., Biol. Res. Labor.) (Engl.)

Es werden die Mutationen durch UV- u. Röntgenstrahlen, die Gen-Transformation u. die Funktion von Desoxyribonucleinsäuren u. Nucleolus besprochen. R. STRUFE. 4130

Wirkung von Aminosäureestern auf das Wachstum von Fibroblastenkulturen. I. Fehér, A. Döklen und V. Selmeci. (Nature [London] **191.** 494—95. 29/7. 1961. Budapest, Univ., Med. School, Inst. of Pathophysiol.) (Engl.)

Vff. untersuchten die Wrkg. von *Methioninäthylester* (**I**), *Äthionin* (**II**) u. *Äthioninäthylester* (**III**) auf das Wachstum von Fibroblasten. **I** hemmt das Wachstum zu > 50%; die Hemmung kann durch *Methionin* oder *Glutamin* teilweise aufgehoben werden. **II** hemmt das Wachstum zu 60% u. **III** zu 10%. Werden **II** u. **III** gemeinsam zugesetzt, so wird das Wachstum um 20% verringert. Nach Ansicht der Vff. handelt es sich bei **II** u. **III** um konkurrierende Metabolite. Die Ergebnisse zeigen, daß die Annahme, daß Aminosäureester infolge der verstärkten Wirksamkeit der Aminogruppe wachstumshemmend wirken, nicht haltbar ist. P. SCHWERDTFEGER. 4150□

Wirkung physiologischer Purine auf die Entwicklung von Hühnerembryos. David A. Karnofsky und Corinne R. Lacon. (Biochem. Pharmacol. **7.** 154—58. Juli 1961. New York, N.Y., Sloan-Kettering Inst. for Cancer Res., Div. of Exp. Chemotherapy.) (Engl.)

Vff. injizierten in den Dottersack von Leghorn-Eiern käufliche *Purine* (**I**), *Ribonucleoside* (**II**) u. *Desoxy*-**II** (**III**). **III** erwiesen sich als wesentlich giftiger als **I** u. **II**

(DL_{50} pro Ei: 2'-Desoxyguanosin: 2 μmol; 2'-Desoxyadenosin: 4 μmol; 2'-Desoxyinosin: 4—8 μmol) u. riefen bei Behandlung bes. von 4 Tage alten Embryos die meisten Mißbldg. hervor (Wachstumshemmungen, Ödeme, Gesichtsfehler, fehlende Glieder u. verkürzte Extremitäten). Gleiche Effekte wurden in der Reihe der entsprechenden Pyrimidin-Derivv. beobachtet. Aus der geringeren Giftigkeit u. teratogenen Wrkg. der Purin- u. Pyrimidin-Derivv. schließen Vff., daß — im Gegensatz zu früheren in vitro-Verss. — eine Umwandlung in die entsprechenden Desoxy-Derivv. dem 4 Tage alten Hühnerembryo nicht möglich ist. D. BORRMANN. 4150

Wirkung von Nucleinsäurestoffwechselprodukten auf die Lipolyse in adipösem Gewebe. Vincent P. Dole. (J. biol. Chemistry **236.** 3125. Dez. 1961. New York, N.Y., Rockefeller Inst.) (Engl.)

Vf. stellte fest, daß die lipolyt. Wrkg. von *Epinephrin* (**I**), *adrencorticotropem Hormon* (*ACTH*), *schilddrüsenstimulierendem Hormon* (*TSH*) u. *Glukagon* auf das adipöse Gewebe (Nebenhodenfettgewebe von SPRAGUE-DAWLEY-Ratten) durch *Ribonucleinsäure* (*RNS*) u., weniger ausgeprägt, *Desoxyribonucleinsäure* (*DNS*) sowie durch an Nucleinsäuren reiche Gewebehomogenate (Blutzellenhämolysat, Thymusdrüsenhomogenat u. andere) gehemmt wird. Eine ähnliche, aber weniger vollständige Hemmung der **I**-Lipolyse wird mit *Adenosintriphosphat* (*ATP*), *Adenosinmonophosphat* (*AMP*) u. *Adenosin* beobachtet, wogegen *Adenin, 6-Mercaptopurin, Coffein* u. *Pyrophosphat* die Lipolyse erhöhen; keine signifikante Wrkg. auf die Fettsäurefreisetzung im Fettgewebe in Ggw. von **I** zeigen Harnsäure u. Harnstoff. H. KOCKERT. 4150□

Wirkung von Natriumpyruvat auf kernhaltige und enucleierte Teile von Stentor coeruleus. A. Stolk. (Naturwissenschaften **48.** 390. 1. Mai-H. 1961. Amsterdam, Free Univ., Dep. of Histol.) (Engl.)

Wie bereits für *Amoeba proteus* nachgewiesen werden konnte (vgl. GUTTES u. Mitarbeiter, Nature [London] **187.** [1960.] 432), zeigten auch kernhaltige Fragmente von *Stentor coeruleus* (Ciliat) keine morpholog. oder Aktivitätsveränderungen während eines 24std. Aufenthaltes in *Na-Pyruvat*-Konz. bis zu $2{,}5 \cdot 10^{-3}$ mMol/ml; dagegen unterlagen 90% der kernlosen Fragmente bereits nach 10 Std. einer Cytolyse. Da die Synth. von Ribonucleinsäure u. Protein vom Kern abhängig ist, spiegelt die gesteigerte Toxizität von Na-Pyruvat gegenüber den kernlosen Teilen möglicherweise einen intracellulären Anstieg von Milchsäure wider, der durch eine Verminderung des Quotienten Diphosphopyridinnucleotid/Diphosphopyridin als Ergebnis einer Insuffizienz zur Verwertung chem. gebundener Energie verursacht wird. U. TAUSENDFREUND. 4150□

Untersuchung über den Einfluß von quartären Ammoniumsalzen auf die biologische Aktivität der Ribonucleinsäuren. J. P. Ebel, G. Aubel-Sadron, G. Beck, J. H. Weil, L. Hirth, G. Lebeurrier und R. Monier. (C. R. Séances Soc. Biol. Filiales **155.** 1088—89. 1961. Strasbourg, Fac. des Sci., Labor. de Virol., Fac. de Méd., Labor. de Chim. biol.; Paris, Fondation Curie, Labor. de Biochim.) (Franz.)

Vff. stellten fest, daß die biolog. Aktivität von *Ribonucleinsäure aus Tabakmosaikvirus* u. von *lösl. Ribonucleinsäure aus Bäckerhefe* nicht durch Fällung mit *Trimethylhexadecylammoniumbromid*, Lösen des Fällungs-Prod. in abs. A. u. Regeneration des Na-Salzes der Ribonucleinsäuren (durch Fällung mit NaCl bestimmter Konz.) beeinflußt wird. H. KOCKERT. 4150□

Die physikalische Chemie der Desoxyribonucleinsäure. K. V. Shooter. (Progr. Biophysics biophysic. Chem. **8.** 309—46. 1957. London, Chester Beatty Res. Inst., Royal Cancer Hosp.)

Übersicht über die neueren Ergebnisse von Unterss. der Mol.-Struktur (krist. A- u. parakrist. B-Struktur, ein- oder mehrsträngige Helixstruktur), der Form u. Größe der Moll. in Lsg. (Molgew.-Best. aus Viscositäts-, Diffusions- u. Sedimentationsdaten bei starker Verdünnung sowie Lichtzerstreuungsmessungen), der Heterogenität der *Desoxyribonucleinsäure* (**I**; hauptsächlich Rückschlüsse aus elektronenmkr. Bildern u. Sedimentationsdaten, Wrkg. von Verunreinigungen durch *Protein*), der Flexibilität des **I**-Mol. (bestimmt durch Lichtzerstreuungsmessungen sowie durch Messung der Mol.-Dimensionen in W. u. Salz-Lsg. u. der Strömungsdoppelbrechung), der Denaturierung von **I** (durch Hitze-Einw. bzw. pH-Änderungen, gemessen an der Absorptionsänderung bei 260 mμ; Trennung der Zwillingsketten), der Wrkg. von *Harnstoff* auf **I** (bes. auf Viscosität u. Molgew.), des Abbaus des **I**-Mol. (Einw. von *Desoxyribonuclease, Ultraschall, Röntgenstrahlen,* Erhitzen in wss. Lsg.), der Wechselwrkg. zwischen **I** u. Metallkationen (Na^+, Mg^{2+}, Ba^{2+}, Ca^{2+}), organ. Kationen (*Rosanilin, 5-Aminoacridin, 2.8-Diaminoacridinsulfat, Methylgrün*) bzw. *Histonen* u. die Ergebnisse der elektrometr. Titrationen von **I**. — Ca. 140 Literaturangaben (bis Anfang *1957*).

P. SCHWERDTFEGER. 4150□

Eine einheitliche Konzeption der Virusätiologie und der mutagenen Ätiologie des Krebses. Roland de Ruyck. (C. R. hebd. Séances Acad. Sci. **249.** 2249—50. 23/11. 1959.) (Franz.)

Es werden der genet. Mechanismus von chondroiden Transformationen u. die krebserregende Wrkg. des *choriotropen Virus* (bei Hühnern) den chem. Polyploidie erzeugenden Substanzen, wie *Colchicin*, gegenübergestellt. Auf Grund dieser Gegenüberstellung wird die Carcinogenese als eine elektive Polyploidie der cellulären Gene bei der Mitose aufgefaßt. H. J. Struck. 4160□

Über die cancerogene Wirkung von zinkhaltigem Trinkwasser. Vorl. Mitt. E. Halme. (Vitalstoffe — Zivilisationskrankh. **6.** 59—66. April 1961. Helsinki.) (Dt.)

Die Wrkg. von Zn (0—200 mg/Liter) in Trinkwasser wird an tumorresistenten u. -anfälligen Mäusestämmen untersucht. Die meisten Tumore werden bei solchen Tieren induziert, die von der Geburt an Zn erhalten, u. zwar zeigen sich relativ kleine Konzz. (10—20 mg/Liter) am wirksamsten. Die dabei erzielte Tumorfrequenz ist allg. wesentlich höher als die normale Spontantumorfrequenz. Da der wirksame Zn-Geh. dem gewöhnlichen Trinkwasser entsprechen kann, vergleicht Vf. die mittlere Induktionszeit der Zn-induzierten Geschwülste bei tumorresistenten Mäusen mit dem Krebsalter des Menschen. Ferner wird auf die gestörte Zn-Exkretion von Krebskranken (durchschnittlich 5,39 mg% Zn im Faecestrocken-Gew.) gegenüber Gesunden (durchschnittlich 12,17 mg% Zn) u. Patienten mit anderen inneren Erkrankungen (durchschnittlich 12,17 mg% Zn) verwiesen. Verminderte Zn-Exkretion u. entsprechende Zn-Akkumulation im Körper Krebskranker ist nach Ansicht des Vf. ein typ. Symptom, das u. a. zur Frühdiagnose verwendet werden kann. Die bei Mäusen erzeugten Geschwülste gehören unterschiedlichen Tumortypen an. — 10 Abb. u. 3 Photographien.

G. Kirsten. 4160□

Eine Untersuchung der Beziehung einiger Metalle zur melanotischen Tumorbildung bei Drosophila-Fliegen. Takeharu Kanehisa. (Gann, Japan. J. Cancer Res. **51.** 377—82. Dez. 1960. Kobe, Univ., Biol. Labor.) (Engl.)

Quant. Best. der Metalle Cu, Fe, Mo u. Ni wurden in den Puppen tumortragender u. tumorloser Arten von *Drosophila melanogaster* mit der Anwendung von synthet. Medium durch die Metallanalysen mit Säure-Asche-Behandlung ausgeführt. Die Lebensfähigkeit der Fliegen u. ihr *melanot.* Tumor-Vork. wurde bestimmt. Es wird gezeigt, daß die Tumor-Bldg. mit der *Letalität* der Fliegen verwandt ist u. daß der *Tryptophan*-Stoffwechsel in bezug auf die braune Pigment-Bldg. im Auge mit erhöhter Lebensfähigkeit durch *Melanisation* verknüpft ist. Aus den Metallanalysen wird streng gefolgert, daß Mo oder Ni eine enge Beziehung zur Tumor-Bldg. selbst haben. H. Goldner. 4160□

Untersuchungen der Bindungsnatur von carcinogenen Aminoazofarbstoffen mit Leberproteinen. 5. Mitt. **Überführung von markiertem N-Methylkohlenstoff in einen polaren Farbstoff.** Hiroshi Terayama, Akira Hanaki und Morizo Ishidate. (Gann, Japan. J. Cancer Res. **51.** 383—88. Dez. 1960. Tokyo, Univ., Fac. of Pharmaceut. Sci., Fac. of Sci., Dep. of Biophysics and Biochem.) (Engl.) — 4. vgl. C. **1961.** 15420.

Der scheinbare molare Extinktions-Koeff. des polaren Farbstoffes *Fr. 2* (enzymat. hergestellt) wurde durch Verw. des radio-akt. polaren Farbstoffes, der von kernmarkierten *Dimethylaminoazo-*$^{14}C_6$*-benzol* abstammt, erhalten. Der Wert beträgt 32000 ± 2000. Mit diesem Wert wurde die Überführung von N-^{14}C-Methylkohlenstoff aus *Monomethylaminoazobenzol* (**I**) in den polaren Farbstoff Fr. 2 quant. abgeschätzt. Die Ergebnisse zeigten, daß der N-Methylkohlenstoff aus **I** vollständig in den polaren Farbstoff Fr. 2, ohne jeden ernsten Verlust während der Bindung mit Proteinen in vivo, aufgenommen wird. H. Goldner. 4160□

Untersuchungen der Bindungsnatur von carcinogenen Aminoazofarbstoffen mit Leberproteinen. 6. Mitt. **Reduktive Zersetzung und Heterogenität des polaren Farbstoffes Fr. 2 und Sub-Fr. 2.** Hiroshi Terayama und Shoichi Kanda. (Gann, Japan. J. Cancer Res. **51.** 389—97. Dez. 1960. Tokyo, Univ., Fac. of Sci., Dep. of Biophysics and Biochem.) (Engl.) — 5. vgl. vorst. Referat.

Der scheinbare molare Extinktions-Koeff. des enzymat. hergestellten polaren Farbstoffes *Fr. 2* (**I**) wurde durch Messung der Konz. von **I**, durch Abschätzen des nach der Red. von **I** freigesetzten Anilins, u. Messung des Extinktions-Koeff. bei 524 mμ in 2n HCl u. 50%ig. alkohol. Lsg. erhalten. Ein Wert von ca. $4{,}5 \cdot 10^4$ wurde für **I** erhalten. Fast derselbe Wert wurde für den enzymat. hergestellten polaren Farbstoff *Sub-Fr. 2* (**II**) erhalten. Der Grund für die Diskrepanz der Koeff. von **I**, die nach der Anilin-Meth. bzw. der Isotopen-Meth. erhalten wurden, wird diskutiert. Durch Papierchromatographie wurden **I** u. auch **II** weiter aufgetrennt, u. zwar wenigstens in zwei Unterkomponenten, die verschiedene R_F-Werte haben (Toyo-Filterpapier u. Essigsäure: A. = 2:1); R_F 0,60

u. 0,74. Die Komponente R_F 0,60 scheint ziemlich alkalibeständig zu sein u. zeigt ein sehr scharfes Absorptionsspektrum in 2n HCl u. 50% ig. alkohol. Lsg., sie hat bei 524 mμ ein Maximum. Die Komponente mit R_F 0,74 ist ziemlich alkaliunbeständig. Sie zeigt zwei Absorptionsmaxima in 2n HCl u. 50% ig. alkohol. Lsg. bei 540 u. 500 mμ, die die Anwesenheit von wenigstens zwei Unterkomponenten andeuten. Die Unterkomponente mit dem Maximum bei 540 mμ scheint ein hydroxyliertes Deriv. zu sein.
H. Goldner. 4160□

Fluorescenz des subkutanen Fettgewebes der Maus nach peroraler Verabreichung von 3.4-Benzpyren. Eino Erkki Niskanen und Onerva Äyräpää. (Naturwissenschaften **48.** 390. 1. Mai-H. 1961. Helsinki, Univ. of Helsinki, Dep. of Pathol.) (Engl.)

Bei Verfolgung des Weges von *3.4-Benzpyren* (**I**) nach peroraler Verabreichung in einer Dosis von 25 mg in 0,5 ml Carbowax 400 (Carbid & Carbon Chem. Co.; Polyäthylenglykol 400) konnte nach 9 Std. in allen Fällen eine hellblaue bis blauviolette Fluorescenz im subkutanen Fettgewebe der Rückenhaut nachgewiesen werden, die auf die Fettzellen beschränkt u. während der Haarwachstumsphase bes. um die Haarfollikel, während der Ruhephase im Bereich der Talgdrüsen lokalisiert war; interfollikuläre Epidermis u. Follikel zeigten keine Fluorescenz. Da **I** oder seine blau bzw. blauviolett fluorescierenden Metaboliten so rasch die subkutanen Fettgewebe erreichen, ist es gut denkbar, daß diese Substanzen auch zu anderen, mehr oberflächlich gelegenen Komponenten der Mäusehaut gelangen. U. Tausendfreund. 4160□

Elektrophoretische Untersuchung der löslichen Cytoplasma- und Kernproteine der Leber und des transplantablen Hepatoms der Ratte durch Elektrophorese in Agargel. T. K. Nikolow und A. A. Chadshiolow. (Биохимия [Biochemie] **26.** 523—29. Mai/Juni 1961. Sofia, Med. Inst., Lehrstuhl für Biochem.) (Russ.; Auszug: Engl.)

Vff. beschreiben eingehend eine Meth. zur Extrahierung der cytoplasmat. u. Kernproteine der Leber, nach welcher eine gute Trennung der Proteine durch Elektrophorese auf Agargel möglich ist. Die Zus. der Fraktionen ist bei den cytoplasmat. Kernproteinen ungleich. Das Pherogramm der Extrakte der cytoplasmat. Proteine aus dem transplantablen Hepatom unterscheidet sich vom Pherogramm der normalen Leber durch einen geringeren Geh. an der Fraktion mit der geringsten Beweglichkeit, durch einen erhöhten Geh. an jenen Fraktionen, die der Beweglichkeit der Serumalbumine entsprechen, u. durch eine größere Beweglichkeit der Präalbuminfraktionen. Die Elektropherogramme der lösl. Eiweißstoffe aus der Leber von Rattenembryonen u. die der lösl. cytoplasmat. Eiweißstoffe des Hepatoms sind einander sehr ähnlich.
O. Lebtag. 4160□

Acylaseaktivität von Ascitestumorzellen auf Dichloracetylderivate von Aminosäuren. Yukio Kameda, Katsuhiko Matsui, Yukio Kimura und Etsuko Toyoura. (Nature [London] **192.** 468. 4/11. 1961. Kanazawa, Univ., Fac. of Pharm., Labor. of Antibiotics.) (Engl.)

Vff. untersuchten die *Acylase*-Aktivität von lyophilisierten Ascitestumorzellen [Ehrlich-Ascitescarcinom (A), Sarkoma 180 (B), Leukaemia SN 36 (C), Ascites hepatoma MH 134 (D) u. MH 129P (E), AH 7974 (F), AH 130 (G) u. Yoshida-Sarkoma (H)] auf die Dichloracetyl-Derivv. (DD) folgender 12 Aminosäuren (AS): DL-Asp (**I**), DL-Glu, Gly, DL-Ala, DL-Val, DL-Leu, DL-Phe, DL-Tryp, DL-Ser, DL-Thr, DL-Meth, ε-N-Benzoyl-DL-Lys. — A, B u. C hydrolysieren DD von I, aber nicht die DD der anderen AS. D, E, F, G u. H hydrolysieren dagegen **I** nicht. Die Hydrolyse wird in Trispuffer (pH 8,2) bei 37° durchgeführt. S. Vierkötter. 4160□

Hemmung der Glykolyse und der Fructolyse von Krebs-2-Ascitescarcinomzellen durch chemische Stoffe. W. D. Yushok. (Cancer Res. **18.** Nr. 8 [Part II] 379—89. Sept. 1958. Newark, Del., Biochem. Res. Found.) (Engl.)

In vitro wurde der Einfl. von 107 Verbb. auf die Glykolyse u. Fructolyse von Krebs-2-Ascitestumorzellen untersucht. Eine Reihe von *Kohlenhydraten* wirkten inhibierend, andere nicht. Des weiteren wurden Antibiotica, antimitot. Substanzen, bas. Farbstoffe, Flavonoide u. verwandte Verbb., Pyridine u. verschiedene andere Verbb. getestet.
G. Kimmerle. 4160

Einfluß der Sarkolysinpeptide auf den Umsatz der Purinnucleotide in Geschwulstzellen. I. N. Romanowa. (Биохимия [Biochemie] **26.** 431—38. Mai/Juni 1961.) (Russ.; Auszug: Engl.)

Im Unterschied zu Embichin u. Sarkolysin bewirken die *Sarkolysinpeptide* (**I**) bei der Inkubation mit ascit. Zellen von Sarkom 180, Ehrlich-Krebs u. Eierstockkrebs im Inkubationsmedium eine Anreicherung einer Substanz, die das UV-Licht absorbiert u. nach den Ergebnissen der chromatograph. u. spektrophotometr. Analyse als Gemisch von *Hypoxanthin* (**II**) u. *Xanthin* anzusehen ist. Gleichzeitig erfolgt eine sehr starke

Abnahme des Geh. an *Adenylsäure*, die der II-Zunahme entspricht. Aus den Ergebnissen folgt, daß bei der Einw. von I auf die lebende Zelle Fermente freigesetzt werden, darunter solche, welche eine Desaminierung u. Dephosphorylierung der säurelösl. Nucleotide bewirken. Ungeklärt ist, ob die Dephosphorylierung vor oder nach der Sprengung der Purinribosidbindung u. ob die Desaminierung in der Zelle selbst oder im Inkubationsmedium erfolgt. O. Lebtag. 4160□

Δ^4-Steroidhydrogenase in der Leber von Ratten mit Walker-256-Carcinom. G. A. J. Goodlad und Catherine M. Clark. (Biochem. J. **80.** 49P. Sept. 1961. St. Andrews, Univ., St. Salvator's Coll., Dep. of Biochem.) (Engl.)

3 Tage nach Implantation eines Walker-256-Carcinoms wurde in den Leberschnitten von Ratten ein erheblicher Anstieg der *Δ^4-Steroidhydrogenase* (I)-Aktivität durch Inkubation mit *Corticosteron* als Substrat gefunden. Mit dem I-Anstieg war eine Erhöhung des Nebennieren-Gew. verbunden, wobei sich die Hypertrophie über die gesamte Vers.-Periode weiterentwickelte, während die hepat. I-Aktivität auf dem Doppelten des normalen Wertes blieb. Die Aktivität der *L-Glutamat-Pyruvat-Transaminase* in der Leber fiel bei den carcinomtragenden Tieren auf 50% des normalen Wertes ab. J. Boelter. 4160□

Δ^5-Pregnen-3α.16α.20α-triol und verwandte Steroide bei Nebennierenrindencarcinom. David K. Fukushima, Mildred Smulowitz und Kenneth I. H. Williams. (J. biol. Chemistry **236.** 3147—50. Dez. 1961. New York, N.Y., Sloan-Kettering Inst. for Cancer Res., Div. of Steroid Metabolism and Biochem.) (Engl.)

Das aus dem Urin eines Patienten mit Nebennierenrindencarcinom isolierte Steroid wurde durch chem., enzymat. u. physikal. Meth. als *Δ^5-Pregnen-3α.16α.20α-triol* (I), $C_{21}H_{34}O_3$, F. 230—231° (A.), $[\alpha]_D^{24}$ —88,9° (Dioxan); *Triacetat*, F. 136—138° (Methanol), $[\alpha]_D^{28}$ —77,8° (Chlf.), charakterisiert. Zum erstenmal wird hier das natürliche Vork. eines 3α-Hydroxy-Δ^5-steroids beschrieben. Neben I wurden noch *Pregnan-3α.16α.20α-triol*, F. 219,5—220° (Methanol), u. *Δ^5-Pregnen-3β.16α.20α-triol* (*Triacetat*, F. 175 bis 176,5°) aus dem Urin isoliert. — Die mögliche Rolle der 16α-Hydroxygruppe im Stoffwechsel der 3β-Hydroxy-Δ^5-steroide wird eingehend diskutiert. H. Kockert. 4160□

Steroidstoffwechsel bei Brustkrebs. 2. Mitt. Zur Bestimmung der Testosteron- und Δ^4-Androsten-3.17-dion-Ausscheidung bei Hormonbehandlung. Kurt Schubert. (Acta endocrinol. [Copenhagen] **27.** 36—44. Jan. 1958. Berlin, Deutsche Akad. der Wiss., Inst. für Mikrobiol. u. exp. Therapie Jena; Jena, Univ., Chirurg. Klinik.) — 1. vgl. C. **1959.** 8916.

2 Patientinnen mit Brustkrebs scheiden im Harn kein *Testosteron* (I) aus, doch wird *Δ^4-Androsten-3.17-dion* (II) als *Glucuronid* gefunden. Nach Verabreichung von 50—100 mg I erscheint I im Harn in freier Form oder als Glucuronid. Die II-Ausscheidung ändert sich nicht wesentlich, doch erscheinen kleine II-Mengen zusätzlich in freier Form. Nach Injektion von *Cortison* (III) verschwinden I u. II fast völlig, während nach peroraler III-Gabe kleine I- u. II-Mengen als Sulfate u. Glucuronide auftreten. Bei Kombination von I mit oralen III-Gaben findet man neben II-*Glucuronid* kleine I- u. II-Mengen in freier Form. K. Bohle. 4160□

Wirkung von Arginin und Arginase auf das Guérin-Carcinom. J. Biraben, G. Delmon und R. Ollivier. (C. R. Séances Soc. Biol. Filiales **155.** 754—56. 1961. Bordeaux, Fac. de Méd., Labor. d'Anat. Pathol.) (Franz.)

Ratten (200 g) erhielten in das subkutane Zellgewebe Implantate des Guérin-Carcinoms sowie tägliche Injektionen von *Arginin* (I) bzw. *Arginase* (II). Es wurde das Vol.-Wachstum der Tumoren beobachtet, die Tiere nach 20 Tagen getötet u. das Gew. der Tumoren bestimmt. 12 Tage nach der Implantation bestehen zwischen der Kontrollgruppe u. den II-Tieren nur geringe Unterschiede, während die Tumoren der I-Tiere bereits das 4—5fache Vol. aufweisen. Diese Unterschiede werden im Laufe der Zeit geringer, u. am 21. Tag sind die Tumoren der I-Tiere nur noch etwa doppelt so groß wie die der Kontrollen. Die Tumoren der II-Tiere erscheinen etwas später u. sind am 21. Tag etwas kleiner als die der Kontrollen. Im Gew. der Tumoren bestehen zwischen den Kontrolltieren u. den I-Tieren keine Unterschiede, während die Tumoren der II-Tiere nur ca. 60% des Gew. der Kontrollen aufweisen. Die Ergebnisse zeigen deutlich den Einfl. von I auf das Wachstum von Neoplasmen. P. Schwerdtfeger. 4160□

Hemmung der Hefe-Fermentierung als Methode zur Auswahl von Verbindungen, die gleicherweise die Tumorglykolyse hemmen. Gladys E. Woodward und Marie T. Hudson. (Cancer Res. **18.** Nr. 8. [Part II] 403—10. Sept. 1958. Newark, Del., Biochem. Res. Found.) (Engl.)

Im Warburg-App. wird der Einfl. von 91 Verbb. (bas. Farbstoffe, bas. Polypeptide, Gallensäuren u. verwandte Verbb., Kohlenhydrate, Hormone u. ähnliche Stoffe, Pflanzenglykoside, Pyridine, Triäthylenmelamin u. verwandte Verbb., u. andere) auf die Hefe-

Fermentierung untersucht, u. es wird festgestellt, daß man mit dieser Meth. auch etwas über die Hemmung der Glykolyse von Tumorzellen aussagen kann. G. KIMMERLE. 4160

Hämatologische Wirkungen des 6-Carboxy-4-nitrochinolin-N-oxyds. Yasuhiko Shirasu, Yuzo Hayashi und Fumiko Fukuoka. (Gann, Japan, J. Cancer Res. **51.** 341—44. Dez. 1960. Tokyo, Japan. Found. for Cancer Res., Cancer Inst.) (Engl.)

6-Carboxy-4-nitrochinolin-N-oxyd übt keine signifikante Wrkg. auf die hämatopoet. Syst. aus. Das entspricht auch den Beobachtungen von MOORE u. Mitarbeiter (C. **1961.** 5115), daß *4-Nitrochinolin-N-oxyd* (I) keine hämatolog. Wrkg. zeigen. Da diese I-Derivv. nicht *radiomimet.* wirken u. keine merkliche Wrkg. auf das Blutbild zeigen, deutet das ihre mögliche Nützlichkeit in der Kombinationstherapie mit einem radiomimet. Mittel an. Durch das Ausbleiben einer *Leukopenie* ist auch keine therapeut. Wrkg. bei der Leukämie zu erwarten. MOORE u. Mitarbeiter zeigten, daß I wirkungslos gegen Leukämie 1210 ist, während SUGIURÁ (C. **1961.** 4035) berichtete, daß I mäßig hemmend gegen FRIEND-*Virusleukämie* ist. Es wurde jedoch nicht bestimmt, ob I auf das leukäm. Zellen oder auf den Virus wirkte. H. GOLDNER. 4160□

Der Einfluß von 2.3.5-Tris-[äthylenimino]-benzochinon-(1.4) auf den Einbau von ^{14}C-markierten Aminosäuren in das Protein anaerob glykolysierender Yoshida-Ascitestumorzellen. Fritz Hölzel. (Z. Naturforsch. **16b.** 792—801. Dez. 1961. Hamburg-Eppendorf, Univ.-Frauenklinik.) (Dt.)

Vf. untersuchte vergleichend die anaerobe Glykolyse, den *Adenylsäure*-Geh. u. den Einbau von ^{14}C-Aminosäuren [$^{14}C_{(1)}$-*DL-Alanin* (I), $^{14}C_{(2)}$-*Glycin* (II)] in das Zellprotein von YOSHIDA-Ascitestumorzellen unter bestimmten experimentellen Bedingungen. — Unter der Einw. von *2.3.5-Tris-*[*äthylenimino*]*-benzochinon-*(*1.4*) (III; BAYER, Leverkusen; Präp. 3231, *Trenimon*) kommt es nach 60 Min. langer Inkubation zu einer Hemmung der anaeroben Glykolyse u. des I-Einbaus. Der *Adenosintriphosphat* (*ATP*)-Geh. der Zellen fällt gleichzeitig auf etwa ein Drittel der unbehandelten Kontrollen ab, wogegen der *Adenosinmonophosphat* (*AMP*)-Geh. leicht ansteigt (nach 120 Min.); im weiteren Verlauf der Inkubation sinkt der Gesamt-Adeninnucleotid-Geh. ab. — In Verss., die nach Vorinkubation mit III durchgeführt wurden (Glucosezusatz erfolgt 5, 10, 20 u. 40 Min. nach Beginn der Inkubation mit III), läßt sich indirekt der Beginn der III-Wrkg. auf den Zeitpunkt 10 Min. vor der Inkubation festlegen. Bei längerer Vorinkubation (20 u. 40 Min.) scheint der I-Einbau gegenüber der Einw. von III im Substratmangel empfindlicher zu sein als die anaerobe Glykolyse. Dieser Befund wird mit ähnlichen Unterss. an röntgenbestrahlten YOSHIDA-Ascitestumorzellen verglichen. — In Verss. mit *Nicotinsäureamid* (IV) läßt sich die Hemmung der Glykolyse u. der Abfall des ATP-Geh. unter der Einw. von III verhindern bzw. rückgängig machen. Der II-Einbau in das Protein bleibt jedoch irreversibel geschädigt. Mit steigender Konz. verursacht IV unter den vom Vf. eingehaltenen Vers.-Bedingungen eine Hemmung des II-Einbaus in Abwesenheit von III. H. KOCKERT. 4160□

Untersuchungen der anticancerogenen Wirkungsweise von RC 4, einem neuen anticancerogenen Agens, das den Äthylenimino-Ring enthält. 4. Mitt. **Quantitative Untersuchungen der strukturellen Veränderungen des RC 4 in wässeriger Lösung.** Motohiro Maruyama. (Gann, Japan. J. Cancer Res. **51.** 319—34. Dez. 1960. Tokyo, Sankyo Co. Ltd., Takamine Labor.) (Engl.) — 3. vgl. C. **1962.** 9755.

Die Wechselbeziehung zwischen der Strukturveränderung des RC 4 = *1.4-Bis-*[*bis-*(*äthylenamido*)*-phosphoryl*]*-benzol* u. die Abänderung der antiglykolyt. Wrkg. (A) wurden mit quant. analyt. Meth., wie Colorimetrie oder Titration, untersucht. Die A des RC 4 wird durch die Spaltung seiner *Äthyleniminoringe* verstärkt. Es wird angenommen, daß die Polymerisation zwischen der *Aminoäthanolhälfte*, die sich durch die Ringspaltung bildet, u. dem unversehrten *Äthyleniminoring* die Wrkg. erhöht. Während in einer früheren Arbeit gefolgert wurde, daß der Grad der Wrkg.-Abweichung des RC 4 durch eine Rk. höherer Ordnung bestimmt ist, scheint die erwähnte Polymerisations-Rk. dieser zu entsprechen. Es wird angenommen, daß die A des o-RC 4 = *O.O'-o-Phenylen-N-äthylenimidophosphat* oder TEPA = *N.N'.N''-Triäthylenphosphoramid* auch durch die Spaltung des *Äthyleniminoringes* beeinflußt ist. H. GOLDNER. 4160□

Chemotherapeutische Untersuchungen an RC- und S 790-Mäuse-Mammacarcinomen. George S. Tarnowski und C. Chester Stock. (Cancer Res. **18.** Nr. 8. [Part II] 1—48. Sept. 1958. New York, N.Y., Sloan-Kettering Inst. for Cancer Res., Div. of Exp. Chemotherapy; Cornell Univ., Med. Coll., Sloan-Kettering Div.) (Engl.)

Am Mäuse-Mamma-Carcinom RC wurden 358 Verbb. u. am Mäuse-Mamma-Carcinom S 790 26 Verbb. auf cytostat. Wrkg. untersucht. Eine 50%ig. oder mehr tumorhemmende Wrkg. besaßen beim Carcinom RC nur *2-Amino-6-mercaptopurin* (*Thioguanin*), *6-Methylmercaptopurin, Purinhydrochlorid, Fumagillin, Actidion, 6-Diazo-5-keto-L-norleucin* (**I**), *Puromycin* u. *N.N'.N''-Triäthylenthiophosphoramid.* Beim Carcinom S 790 waren *Cortison* u. seine Derivv., einige alkylierende Verbb. u. **I** wirksam. G. KIMMERLE. 4160

Die Wirkungen einer kombinierten Behandlung durch Bestrahlung und mit chemotherapeutischen Stoffen gegen experimentelle Tiertumore. George S. Tarnowski, Harry N. Bane, John Conrad, James J. Nickson, C. Chester Stock und Kanematsu Sugiura. (Cancer Res. **18.** Nr. 8 [Part II] 225—45. Sept. 1958. New York, N.Y., Sloan-Kettering Inst. for Cancer Res., Div. of Exp. Chemotherapy and Radiobiol., Sect. of the Div. of Phys. and Biophys.; Cornell Univ., Med. Coll., Labor. of the Sloan-Kettering Div.) (Engl.)

Bei Mäuse-Mamma-Carcinomen (BASHFORD-Carcinom 63 u. Carcinom RC), am Mäuse-CROCKER-Sarkom 180 u. am Ratten-WALKER-Carcinosarkom 256 wurde eine kombinierte Behandlung mit Röntgenbestrahlung u. intraperitoneale Injektionen von *Triäthylenmelamin* (**I**), *8-Azaguanin, A-Methopterin, Cortison, 6-Mercaptopurin* (**II**), *N-Methylformamid, Azaserin, α.α'-Dichlorisopropyl-N-diäthylcarbamat* u. *N-Desacetylthiocolchicin* durchgeführt. Ein Synergismus ergab sich nur bei Carcinom RC u. Sarkom 180 durch **I** u. möglicherweise durch **II**. Daß eine Vorbehandlung mit *Synkavit* (*2-Methyl-1.4-naphthohydrochinondiphosphorsäure, Tetra-Na-Salz*) einen besseren Bestrahlungseffekt bedingt, konnte nicht bestätigt werden. G. KIMMERLE. 4160

Untersuchungen von Verbindungen an verschiedenen Mäusetumoren. Kanematsu Sugiura und Miyono M. Sugiura. (Cancer Res. **18.** Nr. 8 [Part II] 246 bis 318. Sept. 1958. New York, N.Y., Sloan-Kettering Inst. for Cancer Res., Div. of Exp. Chemotherapy.) (Engl.)

An 18 verschiedenen transplantierten Mäusetumoren werden 189 Verbb., vornehmlich *Steroide, Purine, Pyrimidine, Benzimidazole, Thiazole, Thiadiazole, ACTH, Pyrazole* u. vermischte, auf cytostat. Wirksamkeit geprüft. G. KIMMERLE. 4160

Experimente mit einigen Mäusetumoren und Leukämien. James F. Holland, Robert Guthrie, Howard Tieckelmann und Robert Cuddihy. (Cancer Res. **18.** Nr. 8 [Part II] 335—40. Sept. 1958. Buffalo, N.Y., Roswell Park Mem. Inst. and Univ. of Buffalo.) (Engl.)

5-Aminoorotsäure, 2-Methyl-4-amino-5-aminomethylpyrimidin, 2-Methylmercapto-4-amino-5-hydroxymethylpyrimidin, 2-Methylmercapto-4-chlor-5-carbäthoxypyrimidin, 5-Phenoxyorotsäure, 2-[Pyridyl-(3)]-5-nitropyrimidin wurden an verschiedenen Mäuse-Ascitestumoren auf tumorhemmende Wrkg. untersucht. G. KIMMERLE. 4160

Wachstumshemmungsergebnisse einer ersten Sichtung an Ascitestumoren. E. N. Sassenrath, F. M. Costa und D. M. Greenberg. (Cancer Res. **18.** Nr. 8 [Part II] 341—59. Sept. 1958. Berkeley, Calif., Univ. of California, School of Med., Dep. of Physiol. Chem.) (Engl.)

Die tumorhemmende Wrkg. von 96 Verbb., darunter Pyrimidine, Purine, Aminosäuren, weitere Heterocyclen u. andere Verbb., wurde an verschiedenen Mäuseascitestumoren untersucht. G. KIMMERLE. 4160

Chemotherapeutische Reihenuntersuchungen von einigen quartären Salzen an drei Mäusetumoren. Irene U. Boone, Verda G. Strang und Wright H. Langham. (Cancer Res. **18.** Nr. 8 [Part II] 361—64. Sept. 1958. Los Alamos, N.Mex., Univ. of California, Los Alamos Sci. Labor.) (Engl.)

Am Sarkom 180, EHRLICH-Ascitestumor u. KREBS-Ascitestumor hatten *2.5-Di-[naphthyl-(1)]-3-methyloxazolium-, 2-[4-Methoxyphenyl]-3-methyl-5-phenyloxazolium-, 2-[4-Methylphenyl]-3-methyl-5-phenyloxazolium-, 2-[Naphthyl-(1)]-3-methyl-5-phenyloxazolium-, 4-[5-Phenyloxazolyl-(2)]-1-methylpyridinium-p-toluolsulfonat* keine tumorhemmende Wirkung. G. KIMMERLE. 4160

Neue Verbindungen zur Hemmung von Mäusetumoren. John B. Field, Milton C. Kloetzel und Clinton H. Thienes. (Cancer Res. **18.** Nr. 8 [Part II] 365—71. Sept. 1958. Los Angeles, Calif., Univ. of Southern California, Dep. of Med. and Chem.; Los Angeles County Gen. Hosp.) (Engl.)

Am Mäusecarcinom RC hatten nachst. Verbb. in den Reihentests unterschiedliche tumorhemmende Wirkung: *Actinomycin C, 3-[2-Amino-1-chloräthyl]-, 9-Brom-3-[3-diamylamino-1-ketopropyl]-, 9-Brom-3-[3-dihexylamino-1-ketopropyl]-, 9-Chlor-3-[2-diamylamino-1-hydroxyäthyl]-, 9-Chlor-3-[2-dihexylamino-1-hydroxyäthyl]-, 9-Chlor-3-[2-dioctylamino-1-hydroxyäthyl]-, 2-[2-Diamylamino-1-hydroxyäthyl]-phenanthren, 3-Amino-4-hydroxycumarin, Cd-, Cu-, Pb-Rubeanat, α-Chlor-2.5-kresotsäure, 4'-Chlor-2-äthoxybenzanilid, Chlorquecksilbercholesterin, 3'-Chlor-2-[pentachlorphenoxy]-acetanilid, 1-[o-Chlorphenyl]-2-nitroäthanol, m-Chlorphenylphosphoramidsäuredioctylester, 2.4.6-Tris-[di-(hy-*

droxymethyl)-amino]-1.3.5-triazin, 2.4-Dinitrophenyl-p-toluolsulfonat, o.o'-Dithiobenzoesäure-bis-[2.4-dichlorbenzylidenhydrazid], Fumagillin, 2-Heptadecyl-5-methyl-2-oxazolin, 2-Heptanon-2.4-dinitrophenylhydrazon, 2-Hexadecyl-1.3-dimethyl-, 2-Tetradecyl-2-thiopseudoharnstoffhydrojodid, 17α-Hydroxyprogesteron, 4-[o-Jodphenylazo]-1-naphthol, Pb-Chromat, Pb-Nitrat, α.ω-Bis-[6-methoxy-2-methyl-4-chinolylamino]-nonamethylen, p-Nitrobenzoesäure-[2-äthylbutyliden]-hydrazid, 1-[9-Phenanthrylmethylamino]-propanol-(2), 5-Phenylhexahydropyrimidin-2-thion, N'-Phenyl-2-methylimidazol-4-carboxamid, Chinolinsäure, Stearophenonoxim, α.α.α-Trifluor-2.4-kresotsäuremethylester. G. Kimmerle. 4160

Negative Ergebnisse der Krebs-Chemotherapie-Reihenuntersuchungen. Charles Heidelberger und Marilyn E. Baumann. (Cancer Res. **18.** Nr. 8 [Part II] 373 bis 376. Sept. 1958. Madison, Wis., Univ. of Wisconsin, McArdle Mem. Labor.) (Engl.)

Betaindecylesterchlorid, Diazoorotsäure, Diazouracil, 4-Methyl-2-thiouracil, 4-Methyluracil, Polylysin, 4-[Trifluormethyl]-uracil u. *4-[Trifluormethyl]-2-thiouracil* zeigten am Sarkom 180, 6 C 3 HED-Lymphosarkom, Mamma-Adenocarcinom u. Flexner-Jobling-Carcinom von Mäusen keine tumorhemmende Wirkung. G. Kimmerle. 4160

Untersuchungen der Wirksamkeit verschiedener Stoffe an Carcinom 63 und Sarkom 180 bei Mäusen. David West. (Cancer Res. **18.** Nr. 8 [Part II] 377. Sept. 1958. Dallas, Tex.) (Engl.)

Rinder-Amnion-Fl., getrocknetes, hitzeinaktiviertes Rous-Hühnersarkom-Präp., Rinderepiphysenextrakt, *Salmonella typhosa*-Filtrat, *Neisseria meningitidis*-Filtrat u. Coleys gemischte Toxine hatten am Carcinom 63 u. Sarkom 180 keine tumorhemmende Wirkung. G. Kimmerle. 4160

Hemmungsuntersuchungen von Gewebekulturen des Walker-Carcinoms 256 und von Hühnerembryo-Herzzellen. James H. Gray und J. O. Ely. (Cancer Res. **18.** Nr. 8 [Part II] 391—96. Sept. 1958. Newark, Del., Biochem. Res. Found.) (Engl.)

Die Wrkg. von 36 Verbb. der verschiedensten Stoffklassen auf Wachstumshemmung wird in vitro bei Gewebekulturen von Walker-Carcinom 256 u. Hühnerembryoherzzellen untersucht. G. Kimmerle. 4160

Negative Ergebnisse mit dreißig Piperazindionen gegen frische Isolate von Mäusemammatumoren. Raymond N. Bieter und Elizabeth M. Cranston. (Cancer Res. **18.** Nr. 8 [Part II] 411—15. Sept. 1958. Minneapolis, Minn., Univ. of Minnesota, Med. School, Dep. of Pharmacol.) (Engl.)

In vitro hatten 30 *Piperazindione* keinen Einfl. auf das Wachstum von verschiedenen frischen Isolaten von Mäusemammatumoren. G. Kimmerle. 4160

Tests von Verbindungen am Ehrlich-Ascitestumor. Arthur Furst, Windsor Cutting und Hudi S. Gross. (Cancer Res. **18.** Nr. 8 [Part II] 417—24. Sept. 1958. Stanford, Calif., Stanford Univ., School of Med., Dep. of Pharmacol.) (Engl.)

Am Ehrlich-Ascitestumor von Mäusen werden 135 Verbb. verschiedener Stoffklassen, bes. Ketone u. Säureamide, auf wachstumshemmende Wrkg. untersucht. G. Kimmerle. 4160

Untersuchung von Verbindungen an verschiedenen Mäuse- und Rattentumoren. Heinz Oettel und Gertrud Wilhelm. (Cancer Res. **18.** Nr. 8 [Part II] 425—34. Sept. 1958. Ludwigshafen/Rh., Bad. Anilin- & Soda-Fabrik Akt.-Ges., Gewerbehygien.-pharmakolog. Inst.) (Engl.)

An verschiedenen Mäuse- u. Rattentumoren zeigten 58 Verbb. (Äthylenimine, Epoxyde, Lactone, Chinone u. andere Verbb.) keine antineoplast. Aktivität. G. Kimmerle. 4160

Reihenuntersuchungsergebnisse von Verbindungen am Sarkom 180. Warner W. Carlson und Virginia Whiteside-Carlson. (Cancer Res. **18.** Nr. 8 [Part II] 435—46. Sept. 1958. Birmingham, Ala., Univ. of Alabama, Med. Center, Dep. of Biochem. and the Cancer Res. Labor.) (Engl.)

Der Einfl. von 103 Verbb., bes. Azlactone, cycl. Glykolphosphite, 1.3.2-Dioxaphosphorinane, Alkyl- u. Hydroxyalkyläther von Phenolen, Methansulfonylester der letzten, N-2-Mercaptoäthylphthalimid-Derivv., N-Hydroxyalkylphthalimide, 2-Mercaptoäthanol-Derivv., Fettsäure-Derivv., auf das Wachstum von Sarkom 160 bei Mäusen wurde geprüft u. tabellar. angegeben. G. Kimmerle. 4160

Untersuchungen über die Kombination von Röntgenbestrahlung und Chemotherapie. B. L. Freedlander, S. Reich, J. Levitan und A. French. (Cancer Res. **18.** Nr. 8 [Part II] 447—61. Sept. 1958. San Francisco, Calif., Mount Sinai Hosp., Chemotherapy Labor. and Dep. of Radiol.) (Engl.)

Bei verschiedenen Mäusetumoren wird eine kombinierte Behandlung mit Röntgenstrahlung u. verschiedenen chem. Verbb. (insgesamt 118, bes. Redoxagentien, Oxydationspromotoren, Porphyrine u. andere photosensibilisierende Stoffe, Salze, Purine,

Pyrimidine, Purinantagonisten, Nucleinsäurevorstufen, Antioxydantien, Mercapto-Verbb.) durchgeführt. G. KIMMERLE. 4160

Chemotherapeutische Untersuchungen an transplantierbaren Mäusetumoren. Raymond R. Lanier, Richard W. Whitehead und Jane R. Gum. (Cancer Res. **18.** Nr. 8 [Part II] 463—65. Sept. 1958. Denver, Colo., Univ. of Colorado, Med. Center, Dep. of Radiol. and Pharmacol.) (Engl.)

Bei verschiedenen transplantierbaren Mäusetumoren war das Tumor-Vol. nach Behandlung mit *Dichlor-2-isopropyl-N-diäthylcarbamat* auf weniger als $^1/_{10}$, mit *Aminopterin, Chlorpromazin, 2.2-Dithio-bis-[äthylamin]-dihydrochlorid, 6-Mercaptopurin, Senfgas, Stilböstrol, Testosteron, Tetranatrium-2-methyl-1.4-naphthohydrochinondiphosphorsäureester, α-Tocopherol, Triäthylenmelamin, Triäthylenthiophosphoramid* u. *Urethan* auf etwa die Hälfte verkleinert. G. KIMMERLE. 4160

Weitere Reihenuntersuchungen von neuen Chemikalien am Sarkom 180 bei Mäusen. John B. Field, Milton C. Kloetzel und Clinton H. Thienes. (Cancer Res. **18.** Nr. 8 [Part II] 467—535. Sept. 1958. Los Angeles, Calif., Univ. of Southern California, Dep. of Med. and Chem.; Los Angeles County Gen. Hosp.) (Engl.)

Am Sarkom 180 wurden 1173 weitere Verbb. auf cytostat. Wrkg. geprüft. G. KIMMERLE. 4160

Reaktion des Walker-256-Tumors gegen 4 M 2 M und 4 M 20. Carl Tabb Bahner. (Cancer Res. **18.** Nr. 8 [Part II] 537—42. Sept. 1958. Jefferson City, Tenn., Oak Ridge Inst. of Nucl. Stud., Med. Div., Carson-Newman Coll.) (Engl.)

Die Verabreichung von *4-[p-Dimethylaminostyryl]-chinolin* (4 M 20) in einer Konz. von 0,02% in der Kost verhindert bei ♀ WISTAR- u. ♂ CAWORTH-Ratten das Wachstum von WALKER-Tumor 256. Die tox. Wrkg. von 4 M 20 bestehen in einer Verminderung der Leukocyten u. manchmal auch des Hämoglobins. *4-[p-Dimethylaminostyryl]-chinolin-methochlorid* (4 M 2 M) hat selbst in einer Konz. von 0,23% in der Kost eine schwächere cytostat. Wrkg. als 4 M 20. G. KIMMERLE. 4160

Experimentelle Behandlung von Tumoren bei Mäusen. Floyd C. Turner. (Cancer Res. **18.** Nr. 8 [Part II] 543—606. Sept. 1958. Boulder Creek, Calif., Labor. for Res. on the Treatment of Cancer.) (Engl.)

Einige hundert Verbb. verschiedenen Typs u. Kombinationen derselben wurden bei verschiedenen Mäusetumoren auf cytostat. Wirksamkeit getestet. Die Ergebnisse sind tabellar. angegeben. G. KIMMERLE. 4160

Fünfjahresergebnisse der routinemäßigen intracavitären Anwendung von kolloidalem Radiogold (^{198}Au) bei der Behandlung von Ovarialkrebs. J. H. Müller. (Progr. nuclear Energy, Ser. VII **2.** 265—72. 1959. Zürich, Univ., Frauenklinik, Dep. of Radiol. and Pathol.) (Engl.) — C. **1959.** 12264. W. REUSSE. 4160 □

E₂. Enzymologie. Gärung

Eine Methode zur Identifizierung von Katalase in Stärkegelen. A. J. Hale und J. H. Renwick. (Biochem. J. **80.** 49P—50P. Sept. 1961. Glasgow, Univ., Dep. of Genet.; London, Imp. Cancer Res. Found., Div. of Pathol.) (Engl.)

Der aus dem zu untersuchenden Gewebehomogenat erhaltene Überstand wurde einer Stärkegelelektrophorese unterworfen. Die Gelschnitte wurden anschließend 2 Std. bei 0—4° in 0,01 m H_2O_2-Lsg. getaucht u. nach Abdekantieren bis zum Auftreten blauer bzw. schwarzer Färbung in einer 2%ig. KJ-Lsg. aufbewahrt. Im *Katalase-* (I) haltigen Bereich wurde infolge der Zerstörung des H_2O_2 durch **I** keine Färbung gefunden. Bei der Serumelektrophorese wurde daneben noch eine rötliche Bande gefunden, die möglicherweise der α-Amylase zuzuordnen ist. J. BOELTER. 4210 □

Untersuchungen über die physiologischen Funktionen von Thiamin. 1. Mitt. Die Wirkung eines Thiaminmangels und von Thiaminantagonisten auf die Oxydation von α-Ketosäuren durch Rattengewebe. C. J. Gubler. (J. biol. Chemistry **236.** 3112—20. Dez. 1961. Madison, Wis., Univ. of Wisconsin, Inst. for Enzyme Res.; Provo, Utah, Brigham Young Univ., Dep. of Chem.) (Engl.)

Vf. untersuchte die oxydative Decarboxylierung verschiedener α-Ketocarbonsäuren durch Organgewebe [Lebermitochondrien (a), Hirn- (b), Nieren- (c) u. Herzhomogenate (d)] von normalen u. *Thiamin* (**I**)-Mangelratten (♂, weiße SPRAGUE-DAWLEY-Ratten) in vitro; der **I**-Mangel wurde hervorgerufen: 1. durch **I**-Entzug (Verabfolgung einer **I**-freien Diät), 2. durch Verabreichung von *Hydroxythiamin* (**II**) u. 3. von *Pyrithiamin* (**III**). — Bei allen 3 Typen des **I**-Mangels macht sich eine merkliche Abnahme der *Pyruvat* (**IV**)-Oxydation in a u. c bemerkbar; eine weitgehende Rückführung zur Norm kann durch Zugabe von *Cocarboxylase* (*Thiamindiphosphat*) in vitro erzielt werden. Eine Behandlung mit **II** u. **III** hat keinen Einfl. auf die Oxydation von α-*Ketoglutarat* (**V**) durch a, jedoch verursacht I-Entzug eine signifikante Abnahme. I-Mangel durch I-Entzug u. III-Behandlung verursachen eine Abnahme der Oxydation von **V** durch c, nicht jedoch eine Behandlung mit **II**. — Die Oxydations-Geschw. (OG) von *α-Ketoisovalerat* u. *α-Keto-β-methylvalerat* durch a beträgt nur ca. $^1/_3$ bis $^1/_4$ der OG von **IV** u. wird durch I-Mangel (durch I-Entzug) nicht signifikant beeinflußt. **V** wird um 35% schneller oxydiert als **IV**, *α-Ketovalerat* etwa gleich schnell wie **IV** u. *α-Ketobutyrat* etwa halb so schnell. — I-Entzug u. II-Behandlung beeinflussen nicht die Oxydation von **IV** oder **V** durch b, doch macht sich nach Behandlung der Tiere mit **III** eine signifikante Abnahme bemerkbar. Auch hier lassen sich durch Zugabe von Cocarboxylase in vitro wieder normale Werte erreichen. — In d verursachen alle 3 I-Mangeltypen eine Herabsetzung der OG von **IV**. Jedoch nur I-Entzug u. Behandlung mit **II** vermindern die Oxydation von **V**. — Die Ergebnisse lassen erkennen, daß 2 (oder mehr) Enzyme an der Oxydation der verschiedenen untersuchten α-Ketosäuren beteiligt sind. — Die **IV**-Blutspiegel liegen bei I-Mangelratten u. mit **II** behandelten Tieren hoch, zeigen jedoch bei mit **III** behandelten Ratten normale Werte. H. KOCKERT. 4210□

Enzymatische Bestimmung von L(+)-Milchsäure. June N. Barker und H. G. Britton. (J. Physiology **138.** 3P—4P. 30/9. 1957. London, St. Mary's Hosp., Med. School, Dep. of Physiol.)

Die von HORN u. BRUNS (C. **1958.** 6579) angegebene Meth. zur Best. der *L(+)-Milchsäure* auf enzymat. Wege wird von Vff. durch Änderung der Zus. der Puffer-Lsg. modifiziert. Die genaue Einstellung eines pH-Wertes von 9,8—9,9 gewährleistet optimalen Abbau der L(+)-Milchsäure durch die *Milchsäuredehydrogenase*. G. MAYR. 4210□

Methoden zur Extraktion von Enzymen aus Getreideblättern unter besonderer Berücksichtigung der Triosephosphatdehydrogenase. R. H. Hageman und E. R. Waygood. (Plant Physiol. **34.** 396—400. Juli 1959. Univ. of Illinois, Dep. of Agronom.; Univ. of Manitoba, Dep. of Bot.) (Engl.)

Zur Isolierung von *Triosephosphatdehydrogenase* (**I**) aus reifen u. unreifen Getreideblättern werden die Blätter unter Zusatz von Cystein in Phosphatpuffer (pH 7,0) homogenisiert, hochtourig zentrifugiert, mit 40 Gew.-% Carbowachs (**II**) 4000 vermischt u. der Nd. durch Zentrifugieren abgetrennt. Nach Waschen des Nd. (Teflonhomogenisator) mit Phosphat–Cystein-Puffer (PCP) werden 40 Gew.-% **II** zugesetzt, der Nd. abzentrifugiert u. der Überstand auf pH 5,5 eingestellt. Nach Lösen des Nd. in PCP (pH 7,0) wird die Hauptmenge an **I** durch Aceton gefällt, in PCP (pH 7,0) aufgenommen, bei pH 5,5 mit 40 Gew.-% **II** versetzt u. eingefroren. Durch anschließende Behandlung mit Aktivkohle u. Al_2O_3 C δ wurden für das DPN- bzw. TPN-Enzym spezif. Aktivitäten von 2800 bzw. 4000 erhalten. Die Isolierungs-Meth. für **I** läßt sich auch auf andere Fermente übertragen. R. STRUFE. 4210

Glucose-6-phosphatdehydrogenase und Entgiftung von Wasserstoffperoxyd in menschlichen Erythrocyten. Gerald Cohen und Paul Hochstein. (Science [Washington] **134.** 1756—57. 1/12. 1961. New York, N.Y., New York State Psychiatric Inst.; Columbia, Univ. Coll. of Physicians and Surgeons.) (Engl.)

Vff. stellten fest, daß menschliche Erythrocyten mit fehlender *Glucose-6-phosphatdehydrogenase* (**I**)-Aktivität (gewonnen von Vers.-Personen, die einen erblichen I-Mangel der Erythrocyten aufweisen) nicht in der Lage sind, ihren Spiegel an *red. Glutathion* in Ggw. geringer (steady state) Konzz. an H_2O_2 aufrechtzuerhalten. Dieses Ergebnis wurde zur Deutung der biochem. Mechanismen der pharmakoninduzierten hämolyt. Anämie herangezogen. — Es wird ein Schema für den an die Ggw. von *Glucose* gebundenen Mechanismus der H_2O_2-Entgiftung angegeben. H. KOCKERT. 4210□

Beweis der enzymatischen Anomalie in der Leber von Personen mit Mangel an Glucose-6-phosphatdehydrogenase in den Erythrocyten. F. Panizon. (Boll. Soc. ital. Biol. sperim. **36.** 106—08. 15/2. 1960. Sassari, Univ., Clin. Pediatr.) (Ital.)

Die Best. der *Glucose-6-phosphatdehydrogenase* (**I**) wird auf der Basis der Fähigkeit des bei der Rk. Glucose-6-phosphat → 6-Phosphogluconat entstehenden red. Nicotinamidadenindinucleotidphosphats durchgeführt, Brillant-Kresylblau zur Leukobase zu reduzieren. An durch Laparotomie erhaltenen Leberfragmenten wird der gleiche I-Mangel wie in den Erythrocyten dieser Patienten gefunden. F. KREN. 4210□

Erythrocyten-Glucose-6-phosphatdehydrogenase-Mangel in Neuguinea und Neubritannien. Chev Kidson. (Nature [London] **190.** 1120—21. 17/6. 1961. Melbourne, Alfred Hosp., Baker Med. Res. Inst.) (Engl.)

Vf. untersucht eine größere Anzahl Einwohner Neuguineas u. -britanniens auf einen Mangel an Erythrocyten-*Glucose-6-phosphatdehydrogenase* (**I**), der die Personen scheinbar gegen Falciparum-Malaria resistenter macht. Gen-Enzym-Beziehungen bei I-Mangel werden ebenfalls vermutet. G. KIRSTEN. 4210□

Reinigung und Eigenschaften von Mikrokokkennuclease. Martin Alexander, Leon A. Heppel und Jerard Hurwitz. (J. biol. Chemistry **236**. 3014—19. Nov. 1961. Bethesda, Md., Nat. Inst. of Health; New York, N.Y., New York Univ., School of Med.) (Engl.)

Aus Kulturen von *Micrococcus pyogenes* var. *aureus* wurde eine *Nuclease* (**I**) isoliert, die den Abbau von *Desoxyribonucleinsäure* (**II**) u. von *Ribonucleinsäure* (**III**) bewirkt. **I** wurde durch wiederholte $(NH_4)_2SO_4$-, Trichloressigsäurefraktionierung u. durch DEAE-Cellulose-Chromatographie ca. 500fach gereinigt, zeigt mit 3 Min. auf 100° erhitzter Kalbsthymus-**II** ein pH-Optimum von 10,3 u. benötigt Ca^{2+}-Ionen, die nicht durch Mg^{2+} (auch nicht bei neutralem pH-Wert) ersetzt werden können. Die Sedimentations-Konst. S_{20} von **I** (Rohrzuckergradienten-Zentrifugation) beträgt 1,8 S. — Die besten Substrate für **I** sind Oligonucleotide mit einer 3'-Phosphomonoester-Endgruppe. Oligonucleotide mit einer 5'-Phosphomonoester-Endgruppe sind relativ resistent, Verbb. mit fehlender terminaler Phosphatgruppe sind weniger resistent gegenüber der Hydrolyse durch **I**. Die aus **III** durch **I**-Einw. gebildeten Mononucleotide sind 3'-Phosphatester. **I** spaltet nicht die 2'.3'-cycl.-Phosphat-Derivv. der Ribonucleoside. B. KERN. 4210

Die Kinetik der Ribonucleaseeinwirkung auf Cytidin-2'.3'-cyclophosphat. Michael Litt. (J. biol. Chemistry **236**. 1786—90. Juni 1961. Portland, Oreg., Reed Coll., Dep. of Chem.) (Engl.)

Die Kinetik der *Ribonuclease*-katalysierten *Cytidin-2'.3'-cyclophosphat*-Hydrolyse wurde untersucht durch Best. der Rk.-Ablaufs bei verschiedenen pH-Werten. Auf Grund der Änderung der MICHAELIS-Konst. mit dem pH-Wert wird eine Ionisation des *Histidin*-Restes im akt. Zentrum des Enzyms (BARNARD u. STEIN, J. molecular Biol. **1**. [1959.] 339; 350) vermutet. E. LODEMANN. 4210□

Über die Größe der freien Energie bei der Phosphoserinhydrolyse. G. Je. Wladimirowa, A. I. Komkowa und N. A. Fedorowa. (Биохимия [Biochemie] **26**. 426—30. Mai/Juni 1961. Leningrad, Shdanow-Univ., Lehrstuhl für Biochem., Labor. für Chem. des Eiweißes.) (Russ.; Auszug: Engl.)

Die aus der Gleichgewichts-Konst. der Phosphatase-Rk. ermittelte freie Energie der *Phosphoserin* (**I**)-Hydrolyse beträgt im Mittel 3,95 kcal unter Standardbedingungen. Da die freie Energie der Hydrolyse von *Adenosintriphosphat* (**II**) um 2,9 kcal größer ist als die von **I**, ergibt sich für **II** ein Wert 6,3 kcal. Dieser Wert deckt sich ungefähr mit den in der Literatur mitgeteilten experimentellen Werten. O. LEBTAG. 4210□

Der Einbau von anorganischem Phosphat in die Hirnphosphoinositide. H. Brockerhoff und C. E. Ballou. (Biochem. J. **81**. 35P. 1961. Berkeley, Calif., Univ. of California, Dep. of Biochem.) (Engl.)

Hirn-*Phosphoinositid* (**I**) ist ein Komplex, der aus 3 Komponenten besteht: *1-Phosphatidyl-L-myoinosit* (**II**), *1-Phosphatidyl-L-myoinosit-4-phosphat* (**III**) u. *1-Phosphatidyl-L-myoinosit-4.5-diphosphat* (**IV**). Es wird der Einbau von ^{32}P in die **I** von Kaninchenhirnschnitten untersucht. Nach 2std. Inkubation werden die Phospholipoide extrahiert, nach DAWSON desacyliert u. **II**, **III** u. **IV** durch eine Kombination von Ionenaustausch- u. Papierchromatographie getrennt. Ca. 0,1% der angebotenen ^{32}P-Aktivität wird in die Phospholipoide eingebaut u. davon 50% in **I**. Aus der Messung der Aktivitäten folgt, daß die Phosphomonoestergruppe von **III** u. **IV** schnell markiert wird, während der ^{32}P-Einbau in die Phosphatidylphosphatgruppe langsamer erfolgt. Die Ergebnisse stehen im Einklang mit der Annahme des Biosynth.-Weges: **II** → **III** → **IV**.
P. SCHWERDTFEGER. 4210□

Phosphatide und aktiver Transport unter besonderer Berücksichtigung der Rolle der Phosphatidsäure beim Natriumtransport. L. E. Hokin und Mabel R. Hokin. (Biochem. J. **81**. 32P—33P. 1961. Madison, Wis., Univ. of Wisconsin, Dep. of Physiol. Chem.) (Engl.)

Die Stimulation der Sekretion wasserlösl. Verbb. durch endokrine u. exokrine Drüsen scheint von einer charakterist. Stimulation des Stoffwechsels verschiedener Phosphatide [*Phosphatidsäure* (**I**), *Phosphoinositid* sowie in geringerem Umfang *Phosphatidyläthanolamin*, *Phosphatidylcholin* u. *Phosphatidylserin*] begleitet zu sein. Nach Ansicht der Vff. ist der *Na*-Transport mit der Erneuerung des Phosphatrestes von **I** gekoppelt, wobei diese Rk. durch die cycl. Einw. von *Diglyceridkinase* (**II**) u. **I**-*Phosphatase* katalysiert wird. Die Stimulation von Salzdrüsenschnitten durch *Acetylcholin* führt zu einem ca. 15fachen Anstieg der Bldg. von ^{32}P-**I**. *Ouabain* (**III**), das in verschiedenen Geweben spezif. den K^+- u. Na^+-Transport hemmt, erhöht den Geh. an ^{32}P-**I** in Hirnrindenschnitten u. Salzdrüsenschnitten. **III** blockiert hierbei möglicherweise den **I**-Abbau. Die Gesamt-Rk. von **II** u. **I**-Phosphatase ist die einer Adenosintriphosphatase. Die Stimulation des Phosphoinositidumsatzes scheint unabhängig von derjenigen von **I** zu sein. P. SCHWERDTFEGER. 4210□

Gewebe- und intracellulare Verteilung von zwei Phosphodiesterasen. W. E. Razzell. (J. biol. Chemistry **236.** 3028—30. Nov. 1961. Vancouver, Brit. Columbia, Canada, Univ. of Brit. Columbia, Brit. Columbia Res. Council.) (Engl.)

Vf. untersuchte die Verteilung der *Phosphodiesterase* I (I)-Aktivität (Substrat: p-Nitrophenylthymidin-5′-phosphat) u. der *Phosphodiesterase II* (II)-Aktivität (Substrat: p-Nitrophenylthymidin-3′-phosphat) in verschiedenen Geweben von Mensch, Ratte u. Schwein. Die Ergebnisse werden tabellar. mitgeteilt. Die Mengen jedes Enzyms in den verschiedenen Geweben variieren unabhängig voneinander. — Die bei pH 6 wirksame II wird durch Äthylendiamintetraacetat (III) aktiviert u. ist vermehrt in den Fraktionen aus den Mitochondrien u. der überstehenden Fl. enthalten. Die I ist enthalten in Kern-, Lyosomen- u. Mikrosomenfraktionen, ist wirksam bei pH 9 u. wird durch III gehemmt. Während der Reinigung von II aus Milzhomogenaten wird I zerstört. B. KERN. 4210□

Über die Austauschbarkeit des Zinks gegen andere Schwermetalle in der Molekel der Kohlensäureanhydratase. Helmut Eckert. (Naturwissenschaften **48.** 429—30. 1. Juni-H. 1961. Mainz, Univ., Lab. für Zellphysiol.) (Dt.)

Im Anschluß an LEINER u. BECK (Acta biol. med. german. [Berlin] **2.** [1959.] 631) wird gezeigt, daß sich das *Zn* der *Kohlensäureanhydratase* (I) durch Zusatz von *o-Phenanthrolin* (II), Einstellen auf pH 4 u. nach 20 Std. erfolgender Neutralisation mit NaOH zum größten Teil entfernen läßt. Nach Dialyse gegen dest. W. zur Entfernung von II entsprachen I-Aktivität u. Zn-Geh. noch ca. 5% von denen der Ausgangslösung. Zusatz von 10^{-4} Mol $ZnCl_2$ zur inaktivierten Lsg. führte zu Reaktivierung, die bei pH 4 wesentlich schneller verlief als bei neutraler Reaktion. Durch Chromatographie an Säulen von Hydroxylapatit erfolgte Entfernung von überschüssigem Zn u. weitere Reinigung. Eluiert wurde mit Zn-freiem Na-Acetat pH 6,5 von steigender Konzentration. Das für 2 Std. auf pH 4 gebrachte Präp. zeigte nach Neutralisierung eine Wrkg. von 740 Einheiten gegenüber nur 320 Einheiten des neutral belassenen Präparates. — An Stelle von Zn^{2+} können Cu^{2+}, Co^{2+} oder Mn^{2+} (stärker als Zn^{2+} wirkend), nicht aber Ni^{2+} oder Fe^{2+} die Reaktivierung bewirken. Überschuß der Metalle führt zu Inaktivierung, so daß also Reaktivierung u. Inaktivierung gegeneinander laufen. Die Inaktivierung läßt sich durch Zusatz von Komplexbildnern zurückdrängen. A. HESSE. 4210□

Identifizierung der aktiven Carboligasegruppe in der Cocarboxylase. C. Antoniani und G. A. Lanzani. (Boll. Soc. ital. Biol. sperim. **33.** 349—50. April 1957. Milano, Centro di Studio per la Chim. e Microbiol. delle Fermentazioni del C.N.R., Sezione Chim.) (Ital.)

Vff. stellten, ausgehend von *Cocarboxylase* (I)-Hydrochlorid, nach der Meth. von ZIMA u. WILLIAMS (Ber. dtsch. chem. Ges. **73.** [1940.] 941), das entsprechende *Thiol-Deriv. von* I (II) her. II, zu *Apocarboxylase* mit fehlender Cocarboxylasegruppe hinzugefügt, verdreifacht die Wrkg. des Enzyms (im Vgl. zur I-Kontrolle) bei der Acetoin-Kondens., ohne auf die Decarboxylierung einzuwirken. H. KOCKERT. 4210□

Untersuchung der Alloisocitronensäure-Fermentation. 2. Mitt. Versuche mit radioaktiven Verbindungen zum Ferment-Mechanismus. Teruhiko Beppu, Kei Arima und Kin-Ichirô Sakaguchi. (Arch. Biochem. Biophysics **92.** 17—23. Jan. 1961. Tokyo, Univ. of Tokyo, Dep. of Agric. Chem., Labor. of Ferment.) (Engl.) — 1. vgl. C. **1960.** 16800.

Bei der aeroben Inkubation (I) von *Penicillium purpurogenum* var. *rubriscleroticum* Nr. 1148 (P.p.) mit Glucose in Phosphatpuffer unter Zusatz von $^{14}CO_2$ wird dieses in $C_{(1)}$- u. $C_{(6)}$ der entstandenen *Alloisocitronensäure* (I) eingebaut. Diese Rk. liefert in Ggw. von FCH_2–COOH nicht I, sondern *Citronensäure* (II) u. *Äpfelsäure* (III). Der Nachw. von II gelang durch Oxydation zu α-Ketoglutarsäure. III wurde mittels Äpfelsäuredecarboxylase aus *Lactobacillus arabinosus* identifiziert. Unter anaeroben Bedingungen wird durch P.p. kein $^{14}CO_2$ in I, sondern nur in III, *Bernsteinsäure* u. *Fumarsäure* (IV) eingebaut. Durch I von P.p. mit radioakt. markierter II in Phosphatpuffer befindet sich nach 17 Std. ca. 12% der Radioaktivität in der I. Der Nachw. des II-Cyclus gelang durch I von zellfreien P.p.-Extrakten mit Acetylphosphat, Oxalacetat, Mg^{2+} u. *E. coli*-Extrakt, wobei II gebildet wurde. Außerdem wurde in den zellfreien P.p.-Extrakten *Aconitase* durch Bldg. von Aconitsäure aus II u. *Fumarase* durch Bldg. von IV aus III sowie eine TPN-spezif. *Isocitrocodehydrogenase* nachgewiesen. R. STRUFE. 4210

Wirkung der Glucose auf die Synthese von Aldolase in den Wurzeln des Weizens. Claire De Gournay-Margerie. (C. R. hebd. Séances Acad. Sci. **251.** 3103—05. 19/12. 1960. Gif-sur-Yvette/Seine-et-Oise, Labor. de Photosynth. du C.N.R.S.) (Franz.)

Die Wurzeln 3 Tage alter Weizenkeimlinge (*Triticum sativum* var. Cappelle) wurden unter Rühren in Salz-Lsg. inkubiert u. nach 4 Std. *Glucose* (I; 10^{-1}m u. 10^{-3}m) zugesetzt. Entnommene Proben wurden bei -15^0 in Aceton vermahlen u. die *Aldolase* (II)

u. *Triosephosphatdehydrogenase* (**III**) nach STUMPF (C. **1951.** 545) extrahiert. Die Geschw. der Red. von *Diphosphopyridinnucleotid* in Ggw. von *Fructose-1.6-diphosphat* war nur von der **II**-Aktivität, nicht von **III** abhängig. In Ggw. von 10^{-1}m **I** stieg die **II**-Aktivität nach ca. 5 Std. stark an, bei 10^{-3}m **I** blieb sie konstant. Wenn in 10^{-3}m **I**-Lsg. inkubierte Wurzeln bis zu 3 Std., in 10^{-1}m Konz. gebracht wurden, steigerte sich die **II**-Aktivität nicht. Die durch Zusatz von $^{35}SO_4^{2-}$ gemessene *Protein*-Synth. war in 10^{-3}m **I**-Lsg. viel geringer als in 10^{-1}m **I**. Vf. nimmt an, daß die **II**-Synth. durch **I** (in höherer Konz.) oder durch ein Stoffwechsel-Prod. von **I** induziert wird. H. LOHSCHELDER. 4210□

Die Wirkung von Dextranase aus Lactobacillus bifidus auf ein verzweigtes Dextran. R. W. Bailey, D. H. Hutson und H. Weigel. (Biochem. J. **80.** 514—19. Sept. 1961. Engefield Green, Surrey, Univ. of London, Roy. Holloway Coll., Chem. Dep.) (Engl.)

Dextranase (**I**) aus *Lactobacillus bifidus* mit *Dextran* aus *Leuconostoc mesenteroides* inkubiert, ergab neben den auch bei Inkubation mit *Streptococcus bovis* erhaltenen Verbb.: *Isomaltotriose* (**II**), *-tetraose* (**III**), *-pentaose* (**IV**), *-hexaose* (**V**) u. *-heptaose* (**VI**) noch ein Tetrasaccharid A, ein Pentasaccharid B u. ein unlösl. Prod. hohen Polymerisationsgrades. *Glucose* (**VII**), *Isomaltose* (**VIII**) u. Oligosaccharide mit mehr als 7 **VII**-Einheiten wurden nicht bei Inkubation mit S. bovis, **VII** u. **VIII** nicht bei der mit S. bifidus gefunden. Die partielle Hydrolyse von A mit HCl ergab **II**, **VII** u. **VIII**, die Red. mit KBH_4 führte zu einer ionophoret. dem *6-O-α-Isomaltotriosylsorbit* (**IX**) gleichenden Verb., die nach Hydrolyse mit Oxalsäure ionophoret. aufgetrennt ein Trisaccharid, einen Trisaccharidalkohol, **VIII**, *6-O-α-D-Glucopyranosylsorbit*, *D*-**VII** u. *Sorbit* ergab. Die vollständige Hydrolyse von B führte zu **VII**, die partielle zu **II**, **III**, **VII** u. **VIII**. *6-O-α-Isomaltohexaosylsorbit* u. *6-O-α-Isomaltoheptaosylsorbit* (durch Red. der Isomaltohepta- u. -oktaose mit KBH_4 erhalten) mit **I** inkubiert, führten zur Bldg. von *6-O-α-Isomaltosylsorbit* u. **IX** sowie **II**, **III** u. **IV**, die sämtlich in gleicher Menge gebildet wurden. Auf Grund der Ergebnisse wird A als eine Mischung von *3³-Glucosylisomaltotriose* u. *3²-Glucosylisomaltotriose* u. B als eine Mischung der entsprechenden Pentasaccharide angesehen. J. BOELTER. 4210

Beziehung zwischen Wirt und Parasit bei der Echinococcose. 4. Mitt. Acetylcholinesterase und Regelung der Permeabilität in der Wand der Hydatiden. C. W. Schwabe, M. Koussa und A. N. Acra. (Comparat. Biochem. Physiol. **2.** 161—72. März 1961. Beirut, Amer. Univ., Schools of Public Health and Med., Dep. of Tropic. Health.) (Engl.) — 3. vgl. Amer. J. Trop. Med. **8.** [1959.] 473.

In der Hülle der Brutkapseln u. Tochterblasen von Bandwürmern (*Echinococcus granulosus*) kann eine spezif. *Acetylcholinesterase* (**I**) nachgewiesen werden, die durch *Hexaäthyltetraphosphat* u. *Physostigmin* teilweise gehemmt wird. Permeabilitätsmessungen mit *Glucose*-Lsgg. lassen schließen, daß **I** bei der Regelung der Osmose eine Rolle spielt. Bei der chromatograph. Unters. von Fl. u. Gewebe der Tochterhydatiden wurden eine oder mehrere quatern. Ammonium-Verbb. nachgewiesen, aber nicht identifiziert. U. BAUMANN. 4210□

Versuche über die Wirkungsweise eines Inhibitors für die Cholinacetylase. J. E. Gardiner. (J. Physiology **138.** 13P—14P. 30/9. 1957. London, Royal Coll. of Surgeons of England Examination Hall, Dep. of Pharm.)

Vf. untersuchte die Substanz HC 3 (SCHUELER, J. Pharmacol. exp. Therapeut. **115.** [1955.] 127) auf ihre Wirksamkeit als Inhibitor bei der Synth. von Acetylcholin. Beobachtungen in vitro an Zellhomogenisaten des Gehirns von Meerschweinchen ergaben, daß in Ggw. geringer Mengen von Cholin bei Zugabe von HC 3 keine Inhibition der Synth. von Acetylcholin festzustellen ist. *Cholinacetylase* wird nicht durch HC 3 beeinflußt, jedoch wirkt HC 3 auf den Cholintransportmechanismus in Zellen u. Mitochondrien ein. G. MAYR. 4210□

Die Rolle der bakteriellen Urease bei der experimentellen Pyelonephritis. Abraham I. Braude und Jennie Siemienski. (J. Bacteriol. **80.** 171—79. Aug. 1960. Pittsburgh, Pa., Univ. of Pittsburgh, Dep. of Med.) (Engl.)

Pyelonephritis wurde in Ratten durch intracardiale Inokulation von *Proteus mirabilis*-Bakterien u. Massage der Nieren erzeugt. Bei 22% der Tiere wurden Nierensteine in verschiedenen Stadien der akuten u. chron. Pyelonephritis gefunden. Die aus $MgNH_4PO_4$ bestehenden u. durch Akkumulation von NH_3 nach Zers. von *Harnstoff* (**I**) durch *Proteusurease* (**II**) entstandenen Steine wurden weder in mit *Escherichia coli*, *P. aeruginosa* oder Enterokokken infizierten, noch in den Kontrolltieren gefunden. Die P. mirabilis-Kolonien waren im Tubularepithel lokalisiert, die der Staphylokokken u. der E. coli außerhalb der Tubuli u. extracellulär. Inokulation von Rattennierenschnitten mit Proteus ergab steigende Zahl der infizierten Zellen mit steigender **I**-Konz. (Maximum bei 0,2% **I**), ebenso in der intakten Niere. Die E. coli-Inokulation in Affennieren führte nur zu geringen (3—4% der Zellen) Infektionen ohne Beeinflussung durch I. Die Inkubation von 6 Proteusstämmen führte mit steigendem I-Geh. zu steigenden pH-Werten mit erheblichen Differenzen zwischen intra- u. extracellulärer I-Konzentration. Die durch II (nicht durch Infektion mit E. coli) bewirkte Alkalität konnte auch durch Inokulation von getöteten P. mirabilis bzw. Jackbohnen-II hervorgerufen werden, so daß II z. T. für die Pathogenität von Proteus in der Niere verantwortlich sein dürfte. J. BOELTER. 4210□

Transaminierung. Konstancja Raczynska-Bojanowska und Krystyna Bełzecka. (Postępy Biochem. **6.** 163—80. 1960. Warschau, Akad. Med., Zakład. Chem. Fizjolog.) (Pol.)

Übersicht über Geschichte, Technologie, Mechanismus der *Transaminierung*, Best.-Meth. der *Transaminase*, Verteilung u. Spezifität der Transaminasen u. Bedeutung der Transaminierung im N_2-Stoffwechsel. — 68 Literaturangaben. P. GREGORZEWSKI. 4210□

Enzym-Aktivierung in Weizenkörnern in Relation zum Wassergehalt. Glutaminsäure–Alanin-Transaminase und Glutaminsäure-Decarboxylase. Pekka Linko und Max Milner. (Plant Physiol. **34.** 392—96. Juli 1959. Manhattan, Kans., Kansas State Univ., Dep. of Flour and Feed Mill. Ind.) (Engl.)

Frische Weizenkeimlinge bzw. Weizenkörner (Wk.) wurden bei verschiedenem Wasser-Geh. bei 30° mit u. ohne Zusatz von Aminosäuresubstraten inkubiert. Nach dem Homogenisieren mit Phosphatpuffer bestimmt man im Homogenat durch quant. Papierchromatographie den Geh. an Aminosäuren u. nach Zusatz von Substraten bei pH 7,3 die *Glutaminsäure–Alanin-Transaminase* (GAT) sowie bei pH 5,8 die *Glutaminsäuredecarboxylase* (GD). Durch einen Feuchtigkeits-Geh. (FG) oberhalb 18% bis zu einem FG, der zum Keimen erforderlich ist, werden beide Enzyme in Wk. aktiviert. Die Transaminierung (T) von α-Ketoglutarsäure mit Alanin erfolgt bei einem FG oberhalb 15%. Oberhalb 15% FG schließt sich an die T eine rasche Decarboxylierung von Glutaminsäure an. R. STRUFE. 4210

Untersuchungen mit Alanin–Amino-Transpherase. W. T. Jenkins. (Biochem. J. **82.** 1P. Jan. 1962. Berkeley, Calif., Univ. of California, Dep. of Biochem.) (Engl.)

Es wurden die *Pyridoxal-* u. *Pyridoxamin*-Formen der *Alanin* (I)-*Aminotranspherase* aus Schweineherzen dargestellt. Die bas. Form zeigt einige sich überlappende Peaks im Absorptionsspektrum, die saure Form besitzt ein einziges Maximum bei 427 mμ. Mit genügend I u. *Pyruvat* erhält man drei Absorptionsmaxima (AM) bei 330, 360 u. 492 mμ. Mit *Glutamat* u. *Ketoglutarat* erhält man die gleichen AM, jedoch in unterschiedlichen Intensitäten. Diese drei Peaks repräsentieren drei *Enzym-Substrat-Komplexe* im Gleichgewicht miteinander. Die Betrachtung der verschiedenen Formen des Enzyms ermöglicht das Studium sowohl der Wechselwrkg. zwischen Enzym u. Substrat als auch der Rk. der gebildeten Enzym–Substrat-Komplexe. Dadurch ist auch das Studium der Basis der Substratspezifität getrennt vom Mechanismus der Übertragung der Aminogruppe zum gebundenen *Pyridoxalphosphat* möglich. S. VIERKÖTTER. 4210□

Hemmung von Tryptophan-Pyrrolase durch Serotonin, Epinephrin und Tryptophan-Analoge. Earl Frieden, G. Wayne Westmark und Joseph M. Schor. (Arch. Biochem. Biophysics **92.** 176—82. Jan. 1961. Dep. of Tallahassee, Fla., Florida State Univ., Dep. of Chem.) (Engl.)

Von 28 Verbb. (Tryptophan-Analoge u. Phenol-Derivv.) erwies sich bei in vitro-Verss. *Indolyl-(3)-acrylsäure* als stärkster kompetetiver Hemmstoff der *Tryptophanpyrrolase* (I). I ist an der Überführung von Tryptophan in Kynurenin beteiligt. *5-Hydroxytryptophan* (II), *Serotonin* (III) u. *L-Epinephrin* besitzen in vitro eine nicht kompetetive, Hydrochinon eine pseudoirreversible Hemmwrkg. auf die I. Als Erklärung für die nichtkompetetive Hemmung wird eine Zwischenwrkg. der Verbb. mit dem Häm–Fe der I angenommen. Die in vitro am stärksten wirksamen Verbb. wurden auch in vivo an adrenalektomierten Ratten durch Best. des Kynurenin-Geh. der Lebern geprüft. Dabei zeigten nur II u. III eine schwache Wirkung. R. STRUFE. 4210

Der in vitro-Einbau markierter Aminosäuren in die Proteine der normalen und der regenerierenden Rattenleber. D. J. McCorquodale, E. G. Veach und G. C. Mueller. (Biochim. biophysica Acta [Amsterdam] **46.** 335—43. 15/1. 1961. Atlanta, Ga., Emory Univ., Div. of Basic Health Sci., Dep. of Biochem.; Madison, Wis., Univ. of Wisconsin, Med. School, McArdle Memor. Labor.) (Engl.)

Vff. untersuchten den Einbau von $^{14}C_{(1)}$-*Leucin* in einem in vitro-Syst. aus normaler bzw. regenerierender Rattenleber. Der wesentlichste Unterschied zwischen beiden Syst. besteht darin, daß bei dem regenerierenden Syst. der Einbau im Vgl. mit dem normalen Syst. die doppelte Zeit linear verläuft, u. daß das regenerierende Syst. eine erhöhte Toleranz gegenüber pH-Änderungen aufweist. Der Aminosäureeinbau der beiden Syst.

unterscheidet sich im linearen Bereich nur um ca. 10%, wenn er auf äquivalente Mengen an Ribosomen-*Ribonucleinsäure* bezogen wird. P. SCHWERDTFEGER. 4210□

Ein subcelluläres System aus Entenerythrocyten für den Einbau von Leucin in Protein. Herbert W. Rumsfeld jun., William W. Burr jun. und Donald S. Wiggans. (Biochim. biophysica Acta [Amsterdam] **47.** 417—19. 18/2. 1961. Dallas, Tex., Univ. of Texas, Southwestern Med. School, Dep. of Biochem.) (Engl.)

Aus dem Blut weißer Pekingenten werden die Erythrocyten sedimentiert, homogenisiert, durch Differentialzentrifugieren die Mikrosomenfraktion isoliert u. aus dem Überstand die *pH 5-Enzyme* gefällt. Die pH 5-Enzyme werden durch Inkubation mit *$^{14}C_{(1)}$-DL-Leucin* in Ggw. von *Adenosintriphosphat* (ATP), *Guanosintriphosphat*, *Phosphoenolbrenztraubensäure* u. *Pyruvatkinase* ^{14}C-markiert. Werden die ^{14}C-pH 5-Enzyme in einem vollständigen Syst. mit Mikrosomen inkubiert, so erfolgt eine nachweisbare Übertragung der ^{14}C-Aktivität auf die Mikrosomen. Die Übertragung wird durch exogenes ATP nicht verstärkt. Die aus Rattenleber isolierten pH 5-Enzyme können im Entenerythrocyten-Syst. die Entenerythrocyten-pH 5-Enzyme vertreten.

P. SCHWERDTFEGER. 4210□

Freisetzung von löslichem Protein aus Reticulocytenribosomen. Allan J. Morris und Richard S. Schweet. (Biochim. biophysica Acta [Amsterdam] **47.** 415—16. 18/2. 1961. Duart, Calif., City of Hope Med. Center, Biochem. Dep.; Lexington, Ky., Univ. of Kentucky, Med. School, Dep. of Biochem.) (Engl.)

Reticulocytenribosomen (RR) werden durch Inkubation mit *^{14}C-Leucin* ^{14}C-markiert. In Ggw. eines *Adenosintriphosphat* (ATP)-liefernden Syst., *$MgCl_2$* u. der lösl. *Enzymfraktion* werden bis zu 75% der ^{14}C-Aktivität der RR in Form eines lösl. Proteins freigesetzt. Dieses Protein ist [ähnlich wie *Hämoglobin* (**I**)] in $(NH_4)_2SO_4$-Lsg. (50% Sättigung) lösl. u. wird bei der Chromatographie an Amberlite IRC-50 zum größten Teil mit dem **I**-Gipfel eluiert. *Spermin* u. *p-Chlormercuribenzoat* hemmen die enzymat. Freisetzung des **I**-ähnlichen Proteins. In Abwesenheit von Enzymen wird durch hohe *ATP*-Konzz. oder *Äthylendiamintetraessigsäure* (sowie durch das Antibioticum *Stylomycin*) ebenfalls ^{14}C-markiertes Protein freigesetzt, das jedoch ein *Ribonucleoprotein* zu sein scheint. Die Ergebnisse zeigen, daß in den RR *Polypeptid*-Vorstufen von **I** angesammelt werden. P. SCHWERDTFEGER. 4210□

Der Einfluß von Aminen auf die Proteolyse von Casein durch Papain. Krishna Bahadur und B. D. Atreya. (Enzymologia [Den Haag] **21.** 13—17. 1/9. 1959. Agra, India, Allahabad Univ., Chem. Dep.; Balwant Rajput Coll., Chem. Dep.) (Engl.)

Es wurde der Einfl. von 0,1%ig. Lsgg. verschiedener Amine in 90%ig. A. auf die Hydrolyse von Casein durch Papain in Ggw. von H_2S als Aktivator bei pH 8,08 u. 37° nach 24, 39, 48, 72, 96 u. 120 Std. mit Hilfe der Formoltitration verfolgt. *Anilin*, *Anilin*-HCl, *o-Toluidin* u. *Phenylhydrazin* hemmen in den ersten Tagen die Hydrolyse, zeigen aber dann eine die Hydrolyse fördernde Wirkung. *m-Toluidin*, *α-Naphthylamin*, *Phenylhydrazin*-HCl, *Dimethylanilin* u. *o-Phenylendiamin* zeigen anfangs eine Aktivierung, dann eine Hemmung der Hydrolyse. *Anilinsulfat*, *p-Toluidin*, *β-Naphthylamin*, *Diäthylanilin*, *Piperidin*, *Pyridin* u. *Triäthylamin* beeinflussen die Hydrolyse dagegen nicht. M. FROHNE. 4210□

Enzymatischer Abbau von Ovomucoid. Freda K. Hartley und F. R. Jevons. (Biochem. J. **82.** 1P. Jan. 1962. Manchester, Univ., Dep. of Chem.) (Engl.)

Nach dem Abbau mit *Pepsin*, *Trypsin* u. *Chymotrypsin* wurden die freien *Aminosäuren* u. kurzkettigen *Peptide* mit Amberlite IR-120 (H^+) u. IRA-400 (HCO_3^-) entfernt u. das in Lsg. verbliebene *Hexose* (**I**)-haltige Material der Papierelektrophorese unterworfen (Ameisensäure pH 2, 40 V/cm, 1 Std.). Die **I**-haltige Zone fiel zusammen mit einer Ninhydrin-positiven Bande. Hydrolyse der eluierten Bande ergab *Asp*, *Thr*, *Gly*, *Ser*, *Ala*, *Leu* u. *Glucosamin* (**II**) im molaren Verhältnis von 1:1:1:1:1:0,5:8 zu 5 Mol Hexose. Die ermittelten Verhältnisse von Hexose zu **II** u. von *Mannose* zu *Galaktose* entsprechen angenähert den bekannten Werten für das ganze *Ovomucoid*. Weitere Inkubation des Proteasefragments (PF) mit *Carboxypeptidase* u. einem Extrakt von *Aspergillus oryzae* hatten keine Wirkung. Behandlung mit *Dinitrofluorbenzol*, gefolgt von einer Hydrolyse, ergab die DNP-Derivv. von *Asp*, *Gly*, *Ala* u. *Leu*. Das PF verhält sich während der Papierchromatographie in Phenol–Wasser wie eine einzige Substanz.

S. VIERKÖTTER. 4210□

Wirkung von proteolytischen Enzymen auf das „Mononucleose-Antigen" in Schaf- und Rindererythrocyten. J. Tomcsik und Joyce B. Baumann-Grace. (Pathol. et Microbiol. [Basel] **23.** 172—83. 1960. Basel, Univ., Inst. für Hyg. u. Bakteriol.) (Engl.)

Ziel der Arbeit war die Prüfung der Wrkg. von *Trypsin* (I) u. *Papain* (II) auf Schaf- (SE) u. Rindererythrozyten (RE), um das Verh. des „*Mononucleoseantigens* (MA)" gegenüber proteolyt. Enzymen zu klären. Es zeigte sich, daß die Meth. des prolongierten proteolyt. Abbaus der Erythrozyten (E)-Membran mit anschließender Prüfung ihrer serolog. Aktivität der direkten enzymat. Behandlung nativer E überlegen ist. Übereinstimmend wird bei beiden Meth. das MA der SE durch II sehr rasch zerstört, während das der RE nur wenig angegriffen wird. I greift das MA beider E-Arten nicht an.

S. VIERKÖTTER. 4210□

Enzymatische Oxydation der Itaconsäure zu Itaweinsäure. Ján Arpai. (Chem. Zvesti **12.** 613—19. Okt. 1958. Bratislava, Výsk. úst. mraz., Odd. mikrobiol. a biochém.) (Slowak.)

Aus dem Mycel einer durch UV-Bestrahlung erhaltenen Mutanten von *Aspergillus terreus* THOM wird ein Enzymsubstrat gewonnen, das fast quant. die Oxydation von *Itaconsäure* zu *Itaweinsäure* (I) katalysiert (bei pH 4). Vf. schlägt den Namen *Itaconoxydase* vor. Sie kann zur biochem. Best. der Kriterien der bei I erzeugenden Mikroben auftretenden genet. Veränderungen verwendet werden.

R. K. MÜLLER. 4210□

Die katalytische Ascorbinsäureoxydation durch Kupferionen und deren Komplexe. V. S. Butt und Mary Hallaway. (Arch. Biochem. Biophysics **92.** 24—32. Jan. 1961. Oxford, Univ., Dep. of Botany.) (Engl.)

Es wurde der Einfl. von verschiedenen Komplexbildnern auf die durch Cu-Ionen katalysierte Oxydation (O) von *Ascorbinsäure* (I) untersucht. Die Best. von I erfolgte durch Titration mit 2.6-Dichlorphenolindophenol unter Zusatz von 5% Metaphosphorsäure. Vorab wurde die O von I in Abhängigkeit vom pH-Wert von der Konz. der Rk.-Komponenten u. von verschiedenen Puffern (pH 5,5), wie $CH_3COOH-CH_3COONa$, $H_3PO_4-Na_2HPO_4$, $KH_2PO_4-Na_2HPO_4$, Citronensäure—Na_2HPO_4, Citronensäure—NaOH u. Phthalsäure—KOH bestimmt. Eine vollständige Hemmung der O von I wurde durch *Äthylendiamintetraessigsäure* u. *Diäthyldithiocarbamat* erzielt. *8-Hydroxychinolin* u. *7-Jod-8-hydroxychinolin-5-sulfonsäure* wirkten etwas schwächer. Chinaldinsäure, 2.2'-Dipyridyl u. 1.10-Phenanthrolin beeinflußten die O von I nur geringfügig u. nur in hoher Konzentration. Die durch ein Gemisch von 95% CO u. 5% O_2 bewirkte vollständige Hemmung der O von I war auch durch Licht-Einw. nicht reversibel. Auch Thioharnstoff (II) inhibiert die O, jedoch wird II bei der Rk. zerstört. Durch NaCN oder NaN_3 erfolgt in hoher Verdünnung eine Aktivierung in geringer Verdünnung eine Hemmung der O von I.

R. STRUFE. 4210

Der Abbau von Cholesterin in vitro. 2. Mitt. **Weitere Untersuchungen der Oxydation von Cholesterin durch Mitochondrien der Rattenleber.** M. W. Whitehouse, E. Staple und S. Gurin. (J. biol. Chemistry **236.** 68—72. Jan. 1961. Philadelphia, Pa., Univ. of Pennsylvania, School of Med., Dep. of Biochem.) (Engl.) — 1. vgl. C. **1960.** 4881.

Unterss. mit $^{14}C_{(26)}$-*Cholesterin* ergaben, daß Rattenlebermitochondrien $C_{(25)}$, $C_{(26)}$ u. $C_{(27)}$ der *Cholesterin* (I)-Seitenkette zu CO_2 oxydieren können. *Red. Triphosphopyridinnucleotid* (*TPNH*), Fe^{3+} u. lösl. Cofaktoren aus gekochten zellfreien Extrakten aus Leber, Testes, Ovarien, Nebennierenrinden, Placenten u. Milz stimulieren die Oxydation. Unter den Abbau-Prodd. wurde auch *Aceton* gefunden, dessen CH_3 aus der endständigen Methylgruppe des I stammen muß, während $C_{(25)}$ zur Carbonylgruppe umgewandelt wird. Die Inkubation wurde bei 37° in Ggw. von Mitochondrien aus 2 γ feuchten Leberschnitten, 2000 Einheiten Penicillin G, 1 mg Streptomycinsulfat, 25 mg Adenosintriphosphat als Dinatriumsalz, 4 mg Diphosphopyridinnucleotid, 5 mg Adenosinmonophosphat u. 10 mg $Mg(NO_3)_2 \cdot 6\, H_2O$ u. entweder 75 μMol Trinatriumcitrat ($\cdot 2\, H_2O$) oder 75 μMol Tris-1-malat in Tris-HCl-Puffer, pH 8,5, Gesamtvol. 12 ml, durchgeführt.

U. LASCHET. 4210□

Der Abbau von Cholesterin in vitro. 3. Mitt. **Die Oxydation von 3α.7α.12α-Trihydroxykoprostan, 3α.7α.12α-Trihydroxy-24-ketokoprostan und 3α.7α.12α.24ξ-Tetrahydroxykoprostan durch Rattenlebermitochondrien.** M. W. Whitehouse, E. Staple und S. Gurin. (J. biol. Chemistry **236.** 73. Jan. 1961. Philadelphia, Pa., Univ. of Pennsylvania, School of Med., Dep. of Biochem.) (Engl.) — 2. vgl. vorst. Referat.

Unterss. mit $^{14}C_{(26)}$-*Koprostan-3α.7α.12α-triol* (I), $^{14}C_{(26)}$-*Koprostan-3α.7α.12α-triol-24-on* (II) u. $^{14}C_{(26)}$-*Koprostan-3α.7α.12α.24ξ-tetrol* (III) ergaben, daß Rattenlebermitochondrien I leicht, II u. III in geringerem Umfang oxydieren. Gleichzeitige Inkubation dieser Verbb. mit *Cholesterin* (IV) weist darauf hin, daß der I-Stoffwechsel an die Umwandlung von IV zu *Gallensäure* gekoppelt oder von ihr abhängig ist. I wird nur von Rattenleber u. Milz oxydiert. Für die optimale Oxydation wurden Triphosphopyridinnucleotid, Adenosintriphosphat, Diphosphopyridinnucleotid u. Glutathion sowie unbekannte Cofaktoren (möglicherweise *Cohydroxylasen*) aus dem gekochten, partikelfreien Überstand des Leberhomogenats benötigt. Citrat, Malat u. Serumalbumin haben keinen wesentlichen Einfluß. U. LASCHET. 4210□

Die Isolierung und einige enzymatische Aktivitäten von Muskelzellmembranen. D. L. McCollester und P. J. Randle. (Biochem. J. **78**. 27P. März 1961. Univ. of Cambridge, Dep. of Biochem.) (Engl.)

Gewebehomogenate paravertebraler Rattenmuskeln in 0,8% $CaCl_2$ wurden mehrfach mit 0,025m NaCl u. 2,5 mm Histidin, 2-Amino-2-hydroxymethylpropandiol-(1.3)-puffer (pH 6,8) gewaschen u. bei 37° mit der Wasch-Fl. unter Zusatz von 5 mm $MgCl_2$ inkubiert, erneut gewaschen u. nach dem Zentrifugieren in stark verd. NaOH resuspendiert. In dem Homogenat wurden folgende Fermente nachgewiesen: *Hexokinase*, *Aldolase*, *Phosphofruktokinase*, *Phosphorylase* u. *Adenosintriphosphatase*.
R. STRUFE. 4210

Histochemische Untersuchungen über die Schmeißfliege Phormia regina (Meigen). 2. Mitt. **Verteilung von Phosphatasen, Dehydrogenasen und Cytochromoxydase während der Larven- und Puppenstadien.** Barbara Stay. (J. Morphology **105**. 457—93. Nov. 1959.) (Engl.) — I. vgl. C. **1962**. 9400.

Die *saure* u. *alkal. Phosphatase* (I) wurde sowohl nach GOMORI als auch nach der Azofärbungs-Meth. von SELIGMAN u. MANHEIMER nachgewiesen. Die *Cytochromoxydase* (II) wurde mit NADI-Reagens lokalisiert u. die *Dehydrogenase* (III)-Aktivität durch Red. von Neotetrazoliumchlorid. Es wird das Auftreten von I, II u. III in den gleichen Geweben, wie in l. c. eingehend beschrieben u. diskutiert. — 28 Abbildungen.
P. SCHWERDTFEGER. 4210□

Chemisch bedingte Wachstumshemmung trotz unterschiedlicher Beeinflussung der Aktivitäten von Kathepsin und saurer Phosphatase in Schwanzregeneraten von Xenopuslarven. H. P. von Hahn, Brigitte Niehus, Adolf Scholl und F. E. Lehmann. (Naturwissenschaften **48**. 386—87. 1. Mai-H. 1961. Bern, Univ., Zool. Inst.) (Dt.)

Angesichts der unterschiedlichen Beeinflussung der *Kathepsin* (I)-Aktivität in Schwanzspitzenregeneraten von Xenopuslarven durch Morphostatica wurde die, in normalen Schwanzregeneraten ähnlich wie I wirkende *saure Phosphatase* (II) unter dem Einfl. chem. Hemmstoffe untersucht. Dazu wurden amputierte Larven ständig in Lsgg. von *4-Amino-6-methylheptanon-(3)* (*E 9*; **III**) oder *1.2-Dihydro-3-methyl-7(6)-äthoxychinoxalon-(2)* (*Ciba 3576*, **IV**) gehalten. Durch **III** wurde eine Erhöhung der **II**-Aktivität in allen Gewebestücken der behandelten Tiere hervorgerufen, in den Regeneraten ist sie sogar um 500% nach 20 Tagen gesteigert, es handelt sich um eine langfristige Aktivierung von **II** durch **III**, die sich bes. in den gehemmten Regeneraten auswirkt, wo **III** zugleich eine bes. morphostat. Wrkg. entfaltet. Die **IV**-Behandlung bietet dagegen ein Modell für einen morphostat. Mechanismus, der ohne verstärkte Spaltung von Phosphorsäureestern im sauren Bereich im Regenerat auftritt (keine Veränderung der **II**-Aktivität). **III** u. **IV** unterscheiden sich also nicht nur in ihrer Wrkg. auf **I** (vgl. VON HAHN u. Mitarbeiter, C. **1959**. 4187), sondern auch in derjenigen gegenüber **II**; beide Hemmstoffe sind außerdem nicht antimitot., während das morphostat. u. antimitot. *Colchicin* die **II**-Aktivität in der Regeneration von Xenopus ebenso wie die **I**-Aktivität nicht beeinflußt (unpublizierter Befund). Es ist demnach im Prinzip möglich, durch verschiedene Wirkstofftypen verschiedenartige enzymat. Komponenten des morpholog. Stoffwechselpotentials stark zu verändern u. dadurch jeweils die Gesamtaktivität des morpholog. Stoffwechselpotentials wesentlich zu red. u. die Regeneration scheinbar gleichsinnig zu hemmen. U. TAUSENDFREUND. 4210□

E_3. Mikrobiologie. Bakteriologie. Immunologie

Eine Schnellmethode zur Bestimmung von Tritium in Bakterienzellen. Edward L. Alpen und H. George Mandel. (Biochim. biophysica Acta [Amsterdam] **43**. 317—21. 23/9. 1960. Washington, D.C., George Washington Univ., School of Med. Dep. of Pharmacol.) (Engl.)

Kulturen von *Bacillus cereus* in einem Caseinhydrolysat u. Nährsalze enthaltendem Medium wurden mit [^{3}H]-Thymidin (I) bzw. [^{3}H]-Diaminopimelinsäure (II) inkubiert. Nach verschiedenen Zeiten entnahm man Proben u. bestimmte das Zellwachstum durch Trübungsmessung bei 540 mμ. Anschließend wurden die Proben mit 10%ig. Trichloressigsäure enteiweißt, durch ein Kollodiummembranfilter filtriert u. mit 1%ig. Trichloressigsäure nachgewaschen. Die die gesamte Radioaktivität enthaltenden Filter verwendete man zur Aktivitätsmessung in Zählkammern. Durch Papierchromatographie (70% Isopropanol gesätt. mit NH_3) wurde nachgewiesen, daß I zur Synth. des Thymins verwertet wird. Auch II wurde in die Bakterienzellen eingebaut. R. STRUFE. 4300

Über den Einfluß verschiedener Kohlenhydratquellen und der osmotischen Verhältnisse auf die Strahlenempfindlichkeit der Zellen von Saccharomyces cerevisiae. Etta Greve. (Z. Naturforsch. **16 b.** 589—94. Sept. 1961. Freiburg i.B., Univ., Forstbotan. Inst.) (Dt.)

Kurzfristiger oder langfristiger Glucosemangel im Nährmedium erhöht die Empfindlichkeit von *Saccharomyces cerevisiae* gegenüber Röntgenstrahlen. Vff. untersuchten die verschiedenen möglichen Ursachen dieser Erscheinung in einem Bierwürzmedium mit unterschiedlicher Kohlenhydratquelle bzw. einem synthet. Medium. Die erhöhte Strahlenempfindlichkeit ist auf die sinkenden osmot. Werte u. die Verdünnung eines in der Bierwürze vorhandenen Strahlenschutzfaktors zurückzuführen.

ST. TANNEBERGER. 4300□

Das Vorkommen von Morpholin im Dampf und seine Lösung während des Autoklavierens. George E. Gifford. (J. Bacteriol. **80.** 278—79. Aug. 1960. Gainesville, Fla., Univ. of Florida, Coll. of Med., Dep. of Microbiol.) (Engl.)

Im Zusammenhang mit Schwierigkeiten bei der Kultivierung von HeLa-Zellen durch autoklavierte Komponenten des Mediums wurde die Toxizität von *Morpholin* (I), das teilweise als Wasserzusatz im Autoklavendampf enthalten ist, untersucht. Unterhalb pH 6,3 wurden nur Spuren von I in autoklaviertem W. gefunden. Konzz. bis zu 1% I wurden ohne Wachstumshemmung von *Neisseria catarrhalis, Corynebacterium diphtheriae, Bacillus subtilis, Staphylococcus aureus* u. *Escherichia coli* vertragen. Die intraperitoneale DL_{50} für Mäuse wurde bei 10 mg I/33 g Gew. gefunden. I scheidet damit als tox. Faktor des Autoklavendampfes in diesem Sinne aus. J. BOELTER. 4300□

Zur Frage der Aminosäuren in Fermentationsböden. 1. Mitt. Identifizierung der γ-Aminobuttersäure im Maisquellwasser. J. Zelinka und M. Hudec. (Chem. Zvesti **12.** 620—26. Okt. 1958. Bolerâz, Slov. škrobární, n. p.) (Slowak.)

In Maisquellwasser wird *γ-Aminobuttersäure* (I) durch Papierelektrophorese isoliert u. durch ein- u. zweidimensionale Papierchromatographie mit Butanol–Essigsäure–W. u. Phenol–W. u. durch Elektrochromatographie quant. zu 2—2,5% der Trockensubstanz bestimmt. Neben I sind bisher folgende Aminosäuren in Maisquellwasser nachgewiesen worden: Cystin, Asparaginsäure, Arginin, Histidin, Lysin, Glutaminsäure, Glycin, Threonin, Alanin, Prolin, Valin, Methionin, Phenylalanin, Leucin u. Isoleucin.

R. K. MÜLLER. 4310□

Die Isolierung eines Phosphatidylglycerins und eines Glykolipids aus den Zellen von Micrococcus lysodeikticus. M. G. Macfarlane. (Biochem. J. **80.** 45P. Sept. 1961. London, Lister Inst. of Prevent. Med.) (Engl.)

Lipide von *M. lysodeikticus* wurden an einer Kieselsäurekolonne chromatograph. aufgetrennt. Es wurden eine *Diphosphatidylglycerin*-Fraktion, eine Glykolipidfraktion (a) mit einem Verhältnis Fettsäureester:Kohlenhydrate:P von 5,7:3,2:1,0; ferner eine *Phosphatidylglycerinlipid*-Fraktion (b) mit einem entsprechenden Verhältnis von 1,9:0,1:1,0 u. eine prakt. aus reinem *Phosphatidylinosit* bestehende Fraktion mit meist verzweigten C_{15}-Säuren erhalten. a ergab nach Hydrolyse *Glycerin* u. *Mannose*, wobei letztere in 2-, 3- oder 4-Stellung nicht acyliert war. Die Fettsäuren waren hauptsächlich anteiso- u. iso-$C_{(15)}$-Fettsäuren. Die Verseifung von b ergab ein von *Glycerophosphat* u. *Diphosphatidylylycerin* verschiedenes *Phosphatidylglycerin*, das bei Oxydation mit Perjodat 2,1 Mole Formaldehyd ergab. J. BOELTER. 4315□

Isolierung von Lysozym-löslichen Mucopeptiden aus den Zellwänden von Escherichia coli. J. Mandelstam. (Nature [London] **189.** 855—56. 11/3. 1961. London, Mill Hill, Nat. Inst. for Med. Res.) (Engl.)

Die E. coli-Zellen wurden in einem Disintegrator aufgeschlossen, das Zellwandmaterial durch Sedimentation bei 10000·*g* isoliert u. zur Zerstörung lyt. Enzyme 30 Min. auf 100° erhitzt. Das Präzipitat wird mit A./Ae. (3:1) behandelt u. der Rückstand nach Lufttrocknung zur Red. u. Alkylierung von Protein–Disulfid-Brücken mit Harnstoff unter Zusatz von Mercaptoäthanol behandelt. Nach mehreren Std. wird mit überschüssiger Jodessigsäure versetzt, mit Pepsin/HCl inkubiert u. mit 90%ig. Ameisensäure sowie mit 90%ig. Phenol gewaschen. Nach Extraktion mit Kupferäthylendiamin, danach mit 0,05n HCl sind alle Proteine u. Polysaccharide entfernt. Nach Trocknung mit Aceton u. Ae. hinterbleibt ein *Mucopeptid* (MP)-Trockenpulver, das ca. 1% der Bakterienmasse entspricht u. das folgende Hauptkomponenten enthält: Diaminopimelinsäure, Lysin, Serin, Glutaminsäure, Alanin, Glucosamin u. Muramsäure. Die Zus. der Mucopeptide aus 5 verschiedenen Stämmen von E. coli war gleich. Alle MP enthalten einen Inhibitor für Lysozym. R. STRUFE. 4315

Nachweis von Gibberellsäure in Azotobacterkulturen. V. Vančura. (Nature [London] **192.** 88—89. 7/10. 1961. Prague, Czechosl. Acad. of Sci., Inst. of Biol., Dep. of Microbiol.) (Engl.)

dem Abbau von **II** zu **III**, **IV** oder **V** gekoppelt sein. Die Möglichkeit einer Mutation konnte ausgeschlossen werden. Die genaue antagonist. Wrkg. von **II** ist noch unbekannt. J. BOELTER. 4330 □

Untersuchungen über die kollaterale Empfindlichkeit oder Kreuzresistenz bei bakteriellen Mutanten, die gegen Amethopterin oder Purinanaloge resistent sind. Robert Guthrie, Maude E. Loebeck, Marilyn J. Hillman und Franiszek Zgorzynski. (Cancer Res. **18.** Nr. 8 [Part II] 319—34. Sept. 1958. Buffalo, N.Y., New York State Dep. of Health, Roswell Park Mem. Inst.) (Engl.)

Bei Mutanten von *Escherichia coli* mit Resistenz gegen Purinantagonisten u. Mutanten von *Bacillus subtilis* mit Resistenz gegen *Amethopterin* wurden 176 Verbb., vornehmlich *Pyrimidine*, *Purine*, *Aminosäuren*, *Benzimidazole*, *Malonsäure-Derivv.* u. wenige andere, auf das Vork. von Kreuzresistenz oder kollateraler Empfindlichkeit geprüft. G. KIMMERLE. 4330

Basische Polypeptide. Kálmán Kovács, András Kôtai und István Szabó. (Acta pharmac. hung., Suppl. **31B.** 75—77. Okt. 1961. Budapest, L. Eötvös Univ., Organ. Chem. Inst.) (Ung.)

Vff. haben aus α-Poly-L-glutaminsäure-γ-methylester u. Äthylendiamin ein „*Polyanthin*" genanntes Deriv. hergestellt, welches in Konzz. von 10 μg/ml eine bakteriostat. Wrkg. auf *Staphylococcus*-Stämme u. auf *Bacillus subtilis* ausübt. G. LIGETI. 4330

Zur Darstellung eines bactericiden Serumeiweißes (Properdin). H. Isliker und E. Linder. (Helv. physiol. pharmacol. Acta **14.** Nr. 2. C34—C35. 1956. Bern, Univ., Med.-Chem. Inst.) (Dt.)

Die Rk. von *Properdin* (**I**) mit *Zymosan* (**II**; unlösl. Hefepolysaccharid) erfordert die Ggw. von Mg^{2+} u. ist bei 17° in 1 Std. abgeschlossen. Bei einer Ionenstärke von 0,15 liegt das pH-Optimum bei 5. Das bei pH 5 adsorbierte **I** kann bei pH 7,4 u. 37° freigesetzt werden. Ein für diese Rk. erforderliches unlösl. **II** kann durch Extraktion von Hefemembranen mit Phenol–W. gewonnen werden. Dieses **II** bindet bei 17° **I** u. inaktiviert bei 37° zusätzlich das Komplement. **II** kann durch Laminarin (*1.3-Glucan* aus Algen) ersetzt werden. Der Laminarin–**I**-Komplex kann durch Fällung mit Ba^{2+} von den übrigen Gesamtbestandteilen getrennt werden. **I** ist ein *Euglobulin* mit der elektrophoret. Beweglichkeit eines *γ-Globulins*; die Sedimentations-Konst. beträgt 23—25 S. **II** wird durch Adsorption u. Elution von **I** so verändert, daß es mit neuem **I** nicht mehr reagiert. Nach Ansicht der Vff. besitzt **I** Enzymeigenschaften. Während der Bakteriolyse wird es nicht oder nur unwesentlich verbraucht. P. SCHWERDTFEGER. 4330 □

Über Griseorhodin A, ein neues rotes Antibioticum aus Actinomyceten. W. Treibs und K. Eckardt. (Naturwissenschaften **48.** 430. 1. Juni-H. 1961. Leipzig, Karl-Marx-Univ., Inst. für organ. Chemie; Jena, Inst. für Mikrobiol. der Dtsch. Akad. der Wiss. zu Berlin.) (Dt.)

Aus dem Stamm JA 2640 von *Streptomyces griseus* wird eine neue antibiot. Verb., *Griseorhodin A* (**I**) durch Extrahieren des Mycels mit Dioxan isoliert, die gegen *Bacillus subtilis* (ATCC 6633), *B. globifer* (OH 11), erythromycinresistenten *B. globifer* (EH 11) sowie *Micrococcus pyogenes var. aureus* (SG 511) in einer Konz. von 0,2 γ/ml, gegen *B. mycoides* (SG 756) in einer Konz. von 2,0 γ/ml, nicht jedoch gegen *Escherichia coli mutabile* (SG 458) u. *Mycobacterium* (BCG-Stamm) wirksam ist. Neben **I** werden papierchromatograph. noch 3 rote antibiot. wirksame *Verb. B*, *C* u. *K* sowie 2 unwirksame Komponenten (gelbe bzw. farblose Nadeln) festgestellt. **I** [C 57,10%, H 4,05%, OCH_3 6,10%, F. 282—283° (Zers.), rot, amorph] gibt mit $Na_2S_2O_4$ ein durch Luft zu **I** oxydierbares *Reduktions-Prod.*, ein *Acetyl-Deriv.* (F. 213—215°, orangegelbe Mikrokristalle), *Benzoyl-Deriv.* (F. 215—216°, gelbe Oktaeder) sowie ein *red. Acetyl-Deriv.* (F. 163 bis 166°, hellgelb). Mit HCl/CH_3OH gibt **I** eine *Verb. vom F. 242—245°* (Zers.; rote Nadeln C 56,20%, H 4,15%, OCH_3 8,65; Molgew. 390), die ein *Acetyl-Deriv.* (F. 207 bis 210°, orangegelbe Mikrokristalle), u. ein *red. Acetyl-Deriv.* (F. 157—160°, hellgelb) liefert. — UV-Spektrum vgl. Original. F. HELLER. 4340 □

Der Schutzmechanismus von Sterinen gegen Polyen-Antibiotica. J. O. Lampen, Peter M. Arnow und Robert S. Safferman. (J. Bacteriol. **80.** 200—06. Aug. 1960. New Brunswick, N.J., Rutgers State Univ., Inst. of Microbiol.) (Engl.)

Die zur Hemmung des Wachstums von *Saccharomyces cerevisiae* notwendigen Konzz. von Polyenantibioticis, vor allem *Antimycoin* (**I**) u. *Filipin* (**II**), weniger *Nystatin* (**III**), wurden in Ggw. von Sterinen erhöht. Der Zusatz von *Cholesterin* (**IV**) zu durch **I** u. **III** gehemmten Kulturen bewirkte ein Wachstum nach einer Verzögerungsperiode. Die Sterine red. die effektive Konz. der Antibiotica. **IV** sowie *Ergosterin* (**V**) verhinderten nur die weitere Einw. der Antibiotica; eine vorhandene Hemmung wurde nicht beeinflußt. Kulturen von S. cerevisiae mit hohem u. niedrigem **IV**-Geh. nahmen etwa gleiche

Mengen **III** auf, so daß eine Stoffwechselbeziehung zwischen Sterin u. Antibioticum wenig wahrscheinlich ist. Die Abschwächung der Absorptionsspektren der Antibiotica nach Zusatz von **IV**, **V**, *Cholesterinacetat*, *Testosteron*, *Progesteron*, *Δ^4-Cholestenon* u. *Cortison* lassen eine Abnahme der Löslichkeit der Antibiotica möglich erscheinen. Zusatz von *Isopropanol* (Erhöhung der Löslichkeit) stellte das ursprüngliche Spektrum wieder her, so daß eine Zerstörung der Antibiotica ausgeschlossen werden kann. **IV** u. **V** erwiesen sich in der Hemmung der Antibiotica am wirksamsten.
J. BOELTER. 4340□

Reinigung von Tetanus-Toxoiden durch Trichloressigsäure in zwei Schritten. Margaret Surján. (Pathol. et Microbiol. [Basel] **23.** 201—04. 1960. Budapest, State Inst. of Hyg.) (Engl.)

Aus den in Cellophanschläuchen mit pept.-trypt.-erept. Rinderherzhydrolysat gebildeten *Toxinen* wurden Rohtoxoide (RT) hergestellt u. durch Fällung mit Trichloressigsäure (**I**) in zwei Stufen gereinigt: 1. Fällung: 100 ml des RT wurden mit 2n **I** auf pH 5,8—5,6 unter Rühren gebracht u. bei 4500 U/min (1/2 Std.) zentrifugiert. Der Nd. wurde verworfen, aus der überstehenden Fl. wurde das *Toxoid* durch Zugabe von 2n **I** bis zum pH 4,6 unter Rühren zugegeben, der Nd. in Phosphatpuffer (pH 8) gelöst u. mit physiolog. NaCl-Lsg. auf die gewünschte Konz. gebracht. Die Toxoide enthalten 2100—2800 Lf/mg Protein-N. Ausbeute 83—95%. S. VIERKÖTTER. 4370□

Untersuchung der Euglobuline I (1) der „antibakteriellen" Pferdeimmunseren. Fraktionierung an Säulen von Diäthylaminoäthylcellulose und Nachweis der immunochemischen Identität zwischen verschiedenen so erhaltenen Fraktionen. G. Sandor und J. Pelmont. (C. R. Séances Soc. Biol. Filiales **155.** 719—22. 1961. Paris, Inst. Pasteur, Serv. des Virus et Serv. de Chim. Phys. des Protéides.) (Franz.)

Das Antimeningokokken-Pferdeserum wird mit m/500 Na_2HPO_4 1 : 5 verdünnt u. zur Fällung der *Euglobuline I* (1) (**I**) auf pH 8 eingestellt. Der gewaschene **I**-Nd. wird in konz. Phosphatpuffer pH 8 gelöst, auf 0,03m verd. u. an einer Säule von Diäthylaminoäthylcellulose unter Gradientenelution (0,03m Phosphatpuffer, pH 8 → 0,2m Phosphatpuffer, pH 5) chromatographiert. Die beiden auftretenden Hauptfraktionen wurden durch erneute Chromatographie gereinigt. Die 1. Komponente verhält sich in der Ultrazentrifuge wie Pferde-γ-globulin. Die 2. Komponente besteht zu 85% aus einem Gemisch der Makroglobuline 14,2 S u. 22 S, während die restlichen 15% der 1. Komponente entsprechen. Der immunochem. Vgl. der beiden **I**-Komponenten durch Agardiffusion nach OUCHTERLONY zeigt, daß beide Komponenten immunolog. ident. u. von dem normalen Pferde-γ-globulin verschieden sind. P. SCHWERDTFEGER. 4370□

^{14}C-markiertes Diphtherietoxin. J. Horodko, L. Kornacka, B. Mikiewicz und K. Zakrzewski. (Bull. Acad. polon. Sci., Sér. Sci. biol. **7.** 87—89. 1959. Warsaw, Inst. of Haematol., Dep. of Biochem.) (Engl.)

Diphtherietoxin wurde durch Züchtung von C. diphtheriae in einem $^{14}C_{(1)}$-Glycinhaltigen Medium mit ^{14}C markiert. H.-G. FLOSS. 4370□

Einfluß von p-Fluorphenylalanin auf die Produktion von Virusribonucleinsäure und auf die Verwertbarkeit des Virusproteins bei der Vermehrung des Geflügelpestvirus. Christoph Scholtissek und Rudolf Rott. (Nature [London] **191.** 1023—24. 2/9. 1961. Tübingen, MPI für Virusforsch.) (Engl.)

Gewebekulturen wurden mit Geflügelpestvirus (GV) infiziert u. in Ggw. von ^{32}*P* u. *p-Fluorphenylalanin* (**I**) inkubiert. Die neugebildete *^{32}P-Ribonucleinsäure* (**II**) wurde mit *Ribonuclease* abgebaut u. die Veränderungen des Verhältnisses: *Cytidinmonophosphat/Oligonucleotide* verfolgt. Wird **I** unmittelbar nach der Infektion zugesetzt, so weist die **II** keine Unterschiede gegenüber normaler Zell-**II** auf, jedoch wird kein s-Antigen (**III**) gebildet. Wird **I** jedoch erst 2 Std. nach der Infektion zugefügt, so verschiebt sich das Oligonucleotidmuster zur Seite der Virus-**II** u. **III** wird normal gebildet. Vff. schließen, daß ein „early protein" für die spezif. **II**-Synth. erforderlich ist, dessen Bldg. durch **I** verändert werden kann. Ist jedoch zunächst normales „early protein" gebildet worden, so vermag **I** weder die Bldg. von **II**, noch von **III** zu hemmen. Verss. mit *^{14}C-Leucin* zeigen, daß **III**, das in Ggw. von **I** gebildet wurde, wohl serolog. als **III** reagiert, jedoch nicht in das intakte Virus eingebaut wird. P. SCHWERDTFEGER. 4374□

Die Entwicklung von Wirtsbereichsmutanten durch die Wechselwirkung zweier nah verwandter, temperierter Phagen bei Corynebacterium diphtheriae. Motoichi Hatano und Masami Kurokawa. (J. Bacteriol. **80.** 154—63. Aug. 1960. Tokyo, Nat. Inst. of Health; Chiba, Chiba Univ., School of Med., Dep. of Bacteriol.) (Engl.)

Vff. berichten über eine Wirtsbereichsmutante k des von ihnen neulich [vgl. J. Japan. Microbiol. **3.** [1959.] 301) isolierten temperierten Diphtherie-Phagen $\varkappa$]. Diese wird verglichen mit der Wirtsbereichsmutante b von dem Diphtherie-Phagen β, der zu $\varkappa$ nahe Verwandtschaft zeigt. k wurde entdeckt u. wird am besten erhalten bei Infektions- oder Superinfektions-Verss. (im letzten Fall neben anderen, unbekannten lysogenen Stämmen) mit Mischungen aus den Phagen β u. $\varkappa$ mit den lysogenen Stämmen C 4 (β), C 4 ($\varkappa$), C 4 (b) u. C 4 (k) bzw. den nichtlysogenen Stämmen C 4 u. D 41, wobei UV-Bestrahlung der lysogenen Stämme die Ausbeute erhöht. b kann jedoch — mit Ausnahme des Falles β + C 4 — auf diese Weise nicht erhalten werden. $\varkappa$ u. k verhalten sich ähnlich β u. b bzgl. UV- u. Hitze-Einw., Morphologie, Serologie u. Lysis. Entstehungsmechanismen für k werden vorgeschlagen. J. BOELTER. 4374 □

E$_4$. Pflanzenchemie. Pflanzenphysiologie. Pflanzenpathologie

Wirkung wasserabweisender Filme aus Organosiliciumverbindungen auf den Vegetationscyclus und auf die Widerstandsfähigkeit der Pflanzen gegen Austrocknen. Anwendung im Anbau. Pierre-Marcel Durquéty und Pierre Magimel. (C. R. hebd. Séances Acad. Sci. **245.** 723—25. 5/8. 1957. Bordeaux, Fac. de Méd., Labor. d'Hygiene, Pont-de-la-Maye, Gironde, Station de Recherches Viticoles, I.N.R.A.) (Franz.)

Nicht-phytotox. Filme aus *Dimethylpolysiloxanen* u. *Methylsiliconaten*, welche auf die Oberfläche von Pflanzenteilen gebracht werden, verlangsamen die Transpiration. Dies wird im Labor. autoradiograph. am Übergang von ^{131}J sowie hygrophotometr. am Feuchtigkeitsübergang festgestellt. Praxis-Verss. an Knospen von *Vitis vinifera* u. an Blättern u. Blüten bestätigen die Verlängerung des Vegetationscyclus u. eine erhöhte Resistenz gegen Austrocknen. M. HAGEDORN. 4400 □

Abtrennung und Charakterisierung von Glutaminsäure-γ-[p-hydroxyanilid] aus Agaricus hortensis. J. Jadot, J. Casimir und M. Renard. (Biochim. biophysica Acta [Amsterdam] **43.** 322—28. 23/9. 1960. Lab. de Chim. Générale et Organ., Univ. de Liège et Inst. Agron. de l'État à Gembloux, Belgien.) (Franz.)

Homogenate des Pilzes *Agaricus hortensis* (A.h.) wurden mit A. extrahiert, die Auszüge zur Trockne eingedampft u. an mit Essigsäure behandelte Aktivkohle adsorbiert. Nach Elution mit 25%ig. CH_3COOH unter Zusatz von 5% Phenol (PH) wurde nach Extraktion des PH mit Ae. an Amberlite IR-120 adsorbiert. Aus dem mit NH_3 erhaltenen Eluat isolierte man Glutaminsäure-γ-[p-hydroxyanilid] (I), bei dessen Hydrolyse mit 6nHCl Glutaminsäure u. p-Aminophenol (II) entstanden.

Versuche: L(+)-*Glutaminsäure-γ-[p-hydroxyanilid]*, $C_{11}H_{14}N_2O_4$, F. 228° durch Erhitzen eines äquimol. Gemisches (30%ig.) wss. Lsg. von p-Aminophenol u. Pyrrolidon-(2)-carbonsäure)-(5) im geschlossenen Rohr 10 Std. lang auf 115°. IR-Spektrum abgebildet. — *Pyrrolidon-(2)-carbonsäure-(5)-p-hydroxyanilid*, $C_{11}H_{12}N_2O_3$, F. 285°, ähnlich wie vorst., jedoch unter N_2 auf 190° erhitzen, nach dem Schmelzen noch 20 Min. bei 160° halten. R. STRUFE. 4420

Papierelektrophorese von Proteinen unter Erhaltung ihres Lokalisationsmusters im Gewebe. Zh. A. Medvedev. (Nature [London] **191.** 1021—22. 2/9. 1961. Moskow, Timiriazev Agric. Acad., Dep. of Agrochem. and Biochem.) (Engl.)

Es werden zunächst Abdrucke von Blättern (oder tier. Geweben) auf Fließpapier hergestellt, diese dann in eine durch vielfache Faltung eines Fließpapierstreifens (oder aus einer Vielzahl von Fließpapierstreifen) erhaltene Elektrophoresesäule, die durch ein Gewicht zusammengehalten wird, eingeschoben u. einer vertikalen Elektrophorese (2 Std. bei 40 V/cm) unterworfen. Nach dem Entfalten, Trocknen u. Anfärben des Pherogramms lassen sich *Protein*-Fraktionen sowohl auf Grund ihrer topograph. Lage als auch ihrer Wanderungs-Geschw. unterscheiden. Die Meth. wird am Beispiel eines Bohnenblattes demonstriert. P. SCHWERDTFEGER. 4420 □

Phospholipide aus isoliertem Weizenkleber. C. B. Coulson und Elspeth A. Somerville. (Biochem. J. **80.** 45P—46P. Sept. 1961. Inveresk, Midlothian, Arthur D. Little Res. Inst.) (Engl.)

Weizenkleber wurde in Chlf.-Methanol bzw. wassergesätt. Butanol macerisiert (Aceton oder CCl_4 waren nicht geeignet) u. der Extrakt chromatograph. an mit Kieselsäure getränktem Papier aufgetrennt (Anfärbung mit Rhodamin 3 GO), wobei mit beiden Lsgm. 13 nicht ident. Komponenten erhalten wurden. Eine Geh.-Best. der *Phospholipide* (I) war durch Anwendung der Kolonnenchromatographie in den Eluaten möglich, wobei über einen weiten Bereich eine lineare Beziehung zwischen dem I-Geh. der Lsg. u. der Färbung bestand, wenn zuvor eine standardisierte Menge Rhodamin 3 GO zugesetzt wurde. Vorheriges Waschen des Klebers mit 2 n NaCl-Lsg. entfernte nur die Lipide mit sehr kleinen R_F-Werten. Es konnten I-Mengen bis zu 0,25 mg/ml herab nachgewiesen werden. J. BOELTER. 4420 □

Die Stärkegelelektrophorese von isoliertem Weizenkleber. C. B. Coulson und A. K. Sim. (Biochem. J. **80.** 46 P—47 P. Sept. 1961. Inveresk, Midlothian, Arthur D. Little Res. Inst.) (Engl.) — Vgl. vorst. Referat.

Der Essigsäure (I)-Extrakt von mit Butanol u. Pyrophosphat-Lsg. (II) gewaschenem Weizenmehl wurde durch Chromatographie an Carboxymethylcellulose in 6 Komponenten aufgetrennt. Die Stärkegelelektrophorese des II-Extraktes ergab nur die teilweise Extraktion einiger Verbb. durch II. Aufbewahren der I-Lsg. (0,1 n an I) mehrere Tage bei 4° ändert die einzelnen Kleberfraktionen unter Bldg. schneller wandernder Verbb., was mit einer Proteindissoziation, evtl. Bldg. von genet. Proteineinheiten, erklärt werden könnte. Kurzes Erhitzen der I-Lsg. ändert weder die Löslichkeit noch die elektrophoret. Beweglichkeit. J. BOELTER. 4420□

Kondensierte Tannine. 7. Mitt. Isolierung von (—)-7.3′.4′-Trihydroxyflavanol-(3) [(—)-Fisetinidol], einem natürlich vorkommenden Catechin, aus dem Black-Wattle Kernholz. D. G. Roux und E. Paulus. (Biochem. J. **78.** 120—23. Jan. 1961. Grahamstown, South Africa, Rhodes Univ., Leather Ind. Res. Inst.) (Engl.) — 6. vgl. C. **1961.** 7270.

Aus dem Äthylacetat-Extrakt des Kernholzes von *Acacia mollissima* (50jährige Bäume) wurden die Tannine mit Chlf. gefällt, der Nd. abgetrennt, das Filtrat im Vakuum eingedampft, die Wachse mit PAe. extrahiert u. die Flavonoide (40 g) durch 160 stufige Gegenstromverteilung (W./sek.-Butanol/Bzn.; 5 : 3 : 2) u. Papierchromatographie (2%ig. Essigsäure, aufsteigend an WHATMAN Nr. 3.) getrennt. Isoliert wurden *Mollisacacidin* (I), (+)-*Fustin* u. (—)-*Fisetinidol* (II), das durch Rkk. u. direkten Vgl. mit authent. II identifiziert wurde. Der Geh. an II nimmt im Stamm von außen nach innen ab, jedoch sind die Werte sehr verschieden. Die biogenet. Beziehungen von II werden besprochen.

Versuche: (+)-*Mollisacacidin* (I), aus dem Kernholzextrakt, R_F 0,57; 0,7 g (Ausbeute). — (+)-*Fustin*, F. 209—211°, neben I; 1,7 g; R_F 0,43. — (—)-*Fisetinidol* (II), $C_{15}H_{14}O_5$, F. 211—214°, a) neben I; $[\alpha]_D^{25}$ —8,6 ± 0,5° (c = 0,7; Aceton/W., 1 : 1); aus W. blaßgelbe Kristalle; 0,163 g; b) aus 550 mg I u. H_2/Pd in Dioxan; $[\alpha]_D^{23}$ —8,8 ± 0,8° (c = 1,1; Aceton/W., 1 : 1); 300 mg; R_F 0,50. *Tetraacetyl-Deriv.*, $C_{23}H_{22}O_9$, F. 50—60°, aus II u. Acetanhydrid/Pyridin bei Raum-Temp. (24 Std.); $[\alpha]_D^{23}$ +0,9 ± 0,2° (c = 1,1; Tetrachloräthan). — *Tri-O-methyl-(—)-fisetinidol*, $C_{18}H_{20}O_5$, F. 121—123°, aus II nach a) u. CH_2N_2 in Ae.–CH_3OH bei —5° (24 Std.); $[\alpha]_D^{25}$ —32,9 ± 0,6° (c = 0,8; Tetrachloräthan); b) ebenso aus 400 mg II nach b); $[\alpha]_D^{23}$ —32,1 ± 0,7 (c = 1,2; Tetrachloräthan); aus A. Nadeln; 260 mg. *Acetyl-Deriv.*, $C_{20}H_{22}O_6$, F. 95—97°, aus A. Nadeln; $[\alpha]_D^{23}$ —19,1 ± 1,5° (c = 0,6; Tetrachloräthan). F. HELLER. 4420□

Isolierung eines neuen Herzglykosids aus den Blättern des gemeinen Maiglöckchens (Convallaria majalis L.). Dobroslav Šikl. (Chem. Zvesti **12.** 606—12. Okt. 1958. Bratislava, Slov. akad. vied, Chem. úst., Odd. farm. chém. a biochém.) (Slowak.)

Aus getrockneten Blättern von Maiglöckchen wird neben Convallatoxin u. Convallatoxol ein neues herzwirksames krist. „*Glykosid B 3*" isoliert, F. 187—190° (Methanol-Ae. 1 : 1), $[\alpha]_D^{23}$ = —13,3 ± 2° (c = 0,976, Methanol), R_F = 0,54 mit Isoamylalkohol u. W. als beweglicher Phase, WHATMAN-Papier Nr. 1. R. K. MÜLLER. 4420□

Alkaloide der gemeinen Schachbrettblume Fritillaria meleagris L. Š. Bauer, L. Masler, Š. Országh, J. Mokrý und J. Tomko. (Chem. Zvesti **12.** 584—86. Okt. 1958. Bratislava, Slov. akad. vied, Chem. úst., Odd. farm. chém. a biochém.) (Slowak.)

In einem methanol. Extrakt der Zwiebeln von *Fritillaria meleagris L.* wird neben *Imperialin*, F. 264°, $[\alpha]_D^{26}$ = —37,2° (c = 0,867, A.), das papierchromatograph. identifiziert wird, noch ein *nicht identifiziertes Alkaloid A*, F. 156—158°, isoliert. R. K. MÜLLER. 4420□

Steroid-Sapogenin-Biosynthese durch Homogenate aus Dioscorea-Knollen. Bruce Roark und M. P. Morris. (J. Agric. Univ. Puerto Rico **45.** 119—20. April 1961. Mayagüez, P.R., Federal Exp. Stat.) (Engl.)

Vff. erhielten höchste Ausbeute an *Sapogeninen*, wenn *Dioscorea-floribunda*-Knollen mit gleichem Vol. W. homogenisiert u. sofort mit 2 n HCl hydrolysiert wurden. Eine Fermentation über längere Zeit ist unnötig. Durch Zugabe von $^{14}C_{(1)}$-Acetat zu Homogenaten u. Inkubation über Nacht konnten markierte *Sapogenine* gewonnen werden. P. GREGORZEWSKI. 4420□

Fermentationswirkung auf den Diosgenin-Gehalt der Dioscorea-Knollen. B. Roark, H. Cruzado, H. Delpin und M. P. Morris. (J. Agric. Univ. Puerto Rico **45.** 121—22. April 1961. Mayagüez, P.R., Federal Exp. Stat.) (Engl.) — Vgl. vorst. Referat.

Die *Diosgenin*-Ausbeute wird durch die Fermentation der *Dioscorea*-Knollen nicht beeinflußt. P. GREGORZEWSKI. 4420□

Spektroskopische Untersuchungen der von blaugrünen und roten Algen erhaltenen Phycobilin-Pigmente. Akihiko Hattori und Yoshihiko Fujita. (J. Biochemistry [Tokyo] **46.** 903–09. Juli 1959. Tokyo, Univ., Inst. of Applied Microbiol.) (Engl.)

3 Phycobiline: *Phycocyanin* (**I**), *Phycoerythrin* (**II**) u. *Allophycocyanin* (**III**) wurden aus Rot- u. Blaualgen isoliert u. die spektroskop. Daten bestimmt. **I** u. **III** waren bei Isolierung aus verschiedenen Algenspecies in ihren spektroskop. Eigg. von Species zu Species gleich. **II** verhielt sich gegensätzlich, selbst bei verschiedenen Algenarten einer Klasse waren die spektroskop. Eigg. von **II** verschieden. **II** bildete die Hauptmenge des Pigments. Die Absorptionsbanden von **I**, **II** u. **III** sind angegeben. W. HILLER. 4420□

^{14}C-Kohlenstoff von Kernexplosionen als ein kurzfristiges Datierungssystem: Die Verwendung zur Bestimmung des Ursprungs von Kernholz. A. T. Wilson. (Nature [London] **191.** 714. 12/8. 1961. Wellington, New Zealand, Victoria Univ., Chem. Dep.) (Engl.)

Die drei äußeren Jahresringe des Kernholzes (12., 13. u. 14. von insgesamt 24, von außen gezählt) von *Pinus radiata* wurden mit Aceton u. Äthylacetat extrahiert u. die Cellulose sowie die extrahierbaren Stoffe nach Verbrennung auf $^{14}CO_2$ untersucht. Der ^{14}C-Geh. der Extraktstoffe entsprach jeweils dem der zugehörigen Cellulose u. nicht dem der Atmosphäre zum Zeitpunkt der Umwandlung von Markholz, wobei weniger als 6% des Kohlenstoffes von Extraktstoffen zu diesem Zeitpunkt der Atmosphäre entnommen wurden. Es kann damit angenommen werden, daß die zur Umwandlung notwendigen Stoffe bereits im Markholz vorhanden sind. J. BOELTER. 4450□

Reaktionen von Plastochinonen in isolierten Chloroplasten. J. Friend und E. R. Redfearn. (Biochem. J. **82.** 13 P. Jan. 1962. Hull, Univ., Bot. Dep. and Liverpool, Univ., Dep. of Biochem.) (Engl.)

Belichtung von frisch präparierten Chlorplasten (Ch) red. die oxydative Kraft von *Plastochinon* (**I**) um ca. 20%. Die Red. wurde durch *o-Phenanthrolin* (**II**) gehemmt. Zugabe von *Ascorbinsäure* + *Dichlorphenolindophenol* zu Ch stimulierte die Photored. (P.R.) von **I**. Die Stimulation wurde von **II** nicht wesentlich beeinflußt. Auch $NH_2OH \cdot HCl$, KCN u. NaN_3 stimulieren die Photoreduktion Zugabe von photosynthet. *Pyridinnucleotid-Reduktase* ließ die oxydative Kraft von **I** im Dunkeln ansteigen, hat aber keinen Einfl. auf die lichtkatalyt. Reduktion. Durch Extraktion von **I** aus Ch in Suspension (ohne vorherige Lyophilisierung) mit organ. Lsgm. u. erneuter Zugabe von **I** zu Ch wird die photolyt. Aktivität wiederhergestellt, wie auch durch Zugabe zu nicht extrahiertem **I** die Photolyse beträchtlich gesteigert wird. S. VIERKÖTTER. 4460□

Wirkung von Glucose-, Nitrat- und Nitritinjektionen auf die Proteinsynthese der Blätter von Anona squamosa L. S. N. Mathur. (Agra Univ. J. Res. **6.** 69–74. Jan. 1957. Meerut, Meerut Coll., Dep. of Bot.) (Engl.)

KNO_3 u. KNO_2 wurden in verschiedenen Konz. in Ggw. bzw. Abwesenheit von *Glucose* (**I**) in abgetrennte Blätter des Flaschenbaums (*Anona squamosa L.*) injiziert u. die Blätter 24 Std. entweder im diffusen Licht oder im Dunkeln gehalten. Glucose u. KNO_3 erhöhen (allein oder in Kombination) den Geh. an *Protein-N*, während KNO_2 (allein oder in Ggw. von **I**) den Protein-N-Geh. senkt; die Geh. an NH_3–N u. NO_3–N+NO_2–N waren in allen Fällen erhöht. Bei Belichtung beschleunigen **I** u. KNO_3 die Protein-Synth., während sie durch KNO_3 verlangsamt wird. P. SCHWERDTFEGER. 4460□

Untersuchung des Prolinstoffwechsels in bezug auf die Pigmentsynthese bei Topinambur. Henri Duranton und Monique Maille. (C. R. hebd. Séances Acad. Sci. **253.** 1003–05. 16/8. 1961.) (Franz.)

Bei der asept. Aufzucht von Topinamburpflanzen aus Wurzelstecklingen in vitro konnte sowohl bei a) anfänglicher Entw. in Dunkelheit als auch b) bei einer 12std. Photoperiode nachgewiesen werden, daß ^{14}C-*Prolin* (**I**) zu einer ^{14}C-Markierung der verschiedenen Pigmente [*Chlorophyll a* (**IIa**), *Chlorophyll b*, *Xanthophyll*, *Carotinoide* (**III**)] führt. Bei a war der durch **IIa** aufgenommene %-Satz der Gesamt-^{14}C-Aktivität der höchste der Pigmente u. bei b war es **III**. Die Pigmente wurden durch Chromatographie an Cellulosepulver unter Elution mit P.-Ae. (enthaltend steigende Konz. an Aceton) getrennt. Auch kurzfristige Verss., bei denen Topinamburzweige für 5 Min. in wss. ^{14}C-**I** Lsg. u. danach 6 Std. in W. gestellt wurden, zeigen einen schnellen ^{14}C-Einbau in die Pigmente (bes. in **IIa**). Die Ergebnisse deuten auf einen Zusammenhang zwischen **I**- u. **II**-Stoffwechsel hin. P. SCHWERDTFEGER. 4460□

Wirkung von CO_2 auf den Blattstoffwechsel von Bryophyllum daigremontianum Berger im Dunkeln. Georgeta Fabian. (Bull. Soc. Chim. biol. **43.** 801–09. 1961. Gif-sur-Yvette, Seine-et-Oise, Labor. de Photosynth. du C.N.R.S.) (Franz.)

Nach Fixierung von normalem CO_2 wurden die Blätter von *Bryophyllum daigremontianum* im Dunkeln einer $^{14}CO_2$-Atmosphäre bei einem CO_2-Partialdruck von 5% ausgesetzt. Es wurde die ^{14}C-Aufnahme in die wichtigsten Kohlenhydrate (*Glucose, Fructose, Sedoheptulose, Saccharose*), organ. Säuren (*Äpfelsäure, Citronensäure, Isocitronensäure, Glykolsäure, Oxalsäure, Fumarsäure, Bernsteinsäure, Glycerinsäure*) sowie Aminosäuren (*Asparaginsäure, Glutaminsäure, Glutamin, Alanin, Serin, Threonin, β-Alanin, Arginin*) verfolgt u. mit den Verhältnissen der Kontrollblätter verglichen. Die Ergebnisse zeigen, daß der hohe CO_2-Partialdruck eine Abnahme der Oxydations-Geschw. des Citronensäurecyclus bedingt, wobei die *Phosphoenolbrenztraubensäure* bevorzugt der β-Carboxylierung unterliegt; die Konz. an *Glutaminsäure* bleibt hoch. Erreichen die Blätter ihren maximalen Säure-Geh., so nimmt die Carboxylierungs-Geschw. ab. Der Oxydationscyclus der Pentosephosphate scheint nicht beeinflußt zu werden.
P. SCHWERDTFEGER. 4460□

Zu Beginn der Photosynthese auftretende, instabile CO_2 fixierende Verbindungen. Helmut Metzner, Barbara Metzner und Melvin Calvin. (Proc. nat. Acad. Sci. USA **44.** 205—11. Febr. 1958. Berkeley, Calif., Univ., Dep. of Chem. and Radiation Labor.) (Engl.) — Vgl. C. **1960.** 13732.

Ein Teil des am Anfang (5 Sek.—5 Min.) bei der Photosynth. gebundenen CO_2 scheint instabil gebunden zu sein (Unterss. an *Scenedesmus*-Suspensionen unter Verw. von ^{14}C-Bicarbonat). Zusatz von *Hydroxylamin* stabilisiert die Substanz(en) so weit, daß eine chromatograph. Unters. (eindimensional, Phenol) möglich ist. Das UV-Spektrum der aus dem Chromatogramm eluierten Substanz zeigt zwei Maxima bei 255 u. 285 nm. Wahrscheinlich wird das CO_2 als Ein-Kohlenstoff-Komponente in einen größeren Komplex eingebaut.
U. BAUMANN. 4460

Die Auswirkungen des Fehlens von Nährstoffen auf die Hill-Reaktion isolierter Chloroplasten der Tomatenpflanze. D. Spencer und J. V. Possingham. (Austral. J. biol. Sci. **13.** 441—55. Nov. 1960. Canberra, C.S.I.R.O., Div. of Plant Ind.) (Engl.)

Tomatenpflanzen (*Lycopersicon esculentum* Mill., cv. Bonny Best) wurden in einer Nährsalz-Lsg. gezüchtet, aus den Blättern die Chloroplasten (CH) isoliert u. die HILL-Rk. durch Suspension der CH in Tris mit o-Chlorphenol-2.6-dichlorphenolindophenol photometr. gemessen. Ein Mangel der Nährlsg. an *Mn, Zn, Cu, B* oder *Mo* bewirkte eine verminderte CH-Aktivität, bezogen auf den Geh. an *Chlorophyll*, wobei der Betrag der Änderung der HILL-Rk.-Aktivität von gleicher Größe in den CH normal u. mangelhaft ernährter Pflanzen zu sein schien. Mangel an *Ca, P, S, Na, Mg* oder *K* bewirkte eine Red. der Aktivität der HILL-Reaktion. Die Änderung der Lichtintensität bei Mangel an Grundelementen war auf die CH-Aktivität von wechselnder Wirkung. Die Aktivität der HILL-Rk. von CH bei Mangel an Mn, Mo, S, Ca, Mg oder *N* bei 30° oder 10° zu der von CH normaler Pflanzen war bei diesen Temp. konst., doch wurde bei 10° die abs. Aktivität beider Pflanzenarten auf etwa die Hälfte reduziert. Die red. CH-Aktivität bei Mangelerscheinungen konnte nicht durch nachträglichen Zusatz der fehlenden Elemente kompensiert werden. Bei den Mangelerscheinungen mit Ausnahme von *Fe* wurde eine Red. des Verhältnisses Chlorophyll a/Chlorophyll b gefunden, doch ergaben sich im Spektrum des Acetonextraktes der CH keine weiteren Veränderungen. Die möglichen Zusammenhänge zwischen dem Fehlen einzelner Elemente u. der Beeinflussung der HILL-Rk. werden diskutiert.
J. BOELTER. 4460□

Bedeutung der Spurenelemente für das Pflanzenwachstum. A. A. Nikitin. (Proc. annu. Convent. Southeastern Pecan Growers' Assoc. **51.** 56—60. 26—27. Febr. 1958. College Park, Ga., Tennessee Corp., Coll. Park.) (Engl.)

Allg. Überblick über die Funktion u. Bedeutung der Spurenelemente in der Pflanze.
W. HIRTE. 4470□

Wirkung der mineralischen Ernährung der Kartoffelpflanzen auf die Biochemie und Physiologie der Knollen. E. G. Mulder. (Netherl. J. agric. Sci. **4.** 333—56. Nov. 1956. Groningen, Agric. Exp. Stat. and Inst. for Soil Res. T.N.O.) (Engl.)

Die Wrkg. verschiedener N-, K_2O- u. P_2O_5-Düngung der Kartoffelpflanzen auf die Aminosäuren-Zus. der Knollen wird untersucht. Diese ist in der lösl. Nichtproteinfraktion beträchtlich, während die Proteine in ihrer Aminosäuren-Zus. nicht beeinflußt werden. Auf die Atmung hatte K den größten Einfluß. K-Mangelknollen haben eine beträchtlich höhere Atmung als Knollen mit ausreichendem K-Gehalt. — Bei K-Mangel treten enzymat. bedingte Verfärbungen stärker in Erscheinung.
W. HIRTE. 4470□

Magnesium, ein unentbehrlicher Pflanzennährstoff. Günther Schilling. (Wiss. Z. Friedrich-Schiller-Univ. Jena/Thür., math.-naturwiss. Reihe **10.** 291—94. 1960/1961. Landwirtsch.-Chem. Inst.) (Dt.)

Übersicht über die Funktionen des *Mg* in der Pflanze. — 7 Literaturangaben.
W. WESLY. 4470□

Die Menge der freien Aminosäuren und Amine in Tomaten und die Wirkung von Nitrat oder Ammoniumsalzen als Nährsalze. David Margolis. (Contr. Boyce Thompson Inst. **20.** 425—36. Okt./Dez. 1960. New York, N.Y., Evans Res. and Dev. Corp.) (Engl.)

Die Verss. fanden an in Nähr-Lsg. stehenden Tomaten statt. Die Blätter von mit NO_3^- ernährten Pflanzen zeichneten sich durch hohen Geh. an zweibas. Aminosäuren aus (Glutaminsäure, Asparaginsäure). Der Geh. an lösl. N-Verbb. war bedeutend geringer als bei mit NH_4-N ernährten Pflanzen. Bei letzteren war der größte Teil des N im Asparagin u. Glutamin fixiert. N-Mangel in der Nähr-Lsg. bewirkt geringeren Geh. an lösl. N-Verbb. in den Blättern u. relativ höheren Asparagingehalt. Wird nach einer N-Mangelperiode der N-Geh. in der Nähr-Lsg. wieder angereichert, so ist Abnahme des Asparagins u. der Glutaminsäure, vorübergehende Zunahme der einfachen Aminosäuren u. Zunahme des Glutamins u. der γ-Aminobuttersäure zu verzeichnen. Der Geh. in den Wurzeln unterschied sich gegenüber den Blättern bei Asparagin, Lysin u. Arginin. Wie in den Blättern rief auch in den Wurzeln ein hohes NH_4^+-Angebot in der Nähr-Lsg. Zunahme der lösl. N-Verbb. hervor. W. Hiller. 4470□

Methode zur Bestimmung der Komplexkapazität von wässerigen Pflanzenextrakten für Kupfer und Eisen. Silvio Fortini und Matilde Tarantola. (Ann. Staz. chim.-agrar. sperim. Roma [3] Nr. **155.** 1—17. 1959. Roma, Staz. chim.-agrar. sperim.) (Ital.) — Vgl. C. **1959.** 10707.

Es wird eine Meth. zur Best. der Komplexkapazitäten von wss. Pflanzenextrakten für Cu u. Fe beschrieben, die auf der Eig. von einigen Komponenten basiert, die durch Cu^{2+} u. Fe^{3+} katalysierte Oxydation von *Ascorbinsäure* (**I**) zu verlangsamen. Man ermittelt die Rk.-Zeit, pH, Konz. von **I**, Verdünnung des Extraktes u. Metallmenge zur Erlangung der besten Differenzierung u. benutzt für die Verss. die wss. Extrakte aus den Blättern von *Vicia faba minor*, *Trifolium incarnatum*, *Hedysarum coronarium*, *Brassica rapus* u. *Zea mays*. Die Ergebnisse zeigen, daß die katalyt. Wirksamkeit von Cu u. Fe bei der Oxydation von **I** in Ggw. von Extrakten stark herabgesetzt wird, da einige ihrer Komponenten zur Komplex-Bldg. neigen. Die Extrakte sind wegen ihrer Komplexkapazität auch bei pH 7 u. 8 wirksam u. zeigen einen günstigen Einfl. auf Grünpflanzen auf kalk- u. alkalihaltigen Böden, der auf das größere Vorhandensein von Mikronährstoffen zurückzuführen ist (Diagramme u. Tabellen). — 12 Literaturangaben.
G. Platzer. 4470□

Adaption einer Blei-toleranten Population von Agrostis tenuis an geringe Bodenfruchtbarkeit. D. Jowett. (Nature [London] **184.** 43. 4/7. 1959. Bangor, Univ. Coll. of North Wales.) (Engl.)

Agrostis tenuis hat die Fähigkeit, sich den Bodenvergiftungen durch *Blei*, *Kupfer* u. *Nickel* gegenüber tolerant zu verhalten, wobei es gleichzeitig auch sehr geringe *Calcium-* u. *Phosphor-Geh.* des Bodens toleriert. W. Hirte. 4470□

Wirkung von Kynurenin auf die Entwicklung von in vitro kultivierten Pflanzengeweben. Robert Bouriquet. (C. R. hébd. Séances Acad. Sci. **253.** 2750—52. 4/12. 1961.) (Franz.)

Vf. stellte fest, daß *Kynurenin* (**I**) auf die Bldg. des Xylens von *Topinambur* eine schwach stimulierende Wrkg. ausübt; außerdem steigert **I** die Wachstums-Wrkg. von *Indolylessigsäure* (**II**) auf das Xylen. Hingegen verhindert **I** die tox. Wrkg. von **II** gegenüber Krongallengewebe der Schwarzwurzel. Diese antitox. Wrkg. von **I** wird nur bei niedrigen **II**-Konzz. (nicht oberhalb 10^{-6}) festgestellt. H. Kockert. 4485□

Kinetin als Faktor der Hitzeresistenz. L. Engelbrecht und K. Mothes. (Ber. dtsch. bot. Ges. **73.** 246—57. 31/10. 1960. Halle/Saale, Dt. Akad. der Wiss. zu Berlin, Inst. für Biochem. der Pflanzen.) (Dt.)

Werden Blatthälften 60 Sek. auf ca. 50° erhitzt, so verarmen sie an *Aminosäuren*, obwohl ein starker *Eiweiß*-Abbau immer neue bereitstellt. Die nicht erhitzten Blatthälften akkumulieren Aminosäuren. Dieselbe Wrkg. tritt ein, wenn eine Blatthälfte mit *Kinetin* (*6-Furfurylaminopurin*; **I**) behandelt wird. Die nicht behandelte Blatthälfte zeigt dieselben Symptome wie ein hitzebehandeltes Blatt. Wird ein hitzebehandeltes Blatt mit **I** besprüht, so tritt keine Schädigung ein. **I**-Behandlung nach dem Erhitzen ist erfolgreicher als vorherige. Das Verhältnis von lösl. N zu Eiweiß-N ist im mit **I** behandelten Blatteil 4—5:1, im unbehandelten Teil 1:1. **I** wirkt weniger auf die Eiweiß-Synth. ein; es bewirkt jedoch akt. Akkumulation von Aminosäuren.
W. Hiller. 4485□

Wirkung von Auxin auf die osmotischen Werte in Erbsenstengelschnitten. Shizuko Yoda und Joji Ashida. (Nature [London] **192.** 577—78. 11/11. 1961. Kyoto, Kyoto Univ., Fac. of Science, Botan. Dep.) (Engl.)

Vff. stellten fest, daß die osmot. Konz. (oK) in etiolierten Stengeln von Alaskaerbsen unter der Einw. von *Indolyl-(3)-essigsäure* (I; Konzz.: 10 u. 200 mg/Liter W.) zunächst ansteigt u. nach 30 Min. steil abfällt. In W. verbrachte Kontrollen zeigen keinen Anstieg der oK. Außerdem wird innerhalb der ersten 30 Min. kein signifikanter Unterschied in der Geschw. der *Wasser*-Resorption bei den mit beiden I-Konzz. behandelten Stengelstückchen beobachtet; die Wasserpermeabilität ist offensichtlich limitiert. — Phenylessigsäure u. Essigsäure verursachen in einer 200 mg I/Liter äquivalenten mol. Konz. keinen Anstieg der oK. H. KOCKERT. 4485□

Die symbiotische Synthese von Auxin durch Leguminosen und Knöllchenbakterien und ihre Rolle bei der Knöllchenentwicklung. N. P. Kefford, J. Brockwell und J. A. Zwar. (Austral. J. biol. Sci. **13.** 456—67. Nov. 1960. Canberra, C.S.I.R.O., Div. of Plant Ind.) (Engl.)

Kleepflanzen (*Trifolium subterreanum* L., Mount Baker-Stamm) wurden 3 Wochen über dest. W. gezüchtet. *Tryptophan* (I) konnte biochem. mit *Pseudomonas aeruginosa* im Wachstumsmedium von mit *Rhizobium trifolii* (*SU 297*) inokulierten u. nichtinokulierten Pflanzen nachgewiesen werden. Auxin wurde nur im okulierten Medium gefunden u. besaß die chromatograph. Eigg. von *Indolylessigsäure* (II), die auch durch SU 297 in Ggw. von I gebildet wurde. Der nichtinfektive Stamm Bart A, der infektive Stamm A sowie der Luzernestamm AH_2 bildeten II in Ggw. von Extrakten des Wachstumsmediums von Kleewurzeln, nicht jedoch der Sojabohnenstamm *CC 705*. *KNO_3* red. die Knöllchen (K)-Bldg., nicht aber die II-Bildung. Das Auxin *Naphthylessigsäure* red. die K-Entw. u. ihre Zahl, vergrößerte jedoch ihr Vol. u. hinderte einen großen Teil der Pflanzen an der K-Bldg.; in hohen Konzz. hemmte es das Wurzelwachstum. Das Antiauxin *p-Chlorphenoxyisobuttersäure* vergrößerte bei 10^{-5}m die K-Zahl u. das Vol., beeinflußte aber nicht die Entwicklung. *α-[1-Naphthylmethylmercapto]-propionsäure* beeinflußte weder die K-Entw. noch die K-Zahl. Die Behandlung mit *Kinetin* (10^{-8}m) verhinderte teilweise die K-Bldg., verminderte die K-Zahl u. hemmte in höheren Konzz. das Wurzelwachstum. *Gibberellinsäure* (10^{-6}m) verminderte leicht die K-Entw. u. erheblich die K-Zahl. *Cocosnußmilch* (5% ig) setzte ebenso wie *L*-I nur die K-Entw. herab. Ein möglicher Mechanismus für die Wurzelinfektion u. den Beginn der K-Bldg. wird diskutiert. J. BOELTER. 4485□

Der Abbau von 2.4-Dichlorphenoxyessigsäure in den Trieben und Wurzeln. M. J. Canny und Katalin Markus. (Austral. J. biol. Sci. **13.** 486—500. Nov. 1960. Ascot Vale, Vic., I.C.I.A.N.Z., Central Res. Labor.) (Engl.)

Stücken (Triebe u. Wurzeln) der Saubohne (*Vicia faba var. minor*) wurde eine wss. Lsg. von 10 mg *$^{14}C_{(COOH)}$-2.4-Dichlorphenoxyessigsäure* ($^{14}C_{(COOH)}$-I; *Äthanolaminsalz*) je Liter injiziert. Im I-Abbau wurden keine wesentlichen Unterschiede zwischen den im Licht oder Dunkeln gehaltenen Pflanzenteilen gefunden. Die $^{14}CO_2$-Entw. schien am Tage höher zu sein. Die Injektion von $^{14}C_{(CH_2)}$-I in intakte Pflanzen (2—20 μg) in ein Blatt führte zu einer gleich hohen, langsam abfallenden $^{14}CO_2$-Entw. in Trieben u. Wurzeln. Der I-Abbau in der Wurzel war von der Temp. weniger abhängig als die CO_2-Entwicklung. Keine Unterschiede im I-Abbau wurden bei Verw. von $^{14}{}_{(COOH)}$-I gefunden. Die Radioautographie der Pflanze nach dem Vers. zeigte, daß die Aktivität nahezu vollständig in die Wurzeln gewandert war, vor allem in die oberen Teile, während Pflanzen, die nicht abwechselnd mit Licht u. Luft versorgt worden waren, ein entgegengesetztes Bild zeigten. Papierchromatograph. wurden im A.-Extrakt der Wurzeln drei Abbau-Prodd. von I gefunden. Der I-Abbau verlief in Wurzel- u. Triebgewebe etwa gleich hoch, während in der intakten Pflanze der I-Abbau vor allem in der Wurzel stattfand. I wurde in der Wurzel in einer Ae.-unlösl. Form gebunden, konnte aber nach 4 Tagen mit W. extrahiert werden. Nach 7 Tagen schien I abgebaut zu sein. J. BOELTER. 4485□

Einfluß von Hormonen auf die Keimung von Pollen der japanischen Wollmispel. N. N. Dikshit. (Current Sci. **25.** 27—28. Jan. 1956. Gonikopal, S. Coorg, Co-ordinated Scheme for Res. on Micronutrients.) (Engl.)

Die Keimung der Pollen von *Eriobotrya japonica* in 1% ig. Zucker-Lsg. bei Einw. von *α-Naphthylessigsäure* (I) u. *β-Indolylessigsäure* (II) wurde untersucht. Optimale Bedingungen unter Berücksichtigung der Keimung in % ergaben sich bei Konz. an I mit 5 ppm u. bei II mit 10 ppm. Die Länge der Pollenschläuche nahm bes. bei II-Einw. mit steigender Konz. ab. B. MEHLIS. 4485

Verwendung von Hormonen zur Induktion des Wurzelwachstums bei Obstpflanzen-Stecklingen. J. R. Bhambota. (Current Sci. **28.** 126—27. März 1959. Ludhiana, Agric. Coll.) (Engl.)

Die Bewurzelung der Stecklinge von *Vitis vinifera, Citrus limettoides, Citrus aurantifolia* u. *Prunus domestica* wurde nach Behandlung mit *Indolyl-(3)-essigsäure* (I), *α-Naphthylacetessigsäure* u. *β-Indolyl-(3)-propionsäure* untersucht. In allen Fällen wurden früher

u. reichlicher Adventivwurzeln gebildet, als bei unbehandelten Kontrollen. Die Wurzeln erstreckten sich über eine größere Zone des Stengels. I erwies sich am wirksamsten. Die Kallus-Bldg. an den Schnittstellen geht unter Hormoneinfluß schneller vonstatten.

U. MOTHES. 4485 □

1-[Indolyl-(3)-acetyl]-β-D-glucose, eine neue Verbindung im Stoffwechsel von Indolyl-(3)-essigsäure bei Pflanzen. M. H. Zenk. (Nature [London] **191.** 493—94. 29/7. 1961. Munich, Univ., Bot. Inst.) (Engl.)

Verss. mit *Colchicum neapolitanum* Ten. ergaben, daß ca. 65% der aufgenommenen *Indolyl-(3)-essigsäure* (I) in eine bisher unbekannte Verb. (II) übergeführt werden, der Rest besteht aus unveränderter I sowie einigen Nebenkomponenten. Zur Isolierung von II wurden 70 g Blätter zerschnitten u. 24 Std. mit I-Lsg. inkubiert. II wurde aus den Blättern mit sd. 80%ig. wss. A. extrahiert, der Extrakt eingeengt, I durch Ae.-Extraktion entfernt u. II durch präparative Papierchromatographie in n-Butanol/Eisessig/W. (5:1:2,2; R_F 0,56) bzw. Isopropanol/Bzn./W. (55:30:11; R_F 0,39) isoliert; 6,05 mg (Ausbeute). Auf Grund der Spalt-Prodd. nach alkal. bzw. saurer Hydrolyse, des UV-Absorptionsspektrums, der Färbung mit SALKOWSKIS Reagens, der ermittelten funktionellen Gruppen u. der Angreifbarkeit durch β-Glucosidase wird II als *1-[Indolyl-(3)-acetyl]-β-D-glucose* identifiziert.

P. SCHWERDTFEGER. 4485 □

Die Trennung von Gibberellin A und Gibberellsäure in gepufferten Verteilungssäulen. Frank H. Stodola, G. E. N. Nelson und Dean J. Spence. (Arch. Biochem. Biophysics **66.** 438—43. Febr. 1957. Peoria, Ill., U.S. Dep. of Agric., Agric. Res. Serv., Northern Utilizat. Res. Branch, Fermentat. Sect.) (Engl.)

Aus *Fusarium moniliforme* (*Gibberella fujikuroi*) isolierte krist. Rohprodd. mit der spezif. Drehung +62 bis +75° erwiesen sich als Gemische von eng verwandten Verbb., die durch Kristallisation nicht leicht trennbar waren. Eine chromatograph. Meth. mit einer mit Phosphatpuffer (pH 6,2) imprägnierten Säule von Diatomeenerde u. alkoholfreiem Ae. als Eluens ergab eine Trennung in 2 Verbb. mit verschiedener spezif. Drehung: ein *Gibberellin* (I) mit der Zus. $C_{19}H_{24}O_6$ u. $[\alpha]_D^{25}$ +36° u. ein zweites (II) mit der Zus. $C_{19}H_{22}O_6$ u. $[\alpha]_D^{25}$ +92°. I ist vermutlich ident. mit dem „*Gibberellin* A_1" von SUMIKI (private Mitt.); aus Aceton–PAe. Kristallblättchen; F. 255—258° (Gas-Entw.); katalyt. Hydrierung mit PtO_2 in A. ergab Aufnahme von 1 H_2. II ist nach CROSS (laut Vff.) ident. mit der *Gibberellsäure* von CURTIS u. CROSS (C. **1955.** 10057), die von SUMIKI offenbar nur als Methylester ($C_{20}H_{24}O_6$) erhalten worden war. II krist. aus Aceton–PAe. in Doppelpyramiden; F. 232—235° (Gas-Entw.); nimmt katalyt. 2 H_2 auf. Derivv.: mit Diazomethan ein II-*Methylester*, F. 207—208°; ferner ein hydratisierter II-*p-Bromphenacylester*, der nach Trocknen bei 56° (1 mm Hg) zur Gew.-Konstanz die Zus. $C_{19}H_{21}$·$O_6(C_6H_4BrCOCH_2)$ zeigte.

EBERHARD MÜLLER. 4485 □

Die Art und das Schicksal von Chemikalien, die im Boden, bei Pflanzen und bei Tieren angewendet werden. H. A. Rodenhiser. (Agronomy J. **52.** 712—15. Dez. 1960. U.S. Dep. of Agric., Agric. Res. Serv.) (Engl.)

Allg. Übersicht über den Verbleib von Schädlingsbekämpfungsmitteln im Boden, in Pflanzen u. Tieren.

E. LÜCK. 4490 □

Die Rolle der Genetik bei der Anwendung von Chemikalien für landwirtschaftliche Zwecke. G. A. Wiebe und J. D. Hayes. (Agronomy J. **52.** 685—86. Dez. 1960. Beltsville, Md., USDA, ARS, Crops Res. Div.; Aberystwyth, Wales, U.K. Welsh Plant Breeding Stat., Cereal Breeding Dep.) (Engl.)

Die Resistenz bestimmter Gerstearten gegenüber DDT ist genet. bedingt.

E. LÜCK. 4490 □

Der Wirkungsort von Captan und Dichlon in dem Reaktionsweg zwischen Acetat und Citrat bei Pilzsporen. Robert G. Owens und G. Blaak. (Contr. Boyce Thompson Inst. **20.** 459—74. Okt./Dez. 1960. Boyce Thompson Inst. for Plant Res.) (Engl.)

Dichlon (*2.3-Dichlor-1.4-naphthochinon*; I) hemmt in vitro die Coenzym A (II)-Aktivität zu 90% bei 90 μg I/ml. *Captan* (*N-[Trichlormethylmercapto]-1.2.3.6-tetrahydrophthalimid*; III) hemmt bis zu den im Vers. verwendeten Konzz. von 100 μg/ml die II-Aktivität nur um 25%. Die Ergebnisse an intakten Sporen waren ähnlich. Die Form der Kurven, die die Hemmung der II-Aktivität bzw. die der Keimung von der I- u. III-Konz. angeben, waren jedoch unterschiedlich. I u. III hatten keine Wrkg. auf Aceto-II-Kinase u. Citrogenase. Wurden Sporen mit letalen Konzz. von III behandelt, so waren die freien Sulfhydrylgruppen des wss. Extrakts auf 70—80% reduziert. Durch Zugabe von Thiophenol im Überschuß wurde bei dieser irreversiblen Rk. die freie Thiolform quant. wiederhergestellt. Die unterschiedlichen Wrkg. von III auf II in intakten Sporen u. in vitro bei einem Überschuß an Cystein werden hierdurch erklärt, da Cystein in diesem Falle wie Thiophenol wirkt. Histidin zeigte die Wrkg. nicht bzw. nur in sehr geringem Maße.

W. HILLER. 4490 □

Der Chemismus der Reaktionen von Dichlon und Captan mit Thiolen. Robert G. Owens und G. Blaak. (Contr. Boyce Thompson Inst. **20.** 475—97. Okt./Dez. 1960. Boyce Thompson Inst. for Plant Res.) (Engl.) — Vgl. vorst. Referat.

Diese Unters. wurde durchgeführt zur Aufklärung der Rk. von Dichlon u. Captan mit freien Amino- u. Mercaptogruppen von Enzymen u. Coenzymen, um so die Toxizität gegenüber Pilzen festzustellen. Die Rkk. von *Dichlon* (*2.3-Dichlor-1.4-naphthochinon*; **I**), *Captan* (*N-[Trichlormethylmercapto]-cyclohexen-(4)-1.2-dicarbonimid*; **II**) u. *Thiophosgen* (**III**) mit Thiolen werden untersucht.

Versuche: 1 Mol **I** reagiert mit 2 Mol 4-Nitrothiophenol unter Freiwerden von 2 Mol Chlor in abs. A. zu *2.3-Bis-[4-nitrophenylmercapto]-1.4-naphthochinon,* $C_{22}H_{12}N_2 \cdot O_6S_2$, F. 235°, orangefarbene Kristalle. — **I** reagiert analog vorst. Rk. mit Thiophenol zu *2.3-Bis-[phenylmercapto]-1.4-naphthochinon,* $C_{22}H_{14}O_2S_2$, F. 144—145°. — **I** reagiert analog vorst. Rk. mit n-Octylmercaptan zu *2.3-Bis-[n-octylmercapto]-1.4-naphthochinon,* $C_{26}H_{38}O_2S_2$, F. 58—59°, Nadeln. — **I** ergibt mit Glutathion einen in A. unlösl. Nd., einem Gemisch von mono- u. disubstituierten **I**. 1 Mol **II** reagiert mit 4-Nitrothiophenol (4 Mol) unter Freiwerden von 3 Mol Chlor in Aceton. Hierbei entstehen *Bis-[4-nitrophenyl]-disulfid,* F. 181—182°, *Bis-[4-nitrophenyl]-trithiocarbonat,* $C_{13}H_8N_2O_4S_3$, F. 128 bis 130°, u. *Tetrahydrophthalimid,* F. 134—135°. — **III** reagiert mit 4-Nitrothiophenol in Aceton zu *Bis-[4-nitrophenyl]-trithiocarbonat,* F. 130—132°. — **II** u. **III** reagieren mit Thiophenol analog vorst. Rk. zu *Diphenyltrithiocarbonat,* gelbe Kristalle, $C_{13}H_{10}S_3$, F. 94—95 bzw. 92—94°. — Glutathion reagierte mit **II** im Verhältnis 2,5:1. Von den dabei entstehenden Verbb. konnte nur oxydiertes Glutathion nachgewiesen werden. Die Rolle des **III** im fungitox. Mechanismus des **II** wird diskutiert. W. Hiller. 4490☐

Deutung der Aktivität einiger Diphenyl-Verbindungen auf die Wintereier der roten Obstbaumspinne. J. Meltzer. (Nature [London] **192.** 474—75. 4/11. 1961. 's-Graveland, Netherlands, Agrobiol. Labor. „Boekesteyn".) (Engl.)

In zwei Tabellen vergleicht Vf. einige neue Diphenyl-Verbb. [*2.4.5.4'-Tetrachlordiphenylsulfon* (*Tetradifon,* **I**), *2.4.5.4'-Tetrachlordiphenylsulfoxid* (**II**), *2.4.5.4'-Tetrachlordiphenylsulfid* (**III**)] mit den bekannten Acariciden *CPBS* u. *Chlorbenside* in ihrer Wirksamkeit auf die Wintereier der roten Obstbaumspinne (*Metatetranychus ulmi* Koch). Während **I** u. **II** kaum eine Aktivität zeigten, erwies sich **III** als die aktivste Substanz, von den entsprechenden Trichlordiphenyl-Verbb. (*2.4.5-Trichlordiphenylsulfon, -sulfoxid* u. *-sulfid*) zeigte auch hier das Sulfidhomologe die höchste Aktivität. Vf. begründet die unterschiedliche Aktivität der Verbb. mit der verschieden starken Durchdringung der Außenhaut der Eier. S. Vierkötter. 4490☐

Wachstumswirkung von 2.3.5-Trijodbenzoesäure auf Foeniculum vulgare mill. S. N. Chaturvedi. (Agra Univ. J. Res. **4.** 589—94. Juli 1955. Agra, B. R. Coll., Dep. of Botany.) (Engl.)

Durch Injektion von *2.3.5-Trijodbenzoesäure* (**I**) in den Stiel von *Foeniculum vulgare,* jeweils 1 ml einer **I**-Lsg. (5000 ppm), untersucht Vf. die am Blatt, dem Blütenstand u. der Blüte entsandenen Veränderungen. Es wird festgestellt, daß sich die Blattscheide zylindr. verändert, die Mittelrippe verdichtet u. sich die Blättchen an ihrer Basis fächerförmig vereinigen. Die doldenartigen Blütenstände verändern sich durch die Fusion der Fruchtstiele, während die daran befindlichen sonst zahlreichen Blüten stark vermindert, erheblich deformiert u. abnorm groß sind. A. Täufel. 4495☐

Untersuchungen über die Wirkung von Sulfonamiden auf Keimung, Wachstum und Reife des Weizens. S. N. Bhardwaj und I. M. Rao. (Agra Univ. J. Res. **4.** 387—95. Juli 1955. Agra, Agra Coll., Bot. Dep.) (Engl.)

Weizen wurde 24 Std. bei 20—22° in verschieden konz. Lsgg. (10, 100, 1000 u. 5000 ppm) von *Cibazol* (**I**; *2-[p-Aminobenzolsulfonamido]-thiazol*), *Sulfaguanidin* (**II**; *p-Aminobenzolsulfonylguanidinmonohydrat*) bzw. *Irgafen* (**III**; *N^1-3.4-Dimethylbenzylsulfanilamid*) gehalten u. danach normal ausgesät. Im Vgl. mit einer analogen Wasserbehandlung wurde das Sprossen durch 10 ppm der Verbb. sowie durch 100 ppm **III** stimuliert. Es wurde eine anfängliche Wachstumsdepression beobachtet, jedoch erholten sich die Pflanzen mit fortschreitender Reife. Das Ährenschieben war, proportional der angewandten Konz. verzögert, wobei die Wirksamkeit **II** $>$ **I** $>$ **III** ist. Ertrag u. Qualität der Körner war, im Vgl. mit den Kontrollen, bei 10 ppm **I** u. **II** besser. Die mit Sulfonamiden gemachten Beobachtungen werden mit den bei Wuchsstoffbehandlung gemachten verglichen. P. Schwerdtfeger. 4495☐

E₅. Tierchemie. Tierphysiologie. Tierpathologie

Die Verteilung gelöster Substanzen zwischen Pufferlösungen und Hyaluronsäure enthaltenden Lösungen. A. G. Ogston und C. F. Phelps. (Biochem. J. **78.** 827—33. April 1961. Oxford, Univ., Dep. of Biochem.) (Engl.)

Vff. untersuchten die Verteilung von diffusiblen, gelösten Substanzen, wie *Inulin* (I), *Polyglucose* (II), *Amylose* (III)-PG 19 (PG = Polymerisationsgrad), III-PG 38, *β-Dextrin* (IV), *Raffinose, Serum-Albumin-R-Salz-Deriv.* (R = β-Naphthol-3.6-disulfonsäureazodiphenylazo-Deriv.), *Dinitrophenyl-Serumalbumin, β-Lactoglobulin-R-Salz-Deriv., Dinitrophenyl-β-lactoglobulin, Dinitrophenyltropomyosin* u. *CO-Hämoglobin* (Hb) zwischen Puffer-Lsgg. (0,2m NaCl, 7,7mm Na_2HPO_4, 2,3mm KH_2PO_4, pH 7,3, außer bei **IV**, hier nur in 0,2m NaCl) u. *Hyaluronsäure* (**V**)-Lsgg. nach Dialyse durch Cellophan oder Millipore HA-Membrane (Porendiameter 0,45 μ) bis zu 160 Stunden. CO/Hb wurden bei 570 mμ, R-Salz-Protein-Derivv. bei 527 mμ, Dinitrophenylproteine bei 360 mμ spektrophotometr. bestimmt. **V** beeinflußt die Verteilung dieser diffusiblen Substanzen zwischen **V** u. der Puffer-Lsg. deutlich. Die Verteilung ist unabhängig von der Ionenstärke u. pH der Lsg. u. wird auch nicht durch den isoelektr. Punkt beeinflußt. Es besteht eine allg. Beziehung zwischen Verteilungs-Koeff. u. der mol. Größe der gelösten Substanzen unabhängig von der chem. Natur. Die Verteilung ist stark abhängig von der **V**-Konzentration. Sämtliche der untersuchten Substanzen wurden zugunsten der Puffer-Lsg. verteilt, zunehmend mit dem Ansteigen des wirklichen Mol.-Volumen. Vff. weisen auf die Bedeutung der Ergebnisse für die Verteilung natürlicher u. synthet. makromol. Substanzen zwischen Fll. u. Gewebsräumen in vivo u. vitro hin u. weiter für die Anwendung solcher Substanzen zur Messung extracellulärer Volumina.

G. BRATFISCH. 4500 □

Untersuchungen zur Proteinfraktionierung mit einer neuen Aussalzmethode und einige Anwendungen. Haruo Baba. (Jap. J. Nutrit. **16.** 159—63. Sept. 1958. Nat. Inst. of Nutrit.) (Jap.; Auszug: Engl.)

Das Prinzip der angeführten Meth. besteht in der Messung der Trübung in Abhängigkeit vom Sättigungsgrad der Lsg. mit $(NH_4)_2SO_4$. — Mehrere Kurven.

P. GREGORZEWSKI. 4500 □

Einige spektrographische Untersuchungen über die Spurenelementspeicherung in menschlichen Geweben. R. E. Nusbaum, G. V. Alexander, E. M. Butt, T. C. Gilmour und S. L. Didio. (Soil Sci. **85.** 95—99. Febr. 1958. Los Angeles, Calif., Univ. of California and Univ. of Southern California, Schools of Med.) (Engl.)

Es wurde die Beziehung zwischen normalem Sr- u. Ca-Geh. einer Diät relativ konst. Zus. u. dem Sr- u. Ca-Geh. der Knochen der gefütterten Tiere (Maus, Ratte, Meerschweinchen, Kaninchen, Beutelratte) untersucht. Das Sr/Ca-Verhältnis im Knochen lag stets niedriger als das der Diät. Der „Knochenretentionsfaktor" [KF; Konz. eines Elements/Ca-Konz. (in Knochengewebe): Konz. des Elements/Ca-Konz. (in Diät)] für Sr schwankte von 0,15—0,40. Die Verss. mit Sr eröffnen die Möglichkeit einer Voraussage der Aufnahme von markiertem Sr durch das menschliche Skelett auf Grund der Kombination von KF, Sr/Ca-Verhältnis u. der spezif. Aktivität von Sr der Nahrung. Ferner wurde die mögliche Beziehung zwischen einer Metallspeicherung in Humangeweben u. verschiedenen Krankheiten spektrograph. untersucht. K. MAIER. 4510 □

Strontium und Barium in Meerwasser und Meerestieren. H. J. M. Bowen. (J. Marine biol. Assoc. United Kingdom **35.** 451—60. Okt. 1956. Harwell, A.E.R.E., Radiobiol. Res. Unit.) (Engl.)

Vf. bestimmt mittels Neutronenaktivierungsanalyse den *Sr*- bzw. *Ba*-Geh. von Meerwasser aus dem Ärmelkanal (8,5 mg/Liter bzw. 6,2 μg/Liter) sowie den *Ca*-, *Sr*- u. *Ba*-Geh. von 8 Braun- (A), 3 Rot- u. 4 Grünalgen, 14 Mollusken (B), 15 frischen (C) u. 47 fossilen Korallen (D). Alle untersuchten Organismen reichern diese Erdalkalimetalle aus Meerwasser an, wobei A *Sr* u. *Ba*, die anderen Algen nur *Ba*, B hingegen *Ca* vorzugsweise anreichern. Der *Sr*-Geh. in C ist wesentlich höher als in D, u. zwischen *Ca/Sr*-Verhältnis u. geolog. Alter von D besteht eine lineare, ansteigende Beziehung bis zum Devonzeitalter. G. KIRSTEN. 4510 □

Histochemische Untersuchungen über die Schmeißfliege Phormia regina (Meigen). 1. Mitt. Verteilung von Glykogen und Lipoiden während der Larven- und Puppenstadien. Barbara Stay. (J. Morphology **105.** 427—55. Nov. 1959. Cambridge, Mass., Harvard Univ., Biol. Labor.) (Engl.) — 2. vgl. C. **1962.** 9386.

Die Anfärbung des *Glykogens* (I) erfolgte nach der Perjodsäure-SCHIFF-Meth., wobei die Unterscheidung von anderen rot u. rosa gefärbten Substanzen durch Anfärbung nach Inkubation mit menschlichem Speichel erfolgte. Die *Lipoide* (II) werden durch OsO_4, Sudanschwarz B bzw. saures Hämatein angefärbt. Es wird eingehend über die Verteilung von **I** u. **II** in Thoraximaginalscheiben, Gonaden, Epidermis, Nervengewebe, Ringdrüse, Herz, Dorsalaorta, Pericardialzellen, Perisalivarnephrocyten, Önocyten, Fettkörper, Verdauungstrakt, Speicheldrüsen, MALPIGHIANsche Körper, Tracheen, Muskeln u. Leukocyten während der verschiedenen Entw.-Stadien berichtet. — 27 Abbildungen. P. SCHWERDTFEGER. 4520 □

Chemische Zerlegung der Rattenhaut. J. C. Houck und R. A. Jacob. (Proc. Soc. exp. Biol. Med. **105.** 324—26. Nov. 1960. Washington, D.C., Children's Hosp. Res. Found., Biochem. Res. Labor.) (Engl.)

Durch Extraktion von Rattenhaut mit 0,15 m NaCl bei normaler Temp. wird etwa die Hälfte des *Hexosamins* (I) u. der größte Teil der *Uronsäure* entfernt. Der Geweberückstand enthält noch intakte Zellen u. *Kollagen* (II), läßt sich jedoch kaum noch mit Alcianblau (Färbung für saure *Mucopolysaccharide*) anfärben. Nachfolgende Extraktion mit 0,50 m NaCl entfernt ca. 8% des gesamten *Hydroxyprolins* (III), wonach weder Zellen noch II des Rückstands intakt bleiben. In der in 0,50 m Citratpuffer lösl. Fraktion, die ca. 3% des gesamten III enthält, findet sich prakt. kein I. Ca. $^1/_3$ der gesamten Aminozucker sind (wahrscheinlich als Mucopolysaccharid) im unlösl. Rückstand enthalten, der aus hochgereinigtem II besteht. Nach den Ergebnissen besteht die frische Haut aus *W.* (55%), *Fett* (6%), II (24%) u. *Nichtkollagenprotein* sowie *Glykoproteid* (15%)

P. Schwerdtfeger. 4520 □

Die Proteine der Myometriumfunktion. F. Jaisle. (Klin. Wschr. **39.** 1044—49. 15/10. 1961. Würzburg, Univ.-Frauenklin.) (Dt.)

Übersicht. — 71 Literaturangaben. P. Gregorzewski. 4520 □

Optische Drehung von löslichem Federkeratin. N. E. Dweltz und V. Mahadevan. (Biochem. J. **81.** 134—35. Okt. 1961. Madras, Univ. of Madras, Dep. of Phys. and Physic. Chem.) (Engl.)

Vff. untersuchen die opt. Drehung von *lösl. Keratin* (I) aus weißen Gänsefedern u. vergleichen den gefundenen Wert von $[\alpha]_D^{25}$ -430 ± 45^0 [c = 3 mg Protein/ml in 10 m Harnstoff (0,1 Mol $NaHSO_3$/Liter u. 0,05 Mol Phosphatpuffer/Liter), pH ca. 8,5] mit $[\alpha]_D$-Werten für *Kollagen* (II), *Poly-L-prolin* u. *-hydroxyprolin*, *α-Polypeptiden*, *α-Keratin* u. denaturierten *α-Proteinen* (III) aus der Literatur. Das gefundene I-$[\alpha]_D$ läßt sich mit den Werten von II u. 3fach schraubenförmigen Polypeptiden vergleichen, unterscheidet sich jedoch stark von Werten für III, was die auf Grund von Röntgendaten angenommene 3fach schraubenförmige Struktur von I weiter erhärtet.

G. Kirsten. 4520 □

Der Fettsäurepool in adipösem Gewebe. Vincent P. Dole. (J. biol. Chemistry **236.** 3121—24. Dez. 1961. New York, N.Y., Rockefeller Inst.) (Engl.)

Vf. stellte fest, daß sich der heptanlösl. *Fettsäure* (I)-Pool in adipösem Gewebe (der Nebenhoden von Sprague-Dawley-Ratten) aus langkettigen I zusammensetzt, die durch Lipolyse von intracellulärem Fett entstehen. Dieser Pool kann bei Inkubation mit *Epinephrin* (II) I in das Inkubationsmedium abgeben, wobei sich das Gewebe ausdehnt, oder sich bei Inkubation ohne II in einem Basalmedium zusammenziehen; in keinem Fall nimmt das Gewebe jedoch I aus dem Medium auf. H. Kockert. 4520 □

Die Zusammensetzung der Glyceride im Depotfett des Kamels (Camelus indicus). S. P. Pathak und B. N. Trivedi. (J. Sci. Food Agric. **9.** 533—35. Sept. 1958. Benares, Indien, Hindu Univ., Dep. of Ind. Chem.) (Engl.)

Das farblose Fett eines 15 Jahre alten ♀ Kamels hatte folgende Kennzahlen: JZ. (Hanus) 29,6, VZ. 298,4, SZ. 0,8, Unverseifbares 1,6%. Die Best. der einzelnen Fettsäuren ergab: 33,9% *Palmitin-*, 29,0% *Stearin-*, 4,9% *Myristin-*, 26,2% *Öl-*, 5,3% *Hexadecen-* u. Spuren von *Tetradecensäure.* Das Fett bestand zu 20,9% aus gesätt. Glyceriden (12,1% Dipalmitostearin, 8,7% Monopalmitodistearin), 61,6% monoungesätt.-digesätt. Glyceriden (43% Oleopalmitostearin, 8,8% Hexadecenpalmitostearin, 9,9% Oleodipalmitin) u. 17,5% diungesätt.-monogesätt. Glyceriden (9,2% Hexadecenooleopalmitin, 5,7% Dioleomonostearin, 2,6% Dioleomonopalmitin). F. Krusen. 4520 □

Das Vorkommen von Pigmenten mit roter Autofluorescenz im UV-Licht in den Geweben einiger Mollusken. Lucie Arvy und Baldassare De Lerma. (C. R. Séances Soc. Biol. Filiales **155.** 716—19. 1961. Jouy-en-Jonas, Labor. de Physiol. du C.N.R.Z.; Naples, Fac. de Sci., Inst. de Biol. Génér.) (Franz.)

Im UV-Fluorescenzmikroskop lassen sich im Nierenepithel von *Octopus vulgaris* Lamk. bzw. *Sepia officinalis* L. sowie im Epithel der Mediointestinaldrüse von *Venus gallina* L, *V. verrucosa* L. u. *Cardium echinatum* L. leuchtend rot fluorescierende Farbstoffe nachweisen. Die Löslichkeit dieser Farbstoffe entspricht der von *Porphyrinen.* Die Fluorescenzspektren einiger dieser Farbstoffe werden angeführt; die von Octopus u. Sepia entsprechen dem *Protoporphyrin-*Typ u. die von Venus u. Cardium dem Phäoporphyrin-Typ. Nach Ansicht der Vff. scheint es nicht ausgeschlossen, daß diese Pigmente alimentärer Herkunft sind. P. Schwerdtfeger. 4520 □

Altersbedingte Änderung der kritischen Sauerstoffkonzentration in Katzenleber. I. S. Longmuir und R. E. Moore. (J. Physiology **138.** 44 P. 30/9. 1957. London, Inst. of Diseases of the Chest and Royal Free Hosp. School of Med.) (Engl.)

Mit Hilfe einer polarograph. Meth. wird festgestellt, daß die krit. *Sauerstoff*-Konz. in Schnitten aus Katzenleber mit ansteigendem Lebensalter (6 Std. bis 14 Wochen) um das 3fache abnimmt. Das Maximum der Abnahme liegt innerhalb der ersten beiden Lebenstage. G. MAYR. 4550 □

Die Empfindlichkeit der Cholesterinveresterung gegenüber Umweltsstress. Peter D. Klein und Rita M. Dahl. (J. biol. Chemistry **236.** 1658—60. Juni 1961. Argonne, Ill., Argonne Nat. Labor., Div. of Biol. and Med. Res.) (Engl.) — Vgl. J. biol. Chemistry **234.** [1959.] 1685.

Vff. untersuchen den Einbau von frisch gebildetem *Cholesterin* (**I**; nach Injektion von $^{14}C_{(1)}$-Acetat; vgl. l. c.) in verschiedene Fettsäureester (**VI**) in der Leber u. im Plasma von Ratten, die nach der Injektion a) durch $^1/_2$std. Einsperren „gestresst" oder b) in ruhiger Umgebung gehalten werden. Der **I**-Einbau in **VI** unterscheidet sich in den nach a) oder b) behandelten Tieren sowohl qual. als auch quant., was beweist, daß der bloße Vers.-Ablauf bereits gewisse Parameter im Lipidstoffwechsel zu verändern vermag. Während die Zus. der **VI** in der Leber bei beiden Gruppen gut übereinstimmt, zeigen die Plasmawerte einen deutlichen Rückgang an *gesätt.* **VI** (**II**) in den a)-behandelten Tieren (Tabelle). Der prozentuale **I**-Einbau in **II**, *Linoleat* (**III**) u. *Arachidonat* (**IV**) wird in der Leber bei a) stark unterdrückt, während für *Oleat* (**V**) keine Veränderung gegenüber b) eintritt. Für die relativen **I**-Veresterungs-Geschw. in der Leber gilt für a) **V** > **III** > **II** > **IV**, für b) **II** > **III** > **V** > **IV**. Die ^{14}C-Aktivitäten der Plasma-**VI** neigen in a) zu höheren abs. Werten als in b). Das Verhältnis von Plasma- : Leber-**VI**-Aktivität beträgt in a) 0,267 bis 0,613, in b) 0,104—0,301. Der abs. **VI**-Geh. in der Leber oder im Plasma ist für **II**—**V** in a) höher als in b). Die **VI**-Aktivität ist in beiden Fällen in der Leber höher als im Plasma. Die Bedeutung der Vers.-Ergebnisse für den **I**-Stoffwechsel wird diskutiert.
G. KIRSTEN. 4550 □

Freisetzung eines Histamin-zerstörenden Faktors während des anaphylaktischen Schocks beim Meerschweinchen. George B. Logan. (Proc. Soc. exp. Biol. Med. **107.** 466—69. Juli 1961. Rochester, Minn., Mayo Clin. and Mayo Found., Sect. of Pediatr.) (Engl.)

Beim anaphylakt. Schock des Meerschweinchens nach i.v. Injektion eines spezif. Antigens findet sich von Anfang an (bereits nach 15—30 Sek.) ein histaminzerstörender Faktor (*Histaminase*) im Blut. K. ZINGRAF. 4551 □

Über die Wirkung oral zugeführter Mucopolysaccharide auf die experimentell erzeugte Steinentstehung an der Ratte. E. Taupitz. (Klin. Wschr. **39.** 1084—85. 15/10. 1961. Homburg a. d. Saar, Landeskrankenh.) (Dt.)

Ratten erhielten 26 Tage lang täglich 100 mg *Oxalsäurediamid* (**I**) mit der Magenschlundsonde verabreicht u. außerdem 10 mg *Hyaluronsäure*, oder 10 mg *Glucuronsäurelacton* oder 20 mg *Salicylamid*. Es zeigte sich, daß alle drei Substanzen eine stärkere Stein-Bldg. verursachen als **I** allein, nach Gaben von *Glucuronsäure* am stärksten, nach *Hyaluronsäure* am geringsten. P. GREGORZEWSKI. 4552 □

Bestimmung von Lactose in Milchdrüsen-Suspensionen von Ratten. T. F. Slater. (Biochem. J. **78.** 668—72. März 1961. London Univ. Coll. London, Dep. of Biochem.) (Engl.)

In Homogenaten von Milchdrüsen lactierender Ratten bestimmte man den Protein-Geh., freie Aminosäuren, freie SH-Gruppen u. Desoxyribonucleinsäure. Nach Enteiweißung mittels Trichloressigsäure oder Phosphormolybdänsäure wurde *Lactose* (**I**) mit der Resorcin- u. mit der Chloramin-T-(CT)-Meth. bestimmt. Mit dem CT-Verf. erhielt man scheinbar höhere **I**-Werte, was durch die Zwischen-Rk. von SH-Gruppen mit CT erklärt werden kann. R. STRUFE. 4555

Nomenklatur der Proteine der Kuhmilch. Erste Revision. J. R. Brunner, C. A. Ernstrom, R. A. Hollis, B. L. Larson, R. McL. Whitney und C. A. Zittle. (J. Dairy Sci. **43.** 901—11. Juli 1960.) (Engl.)

Bericht des Committee on Milk Protein Nomenclature, Classification and Methodol. of the Manufact. Sect. of A.D.S.A. for *1958/59*. Die bisher als *α-Casein* bezeichnete Komponente sollte, infolge ihrer elektrophoret. Heterogenität bei pH 8,6, als *α-Caseinfraktion* bezeichnet werden. Sie enthält sowohl Ca-empfindliche, als auch Ca-unempfindliche Komponenten. Infolge der teilweise ungeklärten Identität der Komponenten wird von einer Nomenklaturempfehlung abgesehen. Das *δ-Casein* von CHERBULIEZ, die *Proteose* von HAMMERSTEN u. die in 2% bzw. 12%ig. Trichloressigsäure lösl. *Peptide* von ALAIS u. NITSCHMANN dürften Derivv. der α-Caseinfraktion darstellen. *β-Latcoglobulin* aus Sammelmilch besteht aus 2 genet. determinierten Formen: *Lactoglobulin A* u. *Lactoglobulin B*, die sich durch Papierelektrophorese in Veronalpuffer pH 8,6 trennen lassen, wobei die A-Form schneller wandert. In Acetatpuffer zwischen pH 3,7 u. 5,2 bildet die A-Form Assoziate u. ist bei pH-Werten > isoelektr. Punkt monomer, während die B-Form unter analogen Bedingungen nur monomer ist. P. SCHWERDTFEGER. 4555□

Fraktionierung der Milchserumproteine an Sephadexsäulen. Giséle Préaux und R. Lontie. (Arch. int. Physiol. Biochim. **69.** 100—01. Febr. 1961. Louvain, Univ., Labor. de Biochim. II.) (Franz.)

Die mit 2—4 m $(NH_4)_2SO_4$ fällbaren *Milchserumproteine* (100—400 mg) werden in Acetatpuffer, pH 4,62, $\mu = 0{,}1$, gelöst u. an einer Sephadexsäule (3,2·60 cm) fraktioniert. Es wurden im Elutionsdiagramm 3 Gipfel nachgewiesen, von denen der 1. 3 Nebenkomponenten (*Serumalbumin, rotes Protein von* GROVES sowie eine elektrophoret. langsame Komponente), der 2. die *β-Lactoglobuline A* u. *B*, die dem 3. Gipfel voraneilende Schulter eine Spur der β-Lactoglobuline sowie *α-Lactalbumin* u. 2 Komponenten mit geringerer elektrophoret. Beweglichkeit u. höherem Molgew. u. der 3. Gipfel α-Lactalbumin u. eine schnellere Komponente enthalten. P. SCHWERDTFEGER. 4555□

Über das Auftreten eines fluorescierenden Pigments vom Porphyrintyp in der Harderschen Drüse von Meriones crassus Sundevall, M. shawi Duvernoy, M. vinogradovi Heptner und Gerbillus pyramidum Geoffrey (Nagetiere, Gerbillidaten). Lucie Arvy und Baldassare De Lerma. (C. R. hebd. Séances Acad. Sci. **253.** 1012—14. 16/8. 1961. Jouy-en-Josas, France, Labor. de Physiol. du C.N.R.Z.; Naples, Italie, Inst. de Biol. Génér.) (Franz.)

Die Unters. der angeführten Tierarten führte zum Nachw. einer *fluorescierenden Verb.* (I) in den HARDERschen Drüsen. I ist bei der Geburt nur in geringer Konz. vertreten, nimmt vom Zeitpunkt der Augenöffnung stark zu u. erreicht etwa im Alter von 3 Wochen die Werte der ausgewachsenen Tiere. I tritt in Form einer feinen Granulierung im Drüsenepithel auf. Das UV-Fluorescenzspektrum von I in Pyridin zeigt eine nahe Verwandtschaft mit den Porphyrinen (*Protoporphyrin*), mit einer starken Bande bei 6678 Å u. einer weiteren bei 6330—6335 Å. Bei den einzelnen untersuchten Arten zeigten sich geringe Unterschiede in der Lage der Banden des Fluorescenzspektrums, die möglicherweise für die Einordnung der Arten in die Systematik von Bedeutung sein könnten. P. SCHWERDTFEGER. 4555□

Schnelle Stimulierung der Aminosäurepenetration in den Kaninchenuterus durch Östradiol. Matthew W. Noall und Willard M. Allen. (J. biol. Chemistry **236.** 2987—90. Nov. 1961. St. Louis, Mo., Washington Univ., School of Med., Dep. of Obstetrics and Gynecol.) (Engl.) — Vgl. C. **1961.** 4418.

Durch Injektionen in vivo oder Bebrütungen in vitro mit *$^{14}C_{(16)}$-17β-Östradiol* (I) u. entsprechende Behandlung mit *$^{14}C_{(1)}$-α-Aminoisobuttersäure* (II) wurde die Veränderung der II-Penetration an Muskeln, Leber u. Uterus von ♀ Kaninchen untersucht. Muskeln u. Leber reagieren nicht auf I, wohl aber das Uterusgewebe. Während die II-Penetration in den Uterus in vivo nach nur 30 Min. langer I-Einw. um 135% ansteigt, änderte sich die Permeabilität in vitro nicht, obwohl I in relativ großen Mengen akkumuliert wird. B. KERN. 4559□

Wirkungen von in vitro zugesetztem Östradiol auf den Stoffwechsel der menschlichen Placenta. Peteranne B. Joel, Dwain D. Hagerman und Claude A. Villee. (J. biol. Chemistry **236.** 3151—57. Dez. 1961. Boston, Mass., Boston Lying-in Hosp., Res. Labors. u. Harvard Med. School, Dep. of Biol. Chem.) (Engl.)

Vff. stellten fest, daß nach Zugabe von $4 \cdot 10^{-6}$ m *Östradiol* (I) in vitro zu mit *$^{14}C_{(2)}$-Acetat* (II) inkubierten menschlichen Placentaschnitten der O_2-Verbrauch, die Umwandlung von II in *$^{14}CO_2$* u. der Einbau von II in *Proteine, Lipide* u. in *Adenin* u. *Guanin* der Gesamtnucleinsäurefraktion signifikant erhöht sind. Diese Rkk. des Gewebes gegenüber I stehen mit der Hypothese in Übereinstimmung, daß I den oxydativen Stoffwechsel durch Stimulierung der in der Placenta vorliegenden *Pyridinnucleotidtranshydrogenase* steigert, u. daß die Synth. der Zellbestandteile durch die Höhe der Bldg. von *Adenosintriphosphat* (*ATP*) begrenzt ist. Zugabe von I in vitro zu Placentaschnitten, die mit *$^{14}C_{(2)}$-Pyruvat*, *$^{14}C_{(1)}$-Glycin* oder *$^{14}C_{(6)}$-Leucin* bebrütet werden, ergibt bei den einzelnen Substraten uneinheitliche Effekte. Vff. erklären dieses Phänomen mit der Tatsache, daß die Rk. jeder Placenta gegenüber in vitro zugesetztem I prim. Ausdruck des endogenen *Östrogen*-Spiegels ist; die verschiedene Höhe des Östrogenspiegels in den einzelnen Placenten macht somit die verschiedenen Rkk. verständlich. H. KOCKERT. 4559□

Eine Untersuchung über die Wirkungsweise von Miröstrol und anderen Östrogenen auf den Reproduktionstrakt der infantilen weiblichen Maus. H. E. H. Jones und G. S. Pope. (J. Endocrinology **20.** 229—35. Mai 1960. London, Middlesex Hosp., Courtauld Inst. of Biochem.; Shinfield, Reading, Nat. Inst. for Res. in Dairying.) (Engl.)

Ein Vgl. der östrogenen Aktivität von *Östriol, 17β-Östradiol* (I; 10 μg), *Stilböstrol* II; 1 μg) u. dem aus *Pueraria mirifica* gewonnenem *Miröstrol* (III; 1 μg) bei der infantilen

Maus zeigt, daß bei subkutaner Injektion in 6 Dosen an 3 Tagen **III** ebenso wirksam ist wie **I**. Bei oraler Gabe ist **III** 3mal so wirksam wie **II**. Bei Injektion einer einzelnen Dosis sind die Wrkg. auf Uterus u. Vagina bei intraperitonealer Gabe stärker als bei subkutaner u. **III** ist mindestens so wirksam wie **I** oder **II**. K. BOHLE. 4559☐

Die mitogene Wirkung der Östrogene auf das Vaginalepithel der ovariektomierten Maus. L. Martin und P. J. Claringbold. (J. Endocrinology **20**. 173—86. Mai 1960. Sydney, Univ., Dep. of Veterin. Physiol.) (Engl.)

Eine einzelne intravaginale Injektion von *Östron*, *Östradiol*, *Östriol*, *Dienöstrol*, *Hexöstrol* oder *Diäthylstilböstrol* führt bei der ovariektomierten Maus zu einer Zunahme der Zahl der Mitosen u. der Dicke des Vaginalepithels. Die Östrogene unterscheiden sich nicht wesentlich voneinander, die maximale Wrkg. wird mit ca. 10^{-4} μg ausgelöst, die Vers.-Dauer beträgt 24 Stunden. Dieser Test ist der Standard-Meth. an Empfindlichkeit 10fach, an Genauigkeit 4fach überlegen. *Testosteron*, *Progesteron*, *Cortisol*, *Cortison* u. *Vitamin A* sind ohne Einfl. auf die Wrkg. der Östrogene. Als Lsgm. eignen sich W., 1%ig. wss. Lsgg. von *Eieralbumin* oder 25%ig. *Propylenglykol*. K. BOHLE. 4559☐

Die Verwendung von 2.3.5-Triphenyltetrazoliumchlorid bei der biologischen Bestimmung der Östrogene. L. Martin. (J. Endocrinology **20**. 187—97. Mai 1960.) (Engl.) — Vgl. vorst. Referat.

Ovariektomierte weiße Mäuse erhalten eine einzelne intravaginale Injektion von *Östron* (**I**), *Östradiol* (**II**) oder *Diäthylstilböstrol* (**III**) u. werden 24 Std. später getötet. 30 Min. vor der Tötung werden den Tieren 0,5 mg *2.3.5-Triphenyltetrazoliumchlorid* (**IV**) intravaginal injiziert. Die Vagina wird entfernt, überschüssiges **IV** mit W. ausgewaschen u. das gebildete *Formazan* mit A.-Tetrachloräthylen 3 : 1 extrahiert u. spektrophotometr. bestimmt. Diese Meth. zur *Östrogen*-Best. kommt der l. c. beschriebenen an Empfindlichkeit u. Genauigkeit gleich, ist ihr aber an Einfachheit überlegen. Die Wirksamkeit von **I**, **II** u. **III** verhält sich wie 1 : 1,4 : 2,8. *Progesteron*, *Testosteron* u. *Cortisol* sind auch in 1000fach höheren Dosen ohne Einfl. auf die Red. von **IV**. K. BOHLE. 4559☐

Wirkung von Östrogenen auf die Tätigkeit der Nebennierenrinde bei Ratten. Margarethe Holzbauer. (J. Physiology **138**. 45P—46P. 30/9. 1957. Edinburgh, Univ., Dep. of Pharmacol.) (Engl.)

Die unter „Streß"-Bedingungen beobachtete Ausschüttung von *ACTH* (adrenocorticotropes Hormon) ins Blut wird nach Zugabe östrogener Stoffe (*Chlorotrianisene* u. *Äthinylöstradiol*) wesentlich vermindert. Vf. führt diese Erscheinung auf das Eingreifen dieser Stoffe in den Cholesterin-Stoffwechsel zurück. G. MAYR. 4559☐

Östrogenhemmung durch Steroide und andere Substanzen. C. W. Emmens, R. I. Cox und L. Martin. (J. Endocrinology **20**. 198—209. Mai 1960. Sydney, Univ., Dep. of Physiol.) (Engl.)

Die Wrkg. von *Östradiol* (**I**) auf die Vaginalverhornung der ovariektomierten Maus wird durch *Dimethylstilböstrol* (**II**), *Äthylstilböstrol* (**III**), *n-Propylstilböstrol* (**IV**), *meso-* u. *racem. Butöstrol* (**V**) bei intravaginaler Injektion gehemmt, nicht aber bei subkutaner Injektion. *1-[p-2'-Diäthylaminoäthoxyphenyl]-1-phenyl-2-p-methoxyphenyläthanol* (*MER 25*; **VI**) zeigt schwache Hemmung auch bei subkutaner Injektion. *19-Nortestosteron* (**VII**), *17-Äthyl-19-nortestosteron* (**VIII**) u. *17-Äthinyl-19-nortestosteron* (**IX**) hemmen **I** bei vaginaler u. subkutaner Iniektion. Die durch *Östron* (**X**) ausgelöste Zunahme der Mitosen u. der Dicke des Vaginalepithels sowie die verstärkte Red. von *Triphenyltetrazoliumchlorid* wird durch **II**, **III**, **IV** u. **V** gehemmt. Massive Dosen von **VI** zeigen gewisse Hemmwrkg., doch zeigt **VI** bei geringen **X**-Dosen auch östrogene Wirkungen. **VII**, **VIII** u. **IX** zeigen bei diesen Verss. in niedrigen Dosen schwache östrogene Wrkg., aber auch in hohen Dosen keine Hemmwrkg. gegenüber **X**.

Versuche: Darst. von *meso-* u. *racem.-Butöstrol* (*meso-* u. *dl-2.3.Di-p-hydroxyphenylbutan*; **V**). Durch Hydrierung von *trans-Dimethylstilböstroldiacetat* in Eisessig mit Pt, Trennung in *meso-Butöstroldiacetat*, F. 121°, u. *racem. Butöstroldiacetat* (Öl) u. Verseifung zu *meso*-**V**, F. 230° u. *racem.*-**V**, F. 139°. K. BOHLE. 4559☐

Die Identifizierung von 20α-Hydroxy-Δ^4-pregnen-3-on im peripheren Blut schwangerer Frauen. R. V. Short. (J. Endocrinology **20**. XV—XVI. Mai 1960. Cambridge, Univ., Unit of Reprod. Physiol. and Biochem., Dep. of Veterin. Clin. Stud.) (Engl.)

Bei der Best. von *Progesteron* (**I**) im Blut schwangerer Frauen findet sich im Chromatogramm ein Fleck, der den gleichen R_F-Wert zeigt wie *20α-Hydroxy-Δ^4-pregnen-3-on* (**II**). Daß es sich tatsächlich um **II** handelt, wird durch die UV-Absorption bei 240 mμ, durch die Absorption des mit H_2SO_4-A.-Reagens nach WIEST entstehenden Prod. bei 290 u. 485 mμ, durch den R_F-Wert u. die Farb-Rk. mit KOH-m-Dinitrobenzol des aus **II** her-

gestellten Acetats u. durch Überführung in I bewiesen. Die Konzz. im peripheren Blut betragen 15,6 μg I/100 ml Plasma (9,5—21,1) bzw. 5,3 II (2,5—10,3).
K. BOHLE. 4559□

Die Umwandlung von 2-Hydroxy-17β-östradiol zu 2-Hydroxy- und 2-Methoxymetaboliten im menschlichen Urin. Leonard R. Axelrod, P. Narasimha Rao und Joseph W. Goldzieher. (Arch. Biochem. Biophysics. **94.** 265—68. Aug. 1961. San Antonio, Texas, Dep. of Biochem. and Dep. of Endocrinol., the Southwest Found. for Res. and Education.) (Engl.)

Nach i.v. Gabe von 1—200 mg *2-Hydroxy-17β-östradiol* (I) gelöst in Plasma an 4 postklimakter. Frauen wurde der 24-Std. bzw. 32-Std.-Harn gesammelt u. aufgearbeitet. Mit verschiedenen chem. u. physikal. Meth. konnten neben den anderenorts beschriebenen 2-Hydroxyöstron, 2-Methoxyöstron u. 2-Methoxyöstriol 2 weitere Steroidmetabolite als *2-Methoxy-17β-östradiol* u. *2-Hydroxyöstriol* neben 4.5% unverändertem I identifiziert werden. 4 weitere Verbb. wurden ebenfalls gefunden, konnten aber noch nicht eindeutig charakterisiert werden. Ein Schema für den intermediären Abbau von I wird vorgeschlagen.
B. WIEGERSHAUSEN. 4559□

Modifikation einer Bestimmungsmethode von Pregnantriol im Harn. Y. Andrée Leon und R. D. Bulbrook. (J. Endocrinology **20.** 236—45. Mai 1960. London, Imperial Cancer Res. Fund, Div. of Chem. and Biochem.) (Engl.)

Die von STERN (C. **1960.** 1564) angegebene Meth. zur Best. von *Pregnantriol* (I) im Harn wird dadurch verbessert, daß chromogene Verunreinigungen, die einen höheren I-Wert vortäuschen, durch eine zusätzliche Vorwaschung der Al_2O_3-Säule mit 3% A.-Benzol entfernt werden.
K. BOHLE. 4559□

Die Bestimmung von Δ^{16}-Androsten-3α-ol im menschlichen Urin. Die Partialsynthese von Androstenol und seiner β-Glucosiduronsäure. B. W. L. Brooksbank, und G. A. D. Haslewood. (Biochem. J. **80.** 488—96. Sept. 1961. London, Guy's Hosp. Med. School.) (Engl.)

Die quant. Best. von *Δ^{16}-Androsten-3α-ol* (I) im Urin von ♂ u. ♀ Patienten erfolgte nach Inkubation des Urins bei pH 4,5 mit *β-Glucuronidase* (37—40°, 65—66 Std.), Extraktion mit Ae., Chromatographie des Extraktes an Al_2O_3, colorimetr. in der I-Fraktion nach Zusatz von *Resorcinaldehyd*, H_2SO_4 u. Essigsäure. *Androsteron, Dehydroepiandrosteron, 6β-Hydroxy-3:5-cycloandrostan-17-on, 3β-Chlor-Δ^5-androsten-17-on, Progesteron, 3β-Hydroxy-Δ^5-pregnen-20-on* (Acetat), *Tetrahydrocortison, Androstan-3.17-dion, Pregnan-3.20-dion, Androstan-3β.17β-diol* u. *Ätiocholan-3α.17β-diol* gaben keine oder nur kaum eine Farbrk.; nur *Cholesterin* störte den I-Nachweis.

Versuche: *3α-Acetoxy-17β-cyano-Δ^{16}-androsten*, $C_{22}H_{31}NO_2$, F. 201—204,5° (wss. Aceton), aus dem Cyanhydrin durch Dehydratisierung mit $POCl_3$ nach RUZICKA u. Mitarbeitern (vgl. Helv. chim. Acta **29.** [1946.] 936). — *3α-Hydroxy-Δ^{16}-androsten* (I), F. 140—145,5° (wss. Aceton), aus vorst. Verb. durch 5std. Erhitzen mit NaOH u. A. auf 180—185° im Bombenrohr, Extraktion mit Ae., Ansäuern der wss. Phase mit HCl → *3α-Hydroxy-Δ^{16}-ätiensäure*, Kochen der Säure mit Chinolin u. Cu-Chromit (4 Std.), Extraktion mit Ae., Eindampfen; 79,9% (Rohprod.). — *Δ^{16}-Androsten-3α-yl-2.3.4-tri-[O-acetyl]-β-D-pyranosidoglucuronsäuremethylester*, $C_{32}H_{46}O_{10}$, F. 171—172° (wss. A.), aus 200 mg I in abs. Bzl. u. Ag_2CO_3 durch Zutropfen von *O-Triacetyl-α-bromglucuronsäuremethylester* (nach BOLLENBACK u. Mitarbeitern (vgl. C. **1956.** 9188) in abs. Bzl., Einengen, 30 Min. Kochen am Rückfluß, Eindampfen; 117 mg. — *Δ^{16}-Androsten-3α-yl-β-D-pyranosidoglucuronsäure*, $C_{25}H_{38}O_7$, F. 169—174°, aus vorst. Verb. in A. durch Verseifung mit $Ba(OH)_2$, Zers. des Ba-Salzes mit HCl, Eindampfen; 56%.
J. BOELTER. 4559□

Therapeutische Untersuchungen über zwei 19-Norsteroide, Norethyndrone und Norethynodrel. J. Grasset und R. Gauthier. (Presse méd. **70.** 9—12. 6/1. 1962. Paris.) (Franz.)

An über 100 Fällen von Cyclusstörungen wurden Erfahrungen über die Behandlung mit *Norethyndrone* (I; *17-Äthinyl-19-nortestosteron, Norluton*) u. *Norethynodrel* (II; *$\Delta^{5,10}$-17-Äthinylöstren-17-ol-3-on, Enovid*) gesammelt. — Die progestive Wrkg. kommt am besten zum Ausdruck, wenn vom 14.—24. Cyclustag täglich 10 mg I oder II verabfolgt werden. Gegen Ende des Cyclus wird bei gleicher Dosierung eine Hemmung der Ovulation beobachtet. — Des weiteren werden andere pharmakodynam. Wrkg. u. die in einigen Fällen beobachteten Unverträglichkeitserscheinungen beschrieben.
P. LOCH. 4559□

Untersuchungen über den Einfluß anabolischer Steroide auf experimentelle Atherome: Androstanolon. R. S. F. Campbell, T. D. V. Lawrie, S. G. McAlpine, R. Pirrie und B. Rifkind. (J. Endocrinology **20.** 246—50. Mai 1960. Glasgow, Univ., Dep. of Veterin. Pathol.; Royal Inf. Dep. of Cardiol.) (Engl.)

Hähnchen, die 8 Wochen mit einer atherogenen Diät gefüttert werden u. während der letzten 3 Wochen zusätzlich 5 bzw. 25 mg *Androstanolon* (I)/Tag erhalten, zeigen ein signifikant erniedrigtes Auftreten von Coronaratheromen. Die Häufigkeit von Aortaatheromen ist nicht vermindert, doch scheinen die Veränderungen weniger schwer. Der Geh. des Plasmas an *Cholesterin* u. *Phospholipiden* u. das Verhältnis dieser Stoffe zueinander wird durch I nicht verändert. K. BOHLE. 4559☐

Enzymatische Freisetzung von Sialsäure und Inaktivierung von menschlichem Menopausen-Gonadotropin. René Got und Roland Bourrillon. (Nature [London] **189.** 234—35. 21/1. 1961. Paris, Fac. de Méd., Labor. de Biochimie.) (Engl.)

Inkubation von 10 mg *menschlichem Menopausen-Gonadotropin* (HMG) in 10 ml 1/15 m Phosphatpuffer pH 6,3, mit ca. 30000 E. *Neuraminidase* bei 35°, 24 Std., führte zu einem 80%ig. Verlust der biolog. Aktivität des HMG, das 7,8% *Sialsäure* (I, Meth. nach WERNER u. ODIN, Acta Soc. med. Upsaliensis [N. S.] **57.** [1952.] 230;) enthielt. Nach 24 std. Inkubation waren 60% der I dialysierbar. Aus den Ergebnissen wird der Schluß gezogen, daß HMG endständige I-Gruppen enthält, die für die biolog. Aktivität von ausschlaggebender Bedeutung u. für Neuraminidase angreifbar sind. U. LASCHET. 4560☐

Abbaugeschwindigkeit injizierten Oxytocins im Blut. R. R. Chaudhury und J. M. Walker. (J. Physiology **138.** 50 P—51 P. 30/9. 1957. Oxford, Univ., Dep. of Pharmacol.) (Engl.)

Vff. anästhetisierten Kaninchen u. injizierten *Oxytocin* in die Ohrvene. In bestimmten Zeitabständen entnommene u. verarbeitete Blutproben wurden auf Uteri von Ratten angesetzt. Vff. stellten bei Blutproben aus unbehandelten Kaninchen nach 10 Min. bereits keine Oxytocin-Aktivität mehr fest. (Halbwertszeit 3,3 Min.), während bei Kaninchen mit abgeklemmten Nierentubuli eine Halbwertszeit von 9,7 Min. für den Abbau des Oxytocins gefunden wurde. G. MAYR. 4560☐

Weitere Eigenschaften von Isoglutaminoxytocin; Unterbindung der blutdrucksteigernden Wirksamkeit von Vasopressin. Charlotte Ressler und Julian R. Rachele. (Proc. Soc. exp. Biol. Med. **98.** 170—74. Mai 1958. N. Y. City, Cornell Univ. Med. Coll., Dep. of Biochem.)

Anästhetisierten Ratten wird *Vasopressin* i.v. gegeben u. der Blutdruckabfall nach anschließender Gabe von *Isoglutaminoxytocin* [*Cys·Tyr·Tyr·Ileu·Glu*(NH_2)·*Asp*(NH_2)·*Cys·Pro·Leu·Gly*(NH_2)] gemessen. Die minimale wirksame Dosis unter den von Vff. beschriebenen Vers.-Bedingungen liegt bei 50—60 γ/kg für 30 mμ Vasopressin. G. MAYR. 4560☐

Reinigung und Charakterisierung von Schafprolactin. Ralph A. Reisfeld, George L. Tong, Edward L. Rickes, Norman G. Brink und Sanford L. Steelman. (J. Amer. chem. Soc. **83.** 3717—19. 5/9. 1961. Rahway, N.J., Merck Sharp & Dohme, Res. Labor., and Merck Inst. for Therapeutic Res.) (Engl.)

Aus Schafshypophysen isoliertes, aus 3 elektrophoret. verschiedenen Komponenten bestehendes *Prolactin* wurde durch Säulenchromatographie an DEAE-Cellulose mittels Tris–EDTA–Borat-Puffer zerlegt u. die Fraktionierung elektrophoret. verfolgt. *Komponente I* erwies sich als homogenes Protein: elektr. Beweglichkeit $3{,}80 \cdot 10^{-5}$ cm^2 sec^{-1} V^{-1} (Glycin–NaOH-Puffer, pH 10, $\Gamma/2 = 0{,}1$), Sedimentations-Konst. 2,18 *S*, isoelektr. Punkt pH 5,75, N-endständige Aminosäure *Threonin*, C-terminale nach Perameisensäureoxydation *Cysteinsäure*. Hochgereinigte Präpp. der *Komponenten II* u. *III* hatten als C-terminale Aminosäure *Asparaginsäure*. *II* u. *III* wiesen erheblich geringere lactogene u. wachstumshormonähnliche Aktivität als *I* auf. Erfolgte die Herst. des Ausgangsmaterials aus den Hypophysen bei —20°, so war ein erheblich größerer *I*-Geh. vorhanden als bei 5°. Stark gereinigte *I* ging bei 2std. Stehen in 2%ig. NH_4OH bei 5° in ein aus *I*, *II* u. *III* bestehendes Gemisch über. K. MAIER. 4560☐

Die Wirkung eines Schafshypophysenextraktes auf Hypercholesterinämie bei gesunden und hypophysektomierten Ratten. Russel M. Barakat. (Nature [London] **192.** 71—72. 7/10. 1961. Boston, Mass., Ziskind Res. Labor., New England Center Hospital and the Dep. of Med., Tufts Univ., School of Med.) (Engl.)

Eine Erhöhung der Serum-Konz. an *Cholesterin* durch Einspritzen von Cortisonacetat, Corticotropin oder durch cholesterinreiches Futter war bei hypophysektomierten Ratten bes. deutlich u. konnte durch gleichzeitige Injektion eines alkal. Schafshypophysenextraktes verhindert werden. Der Extrakt war reich an Gonadotropinen u. enthielt daneben wenig Wuchshormone, Thyreotropin u. Corticotropin. Jedoch vermochte keine der Fraktionen des Extraktes die Hypercholesterinämie vollständig zu verhindern. Eine ähnliche Wrkg. hatten auch *Testosteron* u. Rinderleberextrakt. R. RISTOW. 4560☐

Die Reinigung von thyreotropem Hormon. M. L. Dedman, J. S. Fawcett und C. J. O. R. Morris. (Biochem. J. **78.** 34 P—35 P. März 1961. London, London Hosp., Med. Coll.) (Engl.)

Hormonkonzentrate wurden an Amberlite XE-97 (pH 7,2) adsorbiert. Durch fraktionierte Elution mit 0,01 m—0,1 m NaCl wurden bis zu 75% Inert-Proteine entfernt. Die Elution mit 0,5 m NaCl liefert eine biolog. akt. Fraktion, die durch Adsorption an Carboxymethylcellulose in Formiatpuffer bei pH 3,4 weiter gereinigt wurde. Die Entfernung von Inertmaterial erfolgte durch Elution der Säule mit 0,11 m NaCl in 0,05 m Formiat. Durch Extraktion der Säule mit 0,2 m NaCl in 0,5 m Formiat wird nahezu quant. der Wirkstoff eluiert u. enthält nach Dialyse u. Gefriertrocknung eine spez. Aktivität von 10—20 I.E./mg. Weitere Reinigung durch Chromatographie an Amberlite C 6—50 bei 4° u. Elution mit 0,2 m Ameisensäure/1 m Harnstoff bei pH 2,0. Man erhält eine biolog. akt. Fraktion, die extrem unbeständig ist u. sich nur in Ggw. stabilisierender Agentien lyophilisieren läßt. R. STRUFE. 4560

Die Bursa Fabricii und die Ascorbinsäureausschüttung der Nebenniere nach ACTH-Injektionen beim Küken. M. Perek und A. Eilat. (J. Endocrinology **20.** 251—55. Mai 1960. Rehovoth, Israel, Hebrew Univ. of Jerusalem, Fac. of Agric., Dep. of Anim. Hyg. and Poultry Sci.) (Engl.)

3—6 Wochen alte weiße Leghornhähnchen, denen die Bursa Fabricii entfernt ist, zeigen nach Injektion von kurz- oder lang wirkendem *ACTH* (**I**) eine ebenso schnelle Verarmung der Nebenniere an *Ascorbinsäure* (**II**) wie sie bei Säugetieren beobachtet wird, während nichtbursektomierte Küken auf **I** nicht ansprechen. Nach lang wirkendem **I** kommt es zugleich zu einer Involution der Bursa Fabricii u. Verminderung ihres **II**-Gehaltes. K. BOHLE. 4560□

Anregung der Aldosteron-Sekretion durch das adrenocorticotrope Hormon (ACTH). Jean Crabbé, William J. Reddy, Eric J. Ross und George W. Thorn. (J. clin. Endocrinol. Metabolism **19.** 1185—91. Okt. 1959. Boston, Mass., Peter Bent Brigham Hosp., Dep. of Med. and Harvard Med. School.) (Engl.)

An 4 Patienten mit verschiedenen Krankheiten untersuchten Vff. den Einfl. einer i.v. *ACTH*-Verabreichung (25 Einheiten in 500 ml einer 5%ig. Dextrose, 5 mal an 2 aufeinanderfolgenden Tagen u. je 1 mal an den 4 darauf folgenden Tagen) auf die Harnexkretion von *Aldosteron* (**I**) im Vgl. zu der von *Cortisol* (**II**). Die Best. von **I** erfolgte nach einer modifizierten Meth. von HERNANDO u. Mitarbeitern (Metabolism. **6**, [1957.] 518). Die quant. bestimmte Menge an **I** war im Vgl. zu der von **II** sehr gering. Außerdem war es äußerst schwierig die **I**-Exkretion mit dem **I**-Kontrollspiegel in Beziehung zu bringen. Auf Grund ihrer Ergebnisse sind Vff. aber trotzdem der Ansicht, daß ACTH sowohl die Produktion von **II** als auch von **I** anregt. G. BRATFISCH. 4560□

Freisetzung von Corticotropin beim Menschen. S. Shuster. (J. Endocrinology **20.** XVIII—XIX. Mai 1960. Cardiff, Royal Infirmary, Med. Unit.) (Engl.)

Die *Cortisol* (**I**)-Konz. im Plasma ist erhöht nach Injektion von 1—3 mg *saurem Nicotintartrat* (**II**), aber auch nach Injektion einer 0,9%ig. *NaCl*-Lösung. **II** ist unwirksam bei 2 Fällen von Hypophysenunterfunktion als Folge eines Tumors u. nach *Corticotropin*-Hemmung durch *Triamcinolon*. Dagegen bewirkt **II** eine **I**-Steigerung bei 3 Patienten mit Diabetes insipidus. Infusion einer 25%ig. *Mannit*-Lsg. ändert den Plasma-**I**-Spiegel nicht. Die Sekretion von *corticotropem Hormon* wird danach nicht durch das *antidiuret. Hormon* ausgelöst. K. BOHLE. 4561□

Das Gordon-Phänomen bei Tieren nach Behandlung mit Cortison und Somatotropem Hormon. L. Scalfi, G. Consoli, L. Manguso und P. Altucci. (Riv. Ist. sieroterap. ital. **32.** 318—29. Juli/Aug. 1957. Napoli, Univ., Ist. di Patol. Speciale Med. e Metodol. Clin.) (Ital.)

Lymphogranulomatöses Gewebe besitzt eine hohe Encephalitis erzeugende Aktivität; diese wird durch *Somatotropes Hormon* mindestens teilweise gehemmt u. durch *Cortison* (**I**) gefördert u. beschleunigt. Da **I** das GORDON-Phänomen u. experimentelle allerg. Encephalomyelitiden hemmt, kann ein verschiedener Pathogenesemechanismus angenommen werden. K. ZINGRAF. 4561□

Wirkung von Cortison auf die Capillarresistenz des skorbutischen Meerschweinchens. J. Y. McGraw. (C. R. Séances Soc. Biol. Filiales **155.** 1431—34. 1961. Montréal, Québec, Canada, Univ. de Montréal, Dép. de Physiol.) (Franz.)

Vf. stellte fest, daß beim skorbut. Meerschweinchen, im Gegensatz zum normalen, *Cortison* keine Erhöhung der Capillarresistenz verursacht. H. KOCKERT. 4561□

Untersuchungen über die Lipämie des Kaninchens und die Faktoren, die sie bedingen. Der Einfluß von Cortison. Théophile Cahn und Jacques Houget. (C. R. hebd. Séances Acad. Sci. **253.** 1009—11. 16/8. 1961. Paris, Inst. de Biol. Physicochim.) (Franz.)

Wird Kaninchen *Cortison* (I; 0,5—11 mg/kg/Tag) verabfolgt, so sinkt der Blut-*Lipoid*-Spiegel zunächst unter den normalen Wert ab u. steigt dann zu einer Lipämie an. Diese tritt auch ein, wenn die I-Zufuhr unterbrochen oder auf 1/10 herabgesetzt wird. Die Hyperlipämie ist daher nach Ansicht der Vff. nicht auf I zurückzuführen, sondern auf einen antagonist. wirkenden Faktor. Die Hyperlipämie setzt 4—7 Std. nach Beginn der Futteraufnahme ein u. ist bei den ♀ Tieren stärker ausgeprägt, als bei den ♂. Die Hyperlipämie ist in erster Linie auf einen Anstieg der Plasma-*Triglyceride* zurückzuführen u. weniger auf Cholesterinester bzw. Phospholipoide.

P. Schwerdtfeger. 4561□

Nierenclearance von Plasma-Cortisol. Harold P. Schedl, Philip S. Chen jun., Gaynelle Greene und Diana Redd. (J. clin. Endocrinol. Metabolism **19.** 1223—29. Okt. 1959. Bethesda, Md., Nat. Inst. of Health, Nat. Heart Inst., Sect. of Clin. Endocrinol.) (Engl.)

Cortisol (I) ist ein normaler Bestandteil des menschlichen Harns. Vff. untersuchten die Beziehungen zwischen Plasma-I, Plasmaultrafiltrierbarem I, Harn-I u. glomerulärem Filtrationsgrad. Ultrafiltrierbares I liegt in der Größenordnung von 5—22% des Plasmaspiegels. 82—92% des filtrierten I werden durch die Nierentubuli reabsorbiert. Es bestand keine direkte Korrelation zwischen I-Exkretion u. Harnfluß.

G. Bratfisch. 4561□

Ein Vergleich der diuretischen Wirkung von Chlorothiazid und einigen Nebennierensteroiden bei der Ratte. P. F. D'Arcy und E. M. Howard. (J. Endocrinology **20.** XVII—XVIII. Mai 1960. Ware, Herts., England, Allen and Hanburys Ltd.) (Engl.)

Die diuret. Wrkg. von *Cortison* ist bei Ratten etwa gleich der von *Chlorothiazid* (I), die von *Hydrocortisonacetat* ist 4—8mal, die von *Prednison* u. *Prednisolonacetat* 32- bis 64mal, die von *9α-Fluorhydrocortison* (II) 64mal u. die von *Δ^1-9α-Fluorhydrocortison* mehr als 128 mal stärker. Bei täglicher Gabe von 2,5 mg I/100 g oder 1,25 mg II sinkt die diuret. Wrkg. im Laufe von 14 Tagen allmählich ab, u. zwar bei II stärker, so daß die Wrkg. von I u. II nach 2 Wochen etwa gleich sind. Während nach I das Wachstum normal bleibt, ruft II deutliche Wachstumsverzögerung hervor. K. Bohle. 4561□

Untersuchungen über den Wirkungsmechanismus einiger Corticosteroide auf den cellulären Kaliumgehalt. Alain Reinberg und Joseph Stolkowski. (C. R. hebd. Séances Acad. Sci. **242.** 418—20. 16/1. 1956.) (Franz.)

An überlebenden Herzen von *Helix pomatia* in *Cardot*-Lsg. wurde der Einfl. von Glucose (I), Adenosintriphosphat (ATP) u. Nebennierenrindenhormonen auf den K^+-Geh. untersucht. Dieser wird durch I oder ATP kaum beeinflußt, sinkt aber bei I + ATP. Während *Cortison* (II) oder *Hydrocortison* oder *Desoxycorticosteron* allein den K-Geh. erniedrigen, wird er bei I + II oder bei I + II + ATP kräftig erhöht. — Weitere Ergebnisse von Verss. mit veränderten pH-Bedingungen lassen die Wrkg. der Corticosteroide auf die K-Ionen als Folge von Veränderungen des Säure-Base-Gleichgewichts erscheinen.

W. Jungstand. 4561□

Veränderungen im Elektrolyt- und 17-Ketosteroidhaushalt bei Ratten unter Kälteeinwirkung. K. A. Munday und G. F. Blane. (J. Endocrinology **20.** 266—75. Mai 1960. Southampton, Univ., Dep. of Physiol. and Biochem.) (Engl.)

Ratten, die 12—48 Std. bei 0° gehalten werden, zeigen vorübergehend erhöhten *Na*- u. verminderten *K*-Geh. des Plasmas. Der Hämatokritwert ist vermindert. Adrenalektomierte Tiere zeigen diese Veränderungen nicht. Zugleich mit den veränderten Plasmawerten ist das Na : K-Verhältnis im Harn bei Kälte-Einw. stark verringert, was auf *Na*-Retention u. *K*-Verlust hinweist. Der *17-Ketosteroid*-Geh. des Harns steigt zuerst stark an, sinkt aber nach 36—48 Std. auf unternormale Werte ab. Vff. deuten diese Ergebnisse als eine vorübergehende Hyperaktivität der Nebenniere mit Ausschüttung *mineralocorticoider Hormone* als Folge des Kältestreß. K. Bohle. 4561□

Wirkung von Aldosteron auf die lebende Cornea in vitro. A. Donn, M. G. Rosenblatt und N. P. Christy. (Nature [London] **192.** 73—74. 7/10. 1961. New York, Columbia Univ., Coll. of Physicians and Surgeons, Dep. of Med., Dep. of Ophthalm.) (Engl.)

Die zwischen 2 Kammern eingespannte Cornea des Kaninchens vermag unter geeigneten Bedingungen ca. 8 Std. am Leben zu bleiben u. normal zu funktionieren. An der überlebenden Cornea wurden 30 Verss. über die Wrkg. von *d-Aldosteron* (I) auf den Na^+-Transport unter Messung von Potentialdifferenz, elektr. Widerstand u. Neutralisationsstrom durchgeführt. Die Ergebnisse zeigen, daß I in einem weiten Konz.-Bereich keinen Einfl. auf die Parameter der elektr. Aktivität ausübt u. daher keine Wrkg. auf den akt. Na^+-Transport hat. Auch der gleichzeitige Zusatz von *Cortisol* war ohne Wirkung. Verss. mit ^3H-I zeigen, daß I die Cornea zu durchdringen vermag; die Konz. auf der gegenüberliegenden Seite betrug ca. 1/100 von derjenigen an der Applikationsseite. Die Ergebnisse werden im Hinblick auf diejenigen anderer Autoren über den Einfl. von I auf den *Na*-Transport diskutiert. P. SCHWERDTFEGER. 4561□

6-Methylprednisolon (Urbason), ein praktisches Rheumamittel. J.-Y. Probst. (Praxis [Bern] **50.** 1196—99. 9/11. 1961. Lausanne, Univ., Policlin.) (Franz.)

62 Patienten mit rheumat. Erkrankungen verschiedener Art erhielten ca. 4 Wochen lang orale Gaben von 8—12 mg *6-Methylprednisolon* (**I**, *Urbason*). Bei 47 Personen konnten günstige Resultate, bei 15 Mißerfolge festgestellt werden. 16 Patienten zeigten Nebenerscheinungen, meistens von seiten des Verdauungstraktes.
P. GREGORZEWSKI. 4561□

Ein einfaches Verfahren zur Prüfung der Wirkung von 1.2-Bis-[pyridyl-(3')]-2-methylpropanon-(1)-ditartrat (SU4885) beim Menschen. W. R. Butt, A. C. Crooke, Eileen E. Hill und R. Morris. (J. Endocrinology **20.** XVI—XVII. Mai 1960. Birmingham, United Birmingham Hosp., Dep. of Clin. Endocrinol.; Children's Hosp.) (Engl.)

Die Harnmetaboliten von *11-Desoxycortisol* werden durch *Na-Bismutat* zu *Ätiocholanolon* (**I**) oxydiert, während *Cortisol* u. seine Metaboliten dabei ein an C_{11} oxydiertes 17-Ketosteroid (**II**) liefern. Das Verhältnis von **I** zu **II**, die durch Chromatographie an Silicagel leicht getrennt werden können, ist bei Kontrollen $< 0{,}5$ u. steigt nach oraler Gabe von 1,5 g *1.2-Bis-[pyridyl-(3')]-2-methylpropanon-(1)-ditartrat* (*SU 4885*; **III**) auf 1,2 bis 1,4. Ein Patient mit Craniopharyngiom u. Diabetes insipidus zeigte nach **III** keine deutlichen Veränderungen des **I**:**II**-Quotienten, während bei 2 anderen Patienten mit Hypophysenunterfunktion der **I**:**II**-Wert auf 4—5 anstieg. Gleichzeitige Gabe von Corticoiden (*Prednisolon*) unterdrückt die **III**-Wirkung. K. BOHLE. 4561□

Korrelation zwischen biologischer Aktivität und Elektronenspinresonanzsignalstärke von Meerschweinchennebennieren. Frank K. Truby und Joseph W. Goldzieher. (Nature [London] **188.** 1088—90. 24/12. 1960. San Antonio, Texas, Southwest Res. Inst., Physics Dep., and Southwest Foundation for Res. and Education, Dep. of Endocrinol.) (Engl.)

Die Intensitäten des Elektronenspinresonanzsignals (Maßstab für Ggw. freier Radikale) der Nebennieren von Kontrollmeerschweinchen u. von Tieren, deren Nebennierenaktivität durch Injektionen von adrenocorticotropem Hormon aktiviert worden war, unterschieden sich signifikant (Mittelwerte: 31,8 u. 24,2), während sich für Hydrocortisongehemmte Nebennieren keine derartige Differenz ergab (32,5). Möglicherweise beruhen die Elektronenspinresonanzsignale z. T. auf paramagnet. Ionen.
K. MAIER. 4561 □

Empfindlichkeit des fetalen Herzkranzgefäßsystems auf Adrenalin. G. S. Dawes, J. J. Handler und Joan C. Mott. (J. Physiology **138.** 9 P—10 P. 30/9. 1957. Oxford, Univ., Nuffield Inst. for Med. Res.) (Engl.)

Die von verschiedenen Autoren vertretene Ansicht, die Zugabe von *Adrenalin* oder *Noradrenalin* zum Kaninchen- oder Meerschweinchen-Foetus würde gegenüber dem erwachsenen Tier nur 1/10 der Wirksamkeit besitzen, wird von Vff. in eigenen Verss. widerlegt. Es besteht eine vergleichbare Übereinstimmung der Empfindlichkeit der Herzkranzgefäße bei ausgereiftem Kaninchen-Fetus u. erwachsenem Tier gegenüber Adrenalin. G. MAYR. 4561 □

Ein Artefakt bei der Thyroxin-Chromatographie mit Dioxan. Charles A. Owen jun., Bernard F. McKenzie und Alan L. Orvis. (J. Lab. clin. Med. **47.** 145—48. Jan. 1956. Rochester, Minn., Mayo Found., Mayo Clin., Sect. of Clin. Pathol., Biochem. and Biophys. Res.) (Engl.)

Werden *Thyroxin* (**I**) u. *Trijodthyronin* papierchromatograph. mit n-Butanol/Dioxan (4:1) entwickelt, so tritt eine Zers. ein. Diese beruht auf dem Peroxid-Geh. des 1.4-Dioxans. Es entstehen Artefakte, welche keine quant. **I**-Best. bei der Benutzung des Dioxans als Laufmittelkomponente zulassen. H. STRUCK. 4562□

Radiopapierchromatographischer Nachweis der aktiven Freisetzung von Schilddrüsenhormon in der Gewebekultur. Bodo Riedel. (Z. Naturforsch. **16b.** 802—05. Dez. 1961. Berlin-Dahlem, MPI für vergleichende Erbbiologie, Abt. für Gewebezüchtung.) (Dt.)

Vf. stellte fest, daß Schwimmkulturen von Kaninchenschilddrüsen 10 Tage lang akt. *Thyroxin* (**I**) u. *3.5.3'-Trijodthyronin* (**II**) in das Nährmedium abgeben. Nach 18 Tagen sind nur noch Spuren von **I** vorhanden. Als Folge einer Gewebeeinschmelzung erscheinen außerdem geringe Mengen von Hormonvorstufen (*Monojodtyrosin*, *Dijodtyrosin* u. *3.5-Dijodthyronin*) u. von akt. Hormonen (**I, II**) im Nährmedium. Das gegenseitige Mengenverhältnis von **I** u. **II** ändert sich im Laufe der Züchtungszeit nicht zugunsten der einfacheren oder komplizierteren Verbindung. — Methodik: Die n-Butanolextrakte der (mit 6 n H_2SO_4 auf pH 2,5—3,5 eingestellten) Nährmedien bzw. der aufgearbeiteten (2 Tage vor dem Aufarbeiten mit ^{131}J versetzten) Gewebekulturen (Homogenisieren, Hydrolyse mit 2 n NaOH bei 50° im Wasserbad 10 Std. lang oder mit Trypsin in Veronal–Na–HCl-Puffer, pH 8,4, bei 40° im Wasserbad 14 Std. lang, danach Einstellen auf pH 2,5—3,5 mit 6 n H_2SO_4 u. Extraktion) wurden auf Chromatographiepapier (SCHLEICHER & SCHÜLL 2043 b) 20 mal aufeinander immer wieder auf die gleiche Stelle strichförmig aufgetragen. Laufmittel zur Trennung der Jodtyrosine nach der aufsteigenden Meth.: n-Butanol–Eisessig–Wasser, 78:5:17 (%). Laufmittel zur Trennung der Jodthyronine nach der absteigenden Meth.: mit 2 n Ammoniak gesätt. tert. Amylalkohol. Anfärbung der aufgetrennten Substanzen mit Ninhydrin. Die qual. u. quant. Auswertung der Radiochromatogramme wird eingehend beschrieben.

H. KOCKERT. 4562 □

Schilddrüsenstimulierende Aktivität in menschlichen Seren. P. W. Major und D. S. Munro. (J. Endocrinology **20.** XIX—XX. Mai 1960. Sheffield, Univ., Dep. of Pharmacol. and Therap.) (Engl.)

Nach der von MCKENZIE (Endocrinology **62.** [1958.] 865) angegebenen Meth. zur Best. des *schilddrüsenstimulierenden Hormons* in menschlichem Serum, bei der Mäuse mit ^{131}J u. *L-Thyroxin* behandelt werden u. die Zunahme des zirkulierenden ^{131}J nach i.v. Injektion des zu prüfenden Serums gemessen wird, wird auch mit Serum von Patienten mit geheilter Thyreotoxikose ein stark verzögertes Eintreten des ^{131}J-Maximums beobachtet. Bei einer Patientin, die 7 Jahre zuvor wegen Thyreotoxikose partiell thyreoidektomiert war, trat das Maximum erst 36 Std. nach der Injektion ein, u. der Effekt war noch in einer Verdünnung 1:4000 nachweisbar. K. BOHLE. 4562 □

Einfluß des Schilddrüsenhormons auf die Widerstandskraft in der Kälte und auf den Sauerstoff-Verbrauch von Mäusen, deren Nebennieren und Schilddrüsen entfernt worden waren. S. N. Ganju und Mary F. Lockett. (J. Physiology **138.** **44**P—45P. 30/9. 1957. London, Chelsea Polytechnic, Dep. of Physiol. and Pharmacol.) (Engl.)

Werden Mäusen die Nebennieren u. Schilddrüsen entfernt, so sterben sie innerhalb kurzer Zeit in der Kälte. Dagegen haben Mäuse, denen nur die Nieren entfernt worden waren, eine längere Überlebensdauer unter gleichen Vers.-Bedingungen. Dieser Überlebenszeitraum wird gleichmäßig verlängert bei Zugabe von getrocknetem Schilddrüsen-Präp. (3—6 mg) oder i.m. Gabe von *Thyroxin* (2.5 μg). Vermehrte Zuführung von Schilddrüsen-Präp. (24 mg) oder Thyroxin (10 μg) verkürzt dagegen erheblich die Lebensdauer. Ein Einfl. auf den Sauerstoffverbrauch ist dagegen durch Gaben von Schilddrüsen-Präp. oder Thyroxin nicht festzustellen. G. MAYR. 4562 □

Über die Gestaltung des Geschlechtscyclus in hypothyreotischen Ratten. Judith Kulcsár-Gergely und András Kulcsár. (Naturwissenschaften **48.** 387. 1. Mai-H. 1961. Debrecen, Med. Univ., Pharmakol. Inst. und I. Med. Klinik.) (Dt.)

Hypothyreot. Zustand (experimentell durch Schilddrüsenentfernung) verlangsamt bei Ratten die cycl. Funktion, hebt sie aber nicht völlig auf. Verzögerter Cyclus (Differenz von 3,49 Tagen) besteht auch in der 20. Woche bei den thyreoidektomierten Tieren fort. Der sich verzögernde Mechanismus der Cyclen könnte mit verschiedenen Hypothesen erklärt werden; es spielen Stoffwechselveränderungen u. veränderte interglanduläre u. Regulationsverhältnisse sicher eine wichtige Rolle.

U. TAUSENDFREUND. 4562 □

Der p-Phenylendiamin-Oxydasetest als eine Laboratoriumsmethode zur Diagnostik der Hyperthyreose. M. Keler-Bačoka und A. Hahn. (Klin. Wschr. **39.** 1070 bis 1072. 15/10. 1961. Zagreb Rebro, Med. Fak., Klin. für innere Krankh.) (Dt.)

Vff. bestimmten elektrophotometr. die *Coeruloplasmin* (**I**)-Aktivität durch Oxydation einer auf pH 7,2 gepufferten *p-Phenylendiaminhydrochlorid*-Lsg. im Serum 31 unbehandelter Hyperthyreosekranker u. fanden eine signifikant erhöhte **I**-Aktivität u. erhöhten Serumkupferspiegel. P. GREGORZEWSKI. 4562 □

Die radiopapierchromatographische Untersuchung der pharmakologischen Beeinflussung der Schilddrüsenfunktion. Alice Ligeti-Reviczky, László Szántó und Péter Forgács. (Acta pharmac. hung., Suppl. **31 B.** 144—47. Okt. 1961. Budapest, Landesinst. Rheumaforsch. u. Balneologie.) (Ung.)

Die charakterist. Veränderungen der Schilddrüsenfunktion wurden in Tier-Verss. mit ^{131}J untersucht. Es wurde festgestellt, daß über die Funktion der Schilddrüse — bei der Unters. des Butanolextraktes der nichthydrolysierten Drüse — aus dem Ausmaß der ^{131}J-Aktivität auf der Startlinie des Radiochromatogramms Schlüsse gezogen werden können. Im weiteren wurde beobachtet, daß bei Anwendung dieser Meth. auch aus reiner Radiojod-Lsg. eine „Frontsubstanz" entsteht. G. LIGETI. 4562

Alloxandiabetes und in vitro-Proteinsynthese in Mikrosomen und Mitochondrien von Rattenleber. A. Korner. (J. Endocrinology **20.** 256—65. Mai 1960. Cambridge, Univ., Dep. of Biochem.) (Engl.)

Die durch fraktioniertes Zentrifugieren gewonnenen Mitochondrien u. Mikrosomen aus Lebern alloxandiabet. Ratten bauen *DL-$^{14}C_{(1)}$-Leucin* u. *DL-$^{14}C_{(\beta)}$-Tryptophan* in vitro langsamer in ihr Protein (I) ein als die Partikel gesunder Tiere. Wie Verss. mit Zugabe der lösl. Fraktion gesunder Ratten zu Mikrosomen diabet. Tiere oder der lösl. Fraktion diabet. Tiere zu Mikrosomen gesunder Ratten zeigen, beruht die gestörte I-Synth. im wesentlichen auf verminderter Fähigkeit, die *Aminosäuren* (II) in die Polypeptidketten einzubauen u. nur zu einem kleinen Teil auf herabgesetzter Fähigkeit der lösl. Fraktion, II für den Einbau bereitzustellen. 5tägige Behandlung der diabet. Tiere mit 4 I.E. *Protamin-Zink-Insulin* (III)/Tag bringt in Mikrosomen u. Mitochondrien die I-Synth. in vitro wieder auf den bei gesunden Tieren gefundenen Wert. Auch kleine Dosen (5·0,2 mg) von Rinder-*Wachstumshormon* (IV) stimulieren bei diabet. Ratten den II-Einbau in vitro, während höhere Dosen ihn weiter vermindern. Bei gleichzeitiger Behandlung mit 1 I.E. **III** u. 0,2 mg **IV** ist der **II**-Einbau intensiver als bei den Kontrollen. K. BOHLE. 4564 □

Insulin und der Einbau von Aminosäuren in Muskelprotein. Konzentration cellulärer Aminosäuren und Aufnahme von Aminoisobuttersäure. K. L. Manchester. (Biochem. J. **81.** 135—47. Okt. 1961. Cambridge, Univ., Dep. of Biochem.) (Engl.)

Verss. am isolierten Rattenzwerchfell zeigen, daß *Insulin* (I) die Freisetzung von *Aminosäuren* (II) während der Inkubation vermindert, während das Verteilungsverhältnis der II zwischen Gewebe u. Medium nicht beeinflußt wird. Nach 2std. Inkubation ist die Summe der ninhydrinpositiven Verbb. von Nichteiweißnatur in Gewebe u. Medium in Ggw. von I geringer als in seiner Abwesenheit. Nach Ansicht des Vf. beweist dies, daß der in Ggw. von I beobachtete erhöhte II-Einbau auf einer verstärkten *Protein*-Synth. beruht. Wird die Konz. an *α-Aminoisobuttersäure* (III) im Medium erhöht, so verringert sich die stimulierende Wrkg. von I auf die III-Akkumulation durch das Zwerchfell. Unter analogen Bedingungen kann jedoch die Stimulation des Einbaues von *^{14}C-Glycin* in das Protein noch beobachtet werden. Die Wrkg. von I auf die Akkumulation von III wird durch die Ggw. hoher Konzz. von anderen II (*Valin, Leucin, Glycin, Alanin*) wesentlich verringert. Unter Bedingungen, bei denen der II-Einbau durch *Proflavin* gehemmt wird, ist die I-Wrkg. auf die Akkumulation von III ebenfalls stark vermindert. P. SCHWERDTFEGER. 4564 □

Die Wirkungen der Injektion einiger intermediärer Stoffwechselprodukte auf die „Insulin-Reaktion" im normalen Kaninchen. H. D. Brahmachari und G. Raghupathy Sarma. (Nature [London] **191.** 491—92. 29/7. 1961. Pilani, Rajasthan, Birla Coll., Biochem. Labor.) (Engl.)

Normale Kaninchen erhielten entweder verschiedene Zwischenprodd. (ZP) des Tricarbonsäurecyclus allein (A) oder die ZP in vitro mit 2 Einheiten *Insulin* (I) gemischt u. 30 Min. bei 37° inkubiert (B) in den Schenkel injiziert bzw. I u. ZP simultan, aber getrennt in die Schenkel in vivo injiziert (C). 3 Std. später wurde der *Glucose* (II)-Geh. des Blutes bestimmt. Die Behandlung nach A bewirkte in allen Fällen eine Hypoglykämie, wobei die ZP durch ihre direkte oder indirekte stimulierende Wrkg. auf die B-Zellen der LANGERHANSschen Inseln eine I-Ausschüttung veranlaßten. Die größte Stimulation wurde mit *Citrat* (III) erreicht; die Wrkg. fiel in der Reihenfolge: **III**, *Succinat* (**IV**), *Isocitrat* (**V**), *β-Hydroxybutyrat* (**VI**) u. *Pyruvat* (**VII**) ab. Nach den Ergebnissen in C war die stimulierende Wrkg. von **VI** u. **VII** von der Ggw. von **I** unabhängig, während **III, IV** u. **V** in Ggw. von **I** ihre Wrkg. einbüßten. **VI** u. **VII** schienen nach den Ergebnissen von B keinen Effekt auf die biolog. Wirksamkeit von **I** zu besitzen, während **III, IV** u. **V** die biolog. Wirksamkeit von **I** herabsetzten. J. BOELTER. 4564 □

Erste Untersuchungen über die hypoglykämische Wirksamkeit von neuen, den Thiodiazolkern enthaltenden Verbindungen. Raffaele Giuliano und Mario Filomeni. (Ricerca sci. **29.** 792—98. April 1959. Bari, Univ., Ist. di Chim. farm. e Camerino; Univ., Ist. die Farmacol. e Farmacogn.) (Ital.)

Die Verabreichung von *N-[p-Tolylsulfonyl]-N'-[thiodiazolyl-(2)]-harnstoff* (GF_1; I) u. *Artosin* (BOEHRINGER & SOHN, Mannheim-Waldhof; II) per os an Hunde, Kaninchen u. Ratten (in einer Dosis von 50 u. 100 mg I/kg bzw. in einer äquivalenten Dosis von II) senkt innerhalb 3—4 Std. den Blutzucker auf ein Minimum. Die Empfindlichkeit der hypoglykäm. Wrkg. kann bei Ratten durch Zusatz von 25 mg $NaHCO_3$/kg gesteigert werden. Die Dauer der Wirksamkeit ist bei allen Vers.-Tieren die gleiche, ausgenommen bei Hunden nach einer Dosis von 50 mg/kg ist diese geringer als die in einer äquivalenten Dosis von **II**. Für eine 10fache Dosis von **I** wurden keine pharmakolog. Nebenwrkg. u. Veränderung des Verh. (Lebhaftigkeit, Appetit) beobachtet, u. keines der Tiere verendete nach 60tägiger Behandlung. Daraus wird geschlossen, daß die Toxizität dieser Verbb. sehr gering ist. — 7 Literaturhinweise. G. PLATZER. 4564 □

Thyroxin und Histamin-Ausschüttung bei Ratten. J. R. Parratt. (J. Physiology **138.** 51 P—52 P. 30/9. 1957. London, Univ., School of Pharm., Dep. of Pharmacol.) (Engl.)

Eiweiß u. Dextran bewirken eine Ausschüttung von *Histamin* (I) u. *5-Hydroxytryptamin* (II) u. führen dadurch zu typ. anaphylaktoiden Erscheinungen. Wird zuvor *Thyroxin* (III) gegeben, so schwächt sich die beschriebene Wrkg. beträchtlich ab, um nach erneuter Gabe von Dextran u. Eiweiß zu einem schockartigen Zustand mit oftmals letalem Ausgang zu führen. Die beobachtete Hypersensibilität führt Vf. auf folgende Umstände zurück: Wird normalen Ratten u. solchen mit III-Vorbehandlung Dextran injiziert, so erfolgt eine vergleichbar hohe Ausschüttung an I u. II, während gleichzeitig der I-Spiegel im Blut auf das 10fache erhöht wird. Dieser hohe I-Geh. im Blut wird innerhalb der ersten 15 Min. nach der Injektion erreicht u. klingt bei normalen Ratten im Laufe 1 Std. wieder ab, während er bei III-behandelten Tieren unverändert hoch bis zum Exitus bleibt. Dies scheint darauf hinzudeuten, daß die Zugabe von III den Abbau von I im Blut der Ratte hemmt, wobei auch die Histaminase um 47% red. wird.

G. Mayr. 4569 □

Einwirkung von 5-Hydroxytryptamin auf die Peristaltik. Edith Bülbring und R. C. Y. Lin. (J. Physiology **138.** 12 P. 30/9. 1957. Oxford, Univ., Dep. of Pharmacol.) (Engl.) — Vgl. C. **1961.** 18032.

Peristalt. Vorgänge werden unterbunden, wenn in vitro die Schleimhaut des Schließmuskels bei Meerschweinchen entfernt oder Cocain in einer Konz. von 10^{-4} gegeben wird. Dies führt zur Annahme, daß die für die Auslösung der Peristaltik verantwortlichen Receptoren in der Schleimhaut eingelagert sind u. daß durch Blockierung dieser Receptoren der Rk.-Vorgang unterbunden wird. Die Schleimhaut enthält relativ große Anteile an *5-Hydroxytryptamin* (I), welches in Konzz. von 10^{-9} bis 10^{-5} als Rk.-Aktivator der Peristaltik angesehen werden kann. Vff. bestimmten kleine Mengen von I in der Gewebs-Fl. isolierter Darmschleifen. Durch Zugabe von *5-Hydroxytryptophan* wird der Anteil von I in der Gewebs-Fl. stark erhöht u. dadurch werden die Vorgänge in Gang gesetzt, die schließlich als Peristaltik angesehen werden. G. Mayr. 4569 □

Untersuchungen mit der Serotoninvorstufe 5-Hydroxytryptophan an Versuchstieren und am Menschen. J. Davidson, A. Sjoerdsma, L. N. Loomis und S. Udenfriend. (J. clin. Invest. **36.** 1594—99. Nov. 1957. Bethesda, Md., Nat. Heart Inst., Clin. of Gen. Med. and Exp. Therapeut. and Labor. of Clin. Biochem.; Nat. Inst. of Arthritis and Metabol. Dis., Labor. of Pathol. and Histochem.) (Engl.)

Die chron. Zufuhr (bis zu 120 Tagen) von *5-Hydroxytryptophan* (I) erhöht den *Serotonin* (II)-Spiegel des Organismus. Als wesentlichste Symptome zeigten sich Diarrhoe sowie vasomotor. Störungen der Hautgewebe. Die anatom. u. histolog. Unters. der I-behandelten Tiere ließ jedoch, im Gegensatz zu den Erwartungen, keine Veränderungen erkennen. Verss. mit trächtigen Tieren führten nicht zu Aborten u. hatten keinerlei patholog. Veränderungen der Nachkommen zur Folge. Durch I-Zufuhr konnte auch beim Menschen eine Erhöhung des II-Geh. der Gewebe erzielt werden. Die durch I ausgelöste starke Stimulation des Gastrointestinaltraktes verhinderte jedoch eine I-Aufnahme in Mengen, die mentale Veränderungen erwarten ließen.

P. Schwerdtfeger. 4569 □

Verteilung des 5-Hydroxytryptamins (Serotonin) im Gehirn des Menschen und sein Verhalten bei Patienten mit Parkinson-Syndrom. H. Bernheimer, W. Birkmayer und O. Hornykiewicz. (Klin. Wschr. **39.** 1056—59. 15/10. 1961. Wien, Univ., Pharmakol. Inst.; Wien-Lainz, Krankenhaus.) (Dt.)

Vff. bestimmten spektrophotofluorimetr. den *5-Hydroxytryptamin* (I)-Geh. in Gehirnen normaler u. Parkinson-Syndrom-Patienten innerhalb 4—18 Std. nach dem Tode. Der I-Geh. schwankt in den einzelnen Regionen von Normalgehirnen zwischen 0,23 μg/g Frischgewebe für das Pallidum, 0,26 μg/g für den Thalamus, 0,29 μg/g für den Hypothalamus u. 0,33 μg/g für das Putamen bzw. den Nucleus caudatus, das zentrale Höhlengrau enthielt 0,53 μg/g. Bei Patienten mit Parkinson-Syndrom war die I-Konz. in allen untersuchten Regionen deutlich herabgesetzt. P. Gregorzewski. 4569 □

Hormonale Natur der fettmobilisierenden Substanz im Harn. T. M. Chalmers, G. L. S. Pawan und A. Kekwick. (J. Endocrinology **20.** XXI—XXII. Mai 1960. London, Middlesex Hosp., Dep. of Med.) (Engl.)

Aus menschlichem Harn wird durch Fällung mit alkohol. Benzoesäure bei pH 5,3, Waschen mit A., Extraktion mit 0,5%ig. Na_2CO_3, Fällung mit A., Extraktion mit 0,1n NaOH, Neutralisation u. Gefriertrocknung eine Substanz gewonnen, die bei der Maus mit 0,25 μg einen Abfall des Blutzuckers u. ein Ansteigen der Blutketokörper, des Leberfetts u. der Blutlipoide bewirkt. Bei wiederholter Injektion oder einzelnen großen Dosen tritt Gew.-Verlust ein, der bes. auf Fett- u. Wasserverlust beruht. Die lipolyt. Aktivität ist in vitro mit 0,5 μg/ml nachweisbar. Die Substanz ist in 0,1n Lauge bis 80° stabil, wird durch Kochen, *Trypsin* u. *Chymotrypsin* sowie teilweise durch *Pepsin* zerstört. Sie ist ultrafiltrierbar, enthält 8,4% *N* u. liefert bei Hydrolyse *Histidin, Phenylalanin, Leucin, Serin, Cystin, Asparaginsäure* u. sehr wenig *Alanin*. Sie ist nicht mit *Wachstumshormon* (I) ident. u. nicht davon abhängig, denn sie findet sich nicht im Harn von Menschen mit Hypophysendefekten nach I-Gaben. Sie ähnelt etwas dem *Corticotropin*. Das Verhältnis der Wirksamkeit der neuen Substanz zu Schweine-*Corticotropin A 1* ist: Freisetzung von *Steroiden* in isolierten Rattennebennieren 5 : 1000; Freisetzung von *Fettsäuren* aus isoliertem Rattenfettgewebe 25 : 1000; Anstieg der *Blutketokörper* bei intakten Mäusen 10—100 : 1. Der Stoff wird durch H_2O_2 zerstört, nicht aber durch *Cystein* reaktiviert. K. BOHLE. 4569 □

Über Beziehungen zwischen Blutlipoiden und Blutbild. F. Leupold. (Kon. vlaamse Acad. Wetensch., Letteren schone Kunsten België, Colloquium **1956**. 409—14. Kiel, Univ., Med. Klinik.) (Dt.) H. ZÖLLNER. 4572 □

Eine Bemerkung zur Untersuchung der Hämoglobine durch Papierelektrophorese. B. C. Ray Sarkar. (Current Sci. **28**. 110—11. März **1959**. New Delhi, Governm. of India, Ministry of Defence, Res. and Dev. Organ., Defence Sci. Labor.) (Engl.)

Die Papierelektrophorese der *Hämoglobin* (I)-Proben eines Patienten in 0,05m Veronalpuffer, pH 8,6, bei 280 V u. 10 mA ergaben im Vgl. mit normalen Proben vergleichbarer Konz. innerhalb einer 2std. Elektrophorese eine geringere Wanderungsgeschwindigkeit. Nach Vgl. mit Literaturwerten u. mkr. Unters. scheint es sich um ein Sichelzell-I zu handeln. Da sich Fötal-I in der relativen Wanderung kaum von normalem I unterscheidet u. es im Gemisch mit normalem I dessen Wanderungs-Geschw. herabsetzt, schlägt Vf. vor, den Vgl. unbekannter Proben stets mit gleichbehandelten Kontrollen bekannter Zus. durchzuführen. P. SCHWERDTFEGER. 4572 □

Durch Hämosensibilisierung mit einer gereinigten Substanz aus Escherichia coli O 86 hervorgerufener B-Charakter menschlicher Erythrocyten. Jørgen Andersen. (Nature [London] **190**. 730—31. 20/5. 1961. Copenhagen, States Seruminst.) (Engl.)

Durch Behandlung menschlicher O-Erythrocyten mit gereinigten *Lipopolysacchariden* (I) aus *E. coli* O 86 werden Zellen erhalten, die einen B-Charakter tragen. Sie agglutinieren stark mit menschlichen Anti-B-Seren u. mit Anti-B-Immunseren vom Küken. Gewisse Unterschiede der sensibilisierten Zellen zu echten B-Erythrocyten zeigen, daß I nicht völlig ident. mit der B-akt. Blutgruppensubstanz ist.
D. ZIEBARTH. 4573 □

Histochemischer Nachweis von Diaphorasen und Dehydrogenasen in normalen menschlichen Leukocyten und Thrombocyten. Karoly Balogh jun. und Richard B. Cohen. (Blood **17**. 491-96. April 1961. Boston, Mass., Harvard Med. School, Dep. of Pathol.; Massachusetts Gen. Hosp., James Homer Wright Pathol. Labor.) (Engl.)

Zur schonenden u. nicht mit Zellstörung einhergehenden Sichtbarmachung oxydativer Enzym-Aktivitäten in Leuko- u. Thrombocyten des peripheren Blutes wird eine Meth. empfohlen, die auf der Red. eines farblosen Ditetrazoliumsalzes (*Nitro-BT*; *2.2'-Di-[p-nitrophenyl]-5.5'-diphenyl-3.3'-[3.3'-dimethoxy-4.4'-biphenylen]-ditetrazoliumchlorid*) zu einem blauen, körnigen Diformazan am Ort der Enzym-Aktivität beruht. Die Identifizierung der Zellen wird im Phasenmikroskop vorgenommen, so daß Fixierung u. Gegenfärbung entfallen können. U. TAUSENDFREUND. 4573 □

Die experimentelle Erzeugung leukämoider Reaktionen durch homologes Organeiweiß. A. Georgii, H. Dewes und W. E. Büntig. (Klin. Wschr. **39**. 1085. 15/10. 1961. München, Univ., Patholog. Inst.) (Dt.)

Bei Mäusen führt eine langfristige parenterale Zufuhr homologen Organeiweißes zur Stimulierung der Granulopoese zunächst durch Markaktivierung, später durch extramedulläre Blutbildung. P. GREGORZEWSKI. 4573

Der Serumeisenspiegel. Über Mechanismus und Regulation des Fe-Transportes. H. Overkamp. (Münchener med. Wschr. **103**. 90—93. 13/1. 1961. Solingen, Städt. Krankenanstalten, Med. Klinik.) (Dt.)

I.v. injizierte koll. *Eisenkomplex-Verbb.* wandern aus dem Blut nach einem exponentiellen Zeitgesetz in das reticuloendotheliale Gewebe (I). Vergrößerung der Oberfläche von I beschleunigt, Verkleinerung verlangsamt den Vorgang, was den Schluß zuläßt, daß es sich beim Eisentransport um einen reinen Diffusionsvorgang handelt.
G. ZIEBARTH. 4574 □

Die Kohlenhydrate der β-Lipoproteide $S_{f1,063}$ 0 bis 12 des menschlichen Blutserums. M. Ayrault-Jarrier, R. I. Cheftel und J. Polonovski. (Bull. Soc. Chim. biol. **43**. 811—16. 1961. Paris, Fac. de Méd., Labor. de Chim. Biol.) (Franz.)

Das aus menschlichem Serum durch Ultrazentrifugieren in einem Medium mit Dichte 1,063 abtrennbare *β-Lipoproteid* mit Flotations-Koeff. zwischen 0 u. 12, das den Hauptteil der Serumlipoproteide ausmacht, enthält ca. 80% *Lipoide* u. 20% *Glyko-*

proteide (I) mit einem Kohlenhydrat-Geh. von ca. 4—5%. Nach Hydrolyse von I lassen sich papierchromatograph. *Mannose, Galaktose* (zusammen 2,7%), *Fucose* (0,3%), *Glucosamin* (1,2%) u. *N-Acetylneuraminsäure* (II; 1,2—1,5%) nachweisen. Wie die Hydrolysekinetik zeigt, scheint II endständig eingebaut zu sein. P. SCHWERDTFEGER. 4574 □

Lipidbildung durch Fibroblasten, welche in Serum von Stress-Tieren gezüchtet wurden. Kenneth D. Rose, Samuel I. Fuenning und Richard Maca. (Proc. Soc. exp. Biol. Med. **107.** 525—29. Juli 1961. Lincoln, Nebr., Univ. of Nebraska, Inst. for Cell. Res.) (Engl.)

Bestimmte Gewebezellen erzeugten bei Züchtung im Serum gestresster Hühner *Lipide,* die als Tröpfchen im Cytoplasma gespeichert wurden. Serum nichtgestresster Tiere zeigte diese Wrkg. nicht. Es handelt sich nicht um einen Degenerationsprozeß. Erhöhter Lipid-Geh. des Serums besitzt keinen Einfluß. K. ZINGRAF. 4574 □

Verwendung von Saponin zur Vermeidung von Meßfehlern bei quantitativen photometrischen Bestimmungen von Farbstoff in trübem Plasma. W. Noder und D. Thürmann. (Klin. Wschr. **39.** 1085—86. 15/10. 1961. Münster, Univ., Bäderwiss. Inst. Salzuflen.) (Dt.)

Lipoid-Trübungen im Plasma lassen sich gut durch Zugabe einer 0,5%ig. wss. *Saponin*-Lsg. beseitigen. Dadurch wird die Genauigkeit der photometr. Farbstoff-Best. im Plasma erhöht. P. GREGORZEWSKI. 4574 □

Beziehung zwischen dem durch Anthron und Orcin bestimmbaren Glykoproteidgehalt des Serums und den bei der Papierelektrophorese erhaltenen Glykoproteidfärbungen. P. Portmann, E. Schönenberger und W. Schuler. (Helv. physiol. pharmacol. Acta **14.** Nr. 2. C 38—C 40. 1956. Fribourg, Univ., Physiol.-Chem. Inst.) (Dt.)

50 verschiedene normale u. patholog. Seren (100—380 mg% *eiweißgebundene Zucker*) wurden sowohl a) nach der *Orcin-* bzw. *Anthron*-Meth. auf eiweißgebundene Zucker untersucht, als auch b) nach elektrophoret. Auftrennung u. Anfärbung mit Perjodsäure-SCHIFFschem Reagens durch Direktphotometrie der Pherogramme. Es besteht keine einfache lineare Beziehung der nach beiden Meth. bestimmten *Glykoproteide* (I); für viele Seren mit gleichem I-Geh. nach a werden unterschiedliche Werte nach b erhalten u. umgekehrt. Die mögliche Rolle, die hierbei das Glucosamin spielt, soll in weiteren Unterss. geklärt werden. Die nach b bestimmten β-I bleiben als einzige in verhältnismäßig engen Grenzen bei Erhöhung der nach a bestimmten Gesamt-I konstant.
P. SCHWERDTFEGER. 4574 □

Elektrophorese der Serumproteine und Körperflüssigkeitsvolumen während der Kälteakklimatisation. J. L. Shields, W. S. Platner und R. E. Neubeiser. (Amer. J. Physiol. **199.** 942—44. Nov. 1960. Columbia, Mo., Univ. of Missouri, School of Med.) (Engl.)

Die Verss. wurden mit Albinoratten durchgeführt, die 10, 20, 30 oder 40 Tage einer Temp. von $4 \pm 2,0^0$ ausgesetzt wurden. Die papierelektrophoret. Unters. der *Serumproteine* ergab einen signifikanten Abfall des *Albumins* nach 20, 30 u. 40 Tagen. Der gleichzeitig beobachtete prozentuale Anstieg der α_1- u. β-Fraktionen dürfte nur ein scheinbarer sein. Die γ-*Globuline* nahmen nach 10 u. 40 Tagen ab. Die Zunahme der α_2-Globuline, berechnet als % der Gesamtglobuline, ist signifikant. Die Hämatokritwerte zeigten keine Beeinflussung. Das Plasma-Vol. war in der Beobachtungszeit erhöht. Die Thiocyanatspanne nahm nach 10 u. 20 Tagen zu u. senkte sich danach wieder zu normalen Werten. Das Muskelwasser wurde durch die Kälteakklimatisation nicht beeinflußt. Die Ergebnisse zeigen, daß der Kälte-Einfl. verschiedene physiolog. Gleichgewichte beeinflußt, u. daß sich während der Kälteakklimatisation die verschiedenen Syst. mit unterschiedlicher Geschw. wieder auf ihre normalen Werte einregulieren.
P. SCHWERDTFEGER. 4574 □

Klinische und experimentelle Untersuchungen über die Bedeutung der polarographischen Protein-Doppelwelle. 2. Mitt. Klinische Analyse der Filtrat-Welle (Brdicka). Tokio Sasai und Katsuhiko Kubo. (Bull. Inst. chem. Res., Kyoto Univ. **36.** 30—32. Jan. 1958.) (Engl.) — 1. vgl. C. **1960.** 12400.

Polarograph. Unters. des Serums von Patienten mit akut exudativen Infekten u. Krebs ohne Alkalisierung des Serums mit KOH. Dabei ergeben sich Doppelwellen, deren erste auf den *Polysaccharid*-Geh. der *Mucoproteine* zurückgeführt wird. Drei Typen werden unterschieden. A) 1. Doppelwelle < 2. Doppelwelle; B) 1. Doppelwelle = 2. Doppelwelle; C) 1. Doppelwelle > 2. Doppelwelle. Die meisten Fälle mit Krebs u. Tuberkulose entsprechen Typ A. Aber es kommen auch B-Typen u. vereinzelte C-Typen vor. Bei akuten Leukosen u. Lymphosarkomen waren von 11 Fällen 6 Typ C, 4 Typ B u. 1 Typ A. W. FORTH. 4574 □

Die Einwirkung von Metall-Ionen auf den phosphathaltigen Anteil der Thrombokinase. Eugen Bamann, Bernhard Oechsner und Heinz Trapmann. (Hoppe-Seyler's Z. physiol. Chem. **323.** 77—87. 15/3. 1961. München, Univ., Inst. für Pharmazie u. Lebensmittelchem.) (Dt.)

Die bei der Blutgerinnung eine Rolle spielenden Phosphorsäureester erleiden, wie Unterss. an *1-Crotonoylglycerin-2-phosphorsäure*, *1-Oleoylglycerin-2-phosphorsäure*, *L-Glycerin-1-phosphorsäuremono-[2-chloräthylester]*, *Dicrotonoylglycerinphosphorsäure*, *Dioleoylglycerinphosphorsäure* u. *Äthanolaminphosphat* zeigten, unter physiolog. Bedingungen u. dem katalyt. Einfl. der Ionen der seltenen Erdmetalle sowie von *Th* u. *Zr* Entphosphorylierung. Die Möglichkeit der Gerinnungshemmung der seltenen Erdmetalle durch eine Wrkg. auf den phosphathaltigen Thrombokinaseanteil besteht nicht, da Zr u. Th trotz ihrer „Phosphatase"-Eig. in vivo oder in vitro die Blutgerinnung nicht beeinflussen. K. MAIER. 4574□

Wirkung einiger Bakterienenzyme auf die Blutgerinnung: Die Thromboplastinase. M. Marcacci. (Riv. Ist. sieroterap. ital. **32.** 268—78. Juli/Aug. 1957. Napoli, Univ., Ist. di Semeiot. Med.) (Ital.)

Aus dem Kulturmedium von *Bacillus cereus* u. *Bacillus megatherium* wurde ein Enzym *Thromboplastinase* isoliert, welches in vitro einen Einfl. auf Blut- u. Gewebethrombokinase, die Gerinnungsfaktoren V u. VII, die Antihämophiliefaktoren A u. B u. auf Thrombin besitzt. K. ZINGRAF. 4574□

Wirkungen von Heparin und Chondroitinschwefelsäure B auf die Thrombinbildung in vitro. B. J. Grossman und T. Astrup. (Scand. J. clin. Lab. Invest. **13.** 79—83. 1961. Chicago, Ill., Univ. of Chicago, Dep. of Pediatrics; Copenhagen, Carlsberg Found., Biolog. Inst.) (Engl.)

Der Vgl. der Wrkg. von *Heparin* (**I**) u. *Chondroitinschwefelsäure B* (β-Heparin; **II**) auf die *Thrombin* (**III**)-Bldg. zeigte, daß **I** u. **II** nicht nur **III** inaktivieren, sondern auch die **III**-Bldg. (0,001 mg **I**/ml bzw. 0,01 mg **II**/ml) signifikant verzögern u. in ausreichender Konz. (0,005 mg **I**/ml bzw. 0,05 mg **II**/ml) vollkommen hemmen. Zugabe genügender Mengen von *Protaminsulfat* (**IV**), im Verhältnis 1 Teil **I** : 1,25 Teilen **IV** bzw. 1 Teil **II** zu 1 Teil **IV**, normalisierte die **III**-Bildung. H. CARLS. 4574□

Die Heparinbestimmung in Thrombinsystemen. H. C. Godal. (Scand. J. clin. Lab. Invest. **13.** 153—66. 1961. Oslo, Rikshospitalet, Univ. Hosp., Inst. for Thrombosis Res.) (Engl.)

Es wurde gezeigt, daß die *Heparin* (**I**)-Best. auf Grund der Verlängerung der Thrombin-Zeit (T.Z.) von verschiedenen unspezif. Bedingungen abhängig ist. In heparinisiertem menschlichen Plasma u. in Lsgg. von gereinigtem *Fibrinogen* (**II**) lag das Maximum der Antithrombin-Wrkg. (T.Z. ca. 50 Sek.) bei ca. 10 E./ml **I** u. wurde dann erst wieder bei >1000 E./ml **I** erreicht u. überschritten. **II**, γ-Globulin u. Albumin hatten deutliche Antiheparin-Wrkg., die nicht durch Denaturierung der Proteinfraktionen zu erklären war. Isoliertes *Makroglobulin* (**III**) verkürzte die T.Z. von normal heparinisiertem Plasma u. erhöhte den Heparintoleranztest. **III** enthielt keinen Heparin-Cofaktor. pH-Veränderungen führten bei pH 6,2—6,4 zum Minimum der Antithrombin-Wrkg. (T.Z. ca. 10 Sek.). Heparinisiertes Plasma benötigte zur Gerinnungsbeschleunigung höhere Calcium-Konzz. (10 mm) als nicht heparinisiertes Plasma. Bei 25° wurden konstantere T.Z. gefunden, als bei 37°. Verminderung der Ionenstärke verkürzte die T.Z. u. erleichterte die Bestimmung. Heparinisiertes Plasma war schon gegen geringe Abweichungen von der physiol. Ionenstärke empfindlich. Da die Best. der T.Z. bei der Inaktivierung von **I** bzw. von Dextransulfat mit äquivalenten Mengen von *Polybrene* (**IV**) (synthet. Heparinantagonist) in weitem Bereich unabhängig vom Protein-Geh. des Plasmas, von Veränderungen des pH, der Ionenstärke u. der Temp. war, konnten diese Antikoagulantien mit **IV** bestimmt werden. Teilweise inaktiviertes *Thrombin* (**V**) (30 Min., 56°) hatte im Gegensatz zu vollkommen inaktiviertem **V** (2 Std., 56°) starke Antiheparin-Wirkung. H. CARLS. 4574□

Stimulation der Proliferation parenchymaler Leberzellen normaler ausgewachsener Ratten durch Heparin. M. Zimmerman und Evemarie Celozzi. (Nature [London] **191.** 1014—15. 2/9. 1961. Rahway, N.J., Merck Inst. for Therap. Res.) (Engl.)

Die Unterss. an ♂ Ratten (250—280 g) zeigen, daß *Heparin* (**I**) sowohl die mitot. Aktivität der Leberparenchymzellen stimuliert als auch die *Desoxyribonucleinsäure* (**II**)-Synth. anregt (Messung der ^{14}C-Aktivität 7 Std. nach intraperitonealer Injektion von *$^{14}C_{(6)}$-Orotsäure*). Eine ähnliche Wrkg. auf die **II**-Synth. zeigen *Heparitinsulfat* u. *Chondroitinsulfat B* (*β-Heparin*), während Chondroitinsulfat A, Chitinsulfat u. Polystyrolsulfonat prakt. ohne Einfl. sind. Die Stimulation der **II**-Synth. scheint daher gleichsinnig mit der antikoagulierenden u. der Lipämie-Clearing-Wrkg. der untersuchten Polyanionen zu verlaufen. Die von anderen Autoren beobachtete stimulator. Wrkg. des Plasmas hepatektomierter Ratten dürfte nach Ansicht der Vff. auf der Ggw. von I im Plasma beruhen. P. SCHWERDTFEGER. 4574□

Darstellung und Untersuchung eines biologisch aktiven Polysaccharids (Zymosan). Ilona Kovács-Szabó. (Acta pharmac. hung., Suppl. **31B**. 122–24. Okt. 1961. Budapest, Forsch.-Inst. pharmaz. Ind.) (Ung.)

Zur Herst. von *Zymosan* wurde ein Verf. durch Extraktion des Hefe-Protoplasmas u. Elastase-Behandlung der Zellwand entwickelt. Es konnte festgestellt werden, daß die Entfernung der Proteine u. Lipoide bzw. Verminderung des Glucan-Mannan-Verhältnisses, die Erhöhung der serolog. Aktivität hervorruft. G. LIGETI. 4576

Über flüchtige Amine im menschlichen Urin. C. G. Honegger. (Helv. physiol. pharmacol. Acta **14**. Nr. 2. C 30–C 31. 1956. Basel, Univ., Psychatr. Klinik u. Neurol. Poliklinik.) (Dt.)

Aus dem Butanolextrakt von normalem Harn wurden die flüchtigen *Amine* durch Wasserdampf-Dest. unter N_2 im Vakuum bei pH 10,4–10,7 u. maximal 47° fraktioniert isoliert u. durch kombinierte Papierionophorese u. -chromatographie analysiert. In Fraktion 3 konnten nach dieser Meth. 18 Flecken beobachtet werden, von denen 6 als NH_3, *Methylamin, Dimethylamin, Piperidin, Nicotin* u. *Colamin* identifiziert wurden. 2 weitere sind wahrscheinlich mit *Äthylamin* bzw. *Pyrrolidin* ident.; Trimethylamin u. Isoamylamin scheinen nicht aufzutreten. Ein bisher unbekanntes flüchtiges Amin (Fleck Nr. 12) ist im Harn Schizophrener gegenüber dem Normalharn signifikant erhöht. P. SCHWERDTFEGER. 4577□

Freie Aminosäuren der Hämolymphe von Schistocerca gregaria Forsk. C. A. Benassi, G. Colombo und G. Allegri. (Biochem. J. **80**. 332–36. Dez. 1961. Padova, Univ., Ist. di Chim. Farmaceut. e di Zool.) (Engl.)

Hämolymphproben wurden von der *Heuschrecke Schistocerca gregaria Forsk* im 3. u. 5. Larvenstadium sowie von ausgewachsenen Exemplaren u. denen eines Albinostammes entnommen, die freien Aminosäuren (AS) der deproteinisierten Hämolymphe (HL) als 2.4-Dinitrophenyl-Derivv. chromatograph. aufgetrennt u. nach Eluierung colorimetr. quant. bestimmt. In der HL der verschiedenen Altersstufen wurden 17 AS gefunden, wobei *Glycin* allein 25% des Gesamt-Geh. ausmachte. *Glutaminsäure, Glutamin, Prolin, α-Alanin, Serin, Threonin, Valin, Leucin* u. *Isoleucin* sowie *Tyrosin* (I) kamen in hohen Konzz. vor. *Methionin, Asparaginsäure, Lysin, Arginin, Tryptophan* (II) u. *Histidin* kamen nur wenig vor. In der geringsten Konz. erschien *Phenylalanin* (III). In den verschiedenen Entw.-Stadien der normal pigmentierten Tiere wurden erhebliche Differenzen im Geh. der einzelnen AS gefunden, wobei diese mit steigendem Alter der Tiere allg. abnahmen, vor allem in den ♀ Tieren. Der geschlechtliche Unterschied schien bzgl. der AS-Zus. nicht bemerkenswert zu sein. Bei den Albinotieren konnten adäquate Verhältnisse bzgl. der AS-Zus. nicht festgestellt werden. **I, II** u. **III** wurden in den normalen Tieren in höheren Konzz. als in den Albinos gefunden. J. BOELTER. 4578□

Beziehung zwischen Verminderung der Histaminausscheidung mit dem Harn und dem Beginn des Geburtsvorganges. Halina Wiskont-Buczkowska. (Nature [London] **191**. 290. 15/7. 1961. Gdańsk, Med. Acad. Gdańsk, Dep. of Physiol.) (Engl.)

Es wurden Unterss. zur Aufzeigung der Beziehung zwischen der Verminderung der *Histamin* (I)-Ausscheidung u. dem Beginn der Entbindung bei weißen Ratten durchgeführt. Danach konnte durch tägliche Injektion von 1,5 mg I-Hydrochlorid, 2 Tage vor der erwarteten Entbindung, genau vor der sonst einsetzenden Verminderung der I-Ausscheidung, die hohe tägliche Ausscheidung von 500–850 μg I (für 2 Tage) künstlich aufrechterhalten u. die Schwangerschaft (für 2 Tage) verlängert werden. Nach der letzten Injektion fällt die I-Ausscheidung allmählich innerhalb von 2 Tagen auf den Vorschwangerschaftsstand, der Geburtsvorgang beginnt 30 Std. nach dem Abfall des I-Spiegels. U. TAUSENDFREUND. 4583□

Genetischer Nachweis für die Transferrinsynthese des Fetus. A. R. Rausen, P. S. Gerald und L. K. Diamond. (Nature [London] **192**. 182. 14/10. 1961. Boston, Harvard Med. School, Dep. of Pediatrics; Children's Hosp. Med. Center, Dep. of Med.) (Engl.)

Es wurden Nabelschnurblutseren durch Stärkegel-Elektrophorese untersucht, wobei das *Transferrin* (I) mit *Hämoglobin* (II) abgesätt. u. die horizontal geteilten Pherogramme mit Amidoschwarz 10B (Proteine) bzw. Benzidin (I-II-Komplex) angefärbt wurden. Bei 3 von 212 untersuchten Seren konnten im I-Bereich 2 Proteinbanden nachgewiesen werden. Von diesen entspricht die schnellere Komponente dem normalen I-*C*, während die langsamere als I-D_1 identifiziert werden konnte. Diese 3 Kinder weisen demnach den heterocygoten I-Typ C/D_1 auf, während alle übrigen dem homocygoten Typ C/C entsprechen. Da die Mütter der C/D_1-Kinder den normalen I-Typ C/C aufweisen, kann das D_1-I nur von den Feten selbst synthetisiert worden sein. P. SCHWERDTFEGER. 4583□

Moderne Beurteilung der Standardwerte der Ernährung. J. Trémolières. (Nutritio et Dieta [Basel] **1.** 4—26. 1959. Paris, École Pratique des Hautes-Etudes et Inst. Nat. d'Hygiène, Labor. de Nutrit. Humaine.) (Franz.)

Es wird eine Übersicht über Meth. u. Ergebnisse bei der Aufstellung von *Ernährungsstandards* gegeben. G. ZIEBARTH. 4585□

Der Nahrungsmittelverbrauch von Patienten mit Myocardinfarkt. (Bemerkungen über die Erhebung der Ernährungslage). G. P. Vecchi, V. Rubbiani, G. C. Saetti und F. Guarienti. (Nutritio et Dieta [Basel] **1.** 27—40. 1959. Modena, Univ., Ist. di Clinica med. e Terapia med.) (Engl.)

Es wird der Einfl. der Ernährung auf Patienten mit *Myocardinfarkt* diskutiert, wobei festgestellt wird, daß bei Coronarsklerose sich eine zu fettreiche bzw. zu calorienarme Kost ungünstig auswirkt. G. ZIEBARTH. 4585□

Diätetische Versuche in der Klinik der Atheromatose. G. Verdonk. (Nutritio et Dieta [Basel] **1.** 41—65. 1959. Gand, Belg., Départ. Univ. de Diététique.) (Franz.)

Es wird der Einfl. verschiedener Nahrungsmittelzusätze auf den Verlauf der *Coronarsklerose* untersucht. G. ZIEBARTH. 4585□

Wirkung der Gehalte an Protein und Ascorbinsäure im Futter auf das Kollagen. L. A. Bavetta, Pat O'Day und Isaac Bekhor. (Proc. Soc. exp. Biol. Med. **106.** 741—43. April 1961. Los Angeles, Calif., Univ. of Southern California, School of Dent., Dep. of Biochem. and Nutrit.) (Engl.)

Vff. untersuchten mit der Schwammimplantations-Meth. von BOUCEK u. Mitarbeitern (A.M.A. Arch. Pathol. **59.** [1955.] 553) die *Kollagen* (**I**)-Biosynth. bei Ratten unter dem Einfl. verschieden hoher *Protein-* u. *Ascorbinsäure* (**II**)-Gaben. Bei 22% Protein (*Casein*) im Futter bewirkten **II**-Zulagen (1 g/kg Futter, zusätzlich zu den im Grundfutter enthaltenen 0,2 g/kg Futter) eine verstärkte **I**-Synth. in den Schwammimplantaten innerhalb der ersten 2 Wochen nach der Implantation. Auch bei den niedrigen Proteingaben (8% Casein) stimulierte **II** die **I**-Synth., jedoch war die Wrkg. geringer als bei den hohen Proteingaben. Der **II**-Zusatz erhöhte die biolog. Wertigkeit des Futterproteins in bezug auf die **I**-Synth., jedoch nicht in bezug auf das Wachstum. Auf den **I**-Geh. der Haut hatten die **II**-Gaben keinen Einfluß. P. SCHWERDTFEGER. 4585□

Die Aminbildung und Stoffwechselaktivität von Mikroorganismen im Ileum von mit Chlortetracyclin gefütterten jungen Schweinen. Nora L. Larson und Eldon G. Hill. (J. Bacteriol. **80.** 188—92. Aug. 1960. Austin, Minn., Univ. of Minnesota, Hormel Inst.) (Engl.)

Junge, mit einer Grunddiät ernährte Schweine erhielten z. T. 40 ppm *Chlortetracyclin* (**I**) per oral. Der Ileuminhalt wurde nach alkal. Hydrolyse u Aufarbeitung papierchromatograph. auf Amine untersucht. Die Kontrolltiere wiesen im Ileum einen höheren Amin-Geh. auf. Es wurden in 4 Tage alten Schweinen *Agmatin* (**II**), *Putrescin* (**III**), *Cadaverin* (**IV**), *Histamin*, *Äthanolamin* (**V**), *Tyramin* (**VI**), *Tryptamin* (**VII**) u. einige nicht näher identifizierte Indole gefunden. In mit **I** behandelten Tieren wurden nur **II**, **III** u. **IV** sowie eine nicht identifizierte Substanz gefunden. Bei 22 Tage alten Ferkeln wurden bei den Kontrolltieren nur **III**, **V**, **VI** u. **VII**, bei den **I**-behandelten Tieren keine Amine mehr gefunden. Manometr. Verss. ergaben bei **I**-behandelten Tieren eine Verminderung der CO_2-Freisetzung im Ileum. Die Wrkg. von **I** wird in einer Red. der Stoffwechselaktivität der Darmflora (Decarboxylasehemmung von *E. coli*) gesehen. J. BOELTER. 4585□

Zum Einsatz der Antibiotica in der Tierfütterung. Arno Hennig. (Wiss. Z. Friedrich-Schiller-Univ. Jena/Thür., math.-naturwiss. Reihe **10.** 279—81. 1960/1961. Inst. für Tierernährung.) (Dt.) W. WESLY. 4585□

Vitalstoff-Tabellarium. 20. Fortsetzung. 7. Mitt. **Hormone.** 2. Teil. H. A. Schweigart. (Vitalstoffe — Zivilisationskrankh. **6.** 71—74. April 1961. Dachau, Inst. für Biochem. der Vitalstoffe u. Ernähr.) (Dt.) — 17. vgl. C. **1961.** 12905; 19. vgl. Vitalstoffe — Zivilisationskrankh. **6.** [1961.] 23.

Tabellar. Übersicht. G. KIRSTEN. 4585□

Ernährung in der Prophylaxe von Zivilisationskrankheiten. S. Bommer. (Vitalstoffe — Zivilisationskrankh. **6.** 67—70. 75. April 1961. Greifswald, Univ., Klinik u. Poliklinik für Hautkrankh.) (Dt.)

Vortrag über geschichtliche Ernährungs-Entw. ackerbautreibender Völkerstämme u. die Auswirkung auf die Entstehung der sog. Zivilisationskrankheiten. G. KIRSTEN. 4585□

Gebräuchliche Kostformen. G. Verdonk. (Vitalstoffe — Zivilisationskrankh. **6.** 83—85. 122—28. April 1961. Gent, Univ., Inst. für Diätetik.) (Franz.)

Qual. Ernährungsmängel der belg. Bevölkerung, bes. an Ca u. einigen Vitaminen sowie der Fett- u. Calorienüberschuß in der Ernährung werden behandelt. Die Mängel werden auf einen ungenügenden Verbrauch an Milch-Prodd. zurückgeführt. Vf. schlägt entsprechend ausreichende Kost-Zus. vor. G. KIRSTEN. 4585 □

Isolierung des alkalischen Hydrolysates von Riboflavin und kurative Wirkung bei Riboflavinmangel. Chiharu Fukamachi, Seeichi Hayakawa und Yosito Sakurai. (Vitamins **10.** 243—46. 1956. Tokyo, Ministry of Agricult. and Forestry, Food Res. Inst.) (Jap.)

1.2-Dihydroxy-6.7-dimethyl-2-keto-D-ribitylchinoxalincarbonsäure-(3) u. ihre Derivv. (*Amid, Hydrazid, Lactam*) zeigen im Ratten-Vers. keine wachstumsfördernde Wirkung. P. GREGORZEWSKI. 4587 □

Teratogener Pantothensäuremangel. Geringfügigkeit des Mangels. A. Giroud, J. Boisselot-Lefebvres und R. Dupuis. (Bull. Soc. Chim. biol. **43.** 859—64. 1961. Paris, Fac. de Méd.) (Franz.)

Unterss. an trächtigen Ratten zeigen, daß durch völliges Fehlen von *Pantothensäure* (**I**) im Futter hervorgerufener **I**-Mangel wohl beim Embryo Fehlbldg. hervorruft, jedoch beim Muttertier zu keinen patholog. Erscheinungen führt. Der **I**-Geh. der mütterlichen Leber betrug am Ende der Trächtigkeit nur ca. 25% weniger als die normalen Werte. Im teratogenen Stadium (d. h. im Zeitpunkt der Entstehung embryonaler Mißbldg.) war der **I**-Geh. im Vgl. mit Kontrollen nur um 16% gesenkt. Die Ergebnisse zeigen, daß die Störung der Embryogenese bereits durch einen sehr geringen **I**-Geh. ausgelöst wird. P. SCHWERDTFEGER. 4587 □

Mikrobiologische Bestimmung von Folsäure und des Citrovorum-Faktors im menschlichen Blut. Sadamu Hiraide. (Vitamins [Kyoto] **10.** 247—55. 1956. Kyoto, Kyoto Univ., School of Med., Dep. of Internal. Med.) (Jap.)

Zur mikrobiolog. Best. mit *Streptococcus faecalis* u. *Leuconostoc citrovorum* eignen sich Schweinenieren- u. Hühnerpankreas-Präpp. (durch Cystein aktiviert) am besten zur Freisetzung der konjugierten Formen der *Folsäure* (**I**) u. des *Citrovorum-Faktors* (**II**). Bei Erwachsenen wurden 8,6 ± 1,6 mγ **I**/ml u. 2,5 ± 0,9 mγ **II**/ml gefunden. P. GREGORZEWSKI. 4587 □

Isolierung und Untersuchung eines Vitamin-B_{12}-Derivates mit Antivitamin-Wirkung. Agnes Mertha-Kelemen. (Acta pharmaz. hung. **31/B.** 118—21. Okt. 1961. Budapest, Forsch.-Inst. pharmaz. Ind.) (Ung.)

Aus Fermentations-Fll. von *Propionibacterium shermannii* wurde ein *Vitamin-B_{12}*-Deriv. isoliert, das im Gegensatz zum Vitamin B_{12} das Wachstum von *Escherichia coli* hemmt. Durch Umformung zu Vitamin B_{12} u. Identifizierung mit synthet. Hydrolyse-Prodd. konnte festgestellt werden, daß in dieser Substanz ein Monocarbonsäure-Deriv. des Vitamin B_{12} vorliegt. Die Verss. mit radioakt. Vitamin B_{12} bewiesen, daß dieses Antivitamin während des Fermentationsprozesses entsteht. G. LIGETI. 4587

Die mikrobiologische Bestimmung von Vitamin-B_{12}-verwertenden auxotrophen Escherichia coli-Mutanten. 1. Mitt. **Grundlegende Untersuchung.** Hiroto Ikeda. (Vitamins [Kyoto] **10.** 268—79. 1956. Ube, Yamaguchi Med. School, Dep. of Surg., Dep. of Microbiol.) (Jap.)

Beschreibung der Anzucht der notwendigen Bakterienstämme. P. GREGORZEWSKI. 4587 □

Die mikrobiologische Bestimmung von Vitamin-B_{12}-verwertenden auxotrophen Escherichia coli-Mutanten. 2. Mitt. **Vitamin-B_{12}-Gehalt des menschlichen Serums.** Hiroto Ikeda. (Vitamins [Kyoto] **10.** 280—86. 1956. Ube, Yamaguchi Med. School, Dep. of Surg., Dep. of Microbiol.) (Jap.) — 1. vgl. vorst. Ref.; 3. vgl. C. **1962.** 3531; 4. vgl. C. **1958.** 2180.

0,279 ± 0,012 mγ *Vitamin B_{12}*/ml in normalem Serum u. 0,300 ± 0,025 mγ/ml in Papain-behandeltem Serum. P. GREGORZEWSKI. 4587 □

Der Einfluß von Heparin auf den Vitamin-A-Stoffwechsel. H. G. Vanden Schrieck und H. G. Kunkel. (Kon. vlaamse Acad. Wetensch., Letteren schone Kunsten België, Colloquium **1956.** 347—53. New York, N.Y., Rockefeller Inst. for Med. Res.) (Engl.)

An normale Personen beiderlei Geschlechts verabfolgten Vff. *Vitamin A* (**I**) per os u. gaben danach *Heparin* (**II**) intravenös. Es resultiert ein prompter Abfall des *gesamten* **I** im Plasma. Die Best. wurde nach CARR u. PRICE ausgeführt. An Hand der Analyse des *veresterten* u. *freien* **I** wird nachgewiesen, daß dieser Abfall durch das veresterte **I** hervorgerufen wird, dagegen steigt das freie **I** schwach an. Die Verss. sprechen dafür, daß eine analoge Rk. vorliegt wie bei der Hydrolyse der Triglyceride unter dem Einfl. des durch

II induzierten *Klärfaktors*. Mit Hilfe der elektrophoret. Trennung u. der Ultrazentrifugentechnik wurde die Lokalisation von I festgestellt. II bewirkt eine teilweise Verschiebung der I-Ester von α_2-*Lipoproteiden* niederer Dichte zu den β-*Lipoproteiden*. Dagegen findet sich das freie I in der α_1-*Albumin*-Fraktion. H. ZÖLLNER. 4587□

Einfluß der Acidophilushefemilch auf die sekretorische Funktion des Magens. I. W. Kassjanenko. (Вопросы Питания [Fragen d. Ernähr.] **19.** Nr. 4. 32—38. Juli/Aug. 1960. Kiew, Physiol. Bogomoletz-Inst. der Akad. der Wiss. der UkrainSSR, Abt. für Klin. Physiol.) (Russ.; Auszug: Engl.)

An Personen mit normaler, erhöhter u. verminderter Magensaftabsonderung wurde der Einfl. von *Acidophilushefemilch* (I; gewonnen aus pasteurisierter Vollmilch unter Zusatz von 2% Rübenzucker durch Säuerung mit reinen Kulturen von Acidophilusstäbchen, Stämme Nr. 18a u. Nr. 3b, u. Chereshefe mit anschließender Kühlung u. Flaschenreifung) auf die sekretor. u. evakuator. Funktion des Magens untersucht. Durch I wird danach die sekretor. Magentätigkeit zunächst gehemmt, dann stimuliert. Die Evakuierung von I aus dem Magen erfolgt langsamer als mit 5%ig. A. u. Fleischbouillon. Bei normaler Saftabsonderung ist die sekretor. Wrkg. von I in den meisten Fällen stärker als die von 5%ig. Alkohol. Bei Hypersekretion wirkt I stark stimulierend auf die Magensekretion. Bei Hypochylie ist die sekretor. Wrkg. von I in allen Fällen stärker als die von 5%ig. A. u. auch stärker als die von Fleischbouillon. I darf bei Magen- u. Zwölffingerdarm-Geschwüren mit Hypersekretion nicht der Diät zugesetzt werden. Zu empfehlen ist I bei Hypo- u. Achylie, bes. bei chron. Gastritis. O. LEBTAG. 4594□

Experimentelle Untersuchungen zur intestinalen Calcium-Resorption in Abhängigkeit von der Magenacidität beim Menschen. Werner Niepmann. (Klin. Wschr. **39.** 1064—70. 15/10. 1961. Berlin, Freie Univ., II. Med. Klinik u. Poliklinik.) (Dt.)

53 Personen (normale u. anacide) erhielten *Ca-Citrat* bzw. *$CaCO_3$* (25 mg Ca/kg) oral verabreicht; *Ca* im Serum wurde bestimmt. Es zeigte sich, daß die Ca-Resorption bei Patienten ohne Magensäure signifikant erniedrigt ist, das angewandte saure Ca-Citrat aber noch deutlich besser resorbiert wird als $CaCO_3$. P. GREGORZEWSKI. 4594□

Transaminierungsvorgänge in vivo im Dünndarm. K. D. Neame und G. Wiseman. (J. Physiology **138.** 41 P—42 P. 30/9. 1957. Sheffield, Univ., Dep. of Physiol.) (Engl.)

An anästhetisierten Hunden, Katzen u. Kaninchen untersuchen Vff. das Blut aus der Bauchvene u. der Aorta, nachdem zuvor der Dünndarm der Tiere mit isoton. NaCl-Lsg. ausgewaschen, an beiden Enden zugebunden u. eine neutralisierte 2%ig. *Glutaminsäure*-Lsg. eingefüllt worden war. An Ketosäuren waren nur *Brenztraubensäure* u. *2-ketoglutarsäure* nachweisbar. Der Ketoglutarsäure-Spiegel im Blut blieb bei Hunden, Katzen u. Kaninchen gleich niedrig u. zeigte während der Transaminierungsvorgänge im Dünndarm der Tiere keine Änderung. Der Brenztraubensäure-Geh. dagegen erniedrigte sich bei Kaninchen, bei Hunden u. Katzen blieb er während des Vers. konstant. G. MAYR. 4594□

Ein Gallenalkoholsulfat aus dem Hexenfisch Eptatretus stoutii. G. A. D. Haslewood. (Biochem. J. **78.** 30 P. März 1961. London, Guy's Hosp.) (Engl.)

Aus den Gallenblasen des californ. Hexenfisches (HF) wurde ein kristallines *Gallensalz* (I) vom F. 193° isoliert. Die Hydrolyse von I bei 100° in 0,25n HCl liefert eine kristalline neutrale Verb. (II), neben einer geringen Menge Sulfat. Durch Alkalihydrolyse von I in 2,5n KOH entsteht eine andere neutrale Substanz (**III**). **II** ist stärker polar als **III**. Die IR-Spektren von **II** u. **III** sind ähnlich, aber nicht identisch. Die Reinigung von I erfolgt als Ba-Salz, dessen Analysenwert der Formel $C_{27}H_{46}O_{3-4}(O \cdot OSO_3^-)_2Ba^{2+} \cdot 1-2\,H_2O$ entspricht. R. STRUFE. 4594

Mitteldarmdrüsen und Insektenfettkörper als Zentralorgane des Stoffwechsels. Klaus Urich. (Ergebn. Biol. **24.** 155—90. 1961. Berlin, Freie Univ., II. Zool. Inst.) (Dt.)

Übersicht. Unter anderem werden folgende Gebiete behandelt: Mitteldarmdrüse der Mollusken u. decapoden Crustaceen, Mineralhaushalt, Stoffwechsel der Kohlenhydrate u. Fette, oxydativer Endabbau, glykolyt. u. oxydative Phosphorylierung, N_2-Stoffwechsel, Entgiftungsfunktion; Fettkörper der Insekten, Speicherfunktion, Kohlenhydratstoffwechsel, Ascorbinsäure-Synth., Lipidstoffwechsel, oxydativer Endabbau, N_2-Stoffwechsel. — 144 Literaturangaben. P. GREGORZEWSKI. 4596□

Die Oxydation von Glucose durch Crustaceen. P. W. Bergreen, V. R. Meenakshi und B. T. Scheer. (Comparat. Biochem. Physiol. **2.** 218—20. März 1961. Eugene, Oreg., Univ. of Oregon, Dep. of Biol.) (Engl.)

Durch Messung der von Strandkrabben (*Hemigrapsus nudus*), denen ^{14}*C-Glucose* (I) injiziert worden war, in der Atemluft ausgeschiedenen Menge CO_2 konnte festgestellt werden, daß die Tiere I in allen Entw.-Stadien als Substrat für den O_2-Stoffwechsel benötigen. Bei gleichzeitiger Verabreichung von markierter u. unmarkierter I sinkt der

Anteil an markiertem $^{14}CO_2$ in der Atemluft. Die ermittelten Werte unterscheiden sich von Tier zu Tier erheblich, unabhängig von Entw.-Stadium u. Geschlecht.

U. BAUMANN. 4596

Langes Verweilen von Sterinen außer Cholesterin in Hühnergeweben. David Kritchevsky und Vittorio Defendi. (Nature [London] **192.** 71. 7/10. 1961. Philadelphia, Pa., Wistar Inst. of Anatomy and Biology.) (Engl.)

Frisch geschlüpften weißen Leghornküken wurde *$^3H_{(7)}$-Cholesterin*, *^3H-Sitosterin* oder *^3H-Lanosterin* in den Dottersack injiziert. Nach 4 Tagen war im Gehirn Radioaktivität feststellbar. Nach 9 Wochen wurden Ischias-Nerv, Gehirn, Rückenmark, rote Blutkörperchen, Leber, Milz u. Aorta auf das Vorhandensein der jeweils injizierten Sterine geprüft u. in allen Gewebeteilen wiedergefunden mit Ausnahme von Cholesterin u. Sitosterin, die im Rückenmark, u. Sitosterin, das in der Milz nicht gefunden wurde.

R. RISTOW. 4596□

Physiko-chemische und biologische Gesichtspunkte des Stoffwechsels in Knochen. A. B. Borle. (Schweiz. med. Wschr. **91.** 1325—33. 11/11. 1961. Boston, Mass., Harvard Med. School, Biochem. Dep., Dr. G. Nichols jun. Labor.) (Franz.)

Übersicht. Vf. beschreibt den Status von *Ca* u. *P* im Serum, die anorgan. u. organ. Bestandteile der Knochen, eine Reihe von physikal.-chem. Gesetzen u. den Einfl. von *Vitamin D* u. *Parathormon*; der Stoffwechsel der Knochen wird diskutiert. — 41 Literaturangaben.

P. GREGORZEWSKI. 4596□

Die tubuläre Reabsorption von Phosphat in der Differentialdiagnose bei Stoffwechselerkrankung des Knochenmarks. Eric Reiss und France Alexander. (J. clin. Endocrinol. Metabolism **19.** 1212—22. Okt. 1959. St. Louis, Mo., Washington Univ., School of Med., Irene Johnson Inst. of Rehabilitation, Dep. of Preventive Med. and Metabolism Div., Dep. of Internal. Med.) (Engl.)

Vff. bestimmten den durch Nierentubuli resorbierten %-Satz an filtriertem *Phosphat* (TRP) an gesunden Personen u. Patienten mit Stoffwechselerkrankungen des Knochenmarks. Wenn bei Einnahme von Diät vor dem Test der *P*-Geh. nicht kontrolliert wurde, lag der TRP-Wert bei gesunden Personen ohne nachweisbare Störungen des *Ca*- u. P-Stoffwechsels, zwischen 77 u. 93%. Vff. konnten keine Beziehungen zwischen Serum-P-Konz. u. TRP feststellen. Bei Einnahme von Diätkost mit hinreichenden Mengen an P lag der TRP-Wert bei Fällen mit prim. Hyperparathyroidismus tief. Bei P-Mangel lag der TRP-Wert oft im normalen Bereich. Bei Patienten mit malignem Neoplasma begleitet von Hypercalcämie lag der TRP-Wert gleichfalls tief.

G. BRATFISCH. 4596□

Einfluß der renalen Exkretion von Natriumchlorid auf die renale Exkretion von Magnesium und anderen Ionen beim Menschen. A. Gorman Hills, David W. Parsons, George D. Webster jun., Otto Rosenthal und Hana Conover. (J. clin. Endocrinol. Metabolism **19.** 1192—1211. Okt. 1959. Philadelphia, Pa., Univ., Edward B. Robinette Foundat. and Endocrine Sect., Med. Clin., Hosp., and School of Med., Dep. of Med. and Harrison Dep. of Surg. Res.) (Engl.)

Vff. fanden bei gesunden Personen, die eine gleiche Diät erhielten, eine Veränderung der im Harn ausgeschiedenen Menge an *Mg^{2+}* als Folge von Veränderungen der im Harn ausgeschiedenen Mengen an *Na^+* u. *Cl^-*. Eine verminderte Salzausscheidung im Harn nach verminderter Salzeinnahme oder einer vermehrten adrenocorticalen Aktivität hat auch eine verminderte Ausscheidung von Mg^{2+} im Harn zur Folge. Eine vermehrte Salzausscheidung im Harn, hervorgerufen durch Retention exogener oder endogener *adrenocorticaler Hormone*, bewirkte auch eine vermehrte Mg^{2+}-Ausscheidung im Harn. Andere Verss. zeigten, daß bei Veränderung der *NaCl*-Ausscheidung im Harn auch die Exkretion von *Ca^{2+}* im Harn parallel zu der von Na^+ bzw. Cl^- bzw. Mg^{2+} verläuft.

G. BRATFISCH. 4597□

Natrium- und Kalium-Bewegungen in Nierenrindenschnitten von neugeborenen Tieren. R. Whittam. (J. Physiology **153.** 358—69. Sept. 1960. Oxford, Univ., Med. Res. Council, Cell Metabolism Res. Unit, Dep. of Biochem.) (Engl.)

Der Stoffwechsel von *Na*, *K* u. *W.* in Nierenrindenschnitten von neugeborenen Kaninchen, Ratten u. Meerschweinchen wird unter verschiedenen Inkubationsbedingungen untersucht. Durch Zusatz von Cyanid zum Medium wird sowohl in Anaerobiose als auch in Aerobiose ein geringer K-Verlust in den Nierenrinden von Kaninchen festgestellt; der Wasser-Geh. bleibt unverändert. Durch Jodacetat entsteht ein größerer K-Verlust. Während ein ähnliches Verh. auch bei Ratten festgestellt werden konnte, ist dieses bei Meerschweinchen umgekehrt. Die Energie für den akt. Ionentransport in den Nierenrindenschnitten wird bei neugeborenen Kaninchen u. Ratten durch den glykolyt. Stoffwechsel geliefert. Bei Meerschweinchen ist die Atmung die Energiequelle.

G. KIMMERLE. 4597

Die Lokalisierung der l-Aminosäuren-Rückresorption in der Niere durch Stop-flow-Analysen. Jürgen Gayer und Wolfgang Gerok. (Klin. Wschr. **39.** 1054—55. 15/10. 1961. Marburg, Med. Univ.-Klinik.) (Dt.)

An Hunden wurden Stop-flow-Analysen mit äquimol. Gemischen der Aminosäuren *Glycin, l-Glutaminsäure, l-Asparaginsäure, l-Lysin, l-Arginin, l-Histidin* u. *dl-Alanin* durchgeführt. Diese Säuren wurden einer *Kreatinin-* u. *p-Aminohippursäure*-Dauerinfusion hinzugefügt. Der Urin wurde in Fraktionen von 1,1—1,4 ml aufgefangen u. analysiert. Die säulenchromatograph. Best. der Aminosäuren ergab, daß diese im proximalen Tubulus der Niere im Bereich des Maximums der *p-Aminohippursäure*-Sekretion rückresorbiert werden. Die Diaminocarbonsäuren *Argenin, Lysin* u. *Ornithin* werden sehr glomerulusnahe, die übrigen etwas distal von diesen rückresorbiert.

P. GREGORZEWSKI. 4597 □

Das Verhalten des Glycerins, der nichtveresterten Fettsäuren und der Glucose an der perfundierten Rattenleber. K. P. Eymer, K. Kopetz, K. Schwarz und K. Weinges. (Klin. Wschr. **39.** 1086—87. 15/10. 1961. München, II. Med. Univ.-Klinik.) (Dt.)

Verss. an mit einer Lsg. von Rindererythrocyten perfundierten Rattenlebern zeigten bereits nach 10 Min. einen 32%ig. Abfall des Geh. an *freien Fettsäuren* in der Lsg. u. nach 2 Std. betrug der Geh. der Perfusions-Lsg. nur noch 22% der Anfangs-Konz.; der *Glycerin*-Geh. erreichte nach 10 Min. 61%, nach 2 Std. 53% der Anfangskonzentration

P. GREGORZEWSKI. 4597 □

Vergleichende Physiologie des Energiestoffwechsels von Muskeln. Ernst Zebe. (Ergebn. Biol. **24.** 247—86. 1961. Heidelberg, Univ., Zool. Inst.) (Dt.)

Übersicht. — Allg. Energiestoffwechsel, Lokalisation der Stoffwechselvorgänge, Regulation des Stoffwechsels, Flugmuskeln der Insekten, Sprungmuskeln der Heuschrecken, Skelettmuskeln der Wirbeltiere, Herzmuskeln der Säuger. — 207 Literaturangaben.

P. GREGORZEWSKI. 4597 □

Identifizierung eines Wachstumshormon-abhängigen Hemmstoffes der Glucoseaufnahme durch den Muskel beim Menschen. P. J. Randle, K. W. Taylor und L. Vargas. (J. Endocrinology **20.** XX—XXI. Mai 1960. Cambridge, Univ., Dep. of Biochem.; Addenbrookes Hosp.) (Engl.)

Menschliches Serum wird durch fraktionierte Fällung mit A. in verschiedene Fraktionen aufgeteilt, die durch eine verbesserte Zonenelektrophorese weiter getrennt werden. Einzelne der so gewonnenen Fraktionen hemmen die *Glucose*-Aufnahme durch isoliertes Rattenzwerchfell deutlich, wenn sie aus Serum gesunder Menschen, nicht aber, wenn sie aus Serum hypophysektomierter Patienten oder dem Serum von Menschen mit Hypophysenunterfunktion stammen. Auch hier wird die Hemmwrkg. beobachtet, wenn den Patienten 18—24 Std. vorher 5—10 mg menschliches *Wachstumshormon* injiziert wurde.

K. BOHLE. 4597 □

Die Kontraktionskraft und die Permeabilität für Zucker beim durchströmten Rattenherz. P. Zachariah. (J. Physiology **158.** 59—72. Sept. 1961. Oxford, Univ., Dep. of Biochem.) (Engl.)

Im Verlauf der mit einer besonderen Perfusions-Vorr. (geschlossenes Syst. mit Filtriereinrichtung) durchgeführten Verss. wird festgestellt, daß an Stelle der KREBS-HENSELEIT-Lsg. [1932] eine solche, die nur die Hälfte der Ca^{2+}- u. Mg^{2+}-Konz., dafür dialysiertes Rinderserum (2 ml /100 ml) u. Brenztraubensäure (Na-Salz, 2 mm) enthält, geeignet ist, die Kontraktionskraft des durchströmten Rattenherzens 2 Std. lang stabil zu erhalten. — Als Ursache für die auch von anderen Vff. beobachtete anfangs vergleichsweise hohe Permeabilität für *L-Arabinose* erkennt Vf. die Wrkg. von *Isulin*, das intra- oder extracellulär im Herzgewebe verblieben ist. Es wird nach ca. 30 Min. unwirksam oder kann sofort ausgeschaltet werden, wenn das Herz mit Antiinsulin-Serum behandelt wird.

P. LOCH. 4597 □

Der Mechanismus der Aufnahme von Zuckern durch das Rattenherz sowie die Wirkung von Insulin auf diesen Mechanismus. R. B. Fisher und P. Zachariah. (J. Physiology **158.** 73—85. Sept. 1961. Oxford, Univ. of Oxford, Dep. of Biochem.) (Engl.)

Bei Unters. des Zeitverlaufs der Aufnahme von *L-Arabinose* u. *D-Xylose* durch das durchströmte Rattenherz, bes. Bedingungen der Gleichheit von Perfusion, Stabilität der Zuckerpermeabilität u. Abwesenheit endogener *Insulin* (I)-Wrkg. (vgl. vorst. Ref.), unter Einw. submaximaler I-Mengen (0,2 m Einheiten/ml) lassen sich Resultate erzielen, die an einen Eintritt der Pentosen in die Zellen in Kombination mit einem spezif. Träger in der Zellmembran denken lassen; die beschleunigende Wrkg. von I auf die Penetration der Pentosen könnte auf die Verminderung der Affinität des Trägers für die Pentose zurückgeführt werden. Zufügung von *Glucose* verringerte die Penetrations-Geschw. der

Pentosen. *Galaktose* verminderte das Ausmaß der Pentosen-Penetration bei gleichzeitiger Zufügung zur Durchströmungs-Fl. wie die Pentose; wurde das Herz zuerst mit Galaktose ins Gleichgewicht gebracht u. dann die Pentose zugefügt, so stieg die Pentosen-Penetrations-Geschwindigkeit. U. TAUSENDFREUND. 4597 □

Parallele Veränderungen des Kreatinphosphatgehaltes und des Grundtonus der Myocardfasern bei Asphyxie und Wiederbeatmung. H. Kammermeier und J. Döring. (Pflügers Arch. ges. Physiol. Menschen Tiere **274.** 14. 1961. Freiburg/Br.) (Dt.)

Vff. beobachteten eine auffallende Parallelität zwischen dem *Kreatinphosphatzerfall* u. dem Grad der Herzdilatation, schon 1 Min. nach Unterbrechung der Beatmung sinkt der Kreatinphosphat-Geh. gleichzeitig mit der einsetzenden Dilatation um über 90% ab, während der ATP-Geh. noch keine wesentliche Verminderung erfährt. Erst nach 2 Min. langer Asphyxie werden dann auch die ATP-Bestände reduziert. Bei Wiederbeatmung normalisieren sich die Kreatinphosphat-Bestände innerhalb 1 Min., gleichzeitig kehrt auch das Herz-Vol. zur Norm zurück. Beziehung zwischen der Höhe des Kreatinphosphat-Geh. u. dem Tonus der Myocardfaser liegt nahe. P. GREGORZEWSKI. 4597 □

Die Wirkungen von Insulin, Adrenalin und Nährstoffen auf die Sauerstoffaufnahme durch das durchströmte Rattenherz. R. B. Fisher und J. R. Williamson. (J. Physiology **158.** 102—12. Sept. 1961. Oxford, Univ. of Oxford, Dep. of Biochem.) (Engl.)

Insulin (I) wirkt nicht durch Anregung des oxydativen Stoffwechsels. Diese Erkenntnis wurde am durchströmten Rattenherzen gewonnen, an welchem 2 m Einheiten I/ml mit u. ohne 8,3 mm *Glucose* keine Wrkg. auf die O_2-Aufnahme ausübten. — Die O_2-Aufnahme des durchströmten Rattenherzens fiel bei Fehlen von Substraten in der Durchströmungs-Fl. nach 40—90 Min. ab, konnte jedoch durch Zufügung von Nährstoffen bis zu 3 Std. gleichmäßig erhalten bleiben. Unbeeinflußt blieb die O_2-Aufnahme des Rattenherzens durch 5 mm *Succinat* oder 20 mm *β-Hydroxybutyrat,* wurde jedoch durch 5 mm *Acetoacetat* ohne u. mit I geringfügig gesenkt. Die O_2-Aufnahme durch das Rattenherz ist temperaturabhängig u. sinkt bei absinkender Temperatur. Durch 10^{-5}m *2.4-Dinitrophenol* wurde der O_2-Verbrauch des Herzens ohne Änderung der Strömungs-Geschw. um ca. 40% gesteigert, diese Steigerung der O_2-Aufnahme bleibt in Glucose-Ggw. erhalten, geht in nährstofffreiem Medium jedoch innerhalb 30 Min. zurück. Durch 10^{-6}m *Adrenalin* wird die Strömungs-Geschw. stark gesteigert; in Glucose-Ggw. hält diese Steigerung bis zu 160 Min. an, verschwindet jedoch in nährstofffreiem Medium innerhalb 30—55 Min., womit gezeigt wird, daß das Herz bei der verwendeten Durchströmungsanordnung reaktionsfähig geblieben ist u. die fehlende I-Wrkg. echt ist. U. TAUSENDFREUND. 4597 □

Die Chemoarchitektonik des Gehirns. R. Ortmann. (Dtsch. med. Wschr. **86.** 2063—68. 27/10. 1961. Köln-Lindenthal, Univ., Anatom. Inst.) (Dt.)

Übersicht. — Vf. gibt eine einfache Topik chem. Substanzen im menschlichen Gehirn. Über folgende Substanzen wird berichtet: Fe, Lactoflavin, Zn, S, Phosphatasen, Glykogen, Phosphorylasen, Bernsteinsäuredehydrogenase, Acetylcholinesterase u. Monoaminooxydase, Brenzcatechinamine. — 113 Literaturangaben.
P. GREGORZEWSKI. 4598 □

Über die Aldehyde der Plasmalogene aus dem Hirn verschiedener Säugetierspecies. Hildegard Debuch. (Biochem. J. **81.** 35 P—36 P. 1961. Köln, Univ., Physiol.-Chem. Inst.) (Engl.)

Das acetongetrocknete Hirnhomogenat von Mensch, Rind, Pferd, Schwein, Kaninchen u. Ratte wird extrahiert u. die *Glycerophospholipoide* des Aceton-, Ae.- u. Chlf.–Methanol (1 : 3)-Extraktes ausgefällt. Die Aldehyde der *Plasmalogene* werden durch Methanolyse in die Dimethylacetale überführt u. von den Fettsäuremethylestern abgetrennt. Die quant. Aldehyd-Zus. wurde durch Gaschromatographie an einer Bernsteinsäure–Äthandiolpolyester-Säule ermittelt. Als Hauptkomponenten treten *Palmitin-*, *Stearin-* u. *Octadecenaldehyd* sowie Spuren von 2 oder 3 anderen Aldehyden auf. Bei den untersuchten Species waren lediglich quant. Verschiebungen der Verhältnisanteile der 3 Hauptkomponenten zu beobachten. P. SCHWERDTFEGER. 4598 □

Das wahrscheinliche Auftreten von langkettigen Ätheranalogen des Phosphatidylserins in Hirngewebe. G. B. Ansell und Sheila Spanner. (Biochem. J. **81.** 36 P—37 P. Dez. 1961. Birmingham, Med. School, Dep. of Exp. Psychiatry.) (Engl.)

Ein Teil (20—27%) der säure- u. alkaliresistenten *Phospholipoide* bleibt nach Hydrolyse mit methanol. HCl Chlf.- u. Ae.-löslich. Hierbei handelt es sich wahrscheinlich um langkettige *Glycerinätheranaloge des Phosphatidyläthanolamins,* wie orientierende Verss. mit synthet. *2-Aminoäthyl-2-O-stearoylbatyl* (u. *chimyl*)*-phosphat* zeigen. Werden vorst. Verbb. verseift u. mit 2n methanol. HCl hydrolysiert, so bleibt der Hauptteil des P Chlf.-löslich. Bei der Säulenchromatographie an Kieselsäure kann dieses Hydrolyse-Prod. durch Chlf.–Methanol (4 : 1) eluiert werden. Das aus Hirngewebe erhaltene Prod. verhält sich analog u. das eluierte Lipoid wandert als einzelne ninhydrinpositive Bande auf Kieselsäure-imprägniertem Papier in Di-n-butyläther/Essigsäure/Chlf./W. (40:35:6:5). Längere Hydrolyse des synthet. sowie des aus natürlichem Material erhaltenen Prod. mit 2n HCl bei 123° liefert neben Äthanolamin u. anorgan. P eine wasserlösl. ninhydrinpositive Verbindung. Das Chlf.-lösl., P-freie Hydrolyse-Prod. gibt bei der Perjodatoxydation HCHO. P. SCHWERDTFEGER. 4598 □

Chemische Spezifität der Lipoproteidgebilde der Nervenzelle. R. Seite und S. Durand. (C. R. Séances Soc. Biol. Filiales **155**. 853. 1961. Marseille, Fac. de Méd., Labor. d'Histol.) (Franz.)

Unter bestimmten Fixierungsbedingungen lassen sich in den Neuronen aus verschiedenen Bereichen des Nerven-Syst. von Säugetieren tröpfchenartige Gebilde (isoliert bzw. als Aggregate) darstellen. Diese Gebilde enthalten *Lipoproteide*, *Ribonucleotide*, *S-haltige Proteine* u. *Polysaccharide*. Nach Ansicht der Vff. weisen sie eine Beziehung zur Funktion der Neuronen auf. Die Gebilde lassen sich am einfachsten durch Fixierung mit Formalin–$HgCl_2$ darstellen, während die Chloride von Mg, Ca, Zn u. Cd ohne Wrkg. sind. Ebenso erwiesen sich die Chloride von Cu, Au, Sn u. Pt sowie die Nitrate von Ba u. U im Gemisch mit Formalin als wirkungslos. Die Ergebnisse deuten darauf hin, daß in den beobachteten Gebilden eine bestimmte Stoffgruppe (wahrscheinlich Proteine) vertreten ist, die in selektiver Weise mit Hg^{2+} reagiert. P. SCHWERDTFEGER. 4598 □

Der Effekt von Tetraäthylammonium an Kalium-depolarisierten markhaltigen Nervenfasern. H. W. Böhm und R. W. Straub. (Pflügers Arch. ges. Physiol. Menschen, Tiere **274**. 28–29. 1961. Köln.) (Dt.)

Vff. fanden an Bündeln markhaltiger Nervenfasern des Frosches auch eine Repolarisation, wenn die Fasern unter Konstanthaltung des [K][Cl]-Prod. mit einer 30mm K–10mm Cl-Lsg. depolarisiert worden waren, u. einige Min. nach Zugabe dieser Lsg. 10mm NaCl der Lsg. durch eine äquimol. Menge *Tetraäthylammoniumchlorid* (**I**) ersetzt wurde. Wurde die Applikation der **I**-Lsg., die jeweils $2^1/_2$ Min. dauerte, in Abständen von 10 Min. wiederholt u. die Präpp. in der Zwischenzeit in der **I**-freien 30mm K-Lsg. gehalten, so nahm die Amplitude der Repolarisation progressiv ab, u. betrug nach 2–3 Std. weniger als 2% des Ausgangswertes. Eine Abnahme der Repolarisation trat auch ein, wenn die Applikation der **I**-Lsg. für 20–30 Min. unterblieb. Wurden die Präpp. hingegen für 20 Min. in RINGER-Lsg. gebracht, so wurde nach Depolarisation mit der 30 mm K-Lsg. die Repolarisation auf **I**-Zusatz wieder in nahezu der ursprünglichen Größe erhalten. Der zeitliche Verlauf des Verschwindens der Repolarisation stimmt ungefähr mit der Zunahme der KCl-Konz. in der Tiefe einer 2,5 mm dicken Lsg.-Schicht überein, in die KCl von einer angrenzenden konzentrierteren Lsg. diffundiert P. GREGORZEWSKI. 4598 □

Reaktion der Labellarhaare der Schmeißfliege, Phormia regina Meigen auf Protein. D. I. Wallis. (Nature [London] **191**. 917–18. 26/8. 1961. Pennsylvania, Pa., Univ., Dep. of Zool.) (Engl.)

Es wurden an *Phormia regina Meigen* Unterss. über die chemosensor. Haare des Labellums durchgeführt. Durch die Prüflsg. (6 g *Hämoglobin*/100 ml W. bzw. 10 g Herz-Hirninfusion/100 ml W.) scheinen 2 Nervenfasern stimuliert zu werden, wovon die eine auf *W.* anspricht (W-Faser) u. die andere möglicherweise spezif. für *Proteine* ist. Auch histolog. lassen sich in einigen Haaren 4 Nervenfasern im Schaft nachweisen, die ident. mit der W-Faser, L-Faser (spricht auf *Salze* an), S-Faser (spricht auf *Zucker* an) u. einer Proteinfaser sein könnten. P. SCHWERDTFEGER. 4598 □

Histochemische Untersuchungen des Ciliarkörpers von Primaten. Tsuyoshi Yamashita, Bernard Becker und Paul Cibis. (Amer. J. Ophthalmol. [3] **50**. 407–14. Sept. 1960. St. Louis, Mo., Washington Univ., School of Med., Dep. of Ophthalmol.; Oscar Johnson Inst.) (Engl.)

Bei den histochem. Unterss. zeigte sich an der inneren Grenzmembran des Ciliarkörpers des frisch fixierten Menschenauges eine Färbung für *saure Mucopolysaccharide*, die durch Präinkubation mit *Hyaluronidase* vermindert werden konnte; nach Depigmentierung färbte sich das Pigmentepithel des Ciliarkörpers auch mit Alcianblau oder koll. Eisen. Die Prüfung der ^{35}S-Inkorporierung weist auf ^{35}S-Aufnahme des Affenciliarkörpers nur in der inneren Grenzmembran hin; beim Menschenciliarkörper ist ^{35}S-Aufnahme in beiden Zellagen des Ciliarepithels u. der inneren Grenzmenbran nachweisbar; durch Hyaluronidase kann keine der S-haltigen Verbb. entfernt werden. Zwischen dem Pigmentepithel u. den Capillaren des Stromas war eine dicke Perjodsäure-SCHIFF-positive Basismembran mit argyrophilen Reticulumfasern sichtbar. U. TAUSENDFREUND. 4598 □

E_6. Pharmakologie. Therapie. Toxikologie. Hygiene

Latenzheilmittel. N. J. Harper. (J. med. pharmac. Chem. **1.** 467—500. Okt. 1959. London, Chelsea Coll. of Sci. and Technol., School of Pharm.) (Engl.)

Übersicht über Arzneimittel, die chem. modifiziert u. in vivo durch enzymat. Rk. wieder in Freiheit gesetzt werden (Heilmittel-Latentiation), Verw. dieser Meth. zur Heilmittellokalisation u. Beeinflussung des allg. Transports, Grundkonzeptionen der Latentiation, Geschw. der Freigabe des akt. Heilmittels, Einfl. der Trägergruppe auf Resorption u. Durchdringung, planare Struktur des transportierten Heilmittelmoleküls. — 101 Literaturangaben. P. GREGORZEWSKI. 4600 □

Die Ermittlung der in einem Stoff wirksamen Röntgenenergie aus Ionisationsmessungen in Luft. R. Glocker. (Z. Physik **152.** 521—37. 16/10. 1958. Stuttgart, TH, Röntgeninst.) (Dt.)

Vf. gibt eine kurze Ableitung der Meßbedingungen zur Ermittlung der in einer Materieschicht wirksamen Röntgenenergie aus einer Luftionisationsmessung. Es zeigt sich, daß nicht in allen Fällen eine Ionisationsmessung gleichzeitig eine dosimetr. Bedeutung besitzt. Anschließend diskutiert Vf. die Vor- u. Nachteile einer Erweiterung des Anwendungsbereiches der Röntgeneinheit, die durch Wegfall der Bedingung der vollen Erfassung der Korpuskularemission nach einem Vorschlag der Internationalen Kommission für radiolog. Einheiten geschaffen werden soll. G. M. NEUMANN. 4601 □

Röntgendosismessungen mittels dünner Leuchtfolien. R. Glocker und D. Messner. (Z. Physik **152.** 538—45. 16/10. 1958.) (Dt.) — Vgl. vorst. Referat.

In der vorhergehenden Arbeit wurde u. a. auf dem Wege der Rechnung gezeigt, welchen Einfl. der umgebende Stoff auf die in einer dünnen Schicht wirksame Röntgenenergie ausübt, wenn die Schichtdicken von der Größenordnung der Reichweite der Elektronen sind. Zur Prüfung der Berechnungen wurden Messungen der Fluorescenzintensität an dünnen Kunststoffolien mit 1 % Terphenyl durchgeführt, das als Fluorescenzindicator diente. Vff. diskutieren die Möglichkeit, Messungen der Fluorescenzintensität als Maß der Dosis in Muskel- u. Knochenäquivalenten Schichtdicken von der Größenordnung der Reichweite der Sekundärelektronen zu benutzen. Schließlich werden die Meßergebnisse an PVC u. Plexiglas mit den Berechnungen verglichen.
G. M. NEUMANN. 4601 □

Entwicklung von Radiochimären, je nachdem, ob die zugeführten hämatopoietischen Zellen aus dem Rückenmark oder der Fetalleber stammen. J. F. Duplan und R. Monier. (C. R. Séances Soc. Biol. Filiales **155.** 712—16. 1961. Paris, Inst. du Radium, Labor. Pasteur.) (Franz.)

Erhalten Mäuse nach DL_{100}-Röntgenbestrahlung homologes Knochenmark, so tritt bei den meisten Tieren eine immunogenet. bedingte Erkrankung auf, die nach analoger Zufuhr von Fetalleberzellen oder Milzzellen von Neugeborenen kaum zu beobachten ist. Mäuse des Reinzuchtstammes XVII wurden mit 800 r bestrahlt (DL_{100} nach 30 Tagen) u. erhielten 18—20 Std. später a) Knochenmarkszellen bzw. b) Fetalleberzellen von Mäusen des Stammes AkR i.v. injiziert. 50 bzw. 200 Tage nach der Bestrahlung wurden Blutproben elektrophoret. auf die *Hämoglobin*-Typen untersucht. Bei a beträgt die Sterblichkeit zwischen dem 30. u. dem 200. Tag 60% u. bei b 30%. Da die übertragenen AkR-Zellen von den Wirtszellen prakt. vor dem 200. Tag beseitigt werden, läßt sich nicht entscheiden, ob die bessere Wrkg. der Zellen nach b auf dem Fehlen immunolog. Determinanten oder ihrer Tolerierung durch die Wirtszellen beruht. P. SCHWERDTFEGER. 4601 □

Biologisches Ansprechen auf Strahlungsgemische. Daniel S. Grosch, Robert L. Sullivan und Leo E. La Chance. (Nucleonics **15.** Nr. 12. 64—66. Dez. 1957. Woods Hole, Mass., Marine Biol. Labor.; Raleigh, N.C., North Carolina State Coll.) (Engl.)

Wiedergabe der Sterilisations-Wrkg. von äußeren Röntgenstrahlen u. inkorporierten β-Strahlern (^{32}P u. ^{89}Sr) auf die Wespe *Habrobracon juglandis*. GERHARD SCHMIDT. 4601 □

Das Unvermögen des Hundes, zwischen oral gegebenem ^{90}Strontium und Calcium zu unterscheiden. Betsy J. Stover, M. Goldman und A. C. Andersen. (Nature [London] **191.** 713—14. 12/8. 1961. Davis, Calif., Univ. of California, School of Vet. Med.; Salt Lake City, Utah, Univ. of Utah, Dep. of Anat., Radiobiol. Div.) (Engl.)

Spürhunde wurden mit einer Diät, die 1,8 μc ^{90}Sr/g *Ca* enthielt, vom Zeitpunkt der fötalen Ossifikation an bis 540 Tage nach Geburt gefüttert. Die normal entwickelten Tiere wurden anschließend getötet u. die Knochen auf den ^{90}Sr-Einbau untersucht. Epiphyse, Diaphyse u. Metaphyse, Oberarmknochen, Rippen sowie der Unterkiefer wiesen das gleiche ^{90}Sr/Ca-Verhältnis auf wie die Diät. Innerhalb der einzelnen Knochen wurden keine wesentlichen Unterschiede in der ^{90}Sr-Verteilung gefunden. Mkr. Veränderungen im Knochenwachstum oder evtl. die Ergebnisse beeinflussende Umwandlungsprozesse konnten nicht ausgeschlossen werden. J. BOELTER. 4601 □

^{137}Cäsium in Luft, Niederschlägen, Trinkwasser, Milch und Rindfleisch während 1959 und 1960 in Norwegen. T. Hvinden und A. Lillegraven. (Nature [London] **190.** 402—04. 29/4. 1961. Kjeller, Norwegian Defence Res. Establ.) (Engl.)

Bericht über ^{137}Cs-Messungen in den Gebieten Bergen, Røros u. Lillestrøm. K. MAIER. 4601 □

Inkorporierung radioaktiven Materials in Pflanzen. W. Herbst. (Vitalstoffe — Zivilisationskrankh. **6.** 86—90. April 1961. Freiburg/Br., Univ., Radiolog. Inst.) (Dt.)

Vf. diskutiert die Gefahren der Atomtechnik durch Inkorporierung radioakt. Substanzen in Nahrungs- u. Futtermittel, den Verlauf der Strahlenverseuchung u. Maßnahmen zu deren Vermeidung. G. KIRSTEN. 4601 □

Natürliche Radioaktivität im Tabak und Tabakrauch. V. C. Runeckles. (Nature [London] **191.** 322—25. 22/7. 1961. Montreal, Imp. Tobacco Co. of Canada Ltd.) (Engl.)

Die Unterss. zeigen, daß die Radioaktivität des Hauptstrom-Rauches fast ganz zu Lasten von ^{40}K geht, daß aber die vom Raucher aufgenommene Strahlungsmenge gering im Vgl. zu der durch die Nahrung aufgenommenen ist. H. DOSSMANN. 4601 □

Zink-Schutz gegen Cadmium-Schädigung der Rattenhoden. Samuel A. Gunn, Thelma Clark Gould und W. A. Anderson. (A.M.A. Arch. Pathol. **71.** 274—81. März 1961. Coral Gables, Fla., Univ. of Miami, School of Med., Dep. of Pathol.) (Engl.)

Durch die subkutane Injektion von *Cadmiumchlorid* (0,03 mMol/kg) werden bei WISTAR-Ratten Hodenschädigungen verursacht. Bei ♀ Ratten werden dagegen keine Veränderungen in den Geschlechtsorganen oder in anderen inneren Organen verursacht. Die gleichzeitige Gabe von *Zinkacetat* (3,0 mMol/kg) verhindert die Cd-Schädigung der Hoden bis zu 8 Wochen. G. KIMMERLE. 4606

Der Bleistoffwechsel beim gesunden und vergifteten Menschen. Robert A. Kehoe. (Arch. enviromental Health **2.** 418—22. April 1961. Cincinnati, Ohio, Univ., Coll. of Med., Kettering Labor.) (Engl.)

Pb wird vom erwachsenen amerikan. Bürger über Nahrung u. Getränke in Mengen von 0,1—1 mg/Tag (durchschnittlich 0,12—0,35 mg/Tag) aufgenommen. Durch die Inhalationsluft wird Pb in Mengen von 0,01—0,09 mg/Tag (durchschnittlich 0,04 mg/Tag) zugeführt. Von dem auf dem Nahrungsweg aufgenommenen Pb werden ca. 10%, vom inhalierten Pb ca. 30—50% absorbiert. Von 4 Vers.-Personen wurden täglich 0,3, 1,0, 2,0 u. 3,0 mg Pb zusätzlich zu dem in der täglichen Nahrung enthaltenen Pb an 364, 1456, 644 bzw. 112 aufeinanderfolgenden Tagen aufgenommen. Außerdem wurde von 6 Vers.-Personen täglich $7^1/_2$ Std. (5mal wöchentlich) über 2 Jahre Pb in Form von Pb_2O_3 inhaliert (Größe der Partikel: 0,05 μ ∅; Konz. 0,075 u. 0,15 mg/m^3). In beiden Fällen kam es zu einem Anstieg der Pb-Konz. im Blut u. Harn. Die Pb-Konzz. im Blut u. Harn gingen nach Beendigung der Pb-Zufuhr in angemessener Zeit wieder auf Normalwerte zurück. Die Resorption aus dem Magen–Darm-Trakt betrug unter den gegebenen Bedingungen 8—12%, über den Inhalationsweg 30—50%. Unter den beschriebenen Bedingungen wurden keine Zeichen einer Pb-Intoxikation beobachtet. H. ZELLER. 4606 □

Toxizität von Natriummetavanadat für den Hund und für das Kaninchen durch intravenöse Perfusion. Fernand Caujolle, Denise Meynier und Pham-Huu-Chanh. (C. R. hebd. Séances Acad. Sci. **251.** 3117—18. 19/12. 1960. Toulouse, Fac. de Méd. et de Pharm., Labor. de Pharm. chim. et Pharmacodyn.) (Franz.)

Die Perfusion einer Lsg. von 50 mMol $NaVO_3 \cdot 4\,H_2O$ (**I**)/100 ml Serum wurde beim chloralbehandelten Hund auf Geschw. zwischen 0,10 u. 0,80 mMol I/kg/h reguliert. Als letale Dosis in 60 ± 20 Min. wird 0,47 mMol I/kg angegeben. Bei ♂ Kaninchen (in wachem Zustand) wurde eine Lsg. von 10 mMol-% **I** in physiolog. Serum durch Perfusion in die Schenkelvene mit Geschw. von 0,05—0,14 mMol/kg/h zugeführt. DL = 0,1 mMol/kg (für 60 ± 10 Min.). H. LOHSCHELDER. 4606 □

Wirkungsweise toxischer Agentien. 1. Mitt. **Beobachtungen zur Vergiftung gewisser Crustaceen durch Kupfer und Quecksilber.** E. D. S. Corner und B. W. Sparrow. (J. Marine biol. Assoc. United Kingdom **35.** 531—48. Okt. 1956. Plymouth Labor. and Newton Ferrers, Internat. Paints Res. Labor.) (Engl.)

Die Toxizität von Cu [als *CuNa-Citrat* (**I**)] u. Hg [als $HgCl_2$ (**II**), HgJ_2 (**III**) bzw. C_2H_5HgCl (**IV**)] gegenüber *Artemia salina* (A), *Elminius modestus* (B) u. *Acartia clausi* (C) wird untersucht. B u. C werden durch **I**—**IV** wesentlich leichter vergiftet als A. Desgleichen ist die Wrkg. von **II** im Vgl. zu der von **III** bzw. **IV** bei A viel stärker als bei B oder C. Binäre Gemische aus **I** u. **II**, **III** bzw. **IV** zeigen bei A—C eine supplementär-synergist. Wrkg., die mit **I** + **II** am stärksten ist u. bes. bei A hervortritt. Vorbehandeln von A mit einer subletalen **I**-Dosis macht die Tiere bes. empfindlich gegenüber **II** u. in geringerem Maße gegenüber **III** bzw. **IV**, jedoch nicht empfindlicher gegen weitere **I**-Behandlung. Analoges gilt im umgekehrten Falle. Die „sensitivierende" Wrkg. von **I** bzw. **II** wird durch Waschen der behandelten Tiere mit Cystein- bzw. red. Glutathion-Lsg. teilweise aufgehoben. Im Gegensatz zu *Hg* beeinträchtigt *Cu* stark die Atmung von A-Larven, ohne deren Beweglichkeit einzuschränken. Die Wirkungsweise von Schwermetallgiften wird diskutiert. G. KIRSTEN. 4606□

Allergie gegenüber einer C-funktionellen organischen Silicon-Verbindung: Dimethyl-bis-[4-hydroxyphenyl]-silan. Sigfrid Fregert und Hans Rorsman. (Nature [London] **192.** 989—90. 9/12. 1961. Lund, Univ., Dep. of Dermatol.) (Engl.)

Vff. stellten fest, daß 4 gegenüber *2.2-Bis-[4-hydroxyphenyl]-propan* überempfindliche ♀ Vers.-Personen gegenüber *Dimethyl-bis-[4-hydroxyphenyl]-silan* (Verdünnung 1 : 100 in Aceton) positive Rkk. (Erythem, Infiltrationen, Bläschen-Bldg.) zeigten. Damit wird erstmalig über eine Allergie gegenüber einer organ. Silicon-Verb. berichtet. H. KOCKERT. 4607□

Die Aminosäurezusammensetzung der Proteine des menschlichen Dentins. Hubert H. Hughston, Lewis S. Earle und Francis Binkley. (J. Dental Res. **38.** 323—27. März/April 1959. Atlanta, Ga., Emory Univ., Dep. of Biochem.) (Engl.)

Das unlösl. Protein des menschlichen *Dentins* wird nach Hydrolyse mit 6n HCl (100°) auf seinen Aminosäure-Geh. untersucht. Es wird als *Kollagen* eingestuft. Man findet einen hohen Geh. an *Glycin*, *Prolin* u. *Hydroxyprolin*. Die Ggw. von *Glutamin-* u. *Asparaginsäure* in den 2, der Säurehydrolyse widerstehenden Peptidfraktionen ist für Kollagene neu. Weiter wird ein höherer Geh. an *Hydroxyprolin* u. *Hydroxylysin* beobachtet als in Kollagenen anderer Art. Der *Arginin-* u. *Lysin*-Geh. ist dagegen geringer als in den sonstigen Kollagenen. H. STRUCK. 4607□

Der Einfluß von lang dauernder Äthylalkoholbelastung auf die Brenzcatechinaminausscheidung im Harn der Ratte. J.-P. von Wartburg und H. Aebi. (Helv. physiol. pharmacol. Acta **18.** Nr. 3. C95—C97. 1960. Bern, Univ., Med.-Chem. Inst.) (Dt.)

Zur Erforschung der hormonalen Verhältnisse beim chron. Alkoholismus wurden 18 Albinoratten in 2 Gruppen geteilt, wobei die eine Gruppe während einer Vers.-Dauer von 205 Tagen 10 Vol.-%ig. A. in W., die Kontrollgruppe einfaches Leitungswasser als Trinklsg. erhielt. Der Vgl. der *Brenzcatechinamin*-Aminausscheidung der Vers.-Tiere mit den Kontrolltieren ergab bedeutende Unterschiede: die *Adrenalin* (**I**)- u. *Noradrenalin* (**II**)-Ausscheidung ist bei den langdauernd mit A. behandelten Vers.-Tieren erniedrigt; nach einer einmaligen A.-Dosis von 0,15 ml A. pro 100 g Körper-Gew. kommt es zu einer Erhöhung der **I**- u. **II**-Ausscheidung bei Vers.- u. Kontrolltieren. Die durch einmalige A.-Belastung erzielte Mehrausscheidung an **I** u. **II** ist bei den langdauernd mit A. behandelten Vers.-Tieren geringer als bei den Kontrolltieren. Das Verhältnis zwischen **I** u. **II** ist bei beiden Gruppen vor der einmaligen A.-Belastung gleich. Die verminderte Brenzcatechinaminausscheidung bei langdauernd mit A. behandelten Tieren geht mit einer Verminderung der **II**-haltigen Zellgruppen einher. W. F. EBEL. 4607□

Analoga von Glutaminsäure und γ-Amino-n-buttersäure mit potentiellen Wirkungen auf Säugetierneuronen. D. R. Curtis und J. C. Watkins. (Nature [London] **191.** 1010—11. 2/9. 1961. Canberra, Australian Nat. Univ., Dep. of Physiol.) (Engl.)

Neutrale *Aminosäuren* vom Typ der *γ-Amino-n-buttersäure* hemmen die Aktivität von Neuronen, während saure Aminosäuren vom Typ der *Glutaminsäure* die Neuronen erregen. Verss. mit D- bzw. *L-Asparaginsäure, N-Methyl-L-* u. *-D-asparaginsäure* (**I**), L- u. *D-Cysteinsäure* sowie L- u. *D-Homocysteinsäure* (**II**) an Rückenmarks- u. Cortexneuronen der Katze bei elektrophoret. Zufuhr zeigen, daß bes. **I** u. **II** eine stark erregende Wrkg. besitzen, wobei D-**II** wirksamer als L-**II** u. bes. D-**I** wirksamer als L-**I** ist; D-**I** ist die am stärksten wirksame der bisher untersuchten Verbindungen. Von den hemmenden Verbb. erwies sich *3-Amino-1-propansulfonsäure* im Vgl. mit *β-Alanin* bzw. *Taurin* als am stärksten wirksam. P. SCHWERDTFEGER. 4607□

Partielle Zerstörung und Wiedererholung der Leber von Kükenembryonen nach Injektion von Aminoguanidinsulfat in das Dotter. Roger A. Nosal und Ray L. Watterson. (J. Morphology **105.** 529—57. Nov. 1959. Evanston, Ill., Northwestern Univ., Biol. Sci.) (Engl.)

Es wird die Entw. der Leber nach Injektion von 20 mg *Aminoguanidinsulfat* (**I**) in das Dotter von 4 Tage alten Kükenembryonen verfolgt. In den ersten 9 Tagen erfolgt eine Hemmung des Leberwachstums, danach vom 10.—13. Tag eine intensive Zerstörung des Parenchyms u. vom 14.—20. Tag eine Wiedererholung, so daß nach 20 Tagen die Lebern histolog. normal erscheinen. Der Wrkg.-Mechanismus von **I** wird diskutiert. P. SCHWERDTFEGER. 4607□

Die Biotransformation von Benzidin. 2. Mitt. **Untersuchungen an Mäusen und Menschen.** Louis J. Sciarini und J. Wister Meigs. (Arch. environmental Health. **2.** 423—28. April 1961. New Haven, Conn., Yale Univ., School of Med., Dep. of Epidemiol. and Publ. Health, Sect. of Occup. Health.) (Engl.) — 1. vgl. C. **1959.** 15755.

100 mg *Benzidin* (I)/kg in Form einer 0,4%ig. Gummi-Traganth-Suspension wurden Mäusen intraperitoneal injiziert u. der Harn von je 10 Mäusen vor der Injektion (Vgl.-Harn) u. 3—4 mal nach der Injektion während 3 Tage gesammelt. Der gewonnene Harn wurde auf **I** bzw. **I**-Stoffwechsel-Prodd. untersucht. Neben 10% **I** wurden 3,4% *Monoacetylbenzidin* (**II**), 2,6% *Diacetylbenzidin* (**III**) sowie 29% *3-Sulfatobenzidin*, 25% *N'-Acetyl-3-sulfatobenzidin* + *Benzidin-3-glucuronid* (**IV**), 18% *Benzidin-N-hydrogensulfat* bzw. *Benzidin-N-glucuronid*, 12% **IV** allein gefunden. Harnanalysen wurden auch bei 3 Arbeitern durchgeführt, die mit der Verarbeitung von **I** beschäftigt waren. Dabei wurden 3,6—5,6% **I**, 1,6—5,4% **II**, 5,1—10% **III** u. 78,5—89,7% *3-Hydroxybenzidin* im Harn gefunden. H. ZELLER. 4607 □

Einfluß ionenfreier Emulgatoren auf experimentell verursachte Diätschäden bei Rattenleber. Paul György, Martin Forbes und Harry Goldblatt. (J. agric. Food Chem. **6.** 139—42. Febr. 1958. Philadelphia, Pa., Univ., Nutritional Lab., Dep. of Pediatrics, School of Med.; Cleveland, Ohio, Mount Sinai Hosp., Beaumont Mem. Res. Labor.) (Engl.)

Vff. stellen durch Fütterungs-Verss. an Ratten fest, daß die Verfütterung von 1% der meisten untersuchten ionenfreien Emulgatoren keinen erkennbaren Einfl. auf die Entw. künstlich hervorgerufener Lebernekrosen hat. Es wird vermutet, daß die untersuchten Stoffe die Darmflora nicht nachteilig beeinflussen u. durch hydrolyt. Spaltung (Darmlipase) in Fettsäuren u. Polyalkohole an Oberflächenaktivität verlieren. G. MAYR. 4607 □

Toxizitätsprüfungen gehärteter Epoxidharze. Peter Kapsimalis. (J. Dental Res. **39.** 1072. Sept./Okt. 1960. Philadelphia, Pa., Temple Univ., School of Dent.) (Engl.)

Bei Prüfung der Beeinflussung von HeLa-Zellkulturen (in EAGLE-Medium, angereichert mit 10% Humanserum, steril) durch eine Reihe von steril konservierten, kommerziellen *Eqoxydharzen*, von *Epoxylon* (SURGIDENT LTD.), mit *Al* beladenen *Epoxydharzen* u. *Polymethylmethacrylat* zeigten die nicht mit Al beladenen Harze keinerlei Beeinflussung der Zellkulturen u. werden deshalb für unschädlich angesehen. Nur mit Al beladene Harze führten zu Wachstumshemmungen bzw. Degenerationen; die tox. Wrkg. von Al zeigte sich noch vor den pH-Veränderungen (Anstieg). In Hauttesten am Unterarm konnte für keines der Harze eine Erreger-Wrkg. entdeckt werden. U. TAUSENDFREUND. 4607 □

Der Stoffwechsel von Melatonin (N-Acetyl-5-methoxytryptamin) und 5-Methoxytryptamin. Sergije Kveder und William M. Mc Isaac. (J. biol. Chemistry **236.** 3214—20. Dez. 1961. Cleveland, Ohio, Cleveland Clin. Foundation, Res. Div.) (Engl.) — Vgl. C. **1961.** 13628.

Vff. verabreichten an ♂ u. ♀ Ratten sowie an ♀ Kaninchen durch intraperitoneale Injektion oder mit der Magensonde $^{14}C_{(\beta)}$-*Melatonin* (**I**) u. $^{14}C_{(\beta)}$-*5-Methoxytryptamin* (**II**) u. bestimmten die Radioaktivität (RA) verschiedener Gewebe der Tiere in verschieden langen Zeitintervallen nach der Verabfolgung bzw. untersuchten die Ausscheidung der Stoffwechsel-Prodd. von **I** u. **II** im Urin u. in den Faeces. — Eine halbe Std. nach Verabreichung von **II** an Ratten macht sich ein vergleichsweise merklicher Anstieg der RA u. a. im Gehirn der Tiere bemerkbar. Innerhalb von 24 Std. nach der **II**-Gabe werden 80% der RA im Urin ausgeschieden. Nach Verabfolgung von **I** an Ratten werden innerhalb von 24 Std. 70 bzw. 20% der RA im Urin u. in den Faeces ausgeschieden. **II** wird bis zu 96% zu *5-Methoxyindolessigsäure* (**III**) verstoffwechselt. **I** wird zu *N-Acetyl-6-hydroxy-5-methoxytryptamin* verstoffwechselt u. als Schwefelsäure- bzw. Glucuronsäurekonjugat im Urin ausgeschieden. Daneben werden Spuren von nicht verstoffwechseltem **I** ausgeschieden; 2% **I** werden zu **III** verstoffwechselt. Ferner werden 2 mit EHRLICHS Reagens nicht reagierende Stoffwechsel-Prodd. von **I** im Urin nachgewiesen. H. KOCKERT. 4607 □

Das Schicksal von γ-Benzolhexachlorid in resistenten und susceptiblen Hausfliegen. 3. Mitt. F. R. Bradbury und H. Standen. (J. Sci. Food. Agric. **9.** 203—12. April 1958. Widnes, Lancs., Imp. Chem. Ind. Ltd., Res. Dep.) (Engl.) — 2. vgl. C. **1960.** 13442.

Unterss. über die in CCl_4-Extrakten von mit *γ-Benzolhexachlorid* (**I**) behandelten Fliegen enthaltenen **I**-Abbau-Prodd. ergaben, daß *Pentachlorcyclohexen* (**II**) bei dem **I**-resistenten Hausfliegenstamm „Uruguay“ nur in geringen Mengen (höchstens 3%) vorkommt. Vff. glauben, daß bei dem Uruguay-Stamm, im Gegensatz zu früher untersuchten anderen **I**-resistenten Fliegen, **II** kein Prod. eines speziellen Entgiftungsstoffwechsels ist, sondern nur das Ergebnis eines sek. Dehalogenierungsvorganges. Ausführliche Beschreibung der Vers.-Methodik. F. KRUSEN. 4607 □

Das Verhalten der Plasmaproteide bei der akuten experimentellen Organophosphorester-Intoxikation. D. Casula, P. Cherchi und A. Spinazzola. (Arch. ital. Sci. med. trop. Parassitol. **40.** 631—38. Nov. 1959. Cagliari, Univ., Ist. di Clin. Med. Gen.; Centro Studi e Ric. Malattie Prof. sotto il Patronato dell' INAIL.) (Ital.)

Die geringen Veränderungen des Plasmaproteidbildes deuten auf keine tox. Wrkg. von *E 605* auf die Proteidbalance hin. P. GREGORZEWSKI. 4607 □

Papierchromatographische Untersuchungen zum Zuckergehalt von Honigen verschiedener Herkunft unter besonderer Berücksichtigung der pharmakologischen Wirkungen. K.-H. Chemnitius und Ch. Engel. (Dtsch. Apotheker-Ztg. **101.** 691 bis 696. 15/6. 1961. Jena, Univ., Inst. für Pharmakol.) (Dt.)

Es wurden verschiedene Honig (I)-Sorten (Heide-I, Raps-I, Blatt-I, Raps-Senf-I, Weißtannen-I, Robinien-I, Misch-I, Präp. M 2 WOELM u. Präp. Melven) papierchromatograph. untersucht u. auf ihre pharmakolog. Wrkg. auf den Papillarmuskel, auf das LANGENDORFF-Herz sowie Herzohr geprüft. Den höchsten Saccharid-Geh. zeigte mit 14 Zuckern (II) der Blatt-I, den niedrigsten der Heide-I. Raps-Senf-I enthielt bes. viel *Melicitose.* Die spezif. Wrkg. des I scheinen wohl hauptsächlich auf einer cholinerg. u. glykutilen Komponente (Glykutil-Faktor = *Acetylcholin*-II-Komplex) zu beruhen, wobei für die Coronar-Wrkg. wahrscheinlich der prozentuale II-Geh. ausschlaggebend ist. Die Coronardilatation u. die inotrope Wrkg. auf den Herzmuskel ist danach bei Blatt-I am größten. Ausschlaggebend bei der Wrkg. des Acetylcholin-II-Komplexes scheint das Muskelsubstrat bzw. das Vers.-Modell zu sein, da die „cholinerg. Phase" dabei unterschiedliche Effekte zeigte. Die II-Zus. der Honige (*Fructose, Glucose, Saccharose, Turanose, Maltose, Isomaltose, Lactose*(?), *Melicitose, Raffinose*) wurde teilweise aufgeklärt. G. TALSKY. 4608 □

Antibakterielle synthetische Polypeptidderivate. K. Kovács, A. Kótai, I. Szabó und R. Mecseki. (Nature [London] **192.** 190—91. 14/10. 1961. Budapest, Univ., Inst. of Org. Chem., Nat. Inst. for Tuberculosis; Margaret-Hosp.) (Engl.)

Das aus *Polymethyl-α-polyglutaminsäure* u. *Äthylendiamin* erhältliche Polypeptid-Deriv. in Form des Hydrochlorids (I; „*Polyanthin*") ist antibakteriell wirksam. I hemmt das Wachstum von *Staphylococcus aureus haemolyticus* (Wood) u. dessen Penicillin- u. Sulfonamid-resistente Form sowie *Bacillus subtilis, Mycobacterium friburgensis* u. *Mycobacterium smegmatis.* Gegen gramnegative Bakterien (wie Proteus vulgaris bzw. Escherichia coli) scheint I unwirksam zu sein. Der klin. Test ergab bei lokaler Anwendung eine deutliche Verbesserung der prim. Wundheilung. P. SCHWERDTFEGER. 4610 □

Quantitative Untersuchungen der Stoffwechselprodukte von Tryptophan im menschlichen Harn unter dem Einfluß von Isoniazid und Desoxypyridoxin. J. M. Price, R. R. Brown und Frank C. Larson. (J. clin. Invest. **36.** 1600—07. Nov. 1957. Madison, Wis., Univ. of Wisconsin, Med. School, Cancer Res. Hosp.; Veterans Admin. Hosp.) (Engl.) — Vgl. C. **1962.** 2442.

Es wurde der Einfl. von *Isoniazid* (*Isonicotinsäurehydrazid*; I) bzw. *Desoxypyridoxin* (II) auf die Ausscheidung von *Tryptophan* (III)-Stoffwechsel-Prodd. im Harn von normalen Tuberkulosepatienten nach III-Belastung (2 g) untersucht. Die Ausscheidung an *3-Hydroxykynurenin* entsprach 10—25% der aufgenommenen III-Dosis u. die an *Kynurenin* 5—10%; auch *N-α-Acetylkynurenin* u. *Xanthurensäure* wurden in erhöhten Mengen ausgeschieden. Die Ausscheidung der *Kynurensäure* lag bei I-Behandlung etwas unter dem normalen Wert u. bei II-Behandlung wesentlich darüber. Die Ausscheidung von *o-Aminohippursäure, Anthranilsäureglucuronid, Anthranilsäure* u. *N-Methyl-2-pyridon-5-carboxamid* wurde durch I bzw. II kaum beeinflußt. Der durch I bzw. II gestörte III-Stoffwechsel kann, auch bei Fortdauer der I- bzw. II-Zufuhr, durch Gaben von *Pyridoxin* normalisiert werden, während Thiamin, Riboflavin oder Niacin kaum eine Wrkg. zeigen. P. SCHWERDTFEGER. 4610 □

Untersuchungen über die Schutzwirkung von D-860 und BZ-55 auf die Penicillinhemmung durch Serum in vitro. V. Villari, F. Coraggio und V. Pecori. (Riv. Ist. sieroterap. ital. **32.** 315—17. Juli/Aug. 1957. Napoli, Univ., Ist. di Patol. Speciale Med. e Metodol. Clin.) (Ital.)

Die Hemmung der zerstörenden Wrkg. von Menschen- u. Kaninchenserum auf *Penicillin* (I) durch *D-860* u. *BZ-55* in vitro erfolgt optimal durch 10 mg D-860 oder BZ-55 in Ggw. von 2,5 Oxford-Einheiten I. K. ZINGRAF. 4611 □

Die Adsorption von Pepsin. D. W. Piper und Barbara Fenton. (Amer. J. Digest. Diseases **6.** 134—41. Febr. 1961. Sydney, Univ., Dep. of Med.; Roy. North Shore Hosp. of Sydney, Unit. of Clin. Invest.) (Engl.)

Von den geprüften Adsorbentien *Aluminiumhydroxyd-Gel* (I), *-Pulver, -Tabletten, Kohle* (II), *Katonium, Fuller's Erde, Dihydroxyaluminiumnatriumcarbonat, Magnesium-*

trisilicat, Kaolin, Kieselsäure, Wismuthcarbonat, Bariumsulfat erwiesen sich nur **I** u. **II** als wirksame Adsorbentien von *Pepsin* (**III**). Die **III**-adsorbierende Wrkg. wird durch die Substrat-Konz. nicht beeinflußt, sie ist bei niedrigen pH-Werten weniger stark. Bei der **III**-Inaktivierung durch **I** ist dessen adsorbierende Wrkg. wichtiger als der pH-Effekt. Da **II** durch Beimischung anderer Substanzen u. in Tablettenform viel von seiner Wrkg. einbüßt, kann **I** als günstigste Zubereitung zur **III**-Adsorption gelten. 1 g **I** führt bei Zufügung zu 100 ml Magensaft bei pH 1,5 mit 400 mg% **III** zu 80—90% ig. Hemmung. U. TAUSENDFREUND. 4614□

Psychopharmaka. 1. Mitt. **Neuroleptica.** M. Taeschler und E. Schlager. (Schweiz. Apotheker-Ztg. **99.** 683—700. 23/9. 1961. Basel, Sandoz A.G.) (Dt.)

Übersicht über die Abhängigkeit der pharmakolog. Wrkg. von der Struktur. — Keine Literaturangaben. P. GREGORZEWSKI. 4620□

Antiallergische Eigenschaften von Homochlorcyclizin beim Kaninchen. J. Troquet und J. Lecomte. (C. R. Séances Soc. Biol. Filiales **155.** 1406—08. 1961. Liège, Univ., Inst. Léon Fredericq Physiol.) (Franz.)

Vff. stellten fest, daß *Homochlorcyclizin* (*N*-[*p*-*Chlorbenzhydryl*]-*N'*-*methylhomopiperazin*·*2 HCl*; *Sa 97*, ABBOTT) in Dosen von 10—20 mg/kg (i.v.) beim Kaninchen die hypotensiven Eigg. von *Bradykinin* (0,25—0,50 μg/kg) neutralisiert, die anaphylakt. Hypotension stark vermindert u. neben dem Phänomen einer zentralen Stimulierung direkte Herzschäden verursacht. H. KOCKERT. 4625□

Pharmakologische Untersuchung der Verunreinigungen von „Aether ad narcosim". Livia Issekutz. (Acta pharmac. hung., Suppl. **31B.** 130—43. Okt. 1961. Budapest, Med. Univ., Pharmakolog. Inst.) (Ung.)

Die Wrkg. von „Aether ad narcosim" (**I**) u. von mit Diäthylperoxyd verunreinigtem Ae. (**II**) wurden in Tier-Verss. auf die Atmung u. den Kreislauf verglichen. Die lokale Reizwrkg. der eingeatmeten Luft wurde durch die Auslösung des KRETSCHMER-Reflexes gemessen. Es war keine Differenz zu beobachten. Der mit 300 mg% Diäthylperoxyd verunreinigte Ae. löste unregelmäßige forcierte Atmung aus, gleichzeitig wurde auch der Blutdruck schwankend. Die Vertiefung der Narkose eliminierte diese Wirkungen. Die als Bronchospasmus angesehene Wrkg. des **II** wurde an der Meerschweinchenlunge mit Histamin verglichen. Der wss. Extrakt des **II** vermindert — wenn auch in geringem Maße — den Widerstand der Lunge u. erweitert die Bronchien. Die Veränderung der Bronchusmuskulatur wurde durch Beibehalt des normalen Lungenkreislaufes an Tieren, die mit Tubocurarin gelähmt wurden, untersucht. Mit dieser Meth. konnte zwischen **I** u. **II** keine Differenz gefunden werden. G. LIGETI. 4627

Über die augenbinnendrucksenkende Wirkung von 2-Chlorprocain-D (Leuna). G. Vesper. (Dtsch. Gesundheitswes. **16.** 2070—73. 2/11. 1961. Karl-Marx-Stadt, Augenklin.) (Dt.)

2-Chlorprocain-D (LEUNA), bestehend aus *2-Chlor-4-aminobenzoesäure-β-diäthylaminoäthylester* mit einem 0,00125% ig. *Adrenalin*-Zusatz, wurde an 16 Patienten nach retrobulbärer Injektion auf die augenbinnendrucksenkende Wrkg. untersucht. Die Drucksenkung beginnt nach 1 Min., erreicht nach 4—5 Min. ihren Höhepunkt u. ist nach 90—130 Min. vorüber. Die Drucksenkung beträgt 8—9 mm Hg für 25 Minuten. P. GREGORZEWSKI. 4627□

Emylcamate, ein wirksames beruhigendes Muskelrelaxans. B. Melander. (J. med. pharmac. Chem. **1.** 443—57. Okt. 1959. Stockholm, A/B Kabi, Res. Dep.) (Engl.)

Aus einer Reihe von tert. Alkoholen sowie deren Essigsäureestern, Chloressigsäureestern, N-Diäthylaminoessigsäureestern, N-Diallylaminoessigsäureestern, Phenylcarbonaten u. Carbamaten wurde *1-Äthyl-1-methylpropylcarbaminat* (**I**; *Emylcamate*) als brauchbarer Tranquillizer u. Muskelrelaxans ausgewählt. **I** ist doppelt so wirksam wie Meprobamate. Folgende Verbb. wurden geprüft: Propanole: *1.1-Dimethyl-*, *1-Methyl-1-äthyl-*, *1.1-Diäthyl-*, Butanole: *1.1-Dimethyl-*, *1.3-Dimethyl-1-äthyl-*, *1.1-Dipropyl-*; *1.1-Dibutylpentanol*, *3-Methylbutin-*(*1*)*-ol-*(*3*), *3-Methylpentin-*(*1*)*-ol-*(*3*), *3-Methylpenten-*(*1*)*-ol-*(*3*), *3.5-Dimethylhexin-*(*1*)*-ol-*(*3*). P. GREGORZEWSKI. 4628□

Vergleich der Ganglien-blockierenden Potenzen der geometrischen Isomere zweier cyclischer 1.2-Aminoalkohole. Frank G. Standaert, Seymour L. Friess und Roger O. Doty. (J. med. pharmac. Chem. **1.** 459—66. Okt. 1959. Bethesda, Md., Naval Med. Res. Inst.) (Engl.)

Die trans- u. cis-Isomeren von *2-Hydroxycyclopentyltrimethylammonium*-Ion u. *2-Hydroxycyclohexyltrimethylammonium*-Ion (**I**) zeigen bei der Katze ganglienblockierende Wrkg.; interessant ist, daß die **I**-Isomeren qual. u. quant. gleiche Wrkg. haben u. mit jedem anderen hier genannten synergist. wirken. P. GREGORZEWSKI. 4628□

Über den Einfluß eines Papaverin-Medikamentes auf die Ergebnisse des Tremorin-Testes von Everett, des Testes der Muskelhypotoniemessung von Fleury und der elektrischen Sensibilität des Zahnmarkes. E. Frommel und C. Fleury. (C. R. Séances Soc. Biol. Filiales **153**. 38—40. 30/4. 1959. Genève, Fac. de méd., Inst de Thérap. exp.) (Franz.)

Vff. untersuchte die durch *Papaverin*-Effekte möglichen Fehlerquellen bei Test-Meth. am gestreiften Muskel. Das durch subkutane Injektion von *1.4-Dipyrrolidino-butin-(2)* (*Tremorin*; 20 mg/kg) bei Mäusen ausgelöste PARKINSON-Syndrom wurde peroral mit Anti-PARKINSON-Mitteln behandelt. Die Wrkg. (Dosis in mg/kg) war bei *Atropin* (10) $\approx$ *Scopolamin* (5) $>$ *Meprobamat* (200; **I**) $>$ *Papaverin* (200; **II**). Beim Test nach FLEURY zeigte **I** deutlichere, **II** keine Hypotonie-Wrkg. in peroralen Dosen von 250 mg/kg. Beim analgesimetr. Test der Sensibilität des Zahnmarkes gegen elektr. Strom beim Meerschweinchen, wobei *Morphin*, *Pethidin*, *Pyramidon*, *Butazolidin* u. *Phenbutadion* die Kontrollkurven gaben, zeigten **I** u. **II** analoge analget. Wirkung. Da **II** eine zentrale, morphinähnliche Wrkg. hat, kann ein Medikament mit **II**-Wrkg. die Deutung der beim Tremorin-Test u. bei der Analgesimetrie erhaltenen Ergebnisse verfälschen.
H. LOHSCHELDER. 4628□

Pharmakologische Untersuchungen über Rauwolfia verticillata (Lour.) Baill., hergestellt in der Yannan-Provinz. 1. Mitt. **Hypotensive Wirkung und sein Mechanismus.** Shih-Hsien Cheng, Mao-Te Wang, Tze-Chao Chang, Te-Ch'eng Wang, Tien-Wu Wang, Yun-Chiang Mo und Shao-Chung Lei. (Acta pharmac. sinica **7**. 327—35. Dez. 1959. Kunming, Kunming Med. Coll., Dep. of Pharmacol.; Kunming Pharm. Factory, Res. Dep.) (Chin.; Auszug: Engl.)

Das als *Verticilloid* (**I**) bezeichnete Alkaloid von *Rauwolfia verticillata* (*Lour.*) *Baill.* (KUNMING PHARMACEUT. FACT.) übt an der urethannarkotisierten Katze eine hypotensive Wrkg. nach i.v. Injektion von 3 mg/kg aus mit arteriellem Blutdruckabfall von ca. 53%, der sofort einsetzt u. ca. 8 Std. anhält; gegenüber einer 2. Dosis besteht Tachyphylaxie. Während des Blutdruckabfalls nach **I**-Verabreichung kommt es zu keinen Veränderungen der Herzschlag-Geschw.; 3—6 mg **I**/kg i.v. verursachen eine Verkürzung der R–R, PR- u. QT-Intervalle des Elektrocardiogramms der narkotisierten Katze. Die Atemamplitude steigt in der ersten Phase des Blutdruckabfalls leicht an; meist ist die Atem-Geschw. zur Zeit des Blutdrucktiefstandes beschleunigt; anschließend langsame Normalisierung. Am durchströmten Kaninchenohr ist keine direkte vasodilatierende Wrkg. zu sehen (die Innervation der Extremitäten dieser Tiere war intakt). **I** hemmt die Pressor-Rk. auf elektr. Reizung der afferenten Vagus- u. Tibialisnerven u. ebenso den Carotis–Occlusionspressor-Reflex. Die hypotensive Wrkg. kann durch Vagotomie oder Atropinverabreichung nicht beseitigt werden. **I** verursacht Hemmung u. manchmal Umkehr der Pressor-Rk. auf injiziertes Adrenalin. Die DL_{50} beträgt bei Mäusen 870 mg/kg peroral, als Hauptsymptom tritt vor dem Tod Dyspnoe auf. U. TAUSENDFREUND. 4630□

Untersuchungen über Arzneimittel zur Behandlung der Hypertension. 7. Mitt. **Cardiale und cerebrale hämodynamische Wirkungen des Alkaloids aus der Wurzel von Rauwolfia verticillata aus Hainandao.** Hsiao-Yü Li, Wei-Zhou Chen und Kuang-Sheng Ting. (Acta pharmac. sinica **7**. 336—40. Dez. 1959. Shanghai, Acad. Sinica, Inst. of Materia Med.) (Chin.; Auszug: Engl.)

I.v. Injektion des *Alkaloids* aus *Rauwolfia verticillata* ruft an narkotisierten Hunden in Dosen von 0,5 mg/kg Hypotension, Tachycardie u. eine deutliche Verminderung des peripheren Widerstandes hervor. Obwohl das Schlagvol. des Herzens geringer wurde, blieb das Herz-Min.-Vol. doch gleich, so daß die hypotensive Wrkg. vornehmlich auf Vasodilatation beruhen muß. Nach wiederholter Injektion ist Tachyphylaxie zu beobachten. Am Kaninchen, wach oder narkotisiert, konnte während der nach 5 mg/kg i.v. einsetzenden Hypotension eine Verlangsamung der cerebralen Blutströmung beobachtet werden. U. TAUSENDFREUND. 4630□

Untersuchungen über Arzneimittel zur Behandlung der Hypertension. 8. Mitt. **Renale hämodynamische Wirkungen des Alkaloids aus der Wurzel von Rauwolfia verticillata bei Hunden.** Hsiao-Yü Li, Xiao-Lu Wang und Kuang-Sheng Ting. (Acta pharmac. sinica **7**. 341—45. Dez. 1959.) (Chin.; Auszug: Engl.)

Bei mit Chloral oder Na-Pentobarbital narkotisierten Hunden kann nach 0,25 mg/kg i.v. des *Alkaloids* aus *Rauwolfia verticillata* eine sofort einsetzende Hypotension mit Oligurie, Verminderung der Glomerulumfitrations-Geschw. (Kreatinin-Clearance) u. der renalen Blutströmung (PAH-Clearance) beobachtet werden; eine Veränderung in der Glomerulumfiltrationsfraktion tritt nicht ein; der Nierengefäßwiderstand steigt. Da diese Veränderungen zu den Veränderungen des Blutdruckes parallel laufen, können diese auch als sek. zur akuten Hypotension auftretende, vorübergehende Vorgänge aufgefaßt werden. U. TAUSENDFREUND. 4630□

Die vergleichende Untersuchung der zentralen Wirkung von Rauwolfia A und Reserpin. Kuo-Chang Kin, Kong Tsou, Kwang-Lu Hsu, Xí-Cán Táng und Bin Hsu. (Acta pharmac. sinica **7.** 346—54. Dez. 1959. Shanghai, Acad. Sinaca, Inst. of Materia Med.) (Chin.; Auszug: Engl.)

Bei Vgl. der sedativen Wrkg. des *Alkaloids* aus *Rauwolfia verticillata* (*Lour.*) *Baill.* (*Rauwolfia A*; **I**) mit derjenigen von *Reserpin* (**II**) ist **II** 17—35mal wirksamer als **I**. Am bedingten motor. Futterreflex des Kaninchens verlängert 1 mg **I**/kg i.v. die Latenzzeit, löscht den Reflex teilweise aus u. stört teilweise die Differenzierung; 0,1 mg **II**/kg übt die gleiche Wrkg. aus, sie ist jedoch anhaltender, die Differenzierung bleibt normal. Durch intraperitoneale Injektion von 5 mg **I**/kg bei der Katze können am gleichen bedingten Reflex die gleichen Ergebnisse wie beim Kaninchen gewonnen werden. **I** scheint demnach nicht die charakterist. sedativen Wrkg. wie **II** zu besitzen.

U. TAUSENDFREUND. 4630□

Pharmakologische Untersuchungen über chinesische Rauwolfia. 1. Mitt. **Die hypotensive Wirkung der in Kwangtung gesammelten Rauwolfiablätter und ihres Alkaloids.** Ping-Nan Hsia, Nai-Wu Fu, Ch'eng-Hsi Chu und Yin-Ch'ang Chin. (Acta pharmac. sinica **7.** 355—60. Dez. 1959. Peking, Chin. Acad. of Sci., Inst. of Materia Med., Pharmacol. Labor.) (Chin.; Auszug: Engl.)

Der rohe *Extrakt* u. das *Alkaloid* der in Kwangtung gesammelten Blätter von *Rauwolfia verticillata* (*Lour.*) *Baill.* senken den Blutdruck narkotisierter normaler u. nichtnarkotisierter hypertensiver Tiere. Durch i.v. Injektion des Extraktes von 100 bis 150 mg Blättern/kg kommt es bei narkotisierten Hunden zu einer Blutdrucksenkung um 60—120 mm Hg. Das Alkaloid verursacht in Dosen von 1 mg/kg eine Verminderung um 50—100 mm Hg; gleichzeitig wird die Atmung etwas langsamer, die Darmmotilität steigt, der Carotispressor-Reflex wird leicht vermindert. Die hypotensive Wrkg. hält für 1—3 Std. an. Perorale Verabreichung des Extraktes an spontan hypertensive Hunde bzw. mit renaler Hypertension in täglichen Dosen von 1—2 g (Blätter)/kg über die Dauer von 10 Tagen führt zu einem Blutdruckabfall um ca. 50 mm Hg; bei renaler Hypertension erwiesen sich 20, 40 u. 80 mg Alkaloid/kg/Tag peroral als Mindestdosis für einen Erfolg. U. TAUSENDFREUND. 4630□

Pharmakologische Untersuchungen über chinesische Rauwolfia. 2. Mitt. **Die hypotensive Wirkung und Toxizität der auf Hainandao gesammelten Rauwolfia.** Kwei-Yun Tseng, You-Lan Cheng, Li-Nah Hsu, Chen-Kang Wang, Nai-Wu Fu, Ch'eng-Hsi Chu, Ch'i-Yin Kuang und Yin-Ch'ang Chin. (Acta pharmac. sinica **7.** 361—68. Dez. 1959.) (Chin.; Auszug: Engl.) — 1. vgl. vorst. Referat.

Auch der *Extrakt* der Blätter, das *Alkaloid* der Blätter bzw. der Wurzeln der ebenfalls auf der Insel Hainan vorkommenden *Rauwolfia verticillata* (*Lour.*) *Baill.* bewirkt beim narkotisierten Hund in Dosen von 50—200 mg (Blätter)/kg, 3 mg/kg bzw. 0,5 bis 1 mg/kg deutliche u. anhaltende Blutdrucksenkung; die Puls-Geschw. geht dabei zurück die Atmung wird beschleunigt, der Darmtonus steigt, die Pressor-Rk. auf Adrenalin wird potenziert; es kommt zu keiner Tachyphylaxie. Auch bei täglicher peroraler Verabreichung von 4 g (Blätter)/kg, 20—40 mg/kg bzw. 2—10 mg/kg kommt es zum Blutdruckabfall mit meist verminderter Pulsgeschwindigkeit. Meist kommt es bei den Tieren auch zur Sedation, zur Pupillenverengung, Erschlaffung der Nickhaut u. des Augenlids, einige weisen Tremor auf, einige weichen Stuhlgang; die wenigsten Symptome treten nach Verabreichung des Blätteralkaloids auf. Auch bei Ratten kam es unter 40 bis 80 mg/kg/Tag peroral zum Blutdruckabfall. Als DL_{50} der betreffenden Zubereitungen wurden ermittelt: 74 $\pm$ 2,5 g (Blätter)/kg für den Blätterextrakt, 2,35 $\pm$ 0,1 g/kg für das Blätteralkaloid u. 0,82 $\pm$ 0,005 g/kg für das Wurzelalkaloid bei der Maus, peroral. Bei der subakuten Toxizitätsprüfung konnte kein Einfl. auf das Wachstum von Mäusen beobachtet werden. Die Alkaloid-Präpp. beeinflussen weder Leber- noch Nierenfunktion, Elektrocardiogramm oder Blut- u. Harnkomponenten des Hundes; der rohe Blätterextrakt scheint jedoch zur Leber- u. Nierenschädigung zu führen.

U. TAUSENDFREUND. 4630□

Pharmakologische Untersuchungen über chinesische Rauwolfia. 3. Mitt. **Die hypotensive Wirkung und Toxizität der Wurzelalkaloide der aus verschiedenen Provinzen gesammelten Rauwolfia.** Kwei-Yun Tseng, Li-Nah Hsu, Shu-Jen Yu, Chi-Yin Kuang und Yin-Ch'ang Chin. (Acta pharmac. sinica **7.** 370—76. Dez. 1959.) (Chin.; Auszug: Engl.) — 2. vgl. vorst. Referat.

Das aus den Wurzeln der aus Kwangtung, Yunnan, Kwangsi u. von der Insel Hainan stammenden Rauwolfia rief bei narkotisierten Hunden in Dosen von 0,5 bis 1 mg/kg i.v. einen deutlichen u. anhaltenden Blutdruckabfall hervor; die Puls-Geschw. ging zurück, die Atem-Geschw. stieg; der Einfl. auf die Pressor-Rk. gegenüber Adrenalin schwankte zwischen Potenzierung u. Umkehr. Der Blutdruck hypertensiver Hunde fiel nach täglicher peroraler Verabreichung von 2—10 mg/kg eines dieser Alkaloide deutlich, die meisten Tiere zeigten Sedation, Lethargie, Augenlid- u. Nickhauterschlaffung sowie Pupillenverengung, einige wiesen Tremor u. weichen Stuhlgang auf. Am schwersten waren die Nebenwrkg. bei dem Alkaloid der aus Kwangtung stammenden Rauwolfia, dann folgten die Alkaloide der Yunnan-Rauwolfia, am geringsten waren die Nebenwrkg. bei den Alkaloiden der Kwangsi-Rauwolfia. Folgende DL_{50} wurde bei Mäusen, peroral, ermittelt: Hainan 0,82 ± 0,005 g/kg, Kwangtung 1,30 ± 0,053 g/kg, Yunnan 1,15 ± 0,03 g/kg, Kwangsi 0,69 ± 0,028 g/kg. U. TAUSENDFREUND. 4630□

Pharmakologische Untersuchungen über chinesische Rauwolfia. 4. Mitt. **Die hypotensive Wirkung und Toxizität einiger aus dem Alkaloid isolierter Fraktionen.** Li-Nah Hsu, Chi-Yin Kuang, You-Lan Cheng, Min-Te Kao, Shu-Jen Yu, Yi-Pu Feng, Shu-Yen Ch'u, Ch'i-Ming Kao, Kwei-Yun Tseng und Yin-Ch'ang Chin. (Acta pharmac. sinica **7.** 377—83. Dez. 1959.) (Chin.; Auszug: Engl.) — 3. vgl. vorst. Referat.

Ein nach völliger Entfernung von *Reserpin* aus dem *Alkaloid* von *Hainan-Rauwolfia*-Wurzeln verbleibender Rest sowie 3 Einzelfraktionen mit der Bezeichnung *Hainan Nr. 9*, *Kwangsi Nr. 6* u. *Yunnan 2-22* führten nach i.v. Injektion bei narkotisierten Hunden zu deutlichem Blutdruckabfall. Die Fraktion Kwangsi Nr. 6 war in Dosen von 2—3 mg/kg wirksam, bei den anderen genügten 1 mg/kg; Kwangsi Nr. 6 übte die stärkere adrenolyt. Wrkg. aus. Bei hypertensiven Hunden wurde unter täglicher peroraler Verabreichung von 10—20 mg/kg des Hainan-Alkaloids ohne Reserpin ein deutlicher Blutdruckabfall beobachtet, es kam (bei 2 von 5) auch zur Sedation, zu Tremor, Pupillenverengung u. Erschlaffung der Nickhaut sowie zu Diarrhoe (bei 1 von 5). Der Blutdruck fiel auch bei Hunden mit renaler Hypertension nach peroraler Verabreichung von Hainan Nr. 9 in Dosen von 3—20 mg/kg/Tag; es kam zu keinen Nebenwrkg., ebenso zu keinerlei nachteiligen Zeichen an Leber, Niere, Herz u. Blutbild. U. TAUSENDFREUND. 4630□

Erfahrungen mit dem neuen Salureticum Rodiuran. W. Ott und H. Göhring. (Med. Welt **1960.** 500—04. 27/2. Bremervörde, Kreiskrankenhaus, Innere Abt.) (Dt.)

Es wird über die diuret. u. blutdrucksenkende Wrkg. von *6-Trifluormethyl-7-aminosulfonyl-3.4-dihydrobenzo-1.2.4-thiodiazin-1.1-dioxyd* berichtet. Das Medikament ist gut verträglich. G. ZIEBARTH. 4634□

Pyridinderivate mit anthelmintischer Aktivität. A. P. Phillips und R. B. Burrows. (Nature [London] **191.** 707—08. 12/8. 1961. Tuckahoe, N.Y., Wellcome Res. Labor., Burroughs Wellcome and Co., U.S. Inc.) (Engl.)

Eine Reihe von Pyridin-Derivv. zeigten gegen die natürliche Infektion durch den Mäuse-Madenwurm *Syphacia obvelata* Aktivität. Am wirksamsten erwiesen sich bei nahezu gleicher Aktivität in Einzeldosen bis zu 5 mg/kg herab *2.6-Bis-[β-(p-N.N-dimethylaminophenyl)-vinyl]-pyridinmethojodid* (**I**) u. *2.6-Bis-[β-(p-pyrrolidinophenyl)-vinyl]-pyridinäthojodid* (**II**), wobei **II** etwas stärker gegen Syphica u. weniger gegen verschiedene Hunde- u. Katzennematoden wirksam war. **I** wurde gegen Hunde- u. Katzen-, z. T. auch gegen Affennematoden in Einzeldosen von 25 mg/kg bzw. in mehrfachen Dosen gegen die Geißelwurminfektion angewandt. **I** zeigte ein breites anthelmint. Spektrum gegen natürliche Infektionen durch *Ancylostoma caninum*, *Toxocara canis* u. *T. catis* in Hunden u. Katzen sowie gegen *Uncinaria stenocephala*, *Toxascaris leonina* u. *Trichuris vulpis* im Hund u. *Trichuris trichiura*, *Oesophagostomum apiostomum* u. *Physaloptera sp.* im Affen. **I** wurde in Dosen bis zu 500 mg/kg ohne Schädigungen vertragen, war geschmacklos u. schien prakt. keine emet. Aktivität zu besitzen. J. BOELTER. 4649□

Toxizität und anthelminthische Wirksamkeit von Neguvon für Schafe. W. H. Southcott. (Austral. veterin. J. **37.** 55—60. März 1961. Armidale, N.S.W., Pastoral Res. Labor., Div. of Animal Physiol.) (Engl.)

In einem großen Vers.-Gut zeigte sich, daß *O.O-Dimethyl-2.2.2-trichlor-1-hydroxyäthylphosphonat* (**I**; „*Neguvon*“, BAYER) bei Schafen sehr wirksam gegen eine Infektion mit *Haemonchus contortus* ist u. in Dosen bis zu 2,5 g/100 lbs. Lebensgewicht nicht tox. wirkt. Bei dieser Dosis u. höheren Dosen hat **I** auch einige Wrkg. gegen *Ostertagia spp.* Kein Effekt ist bzgl. *Trichostrongylus spp.* oder *Oesophagostomum spp.* vorhanden. Dosen von 5,0 g/100 lbs. Körper-Gew. verursachten bei den Schafen teilweise Vergiftungen u. Tod. G. KIMMERLE. 4649

Ein neues Therapeuticum für Tinea versicolor. Erwin H. Zimmermann. (J. Amer. med. Assoc. **176.** 23—25. 8/4. 1961. Huntington, N.Y.) (Engl.)

Bei 39 von 40 behandelten Patienten mit *Tinea versicolor* zeigte der Komplex aus *9-Aminoacridin* u. *4-Hexylresorcin* gute Erfolge. In 32 Fällen wurde innerhalb 4 bis 8 Wochen vollständige Heilung erreicht. P. GREGORZEWSKI. 4661□

Organophosphat-Insekticid-Vergiftung. David H. Reeder. (J. occupat. Med. **3.** 129—30. März 1961. Whittier, Calif.) (Engl.)

Durch fehlerhaftes Mischen von *Tetraäthylpyrophosphat* kam es bei 2 Arbeitern allein durch kutanen Kontakt (Tragen einer Gasmaske) zu einer akuten Vergiftung, die mit *Atropin* erfolgreich behandelt wurde. G. KIMMERLE. 4675

Experimentelle Untersuchung der Staubwirkung von Erzkonzentraten der seltenen Metalle (Staubgemische). O. Ja. Mogilewskaja. (Гигиена и Санитария [Hyg. u. Sanitätswes.] **25.** Nr. 4. 30—35. April 1960. Moskau, 1. Med. Ssetschenow-Inst., Lehrstuhl für Arbeitshyg.) (Russ.; Auszug: Engl.)

Der Staub von Erzkonzentraten einiger seltener Metalle (Mo, Be, Ti) erzeugt im Ratten-Vers. bei einmaliger intratrachealer Einführung in einer Menge von 50 mg verschiedene Rkk. der Lungengewebe. Der Staub von Be ruft im Lungengewebe bereits 5 Monate nach der Einführung entzündliche Prozesse hervor. Der Staub von Mo erzeugt erst nach 7 Monaten eine schwache diffuse Fibrose u. Schädigungen in den Lymphknoten, auf die Staub von Ti nur unbedeutend reagiert. Gemischter Staub kann sogar eine stärkere Wrkg. auf die Lungen ausüben als das seltene Metall selbst.

H. TREUMANN. 4681□

Die intracelluläre Quarzspeicherung in den tracheobronchialen Lymphknoten. Th. Nemetschek, M. Widuch und H.-W. Schlipköter. (Z. Naturforsch. **16 b.** 806 bis 810. Dez. 1961. Essen, Bergbau-Forsch. G.m.b.H., Forsch.-Inst. des Steinkohlenbergbauvereins; Düsseldorf, Med. Akad., Inst. für Hyg. u. Mikrobiol.) (Dt.)

Vff. untersuchten die tracheobronchialen Lymphknoten von weißen Ratten (Stamm WISTAR), die 50 mg *Quarzpulver* (Teilchengrößen des Präp.: 44% $< 3\,\mu$, 32% 3—10 μ, 13% 10—24 μ, 9% 20—40 μ, 1% 40—60 μ, 1% ca. 90 μ; 99% Quarz) durch unblutige intratracheale Injektion erhalten hatten, mit Hilfe des Licht- u. Elektronenmikroskops. — Die Lymphknoten waren deutlich vergrößert u. verhärtet u. zeigten bei der lichtmkr. Unters. der histolog. Schnitte quarztyp. Zellproliferationen mit dicken *Kollagen*-Bündeln. Elektronenmkr. ließ das Gewebe reichhaltig Kollagen erkennen. In ultrafeinen Schnitten konnten intracelluläre Quarzstaubeinlagerungen festgestellt werden. — Die Befunde werden ausführlich dargelegt. H. KOCKERT. 4681□

F. Pharmazeutische Chemie. Desinfektion

Veränderungen an Arzneimitteln durch physikalische Einflüsse. M. Guillot. (Pharmac. Acta Helvetiae **34.** 373—97. Okt. 1959. Beilage zu: Schweiz. Apotheker-Ztg. Paris, Fac. de Pharm.) (Franz.)

Folgende physikal. Einfl. auf Arzneizubereitungen werden in ihrer Wrkg. an Hand von Beispielen diskutiert: Elektromagnet. Wellen (Röntgen-, UV-, sichtbare u. IR-Strahlen), Ultraschall, relative Luftfeuchtigkeit, mechan. Behandlung (Pulverisieren), Gefriertrocknung, Dest., Adsorption (Chromatographie), komplexe Syst. (Suspensionen, Emulsionen; Rheologie; Coacervate). — 51 Literaturangaben.

W. SCHÖNBORN. 4750□

Arzneipflanzen in Afghanistan. C. Regel. (Österr. Apotheker-Ztg. **14.** 277—29. 23/4. 1960. Graz.) (Dt.)

Begünstigt durch die Mannigfaltigkeit von Relief u. Klima besitzt Afghanistan ausgedehnte Vork. von Arzneipflanzen, die gesammelt u. bes. nach Indien u. als Industrieware nach dem Westen exportiert werden. Der Drogenanbau ist gering. Aus der Vielzahl der Arzneipflanzen seien nur angeführt: Ephedra-, Chenopodium-, Matricaria-, Astragulus-, Atropa- u. Ferula-Arten sowie Glycyrrhiza glabra, Peganum Harmala, Plantago ovata, Punica granatum. Bei Importen ist zu beachten, daß Verwechslungen u. Verunreinigungen nicht selten sind. E. TROBISCH. 4782□

Beitrag zur pharmakognostischen Untersuchung von Rumex-Arten. 1. Mitt. **Der Anthrachinongehalt in einigen Rumex-Arten.** Predrag Lukić, Katica Savin und Momčilo Gorunović. (Acta pharmac. jugosl. **10.** 111—16. 1960. Beograd, Farmac. fak., Inst. za farmakogn.) (Serbokroat.)

In den Wurzeln u. Blättern (Werte in Klammern) in Jugoslawien kultivierter *Rumex*-Arten wurden folgende %-Geh. an freien, glykosid. gebundenen, oxydierten u. red. Anthrachinonen insgesamt gefunden: *Rumex crispus* 0,81 (1,11), *R. domesticus* 2,27 (Spuren), *R. salicifolius* 0,77 (1,79), *R. patientia* 1,70 (1,05), *R. aquaticus var. maximus* 0,72 (0,61), *R. pulcher* 0,69 (Spuren). — 25 Literaturangaben. S. BECKMANN. 4782□

Beitrag zur pharmakognostischen Untersuchung der Gattung Achillea in Südwest-Mazedonien. Bojana Janaćković und Radmila Kilibarda. (Acta pharmac. jugosl. **10.** 103—10. 1960. Beograd. Inst. za ispitiv. lekov. bilja NR. Srbije.) (Serbokroat.)

Im äther. Öl (0,10—0,46%) von 10 Achillea-Arten aus Südwestmazedonien wurde kein Azulen gefunden. S. BECKMANN. 4782□

Die Verbreitung der Blausäure bei den Cormophyten. 4. Mitt. **Neue Untersuchungen über die Verbreitung der Cyanogenese.** R. Hegnauer. (Pharmac. Weekbl. **96.** 577—96. 21/7. 1961. Leiden, Ryksuniv., Farmaceut. Labor.) (Holl.) — 3. vgl. C. **1959.** 14814.

Von 404 untersuchten Cormophytenarten erwiesen sich 23 als cyanogen, von denen nachst. Arten neu sind: *Asplenium septentrionale* (L.) Hoffm., *Semiaquilegia simulatrix* J. R. Drumm. et Hutch., *Thalictrum polygamum* Mühl., *Allophylus cobbe* Blume, *Trifolium isthmocarpum* Brot., *Olax dissitiflora* Oliv., *Ximenia caffra* Sond. var. *natalensis* Sond. u. *Eschscholtzia caespitosa* Benth. Die systemat. Bedeutung des Merkmals der Cyanogenese wird für einige Arten erörtert. Die Liste der HCN enthaltenden Genera der Cormophyten wird ergänzt u. berichtigt. — 21 Literaturangaben. W. WESLY. 4782□

Studium des Wasserhaushaltes und der Inhaltsstoffe in der Pflanze Equisetum arvense L. M. Penka und V. Strnadová. (Československ. Farmac. **10.** 173—81. Mai 1961. Bratislava, Univ., Fak. farm., Kat. farm. botan.) (Tschech.)

Vff. studierten den Wasserhaushalt u. die Speicherung des SiO_2 in der Pflanze *Equisetum arvense L.* im Verlauf der Vegetationsperiode 1957. Die Gew.- u.Längenwerte des Wachstums sind bei Pflanzen mit Frühlingsstengel wesentlich niedriger als bei denen mit Sommerstengel. Der Wasserverbauch für Transpiration bei Pflanzen mit Frühlings- u. Sommerstengel ist in der embryonalen Wachstumsphase niedrig, steigt scharf in der Prolongationsphase u. erreicht das Maximum am Anfang der Differenzierungsphase des Wachstums, um dann ständig abzusinken. Der SiO_2-Geh. steigt im Entw.-Verlauf u. erreicht Maximalwerte am Anfang der Differenzierungsphase u. ist bei Pflanzen mit Sommerstengel bis 200% höher als bei Pflanzen mit Frühlingsstengel. Bei offizinellen Pflanzen bildet die Periode des maximalen SiO_2-Geh. am Anfang der Differenzierungsphase die geeignetste Zeit zum Sammeln. H.-W. WACHE. 4782□

Die Furocumarine der Früchte von Pastinaca sativa L. N. P. Maxjutina und D. G. Kolessnikow. (Доклады Академии Наук СССР [Ber. Akad. Wiss. UdSSR] **124.** 1335—38. 21/2. 1959. Charkow, Chem.-Pharm. Forsch.-Inst.) (Russ.) — Vgl. C. **1959.** 7222.

Aus den Samen von Pastinake werden chromatograph. krist. Stoffe isoliert, die alle bei der Oxydation mit H_2O_2 Furandicarbonsäure liefern u. Cumarinlacton enthalten, also zur Gruppe der natürlichen Furocumarine (FC) gehören. 4 der Stoffe werden als *Imperatorin* (**I**), *Bergapten* (**II**), *Isopimpinellin* (**III**) u. *Xanthotoxol* (**IV**) identifiziert, die restlichen 3 („Pastinacin"; **V, VI u. VII**) sind nicht ident. mit einem der bekannten FC. **V** wirkt im Gegensatz zu **II** erweiternd auf die Gefäße der inneren Organe.

Versuche: Zur Isolierung der FC werden die Samen mit A. extrahiert, A. abdest., der Extrakt mit Chlf. + PAe. 1 : 4 behandelt, womit auch nach Chromatographie an Al_2O_3 eluiert wird: 1. Zone mit gelblichvioletter UV-Fluorescenz; aus dem Eluat krist. **I** mit F. 96—98°. 2. Zone mit hellgelber UV-Fluorescenz; aus dem Eluat krist. **III**, dünne, gelbe, filzige Nadeln, F. 149—151° (A.). Das nächste Eluat enthält die 5 übrigen FC als Komplex, der beim Eindampfen auskrist.; aus der unter Erhitzen gewonnenen benzol. Lsg. krist. **II** mit F. 189—191°; nach dessen Abtrennung wird die Lsg. eingedampft u. der Rückstand unter Erwärmen mit A. gelöst. Aus der alkohol. Lsg. krist. nach einigen Std. **VI** mit F. 145—147°, nach dessen Abtrennung **V**, F. 124—138°. Die von **V** befreite Lsg. wird eingedampft, der Rückstand in Ae. gelöst; beim Stehen fällt aus der äther. Lsg. **IV**, F. 240—244°, aus u. nach Verdünnen mit dem 3fachen Vol. PAe. **VII**, F. 140—144°. Die nähere Unters. der 7 Stoffe ergibt für **I** die Formel $C_{16}H_{14}O_4$, F. 100—102°, **II** $C_{12}H_8O_4$, F. 189—191°, **III** $C_{13}H_{10}O_5$, F. 149—151°, **IV** $C_{11}H_6O_4$, F. 240—244°, **V** $C_{12}H_8O_4$, F. 124 bis 138°, **VI** $C_{13}H_{10}O_5$, F. 145—147°, **VII**, $C_{12}H_8O_4$, F. 140—144°. Aus **I** wird bei 200—205° u. 0,01 mm Hg (5—8 Min.), 210—215° u. 0,001 mm Hg u. Umkristallisieren aus Chlf.-PAe.-Gemisch das Alloderiv. (Alloimperatorin), $C_{16}H_{14}O_4$, F. 233°, erhalten. Bei der Hydrolyse von **I** mit Eisessig + H_2SO_4 wird ein freies Phenol-FC, $C_{11}H_6O_4$, F. 240—244°, erhalten, das mit **IV** ident. ist. Durch Nitrieren von **II** in Essigsäure-Lsg. mit HNO_3, Abkühlen u. Eingießen in kaltes W. binnen 20 Min., Trocknen des Nd. u. Umkristallisieren aus Essigsäure erhält man das Nitroderiv. von **II** (Nitrobergapten) in gelben primat. Nadeln, F. 256° (Zers.) R. K. MÜLLER. 4782□

Chemische Untersuchung der Alkaloide von Echinops Ritro L. W. I. Frolowa, A. I. Bankowski und Je. Ss. Shelesnowa. (Медицинская Промышленность СССР [Med. Ind. UdSSR] **11.** Nr. 11. 20—24. Nov. 1957. Allunions-Wiss. Forsch.-Inst. für Arznei- u. Gewürzpflanzen.) (Russ.)

Aus den Samen von *Echinops Ritro L.* wurde ein Alkaloid *Echinopsin* (I), $C_{10}H_9NO$, F. 151—152°, mit einer Ausbeute von 1,4—1,5% gewonnen. I ist opt. inakt., enthält keine Hydroxyl- oder Methoxylgruppen. Gewonnen u. charakterisiert werden die folgenden Salze von I: Hydrochlorid, Nitrat, Sulfat, Pikrolonat, Chloroplatinat, Hg-Derivv. u. Hydrojodid. Die F.-Werte von Pikrat, Hydrochlorid u. Chloroplatinat betragen 229—230 bzw. 193—195 bzw. 221—223° statt 223—224 bzw. 185—186 bzw. 210—212° in der Literatur. E. RENTZ. 4782

Zur Herstellung von Infusions- und Injektionslösungen in Krankenhausapotheken. J. Horner. (Österr. Apotheker-Ztg. **14.** 225—27. 23/4. 1960.) (Dt.)

Vf. beschreibt die Anlage zur Herst. großer Mengen von Injektions- u. Infusions-Lsgg. des Grazer Landkrankenhauses. In diesem Falle war es günstig, die Sterilanlage auf 2 durch Fahrstuhl verbundene Stockwerke zu verteilen, wodurch längere Wege erspart bleiben. Außerdem werden einige wichtige Hinweise bezüglich der Filtrationsanlage, der Gefäßreinigung sowie der Gewinnung des dest. W. gegeben.
E. TROBISCH. 4790□

Über die Stabilität von PAS-Lösungen. Der Einfluß der Aufbewahrungstemperatur auf die Bildung von m-Aminophenol. E. Külling. (Pharmac. Acta Helvetiae **34.** 430—36. Okt. 1959. Beil. zu: Schweiz. Apotheker-Ztg. Schaffhausen, CILAG-Chemie AG, pharmazeut.-galen. Entwicklungslabor.) (Dt.)

Die Bldg. von *m-Aminophenol* (I) in *p-Aminosalicylsäure* (II)-Infusions-Lsgg. wird bei verschiedenen Temp. verfolgt. Der zulässige Höchstgeh. von 0,3% I, bezogen auf das krist. II-Salz, wird bei 22—25° nach ca. 48 Std., bei 18° nach ca. 12 Tagen, bei 0° nach ca. 40 Tagen u. bei —5° nach ca. 120 Tagen erreicht. W. SCHÖNBORN. 4790□

Zersetzung pharmazeutischer Zubereitungen durch chemische Veränderungen. Svend Aage Schou. (Pharmac. Acta Helvetiae **34.** 398—412. Okt. 1959. Beil. zu: Schweiz. Apotheker-Ztg. Copenhagen, Roy. Danish School of Pharm.) (Engl.)

Folgende chem. Vorgänge u. ihre mögliche Verhinderung werden in Ursache u. Wrkg. abgehandelt: Hydrolysen, Oxydationen, Racemisierungen, Decarboxylierung u. Zers. von H_2O_2 u. Hypochlorit. Bes. berücksichtigt werden pH-Wert, Redoxpotential, Temp. u. katalyt. Vorgänge. W. SCHÖNBORN. 4790□

Prüfung von Verbandwatte aus Kaufhäusern. P. Braun. (Pharmaz. Ztg. verein. Apotheker-Ztg. **106.** 1122—23. 14/9. 1961. Stuttgart.) (Dt.)

Aus Stuttgarter Einzelhandelsgeschäften u. Warenhäusern wurden 10 Muster Verbandwatte physik. u. chem. untersucht. Die Bezeichnung lautete in allen Fällen „Verbandwatte". Keine einzige der geprüften Mischwatten entsprach der Apothekenqualität. Die meisten Muster waren mit Schönungsmitteln behandelt. Die Absinkdauer (Best. der Saugfähigkeit) betrug in einem Fall die sehr lange Zeit von 33 Sekunden. Bei 2 Sorten schäumte der wss. Auszug. In 3 Proben zeigte die Stapellänge der Fasern nicht die üblichen Werte. Fast alle Mischwatten enthielten Knötchen, teils mit zahlreichen harten Samenschalen. In einem Falle wurden für Daphnien unverträgliche Stoffe gefunden. F. O. W. MEYER. 4794□

Neue Arzneimittel. Anonym. (Produits pharmac. **12.** 339. Mai 1957.) (Franz.)

Bromanautine (ROUSSEL, Frankreich): Tabletten u. Suppositorien mit 50 mg Dimethyl-[β-benhydryloxyäthyl]-ammonium-8-bromtheophyllinat. Antemeticum. — *Mycostatine* (SQUIBB, USA): Stoffwechsel-Prod. aus Streptomyces noursei. Dragees mit 500000 Einheiten, Salbe mit 10 Millionen Einheiten je 100 g. — Antibioticum.
K. GERECKE. 4800□

Adsorption der Phenothiazinderivate an Kaolin, Talkum und Norit. Donald L. Sorby und Elmer M. Plein. (J. pharmac. Sci. **50.** 355. April 1961. Seattle, Wash., Univ. of Washington, Coll. of Pharm.) (Engl.)

In in vitro-Verss., in denen eine bestimmte Menge des Hydrochlorids eines Phenothiazin (I)-Deriv. mit einer bestimmten Menge Kaolin, Talkum oder Norit A in wss. Lsg. für 4—10 Std. bei 20° geschüttelt wurde, konnte spektrophotometr. nachgewiesen werden, daß alle der getesteten 15 I-Derivv. mehr oder weniger stark adsorbiert wurden; die von 1 g Adsorbens adsorbierte Menge lag zwischen 12 u. 103 μMol. Äthopropazinhydrochlorid wurde am Kontakt mit Talkum oder Norit A zur 5-Sulfoxidform oxydiert.
H. P. FIEDLER. 4806□

Die Ascorbinsäure in der Pharmazie. L. Bézanger-Beauquesne, C. Deromme und F. Cattelot. (Ann. pharmac. franç. **18.** 440—44. Juni 1960. Lille, Fac. de Méd. et de Pharm., Labor. de Matière méd.) (Franz.)

Von 167 verschiedenen, *Ascorbinsäure* (I)-haltigen pharmazeut. Spezialitäten (Pudern, Tabletten, Tropfen, Ampullen, Pasten, Suppositorien u. a.), die z. T. 3 Jahre gelagert waren, zeigten nur 15 bei der I-Best. mit Thionin in H_2SO_4 von der Deklaration abweichende Werte. Der I-Geh. sank in Ggw. von anderen Vitaminen, von Hefe, Organ- u. Pflanzenextrakten, von Mineralsalzen, Salicylsäure-Derivv. u. unter inertem Gas. Kompatibilitäts-Unterss. zeigten Verträglichkeit mit A., Leberextrakt, Thiamin, Äsculosid, Thiosinamin u. Fe-Protoxalat. Zers. von I erfolgte durch Cholin, Na-Salicylat u. Phenole (Brenzcatechin, Resorcin, Pyrogallol). Hyposulfit täuschte zu hohe, Gentisinsäure (II) zu niedrigen I-Geh. bei der Best. vor. In Zubereitungen mit Schokolade mußten II u. andere störende Verbb. vor der Best. mit Ae. nach Säurehydrolyse extrahiert werden. Inositophosphorsäure täuschte je nach dem Verhältnis zu I einen zu hohen oder zu niedrigen I-Geh. vor. — 14 Literaturangaben. W. Schönborn. 4808□

Neue Jodverbindungen zur Hepatolienographie. Robert J. Dummel, James D. Madden und Sydney F. Thomas. (J. Amer. pharmac. Assoc., sci. Edit. **48.** 181—82. März 1959. Palo Alto, Calif., Palo Alto Med. Res. Found.)

Zur Röntgenkontrast-Darst. von Leber u. Milz synthetisierten Vff. Derivv. der Tetrajodphthalsäure u. der Tetrajodbenzoesäure, die geeignete koll. Dispersionen durch Fällung aus Aceton-Lsg. in W. ergaben.

Versuche: *Mononatriumtetrajodphthalat* u. *Dinatriumtetrajodphthalat* (I) durch Zugabe der berechneten Mengen NaOH zu einer Lsg. von Tetrajodphthalsäureanhydrid in Dioxan. — *Tetrajodphthalsäure-β-hydroxyäthylester* (II), $C_{10}H_6J_4O_5$, *Tetrajodphthalsäure-β-hydroxypropylester* (III), $C_{11}H_8J_4O_5$, *Tetrajodphthalsäureäthylester*, $C_{10}H_6J_4O_4$, durch Lösen von Tetrajodphthalsäureanhydrid in Äthylenglykol, Propylenglykol, A. unter Erhitzen u. Isolieren des Niederschlages. — *Tetrajodbenzoesäure-β-hydroxyäthylester*, $C_9H_6J_4O_3$, F. 215—224° aus Aceton, durch 4std. Kochen von II in Dimethylformamid, Verdampfen des Lsgm., Lösen des Rückstandes in Aceton, Filtrieren, Eindampfen des Filtrats, Lösen des Rückstandes in Dichlormethan, Extrahieren der Lsg. mit 10%ig. Na_2CO_3-Lsg. u. Aufarbeiten der organ. Phase. — *Tetrajodbenzoesäure-β-hydroxypropylester*, $C_{10}H_8J_4O_3$, F. 215—222° aus Aceton, durch Kochen von III in Dimethylformamid usw. wie bei vorst. Verbindung. — *Zirkonyltetrajodphthalat*, $C_8J_4O_5Zr$, durch Zugabe von wss. $ZrOCl_2$ zu einer Lsg. von I in Dioxan–W. u. Isolieren des Niederschlages. S. Erbe. 4824

Untersuchungen über die fungistatischen Eigenschaften einiger anorganischer, aliphatischer und aromatischer Verbindungen unter besonderer Berücksichtigung der Rhodanderivate. 2. Mitt. **Untersuchungen über Verbindungen mit fungistatischen Eigenschaften.** S. Ortel und W. Weuffen. (Pharmazie **14.** 204—14. April 1959. Greifswald, Hygiene-Inst. u. Univ., Pharmazeut.-chem. Inst.) (Dt.)

Vff. untersuchten 13 Rhodan-Verbb. u. 23 weitere zumeist organ. Verbb. auf ihre fungistat. Wirksamkeit. Die Testung wurde gegen 5 verschiedene Hautpilze durchgeführt. Die Wrkg. der Alkalirhodanide ist im Gegensatz zur HSCN gering. Methylrhodanid zeigte bessere Wrkg. als die vergleichsweise untersuchten Halogen-KW-Stoffe. Die Testung von Otrhomin u. Hexamethylentetramin (I) ergab, daß im Otrhomin I Hauptwirkstoff ist, der durch Anwesenheit von Rhodan- u. Ammoniumionen verstärkt wird. Günstig wirkte sich die Rhodansubstitution bei den aromat. Verbb. aus. Die orale Anwendung des Otrhomins u. I sowie des p-Rhodanacetanilids erscheint den Vff. auf Grund der guten Verträglichkeit u. fungistat. Eigg. möglich. E. Trobisch. 4832□

Die fungistatische und fungicide Wirkung des Phenoxetols und Chlorphenoxetols. Felipe Manjon und Teresa S. de Daurat. (Rev. farmacéutica **103 (103).** 7—9. Jan./Febr. 1961. Buenos Aires, Univ., Fac. de Farm. bioquím.) (Span.)

Vff. kultivierten den Hautpilz *Trichophyton mentagrophytes* in einem Nährboden folgender Zus.: Glucose 2,5 g, Pepton 0,5 g, „Corn-steep-liquor" 2,5 ml, W. 100 ml, um die fungistat. u. fungicide Wrkg. des *Phenoxetols* (I) u. des *Chlorphenoxetols* (II) zu untersuchen. Hierzu werden Verdünnungen des I von $^1/_{100}$—$^1/_{1000}$, des II von $^1/_{1000}$ bis $^1/_{6000}$ (im Vorvers. $^1/_{100}$—$^1/_{10000}$) in 5 ml Kulturmedium hergestellt. Während 20 Tagen wird das Wachstum der Pilzsporen auf diesen Medien beobachtet. I zeigt bei einer Verdünnung von $^1/_{500}$ (0,2%) noch fungistat. u. bei $^1/_{400}$ (0,25%) fungicide Wrkg., während die Grenzwerte für II bei $^1/_{2000}$, d. h. 0,05% liegen. B. Göber. 4832□

Mikro-Adsorptions-Chromatographie auf dünnen Schichten. B. Baehler. (Schweiz. Apotheker-Ztg. **99.** 543—46. 8/7. 1961. Genève, Univ., Labor. de Chimie organ. et pharmaceut.) (Franz.)

Kurze Übersicht, vor allem über die Dünnschicht-Chromatographie nach Stahl, u. ihre Anwendung in der Arzneimittelanalyse. E. Lück. 4880□

Polarographische und photometrische Bestimmung von Benactyzinhydrochlorid. J. Vachek. (Českoslov. Farmac. **10.** 187—88. Mai 1961. Praha, Výzk. úst. pro farm. a biochem.) (Tschech.)

Es wird eine polarograph. u. eine photometr. Meth. zur Best. von *Benactyzinhydrochlorid* (*Benzilsäure-2-diäthylaminoäthylester*; I) beschrieben. Beide Meth. beruhen auf der Best. des Nitrierungs-Prod. von Benactyzin. Die Stufenhöhe wird polarograph. nach vorangehender Nitrierung in alkal. Medium bestimmt. Bei der photometr. Meth. wird die gelbe Färbung des Nitrierungs-Prod. gemessen. Polarograph. Best.: Zur Lsg. von I in A. werden 0,5 ml Nitriergemisch (65% ig. HNO_3/konz. H_2SO_4 1 : 1) gegeben, 10 Min. auf dem Wasserbad erwärmt, abgekühlt, 7 ml 2 n NaOH, 2,5 ml W. zugefügt u. polarographiert bei 4 V. Photometr. Best.: Zur bestimmten Menge von $2{,}75 \cdot 10^{-3}$ m Lsg. von I werden 0,5 ml 65% ig. HNO_3, nach 1 Min. 6,5 ml konz. H_2SO_4 zugefügt u. die Farb-Lsg. nach 20 Min. gegen die Blindprobe gemessen. H.-W. Wache. 4880□

Bemerkung zur Arbeit: „Polarographische Bestimmung von N-[5-Nitrofurfuryliden-(2)]-1-aminohydantoin (Furadantin Boehringer)". J. Blažek. (Pharmazie **14.** 157. März 1959. Prag, Staatsanstalt für Arzneimittelkontrolle.) (Dt.) — Vgl. C. **1961.** 8033.

Vf. berichtigt einen Fehler in genannter Arbeit u. gibt gleichzeitig die Ergebnisse neuer Verss. bekannt, die es nunmehr ermöglichen, den Geh. an *N-[5-Nitrofurfuryliden-(2)]-1-aminohydantoin* in *Furadantin-* bzw. *Nifurantin*-Tabletten polarograph. serienmäßig zu bestimmen. E. Trobisch. 4880□

Spektrophotometrische Bestimmung des 2-Äthylpyridin-4-carbonsäurethioamids (1314 Th) in pharmazeutischen Präparaten. P. Kraus und Z. Šimánĕ. (Českoslov. Farmac. **10.** 195—97. Mai 1961. Praha, Výzk. úst. tuberkulosy.) (Tschech.)

Vff. beschreiben eine spektrophotochem. Meth. zur Best. des *2-Äthylpyridin-4-carbonsäurethioamids* in Tabletten u. Suppositorien beruhend auf der Bldg. einer braunroten Färbung mit Na-Aquoferricyanid-Lsg. (Reagens nach Hofmann) in Anwesenheit von $NaHCO_3$. Zur Best. wird die Probe, die 20—100 mg Wirkstoff enthält, in 20—50 ml A. gelöst, auf 100 ml mit W. aufgefüllt, 1 ml davon in einen 25-ml-Meßkolben pipettiert, mit 20 ml 6% ig. $NaHCO_3$-Lsg. u. mit 2,5 ml Hofmanns Reagens (0,5 g Natriumnitroprussid in 10 ml W. lösen bei 20°, 0,5 g Hydroxylaminhydrochlorid, 1 g $NaHCO_3$ u. 2 Tropfen Brom zufügen, Luft durchblasen, auf 250 ml auffüllen, filtrieren u. bei 2—4° aufbewahren) versetzt u. mit 6% ig. $NaHCO_3$ aufgefüllt. Nach 15 Min. wird bei 475 mμ gegen einen Blindvers. gemessen. H.-W. Wache 4880□

Zum papierchromatographischen Verhalten des Falicains neben anderen gebräuchlichen Lokalanaesthetica. E. Hannig und W. Karau. (Pharmazie **14.** 153 bis 156. März 1959. Halle, Univ., Pharmakolog. Inst.) (Dt.)

Noch 5 μ *Falicain* können durch zweidimensionale Papierchromatographie neben Cocain, Procain, Pantocain, Percain u. Xylocain mit modifiziertem Draggendorff-Reagens nachgewiesen werden. Die beste Trennung wird durch ungepuffertes Papier unter Verw. von 2 verschiedenen Elutionsgemischen erreicht. — 48 Literaturangaben. E. Trobisch. 4880□

Papieriontophorese einiger Lokalanästhetica. V. Jokl und V. Sukupová-Kolková. (Českoslov. Farmac. **10.** 197—99. Mai 1961. Bratislava, fak. farm. kat. analyt. chem.) (Tschech.)

Die Abhängigkeit der iontophoret. Beweglichkeit von den pH-Werten der Grundelektrolyten (0,05 m Antipyrin) für laufend benutzte Basen der Lokalanästhetica von der Art der Ester, Amide u. Ketone wurde geprüft. Die Vff. haben Bedingungen zur papieriontophoret. Best. dieser Stoffe ausgearbeitet. Die Auswertung der Basizitäts-Konst. von den angegebenen Stoffen wurde graph. aus den Kurven der iontophoret. Beweglichkeit durchgeführt. pK_b Werte (ermittelt auf Whatman 4 bei 20 V/cm, 18 ± 1° in 30—60 Min.): *4-Aminobenzoesäure-2-diäthylaminoäthylester* (Procain) 5,0; *4-n-Butylaminobenzoesäure-2-dimethylaminoäthylester* (Tetracain) 5,7; Cocain 5,3; Stovain 8,1; *3-Piperidinopropandiol-(1.2)-bis-phenylcarbamat* (Diothan) 8,2; *2.6-Dimethyl-N-diäthylaminoacetanilid* (Xylocain) 6,4; *2.4.6-Trimethyl-N-diäthylaminoacetanilid* (Mesocain) 6,3; *2-n-Butoxychinolin-4-carbonsäure-2-diäthylaminoäthylamid* (Percain) 7,2; *β-Piperidinoäthyl-4-propoxyphenylketon* (Falicain) 5,7. Alle Stoffe werden in Form der Hydrochloride angewandt u. mit Dragendorffs Reagens entwickelt. H.-W. Wache. 4880□

Die Bestimmung von Barbituraten in pharmazeutischen Präparaten durch Titration in nichtwässerigem Medium. Klara Šumanović. (Acta pharmac. jugosl. **10.** 135—38. 1960. Zagreb, Tvornica „Pliva".) (Serbokroat.)

Zur Best. reiner u. in Tabletten enthaltener Barbiturate (Phenobarbiton [I], Hexobarbiton, Cyclobarbiton) werden diese in Dimethylformamid-Lsg. mit 0,1 n Li-Methylat in Ggw. von Thymolblau titriert. Die Genauigkeit beträgt ± 0,2%. Aus Mischungen mit Codeinphosphat, Phenacetin, Coffein u. Aminopyrin wird I zuerst mit Aceton extrahiert, aus Mischungen mit Priscol u. Trasentin mit Äther unter Erwärmen α-Phenyl-α-äthylglutarimid kann ebenfalls mit Li-Methylat titriert werden; als Lsgm. dient Butylamin, als Indicator in Bzl. gelöstes Azoviolett. S. BECKMANN. 4880□

Nitrierung und polarographische Mikrobestimmung von Strychnin. G. Dušinský. (Českoslov. Farmac. **10.** 181—86. Mai 1961. Bratislava, Státn. úst. pro kontrolu liec.) (Tschech.)

Die Geschw. der Nitrierung von *Strychnin* (I) in 3,1 m—6,9 m HNO_3 wurde bestimmt, auch in Abwesenheit von $HClO_4$ bei 60—100°. Es handelt sich im Hinblick auf I um eine Rk. erster Ordnung. Aus den Temp.-Abhängigkeiten wurde die experimentelle Aktivierungsenergie u. der Frequenzfaktor der Gleichung nach ARRHENIUS berechnet. Als Nitrierungs-Prod. wurde das 2.4-Dinitro-I polarograph., oscillopolarograph. u. spektrophotometr. nachgewiesen. Außerdem wurde eine polarograph. Mikrobest. von I nach vorangehender Nitrierung ausgearbeitet. Das entstandene 2.4-Dinitro-I wird in alkal. Medium in einer 10-Elektronendoppelstufe red., wobei eine Nitrogruppe zum Hydroxylamin, die andere zum Amin red. wird [$\pi/2$ = —0,636 V u. —0,790 V (gesätt. Kalomelelektrode), pH 11,5]. Zur Lsg. von 0,01—0,5 mg I in 2 ml W. u. 1 ml HNO_3 (D. 1,41), welche verschlossen 20 Min. auf dem sd. Wasserbad erwärmt wurde, fügt man nach Erkalten 8 ml 2,5 m KOH u. polarographiert nach Beseitigung des Luftsauerstoffs bei —0,4 V. Bei Anwesenheit von Brucin wird dieses papierchromatograph. [Butanol-Essigsäure-W. (4 : 1 : 5), WHATMAN 1, R_F: I 0,76] abgetrennt u. mit dem Nitriergemisch kalt eluiert u. dann gleichermaßen verfahren. H.-W. WACHE. 4880□

Verfahren und Apparatur zur schnellen Mikrobestimmung des Wirkstoffgehaltes von Drogen. Csaba Lörincz. (Magyar Kémiai Folyóirat [Ung. Z. Chem.] **67.** 414 bis 415. Sept. 1961. Budapest,Köbányai Gyógyszerárugyár.) (Ung.)

Kleine Proben von pflanzlichen Drogen werden in einer untereinander gesetzten fest-fl., bzw. fl.-fl. Glasextraktor-Einheit zuerst mit Tropäolin 000-haltiger verd. H_2SO_4 extrahiert, nachher die Extraktstoffe in Chlf. übertragen. Die zwischen Alkaloiden u. sauren Farbstoffen gebildeten „Amphiindicatoren" lassen sich colorimetr. messen. Die colorimetr. Werte sind etwas höher, als die titrimetr. Werte (vgl. SZÁSZ, C. **1961.** 11422), sind aber für Zwecke der Pflanzenzucht (Vinca minor L.) geeignet.

P. TOLNAY. 4880

Heparin-Fraktionierung auf einer Cellulose-Harzsäule. N. Toccaceli und F. Della Berta. (Produits pharmac. **16.** 212—15. Mai 1961. Milan, Labor. Biochim. Ormonoterapia S.p.A.) (Franz.)

Durch Chromatographie auf einer Säule von DEAE-Cellulose wurde *Heparin* (I) in Fraktionen verschiedener Aktivität aufgetrennt. Die gleiche Säule kann auch zur Reinigung von I angewendet werden. E. LÜCK. 4880□

Untersuchung des optischen Drehungsvermögens von modifizierten Eiweißstoffen. T. I. Přistoupil. (Českoslov. Farmac. **10.** 189—93. Mai 1961. Praha, Ust. hematol. a krevni transfuse.) (Tschech.)

Vf. untersuchte das spezif. Drehungsvermögen von Rinderserumalbumin, Rinderserum u. menschlichem γ-Globulin, die unter dem Einfl. von Formaldehyd u. H_2O_2 unter erhöhter Temp. modifiziert wurden. Die Verss. zeigen, daß nur ein kleiner Teil der geordneten Struktur der Eiweißstoffe in die Konfiguration des ungeordneten Knäuels übergegangen ist; die Änderungen des spezif. Drehungsvermögens des Serums im Laufe der Präparierung müssen als Folge der Strukturänderungen des Nichtalbuminbestandteiles der Serumeiweißstoffe angesehen werden. H.-W. WACHE. 4880□

Upjohn Co., übert. von: Maxton F. Murray, Kalamazoo, Mich., V.St.A., **Herstellung von Salicylsäure-2.6-dimethyl-4-n-propoxybenzoat.** Salicylsäure wird in wasserfreier Atmosphäre in einem inerten Lsgm. wie Chlf., Dioxan, Ae., Methylenchlorid oder Äthylendichlorid mit der äquimol. Menge des Anhydrids von 2.6-Dimethyl-4-n-p-propoxybenzoesäure (I) bei einer Temp. verestert, die etwas unter dem Kp. des verwendeten Lsgm. liegt. Es kann dazu auch ein I-Halogenid verwendet werden, dann muß eine äquimol. Menge eines Säurebindemittels zugesetzt werden, z. B. Pyridin. Rk.-Prod.: $C_{19}H_{20}O_5$, F. 130—131°, Verw.: als *Ersatzmittel für Aspirin* mit verbesserter Beständigkeit gegen Hydrolyse u. demzufolge verlängerter analget. Wirkung. (**A. P. 2874181** vom 10/5. 1956, ausg. 17/2. 1959.) A. KALIX. 4807

Knoll Akt.-Ges., Chemische Fabriken, Ludwigshafen/Rh. (Erfinder: Gustav Hildebrandt †, Mannheim), **Triallylacetylharnstoffe** der Formel ($H_2C=CH\cdot CH_2)_3C\cdot CO\cdot N(R_1)\cdot CO\cdot N(R_2)R_3$ (R_1, R_2 u. R_3 = H, Acyl-, Alkyl-, Aryl-, Aralkyl- oder Cycloalkyl-Reste), verwendbar als gut verträgliche *Schlafmittel* u. *krampfhemmende* Präpp. erhält man (a) durch Rk. von Triallylessigsäure (I) mit Harnstoff (II) bzw. den entsprechenden N-substituierten II-Derivv. in Ggw. von wasserentziehenden Mitteln bzw. (b) durch Rk. eines Triallylacetylhalogenids (III) oder -esters (IV) mit II bzw. den entsprechenden N-substituierten II-Derivv., ggf. unter Zusatz von Kondensationsmitteln. Man kann auch (c) III oder IV mit Guanidin, Isoharnstoffäthern oder Cyanamid kondensieren u. die Kondens.-Prodd. zu den entsprechenden Triallylacetylharnstoffen (V) hydrolysieren oder (d) III oder IV mit Urethanen oder Metallcyanaten kondensieren u. die entstehenden Prodd. mit NH_3 oder entsprechend substituierten Aminen in V überführen. Man kann ferner (e) Triallylacetamid (VI) oder dessen N-substituierte Derivv. (VII) mit Carbaminsäurehalogeniden, Isocyansäuren oder Isocyanaten umsetzen bzw. (f) VI oder VII mit Kohlensäureestern oder Phosgen umsetzen u. die erhaltenen Carbaminsäure-Derivv. anschließend mit NH_3 oder den entsprechenden substituierten Aminen behandeln. Schließlich kann man auch (g) in unsubstituierte bzw. teilsubstituierte V die den Symbolen R_1, R_2 oder R_3 entsprechenden Gruppen nachträglich einführen. — Verrührt man z. B. ein Gemisch aus 398 g Triallylacetylchlorid (VIII) u. 360 g II 11 Std. bei 80—90°, gießt das Rk.-Gemisch danach in 1,5 Liter heißes W., rührt es 20 Min. bei 90° u. kühlt ab, so erhält man *Triallylacetylharnstoff* (IX), F. 86°, in 83—84%ig. Ausbeute. IX entsteht auch aus Triallylacetylbromid u. II; aus VIII, AgCNO u. NH_3; aus VIII, KSCN u. NH_3; aus Triallylacetylcarbamidsäurephenylester, F. 92°, u. NH_3; aus Triallylacetylisoharnstoffmethyläther, F. 47°, u. konz. HCl. Weitere Beispiele beschreiben die Herst. von: *N-Triallylacetyl-N'-methylharnstoff*, F. 75—77°; *N-Triallylacetyl-N'-diäthylharnstoff*, $Kp._{0,02}$ 139—141°; *N-Triallylacetyl-N'-cyclohexylharnstoff*, F. 79°; *N-Triallylacetyl-N'-phenylharnstoff*, F. 106—108°; *N-Triallylacetyl-N'-triallylmethylharnstoff*, F. 64 bis 65°; *N-Triallylacetyl-N'-benzylharnstoff*, F. 105°; *N-Triallylacetyl-N'-hexahydrobenzylharnstoff*, F. 85°. (**D. A. S. 1 070 618** Kl. 12o vom 25/5. 1957, ausg. 10/12. 1959.) A. MOHR. 4807

Aktiebolaget Astra Apotekarnes Kemiska Fabriker, Södertälje, Schweden (Erfinder: Werner Schmitt, Robert Purrmann, Starnberg, und Peter Jochum, Steinebach), **Aminoessigsäureanilide** der allg. Formel I (R_1, R_2 u. R_3 = Alkyl), verwendbar als *chemotherapeut. Mittel*, erhält man durch Spalten von quart. Aminoessigsäureaniliden der Formel II (R_4 = ident. mit R_3 oder Benzyl; X = einwertiges Anion) mit Alkali oder dadurch, daß man, falls R_4 ein reduktiv abspaltbarer Rest, wie Benzyl, ist, diesen Rest durch Hydrieren oder durch Einw. von $NaNH_2$ abspaltet. So erhält man z. B. *Diäthylaminoessigsäure-[2.6-dimethylanilid]* in 90%ig. Ausbeute bei 2std. Erhitzen von 6,86 g Triäthylbetain-[2.6-dimethylanilid]-bromid mit 20 ml 50%ig. wss. NaOH auf 160° unter Rückfluß, Verdünnen mit W. u. Extraktion des abgeschiedenen Öls mit Äther. (**D. A. S. 1 070 638** Kl. 12q vom 11/11. 1954, ausg. 10/12. 1959.) A. MOHR. 4807

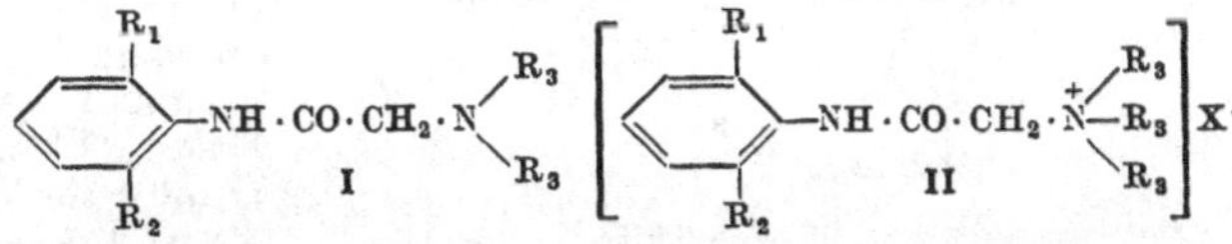

Wm. S. Merrell Co., Cincinnati, Ohio (Erfinder: Robert Edward Allen, Wyoming, Ohio, Frank Patrick Palopoli, Edward Lewis Schumann, Cincinnati, Ohio, und Marcus George van Campen jun., Berkeley, Calif.), V.St.A., **Herstellung von substituierten Triphenyläthanolen.** Verbb. der allg. Formel I erhält man durch Rk. von substituierten Benzophenonen der allg. Formel $RC_6H_4—CO—C_6H_4\cdot O\cdot C_nH_{2n}\cdot A$ mit Benzyl-Mg-Halogeniden der allg. Formel $Hal.\cdot Mg\cdot CH_2\cdot C_6H_4R$. Es können auch Verbb. der allg. Formel I, in denen A durch ein Halogenatom ersetzt ist, mit Li-Dialkylamiden umgesetzt werden. Hierbei befindet sich die $A\cdot C_nH_{2n}\cdot O$-Gruppe in p- oder m-Stellung am Benzolring, u. A ist ein Alkyl- oder Dialkylaminorest mit 1—4 C-Atomen, oder ein N-Piperidyl-, N-Morpholinyl- oder N-Pyrrolidinylrest, R ist ein H- oder Halogenatom, ein CH_3- oder OCH_3-Rest, wobei beide R-Reste nicht zugleich H-Atome sein dürfen. Die Rk. wird durch Mischen von Lsgg. der Rk.-Komponenten in wasserfreiem Ae. durchgeführt, das Rk.-Gemisch durch Zugabe von 10%ig. NH_4Cl-Lsg. getrennt u. aus der Ae.-Lsg. nach Auswaschen mit W. das Endprod. ausgefällt. — Beispiele: *1-[p-(β-Diäthylaminoäthoxy)-phenyl]-1-phenyl-2-[p-methoxyphenyl]-äthanol*, weiße Kristalle, F. 104

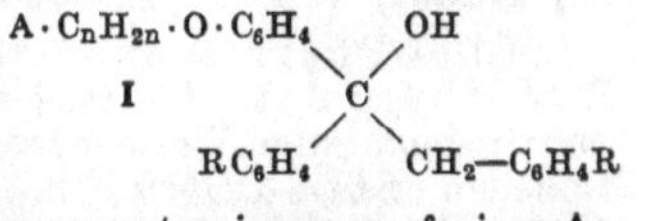

bis 106°; *1-[m-[β-Diäthylaminoäthoxy)-phenyl]-1-phenyl-2-[p-methoxyphenyl]-äthanol, Dihydrogencitrat-*, F. 91—93°; *1-[p-(β-Diäthylaminoäthoxy)-phenyl]-1-phenyl-2-[p-chlorphenyl]-äthanol*, F. 116—117°; *1-[p-(β-Diäthylaminoäthoxy)-phenyl]-1-phenyl-2-[p-tolyl]-äthanol*, F. 91—92°; *1-[p-(β-Diäthylaminoäthoxy)-phenyl]-1-[p-chlorphenyl]-2-[p-methoxyphenyl]-äthanol*, F. 125°; *1-[p-(β-Diäthylaminoäthoxy)-phenyl]-1-[p-tolyl]-2-phenyläthanol*, F. 106,5—108,5°; *1-[p-(β-Diäthylaminoäthoxy)-phenyl]-1-[p-tolyl]-2-[p-methoxyphenyl]-äthanol*, F. 99—101°; *1-[p-(β-Diäthylaminoäthoxy)-phenyl]-1-[p-tolyl]-2-[p-chlorphenyl]-äthanol*, F. 102—104°; *1-[p-(β-Dimethylaminoäthoxy)-phenyl]-1-phenyl-2-[p-methoxyphenyl]-äthanol*, F. 122—123°; *1-[p-(β-Di-n-butylaminoäthoxy)-phenyl]-1-phenyl-2-[p-methoxyphenyl]-äthanol*, F. 63—64°; *1-{p-[β-Piperidyl-(1')-äthoxy]-phenyl}-1-phenyl-2-[p-methoxyphenyl]-äthanol*, F. 123—125°; *1-[p-(β-Dimethylaminoisopropoxy)-phenyl]-1-phenyl-2-[p-methoxyphenyl]-äthanoloxalat*, F. 155—161°; *1-[p-(δ-Diäthylaminobutoxy)-phenyl]-1-phenyl-2-[p-methoxyphenyl]-äthanol, Dihydrogencitrat*, F. 87—89°; *1-[p-(β-Methylaminoäthoxy)-phenyl]-1-phenyl-2-[p-methoxyphenyl]-äthanol*, F. 156°; *1-[p-(β-Diäthylaminoäthoxy)-phenyl]-1-[p-chlorphenyl]-2-phenyläthanol*, F. 121—122°; *1-[p-(β-Diäthylaminoäthoxy)-phenyl]-1-[p-chlorphenyl]-2-[p-chlorphenyl]-äthanol*, F. 128—130°. Die Verbb. besitzen *antiöstrogene* Wrkg. auf das endokrine Syst. u. *antiinflammator.* Eigenschaften. (**D. A. S. 1109183** Kl. 12q vom 23/7. 1957, ausg. 22/6. 1961. A. Prior. 23/7. 1956.)

A. Kalix. 4807

Merck & Co., Inc., Rahway, N.J., V.St.A. (Erfinder: Erik Jacobsen, Kopenhagen, Dänemark), **Pharmazeutische Produkte** mit beruhigender Wrkg. auf das Zentralnerven-Syst. sind Verbb. der Formel $(C_6H_5)_2C(OH)-COO-Z-N(R_1)R_2$ [$Z = (CH_2)_2$ oder $(CH_2)_3$; R_1 u. $R_2 = CH_3$-, Äthyl-, Isopropyl- oder, gemeinsam mit N, Piperidinorest] u. deren Salze, bes. *Benzilsäurediäthylaminoäthylester* u. *-diisopropylaminoäthylester* (**Can. P. 552016** vom 27/6. 1955, ausg. 21/1. 1958.)

Eberhard Riedel. 4807

Dr. Karl Thomae G. m. b. H., Biberach/Riss, **Herstellung tertiärer Amine** u. ihrer quatern. Ammoniumsalze. Man stellt Verbb. der Formel **I** her, indem man entweder ein Benzylalkylketon der Formel **II** mit Pyrrolidin reduktiv aminiert oder auf ein prim. Amin der Formel **III** ein 1.4-Dihalogenbutan einwirken läßt oder durch Addition von Pyrrolidin an ein substituiertes Styrol der Formel **IV** (R = H, Alkyl oder Alkoxy, A = Alkyl oder Alkenyl mit mindestens 2 C-Atomen). — Zum Beispiel leitet man H_2 bei 3 at in Ggw. von Pt-Oxid in eine Lsg. von Benzylpropylketon u. Pyrrolidin in Methanol → *1-Phenyl-2-pyrrolidinopentan* (**V**), Kp.$_{16}$ 153°; *Hydrochlorid*, F. 133—134°. — *1-Phenyl-2-pyrrolidinobutan*, Kp.$_{0,25}$ 85°; *Hydrochlorid*, F. 158 bis 159°. — *1-[p-Methylphenyl]-2-pyrrolidinopentan* (**VI**), Kp.$_{0,7}$ 114—116°; *p.p'-Dichlordiphenyldisulfimidsalz von* **VI**, F. 124—125°. — *1-Phenyl-2-pyrrolidinohexan*, Kp.$_{0,5}$ 102—103°. — **V** kann auch erhalten werden durch Kochen von 1-Phenyl-2-aminopentan mit 1.4-Dibrombutan in Isopropanol in Ggw. von Na-Acetat oder durch Kochen von Pyrrolidin mit 1-Phenylpentan-(1) in Ggw. von metall. Li. — *Therapeutica.* (**Holl. P. 97751** vom 27/5. 1958, ausg. 17/4. 1961. D. Prior. 27/5. 1957.) F. Böhm. 4807

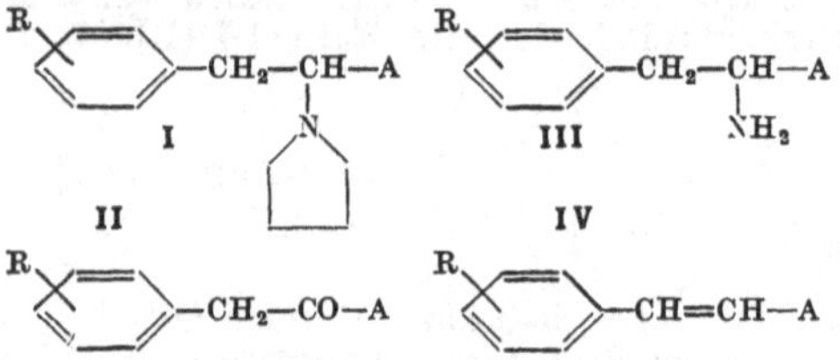

Ciba Ltd., Basel, Schweiz, **Herstellung von neuen Benzimidazolen.** Man setzt das Hydrochlorid des Iminoäthers von p-Äthoxyphenylessigsäure (erhältlich aus p-Äthoxylbenzylcyanid u. trockenem HCl bei —10°) durch 16std. Kochen mit 2-[β-Diäthylaminoäthylamino]-5-methylanilin um. *1-[β-Diäthylaminoäthyl]-2-[p-äthoxybenzyl]-5-methylbenzimidazol*, Kp.$_{0,05}$ 200—205°. Analog folgende 5-Methylbenzimidazole: *1-[β-Diäthylaminoäthyl]-2-[p-methylmercaptobenzyl]-*, Kp.$_{0,02}$ 210—215°, *1-[β-Diäthylaminoäthyl]-2-[p-methoxybenzyl]-*, dessen *Hydrochlorid*, F. 147—148°, u. *1-[β-Diäthylaminoäthyl]-2-[p-hydroxybenzyl]-*, F. 204—206°. — *Pharmazeutica.* (**Ind. P. 62419** vom 28/11. 1957, ausg. 28/11. 1959.) C. Lüttgen. 4807

Ciba Pharmaceutical Products, Inc., Summit, N.J., V.St.A., übert. von: Rudolf Rometsch, Riehen, Schweiz, **Trennung der optisch-aktiven Antipoden** von in bekannter Weise hergestellten α-Aryl-α-piperidyl-(2)-essigsäuren u. deren funktionellen Säure-Derivv., bes. des *α-Phenyl-α-piperidyl-(2)-essigsäuremethylesters* (**I**). Es wurde festgestellt, daß von diesen Verbb. 2 Racemate bestehen, von denen die b_1-Antipode 5 mal wirksamer ist als die b_2-Antipode. Man erhält die aktiveren Substanzen, wenn man das Racemat bei bes. 100—120° mit Alkali behandelt. — 50 Teile des genannten Esters in Form des Hydrochlorids mit einem Geh. an 20% b-Racemat

werden in wenig W. gelöst, die Lsg. mit Ae. überschichtet u. mit 1,5 Äquivalenten wss. 50%ig. Pottasche-Lsg. versetzt. Nach Abtrennen des Ae. wird die wss. Schicht mit Ae. extrahiert u. die vereinigten Ae.-Lsgg. zu Trockne eingedampft. Der Rückstand wird in W. gelöst u. mit 50 Teilen KOH unter Rückfluß erhitzt. Nach dem Abkühlen bilden sich 2 Schichten, wobei die obere Schicht aus einem Gemisch des K-Salzes der 2 stereoisomeren α-Phenyl-α-piperidyl-(2)-essigäureracemate besteht, welches nach 5std. Stehen fest wird. Man verd. dieses Prod. mit W., stellt das pH mit 2 n H_2SO_4 auf 6,0 ein, wodurch das b-Racemat ausfällt, während das a-Racemat in Lsg. bleibt. Das *b-Racemat* des **I**, in bekannter Weise durch Verestern der freien b-Racemat-Säure mit CH_3OH unter Rückfluß u. Einleiten von HCl-Gas hergestellt, hat als *Hydrochlorid*, F. 208—209°. (**A. P. 2 957 880** vom 22/1. 1958, ausg. 25/10. 1960. Schwz. Prior. 23/12. 1953.)
W. HEYER. 4807

Laboratoria Pharmaceutica Dr. C. Janssen N.V. und N.V. Nederlandsche Combinatie voor Chemische Industrie (Erfinder: Paul Adriaan Jan Janssen und David Karel de Jongh), **Herstellung von 4-Carbalkoxy-4-phenylpiperidinderivaten** der allg. Formel **I**, in der A einen Alkylidenrest mit 2—4 C-Atomen bedeutet, B für eine Alkylgruppe mit nicht > 5 C-Atomen steht, n = 0 oder 1 ist u. R einen ungesätt. Cycloparaffinrest,C einen unsubstituierten oder substituierten Phenyl-, Thienyl-, Furyl- oder Pyridylrest darstellt, durch Rk. eines ω-Halogenalkylketons mit einem 4-Carbalkoxy-4-phenylpiperidin. — Man erhitzt z. B. am Rückfluß 10,8 (g) Carbäthoxy-4-phenylpiperidinhydrochlorid, 1,8 Paraformaldehyd, 4,8 Acetophenon u. 0,25 cm³ konz. HCl in 30 cm³ Isopropanol. Nach ca. 1 Std. fügt man noch 1,2 Paraformaldehyd zu u. läßt weitere 2 Std. sieden. Nach dem Abkühlen auf —10° → *ω-[4-Carbäthoxy-4-phenylpiperidyl-(1)]-propiophenonhydrochlorid*, F. 175—176°; auf analoge Weise erhält man: *α-Methyl-β-[4-carbäthoxy-4-phenylpiperidyl-(1)]-propiophenon*, F. 107—110°; *2-{α-Methyl-β-[4-carbäthoxy-4-phenylpiperidyl-(1)]-propionyl}-thiophen*, F. 94—95°; *3-Hydroxy-ω-[4-carbäthoxy-4-phenylpiperidyl-(1)]-propiophenonhydrochlorid*, F. 169—172°; *4-Dimethylamino-ω-[4-carbäthoxy-4-phenylpiperidyl-(1)]-propiophenondihydrochlorid*, F. 159—160°; *3-Dimethylamino-ω-[4-carbäthoxy-4-phenylpiperidyl-(1)]-propiophenondihydrochlorid*, F. 172 bis 174°; *β-[4-Carbäthoxy-4-phenylpiperidyl-(1)]-butyrophenonhydrochlorid*, F. 136—137°; *2-{β-[4-Carbäthoxy-4-phenylpiperidyl-(1)]-butyryl}-thiophen*, F. 143—144°; *γ-[4-Carbo-n-propoxy-4-phenylpiperidyl-(1)]-butyrophenonhydrochlorid*, F. 117—120°. Weitere Beispiele — *Pharmazeutica*. (**Aust. P. 226 651** vom 19/9. 1957, ausg. 3/3. 1960. Holl. Prior. 4/10. 1956.)
H. NEBELSIEK. 4807

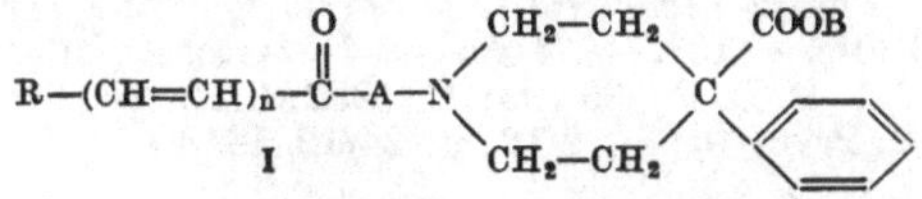
I

Farmaceutici Italia Soc. An., Mailand, Italien, **Herstellung von N-β-[Cyclohexyl-(oder -Hexahydrobenzyl)-aryl-, beziehungsweise -aralkylamino]-äthylpiperidinen** der allg. Formel **I**, worin n_1 u. n_2 = 0 oder 1 u. R bzw. R_1 = H oder —OCH_3 oder eine Dioxymethylengruppe bedeutet, dad. gek., daß man ein N-[β-Halogen]-äthylpiperidin mit einem sek. Amin der allg. Formel **II** in Abwesenheit eines Lsgm., aber in Ggw. eines säurebindenden Mittels, z. B. MgO, erhitzt oder Piperidin mit einem N-β-Chloräthyl-Deriv. des sek. Amins umsetzt. — Aus N-Cyclohexylbenzylamin u. N-β-Chloräthylpiperidin in Ggw. von MgO unter Rückfluß bei 135°, Lösen des Rk.-Prod. in alkal. W. u. Extraktion der wss. Lsg. mit Ae. → *N-β-[Cyclohexylbenzylamino]-äthylpiperidin*, Kp.$_9$ 222—222,5°, *Dihydrochlorid*, F. 202°. Das gleiche Prod. wird auch durch Rk. von N-β-Chloräthyl-N-cyclohexylbenzylamin mit Piperidin bei 130° erhalten. Analog aus N-Hexahydrobenzylanilin → *N-β-[Phenylhexahydrobenzylamino]-äthylpiperidin*, Kp.$_6$ 213°, *Hydrochlorid*, F. 220—221°; *N-β-[Benzylhexahydrobenzylamino]-äthylpiperidin*, Kp.$_3$ 190°, *Hydrochlorid*, F. 179°; *N-β-[Cyclohexyl-4-methoxybenzylamino]-äthylpiperidin*, Kp.$_{15}$ 248—251°, *Dihydrochlorid*, F. 196°. — Ferner folgende Äthylpiperidine: *N-β-[4-Methoxyphenyl-hexahydrobenzylamino]-*, Kp.$_4$ 225°, *Hydrochlorid*, F. 192°; *N-β-[Hexahydrobenzyl-(4-methoxybenzyl)-amino]-*, Kp.$_{15}$ 225°, *Monohydrochlorid*, F. 138—139°; aus Cyclohexylanilin → *N-β-[Cyclohexylphenylamino]-*, Kp.$_1$ 182—184°, F. 55—57°, *Dihydrochlorid*, F. 134—136°; das gleiche Prod. auch aus Cyclohexylanilin u. Diäthylen-bis-piperidiniumdichlorid; *N-β-[Hexahydrobenzyl-(3.4-dimethoxy-*

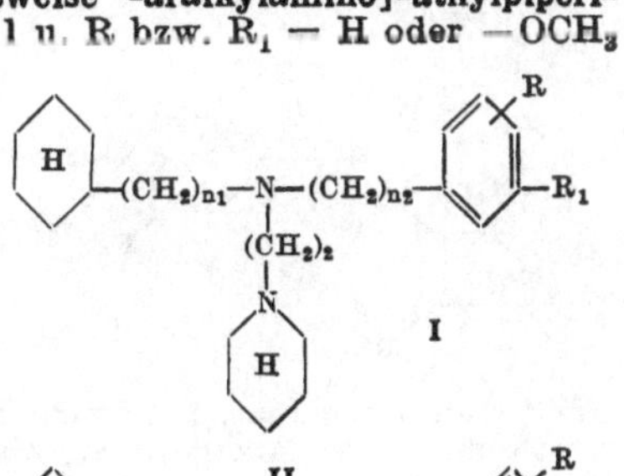
I

II
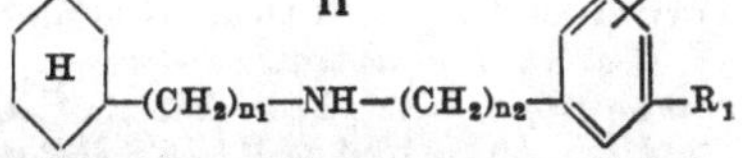

benzyl)-amino]-, Kp.$_{1,5}$ 220—222°, *Dihydrochlorid*, F. 206—208°, u. aus Hexahydrobenzyl-3.4-methylendioxybenzylamin → *N-β-[Hexahydrobenzyl-(3.4-methylendioxybenzyl)-amino]*-, Kp.$_2$ 225—227°, *Dihydrochlorid*, F. 238—240°. — *Herzmittel, Spasmolytica, Antihistaminica* u. *blutdrucksenkende* Mittel. (**E. P. 804 321** vom 9/3. 1955, ausg. 12/11. 1958. It. Prior. 12/3. 1954.) W. Heyer. 4807

May & Baker Ltd. (Erfinder: William Robert Wragg und Glyn Evan Lee), **Hypotensives Arzneimittel,** gek. durch den Geh. von 1.2.2.6.6-Pentamethyl-1.2.3.6-tetrahydropyridin. (**Aust. P. 229 807** vom 26/8. 1958, ausg. 1/9. 1960. E. Prior. 27/8. 1957 u. 24/3. 1958.) C. Lüttgen. 4807

Michael Erlenbach und Adolf Sieglitz, Deutschland, **Herstellung basischer Verbindungen.** Zu Schwz. PP. 278 777; C. **1953.** 2327, 285 385—285 389; C. **1953.** 7145, 287 775; C. **1955.** 1098 u. 289 594; C. **1955.** 4887 sind zu ergänzen: *1-Phenyl-1-[chinolyl-(4')]-3-piperidinopropan*, F. 82—83°. *Hydrochlorid*, F. 201—202°. — *1-Phenyl-1-[2'.6'-dimethylpyrimidyl-(4')]-3-dimethylaminopropan*, Kp.$_{0,1}$ 122—126°. — *1-Phenyl-1-[benzothiazolyl-(2')]-3-dimethylaminopropan*, Kp.$_{0,2}$ 164—167°. — *1-[3-Methoxyphenyl]-1'-[thiazolyl-(2')]-3-dimethylaminopropan*, Kp.$_{0,5}$ 150—154°. — *1-Phenyl-1-[4'-methylthiazolyl-(2')]-3-dimethylaminopropan*, Kp.$_{0,3}$ 128—132°, *Phosphat·1 H_2O*, F. 68—70°. — *1-Phenyl-1-[chinolyl-(2')]-3-dimethylaminopropan*, Kp.$_{0,2}$ 173—175°. *Phosphat·1 H_2O*, F. 108—110°. — *1-Phenyl-1-[thiazolyl-(2')]-3-dimethylaminobutan*, Kp.$_{0,3}$ 127—130°.— Vgl. D. B. P. 830 193; C. **1952.** 6735. (**F. P. 1 226 401** vom 28/4. 1949, ausg. 11/7. 1960. D. Prior. 9/11., 2/12. u. 24/12. 1948.) S. Böttcher. 4807

Laboratoires Français de Chimiothérapie, Paris, Frankreich, **Herstellung von 4.5-Benzotryptamin,** F. 196°. Man läßt das Diazoniumsalz von β-Naphthylamin in wss. Lsg. bei 0° u. pH 4 mit dem K-Salz von 3-Carboxypiperidon-(2) reagieren u. cyclisiert das erhaltene *3-β-Naphthylhydrazon von 2.3-Dioxopiperidin*, F. 275°, durch Einleiten von HCl in eine methanol. Lsg. hiervon → *5.6-Benzo-1.2.3.4-tetrahydro-1-oxo-β-carbolin*, F. 207°. Durch Kochen mit KOH in W./Propylenglykol (1 : 1) verseift man zu *4.5-Benzotryptamincarbonsäure*, F. 330°, das durch Kochen mit verd. HCl zu I decarboxyliert wird. — *Zwischenprod. für die Herst. von physiolog. wirksamen Stoffen des Reserpintyps.* (**Holl. P. 97 767** vom 11/8. 1958, ausg. 17/4. 1961. F. Prior. 18/9. 1957.) F. Böhm. 4807

Soc. des Usines Chimiques Rhône-Poulenc, Paris (Erfinder: Paul Gailliot, Paris, und Jacques Gaudechon, Thiasis, Seine), Frankreich, **Iminodibenzyle** der allg. Formel **I** (A = gesätt., gerade oder verzweigte Alkylenkette mit 2—4 C-Atomen, R = H oder Cl u. R_1, R_2 u. R_3 = H oder Alkylrest mit 1—4 C-Atomen)

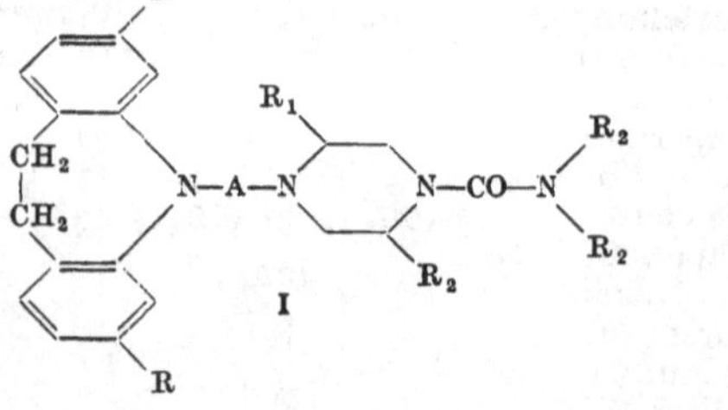

I

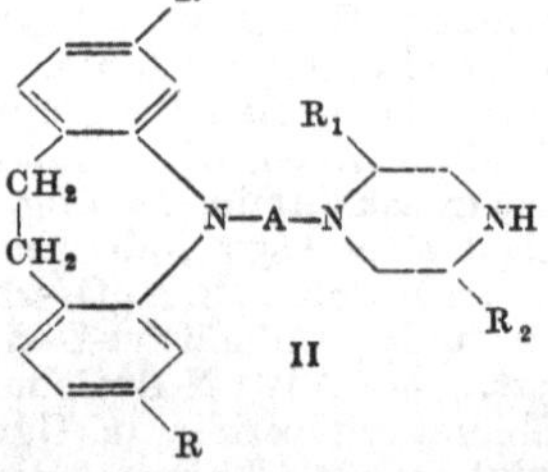

II

erhält man durch Rk. eines Iminodibenzyls der allg. Formel **II** (A, R, R_1 u. R_2 = wie vorst.) mit einem Alkalicyanat, Alkylisocyanat oder einem Carbaminsäurechlorid der Formel (R_2)(R_3)N—COCl. — Folgende Iminodibenzyle wurden hergestellt: *5-[3'-(4''-Carbaminylpiperazino)-propyl]*-, F. 134—136°; *5-[3'-(4''-Methylcarbaminylpiperazino)-propyl]*-, F. 140—142°, *Maleat*, F. 138—140°; *5-[2'-(4''-Carbaminylpiperazino)-äthyl]*-, F. 157—159°; *5-[2'-(4''-Methylcarbaminylpiperazino)-äthyl]*-, F. 145—148°; *3.7-Dichlor-5-[2'-(4''-carbaminylpiperazino)-äthyl]*-, F. 198—200°; *3.7-Dichlor-5-[3'-(4''-carbaminylpiperazino)-propyl]*-, F. 118—120°; *3.7-Dichlor-5-[3'-(4''-methylcarbaminylpiperazino)-propyl]*-, F. 190—192°; *5-[4'-(4''-Carbaminylpiperazino)-butyl]*-, F. ca. 90°; *5-[2'-(4''-Carbaminylpiperazino)-propyl]*-, F. 141—142°; *5-[3'-(2''.5''-Dimethyl-4''-carbaminylpiperazino)-propyl]*-, F. 168—170°; *5-[3'-(4''-Carbaminylpiperazino)-2'-methylpropyl]*-, F. 157—158°. — Heilmittel mit antiemet., phsychoton. u. krampflösender Wirkung. (**D. A. S. 1 115 259** Kl. 12p vom 8/6. 1959, ausg. 19/10. 1961. F. Prior. 30/6. 1958 u. 18/4. 1959.) F. Obermeier. 4807

Parke, Davis & Co., Detroit (Erfinder: Franklin Willard Short und Edward Faith Elslager, St. Clair Shores), Mich., V.St.A., **Piperazin-bis-2.4.5-trichlorphenolat** (**I**) erhält man durch Rk. von 1 Mol Piperazin mit 2 Mol 2.4.5-Trichlorphenol in einem an der Rk. nicht teilnehmenden Lösungsmittel. Das Salz ist stabil gegenüber der es umhüllenden Gelatinekapsel. **I**: F. 109—110°. — *Wurmmittel.* (**D. A. S. 1 116 673** Kl. 12p vom 9/9. 1958, ausg. 9/11. 1961. A. Prior. 14/10. 1957.)
F. OBERMEIER. 4807

G. D. Searle & Co., Skokie, Ill., V.St.A., **Pharmakologisch wirksame Morpholinderivate** besitzen die Formel **I** (R = Succinimid- oder Phthalimidrest, der über das N-Atom an einen Alkylenrest mit höchstens 6 C-Atomen gebunden ist). Die Herst. erfolgt z. B., indem man Succinimid in A. mit 3-Methyl-2-phenylmorpholin u. CH_2O bei 90° reagieren läßt, wobei *3-Methyl-2-phenyl-4-succinimidomethylmorpholin*, F. 127—130°, entsteht. — *3-Methyl-2-phenyl-4-phthalimidomethylmorpholin*, F. 142—144°. — *3-Methyl-2-phenyl-4-[2-succinimidoäthyl]-morpholinhydrochlorid*, F. 287—289°. — *3-Methyl-2-phenyl-4-[2-phthalimidoäthyl]-morpholinhydrochlorid.* F. 247 bis 251°. — *3-Methyl-2-phenyl-4-[5-succinimidopentyl]-morpholinhydrochlorid*, F. 167,5—173°. — *dextro-3-Methyl-2-phenyl-4-succinimidomethylmorpholin*, F. 125—134°. (**Holl. P. 97 744** vom 12/5. 1958, ausg. 17/4. 1961. A. Prior. 15/5. 1957.) F. BÖHM. 4807

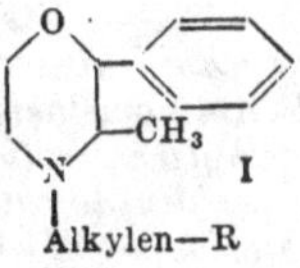

Soc. des Usines Chimiques Rhône-Poulenc, Frankreich (Erfinder: Robert Michael Jacob und Gilbert Louis Régnier), **Herstellung von 3-Methansulfonylphenothiazinen.** Inhaltlich ident. mit D. A. S. 1 094 751; C. **1961.** 16205. (**F. P. 1 186 155** vom 7/4. 1956, ausg. 17/8. 1959.) EBERHARD RIEDEL. 4807

Soc. des Usines Chimiques Rhône-Poulenc, Frankreich, **Herstellung von 3-Methansulfonylphenthiazinen.** Zu Oe. P. 199 654; C. **1960.** 8957 sind folgende 3-Methansulfonylphenthiazine zu ergänzen: *10-[3'-Pyrrolidino-2'-methylpropyl]-*, F. 162—163°. — *10-[3'-Dimethylamino-2'-methylpropyl]-*, F. 138° (*Hydrochlorid*, F. 229 bis 230°), aus 3-Dimethylamino-2-methyl-1-chlorpropan. — *10-[3'-(4''-Methylpiperazino)-2'-methylpropyl]-*, F. 170°. — *10-[3'-(4''-Methylpiperazino)-propyl]-. Saures Difumarat*, F. 177°. — *10-[3'-Pyrrolidinopropyl]-*, F. 75—76°. *Saures Oxalat*, F. 171—172°. — *10-[3'-Piperidinopropyl]-. Hydrochlorid*, F. 180° (Zers.). — *10-[3'-Diäthylaminopropyl]-. Hydrochlorid*, F. 186—187°. — *10-[3'-(4''-Hydroxyäthylpiperazino)-propyl-. Methansulfonat*, F. 158—160° (Zers.). — *10-[3'-Methylaminopropyl]-. Hydrochlorid*, F. 167°. — *10-[3'-Dimethylaminopropyl]-. Pikrat*, F. 141—142°. *Hydrochlorid*, F. 158—160°, aus 2-Brom-2'-[3''-dimethylaminopropyl]-4'-methansulfonyl]-diphenylsulfid. (**F. P. 71 957** vom 30/1. 1957, ausg. 15/3. 1960. **Zusatz zu F. P. 1 186 155; vgl. vorst. Ref.**)
S. BÖTTCHER. 4807

W. R. Grace & Co., New York, N.Y., übert. von: Bernard Rudner, Baltimore, Md., V.St.A., **Brückenkopfstickstoffaminoammoniumchloride** (Brückenkopfhydraziniumchloride) der allg. Formel **I** (R, R' u. R'' = die zur Bldg. von 2 verschmolzenen Ringen erforderlichen C-Atome) erhält man durch Rk. von Brückenkopf-N-Verbb. mit Monochloramin (erhältlich aus Cl_2 u. NH_3 nach A. P. 2 710 248; C. **1956.** 7336) in An- oder Abwesenheit von W. u. in Ggw. von NH_3. — Aus 10%ig. wss. Hexamethylentetramin unter Einleiten von $ClNH_2$, NH_3 u. N_2 als Verdünnungsgas → *1-Aminohexamethylentetraminiumchlorid*, hygroskop.; wirkt in alkal. Lsg. reduzierend; Zers. bei 190—196°; Ausbeute 79%; aus Propanol-(2)-Chlf., F. 207—208°; gibt mit gesätt. wss. K-Hexafluorphosphat kristallines *1-Aminohexamethylentetraminiumhexafluorphosphat*, F. 203° (Zers.); gibt bei der Hydrolyse HCHO, NH_3 u. Hydrazin. — Brucin → *N-Amino-*

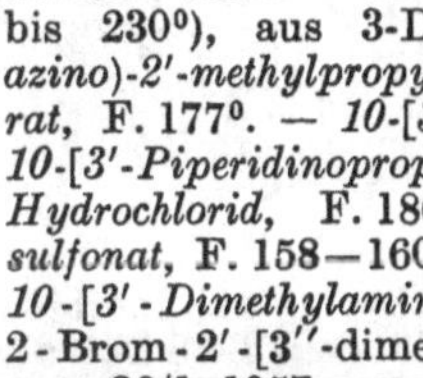

I

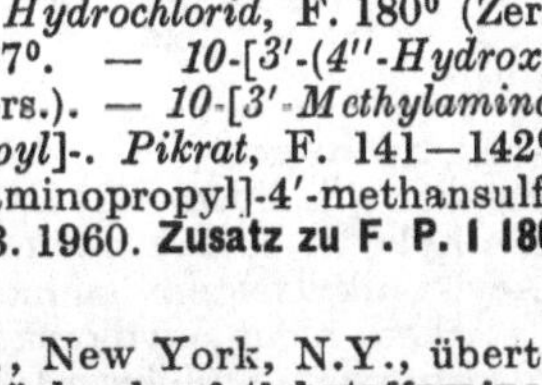

II

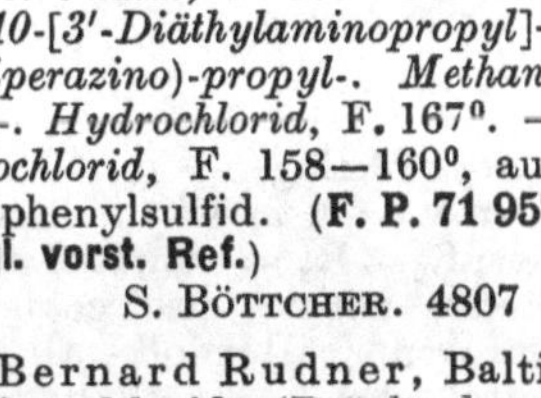

III

bruciniumchlorid, aus abs. A., F. 261—263°; sublimiert bei 180°; wasserunlösl. *Hexafluorphosphat*, Zers. bei 204° unter Gas-Entw.; sublimiert > 178°. — Chinin → *N-Aminochininiumchlorid*, aus W. leicht braune Nadeln, F. 166—168° (Zers.); *Hexafluorphosphat*, Zers. bei ca. 200°. — 8- oder 9-Hydroxypyrido-[2.1:b]-benzimidazol → *5-Amino-8- oder -9-hydroxypyrido-[2.1:b]-benzimidazoliniumchlorid*, Zers. bei ca. 163°; gibt mit Aryldiazoniumsalzen Azofarbstoffe. Canadin → *N-Aminocanadiniumchlorid*. — Corydalin → *N-Aminocorydaliniumchlorid*. — Corybulbin → *N-Aminocorybulbiniumchlorid*. — Cinchonin → *N-Aminocinchoniniumchlorid*. — Cinchonidin → *N-Aminocinchonidiniumchlorid*. — Chinuclidin → *N-Aminochinuclidiniumchlorid*. — Yohimbin → *N-Aminoyohimbiniumchlorid*. — Reserpin → *N-Aminoreserpiniumchlorid*. — Yobrin → *N-Aminoyobriniumchlorid*. — Strychnin → *N-Aminostrychniniumchlorid*. — Strychnidin → *N-Aminostrychnidiniumchlorid*. — Vomicin → *N-Aminovomiciniumchlorid*. — Methenamin → *1-Aminomethenaminiumchlorid* (II). — 1.3-Trimethylpyrrolidin → *1-Amino-1.2-trimethylenpyrrolidiniumchlorid*. — 1.4-Diazadicyclo-[2.2.2]-octan → *1-Amino-1.4-dimethylenpiperidiniumchlorid*. — Pyrrocolin (= Octahydroindolizin) → *4-Aminopyrrocoliniumchlorid*. — *1-Aminoaza-(1)-adamantaniumchlorid* (III). — *4-Amino-9-hydroxypyrido-[1.2:a]-indoliniumchlorid*. — *Zwischenprodd.* u. *Heilmittel*. (**A. P. 2 891 060** vom 18/11. 1955, ausg. 16/6. 1959.) G. Krauss. 4807

Eli Lilly & Co. (Erfinder: Edmund Carl Kornfeld, Granville Bruce Kline und Eugene Joseph Fornefeld), Indianapolis, Ind., V.St.A., **Lysergsäure, deren N-Derivate und Ester** der allg. Formel **I**. Zu F. P. 1 115 726; C. **1958**. 9067 ist nachzutragen: Man erhält vorst. Verbb. dadurch, daß man N-Acyl-5-keto-1.2.2a.3.4.5-hexahydrobenz-[c.d]-indol der allg. Formel **II** (R = Alkyl mit 1—8 C-Atomen, einkerniges Aryl oder Alkaryl) in üblicher Weise chloriert oder bromiert, das entstandene

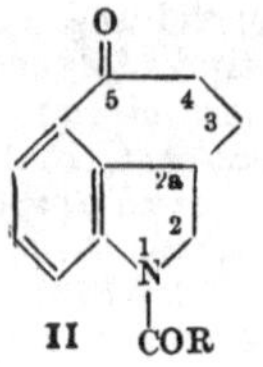
II

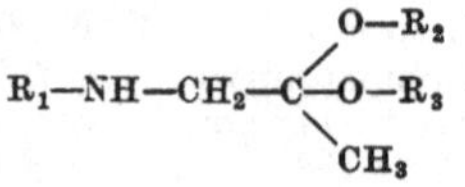
III

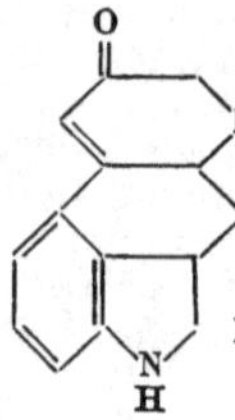
IV

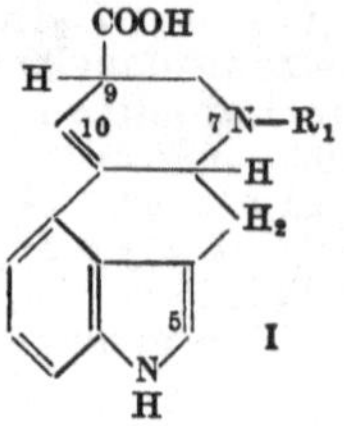
I

N-Acyl-4-halogen-5-keto-1.2.2a.3.4.5-hexahydrobenz-[c.d]-indol in Ggw. eines inerten Lsgm. mit einem Alkylaminoacetonketal der allg. Formel **III** (R_1 = Alkyl mit 1—8 C-Atomen; R_2 u. R_3 = entweder niedermol. Alkyl oder beide zusammen ein Di- oder Trimethylenrest) erhitzt, das gebildete N-Acyl-4-alkylacetonylamino-5-keto-1.2.2a.3.4.5-hexahydrobenz-[c.d]-indolketal mit einer starken, nicht oxydierend wirkenden Mineralsäure hydrolysiert, das erhaltene 4-Alkylacetonylamino-5-keto-1.2.2a.3.4.5-hexahydrobenz-[c.d]-indol bei niederen Temp. mit einer starken Base in Ggw. eines organ. Lsgm. behandelt, das entstandene 7-Alkyl-9-keto-4.5.5a.6.6a.7.8.9-oktahydroindol-[4.3:fg]-chinolin (= 7-Alkyl-9-keto-10-ergolen) der allg. Formel **IV** entweder mit einem milden Nitrierungsmittel zum 7-Alkyl-9-hydroxy-4.5.5a.6.6a.7.8.9-oktahydroindol-[4.3:fg]-chinolin (= 7-Alkyl-9-hydroxy-Δ^{10}-ergolin) red. u. dieses mit einem Säureanhydrid der allg. Formel R—CO—O—CO—R zum 4-Acyl-7-alkyl-9-hydroxy-4.5.5a.6.6a.7.8.9-oktahydroindol-[4.3:fg]-chinolin (= 4-Acyl-7-alkyl-9-hydroxy-Δ^{10}-ergolin) acyliert oder das 7-Alkyl-9-keto-4.5.5a.6.6a.7.8.9-oktahydroindolchinolin zuerst mit vorst. Säureanhydrid zur 4-Acyl-Verb. umsetzt u. diese mit einem milden Hydrierungsmittel in das 4-Acyl-7-alkyl-9-hydroxy-4.5.5a.6.6a.7.8.9-oktahydroindol-[4.3:gf]-chinolin überführt, dieses bzw. dessen Salz entweder mit einem Thionylhalogenid in das 4-Acyl-7-alkyl-9-halogen-4.5.5a.-6.6a.7.8.9-oktahydroindol-[4.3:fg]-chinolinhydrochlorid (= 4-Acyl-7-alkyl-9-halogen-Δ^{10}-ergolinhydrochlorid) überführt u. dieses durch Behandeln mit Alkali-, Ca- oder Cu-Cyanid zum 4-Acyl-7-alkyl-9-cyan-4.5.5a.6.6a.7.8.9-oktahydroindol-[4.3:fg]-chinolin (= 4-Acyl-7-alkyl-9-cyan-Δ^{10}-ergolin) umsetzt oder die 9-Hydroxy-Verb. mit einer starken Säure in das Salz der 9-Epioxy-Verb. überführt, aus dieser bzw. deren Salz mit einem Thionylhalogenid die 9-Halogen-Verb. herstellt u. diese wie vorst. in die 9-Cyan-Verb. überführt oder die 9-Hydroxy-Verb. oder deren Salze durch Behandeln mit HCN in Ggw. von BF_3 direkt zum 9-Cyanergolin umsetzt, die 9-Cyan-Verb. entweder mit einer starken Säure oder Base zur Carbonsäure verseift oder mit niedermol. Alkoholen in Ggw. wss. Mineralsäure in den Ester überführt, diesen zur Säure verseift u. das entstandene 7-Alkyl-9-carboxy-4.5.5a.6.6a.7.8.9-oktahydroindol-[4.3:fg]-chinolin (= 7-Alkyl-9-carboxy-Δ^{10}-ergolin) durch Behandeln mit entaktiviertem Raney-Ni zur Lysergsäure oder

ihren Derivv. (= 7-Alkyl-9-carboxy-$\Delta^{5,10}$-ergoladien) dehydriert. — *Wehenmittel.* (**D. A. S. 1 065 422** Kl. 12p vom 23/11. 1954, ausg. 17/9. 1959. A. Prior. 27/9. 1954.)
G. KRAUSS. 4807

Ciba Ltd. (Erfinder: Charles Ferdinand Huebner und Daniel Frederick Dickel), **Δ^{16}-16-Carbalkoxy-3-epialloyohimbine** der allg. Formel **I** (R = niedrige Alkylreste, wie C_2H_5 u. bes. CH_3), Verbb. mit adrenolyt. u. blutdrucksenkender Wrkg., erhält man z. B. durch 30 Min. langes Erhitzen von 0,5 (g) Δ^{17}-16β-Carbomethoxy-3-epialloyohimbin (F. 223—225°, Herst. vgl. Aust. P. 222 546) unter Rückfluß in 20 ml 0,05 Na enthaltendem Methanol, Abtreiben des Methanols, Extrahieren mit 50 ml Chlf., Waschen der Chlf.-Lsg. mit W., Trocknen über Na_2SO_4, Dest. unter vermindertem Druck, Aufnehmen des Rückstandes in 20 ml A. u. Ansäuern mit 6 n alkohol. HCl. Man erhält das Δ^{16}-16-Carboxymethoxy-3-epialloyohimbinhydrochlorid, Kristalle aus Methanol, F. 270—275°. (**Aust. P. 222 545** vom 3/10. 1957, ausg. 30/7. 1959. A. Prior. 13/11. 1956.) O. ROICK. 4807

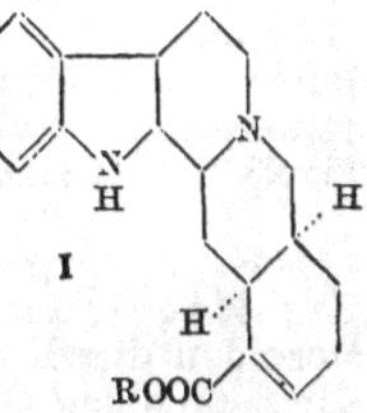

I

Chas. Pfizer & Co., Inc., Brooklyn, N.Y. (Erfinder: Junius Fielding Snell, Wayne, N.J.), V.St.A., **Herstellen von Lipopolysacchariden (I)**. Aerobacter aerogenes werden in einem wss. Nährmedium (**II**) submers u. aerogen kultiviert, bis schnell wachsende Zellen erhalten werden; diese werden dann von **II** abgetrennt, zerkleinert, u. aus den zerkleinerten Zellen **I** gewonnen. — *Heilmittel.* (**D. A. S. 1 116 346** Kl. 30h vom 14/11. 1959, ausg. 2/11. 1961. A. Prior. 14/11. u. 18/11. 1958 u. 23/3. 1959.)
E. PETERSEN 4807

Chinoin Gyógyszer és Vegyészeti Termékek Gyára R. T. (Erfinder: Agoston Simon, Ágnes Mertha geb. Kelemen, József Borsy und Endre Csányi), Budapest, Ungarn, **Herstellen einer mit Vitamin B_{12} antagonistisch wirkenden isomeren Cyancobalaminmonocarbonsäure auf biologischem Wege.** Man fermentiert den Stamm PBS 77 des Propionibakterium shermanii auf einem Panthotensäure u. Biotin enthaltenden Eiweißhydrolysat u. trennt die Cyancobalaminmonocarbonsäure (I) von dem ebenfalls gebildeten Vitamin B 12 u. isoliert die **I**. — *Heilmittel* gegen Polycythaemie. (**D. A. S. 1 119 464** Kl. 30h vom 29/3. 1961, ausg. 14/12. 1961. Ung. Prior. 29/3. 1960.) E. PETERSEN. 4809

Merck & Co., Inc. (Erfinder: Ralph Franz Hirschmann), **Herstellung von Vitamin-K_1-Phosphatderivaten.** 2-Methyl-3-phytyl-1.4-naphthohydrochinon-1-acetat (I), hergestellt aus Phytol u. 2-Methyl-1.4-naphthohydrochinon-1-acetat u. $POCl_3$ in trockenem Pyridin → **I**-4-[Dichlorphosphat], mit verd. NaOH → **I**-Phosphat; mit CLAISENs Alkali *Di-Na-2-Methyl-3-phytyl-1.4-naphthohydrochinon-4-phosphat.* Analog: *2-Methyl-3-phytyl-1.4-naphthohydrochinon-1-propionat-4-phosphat,* λ_{max} 253 mμ, E_m = 52 500, 291 mμ E_m = 5150. (**Aust. P. 229 507** vom 12/5. 1958, ausg. 18/8. 1960. A. Prior. 22/3. 1957.) C. LÜTTGEN. 4809

G. D. Searle & Co., Chicago, Ill., V.St.A., übert. von: Luis E. Miramontes und Miguel A. Romero, Mexico, Mexico, **12-Methylensteroide der Pregnanreihe.** Man setzt z. B. Hecogeninacetat mit CH_3MgBr unter den Bedingungen der GRIGNARD-Rk. um → *3β.12α-Dihydroxy-12β-methyl-5α.22α-spirostan* (I), F. 205—206°; $[\alpha]_D$ —40°; *3-Acetat,* F. 228—229°; $[\alpha]_D$ —42,8°. — **I** läßt sich in üblicher Weise mit Acetanhydrid acetylieren u. nachfolgend mit CrO_3 abbauen → *3β-Acetoxy-12-methylen-16-[γ-methyl-δ-acetoxypentanoyloxy]-5α-pregnan-20-on,* F. 113°; $[\alpha]_D$ 50°, welches sich durch Behandlung mit Al_2O_3 in Bzl.–Hexan spalten läßt → *3β-Acetoxy-12-methylen-5α-Δ^{16}-pregnen-20-on* (**I a**), F. 153—154°; $[\alpha]_D$ 190°; daraus durch Rk. mit H_2O_2 in Methanol–Chlf. u. in Ggw. von NaOH → *3β-Hydroxy-12-methylen-16α.17α-epoxy-5α-pregnan-20-on* (**II**), F. 92 bis 94°; $[\alpha]_D$ 105°; *3-Acetat,* F. 206—208°; $[\alpha]_D$ 90°. — **II** läßt sich mit CrO_3 in Ggw. von verd. H_2SO_4 oxydieren → *12-Methylen-16α.17α-epoxy-5α-pregnan-3.20-dion,* F. 164—166°; $[\alpha]_D$ 138°. — Man kann auch **I a** in Äthylacetat katalyt. hydrieren in Ggw. von Pd-$BaSO_4$ → *3β-Acetoxy-12-methylen-5α-pregnan-20-on,* F. 97—98°; $[\alpha]_D$ 54°. — *Zwischenprodd. zur Herst. von Heilmitteln.* (**A. P. 2 954 375** vom 30/9. 1959, ausg. 27/9. 1960.)
U. SIEVERS. 4809

G. D. Searle & Co., übert. von: Clarence G. Bergstrom, Chicago, und Robert T. Nicholson, Glenview, Ill., V.St.A., **Dehydroderivate von 9α-Halogen-17α-hydroxypregnan-3.20-dion-17-acylaten** erhält man durch Acylierung der freien 17α-Hydroxy-Verbb. u. anschließende Dehydrierung mit SeO_2 oder Chloranil. — Man setzt z. B. 9α-Fluor-17α-hydroxy-Δ^4-pregnen-3.11.20-trion (I) mit Acetanhydrid/Essigsäure in Ggw. von p-Toluolsulfonsäure–Monohydrat um → *I-Enolacetat-17-acetat*, F. 95—131°, welches durch Hydrolyse mit methanol. HCl übergeführt wird → *I-17-Acetat* (II), F. 255—257°; $[\alpha]_D$ 112°. — Analog: *9α-Brom-17α-hydroxy-Δ⁴-pregnen-3.11.20-trion-17-acetat*, F. 183—188°. — *9α-Fluor-11β.17α-dihydroxy-Δ⁴-pregnen-3.20-dion-11.17-diacetat*, F. 277—283°. — *9α-Brom-11β.17α-dihydroxy-Δ⁴-pregnen-3.20-dion-17-acetat*, F. 133—138° (Zers.). — *9α-Fluor-17α-hydroxy-$\Delta^{1.4}$-pregnadien-3.11.20-trion-17-acetat*, F. 235—238°, erhält man sodann aus II durch Dehydrierung mit SeO_2 in tert. Butanol u. in Ggw. von Essigsäure. — II + Chloranil in Xylol u. in Ggw. von p-Toluolsulfonsäure → *9α-Fluor-17α-hydroxy-$\Delta^{1.4}$-pregnadien-3.11.20-trion-17-acetat*, F. 236 bis bis 237°. — *Heilmittel*. (**A. P. 2 963 498** vom 11/5. 1959, ausg. 6/12. 1960.)

U. Sievers. 4809

N. V. Organon (Erfinder: David Adriaan van Dorp, Stefan Antoni Szpilfogel, Albert Wettstein und Charles Meystre), **Herstellung von Dehydrosteroiden** durch Rk. von 3-Oxosteroiden, die in mindestens einer der α-Stellungen zur 3ständigen Oxogruppe gesätt. sind, mit SeO_2 oder seleniger Säure. — Man kocht 3.20-Dioxo-11β-hydroxy-12α-fluor-Δ⁴-pregnen 48 Std. lang mit tert. Butanol, Eisessig u. SeO_2 unter Rückfluß → *3.20-Dioxo-11β-hydroxy-12α-fluor-$\Delta^{1.4}$-pregnadien*. Analog: *3.20-Dioxo-11β.16α-dihydroxy-, 3.20-Dioxo-11β.17α-dioxo-, 3.11.20-Trioxo-12α-fluor-$\Delta^{1.4}$-pregnadien, 1-Dehydro-9α-fluor-11β-hydroxytestosteron, -17α-methyltestosteron* u. *1-Dehydro-9α-fluor-11-oxo-17α-methyltestosteron*. (**Aust. PP. 229 862** u. **229 863** vom 28/4. 1958, ausg. 8/9. 1960.)

C. Lüttgen. 4809

Ormonoterapia Richter S. p. A., übert. von: Pietro de Ruggieri und Gian Antonio De Ferrari, Mailand, Italien, **Testosteron, Dihydrotestosteron sowie deren Ester** erhält man durch Rk. der entsprechenden 3.17-Diole der Androstanreihe mit 2.3-Dihydropyran (I) in Ggw. katalyt. Mengen $POCl_3$ (II), worauf man die erhaltenen 17-Tetrahydropyranyläther weiteren Rkk. zur Ausbildung der Testosteron- bzw. Dihydrotestosteronstruktur unterzieht. Abschließend werden die 17-Tetrahydropyranyläther hydrolyt. gespalten. — Man setzt z. B. Δ⁵-Androsten-3β.17β-diol-3-acetat (III) mit I in Ggw. von II bei normaler Temp. um → *III-17-Tetrahydropyranyläther*, F. 142—144°; $[\alpha]_D$ 30°, der sich mit wss. K_2CO_3 hydrolysieren läßt → *Δ⁵-Androsten-3β.17β-diol-17-tetrahydropyranyläther*, F. 132—133°; $[\alpha]_D$ 63°; daraus durch Oppenauer-Oxydation → *Δ⁴-Androsten-17β-ol-3-on-17-tetrahydropyranyläther*, F. 106—108°; $[\alpha]_D$ 48°, der sich mit alkohol. p-Toluolsulfonsäure zu Testosteron spalten läßt. — Analog: *Androstan-3β.17β-diol-3-acetat-17-tetrahydropyranyläther*, F. 104—107°; *Androstan-3β.17β-diol-17-tetrahydropyranyläther*, F. 131—134°; *Androstan-17β-ol-3-on-17-tetrahydropyranyläther*, F. 117—120°; *Dihydrotestosteron*. — (**A. P. 2 959 585** vom 8/4. 1958, ausg. 8/11. 1960.)

U. Sievers. 4809

Merck & Co., Inc., Rahway, übert. von: Ralph F. Hirschmann, Westfield, Norman L. Wendler, Summit, Lewis H. Sarett, Princeton, James Constantin, Linden, und Glen E. Arth, Cranford, N.J., V.St.A., **Steroide.** 23-Bromhecogeninacetat wird durch Kochen mit SeO_2 in Chlorbenzol/Essigsäure zu *23-Brom-$\Delta^{9,11}$-hecogeninacetat* dehydriert. — Umsetzung von $\Delta^{9,11}$-3β-Acetoxy-12-oxo-22-isoallospirosten mit 1.2-Dimercaptoäthan u. HCl bei —5° liefert *3β-Acetoxy-$\Delta^{9,11}$-22-isoallospirosten-12-äthylendithioketal*. — *3-Acetoxy-9.11-dihydroxy-22-isoallospirostan* (I) wird aus $\Delta^{9,11}$-3-Acetoxy-22-isoallospirosten durch Rk. mit OsO_4 in aromat. KW-Stoffen in Ggw. von Pyridin u. anschließende Zers. des Osmiumsäureesters mit Na_2SO_3 hergestellt. — I wird mit Acetanhydrid in Ggw. eines tert. Amins in *3.11-Diacetoxy-9-hydroxy-22-isoallospirostan* übergeführt. — Bei Rk. von I mit CrO_3 wird *3-Acetoxy-9-hydroxy-11-oxo-22-isoallospirosten* gebildet. — Behandlung von 6β.11β.17α.21-Tetrahydroxy-3.20-dioxo-Δ⁴-pregnen-3.20-bis-semicarbazon mit einem Essigsäure/Brenztraubensäure-Gemisch gibt *6β.11β.17α.21-Tetrahydroxy-3.20-dioxo-Δ⁴-pregnen-21-acetat*. — *5α.6β.21-Trihydroxy-3.11.20-trioxopregnan-21-acetat* wird durch Umsetzung mit Essigsäure bei Raum-Temp. in das *6.21-Diacetat* übergeführt. — 6β.21-Dihydroxy-3.11.20-trioxo-Δ⁴-pregnen-3.20-bis-semicarbazon wird mittels Alkalimetallborhydriden zum *6β.11β.21-Trihydroxy-3.20-dioxo-Δ⁴-pregnen-3.20-bis-semicarbazon* (II) reduziert. — Behandlung des 21-Acetats von II mit Säuren führt zum *6β.11β.21-Trihydroxy-3.20-dioxo-Δ⁴-pregnen-21-acetat* — Vgl. A.PP. 2 749 338; C. **1958.** 9856 u. 2 905 678; C. **1960.** 16524. (**Can. PP. 552 009** vom 11/12. 1953 u. **552 010** vom 11/10. 1956, beide ausg. 21/1. 1958. Beide A. Prior. 19/1. 1953, **552 011** vom 11/12. 1953, **552 012** vom 11/10. 1956 u. **552 014** vom 11/10. 1956, alle ausg. 21/1. 1958. Alle A. Prior. 22/1. 1953, **552 017** vom 27/10. 1954, **552 022, 552 023** u. **552 024** vom 29/3. 1956, alle ausg. 21/1. 1958. Alle A. Prior. 16/11. 1953.)

Eberhard Riedel. 4809

N. V. Organon (Erfinder: Carel Christof Bolt), Oss, Holland, **Herstellung wasserlöslicher Derivate von Östriol** mit hämostat. Wirkung. Man erzeugt nach üblichen Verff. Alkali- oder Ammoniumsalze von 16.17-Mono- oder Dihemiester von Östriol (I) mit Dicarbonsäuren. — Zum Beispiel erhitzt man 8 (g) I mit 20 Bernsteinsäureanhydrid u. 60 cm³ Pyridin 4 Std. lang auf 90°, wobei ein Gemisch aus I-Mono- u. -Disuccinat (F. 82—86°) entsteht, das durch Kristallisation getrennt wird. (**Holl. P. 97 797** vom 29/5. 1959, ausg. 17/4. 1961.) F. Böhm. 4809

Olin Mathieson Chemical Corp. (Erfinder: Josef Fried), **9α-Fluor-16α-hydroxy-1-dehydrocortison** (I). Man oxydiert 9α-Fluor-16α-hydroxy-1-dehydrohydrocortison-16α. 21-diacetat mit Chromsäure/H_2SO_4 zu I-*16α.21-Diacetat,* F. 204—206°, $[\alpha]_D^{23}$ +90°, verseift mit K_2CO_3 zu I, das in Pyridin mit Propionsäureanhydrid verestert wird zu I-*21-Propionat.* — *Pharmazeutika* mit stärkerer Wrkg. als Cortison. (**Aust. P. 229 508** vom 12/3. 1958, ausg. 18/8. 1960. A. Prior. 19/3. 1957.) C. Lüttgen. 4809

Merck & Co., Inc., Rahway, übert. von: Frederick A. Kuehl jun., Rumson, N.J., V.St.A., **Stabilisierung von ACTH.** Lsgg. ACTH-akt. Substanzen behalten auch bei längerem Stehen ihre ACTH-Wirksamkeit bzw. erlangen sie zurück, wenn ihnen schwach reduzierende Substanzen, wie organ. Disulfide oder H_2S, zugefügt werden. (**Can. P. 551 330** vom 8/1. 1953, ausg. 7/1. 1958. A. Prior. 22/3. 1952.)
Eberhard Riedel. 4809

Monsanto Chemical Co., St. Louis, übert. von: Harry R. Gamrath, St. Louis, und William S. Knowles, Kirkwood, Mo., V.St.A., **1-[p-Nitrophenyl]-2-dichloracetamidopropandiol-(1.3),** bes. seine *l*-Pseudo-, *l*-reg.- oder dl-*φ*-Form, werden durch Umsetzung von Dichloressigsäuremethylester mit dem entsprechenden 1-[p-Nitrophenyl]-2-aminopropandiol-(1.3) in CH_3OH gewonnen. (**Can. P. 552 361** vom 11/3. 1952, ausg. 28/1. 1958.) Eberhard Riedel. 4811

Eli Lilly & Co., Indianapolis (Erfinder: Malcolm Davonne Bray, Noblesville, und Verlin Clark Stephens, Indianapolis), Ind., V.St.A., **Erythromycinester und deren Salze. Alkalisulfatsalze der Erythromycin- und Erythromycin-B-Ester.** Erythromycin (I) oder seine Salze werden mit Essig-, Propion- oder Arylsäurehalogenid oder dem entsprechenden Säureanhydrid in üblicher Weise verestert; vermutlich wird die neben dem N-Atom liegende OH-Gruppe verestert (Aufbau vgl. J. Amer. chem. Soc. **79.** [1957.] 6062). Nach dem anderen Verf. werden I- oder IB-Ester oder deren Salze mit einem Schwefelsäuremonoalkylester mit 8—31 C-Atomen im Alkylrest oder mit dessen Salzen in üblicher Weise in Ggw. eines Lsgm., in dem die Rk.-Teilnehmer gut, die entstandenen Sulfatsalze jedoch nur wenig lösl. sind, umgesetzt. Das Sulfatsalz wird ggf. nach vorherigem Zusatz von W. oder Einengen der Lsg. abgetrennt. — Aus 30 g I in 200 ml Aceton von 0° u. 4,5 ml Acetylchlorid in 50 ml Aceton in Ggw. von 15 g $NaHCO_3$ → *Monoacetyl*-I, F. 125—130°; $[\alpha]_D^{25}$ —81,7° (c = 1; Aceton); pK_a 6,9 in Dimethylformamid; 95% (Ausbeute); daraus mit HCl in Chlf. → *Hydrochlorid,* F. 150 bis 157° (Zers.). — Propionylchlorid → *Monopropionyl*-I, aus wss. Aceton → *Monohydrat,* nach Trocknen bei 80°/10—20 mm Hg, F. 122—128°; $[\alpha]_D^{25}$ —81,6° (c = 1; Aceton); 90%; *Hydrochlorid,* F. 140—146° (Zers.). — Acrylsäurechlorid → *Monoacrylyl*-I, F. 126—130° (unscharf); $[\alpha]_D^{25}$ —82,2° (c = 1; Aceton); 95%. — Salze sind noch herstellbar mit: H_2SO_4, H_3PO_4, Oxal-, Dichloressig- u. Naphthalinsulfonsäure. Die Verbb. geben einen hohen I-Spiegel im Blut, vgl. Tabelle. — Aus 8,4 g Monopropionyl-I in 50 ml warmem Aceton u. 2,66 g Schwefelsäurelaurylester in 50 ml 50%ig. wss. Aceton, dann Zusatz von 100 ml W. → *Monopropionyl*-I-*laurylsulfat,* F. 135—137°; *-2-äthylhexylsulfat,* F. 129—132°; *-stearylsulfat,* F. 119—125°; *-melissylsulfat,* F. 80—90°; *-7-äthyl-2-methylundecyl-4-sulfat,* F. 107—115°; *-3.9-diäthyltridecyl-6-sulfat,* F. 100—105°; *-octylsulfat,* F. 128—131°; *-äthoxyhexylsulfat,* F. 128—132°. — I + Methoxyacetylchlorid → Monomethoxyacetyl-I-Hydrochlorid + Na-Octylsulfat → *Monomethoxyacetyl*-I-*octylsulfat,* F. 123—129°; *-myristylsulfat,* F. 114—119°; *-laurylsulfat,* F. 129 bis 135°. — Monoäthylcarbonyl-I + Schwefelsäurecetylester → *Monoäthylcarbonyl*-I-*cetylsulfat,* F. 112—117°; *-laurylsulfat,* F. 125—129°; *-undecylsulfat,* F. 124—129°. — *Monoäthylsuccinyl*-I-*laurylsulfat,* F. 128—130°. — *Monobutyryl*-I-*2-äthylhexylsulfat,* F. 128—132°; *-laurylsulfat,* F. 132—135°; *-dodecenylsulfat,* F. 105—110°. — *Monoacryloyl*-I-*laurylsulfat,* F. 133—137°. — *Monoacetyl*-I-*oleylsulfat,* F. 115—120°; *-laurylsulfat,* F. 130—132°; *-octylsulfat,* F. 128—132°. — *Monopropylsuccinyl*-I-*eikosylsulfat,* F. 118—123°. — *Monoäthylmaleyl*-I-*oleylsulfat,* F. 114—118°. — *Monopropylsuccinyl*-I-*cetylsulfat,* F. 99—104°. — *Monopropargylcarbonyl*-I-*laurylsulfat,* F. 124—129°. — IB + Essigsäureanhydrid → Monoacetyl-IB → *Monoacetyl*-I *B-laurylsulfat,* F. 115—117°. — Die Verbb. sind bei pH 2 mehrere Std. ohne Zerstörung der baktericiden Wrkg. beständig; sie haben nicht den überlerregenden bitteren Geschmack des I u. erhöhen den I-Spiegel im Blut. — *Baktericide.* (**D. A. SS. 1 114 498** Kl. 12p vom 2/8. 1958 u. **1 114 499** Kl. 12p vom 27/6. 1959, beide ausg. 5/10. 1961.) G. Krauss. 4811

Boots Pure Drug Co. Ltd. (Erfinder: Albert Henry Fenton), Nottingham, England, **Arzneimittel** enthaltend neben den üblichen pharmazeut. Trägerstoffen als baktericides u. fungicides Mittel 2.4-Dichlorbenzylalkohol u. als bakteriostat. Mittel Hexachlorophen u./oder Amyl-m-kresol. Mittels Polyäthylenglykol können stabile wss. Emulsionen zubereitet werden. (**E. P. 865 672** vom 27/6. 1957, ausg. 19/4. 1961.)

W. Heyer. 4833

Eugene Hans Lucas und **Richard Uglow Byerrum**, East Lansing, Mich., V.St.A., *Gewinnung eines Stoffes mit Antitumoraktivität aus Calvatia maxima.* (**Holl. P. 98 009** vom 31/8. 1957, ausg. 15/5. 1961. A. Prior. 31/8. 1956. — C. **1961.** 9514 [E. P. 840 352].)

Ciba Ltd., Basel, Schweiz, *Gewinnung der Wirkstoffe 21548/A u. 21548/C aus Melianthaceae.* (**E. P. 869 153** vom 28/10. 1958, ausg. 31/5. 1961. Schwz. Prior. 1/11. u. 4/11. 1957. — C. **1960.** 11393 [D. A. S. 1 074 212].)

Kulzer & Co. G. m. b. H., Bad Homburg v. d. Höhe, *Prothesemasse.* (**E. P. 867 357** vom 27/6. 1958, ausg. 3/5. 1961. D. Prior. 27/6. 1957. — C. **1960.** 11742 [Oe. P. 206 573].)

William Oroshnik, Plainfield, und **William Herman Haffcke**, North Plainfield, N.J., V.St.A., *Ferrocitrat-Komplexverbindung.* (**E. P. 869 228** vom 23/10. 1957, ausg. 31/5. 1961. A. Prior. 24/10. 1956 u. 6/5. 1957. — C. **1959.** 11663 [D. A. S. 1 052 392].)

Carters Products, Inc., New York, N.Y. (Erfinder: **Frank Milan Berger**, Princeton, und **Bernard John Ludwig**, North Brunswick, N.J.), V.St.A., *2-Thenylpropandiol-(1.3)-dicarbamat.* (**Schwz. P. 354 764** vom 11/1. 1957, ausg. 31/7. 1961. A. Prior. 13/1. 1956. — C. **1959.** 5235 [D. A. S. 1 047 769].)

Ciba Akt.-Ges., Basel, Schweiz, *Sulfonamide.* (**E. P. 866 838** vom 18/7. 1958, ausg. 3/5. 1961. Schwz. Prior. 18/7. 1957 u. 29/4. 1958. — C. **1961** 14021 [Oe. P. 205 981].)

Merck & Co., Inc., Rahway, N.J., V.St.A., *Herstellung von Anilindisulfamidderivaten.* (**Holl. P. 98 332** vom 2/5. 1957, ausg. 15/6. 1961. A. Prior. 2/5. 1956. — C. **1960.** 12084 [Schwz. P. 340 225].)

Imperial Chemical Industries Ltd., London, England, *Neue Ferrocene.* (**Belg. P. 570 299** vom 12/8. 1958, ausg. 25/8. 1961. E. Prior. 12/8. 1957 u. 21/7. 1958. — C. **1961.** 4451 [E. P. 828 965].)

Imperial Chemical Industries Ltd., London, England, *Neue Ferrocenderivate.* (**Belg. P. 570 298** vom 12/8. 1958, ausg. 25/8. 1961. E. Prior. 12/8. 1957 u. 23/7. 1958. — C. **1961.** 3410 [E. P. 819 108].)

Parke, Davis & Co., Detroit, Mich., V.St.A., *Benzilsäureester von 3-Hydroxypyrrolidinen.* (**Holl. P. 98 820** vom 22/2. 1957, ausg. 15/8. 1961. E. Prior. 22/2. 1956 u. 30/1. 1957. — C. **1960.** 12774 [F. P. 1 172 666].)

Sandoz Akt.-Ges., Basel, Schweiz, *Neue Pyrazolonderivate.* (**Holl. P. 98 824** vom 27/3. 1957, ausg. 15/8. 1961. Schwz. Prior. 7/4., 27/6., 10/9., 17/9., 1/11., 20/12. 1956, 9/2. u. 22/2. 1957. — C. **1960.** 9985 [Oe. P. 198 761].)

J. R. Geigy Akt.-Ges., Basel, Schweiz, *In 4-Stellung acylierte 1.2-Diphenyl-3.5-dioxopyrazolidine.* (**Holl. P. 98 754** vom 8/12. 1955, ausg. 15/8. 1961. Schwz. Prior. 16/12. 1954. — C. **1958.** 10734 [Oe. P. 190 512].)

J. R. Geigy Akt.-Ges., Basel, Schweiz, *In 4-Stellung substituierte 1.2-Diaryl-3.5-dioxopyrazolidine.* (**Holl. P. 98 794** vom 13/8. 1956, ausg. 15/8. 1961. Schwz. Prior. 15/8. 1955. — C. **1960.** 2965 [A.P. 2 835 677].)

Ciba Akt.-Ges., Basel, Schweiz, *Benzimidazole.* (**E. P. 864 698** vom 30/6. 1958, ausg. 6/4. 1961. Schwz. Prior. 17/7. 1957. — C. **1960.** 7937 [D. A. S. 1 074 587].)

Ciba Akt.-Ges., Basel, Schweiz, *Benzimidazole.* (**E. P. 868 864** vom 15/9. 1958, ausg. 25/5. 1961. Schwz. Prior. 27/9. 1957. — C. **1961.** 11428 [Oe. P. 205 969].)

Parke, Davis & Co., Detroit, Mich., V.St.A. (Erfinder: **John Davoll**, Shepperton, Middlesex, und **Dennis H. Laney**, London, England), *Herstellung von Chlorbenzimidazolen.* (**D. A. S. 1 115 740** Kl. 12p vom 9/4. 1958, ausg. 26/10. 1961. E. Prior. 11/4. 1957. — C. **1960.** 918 [E. P. 811 692].)

Upjohn Co., Kalamazoo, Mich., V.St.A., *Neue heterocyclische Verbindungen.* (**E. P. 864 356** vom 20/9. 1957, ausg. 6/4. 1961. A. Prior. 9/10. 1956. — C. **1961.** 13282 [A. P. 2 933 495].)

Ciba Akt.-Ges., Basel, Schweiz, *Basisch substituierte heterocyclische Verbindungen.* (**E. P. 869 089** vom 12/3. 1958, ausg. 31/5. 1961. Schwz. Prior. 14/3. 1957. — C. **1960.** 4286 [D. A. S. 1 062 246].)

Dr. Karl Thomae G. m. b. H., Biberach/Riss, *Aminoalkyläther von Pyridylcycloalkylcarbinolen.* (**Holl. P. 98 335** vom 14/4. 1955, ausg. 15/6. 1961. D. Prior. 14/4. 1954. — C. **1959.** 13575 [A. P. 2 812 327].)

Aries Associates, Inc. (Erfinder: **Robert S. Aries**), New York, N.Y., V.St.A., *Pyridincarbonsäureamide.* (**Schwz. P. 356 126** vom 28/12. 1956, ausg. 29/9. 1961. A. Prior. 30/12. 1955. — C. **1960.** 15142 [Oe. P. 201 061].)

Sterling Drug, Inc., New York, übert. von: **Bill Elpern**, Albany, N.Y., V.St.A., *4-Phenyl-1-(substituierte Alkyl)-piperidin-4-carboxylate.* (**A. P. 2 846 437** vom 12/9. 1955, ausg. 5/8. 1958. — C. **1961.** 6242 [Aust. P. 219 138].)

Sterling Drug, Inc., New York, N.Y., übert. von: **Bill Elpern**, Walnut Creek, Calif., V.St.A., *Alkyl-4-phenyl-1-[3'-phenylpropyl]-piperidin-4-carboxylate.* (**A. P. 2 914 532** vom 12/9. 1955, ausg. 24/11. 1959. — C. **1961.** 230 [Aust. P. 215 252 u. Holl. P. 94 294].)

Sterling Drug, Inc., New York, N.Y., V.St.A., *Herstellung von Alkyl-4-phenyl-1-phenyl-[3-phenylpropyl-, -propenyl- oder -propinyl]-piperidin-4-carboxylaten.* (**E. P. 801 577** vom 28/8. 1956, ausg. 17/9. 1958. A. Prior. 12/9. 1955. — C. **1961.** 230 [Aust. P. 215 252 u. Holl. P. 94 294].)

Chemie Grünenthal G. m. b. H., Stolberg/Rhld., *Aminopiperidindione-(2.6).* (**Norw. P. 91 301** vom 9/2. 1956, ausg. 31/3. 1958. — C. **1959.** 1881 [Oe. P. 193 880].)

F. Hoffmann-La Roche & Co. Akt.-Ges., Basel, Schweiz, *Herstellung eines N-substituierten 4-Carboxymethylpiperidons-(2).* (**Holl. P. 98 811** vom 12/12. 1956, ausg. 15/8. 1961. E. Prior. 13/12. 1955 u. 13/6. 1956. — C. **1961.** 1656 [D. A. S. 1 074 591].)

Chimie et Atomistique, Paris, Frankreich, *Isonicotinsäurethioamide.* (**E. P. 800 250** vom 26/3. 1957, ausg. 20/8. 1958. F. Prior. 27/3., 19/4., 6/8. u. 7/2. 1956. — C. **1962.** 3190. [Holl. P. 96 679].)

Takeda Pharmaceutical Industries Ltd., Osaka, Japan, *α-Isonicotinoyl-β-carbalkoxyhydrazine.* (**Holl. P. 98 877** vom 11/11. 1957, ausg. 15/8. 1961. Jap. Prior. 14/9. 1957. — C. **1961.** 7671 [A. P. 2 908 687].)

F. Hoffmann-La Roche & Co. Akt.-Ges., Basel, Schweiz, *Substituierte 2-Oxohexahydrobenzo-[a]-chinolizine.* (**Holl. P. 98 779** vom 2/6. 1956, ausg. 15/8. 1961. Schwz. Prior. 3/6. 1955. — C. **1959.** 14196 [Oe. P. 195 928].)

Henri Morren, Brüssel, Belgien, *N-Phenacylpiperazinderivate.* (**Holl. P. 98 045** vom 17/3. 1958, ausg. 15/5. 1961. Belg. Prior. 29/3. 1957 u. 21/1. 1958. — C. **1961.** 16574 [Oe. P. 205 503].)

Soc. des Usines Chimiques Rhône-Poulenc, Paris, Frankreich, *Herstellung von Phenothiazinderivaten.* (**Holl. P. 98 004** vom 18/7. 1957, ausg. 15/5. 1961. F. Prior. 19/7. 1956 u. 29/3. 1957. — C. **1959.** 15138 [D. A. S. 1 052 989].)

Soc. des Usines Chimiques Rhône-Poulenc, Paris, Frankreich, *Herstellung von Phenothiazinderivaten.* (**Holl. P. 98 005** vom 26/7. 1957, ausg. 15/5. 1961. F. Prior. 1/8. u. 18/12. 1956. — C. **1960.** 2968 [E. P. 814 512].)

Soc. des Usines Chimiques Rhône-Poulenc, Paris, Frankreich, *Azaphenothiazinderivate.* (**Holl. P. 98 471** vom 27/6. 1956, ausg. 17/7. 1961. F. Prior. 4/7. 1955. — C. **1961.** 13283 [D. A. S. 1 095 288].)

Soc. des Usines Chimiques Rhône-Poulenc, Paris, Frankreich (Erfinder: **Robert Michel Jacob**, Ablon-sur-Seine, und **Jacques Georges Robert**, Gentilly), Frankreich, *Phenothiazine.* (**Schwz. P. 355 147** vom 9/1. 1957, ausg. 15/8. 1961. F. Prior. 10/1. u. 24/11. 1956. — C. **1960.** 920 [D. A. S. 1 059 460].)

Soc. des Usines Chimiques Rhône-Poulenc, Frankreich, *Phenthiazinderivate.* (**F. P. 72 004** vom 11/1. 1956, ausg. 21/3. 1960. Zusatz zu F. P. 1 172 513; C. 1960. 13121. — C. **1960.** 14521 [Aust. P. 217 852].)

Badische Anilin- & Soda-Fabrik Akt.-Ges., Ludwigshafen/Rh. (Erfinder: **Herbert Friedrich und Johanna Bindig**, Worms, **August Amann**, Frankenthal), *Basische Phenothiazin-N-carbonsäureester.* (**E. P. 866 729** vom 9/12. 1958, ausg. 26/4. 1961. D. Prior. 14/12. 1957. — C. **1960.** 7608 [D. A. S. 1 071 086].)

Sandoz Akt.-Ges., Basel, Schweiz, *3-Mercaptophenothiazinderivate.* (**E. P. 863 549** vom 2/4. 1958, ausg. 22/3. 1961. Schwz. Prior. 17/4., 29/5. u. 18/12. 1957. — C. **1961.** 11433 [Oe. P. 202 563].)

Ciba Soc. An., Basel, Schweiz, *2-Hydrazino-4.6-bis-diäthylamino-1.3.5-triazin.* (**Norw. P. 91 304** vom 26/10. 1956, ausg. 31/3. 1958. — C. **1958.** 6340 [D. A. S. 1 020 982].)

Ciba Akt.-Ges., Basel, Schweiz, *Pyrazolo-[3.4:d]-1.2.3-triazinderivate.* (**E. P. 864 678** vom 14/1. 1958, ausg. 6/4. 1961. Schwz. Prior. 14/1. 1957. — C. **1960.** 3317 [D. A. S. 1 058 519].)

Beecham Research Laboratories Ltd., Betchworth, England, *Ester von Dithioglycid.* (**Holl. P. 98 248** vom 1/5. 1957, ausg. 15/6. 1961. E. Prior. 2/5. 1956. — C. **1961.** 12560 [A. P. 2 918 476].)

Eli Lilly & Co., Indianapolis, Ind., V.St.A., *Lysergsäureamide.* (**Norw. P. 91 482** vom 9/3. 1955, ausg. 21/4. 1958. — C. **1959.** 3582 [E. P. 765 042].)

N. V. Philips' Gloeilampenfabrieken, Eindhoven, Holland (Erfinder: **Evert Jan Ten Ham**, Weesp, Holland, und **Peter Lund Kring**, Virum, Dänemark), *Herstellung von streubaren und in Mischung mit Mineralsalzen stabilen Vitamin-A- und/oder D-Trockenpräparaten.* (**Schwz. P. 355 020** vom 19/3. 1956, ausg. 31/7. 1961. Dän. Prior. 21/3. 1955. — C. **1960.** 15495 [F. P. 1 197 622].)

Armour & Co., Chicago, Ill., V.St.A., *Vitamin-B_{12}-Präparat.* (**Holl. P. 98 304** vom 27/8. 1958, ausg. 15/6. 1961. A. Prior. 27/8. 1957. — C. **1961.** 2718 [D. A. S. 1 086 012].)

F. Hoffmann-La Roche & Co. Akt.-Ges., Basel, Schweiz, *Erzeugung von Vitaminen der B_{12}-Gruppe durch Gärung.* (**E. P. 866 488** vom 11/12. 1959, ausg. 26/4. 1961. Schwz. Prior. 24/12. 1958. — C. **1961.** 5543 [D. A. S. 1 091 705].)

Schering Akt.-Ges., Berlin, *Wasserlösliche Steroidverbindungen.* (**Holl. P. 98 334** vom 11/7. 1959, ausg. 15/6. 1961. D. Prior. 12/7. 1958. — C. **1960.** 6253 [D. A. S. 1 066 581].)

Laboratoires Français de Chimiothérapie, Paris, Frankreich, *Herstellung von 6-Methylsteroidverbindungen.* (**Holl. P. 98 317** vom 20/1. 1959, ausg. 15/6. 1961. F. Prior. 18/2. 1958. — C. **1960.** 15146 [D. A. S. 1 073 492].)

Merck & Co., Inc. (Erfinder: **Robert Ellery Jones**), V.St.A., *Oxydation von Hydroxygruppen in Hydroxysteroiden.* (**F. P. 1 214 971** vom 21/10. 1958, ausg. 13/4. 1960. A. Prior. 29/10. 1957. — C. **1961.** 10294 [D. A. S. 1 079 039].)

Ciba Ltd., Basel, Schweiz, *Herstellung von neuen 21-Hydroxysteroiden.* (**E. P. 868 132** vom 27/9. 1957, ausg. 17/5. 1961. Schwz. Prior. 3/10. 1956. — C. **1961.** 5897 [D. A. S. 1 078 573].)

Merck & Co., Inc. (Erfinder: **Frank A. Cutler jun.**), V.St.A., *Herstellung von ketosubstituierten 3-Hydroxysteroiden.* (**F. P. 1 229 609** vom 8/2. 1956, ausg. 8/9. 1960. A. Prior. 10/2. 1955. — C. **1959.** 5900 [A. P. 2 811 522].)

Organon, Inc., West Orange, N.J., V.St.A., bzw. **N. V. Organon**, übert. von: **Willem Jacob van der Burg**, Oss, Holland, *Herstellung von halogenierten 3-Ketosteroiden.* (**A. P. 2 971 963** vom 16/3. 1959, ausg. 14/2. 1961. **D. A. S. 1 110 638** Kl. 12o vom 28/4. 1959, ausg. 13/7. 1961. Beide Holl. Prior. 28/4. 1958. — C. **1961.** 6602 [E. P. 842 343].)

Farmaceutici Italia Soc. An. (Erfinder: **Bruno Camerino, Bianca Patelli, Renato Modelli, Giovanni Sala und Alberto Vercellone**), Italien, *Herstellung von in 4-Stellung substituierten Steroiden.* (**F. P. 72 920** vom 15/10. 1956, ausg. 21/9. 1960. It. Prior. 23/4. 1956. Zusatz zu F. P. 1 221 602; C. 1962. 6516. — C. **1962.** 4646 [A. P. 2 953 582].)

Schering Akt.-Ges., Berlin, *Rhodanhydrine der Steroidreihe.* (**Holl. P. 98 037** vom 18/2. 1958, ausg. 15/5. 1961. D. Prior. 11/4. 1957. — C. **1959.** 12636 [D. A. S. 1 036 256].)

Farmaceutici Italia Soc. An., Mailand, Italien, *Herstellung von 4-Chlor-3-keto-Δ^4-steroiden.* (**E. P. 864 609** vom 20/5. 1957, ausg. 6/4. 1961. It. Prior. 25/5. 1956. — C. **1959.** 8255 [D. A. S. 1 039 513].)

Syntex Soc. An., Mexiko, Mexiko, *6-Chlor- und 6-Fluorverbindungen der Pregnanreihe.* (**Holl. P. 97 739** vom 4/3. 1958, ausg. 17/4. 1961. Mexikan. Prior. 9/3., 26/3., 11/6., 18/6., 9/8., 16/8., 30/8., 4/11. u. 27/11. 1957. — C. **1961.** 3747 [Belg. P. 565 533].)

American Cyanamid Co., New York, N.Y., V.St.A., *Herstellung von in 9-Stellung durch Fluor substituierten Pregnanverbindungen.* (**Holl. P. 97 710** vom 23/8. 1957, ausg. 17/4. 1961. A. Prior. 24/8. 1956. — C. **1961.** 11056 [F. P. 1 212 713].)

Merck & Co., Inc., Rahway (Erfinder: **Robert Philip Graber**, Elizabeth, und **Calvin Stewart Snoddy jun.**, Plainfield), N.J., V.St.A., *Herstellung von 9β.11β-Oxidosteroiden der Pregnan-, Allopregnan- und Pregnenreihe.* (**D. A. S. 1 115 245** Kl. 12o vom 23/12. 1955, ausg. 19/10. 1961. A. Prior. 5/1. 1955. — C. **1959.** 5902 [E. P. 790 446] u. C. **1960.** 13777 [A. P. 2 838 493].)

American Cyanamid Co., New York, N.Y., V.St.A., *Herstellung von 12α-Halogen-16α.17α.21-trihydroxy-Δ⁴-pregnen-3.11.20-trion und dessen 16α.21-Acylaten.* (**E. P. 854 672** vom 22/5. 1958, ausg. 23/11. 1960. A. Prior. 21/6. 1957. — C. **1961.** 15490 [D. A. S. 1 083 813].)

Merck & Co., Inc., Rahway (Erfinder: **Lewis Hastings Sarett**, Princeton), N.J., V.St.A., *Herstellung von Δ¹·⁴-Pregnadienen.* (**Schwz. P. 350 287** vom 11/1. 1956, ausg. 14/1. 1961. A. Prior. 14/1. u. 26/5. 1955. — C. **1960.** 14793 [Holl. P. 92 130].)

American Cyanamid Co., New York, N.Y., V.St.A., *Herstellung von Δ¹·⁴-Pregnadienen.* (**Holl. P. 98 051** vom 29/4. 1958, ausg. 15/5. 1961. A. Prior. 29/4. 1957. — C. **1961.** 17303 [E. P. 835 514].)

Chas. Pfizer & Co., Inc., Brooklyn, N.Y., V.St.A., *Herstellung einer 3-Keto-Δ¹·⁴-steroidverbindung.* (**Holl. P. 98 445** vom 23/1. 1956, ausg. 17/7. 1961. A. Prior. 24/1. 1955. Zusatz zu Holl. P. 92 681; C. 1960. 12168. — C. **1959.** 14508 [D. A. S. 1 045 400].)

G. D. Searle & Co., Chicago, Ill., V.St.A., *Herstellung von Verbindungen der Östranreihe.* (**E. P. 869 443** vom 3/3. 1960, ausg. 31/5. 1961. A. Prior. 4/3. 1959. — C. **1961.** 16207 [A. P. 2 949 477].)

Schering Akt.-Ges., Berlin, *Wasserlösliche Hydrocortisonderivate.* (**Holl. P. 98 307** vom 17/9. 1958, ausg. 15/6. 1961. D. Prior. 26/10. 1957. — C. **1959.** 12636 [D. A. S. 1 047 780].)

Per Ekwall, Åbo, Finnland, *Herstellung wässeriger Lösungen von Hormonen.* (**Finn. P. 29 854** vom 10/6. 1953, ausg. 31/12. 1958. — C. **1961.** 2375 [Dän. P. 83 053].)

Glaxo Laboratories Ltd., Greenford (Erfinder: **Frederick James Wilkins**, Ruislip, und **Thomas Eric Holt**, Bushey Heath), England, *Herstellung eines Zwischenproduktes bei der Herstellung von Sapogeninen.* (**Schwz. P. 354 072** vom 9/2. 1957, ausg. 20/6. 1961. E. Prior. 13/2. 1956. — C. **1960.** 4287 [D. A. S 1 048 577].)

Magyar Állam (Erfinder: **Johann Kollonitsch** und **Andreas Hajos**), Budapest, Ungarn, *Optischaktive Isomere des threo-β-[p-Nitrophenyl]-serinmethylesters.* (**Ung. P. 143 897** vom 31/3. 1955, ausg. 15/1. 1958. — C. **1959.** 6896 [F. P. 1 152 913].)

Farbenfabriken Bayer Akt.-Ges., Leverkusen, *Herstellung des Antibioticums Phyllomycin.* (**E. P. 864 814** vom 7/7. 1958, ausg. 6/4. 1961. D. Prior. 13/7. 1957. — C. **1960.** 1265 [D. A. S. 1 061 964].)

Soc. des Usines Chimiques Rhône-Poulenc, Paris, Frankreich, *Herstellung von Spiramycin II und Spiramycin III.* (**Holl. P. 98 900** vom 16/4. 1958, ausg. 15/8. 1961. F. Prior. 19/4. 1957 u. 25/2. 1958. — C. **1961.** 6961 [D. P. [DDR] 19 878].)

Chas. Pfizer & Co., Inc., Brooklyn, N.Y., übert. von: **Joseph F. Gardocki**, Maywood, N.J., **Duncan E. Hutcheon**, Harrington Park, N.J., **Gerald D. Laubach**, Jackson Heights, N.Y., und **Shih Yi P'an**, Fresh Meadows, N.Y., V.St.A., *Therapeutische Komposition.* (**Can. P. 551 356** vom 5/6. 1956, ausg. 7/1. 1958. A. Prior. 25/8. 1955. — C. **1959.** 13 266 [A. P. 2 842 478].)

Norwich Pharmacal Co., Norwich, N.Y., V.St.A., *Tierheilmittel.* (**Holl. P. 98 245** vom 9/4. 1957, ausg. 15/6. 1961. A. Prior. 9/4. 1956. — C. **1958.** 8420 [A. P. 2 808 414].)

Duro-Dont G. m. b. H., Eislingen/Fils, *Zahnpaste.* (**Norw. P. 92 388** vom 26/8. 1955, ausg. 1/9. 1958. — C. **1957.** 8887 [F. P. 1 130 627].)

Farbenfabriken Bayer Akt.-Ges., Leverkusen, *Imidazolinderivate (Desinfektionsmittel).* (**E. P. 868 302** vom 16/8. 1957, ausg. 17/5. 1961. D. Prior 16/8. 1956. — C. **1959.** 2233 [D. A. S. 1 033 858].)

G. Analyse. Laboratorium

Temperaturberichtigungen für Wägungen mit der analytischen Schnellwaage (Waage mit 0,1 mg Genauigkeit). H. H. Mendel. (Chem. Weekbl. **57.** 104—05. 4/3. 1961. Zutphen, Keuringsdienst van Waren.) (Holl.)

Analyt. Dämpfungswaagen mit beleuchteter Zahlentrommel, die die aufgelegten Gew. angibt, geben falsche Werte an, wenn die Temp. im Wägezimmer nicht gleichbleibt. Man belastet die Wiegeschale mit 100 mg, schiebt durch Drehen am Knopf die Ablesung um 0,1 g vor, liest die Trommelangabe ab (a), dreht den Knopf um den Wert von 0,1 g zurück u. liest wieder ab (b). Die Differenz von a u. b gibt Vorzeichen u. Größe des Korrekturwertes an. W. WESLY. 5022□

Unterlagen für schnelle Vakuum-Filtration. I. Nusbaum. (Chemist-Analyst **47.** 49. Juni 1958. San Diego, Calif., California Water Pollution Control Board Nr. 9.) (Engl.)

Um die Berührung des Filtratrückstandes mit der Wand des Filtertrichters (BUCHNER-, HIRSCH-, GOOCH-Filter oder gewöhnliche Glas- oder Polyäthylentrichter) zu vermeiden, wird zuerst ein Gewebe (60—500 mesh Köper oder ähnliches) aus Moneldraht oder rostfreiem Stahl untergelegt u. das befeuchtete, ca. 2 cm größere Papierfilter darüber. Letzteres wird durch das Vakuum hinuntergezogen, ohne daß es von Hand angedrückt werden müßte. Polyäthylenfiltertuch über festen Filterplatten ist zwar weniger wirksam, aber für einige konz. Säuren zu empfehlen. R. JUNGE. 5024□

Optisches Pumpen. Edgar Lüscher. (Chem. Rdsch. [Solothurn] **14.** 497—99. 15/9. 1961. Urbana, Ill., Univ., Phys. Dep.) (Dt.)

Übersicht über Grundzüge des opt. Pumpens, Erörterung des opt. Umpump-Verf. am Beispiel von Cs u. seiner Anwendung im Spinaustauschprozeß. — 25 Literaturhinweise. W. WESLY. 5026□

Theorie und Aufbau der Ionen-Getterpumpen. L. Holland. (J. sci. Instruments **36.** 105—16. April 1959. Crawley, Sussex, F. Inst. P., Res. Labor. Edwards High Vacuum Ltd.) (Engl.)

Überblick über die Entw. u. Wirkungsweise der Ionengetterpumpen, ausgehend von den ersten Beobachtungen der Gasabsorption in Glimmentladungsröhren. In einer Tabelle sind die Getter-Eigg. der Metallfilme von *Al, Ba, Ca, Mg, Ti, Zr, Ta, Mo, W, Th* u. *U* zusammengestellt. Weiter wird auf den techn. Aufbau u. die Leistungsfähigkeit der *Ti*- u. *Ba*-Ionengetterpumpen eingegangen. G. Lehmpfuhl. 5026□

Erzeugung und Messen von extrem hohen Vakua. Péter Barna und Imre Ruttmayer. (Fizikai Szemle [Physikal. Rdsch.] **11.** 107—16. April 1961. Optikai és Finommechanikai Központi Kutató Labor.) (Ung.)

Übersicht über Erzeugung u. Messen von Vakua im Bereich von 10^{-7} bis 10^{-13} Torr. G. Halmi. 5026□

Eine kontrollierbare Wasserstoffquelle von niedrigem Druck. A. E. Barrington und F. T. Turner. (J. sci. Instruments **34.** 286—87. Juli 1957. Harlow, Essex, Serv. Electronics Res. Labor.) (Engl.)

In einem Glasansatz, der auf das zu evakuierende Gefäß aufgesetzt werden kann, befindet sich ein kleiner, mit Al_2O_3 überzogener Heizkörper. Um diesen herum ist Ni-Gaze gelegt, die mit einer Suspension von Zr-Pulver in Aceton, unter Beifügung eines Nitrocellulosebinders, imprägniert ist. Das Zr enthält im allg. genügend ZrH_4, kann aber noch in H_2-Atmosphäre bei 400° aktiviert werden. Durch die ZrH_4-Zers. beim Erhitzen läßt sich ein von der Temp. abhängiger H_2-Druck zwischen 0,002 (320°) u. $>$0,15 mm Hg (710°) einstellen. W. Betcke. 5048□

Ein elektronischer Potentiostat für elektrochemische Untersuchungen. A. K. Ssamylin und Je. Ss. Ssidasch. (Заводская Лаборатория [Betriebs-Lab.] **26.** 223—26. 1960. Ukrain. Wiss. Röhrenforschungsinst.) (Russ.)

Für die Unterss. von elektrochem. Rkk. an Elektroden (z. B. coulometr. Titrationen, anod. Lsgg. von Metallen) wird ein elektron. Spannungskonstanthalter angegeben. Er besteht aus einem Gleichspannungs- u. Gleichstromverstärker, dem veränderlichen Stromversorgungsteil u. einem Netzteil. Maximale Steigung in der Arbeitskennlinie 600 mA/V im Bereich von 0—16 kHz. Aussteuerungsbereich 200 mV. R. Kober. 5052□

Die coulometrische Analyse. Karl Abresch und Ingeborg Claassen. (Angew. Chem. **1961.** 1—228. Duisburg-Hamborn u. Duisburg-Ruhrort.) (Dt.)

Ausführliche monograph. Behandlung der theoret. Grundlagen, der apparativen Technik u. der Anwendungen der coulometr. Analyse. Besonderer Wert wird auf die Beschreibung der einzelnen Geräte gelegt, um die Auswahl des geeignetsten Typs bei einem speziellen Problem zu erleichtern u. um Anregungen zu neuen App.-Kombinationen zu geben. Die Daten für die in der Literatur beschriebenen coulometr. Best.-Verff. für anorgan. u. organ. Substanzen sind tabellar. zusammengefaßt. Im einzelnen werden behandelt: Elektrochem. Grundlagen; Prinzip der Coulometrie; Stromausbeute; Endpunkts-Best.; Deutung der Stromstärke–Spannungs-Kurven; Aufbau der App. (Elektroden, Diaphragmen, Elektrolysezellen); Coulomb-Messung; Potentiostaten; Regelung der Stromstärke; Zeitmeßgeräte; Titrierautomaten; Impulscoulometrie; potentiostat. Coulometrie; coulometr. Titrationen; Randgebiete. — Anhang: Histor. Entw.; alphabet. Sachregister. — 512 Literaturangaben. A. Blaschette. 5054□

Ein automatisch registrierendes Gascoulometer für konstanten Druck. P. L. Bourgault und B. E. Conway. (J. electroanalyt. Chem. [Amsterdam] **1.** 8—12. Aug. 1959. Ottawa, Canada, Univ. of Ottawa, Dep. of Chem.) (Engl.)

Es werden Aufbau u. Arbeitsweise eines automat. registrierenden Gascoulometers für konst. Druck zur Messung der Geschw. der elektrochem. Gas-Entw. bei manchen Rkk. beschrieben. Der App. besteht aus einem Manostat, der von einem Relais bedient wird u. der automat. den Druck, bei dem das Gas aufgefangen wird, regelt. Die automat. Registrierung wird folgendermaßen erzielt: ein dünner Draht in einer Hg-Pipette dient als Potentialteiler, die Höhe des Hg in dem Auffanggefäß bestimmt den Potentialsturz, der dann registriert wird. Das Gerät kann noch Mengen bis zu 0,01 ml registrieren. H. Pluskal. 5054□

Gaschromatographie. 1. Mitt. L. Esayan und Mariana Esayan. (Rev. Chim. [Bucureşti] **8.** 447—52. Juli 1957.) (Rum.)

Nach einem Überblick über Grundlagen u. Ausführungsformen der Gaschromatographie werden Verss. zur Trennung eines Gemisches von H_2, CH_4 u. C_2H_2 mit photograph. Registrierung der Elutionskurven u. unter Verw. einer Wärmeleitfähigkeitszelle als Detektor beschrieben, die für eine qual. Trennung genügende Ergebnisse liefern. Einige Verbesserungsmöglichkeiten werden erörtert. R. K. Müller. 5062□

Einige Bemerkungen über die Konstruktion und Arbeitsweise der Gasdichtewaage. E. A. Johnson, D. G. Childs und G. H. Beaven. (J. Chromatogr. [Amsterdam] **4.** 429—34. Dez. 1960. London, Holly Hill, Med. Res. Council Labor.) (Engl.)

Es wird über den Bau u. Aufbau einer etwas veränderten Gasdichtewaage (Abb.) sowie über deren Anordnung in einem Gaschromatographiegerät berichtet. Die Vorzüge dieses Detektors gegenüber anderen einfachen Detektoren werden aufgezeigt.
W. LEIPNITZ. 5062□

Verwendung von 2-Methylpiperazindiformamid in der Gaschromatographie. L. C. Case. (J. Chromatogr. [Amsterdam] **5.** 181—82. Febr. 1961. Lafayette, Ind., Purdue Univ., Dep. of Chem. Engng.) (Engl.)

Das aus 2-Methylpiperazin u. HCOOH hergestellte 2-Methylpiperazindiformamid ist sehr stark polar u. besitzt eine hohe therm. Stabilität (F. ≈36°; Kp. 200°/5 mm). Es hat ähnliche Eigg. wie Dimethylformamid oder Dimethylsulfolan, jedoch einen geringeren Dampfdruck, u. hat für nahe beieinander sd. Stoffpaare verschiedener KW-Stofftypen große Trennfaktoren, z. B. Toluol/Methylcyclohexan 9,8. Es läßt sich auch bei Temp. von 100° als stationäre Phase verwenden. W. LEIPNITZ. 5062□

Der Nachweis tritiummarkierter Verbindungen in der Dampfphasenchromatographie. Horace E. Dobbs. (J. Chromatogr. [Amsterdam] **5.** 32—37. 1961. Wantage, Berks., Great Britain, U. K. Atomic Energy Authority, Isotope Res. Div., Wantage Radiat. Labor.) (Engl.)

Der Aufbau u. die Eigg. eines Gasdurchflußproportionalzählers werden beschrieben, der bei Temp. bis zu 190° verwendbar ist. Dem die gaschromatograph. Trennsäule verlassenden Gas wird Methan zugemischt u. durch die Zählkammer geleitet. Die Ionisationskammer hat ein Vol. von 3,0 ml u. gestattet 0,5 μC T als auswertbaren Peak nachzuweisen.
W. LEIPNITZ. 5062□

Eine Infrarot-Gasküvette für die direkte Sammlung von Gaschromatographie-Fraktionen. S. S. Chang, C. E. Ireland und H. Tai. (Analytic. Chem. **33.** 479. März 1961. Decatur, Ill., A. E. Staley Mfg. Co.) (Engl.)

Es wird eine Gasküvette beschrieben, mit deren Hilfe man anschließend an eine gaschromatograph. Unters. das IR-Spektrum bei kleinen Probemengen aufnehmen kann. Nach dem Ausfrieren in einer U-förmigen Kühlfalle wird die Probe in der Küvette, die aus einem Borsilicatglasrohr mit auswechselbaren Steinsalzfenstern besteht, verdampft. Genaue Beschreibung des Aufbaus (Abmessungen) sowie Hinweise für den Gebrauch werden gegeben. G. SINGER. 5063□

Über das Verhältnis des Signals von einer zu bestimmenden Komponente zum Signal des gesamten Strahlungsstromes für Infrarot-Gasanalysatoren. A. O. Ssall. (Оптика и Спектроскопия [Optik u. Spektroskopie] **8.** 135—37. Jan. 1960.) (Russ.)

Die optimalen u. die untersten Konzz. der zu bestimmenden Komponente für einen opt.-akust. Gasanalysator werden ermittelt. Dabei wird die Möglichkeit der Änderung der Konz. durch Bewegung der Wände der Kammer u. der Einfl. der Schichtdicke erörtert. Auch die Änderung der Temp. wird berücksichtigt. Zahlenbeispiele sind angegeben. M. WIEDEMANN. 5063□

Ein Mikrospektrograph für Absorptionsmessungen im ultravioletten Licht. F. Ruch. (Z. wiss. Mikroskop. mikroskop. Techn. **64.** 453—68. Nov. 1960. Zürich, TH, Inst. für allg. Botan.) (Dt.)

Der Mikrospektrograph ist eine Kombination von Spiegelmikroskop u. Spektrograph, dessen UV-Lichtquelle eine H-Lampe ist. Dadurch, daß die spektrale Zerlegung nach dem Durchgang durch das Mikroskop geschieht, können die Absorptionen verschiedener Wellenlängen gleichzeitig auf einer photograph. Platte registriert werden. Eine Niederdruck-Hg-Lampe erlaubt mikrophotograph. Aufnahmen bei 253,7 mμ. Die Einstellung wird im sichtbaren Licht mit einer Phasenkontrasteinrichtung vorgenommen. Als Referenz-Syst. für die Absorptionsmessungen dient ein rotierender Stufensektor. Die Auswertung erfolgt mit einem Mikrodensitometer. Das in der Handhabung u. im Aufbau einfache Gerät wird von LEITZ, Wetzlar, hergestellt.
H. LINDBERG. 5063□

Atomabsorptionsspektroskopie. L. R. P. Butler. (South African ind. Chemist **15.** 162—70. Sept. 1961. Pretoria, Council for Sci. and Ind. Res., Nat. Phys. Labor., Spectrochem. Div.) (Engl.)

Übersicht über die Entw., theoret. Grundlagen, Methodik u. apparativen Hilfsmittel der Atomabsorptionsspektroskopie u. deren Anwendung bei der Analyse komplexer Stoffe. Vf. diskutiert mögliche chem. u. physikal. Störungseffekte sowie Empfindlichkeit, Genauigkeit u. Reproduzierbarkeit der Methode. Die Empfindlichkeit (in ppm) für eine Reihe von Elementen wird angegeben. — 47 Literaturhinweise. G. KIRSTEN. 5063□

Die wissenschaftliche und industrielle Bedeutung der Absorptionsspektroskopie. László Láng. (Gyógyszerészet [Pharmazie] 2. 243—52. Nov./Dez. 1958. Budapest, Központi Fizikai Kutatóintézet, Spektroszkópiai Osztály.) (Ung.)

Bericht über die UV- u. IR-Spektroskopie mit App.-Beschreibung u. Anwendungsbeispielen. P. HAJDÚ. 5063□

Absorptionslinien bei der Atomarabsorptionsspektrophotometrie und Nachweisgrenzen in der Luft–Acetylen-Flamme. J. E. Allan. (Spectrochim. Acta [London] **18.** 259—63. Febr. 1962. Hamilton, New Zealand, Rukuhia Soil Res. Stat.) (Engl.)

Vf. untersucht, welche Elemente in einer Luft/C_2H_2-Flamme hinreichend in Atome dissoziiert sind, um eine meßbare Absorption zu liefern, bestimmt für diese Elemente die stärksten Absorptionslinien u. berechnet die Empfindlichkeiten dieser Linien. Die Absorptionslinien von analyt. Bedeutung u. die Nachw.-Grenzen werden für folgende Elemente tabellar. mitgeteilt: Be, Mg, Ca, Cr, Mo, Mn, Fe, Ru, Co, Rh, Ni, Pd, Pt, Cu, Ag, Au, Zn, Cd, Hg, Ga, In, Tl, Sn, Pb, Sb, Bi, Se u. Te. Die Unterss. zeigen, daß außer für Sr, Ba u. die Alkalimetalle die Atomarabsorptionsspektrophotometrie für die Best. von 27 der genannten Elemente (nur für Be nicht) in einer Luft/C_2H_2-Flamme bei Wellenlängen oberhalb 2000 Å geeignet ist. Für viele der Elemente ist die Empfindlichkeit jedoch infolge unvollständiger Dissoziation begrenzt. Unter Verw. einer 12-cm-Luft/C_2H_2-Flamme u. eines hinreichend wirksamen Zerstäubers ergeben sich folgende Nachw.-Grenzen: 0,01—0,05 ppm für Mg, Zn, Cd, Cr, Mn u. Tl, 0,06—0,25 ppm für Ca, Cu, Ag, Fe, Ni, Co, In u. Ru, 0,3—1,0 ppm für Bi, Sb, Pb, Te, Au, Pt, Pd, Mo u. Rh u. 1,5—5,0 ppm für Ga, Hg, Sn u. Se. Die Tatsache, daß viele Elemente analyt. geeignete Linien unterhalb 2200 Å neben den besser bekannten Linien bei längeren Wellen aufweisen, verlangt eine angemessene Empfindlichkeit der Spektrophotometer in diesem Bereich, die möglichst bis 1950 Å reichen sollte, um die starke Se-Linie mit zu erfassen. GERHARD SCHULZE. 5063□

Ein Fabry-Perot-Spektrometer für „auroral"- und „airglow"-Beobachtungen. G. G. Shepherd. (Canad. J. Physics **38.** 1560—70. Dez. 1960. Saskatoon, Saskatchewan, Univ. of Saskatchewan, Phys. Dep.) (Engl.)

Es wird der Aufbau eines FABRY-PEROT-Interferometerspektrometers von 2,5 cm ⌀ mit mechan. Abtastung (Änderung des Gasdruckes der das Etalon umgebenden Zelle oder Abstandsänderung der Platten) u. einer Halbwertsbreite von 2,5 Å bei der 170. Ordnung beschrieben. Es hat eine Auflösung von der Größenordnung der eines Gitterspektrometers, kann aber die Na—D-Linien im Dämmerungsleuchten auflösen. Einige vorläufige Ergebnisse über die Änderung des D_2/D_1-Verhältnisses in der Dämmerung werden wiedergegeben. H. LINDBERG. 5063□

Fluorescenzspektrometrie. Ein Überblick. C. A. Parker und W. T. Rees. (Analyst **87.** 83—111. Febr. 1962. Holton Heath, Poole, Dorset, Admiralty Materials Labor.) (Engl.)

Vff. behandeln in Form einer Übersichtsarbeit die analyt. Verw. der Fluorescenzemission u. betrachten im einzelnen den Mechanismus der Fluorescenz u. Phosphorescenz, die Fluorescenzlöschung, innere Filtereffekte bei rechtwinkliger u. frontaler Bestrahlung der Probe ‚anomale Fluorescenzerscheinungen, allg. Gesichtspunkte über Spektrofluorometer, Lichtquellen, Monochromatoren, Detektor-Syst., die Konstruktion des Probenteils im App., die Wahl des Probenhalters, einige besondere Geräte, die Korrektur von Spektren, Standardsubstanzen für Fluorescenzmessungen, die Empfindlichkeit der Fluorescenzerscheinung u. des App. sowie Anwendungsbeispiele für die Analyse organ. u. anorgan. Substanzen. — 150 Literaturangaben. GERHARD SCHULZE. 5063□

Eine Apparatur zur Messung der Fluorescenzlebensdauer im Millimikrosekundengebiet. R. G. Bennett. (Rev. sci. Instruments. **31.** 1275—79. Dez. 1960. Wilmington, Del., E. I. du Pont de Nemours & Co., Engng. Dep. Radiat. Phys. Labor.) (Engl.)

In der beschriebenen App. erfolgt die Anregung durch eine H-Blitzlampe. Die Fluorescenz wird mit einem Photovervielfacher, bei dem ein Beschleunigungsspannungsimpuls über ein Syst. von Verzögerungsleitungen den Dynoden zugeführt wird, beobachtet. Diese neue Meth. erreicht eine den schnellen Oscilloskopen vergleichbare Zeitauflösung von $1{,}8 \cdot 10^{-9}$ s. H. LINDBERG. 5063□

Resacetophenonoxim-Standard in der Spektrophotometrie. K. S. Bhatki, A. T. Rane und M. B. Kabadi. (Current Sci. **27.** 439—40. Nov. 1958. Bombay, Inst. of Sci. and Tata Inst. of Fundamental Res.) (Engl.)

Es wird eine Meth. zur Standardisierung einer Lsg. von *Resacetophenonoxim* (**I**; *Rapox*) in wss. A. zur spektrophotometr. Best. von Fe beschrieben. Eine bestimmte Menge einer **I**-Lsg. wird zu einer im Überschuß vorhandenen Lsg. von $CuSO_4$ gegeben, der Cu-Komplex abfiltriert u. der Überschuß an Cu nach der Thiosulfat-Meth. bestimmt. W. MUCKE. 5063

Mikrophotometrische Bestimmung der Menge einer absorbierenden Substanz in inhomogenen Objekten. A. I. Scherudilo und W. Ja. Brodski. (Оптика и Спектроскопия [Optik u. Spektroskopie] **11.** 266—67. Aug. 1961.) (Russ.)

Vf. leitet einen allg. Ausdruck für die spektrophotometr. Best. absorbierender Stoffe ab für den Fall ihrer inhomogenen Verteilung über den absorbierenden Querschnitt. Je nach der erforderlichen Genauigkeit erhält man ein Syst. von n Gleichungen, das nach Messung der Absorption bei n Wellenlängen lösbar ist u. die Menge des gesuchten Stoffes ergibt. Die Meth. ist z. B. wichtig für die Mikrospektrophotometrie von Gewebezellen. R. GERBATSCH. 5063□

Die theoretische Empfindlichkeit und Linearität photoelektrischer Systeme für die Polarimetrie. Auguste L. Rouy und Benjamin Carroll. (Analytic. Chem. **33.** 594—99. April 1961. Newark, N.J., State Univ., Chem. Dep.) (Engl.)

Vff. untersuchen theoret. die verschiedenen Fehlerquellen, die aus der Empfindlichkeit von Einstrahl-Syst. u. Abweichungen von der Linearität in bezug auf die opt. Drehung herrühren, u. bestimmen ihre Größenordnung. Es wird gezeigt, daß mit Hilfe geeigneter Einrichtungen am Lichtweg im Polarimeter die Abweichung von der Linearität auf 10^{-3}% gebracht werden kann, während die Empfindlichkeit von digitalen Anzeige-Syst. $\leqq 10^{-3}$%, d. h. $5 \cdot 10^{-6}$ Grad erreicht. HERBERT MÜLLER. 5063□

Photoelektrische Polarimeter. W. I. Litwak. (Виноделие и Виноградарство СССР [Weinbereit. Weinbau UdSSR] **21.** Nr. 2. 46—51. 1961.) (Russ.)

Beschreibung u. Arbeitsweise des neuen photoelektr. Polarimeters u. einiger Zusatzgeräte, die die üblichen (visuellen) App. in photoelektr. Meßgeräte umwandeln. S. BARYSCHNIKOW. 5064

Spektraler Farbintegrator. M. Gasser, H. Bilger, K.-D. Hofmann und K. Mieseher. (Experientia [Basel] **15.** 52—53. 15/2. 1959. Basel, Univ., Physikal. Anst.) (Dt.)

Es wurde ein spektraler Farbintegrator beschrieben, der Farben beliebiger Zus. in vorgegebener Weise bis an die theoret. Grenzen erzeugen kann. H. LINDBERG. 5064□

Untersuchungen über polarographische Analyse. 32. Mitt. **Chronopotentiometrie an der Quecksilbertropfelektrode — Verwendung einer langsam tropfenden Quecksilberelektrode.** Masayoshi Ishibashi, Taitirô Fujinaga, Atsuyoshi Saitô und Kôsuke Izutsu. (Nippon Kagaku Zasshi [J. chem. Soc. Japan, pure Chem. Sect.] **80.** 478—82. Mai 1959. Kyôto, Univ., Naturwiss. Fak., Chem. Inst.) (Jap.; Auszug: Engl.) — 31. vgl. C. **1961.** 2893.

Das Verhältnis zwischen Potential u. Zeitdauer bei der Chronopotentiometrie, nämlich der Voltametrie, unter konst. elektr. Strom an der Hg-Tropfelektrode wird theoret. diskutiert. Diese Meth. erweist sich als geeignet zur Best. sowie zum Nachw. der Spurenelemente in Ggw. eines großen Überschusses an leichter reduzierbaren Substanzen. Die Theorie wurde mit einer langsam tropfenden Hg-Elektrode (1 Tropfen/ca. 50 Sek.) auf ihre Genauigkeit bei der Analyse des Cd in HCl in Ggw. von Pb geprüft; sie konnte die experimentellen Ergebnisse gut erklären. Diese Meth. ist zur Best. oder zum Nachw. von $1 \cdot 10^{-5}$m *Cd^{2+}* in Ggw. von $1 \cdot 10^{-3}$m *Pb^{2+}*-Lsg. sowie von $2 \cdot 10^{-6}$m Cd^{2+} in Ggw. von $1 \cdot 10^{-4}$m Pb^{2+} geeignet. E. MAEKAWA. 5066□

Beiträge zur Entfernung von Sauerstoff aus Lösungen. A. Miss und R. Chiale. (Rev. Chim. [Bucureşti] **8.** 545—46. Aug. 1957.) (Rum.)

Zum Entfernen von gelöstem O_2 für polarograph. Best. verwenden Vff. CH_4 aus rumän. Erdgas (99,4% CH_4, 0,6% N_2). Die Meth. ist in Lsgg. von beliebigem pH, oxydierend oder reduzierend, anwendbar, schnell, vollständig u. einfach. G. v. DECHEND. 5066□

Darstellung und Untersuchung von Hydroxytriazenen als analytische Reagentien. 1. Mitt. N. C. Sogani und S. C. Bhattacharyya. (J. Indian chem. Soc. **36.** 563—66. Aug. 1959. Poona, Nat. chem. Labor.) (Engl.)

Aus Phenylhydroxylamin (I) u. kernsubstituierten Benzoldiazoniumchloriden werden die entsprechenden *1-Aryl-3-phenyl-3-hydroxytriazene* (*-3-phenyl-3-hydroxytriazen* = **II**) dargestellt. Die Rk. von *3-Hydroxy-1.3-diphenyltriazen* (**III**) mit verschiedenen Metallsalzen [Cu(II), Ni(II), Co(II), Mn(II), Cd(II), Zr(II), Pb(II), Fe(II), Fe(III), Sn(II), Sn(IV), Hg(II), Pd(II), Ti(IV), V(IV), Vanadat u. Molybdation] wird untersucht u. die Farbe, Hitzestabilität, Löslichkeit in W. u. der pH-Bereich, in dem quant. Fällung erfolgt, werden angegeben. As(III), Sb(III), Bi(III), Al(III), Be(II), Cr(III), Th(IV), Ge(IV), Ce(IV), U(IV), UO_2(II), Zr(IV), ZrO_2(II), Pt(IV), Ru(IV), Ru(III), Ir(III), Alkali-, Erdalkali-, Wolframat-, Borat-, PO_4^{3-}-, F^--, $C_2O_4^{2-}$- u. andere Anionen geben keine Rk., CN^- verhindert die Fällung. Ag(I), Au(III) u. Os(IV) werden zum Metall reduziert. Die Komplexe mit *1-[p-Chlorphenyl]*-**II** sind stabiler als die mit **III**, die

1-[o-Chlorphenyl]-II-Komplexe bilden wahrscheinlich infolge ster. Hinderung Gele u. sind in der Hitze instabil. Die *1-[p-Nitrophenyl]*-II-Komplexe sind prakt. unlösl., *Sulfophenyl*-II-Komplexe sind wasserlöslich. *1-[p-Carboxyphenyl]*-II bildet mit Metallionen Gele u. ist für die Analyse nicht geeignet.

Versuche: *1-Aryl-3-phenyl-3-hydroxytriazene*: *Phenyl-* (III), F. 119,5°, durch Zugabe von Benzoldiazoniumchlorid-Lsg. zu I in A./W. u. Rühren in Ggw. von Na-Acetat; aus A. hellgelbe Nadeln. — *p-Chlorphenyl*-II, F. 140°; aus A. hellgrünlichgelbe Nadeln. — *o-Chlorphenyl*-II, F. 78,5°; aus A. hellgrüne Nadeln. — *p-Carboxyphenyl*-II, F. 184°; aus A./Aceton (1 : 1) hellgelbe Kristalle. — *p-Nitrophenyl*-II, F. 157°; aus Aceton tiefgelbe Kristalle. — *Sulfophenyl*-II. *Na-Salzmonohydrat*, F. 157°; aus A. hellgrüne Nadeln. K. LANGE. 5072□

Einfache Vorrichtung zur differentiellen Enthalpieanalyse. Jean-Louis Petit, Louis Sicard und Lucien Eyraud. (C. R. hebd. Séances Acad. Sci. **252.** 1740—42. 20/3. 1961. Lyon, Inst. Nat. des Sci. appl., Labor. de Phys. et de Mécan.) (Franz.)

Es wird ein vereinfachtes Gerät nach TIAN-CALVET beschrieben, bestehend aus 2 metall. zylindr. Zellen, die durch 50 hintereinandergeschaltete Thermoelemente verbunden sind u. beide in Zylindern aus schlecht wärmeleitendem Material stecken. Diese Anordnung ist in einem Cu-Block untergebracht. Die Anzeigespannung ist proportional der in der Meßzelle entstehenden Wärmemenge, die Zeit-Konst. (ca. 240 Sek.) u. die Meßempfindlichkeit können durch geeignete Wahl des die Zellen umgebenden Materials in einem großen Bereich variiert werden. Es kann im Temp.-Bereich von —150 bis +150° gearbeitet werden. W. PENN. 5084□

a) Elemente und anorganische Verbindungen

Maskierungsreagentien für pCl-Messungen. Myron O. Fulda. (Analytic. Chem. **33.** 1792. Nov. 1961. Aiken, S.C., E. I. du Pont de Nemours & Co., Savannah River Labor.) (Engl.)

Kationen, die bei der elektrometr. Cl^--Best. durch Komplex-Bldg. mit Cl^- Störungen verursachen, können durch Maskierung unschädlich gemacht werden. Die Ergebnisse von pCl-Messungen in HNO_3-saurer KCl-Lsg. in Ggw. von 0,02m Fe(III) mit u. ohne EDTA (0,12m) als Maskierungsmittel u. in Ggw. von 0,5m U(VI) bzw. 0,5m U(VI) + 1,0m Citrat werden mitgeteilt. W. BETCKE. G 247□

Untersuchungen über die polarographische Analyse. 2. Mitt. **Amperometrische Titration von Tellurit mit Kaliumpermanganat.** I. M. Issa, R. M. Issa und M. G. Allam. (Analytica chim. Acta [Amsterdam] **23.** 196—98. Aug. 1960. Cairo, Univ., Fac. of Sci., Nat. Res. Centre.) (Engl.) — 1. vgl. C. **1958.** 12204.

TeO_3^{2-}-Ionen lassen sich in 0,05 oder 1n NaOH in einer Polarographierzelle mit $KMnO_4$-Maß-Lsg. nach der Gleichung: $3\ Te^{4+} + 2\ Mn^{7+} = 3\ Te^{6+} + 2\ Mn^{4+}$ amperometr. titrieren. Die Best. erfolgt unter N_2 als Schutzgas u. ist nach 15 Min. beendet. Die Auswertung erfolgt graphisch. Es werden die gleichen Resultate wie mit der potentiometr. Meth. erhalten. E. FAULHABER. G 255□

Direkte Amperometrie von Cyanid in extremer Verdünnung. James A. McCloskey. (Analytic. Chem. **33.** 1842—43. Dez. 1961. Fort Detrick, Frederick, Md., U. S. Army Chem. Corps, Biol. Labor.) (Engl.)

Als Anode diente eine schnell rotierende Ag-Elektrode, als Elektrolyt dienten 10 ml 0,03m NaOH-Lsg., dem die CN^- enthaltende Probe zugefügt wurde. Die Potentialdifferenz der Elektroden betrug 150 mV. Die Eichkurve ist linear bei 7-ml-Proben bis hinunter zu ca. $1 \cdot 10^{-8}$ g CN^-, bei 0,5 μl-Proben bis zu $5 \cdot 10^{-10}$ g CN^-. Die Störungen durch folgende Anionen in 1000fachem Überschuß wurden gemessen: NO_3^-, SO_4^{2-}, SO_3^{2-}, PO_4^{3-}, JO_3^-, CH_3COO^-, NO_2^-, F^-, Cl^-, Br^-, J^-, $S_2O_3^{2-}$, SCN^-, CNO^-, S^{2-} u. ClO^-. P. KURZMANN. G 260□

Über die Verwendung metallspezifischer Indicatoren bei Fällungstitrationen. 7. Mitt. **Eine neue direkte Schnellbestimmung von Mikrogrammengen Orthophosphat.** R. Püschel. (Mikrochim. Acta [Wien] **1960.** 352—56. 1960. Graz, Brüder Reininghaus G. m. b. H., Entw.-Labor.) (Dt.) — 6. vgl. C. **1961.** 5908.

Es werden 2 Verff. zur direkten Titration von PO_4^{3-} auf den μg-Bereich übertragen. Mit 0,0015m $Pb(NO_3)_2$- bzw. 0,002m Ce^{3+}-Maß-Lsgg. können 19—475 μg PO_4^{3-} mit einem Fehler von $\pm 2{,}3$ bzw. $\pm 1{,}8$ μg PO_4^{3-} in einem Vol. von 10—20 ml bestimmt werden. Mehrwertige Kationen werden durch Ionenaustausch abgetrennt. Eine Indicatorkorrektur ist vorzunehmen. Dauer der Best.: 5 Minuten. E. FAULHABER. G 264□

Chromatometrische Titration von Natriumtetraphenylborat. Anna Schneer und Hildegard Hartmann. (Magyar Kémiai Folyóirat [Ung. Z. Chem.] **67.** 309—13.

Juli 1961. Budapest, L. Eötvös Univ., Lehrstuhl für allg. u. anorgan. Chem.) (Ung.) — C. **1962.** 586. J. PLANK. G 274

Untersuchungen über polarographische Analyse. 33. Mitt. **Getrennte Bestimmung von Calcium und Magnesium.** Masayoshi Ishibashi, Taitirô Fujinaga und Toyoshi Nagai. (J. chem. Soc. Japan, pure Chem. Sect. [Nippon Kagaku Zasshi] **80.** 482—85. Mai 1959.) (Jap.; Auszug: Engl.) — 32. vgl. C. **1962. 9454.**

Die differentielle polarograph. Best. von *Ca* u. *Mg* in Ggw. von Zn-AeDTE nach PRIBIL u. ROUBAL (vgl. C. **1950/54.** 2743 S) wird bei Zusatz von Fe u. anorgan. Phosphat untersucht. Die Fehlergrenze bei der Best. beträgt für jeden Bestandteil $\pm 3\%$. Die Meth. ist zur Best. von Ca u. Mg in menschlichem Serum geeignet. Unter Zusatz von Polyacrylamid wird eine anomale Zn-Welle beobachtet, welche jedoch in Ggw. von NH_4Cl oder $(NH_4)_2HPO_4$ verschwindet. Gelatine unterdrückt die anomale Welle am wirksamsten. E. MAEKAWA. G 283□

Über Sulfidtrennungen. 2. Mitt. **Trennung von Platin, Gold, Rhenium und fünfwertigem Antimon vom Zirkonium.** G. B. Salaria. (Z. analyt. Chem. **180.** 358—60. 1961. Dharmsala, Punjab, India, Governm. Coll., Chem. Dep.) (Engl.) — 1. vgl. C. **1962.** 6524.

Pt-, Au-, Re- oder Sb^{5+}-Ionen bilden mit 2n Na_2S-Lsg. Thio-Verbb., die nach Zerstören mit HCl eine quant. Trennung von Zr-Ionen gestatten. Nach Filtration der Sulfide wird im Filtrat das Zr mit Cupferron oder Mandelsäure gefällt u. zu ZrO_2 verglüht. 20—40 (mg) Zr wurden so von 15—30 Pt, 35—65 Re, 25—40 Au u. 25—45 Sb mit einem Fehler von 0,00 bis —0,35% getrennt. E. FAULHABER. G 322□

Untersuchungen über polarographische Analyse. 34. Mitt. **Bestimmung von Spuren Zirkonium mit Mordant Blue 2 R.** Masayoshi Ishibashi, Taitirô Fujinaga und Kôsuke Izutsu. (J. chem. Soc. Japan, pure Chem. Sect. [Nippon Kagaku Zasshi] **80.** 628—31. Juni 1959. Kyôto, Univ., Naturwiss. Fak.) (Jap.; Auszug: Engl.) — 33. vgl. vorvorst. Referat

In einer $HClO_4$-Lsg. von pH 1,5 bildet der Dihydroxyazofarbstoff Mordant Blue 2 R (**I**) mit ZrO^{2+} eine Chelat-Verb. (**II**) u. zeigt Red.-Stufen, bezogen auf eine Standardkalomelelektrode bei 0,0 V (verursacht von **I**) u. bei —0,2 V (von **II**). Die Höhe der zweiten Stufe ist der Konz. des ZrO^{2+} proportional u. zur Best. von ZrO^{2+} anwendbar. In Ggw. von anderen Ionen, die die Best. stören können, wird ZrO^{2+} zuerst mit Mandelsäure oder deren Halogen-Derivv. ausgefällt (vgl. KUMINS, C. **1947.** 1485). Nach dieser Meth. können $2 \cdot 10^{-5}$ m Zr/Liter bestimmt werden. E. MAEKAWA. G 322□

Die Extraktion des Bleis als Tributylammoniumjodoplumbat(II). Max Ziegler. (Z. analyt. Chem. **180.** 351—53. 1961. Göttingen, Univ., Anorgan.-chem. Inst.) (Dt.)

Pb läßt sich von Störelementen in Ggw. von KJ u. Tributylammoniumchlorid in salzsaurer Lsg. durch Extraktion mit CH_2Cl_2 als *Tributylammoniumjodoplumbat(II)* quant. abtrennen. In der organ. Phase wird Pb mit Ammoniumsulfid-Lsg. als PbS gefällt. Nach Zerstören des Sulfids mit HNO_3 wird Pb mit Ammoniummolybdat als $PbMoO_4$ bestimmt. Die Extraktion erlaubt eine Trennung von den Erdalkalimetallen bis zum Verhältnis Pb : Ba : Sr : Ca = 1 : 20 : 10 : 5 sowie von den Ionen der $(NH_4)_2S$-Gruppe. Durchschnittlicher Fehler $\pm 0,5\%$. E. FAULHABER. G 328□

Die Trennung des Titans vom Wolfram durch Ionenaustauschchromatographie. D. I. Rjabtschikow und W. Je. Buchtiarow. (Журнал Аналитической Химии [J. analyt. Chem.] **15.** 242. März/April 1960. Moskau, Vernadsky-Inst. für Geochem. u. analyt. Chem. der Akad. der Wiss. der UdSSR.) (Russ.)

Die Trennung von Ti u. W gelingt durch den Kationenaustauscher SsBSs bei pH 5. Hierbei wird Ti als Kation sorbiert u. W erscheint im Filtrat. Zur Vermeidung von partieller W-Sorption erfolgt Zugabe von H_2O_2, das mit Ti einen beständigen Komplex bildet u. W in Peroxowolframsäure überführt. Die Ti-Elution erfolgt mit 10%ig. H_2SO_4. Ti wird colorimetr. mit H_2O_2, W nach der Rhodanid-Meth. bestimmt. E. HEISE. G 337□

Die quantitative Bestimmung des FeS-Gehaltes von Zinkblende durch Röntgenfluorescenzspektroskopie. Kiyoshi Takimoto, Taneo Minato und Shuichiro Hirono. (Suiyôkwai-Shi [Trans. Mining metallurg. Alumni Assoc.] **14.** 240—43. März 1961.) (Jap.; Auszug: Engl.)

Eine Nachprüfung der Best. geringer Mengen FeS (ca. 1 mg) in Zinkblende mit Hilfe der Röntgenfluorescenzspektroskopie ergibt Abweichungen bis $\pm 3\%$.
W. WESLY. G 354□

Vorkonzentrationsverfahren bei der spektrographischen Analyse von Spurenmetallen in Stählen. 1. Mitt. Fernando Burriel-Marti, Juan Ramírez Muñoz und Maria del Carmen Ascuncion. (Inst. Hierro Acero **14.** 518—26. Mai 1961.) (Span.)

Nach Anreicherung der Spurenelemente in Stählen durch Ausfällen der Aufschluß-Lsgg. unter Verw. eines Gemisches von Oxin, Tannin, Anthranilsäure u. Cupferron bei pH 4,95 u. 6,5 konnten Vff. die abgetrennten Elemente spektrometr. quant. bestimmen. Ausführung der Analysen-Meth. u. Ergebnisse werden näher beschrieben. Vff. empfehlen die neue Meth. bes. zur Unters. von Sonderstählen. A. SANDER. G 354□

Sauerstoffbestimmung in Stählen durch reduzierendes Schmelzen unter Argongas. M. Hanin. (Rev. Métallurgie **57.** 1133—41. Dez. 1960. IRSID.) (Franz.)

Ein Schnellbest.-Verf. für O in Stählen wird ausgearbeitet, um den Oxydationsgrad des Metalls im Verlauf der Herst. zu ermitteln. Hierbei wird mit reduzierenden Schmelzen in inerter Gasatmosphäre gearbeitet. Dieses Verf. eignet sich zur O-Best. in Bomben von Stahlproben, die mit Al beruhigt sind. Die App. wird im einzelnen beschrieben. Ein Vgl. der durch reduzierendes Schmelzen unter Ar-Gas bestimmten O-Geh. mit denen eines spektrophotometr. Verf. wurde angestellt. H. HOCHSTEIN. G 354□

Anwendung einer Dumas-Methode auf die Bestimmung von Stickstoffspuren in Schmelzen und Stählen. J. Coulombeau und E. Jaudon. (Chim. analytique **42.** 61—68. Febr. 1960. Inst. de Rech. de la Sidérurgie.) (Franz.)

Beschreibung eines Verf. zur Best. von geringen Mengen N_2 in Schmelzen u. Stählen. Hierbei wird das zu untersuchende Metall mit Pb-Borat, das durch Zusammenschmelzen von B_2O_3 u. Mennige hergestellt wurde, bei 1050° im CO_2-Strom geschmolzen, die sich aus der Schmelze entwickelnden Gase werden nach DUMAS in elementares N_2 übergeführt u. über 50%ig. KOH volumetr. bestimmt. Die angegebene Meth. ist ebenfalls auf Nitride von B, Si, Al, Fe u. andere Metalle anwendbar. A. M. FRETZDORFF. G 354□

Die Trennung des Silbers von Blei durch Fällung als Silbersaccharinat. Max Ziegler und Manfred Gieseler. (Z. analyt. Chem. **180.** 415—17. 1961. Göttingen, Univ., Anorgan.-chem. Inst.) (Dt.)

Durch Beladen des bas. Ionenaustauschers Dowex I mit Saccharin wird aus salpetersaurer Lsg. von pH 2 (ohne Puffer-Lsg.) Ag^+ quant. als Ag-Saccharinat auf dem Harz abgeschieden. Nach Elution mit 5%ig. NH_4OH wird es als AgCl bestimmt. Es können Trennungen von Pb bis zum Verhältnis Ag : Pb = 1 : 200 erzielt werden. Größere Mengen Cu u. Bi stören. E. FAULHABER. G 359□

Bestimmung von Ag⁺-Ionen in ammoniakalischem Medium. Monique Castagna und Jean Chauveau. (Bull. Soc. chim. France **1961.** 1165—70. Juni. Villejuif, Seine, Centre de Rech. sur la Cellule Normale et Cancévense.) (Franz.)

Ag^+ gibt im ammoniakal. Bereich mit p-Dimethylaminobenzylidenrhodanin (I) 2 gefärbte Komplexe: Ag I_2 u. Ag I. Ihre Absorptionsspektren werden in Abhängigkeit von der Ag^+-Konz. untersucht u. daraus folgende Dissoziations-Konst. berechnet: bei pH 9,3 für Ag I_2 $K_1 = 0{,}5 \cdot 10^{-4}$ u. für Ag I $K_2 = 1{,}5 \cdot 10^{-7}$. Auf Grund dieser Unterss. wird eine Mikrobest.-Meth. für Ag in Ggw. von Cl^-, Fe, Cu^{2+}, Zn, Pb, Pt, Pd u. Ce angegeben, die für biolog. Material geeignet ist. 0,25 μg Ag^+ sind selektiv nachweisbar. 0,5—100 μg Ag sind mit 2% Genauigkeit bestimmbar, wenn bei 535 mμ spektrophotometriert wird. G. KRIEN. G 359□

Die quantitative spektrochemische Bestimmung der Hauptelemente in Flugstäuben und Eisenerzen im Gleichstromkohlebogen. H Nickel und A. Pflugmacher. (Z. analyt. Chem. **180.** 401—15. 1961. Aachen, Rhein.-Westf. TH, Inst. für anorgan. u. Elektrochem.) (Dt.)

Es wird ein Verf. zur spektrochem. Best. einiger Hauptelemente, wie Fe, Si, Mg, Mn, Al u. Ca in Flugstäuben, Eisenerzen u. anderen Prodd. nach dem Pulveranalyse-Verf. mitgeteilt. Verschiedene Störfaktoren, wie dritte Partner, unterschiedliche chem. Bindung u. Kristallstruktur zwischen Eich- u. Probematerial usw., lassen eine Arbeitsweise durch Vermischen der Probe mit Spektralkohlepulver nicht zu. Erst durch Glühen im O_2-Strom u. anschließendem Aufschluß mit Borsäure wird Übereinstimmung von Standard- u. Analysenprobe erreicht u. ein ident. Abbrandverlauf gewährleistet. Auf das Arbeiten in Schutzgas wird hingewiesen. E. FAULHABER. 5280□

Die Anwendung der Röntgenanalyse von Pulverpräparaten in der Mineralogie. Rainer Starke. (Bergakademie [Freiberg] **12.** 495—98. Sept. 1960. Freiberg.) (Dt.)

Zusammenfassender Vortrag (qual. Mineralanalyse, Best. von Mischkristallen, quant. Phasenanalyse). C. GOTTFRIED. 5290

b) Organische Verbindungen.

Die Sauerstoffgefäß-Methode. A. M. G. Macdonald. (Analyst **86.** 3—12. Jan. 1961. Birmingham, Univ., Dep. of Chem.) (Engl.)

Übersicht über die Anwendung der Verbrennung in einem mit O_2 gefüllten Kolben zur Elementaranalyse organ. Substanzen: Geschichtliches; App. u. allg. Arbeits-Meth.,

Absorptions-Lsgg. u. Verff. zur Best. von *Cl, Br, J, S, F, P, As, B, Metallen, C.* — 62 Literaturangaben. A. BLASCHETTE. 5352 □

Zu hohe Resultate bei Methoxylbestimmungen in Mischungen, die mehrwertige Alkohole enthalten. E. von Rudloff. (Analytica chim. Acta [Amsterdam] **16.** 294—95. März 1957. Saskatoon, Saskatchewan, Nat. Res. Council of Canada, Prairie Reg. Labor.) (Engl.)

Bei der Methoxyl-Best nach ZEISEL wurden mit Glykosidhydrolysaten hohe Werte auch in solchen Fraktionen erhalten, in denen keine Methyläther erwartet wurden. Kontroll-Best. ergaben bei *2-Methoxyäthanol* einen um 29% zu hohen Methoxylwert u. bei *Sorbitol, Mannitol, Butan-2.3-diol, Glycerin, Propan-1.2-diol* (I) u. *Äthandiol* (II) Werte bis zu 35%, die auf die Bldg. von Vinyljodid, das sich durch seine Spaltbarkeit in Formaldehyd mit $KJO_4/KMnO_4$ zu erkennen gab, zurückzuführen sind. Durch Dazwischenschalten von $KMnO_4$-Lsg. konnte die Störung, außer bei **I** u. **II**, beseitigt werden. 1.2-Diole können durch Oxydation mit $KJO_4/KMnO_4$ zerstört werden. W. BETCKE. 5360 □

Natriumtetraphenylborat in der Untersuchung und Bestimmung organischer Basen. Neue Möglichkeiten. R. Montequi und C. Serrano. (An. Real Acad. Farmac. **26.** 107—18. 1960.) (Span.)

Übersicht über die Verw. von Natriumtetraphenylborat zur gravimetr., volumetr. u. qual. Best. u. zum Nachw. organ. N-haltiger u. anorgan. Verbb. mit 54 Literaturangaben. HEINRICH HERMANN. 5368 □

Solventextraktionsuntersuchungen der Phosphoniumsalze und ihre analytischen Anwendungen. 2. Mitt. Unterscheidung von n-Propyl- und Isopropylhalogeniden. Paschoal Senise und Luiz R. M. Pitombo. (Analytica chim. Acta [Amsterdam] **26.** 85—88. Jan. 1962. Sao Paulo, Univ., Fac. of Philos., Sci. and Lettres, Dep. of Chem.) (Engl.)

Vff. beschreiben eine Meth. zur Identifizierung u. Unterscheidung von *n-Propyl-* (I) u. *Isopropylhalogeniden* (II) mit Hilfe von Triphenylphosphin (III). Zum Nachw. der **I**- oder **II**-Chloride u. -Bromide werden ca. 10 mg **III** zusammen mit 1 Tropfen der Halogenide oder ihrer Lsgg. in Ae., Aceton oder in den entsprechenden Alkoholen 3 Min. lang im Ölbad auf 230° erhitzt, die Rk.-Prodd. 2mal mit 2—3 Tropfen Ae. gewaschen, die Rückstände mit 2 Tropfen H_2SO_4 (1 : 8) versetzt, zur Entfernung einer evtl. Trübung mit 3—4 Tropfen Ae. geschüttelt, u. nach Entfernung des Ae. mit 1 Tropfen einer 0,05%ig. $CuCl_2 \cdot 2\,H_2O$-Lsg. (bei Gemischen 0,25%ig), 1 Tropfen einer 5%ig. NaSCN-Lsg. (bei Gemischen 30%ig) u. 5 Tropfen n-Butylacetat versetzt. In Anwesenheit von **I** ist die organ. Schicht weinrot gefärbt, bei **II** verbleibt ein gelblichbrauner, nicht extrahierbarer Rückstand. Zum Nachw. der Jodide wird ebenso verfahren, nur daß zu Beginn auf 150° erhitzt u. als Reagens eine 0,1%ig. $CoCl_2 \cdot 6\,H_2O$-Lsg. (bei Gemischen 0,5%ig) verwendet wird. **I** ergibt einen blaugefärbten Extrakt u. **II** einen blauen, nicht extrahierbaren Niederschlag. W. HEIN. G 510 □

Die Bestimmung von Äthylhydrogensulfat, Diäthylsulfat und Schwefelsäure in Diäthylsulfatlösungen. H. G. Harris und D. M. Himmelblau. (Analytic. Chem. **33.** 1764—67. Nov. 1961. Austin, Tex., Univ. of Texas, Dep. of Chem. Engng.) (Engl.)

Es wird ein Verf. zur Best. von Diäthylsulfat (I), Äthylhydrogensulfat (II) u. H_2SO_4 im Syst. Äthylen–H_2SO_4–**II**–**I**–H_2O–Ae.–A. beschrieben. Aus einer mit W. verd. Mischung der drei Komponenten wird **I** in CH_3Br extrahiert u. durch Messung des Brechungsindex (n) bestimmt. Der Gesamtsäure-Geh. der wss. Phase wird titrimetr. u. SO_4^{2-} oscillometr. mit $BaCl_2$ bestimmt. — 0,4 g der Probemischung (mit einem Anfangs-Geh. von 25—75 Mol-% **I** in 96%ig H_2SO_4 bzw. 65 u. 90% **I** in 100%ig. H_2SO_4) werden ca. 1 Min. lang mit 4 g $CHBr_3$ + 20 ml W. geschüttelt. Die organ. Phase wird über $CaCl_2$ getrocknet, ihr n (**I**: n_D^{20} 1,3902; $CHBr_3$: n_D^{19} 1,5980) gemessen u. der Geh. an **I** nach der Eichkurve bestimmt. Die wss. Phase wird zur Reinigung 2mal mit CCl_4 ausgeschüttelt u. dann gegen 0,1n NaOH (Methylrot) titriert. Nach Zugabe von 60 ml A. (95%) wird die Lsg. auf 250 ml verdünnt. Aliquote Teile werden mit einigen mg $BaSO_4$ geimpft u. dann in einem Resonanzoscillometer bei hoher Frequenz unter sukzessiver Zugabe von 0,02n $BaCl_2$-Lsg. austitriert. — Je nach der Rk.-Zeit vor der Analyse (21 Tage bis 5 Monate) wurden bei der **I**-Best. negative Abweichungen vom Sollwert bis zu —4,3% beobachtet. Eine Gleichgewichtseinstellung konnte nur für den Fall 24,9% **I** in 95,6%ig. H_2SO_4 festgestellt werden. Die Ergebnisse werden diskutiert u. mit denen anderer Autoren verglichen. W. BETCKE. G 590 □

Die Trennung von Mono-n-butylphosphat, Di-n-butylphosphat und Phosphorsäure durch Papierchromatographie. E. Cerrai, C. Cesarano und F. Gadda. (Energia Nucleare, Suppl. **4.** 405—10. Okt. 1957. Milano, CISE Labor.) (Engl.)

Mono-n-butylphosphat (MBP), Di-n-butylphosphat (DBP) u. H_3PO_4 werden papierchromatograph. getrennt. Als Eluiermittel wurden Butanol/CH_3COOH/W., Isoamylalkohol/CH_3COOH/W., tert.-Amylalkohol/CH_3COOH/W., Butanol/HCOOH/W. (Vol.-Verhältnis 10 : 15 : 20, Mischung A), Bzl./HCOOH/W. u. Benzylalkohol/HCOOH/W. (13 : 11 : 20, B) benutzt. Die besten Ergebnisse wurden mit den Mischungen A (R_F-Werte: MBP = 0,76; DBP = 0,93; H_3PO_4 = 0,11) u. B (0,79; 0,93; 0,10) erzielt Als Entwickler dienten eine Lsg von 40 mg Bromphenolblau in 100 ml 95%ig. A., deren pH mit 0,1n NaOH auf 5,2 eingestellt war, u. eine Mischung von 5 ml 60%ig $HClO_4$, 10 ml 0,1n HCl u. 25 ml 4%ig. $(NH_4)_2MoO_4$-Lsg., mit W. auf 100 ml aufgefüllt. Mit der 1. Lsg. bilden sich gelbe Flecken auf blauem Grund, mit der 2. entsteht infolge Hydrolyse der Phosphorsäureester Phosphormolybdat, das durch Behandlung mit H_2S zu Molybdänblau auf blassem Untergrund red. wird. Diese Meth. ist empfindlicher u. gibt dauerhaftere Flecken. W. Betcke. G 590□

Papierchromatographisches Verhalten von Aldehyden. Renato Indovina, Erasmo De Leo, Rosario Cammarata und Vincenzina De Christoforis. (Ann. Chimica **45.** 1041—44. Dez. 1955. Palermo, Univ., Ist. di Chim. generale.) (Ital.)

Vff. untersuchten papierchromatograph. *Octyl-* (**I**), *Nonyl-* (**II**), *Decyl-* (**III**), *Undecylaldehyd* (**IV**) sowie Gemische von **III** u. **IV**, **I** u. **II**, **I** u. **II** u. **IV**, **I** u. **II** u. **III** u. **IV**. Als Lsgm. zur Ausführung der Chromatogramme wurde ein Gemisch von A., W. u. konz. Ammoniak, zur Entw. Schiffsches Reagens oder eine Lsg. von 2.4-Dinitrophenylhydrazin in verd. HCl verwendet. Die Aldehyde wurden als 1%ig alkohol. Lsgg. auf das Papier gebracht. Vor den Verss. wurde das Papier mit einer 2,5%ig. Lsg. von Vaseline in Ae. behandelt. Das erste Reagens ergab gelbe, das zweite Raegens violette Flecken. Die Aldehyde lassen sich mit diesem Verf. sehr gut unterscheiden. C. Gottfried. G 660

Identifizierung von Aldehyden und Ketonen. C. F. H. Allen. (Org. chem. Bull. **31.** 1—4. 1959. Rochester, N.Y., Eastman Kodak Co., Res. Labor.) (Engl.)

Da die meisten aliphat. Aldehyde (**I**) u. Ketone (**II**) fl. sind, müssen sie zur Identifizierung in krist. Derivv. übergeführt werden. Als besonders für diesen Zweck geeignete Reagentien empfiehlt Vf. Dinitrophenylhydrazin (DNPH), das mit aliphat. **I** u. **II** schnell feste Rk.-Prodd. gibt, deren Farbe schon Hinweise auf die Konstit. der untersuchten **I** u. **II** geben u. die chromatograph. Auftrennung von Gemischen erlauben. Ein Nachteil des DNPH liegt darin, daß die entstehenden Prodd. oft in polymorphen Formen vorkommen oder sogar cis–trans-Isomerie zeigen. Trinitro-, Trichlor- oder Tribromhydrazine weisen gegenüber DNPH keine Vorteile auf, dagegen erhält man mit *2-Diphenylacetyl-1.3-indandion-1-hydrazon* mit langkettigen Carbonyl-Verbb. Derivv., die sich durch hohen F. auszeichnen. Girards Reagens P u. T, die man durch Quaternisieren von Pyridin oder Trimethylamin mit Äthylchloracetat u. Behandlung des Rk.-Prod. mit Hydrazin erhält, liefert wasserlösl. **I**- u. **II**-Derivate. Diese lassen sich leicht wieder spalten u. gestatten damit eine Rückgewinnung des eingesetzten **I** bzw. **II**. Eine Verb., die die günstigen Eigg. von DNPH mit denen von Girards Reagens vereinigt, ist *N-Methyl-β-carbohydrazidopyridinium-p-toluolsulfonat* (**III**). Außerdem lassen sich diese Derivv. leicht in die DNPH-Verbb. überführen. Ein für **I** spezif. Reagens ist *Methon* (Dimedon), während *p-Hydrazinobenzolsulfonsäure* für **II** spezif. ist, die nach saurer Hydrolyse des Rk.-Prod. zurückgewonnen werden können. *p-Hydrazinobenzoesäure* u. *Carboxymethoxylamin* lassen sich mit Vorteil für die Isolierung von **I** aus tier. Geweben verwenden. DNPH u. **III**-Derivv. von **I** u. **II** werden oft zur Reinigung dieser Carbonyl-Verbb. benutzt. Bei DNPH macht man Gebrauch von der Tatsache, daß billige **I** u. **II** (Aceton, Formaldehyd oder Brenztraubensäure) in saurer Lsg. beständigere oder schwerlösl. Derivv. geben als die zu untersuchenden Carbonylverbindungen. Oft läßt sich auch DPNH mit einem Reagens zerstören, das **I** oder **II** nicht angreift, z. B. $SnCl_2$ oder HCOOH. A. M. Fretzdorff. G 700□

Die Wirkung von Wärme auf Lösungen von Cer(IV)-sulfat in Schwefelsäure und einige analytische Folgerungen. David Grant und Douglas S. Payne. (Analytic. chim. Acta [Amsterdam] **25.** 422—28. Nov. 1961. Glasgow, Great Britain, Univ., Dep. of Chem.) (Engl.)

Es gibt Best.-Meth. für verschiedene *organ. Säuren*, bei denen die Probe mit überschüssigem $Ce(SO_4)_2$ gekocht wird. Der Ce(IV)-Überschuß wird titriert. Bei dieser Meth. treten beim Erhitzen Ce(IV)-Verluste auf. Der Verlust ist abhängig von der Säure-Konz. (er ist am kleinsten in ca. 1m H_2SO_4), von den Vers.-Bedingungen u. fast unabhängig von der Ce(IV)-Konzentration. Zugaben von Ag(I), Cu(II), Hg(II) erhöhen den Verlust. Er rührt von der Oxydation des W. zu O_2 durch Ce(IV) her, die durch die Glasoberfläche oder Oberfläche von Ndd. katalysiert wird. Er liegt größenordnungsmäßig zwischen 1 u. 10% Ce(IV). P. Kurzmann. G 800□

Bestimmung von trans-Fettsäuren durch Infrarotspektroskopie. Aage Jart (Kem. Maanedsbl. nord. Handelsb. kem. Ind. **40.** 44—48. 1959. Dansk Fedtforsknings inst.) (Dän.)

Durch Messung der Extinktions-Koeff. E bei 965 cm^{-1}, der für trans-Doppelbindungen charakterist. Frequenz, kann man trans-Fettsäuren auch in Gemischen bestimmen. Die Bande 965 cm^{-1} ist im IR-Spektrum von Trielaidin (in CS_2 oder CCl_4) u. von Brassidinsäure in CS_2 deutlich zu erkennen, sie fehlt dagegen im Spektrum von Ölsäuremethylester. E ist für Ölsäure 0,133, Petroselinsäure 0,129, Palmitinsäure 0,129, Stearinsäure 0,123, Elaidinsäure 0,552, Petroselaidinsäure 0,560. In einer Tabelle werden die trans-Maxima für C_{18}-Säuren angegeben. Die spektrophotometr. Meth. eignet sich auch zur Best. des trans-Geh. in gehärteten Fetten, wobei jedoch Wanderung der Doppelbindungen zu berücksichtigen ist. R. K. Müller. G 800□

Eine colorimetrische Bestimmung von Spuren Salpetersäure in Adipinsäure mit Natriumdiphenylaminsulfonat in Schwefelsäure. Eizo Yasui und Hiroshi Suzuki. (J. chem. Soc. Japan, ind. Chem. Sect. [Kôgyô Kagaku Zasshi] **63.** 793—96. Mai 1960. Nagoya-Minatoku, Tôa-Gôsei-Kagaku-Kyôgyô.) (Jap.; Auszug: Engl. S. A42.)

1 g Adipinsäure, die HNO_3 von 1—160 ppm enthält, wird mit 5 cm^3 einer Lsg., die durch Auflösung von 0,1 g Natriumdiphenylaminsulfonat (I) in 100 cm^3 konz. H_2SO_4 vorbereitet wird, versetzt, das Gemisch unter Eiskühlung tropfenweise mit 20 cm^3 W. u. dann mit 20 cm^3 Methanol verd. u. die Intensität der entwickelten Farbe des Gemisches (λ_{max} 400 mμ) nach 60 Min. colorimetr. mit dem Filterphotometer bestimmt: relative Fehlergrenze: $\pm 20\%$ (1—10 ppm) bzw. $\pm 10\%$ (10—160 ppm). Die Best. kann in Ggw. von höchstens 500 μg Fe^{3+} u. 2,5 μg Cr durchgeführt werden. Das **I**-Reagens färbt sich beim Stehen zwar violett; auch das stark violett gefärbte Reagens ist aber genausogut wie das frisch hergestellte verwendbar. E. Maekawa. G 820□

Über die Farbreaktion von Diäthylamin mit Natriumnitroprussiat und Kaliumhexacyanoferrat(III). Seiichi Ōkuma. (J. pharmac. Soc. Japan [Yakugakuzasshi] **75.** 232—33. 25/2. 1955. Tōkyō, Staatl. Hygiene-Vers.-Anstalt.) (Jap.; Auszug: Engl.)

Zu einer für aliphat. sek. Amine charakterist. Violettfärbung kommt es, wenn man z. B. zu 1 Tropfen einer 10%ig. Diäthylenaminhydrochlorid-Lsg. je 1 Tropfen einer 5%ig. Na-Nitroprussiat- u./oder 5%ig. K-Hexacyanoferrat(III)-Lsg. sowie 2n Na_2CO_3-Lsg. zusetzt u. das Ganze 15 Sek. lang auf ca. 90° erhitzt. F. Mossner. G 910

Das Verhalten der mit Ninhydrin entwickelten Aminosäuren in Chlorwasserstoff-Atmosphäre. I. Szantai. (Rev. Chim. [Bucureşti] **8.** 544. Aug. 1957. Cluj, Inst. de Igienă, Labor. de Igienă alimentaţiei.) (Rum.)

Setzt man die in n-Butanol/W. mit Ninhydrin entwickelten getrockneten Chromatogramme von Aminosäuren (**A**) einer HCl-Atmosphäre aus, so verändern die Flecken ihre Farbe in Abhängigkeit von der Zeit in für die einzelnen **A** charakterist. Weise, die deren Identifizierung erlaubt. Tabelle mit den Farbänderungen in 1, 6, 20 u. 60 Min., bei den meisten **A** von Violett nach Rötlich oder Orange; Phenylalanin bleibt violett, Tyrosin u. Cystin werden bräunlich. G. v. Dechend. G 950□

Quantitative Bestimmung von Aminosäuren durch kombinierte Austausch- und Papierchromatographie. F. Lundquist und H. Galatius-Jensen. (Scand. J. clin. Lab. Invest. **12.** 342—52. 1960. Copenhagen, Univ., Inst. of Forensic Med.) (Engl.)

Mit Hilfe der Trägersubstanzen W., Isopropylpyrazol, Pyrazol, Nicotinamid u. NH_3 läßt sich bei Ionenaustauschsäulenchromatographie eine Trennung von Aminosäuregemischen in folgende Gruppen vollziehen: 1. *Asparaginsäure, Glutaminsäure, Serin, Threonin, Hydroxyprolin, Glutamin*; 2a. *Glycin, Alanin, Valin, Methionin, α-Amino-n-buttersäure*; 2b. *Leucin, Isoleucin, Cystin*; 3. *Tyrosin, Phenylalanin*; 4. *Histidin, Lysin, Tryptophan, β-Alanin, β-Aminoisobuttersäure, γ-Amino-n-buttersäure*; 5. *Arginin.* Eine besondere Anordnung erlaubt die Durchführung von 4 Analysen gleichzeitig. Die Aminosäuren jeder Gruppe werden auf 20 × 20-cm-Papieren durch ein- oder zweidimensionale Chromatographie u. anschließende quant. Best. (Ninhydrinfärbung, Extraktion) im einzelnen ermittelt. Einzelne Best., wie colorimetr. Analyse von Prolin, Hydroxyprolin u. Histidin, können direkt an den Fraktionen durchgeführt werden. Mit der genannten Meth. lassen sich alle üblichen Aminosäuren aus einem Gemisch von je 1—10 μMol quant. bestimmen; die Genauigkeit für die meisten Aminosäuren ist derjenigen bei Verw. der Meth. von Moore u. Stein (C. **1950/54.** 512 S) ähnlich.

U. Tausendfreund. G 950□

Eine titrimetrische Methode der kontinuierlichen Kohlendioxidbestimmung und ihre Anwendung in der Aminosäurechemie. Abraham Patchornik und Yechiel Shalitin. (Analytic. Chem. **33.** 1887—89. Dez. 1961. Rehovoth, Israel, Weizmann Inst. of Sci., Dep. of Biophys.) (Engl.)

Bei der Absorption von CO_2 durch eine Lsg. von Benzylamin (**I**) in A./Dioxan bildet sich das **I**-Salz der Benzylcarbaminsäure (**I**-N-Carbonsäure, **II**), das mit Na-Methylat unter Bldg. von **I**, **II** (Na-Salz) u. Methanol reagiert. Diese Rk. erlaubt eine fortlaufende CO_2-Titration. Die Probe wird in verd. H_2SO_4 zersetzt u. das in Freiheit gesetzte CO_2 im N_2-Strom in einer geeigneten App. durch eine A./Pyridin-Falle u. dann in das A./**I**/Dioxan (3 : 1 : 1)-Gemisch geleitet. Aus einer aufgesetzten Mikrobürette kann man fortlaufend gegen 0,1n Na-Methylat-Lsg. unter Verw. von Thymolblau (0,2%ig. Lsg. in Dioxan) titrieren. Das Verf. wurde bei der Best. von Aminosäure-N-carboxyanhydriden benutzt. Weitere Anwendungsmöglichkeiten sind die Aminosäure-Best. durch Decarboxylierung mit Ninhydrin beim Kochen in citratgepufferter Lsg. (pH 2,5) oder mit N-Bromsuccinimid bei pH 4,7 u. die Best. von Carbobenzoxygruppen durch Best. des bei der katalyt. Hydrierung in Freiheit gesetzten CO_2. Weiter wurde die Kinetik der Polymerisation der N-Carboxyanhydride mit Hilfe der CO_2-Best. untersucht. W. BETCKE. G 950□

Bestimmung von Hydroxybenzoesäuren. D. E. Nicholson. (Analytic. Chem. **32.** 1533. Okt. 1960. Baytown, Tex., Humble Oil and Refining Co.) (Engl.)

Zwecks Unterscheidung von *o-*, *m-* u. *p-Hydroxybenzoesäuren* untersuchte Vf. die IR-Absorptionsspektren in Lsg. von N.N-Dimethylformamid. Zur Identifizierung eignen sich in der obigen Reihenfolge die Banden bei 11,65, 13,27 bzw. 12,96 μ.

C. GOTTFRIED. G 1250

Die Anwendung von Thiosemicarbaziden in der Analyse. 3. Mitt. Maßanalytische Bestimmung von Thiosemicarbaziden mit Quecksilber(II)-nitrat. N. W. Koschkin. (Журнал Аналитической Химии [J. analyt. Chem.] **15.** 147—50. März/April 1960. Leningrad, Technolog. Inst. der Nahrungsmittelind.) (Russ.; Auszug: Engl.) — 1. vgl. C. **1960.** 12100.

Es wird eine Best. von *Thiosemicarbazid* (**I**), *1-Phenyl-*, *1.4-Diphenyl-*, *1-Phenyl-4-o-tolyl-* u. *1-Phenyl-4-o-anisylthiosemicarbazid* durch Titration gegen 0,05m $Hg(NO_3)_2$-Lsg. beschrieben. Als Indicator dient entweder 0,05m $Cu(NO_3)_2$-Lsg. oder 2%ig. alkohol. *Diphenylcarbazon* (**II**)-Lösung. Die Titration von **I** erfolgt in konz. Essigsäure (**III**); Umschlag von Blau nach Farblos. Bei **II** als Indicator unterbleibt der **III**-Zusatz; Umschlag nach Violett. Bei der Titration von Aryl- u. Diarylthiosemicarbaziden wird in 70—80%ig. bzw. 90—98%ig. **III** gearbeitet. Mit $Cu(NO_3)_2$ als Indicator Umschlag von Blaugrün nach Gelb. Es können noch 10 mg der **I**-Derivv. bestimmt werden.

E. HEISE. G 1300□

Bestimmung kleiner Mengen von β-Naphthylamin in α-Naphthylamin. Giovanni Parravano. (Chim. e Ind. [Milano] **41.** 30—33. Jan. 1959. Cengio, Stabilim. ACNA, Labor. centr. di Analisi.) (Ital.)

Vf. beschreibt eine spektrophotometr. Meth. zur Best. des *β-Naphthylamins* (**I**) in α-Naphthylamin (**II**), die auf der colorimetr. Rk. von Furfurol mit prim. aromat. Aminen nach SCHIFF [1887] beruht. Man bestimmt den Ep. von 50 g des zu untersuchenden Naphthylamins durch Einschmelzen in ein Reagensglas (20 cm lang u. 25 mm ⌀, mit einer Marke bei 30 ml) u. 10 Min. langes Erhitzen im Cu-Block bei 130°; man dest. 30 ml der trocknen Probe im Vakuum mit einer Geschw. von 2—3 Tropfen/s, bestimmt mit 25 ml Destillat nochmals den Ep., kühlt ab, wiegt 0,20 g dieses Prod. u. eine Parallelprobe von **II**, löst jede Probe in 96%ig. A. unter Schütteln, spült die Lsgg. mit je 10 ml A. in einen gelben 25-ml-Glaskolben, fügt dann 0,5 ml 20%ig. Essigsäure u. 2 ml einer wss. 5%ig. Furfurol-Lsg. zu, schüttelt kräftig, verd. mit A. auf ein Vol. von 25 ml, schüttelt 2—3 Min. lang, bewahrt 90 Min. lang bei 20 ± 1° im Dunkeln unter mehrmaligem Schütteln (2—3 Min./15—20 Min.) auf u. bestimmt spektrophotometr. die opt. Dichte von **I** bei 530 mμ unter Verw. des Blindwertes von **II** u. nicht dest. W. allein. Die Ep.-Kurve von bis zu 10,0% **I** enthaltendem **II** zeigt Übereinstimmung mit den von GUBELMANN u. WEILAND [1929] erhaltenen Werten u. kann für Routineanalysen benützt werden. Rk.-Zeit, -Temp. u. Konz. der Reagentien beeinflussen stark die Ergebnisse; die Bedingungen sind genau einzuhalten. Die Meth. hat eine Empfindlichkeit von 0,2% **I** (Analysendauer: 3 Std.) u. kann zur Analyse von Mononitronaphthalin nach vorhergehender Red. mit Fe–HCl verwendet werden. G. PLATZER. G 2700□

Eine Halbmikromethode zur Untersuchung von Oligosacchariden. L. Hough, B. M. Woods und M. B. Perry. (Chem. and Ind. **1957.** 1100—01. 10/8. Bristol, Univ., Dep. of Organ. Chem.; Kingston, Ontario, Canada, Univ., Chem. Dep.) (Engl.)

Bei der Perjodatoxydation von Cellobiit bei pH 3,6 werden schnell 2 Mol HCHO gebildet, so daß man die Glycitendgruppen von red. Oligosacchariden bestimmen u. auf das Molgew. schließen könnte. 1.2-, 1.5- u. 1.6-Bindungen der Hexitendgruppen müßten zur Bldg. von 1 Mol HCHO 1.3- u. 1.4-Bindungen zur Bldg. von 2 Mol HCHO führen. Bei pH 8 muß mit Überoxydation gerechnet werden, die zu höheren HCHO-

Werten führt. Zur Bestätigung dieser Annahme wurden Oligosaccharide mit BH_4 red., ohne das Zwischenprod. zu isolieren, 2n H_2SO_4, p-Hydroxybenzaldehyd u. 3m $NaJO_4$-Lsg. im Überschuß zugesetzt u. colorimetr. das entstehende HCHO bei pH 3,6 unter Verw. der Chromotropsäure-Meth. u. bei pH 7 in $NaHCO_3$-Lsg. mit Phenylhydrazinhexacyanoferrat(III) bestimmt. Untersucht wurden *Melibiose, Lactose, Maltose, Cellobiose, Sophorose, Laminaribose, 3-O-Methyl-D-glucose, 5-O-(α-L-Arabinopyranosyl)-L-arabinose* u. *4-O-[6-O-(α-D-Glucopyranosyl)-α-D-glucopyranosyl]-D-glucopyranose*. Die Red. ist in den meisten Fällen in wenigen Std. vollständig. Eine Ausnahme bilden Aldose-Derivv. mit 3-O-Substituenten, die sehr langsam red. werden. Die gefundenen HCHO-Mengen stimmen mit den theoret. erwarteten gut überein. H. Rossow. G 3400 □

c) Bestandteile von Pflanzen und Tieren.

Die Herstellung von Schnitten für das Elektronenmikroskop durch lichtmikroskopisch ausgewählte Gewebebezirke. Alfred Vogel. (Z. wiss. Mikroskop. mikroskop. Techn. **64.** 469—73. Nov. 1960. Zürich, Univ., Histopath. Inst. u. TH, Labor. für Elektronenmikrosk.) (Dt.)

Es wird ein neues Zielpräparations-Verf. zur Herst. von Dünnschnitten für das Elektronenmikroskop durch einen phasenmkr. ausgewählten Gewebebezirk beschrieben. Seine Lage wird zu den Rändern eines rechteckigen Anschnittes des Gewebeblocks gemessen. Anschließend wird der Block unter einem Stereomikroskop, dessen eines Okular mit einem Meßplättchen versehen ist, in die gewünschte Lage gebracht. Zur Herst. der Anschnitte wurde ein Spencer-Mikrotom verwendet.

H. Lindberg. 5661 □

Das Strecken von Vestopal-Dünnschnitten. Eberhard Schnepf. (Z. wiss. Mikroskop. mikroskop. Techn. **64.** 439—40. Okt. 1960. Marburg, Univ., Botan. Inst.) (Dt.)

Beschreibung des Verf. u. des hierzu verwendeten Geräts. C. Gottfried. 5661

Die polarographische Bestimmung von elementarem Restschwefel. Paul Nangniot. (Bull. Inst. agronom. Stat. Rech. Gembloux **28.** 276—86. 1960. Labor. de chim. anal. inst. agron. Gembloux.) (Franz.)

Zur polarograph. Best. von elementarem S wurde in einer W.-Aceton-Mischung 50:50 vom sauren Gebiet bis zu pH 8 gearbeitet. Bei größerem pH werden die Stufen immer schlechter ausgebildet. Die Lsg. enthielt stets 0,005% Gelatine. Die Lsg. muß vor der Analyse durch Spülung mit Rein-N_2 von O_2 befreit werden. Im schwach sauren Gebiet ist der Diffusionsstrom proportional der S-Konzentration. Bei Anwendung der klass. Polarographie können noch $8 \cdot 10^{-6}$ Mol/Liter bestimmt werden. Bei der oscillograph. Polarographie mit Wechselstrom liegt die Erfassungsgrenze bei $5 \cdot 10^{-6}$ Mol/Liter mit linearer Spannungsänderung bei $0,94 \cdot 10^{-6}$ Mol/Liter. Die Meth. wurde zur Best. von S-Rückständen auf Pflanzen angewandt. Der S wurde ohne Erhitzen mit Aceton extrahiert; die Pflanzenblätter wurden dabei nicht zerkleinert. Die Lsg. muß sofort analysiert werden, da sonst der S mit dem Pflanzenextrakt reagiert. Analysendauer einschließlich Extraktion 12 Minuten. W. Penn. 5664 □

Über die Bestimmung und den Gehalt an Mikroelementen in biologischen Objekten und im Futter. K. Bamberg. (Известия Академии Наук Латвийской ССР [Nachr. Akad. Wiss. LettSSR] **1960.** Nr. 2. 189—90.) (Russ.)

Vf. übt Kritik an der von Tautzin (vgl. C. **1959.** 4586) angegebenen Meth. zur Best. von Spurenelementen in biolog. Material u. in Futtermitteln u. gibt method. Hinweise für die Co-, Cu- u. Zn-Bestimmung. H.-D. Bock. 5664 □

d) Medizinische und toxikologische Analyse.

Ein System zur Identifizierung von Barbituraten in Blut. George W. Stevenson. (Analytic. Chem. **33.** 1903—06. Dez. 1961. Los Angeles, Calif., Univ. of California, School of Med., Dep. of Pharm. and Tox.) (Engl.)

Es wird ein Trenn- u. Identifikationsschema für Barbiturate (I) beschrieben. Die I werden je nach ihrem Verteilungs-Koeff. zwischen Butyläther u. Borax-Puffer pH 9 (bzw. 1n NaOH) in Polare u. Unpolare eingeteilt. Bei den *unpolaren* I wird nach ihrem Verh. gegenüber gesätt. $KMnO_4$-Lsg. zwischen gesätt. (Identifikation durch Absorptionsmessungen bei 260 mμ nach alkal. Hydrolyse bei 100°) u. ungesätt. (Identifikation durch Extraktion in Chlf. u. Messung der Absorption vor u. nach der Zugabe von Äthylendiamin) unterschieden. Die *polaren* I im Chlf.-Puffer werden mit 8 n NaOH

behandelt u. je nach der Hydrolyse-Geschw. (verfolgt an der Absorption bei 260 mμ) in Alkali-Widerstandsfähige u. Nichtwiderstandsfähige eingeteilt. Innerhalb der 1. Gruppe kann eine weitere Unterscheidung durch Waschen des Chlf.-Extrakts mit verd. $KMnO_4$-Lsg. getroffen werden. — Ein Identifikationsschema für 21 verschiedene I ist aufgeführt.
W. BETCKE. 5727□

Auswaschverfahren für mit Nigrosin gefärbte Proteinfraktionen bei der Papierelektrophorese. M. Ortega. (An. Real Farmac. **26.** 119—127. 1960. Madrid, Univ., Fac. de Farm.) (Span.)

Vf. untersucht patholog. menschliche Seren in verschiedenen Verdünnungen papierelektrophoret. u. bestimmt die einzelnen Proteine densitometrisch. Dazu wurden die Flecken mit Nigrosin (I) gefärbt, ausgeschnitten, mit 0,01 n NaOH ausgewaschen u. in diesen Lsgg. die Extinktions-Koeff. mit dem BECKMANN-Spektralphotometer bestimmt u. die Ergebnises miteinander verglichen. Die Unterschiede in den Resultaten haben ihre Ursache in den verschiedenen Startlinien auf dem Papier.
HEINRICH HERMANN. 5728□

Die direkte komplexometrische Titration von Calcium in Urin. J. J. M. H. Rutten und A. Groen. (Pharmac. Weekbl. **95.** 449—52. 9/7. 1960. Groningen, R. K. Ziekenhuis, Labor.) (Holl.)

Die komplexometr. Titration von Ca in Urin wird durch PO_4^{3-} u. SO_4^{2-} gestört. Die Störung kann durch Zusatz von Citrat vermieden werden. W. WESLY. 5732□

Isolierung und Nachweis von Ergometrin in der toxikologischen Analyse. A. S. Curry. (J. Pharmacy Pharmacol. **11.** 411—14. Juli 1959. Harrogate, Home Off. Forensic Sci. Labor.) (Engl.)

Es wird eine neue Meth. zur Isolierung von *Ergometrin* aus biolog. Gewebe beschrieben, die in einer Ae.-Extraktion aus einer ammoniakal., mit $(NH_4)_2SO_4$ gesätt. wss. Lsg. besteht. Anschließend erfolgt eine Reinigung auf papierchromatograph. Wege u. der Nachw. mit Hilfe der p-Dimethylaminobenzaldehyd-Rk. oder der UV-Fluorescenz. Erfassungsgrenze 0,1 μg. Außerdem wird noch ein Verf. zum Nachw. von *Ergometrin* u. *Procain* im Urin nach Verabreichung therapeut. Dosen beschrieben.
WOLFGANG WAGNER. 5764□

Meopta Bratislava n. p. Bratislava (Erfinder: Jindrich Lindner, Nové Město n. Váhom), Tschechoslowakei, **Herstellen von Polarisationsfolien** durch Vergießen einer Suspension dichroit. Teilchen, die in einer Polymer-Lsg. gelöst sind, auf eine Unterlage, von deren Oberfläche die Folie nach teilweiser Trocknung abgenommen wird u. zur Erhöhung der opt. Anisotropie in irgendeinem Stadium oder während des ganzen Herst.-Prozesses durch mechan. Dehnung gestreckt wird, dad. gek., daß gleichzeitig mit der Dehnung der Folie mit Hilfe eines in der Färbetechnik üblichen Egalisierungsmittels, z. B. Sulfonsäure oder ätherartige Stoffe, durch deren Wrkg. in den Oberflächenschichten der Folie ein Sorptionskomplex entsteht, auf die Färbungsdichte eingewirkt u. die Folie erst dann fertig getrocknet wird. (**D. P. [DDR] 20 806** Kl. 42 h vom 28/9. 1957, ausg. 6/2. 1961 [Wirtschaftspatent].) W. WITTHOLZ. 5063

Miles Laboratories, Inc. (Erfinder: Galen Franklin Collins), **Mittel zur quantitativen Bestimmung von Albumin im Urin,** bestehend aus einer größeren Menge einer festen, organ. Säure oder deren Salzen, einem Indikator, einem Trägerstoff, bes. Cellulose, u. einem eiweißfreien Bindemittel. — Beispiel: 600 (Gew.-Teile) Salicylsäure, 1 Bromphenolblau, 500 Holzcellulosepulver u. 26 Stärke. Die Bestandteile werden vermischt, granuliert, getrocknet u. zu Tabletten von 0,30 g verpreßt. (**Aust. P. 226 982** vom 18/3. 1958, ausg. 17/3. 1960. A. Prior. 2/4. 1957.) H. NEBELSIEK. 5733

Phys-Chemical Research Corp., New York, N.Y., V.St.A., *Feuchtigkeitsmessendes Element.* (**Norw. P. 91 652** vom 24/12. 1955, ausg. 12/5. 1958. — C. **1960.** 9675 [Aust. P. 213 930].)

Harry Holness, Advanced inorganic qualitative analysis by semi-micro methods. 1st. edit. revised and reprinted. London: Pitman. 1961. (X + 235 S. m. Tab.) 35 s.

Hans-Georg Jerschkewitz, Analytische Chemie. Teil 1: Theoretische Grundlagen und qualitative Halbmikroanalyse. Leipzig: Teubner. 1961. (VIII + 210 S. m. 40 Abb.) 8° = Mathematisch-naturwissenschaftliche Bibliothek. 29. DM 10,50.

Howard Nechamkin, Laboratory problems in general chemistry. 3rd. edit. New York: Crowell. 1962. (361 S. m. Abb.) $ 3.25.

H. Angewandte Chemie

I. Allgemeine chemische Technologie

Chemische Mittel zum Schutz nichtmetallischer Materialien gegen Zerstörung durch Mikroorganismen. N. N. Melnikow, I. L. Wladimirowa und Ss. N. Iwanowa. (Химическая Промышленность [Chem. Ind.] **1960.** 81–85. Jan./Febr.) (Russ.)

Übersicht über die Erfahrungen des Auslands bei der Bekämpfung des Angriffs von Mikroorganismen auf verschiedene Materialien (Holz, Papier usw.) durch Antiseptica. — 122 Literaturhinweise. R. K. MÜLLER. 5800□

Mischen viscos-plastischer disperser Systeme mit Rührern. A. A. Jerofejew und N. W. Tjabin. (Химическая Промышленность [Chem. Ind.] **1959.** 436–41. Juli/Aug.) (Russ.)

Die entwickelte Grundgleichung für die Durchmischung einer viscos-plast. Fl. mit Rührern stellt eine Beziehung zwischen EULER- u. REYNOLDS-Kriterium her u. berücksichtigt in additiver Form den plast. u. viscosen Widerstand der Fl. beim Rühren. Zur Nachprüfung der Gleichungen werden Verss. an synthet. Ölen u. deren Gemischen mit Mineralöl durchgeführt. Die Gleichungen können zur Berechnung der zum Rühren eines bestimmten Syst. erforderlichen Kraft verwendet werden.

R. K. MÜLLER. 5822□

Eine neue Technik der Flüssigkeitsfiltration. K. Pawlik. (Seifen-Öle-Fette-Wachse **87.** 387–88. 7/6. 1961.) (Dt.)

Beschreibung der Bauart u. Wirkungsweise des „Immedium"-Filters, in welchem in 2 Teilströmen, sowohl von oben nach unten, als auch von unten nach oben die zu filtrierende Fl. eingeführt wird. Abfluß des Filtrats durch eine drainageartige Entnahmevorrichtung in der Mitte der Apparatur. Hauptverwendungszweck auf dem Gebiet der Wasserreinigung u. der Zuckerindustrie. Die Filtrations-Geschw. ist 2–3 mal größer als bei Filtern im Abwärtsstrom; sie beträgt 15–30 m/Stunde.

A. KNICKENBERG. 5830□

Mischungserscheinungen bei einer Flüssigkeit, die unter der Wirkung der Schwerkraft an einer unregelmäßigen festen Oberfläche entlangfließt. G. Astarita, G. Marrucci und G. Di Blasio. (Chim. e Ind. [Milano] **44.** 142–50. Febr. 1962. Napoli, Univ., Ist. di Chim. industriale.) (Ital.)

Unters. der strömungsdynam. Verhältnisse bes. an den Stellen, an denen die feste Oberfläche Kontinuitätslücken aufweist. Dazu wurden an Absorptionssäulen mit Scheiben- bzw. mit Kugelfüllung Absorptions-Verss. [(1) CO_2 in W. u. (2) CO_2 in wss. NaOH-Lsgg.] durchgeführt. Die Ergebnisse wurden an Hand des Modells der „Oberflächenerneuerung" der Fl. diskutiert. — 24 Literaturangaben. G. BAUER. 5848□

Zur Frage der Reinigung industrieller Gase von Schwefelwasserstoff und Kohlendioxid. F. Ja. Rewsin. (Химическая Промышленность [Chem. Ind.] **1960.** 48–51. Jan./Febr.) (Russ.) — Vgl. C. **1959.** 9004.

Bei techn. Gasen mit hohem Geh. an H_2S u. CO_2 ist die Reinigung nach dem As_2O_3-Soda-Verf. vorteilhafter als die Auswaschung mit Monoäthanolamin-Lsg. mit anschließender Verarbeitung der H_2S-armen Gase nach dem Verf. der Naßkatalyse. Wenn nicht an Ort u. Stelle Verw. für H_2SO_4 besteht, ist es zweckmäßiger, den gewonnenen H_2S auf elementaren S zu verarbeiten u. diesen an die nächste H_2SO_4-Fabrik weiterzuleiten. Bei Eigenbedarf an H_2SO_4 wird die Frage der Verarbeitung des H_2S auf S oder direkt auf H_2SO_4 nach wirtschaftlichen Gesichtspunkten entschieden.

R. K. MÜLLER. 5850□

SO_2-Reinigung von Rauchgasen in einem Durchperl-Schaum-Absorber. B. A. Tschertkow. (Химическая Промышленность [Chem. Ind.] **1959.** 413–17. Juli/Aug.) (Russ.) — Vgl. C. **1957.** 4570.

Beim Auswaschen der geringen SO_2-Mengen (0,3–0,4 Vol.-%) aus Rauchgas mit NH_4HSO_3–$(NH_4)_2SO_3$-Lsg. wird die Verw. eines 6stufigen Durchperl-App. empfohlen, auf dessen Böden stabile Schaumbedingungen eingehalten werden. Bei einer Gas-Geschw. von 1,5–2 m/s beträgt der hydraul. Widerstand eines Bodens 30–35, der des ganzen App. 200–220 mm Wassersäule. Unter optimalen Bedingungen ist der mittlere Absorptions-Koeff. 21 kg $SO_2/m^3 \cdot h \cdot mm$ Hg, also ca. 13mal höher als in einem Füllkörperabsorber. Die im Rauchgas enthaltene Flugasche wird auf den ersten 2–3 Böden völlig zurückgehalten. Der Oxydationsgrad des aufgenommenen SO_2 ist 4–5 mal geringer als beim Füllkörperabsorber unter gleichen Bedingungen. R. K. MÜLLER. 5850□

Über den Einfluß der Zusammensetzung des Absorbenten auf die Geschwindigkeit der Absorption von SO_2 aus Gasen. B. A. Tschertkow. (Химическая Промышленность [Chem. Ind.] **1960.** 223–27. April/Mai.) (Russ.) — Vgl. vorst. Referat.

Der Stoffübertragungs-Koeff. K (Mol $SO_2/m^2 \cdot h \cdot \% \ SO_2$) bei der Absorption von SO_2 aus Gasen durch $(NH_4)_2SO_3$–NH_4HSO_3-Lsg. (I) u. durch $(NH_4)_2SO_4$–$(NH_4)_2S_2O_3$-Lsg. (II) wird in Abhängigkeit von der freien chem. Kapazität C (Mol Liter), der Dichte γ u. Viscosität η der Lsgg. ermittelt. Die Ergebnisse entsprechen der empir. Gleichung $K = A \cdot C^{0,16} \cdot \gamma \cdot {}^{0,17} \cdot \eta^a$; A ist ein Koeff., der den Einfl. der Gruppe der hydrodynam. Faktoren u. der Temp. berücksichtigt, der Exponent a ist bei I 0,4, bei II 0,5 (bis zur Konz. 2 Mol/Liter). C hängt vom Verhältnis $SO_2/NH_{3\,eff.}$ der Lsg. ab. Bei Nichtberücksichtigung von γ u. n ist $A = 11{,}4$. R. K. Müller. 5850□

Stoffübergangskoeffizienten bei der Absorption von SO_2 in einem mehrstufigen Absorber. B. A. Tschertkow. (Химическая Промышленность [Chem. Ind.] **1960.** 559—62. Okt./Nov.) (Russ.) — Vgl. vorst. Referat.

An einem 6stufigen Schaumabsorber mit einer Leistung bis zu 10000 m^3/h wird gezeigt, daß der Stoffübertragungs-Koeff. (K) der Absorption von SO_2 durch $(NH_4)_2SO_3$–NH_4HSO_3-Lsgg. bis zu einer SO_2-Konz. von 2,5% im Ausgangsgas von dieser Konz. unabhängig ist. Dagegen hängt K von der freien chem. Kapazität der Absorptions-Lsg. ab, wodurch die Berechnung des Absorptionsprozesses u. der erforderlichen Stufenzahl in Abhängigkeit vom gewünschten Reinigungsgrad erleichtert wird. Bei zunehmender Gas-Geschw. w nimmt K rascher zu als der hydraul. Widerstand. Bei $SO_2/NH_3 = 0{,}9$ bis 0,92 in der abfließenden Lsg. führt eine Erhöhung von w von 1,9 auf 2,7 m/s zu einer Zunahme von K von 14 auf 22 kg SO_2 $m^3 \cdot h \cdot mm$ Hg, d. h. zum 10—15fachen des unter optimalen Bedingungen im Füllkörperabsorber erreichbaren Wertes.
R. K. Müller. 5850□

Quantitative Reinigung von Fluor-Kohlenstoffverbindungen durch Gas–Flüssig-Chromatographie. T. M. Reed, John F. Walter, Richard R. Cecil und R. D. Dresdner. (Ind. Engng. Chem. **51.** Nr. 3. [Part I] 271—74. März 1959. Gainesville, Fla., Univ. of Florida, Dep. of Chem. Engng.) (Engl.)

Beschreibung der App. bzgl. Werkstoff, Eichung u. Arbeitsweise zur quant. Trennung fl.–gasförmiger Gemische aus verschiedenen F–KW-Stoffen mit Hilfe chromatograph. Verff. an 2 typ. Beispielen. Einzelheiten der Trennung werden bes. bzgl. Trennungs-Geschw. u. Gewinnung der Chromatogramme näher erörtert. — 12 Literaturhinweise. A. Sander. 5850□

Untersuchung von Extraktoren mit mechanischer Durchmischung der Phasen (Pulsationsextraktoren). Ss. S. Kagan, M. E. Aerow, T. Ss. Wolkowa und W. N. Wosstrikowa. (Химическая Промышленность [Chem. Ind.] **1959.** 689—94. Dez.) (Russ.)

In einer Glaskolonne mit Siebböden wird bei Flüssig–Flüssig-Extraktion dem Inhalt eine pulsierende Bewegung mit 40—240 Cyclen/min durch einen Kolben am unteren Ende erteilt. An den Syst. Ae.-, Butylacetat- u. Kerosin–Phenol-Wasser wird der Einfl. der Pulsations-Vol.-Geschw. (PVG, Prod. von Amplitude a u. Frequenz $n = a \cdot n$) auf die Emulsions-Bldg. untersucht. Mit zunehmender PVG nimmt die Emulgierung zu u. nach Erreichen einer krit. PVG ein quasihomogener Inhalt erreicht. Mit Zunahme von a nimmt die Höhe der Massenübertragungseinheit (HME) ab bis zu einem für verschiedene Syst. verschiedenen Wert 0,15—0,3, der höher ist als die HME für Rotor-Scheiben-Extraktoren. Mit zunehmender PVG nimmt log(HME) mehr oder weniger stark ab, sehr wenig beim Syst. Toluol–Benzoesäure–Wasser; bei jedem Syst. scheint von einem bestimmten Phasendurchsatz an die HME zuzunehmen. Eine große Gesamtfläche der Siebbodenlöcher (z. B. 24%) ist vorteilhaft; die Lochdurchmesser sind von geringerer Bedeutung. Einem Scheibenextraktor mit 600 U/min entspricht ein Pulsationsextraktor mit a = 10 mm, n = 155 Cyclen/min. (PVG = 1550); bei größeren Dimensionen der App. ist das Scheiben-Verf. günstiger. R. K. Müller. 5862□

Messungen des Dampf–Flüssigkeit-Gleichgewichts bei niedrigen Drucken. Aksel Lydersen. (Tidsskr. Kjemi, Bergves. Metallurgi **19.** 222—24. 31/12. 1959. Trondheim, NTH, Inst. for Kjemiteknikk.) (Norw.)

Das neue Prinzip zur Messung von Dampf–Fl.-Gleichgewichten beruht auf der Verdampfung aus einem Fl.-Film, der erneuert wird, sobald die flüchtigste Komponente bis auf einen zu vernachlässigenden Rest verdampft ist. Ein weniger als zur Hälfte mit Fl. gefüllter Rundkolben als Siedegefäß wird in rotierende Bewegung versetzt. Das Gerät (Abb.) wird zur Trennung eines Gemisches von Di-n-butylphthalat u. Di-n-butylsebacinat (1:1 Mol.) bei 1 Torr u. von A.–Wasser-Gemischen bei 4, 10, 50 u. 95 Torr u. zur Aufnahme von Gleichgewichtskurven dieser Gemische verwendet.
R. K. Müller. 5864□

Anreicherungskoeffizient eines einzelnen Rektifikations-Siebbodens. A. A. Nosskow, G. W. Burowa und P. Feldesch. (Журнал Прикладной Химии [J. angew. Chem.] **32.** 2211—18. Okt. 1959.) (Russ.)

Auf Grund der Ähnlichkeitstheorie werden die Ergebnisse der experimentellen Unters. des Anreicherungs-Koeff. (AK) eines einzelnen Rektifikations-Siebbodens unter Schaumbedingungen ohne wesentlichen Durchlauf von Fl. durch die Bodenöffnungen verallgemeinert. Der AK hängt am stärksten von der Dampf-Geschw. in der Kolonne ab. Dagegen sind das spezif. Gew. u. die Viscosität der Fl. von geringem Einfl.; ein Einfl. der Koeff. der mol. Diffusion, der Eigg. des Dampfes, der Fläche, des Durchmessers u. der Gegeneinanderversetzung der Öffnungen im Boden wird nicht festgestellt. Auch die Größe von m·G/L (m = Winkel-Koeff. der Gleichgewichtslinie, G u. L = Geschw. von Gas u. Fl.), in den Verss. 0,15—5,0, beeinflußt den AK nicht. R. K. Müller. 5864□

Optimale Schemata der Automatisation von kontinuierlich wirkenden Rektifikationskolonnen. I. I. Sasslawski. (Химическая Промышленность [Chem. Ind.] **1959.** 699—704. Dez.) (Russ.)

Die Automatisierung von Rektifizierkolonnen für bin. Gemische wird in mehreren Ausführungsformen schemat. dargestellt, die miteinander unter dem Gesichtspunkt der kürzesten Amortisierungszeit verglichen werden. R. K. Müller. 5864□

Stoffübertragung an Gitter- und Röhren-Durchperl-Siebböden. I. N. Kusminych und A. I. Rodionow. (Журнал Прикладной Химии [J. angew. Chem.] **32.** 1489—95. Juli 1959. Moskau, Chem.-technol. Mendelejew-Inst.) (Russ.) —Vgl. C. **1956.** 935; C. **1961.** 6267.

Der Einfl. verschiedener Variabler auf den Stoffübertragungs-Koeff. K_{fl} a bzw. K_v, auf Bodenflächeneinheit bzw. Schaumvol.-Einheit bezogen, bei Gitterböden mit 4—5 mm dicken Stäben (oder Rohren), 3—5 mm weiten Spalten u. 12—23% freiem Raum wird für die Desorption von O_2 aus W. in dem von Aerow u. Darowskich (C. **1958.** 5772) beschriebenen App. untersucht. Der Wrkg.-Grad der Gitterböden nimmt mit der Gas-Geschw. w u. der Schaumhöhe H zu, mit zunehmender Berieselungsdichte L ab; er beträgt bei Stabgittern 0,53—0,95, bei Röhrengittern 0,44—0,88. Für K_{fl} a werden empir. Gleichungen für die Abhängigkeit von H, L u. den Spaltdimensionen abgeleitet. K_v hängt von L u. der Gitterperforation nicht ab, nimmt aber mit zunehmendem w (proportional $w^{-0,4}$) ab. R. K. Müller. 5864□

Über einige Methoden zur Erhöhung der Wirksamkeit von Molekulardestillationsblasen vom Zentrifugaltyp. W. A. Maljussow, N. A. Malofejew und N. M. Shaworonkow (unter Mitarbeit von I. W. Arisstowa). (Химическая Промышленность [Chem. Ind.] **1959.** 695—99. Dez.) (Russ.) — Vgl. C. **1961.** 792.

Bei der Molekular-Dest. wird der Einfl. der Einschaltung von Drahtnetzen oder Blechstreifenwänden als Zwischenkondensatoren zwischen Heizung u. Kondens. auf Leistung u. Trenn-Wrkg. der Vorr. untersucht, wobei Dest.-Geschw., Kondens.-Grad u. Zahl der theoret. mol. Böden (TMB) in Abhängigkeit von der Dest.-Temp. ermittelt werden. Die Verss. zur Trennung eines Gemisches von Di-2-äthylhexylphthalat u. -sebacinat zeigen: Die Wirksamkeit der Zwischenkondensatoren ist um so größer, je besser an ihnen Tröpfchen zurückgehalten werden u. je höher der Kondens.-Grad der Dämpfe an ihnen ist. Die besten Ergebnisse werden mit 20-Maschen-Netz erhalten. Bei Verw. von 2 Kondensatoren verschiedener Temp. (Außenkondensator 80, 90, 99°, Innenkondensator 10°) werden 2 verschiedene Fraktionen erhalten, am kälteren Kondensator aber nur 10—15% der Gesamtmenge. R. K. Müller. 5864□

Ultraschall in Prozessen der chemischen Technologie. A. M. Ginstling und A. A. Baram. (Химическая Промышленность [Chem. Ind.] **1960.** 9—19. Jan./Febr.) (Russ.)

Übersicht über die techn. Anwendung von Ultraschall (US): Physikal. Grundlagen der Einw. von US-Schwingungen auf ein Medium; moderne techn. Meth. der Erzeugung von US; US als Hilfsmittel bei chem. Rkk.; Anwendungsbeispiele. — 86 Literaturhinweise. R. K. Müller. 5878□

Bestimmung des Volumens einer Flüssigkeit aus ihrer Standhöhe in horizontalen, zylindrischen Behältern. I. F. Tscherepkow. (Химическая Промышленность [Chem. Ind.] **1959.** 442—43. Juli/Aug. Ssamoilow-Inst. für Düngemittel u. Insektofungicide.) (Russ.)

Es wird eine Näherungsgleichung zur Berechunng des Fl.-Vol. in einem liegenden zylindr. Behälter aus der Standhöhe mitgeteilt u. in einem Nomogramm dargestellt. R. K. Müller. 5886□

Industrielle Methoden der Katalysatorprüfung. Hans Röder, Richard Birthler und Christian Szkibik. (Chem. Techn. **11.** 256—59. Mai 1959. Böhlen.) (Dt.)

Die Prüf-Meth. wurden an Reformierungskontakten mit bes. Erfolg untersucht. Die Dichte der rückgeführten Rk.-Gase gibt Anhaltspunkte über die Periodenlänge eines Kontaktes. Vff. beschreiben Vers.-Anordnungen, die eine Ausprüfung von kleinen Kontaktmengen erlauben u. damit eine Bilanzsicherheit der Verss. geben. Abhängigkeit zwischen Katalysatorlaufzeiten u. Geh. an Verunreinigungen im Rk.-Gas bei Reformierungen werden erarbeitet. Durch Vgl. einer größeren Zahl verschiedenartiger Katalysatoren wird eine genaue Kenntnis ihrer Arbeitweise erreicht, die eine direkte Übertragung der Vers.-Anlage in den großtechn. Maßstab erlauben.

W.-D. Heussner. 5904□

Herstellung eines aktiven Kobaltskelettkatalysators. D. W. Ssokolski und F. Bishanow. (Вестник Академии Наук Казахской ССР [Nachr. Akad. Wiss. KasachSSR] **17.** Nr. 6. 57—59. Juni 1961.) (Russ.; Auszug: Kasach.)

Die Co-Al-Leg. (1:1) wird zerkleinert u. durchgesiebt (Sieb Nr. 0,25). Die 2std. Auslaugung der Leg. mit 20%ig. NaOH-Lsg. bei 20° (1 g Leg. erfordert 40 ml alkal. Lsg. u. 0,5 ml A.) gewährleistet die Herst. eines maximal akt. Co-Skelettkatalysators. Der gewaschene u. unter Methanol aufbewahrte Katalysator behält 5 Tage seine volle Aktivität, verliert aber nach 15 Tagen infolge Dehydrierung 50% der Aktivität u. wird nach 30 Tagen inaktiv. S. Baryschnikow. 5904

Selbstvergiftung von adsorbierten Platinkatalysatoren. W. P. Lebedew und Sh. W. Strelnikowa. (Научные Доклады Высшей Школы (Москва), Химия и Химическая Технология [Wiss. Hochschulber. (Moskau), Chem. u. chem. Technol.] **1959.** 260—63. Moskau, Lomonossow-Univ., Lehrst. für physik. Chem.) (Russ.)

Die Hydrierung von Benzalanilin in Ggw. von Pt auf Silicagel in abs.-alkohol. Lsg. verläuft unter den angewandten Bedingungen als Rk. 2. Ordnung. Die zur vollständigen Hydrierung erforderliche Menge H_2 (in diesem Falle 37,2 cm^3) wird im Vers. nicht verbraucht. Aus dem tatsächlichen Verbrauch (ca. 30 cm^3) ergibt sich für die Vergiftungsfrequenz $1/\beta$ (β = Wahrscheinlichkeit der Selbstvergiftung eines akt. Zentrums bei einem Rk.-Akt) = 29,0 (im Mittel). Der erreichte Umwandlungsgrad hängt von der Ausgangsmenge der Pt-Atome ab. Zur Erklärung kann man annehmen, daß die akt. Zentren des Pt durch Rk.-Prodd. blockiert werden. Diese Annahme wird kinet. Gleichungen zugrunde gelegt. Für die höchste Katalysator-Konz. $N_0 = 2{,}59 \cdot 10^{19}$ (Zahl der anfangs vorhandenen akt. Zentren bzw. Pt-Atome) besteht keine lineare Beziehung zwischen der Zahl N der verbleibenden Zentren u. M der Substratmoleküle.

R. K. Müller. 5904□

Versuche zur Erhöhung der Selektivität und Wirksamkeit des Styrol-Kontaktes. W. P. Schatalow und L. A. Welikanowa. (Химическая Промышленность [Chem. Ind.] **1960.** 31—33. Jan./Febr.) (Russ.)

Die Dehydrierung von Äthylbenzol (I) zu *Styrol* (II) in Ggw. von Wasserdampf (1,3 Voll. auf 1 Vol. I) verläuft an ZnO aus $Zn(OH)_2$ bei niedrigerer Temp., mit höherer Selektivität u. höherer Kontaktleistung (KL) als an aus Zn durch Verbrennung erhaltenem ZnO; die Bldg. von Nebenprodd. (Stilben, Polystyrol, CH_4, C_2H_4, Toluol, Bzl.) nimmt ab, die Bldg. von **II** zu; auf umgesetzes **I** werden 91,7% statt 88,9% **II** erhalten. Von nach 4 verschiedenen Meth. hergestellten Proben von Al_2O_3 ist aus Al–NH_4-Alaun durch Glühen erhaltenes Al_2O_3 am aktivsten (92,8% **II**-Ausbeute), dann folgt das durch Lösen von $Al(OH)_3$ in HNO_3 u. Fällen mit NH_4OH erhaltene Al_2O_3 mit 91,6% **II**-Ausbeute. Die Al_2O_3-Modifikationen werden auch als Füllstoffe für **II**-Kautschuke untersucht (Tabelle); die besten Eigg. zeigen Vulkanisate aus Kautschuk SKS-30 AM mit Al_2O_3 aus Alaun. R. K. Müller. 5904□

Aerodynamische Näherungsberechnung von Zweiphasensystemen Gas-Festkörper. A. W. Tschetschetkin. (Научные Доклады Высшей Школы (Москва), Химия и Химическая Технология [Wiss. Hochschulber. (Moskau), Chem. u. chem. Technol.] **1959.** 406—10. Moskau, Chem.-Technol. Mendelejew-Inst., Lehrst. für Wärmetechnik.) (Russ.)

Beim Durchleiten eines Gases durch eine Schicht von körnigen Feststoffen tritt bei bestimmten Gas-Geschw. Schweben, Wirbelschicht-Bldg. u. intensive Aufwirbelung (mit maximalem Wärmeaustausch) ein. Vf. untersucht die Beziehung zwischen diesen Grenz-Geschw., den Korngrößen, der Dichte von Gas u. Feststoff, dem Verhältnis von Oberfläche u. Vol. des Feststoffs u. dem abs. Viscositäts-Koeff. des Gases u. gibt Gleichungen, mit denen eine Berechnung der optimalen Bedingungen für die Wirbelschicht-Bldg. möglich ist. Die Ergebnisse bestätigen, daß bei der Entw. der Wirbelschicht deren Widerstand prakt. konst. bleibt. R. K. Müller. 5904□

Die festgehaltene Flüssigkeitsmenge beim Berühren von Kugeln und das statische Betriebsvolumen in einem Festbett. G. A. Turner und G. F. Hewitt. (Trans. Instn. chem. Engr. **37.** 329—34. 1959. Manchester, Coll. of Sci. and Technol.) (Engl.)

Vff. geben eine empir. Gleichung an, mit der es möglich ist, festgehaltene Fl.-Mengen beim Berühren zweier Kugeln zu bestimmen. Es wurden Stahl- u. Glaskugeln sowie folgende Fll. untersucht: n-Octylalkohol, Paraffinöl, Äthylenglykol, Glycerol u. Wasser. Die experimentellen Ergebnisse sind graph. wiedergegeben. K.-H. Birr. 5904□

Wärmeübergang zwischen den Teilchen und einem Gas in einem Fließbett. J. F. Richardson und P. Ayers. (Trans. Instn. chem. Engr. **37.** 314—22. 1959. London, Imp. Coll., Dep. of Chem. Engng.) (Engl.)

Vff. zeigen, daß es möglich ist, die Ergebnisse von Messungen des Wärmeübergangs-Koeff. von einem Gas auf Teilchen im stationären Zustand eines Fließbetts durch die Gleichung $Nu = 0{,}054\ Re^{1{,}28}$ wiederzugeben. Diese Gleichung ist für REYNOLDSsche Zahlen von 0,5—35, für Luft bzw. CO_2 bei Drücken zwischen 35 u. 480 lbs./sq.ft. u. Kugeln aus Glas, Pb oder Petuniasamen mit einem Durchmesser von 0,000374—0,00180 ft. gültig. Die Wärmeübergangs-Koeff. sind unabhängig von der Lage des Prüfbetts, der Zugaberate u. den therm. Eigg. des Feststoffs. Der Hauptwiderstand für den Wärmeübergang liegt in der Gasphase. Vff. zeigen, daß der Wärmeübergang in einer kleinen Zone (< 1/10 in.) vor sich geht u. daß kein vertikaler Temp.-Gradient existiert. — 26 Literaturhinweise. K.-H. BIRR. 5904□

Das Aufsteigen von Blasen in einem Fließbett. J. F. Davidson, R. C. Paul, M. J. S. Smith und H. A. Duxbury. (Trans. Inst. chem. Engr. **37.** 323—28. 1959. Cambridge, Univ., Dep. of Chem. Engng.) (Engl.)

In einem Fließbett steigen Gasblasen mit der gleichen Geschw. auf wie in einer Fl. mit der Oberflächenspannung 0, d. h. die Steiggeschw. U_0 ist nur abhängig vom Vol. der Blase V u. es gilt $U_\infty = 0{,}792 \cdot V^{1/6} \cdot g^{1/2}$. K.-H. BIRR. 5904□

Esso Research and Engineering Co., übert. von: Donald A. Guthrie, Cranford, N.J., und David W. Young, Homewood, Ill., V.St.A., **Ionenaustauscherharze** aus sulfoniertem Polystyrol, die aus 50—99 (%) Styrol u. 1—50 Divinylbenzol bestehen u. ca. 0,25—3 Sulfonatgruppen pro Benzolkern aufweisen, unterwirft man einer ionisierenden Bestrahlung von 0,1—500 Mr, z. B. mit γ-Strahlen von ^{60}Co, wodurch das Harz stabiler gegenüber der Hydrolyse wird. Außerdem eignen sich die bestrahlten Harze als *Katalysatoren* zur direkten Herst. von Alkoholen u. Äthern aus W. u. Olefinen. (**A. P. 2 836 553** vom 27/9. 1955, ausg. 27/5. 1958.) C. LÜTTGEN. 5827

Permutit Co., V.St.A. (Erfinder: Albert Hirsch Greer), **Herstellung von stark basischen in Wasser unlöslichen Anionenaustauscherharzen** durch Kondens. von Epihalogenhydrinen, bes. Epichlorhydrin, mit Alkylenpolyaminen (**I**), die mindestens eine tert. u. bes. mindestens eine prim. Aminogruppe besitzen. Auch Gemische von **I** u. prim. u. sek. Aminogruppen tragenden Polyalkylenpolyaminen sind zu verwenden. Man kondensiert, bis die Masse genügend viscos geworden ist, gibt den erhaltenen Sirup unter heftigem Rühren in eine indifferente Fl., welcher ein oberflächenakt. Stoff zugesetzt ist, u. kondensiert weiter, bis die durch das heftige Rühren entstandenen kleinen Teilchen fest geworden sind. Das entstandene W. wird azeotrop abdestilliert. — Angaben über Austauschkapazität. (**F. P. 1 180 921** vom 7/8. 1957, ausg. 10/6. 1959. A. Prior. 8/8. 1956.) W. WITTHOLZ. 5827

VEB Farbenfabrik Wolfen (Erfinder: Rudolph Stephan), Wolfen, **Herstellung von heterogenen Ionenaustauschermembranen** durch Suspendieren feinteiliger Ionenaustauscherharze in der Lsg. eines Filmbildners u. Vergießen der Suspension, dad. gek., daß man als Filmbildner-Lsg. eine wss., $K_2Cr_2O_7$ enthaltende Lsg. von Polyvinylalkohol verwendet, die entstandene Suspension ausgießt, vor oder nach dem Trocknen mit UV-Licht bestrahlt u. den Film von der Unterlage abzieht. — Man löst z. B. 10 (g) Polyvinylalkoholpulver u. 0,5 $K_2Cr_2O_7$ bei 70° in 100 W., rührt 15 gemahlenen Polystyrolsulfonsäure-Ionenaustauscher (Korngröße 0,06 mm) ein, gießt die Suspension auf eine Glasplatte u. bestrahlt 10 Std. oder nach Trocknung bis zur Film-Bldg. 1 Std. mit UV-Licht. (**D. A. S. 1 054 702** Kl. 39b vom 16/1. 1957, ausg. 9/4. 1959.) G. VOGEL. 5827

Bergwerksverband zur Verwertung von Schutzrechten der Kohlentechnik G. m. b. H., Deutschland, **Herstellung von Aktivkohle.** Steinkohle kleiner Körnung wird 4—12 Std. im Drehrohr oder 1 Std. in Wirbelschicht bei 100—300° mit lebhaftem Luftstrom behandelt, derart, daß im Abgas noch O_2 verbleibt. Diese vorbehandelte Kohle wird auf 300—700° erhitzt u. enthält nur noch 5—20% flüchtige Anteile. Anschließend wird 1—10 Std. bei 800—1100° mit CO_2 behandelt. Das Prod. dient zum *Trennen von Gasen* u. als Schutz gegen Gase niedrigen Molgew., wie H_2, CO, CH_4. — Diagramme. (**F. P. 1 192 509** vom 28/12. 1957, ausg. 27/10. 1959. D. Prior. 29/12. 1956.) W. WITTHOLZ. 5849

Esso Research and Engineering Co., Elizabeth, N.J., V.St.A. (Erfinder: Ralph Burgess Mason und Edward Wheelock Steele Nicholson), **Gegen Schwefel beständige Hydrierungskatalysatoren** erhält man durch Hydrierung der Oxide von Cr, Mo, W, Ni oder Co mit H_2 bei 300—1000° F u. 200—300 lbs./sq.in., bis ein Teil der Oxide in niederwertige Oxide übergeführt worden sind; anschließend wird die Masse mit H_2S, das bes. mit KW-Stoffen verd. ist, oder mit CS_2 bei ca. 300° F behandelt. — Tierkohle wird mit NH_4-Molybdat getränkt, dann bis zur Bldg. von MoO_3 erhitzt, das dann mit H_2 bei 700° F u. 3000 lbs./sq.in. red. wird, wobei ein Teil des Oxides in MoO_2 u. MoO übergeht. Nach dem Abkühlen auf 400° wird die Masse mit H_2S behandelt. Der Katalysator dient bes. bei 400—600° F u. 2500—4500 lbs./sq.in. zum Hydrieren von Aldehyden, die aus Olefinen, CO u. H_2 in Ggw. eines Co-Katalysators erhalten wurden. — Hepten → *Isooctylalkohol.* — Die Alkohole dienen als Weichmacher, bes. in Form von Phthalaten. — Vorr., Zeichnung. (**E. P. 808 336** vom 23/7. 1957, ausg. 4/2. 1959.) G. Krauss. 5905

Herbert J. Adair, Philadelphia, Pa., V.St.A., *Selbsttätig versprühbares Gemisch zur Herstellung von Aerosolen.* (**D. A. S. 1 117 547** Kl. 12g vom 28/1. 1957, ausg. 23/11. 1961. A. Prior. 1/2. u. 13/11. 1956. — C. **1959.** 16751 [F. P. 1 172 183].)

Directie van de Staatsmijnen, Limburg (Erfinder: **Martinus L. Goedkoop**, Geleen), Holland, *Herstellung von Kationaustauschern.* (**Can. P. 551 911** vom 28/12. 1951, ausg. 21/1. 1958. Holl. Prior. 29/12. 1950. — C. **1955.** 1584 [E. P. 700 731].)

Carbonisation et Charbons Actifs, Frankreich, *Herstellung künstlicher Molekularsiebe.* (**F. P. 1 200 412** vom 6/6. 1958, ausg. 21/12. 1959. — C. **1961.** 14413 [D. A. S. 1 103 904].)

Union Carbide Corp., New York (Erfinder: **William James Mitchell**, Kenmore, und **Ward Frederick Moore**, Tonawanda), N.Y., V.St.A., *Herstellung gebundener Molekularsiebe.* (**Schwz. P. 344 708** vom 26/6. 1956, ausg. 14/4. 1960. A. Prior. 1/7. 1955. — C. **1959.** 6912 [D. A. S. 1 040 005].)

Union Française Commerciale et Industrielle, Casablanca, Marokko (Erfinder: **Edwin T. Webb**, Hatch End, Middlesex, England, und **John R. Seemuller**, Maisons-Laffitte, Seine-et-Oise, Frankreich), *Extraktionsverfahren.* (**Can. P. 551 766** vom 12/4. 1955, ausg. 14/1. 1958. E. Prior. 13/4. 1954. — C. **1959.** 2926 [Oe. P. 196 041].)

Quaker Chemical Products Corp., Conshohocken, übert. von: **Bernard H. Kress**, Ambler, Pa., V.St.A., *Diäthylenglykol-Formaldehyd-Kondensationsprodukte.* (**Can. P. 551 707** vom 29/12. 1954, ausg. 14/1. 1958. A. Prior. 8/1. 1954. — C. **1958.** 7565 [A. P. 2 786 081].)

Badische Anilin- & Soda-Fabrik Akt.-Ges., Deutschland (Erfinder: **Richard Conrad**), *Herstellung kugel- oder linsenförmiger aktiver Tonerde.* (**F. P. 1 199 883** vom 15/7. 1958, ausg. 16/12. 1959. D. Prior. 25/7. 1957. — C. **1959.** 12964 [D. A. S. 1 032 728].)

Shell Development Co., New York, N.Y., V.St.A., übert. von: **Kornelis Rietema**, Amsterdam, Holland, *Fraktionierung von Feststoffmischungen verschiedener Porosität.* (**Can. P. 551 336** vom 18/5. 1955, ausg. 7/1. 1958. Holl. Prior. 30/6. 1954. — C. **1961.** 18080 [A. P. 2 832 470].)

Edward J. Bair, Introduction to chemical instrumentation; electronic signals and operations. New York: McGraw-Hill. 1962. (349 S. m. Abb.) $ 10.75.

Percival Albert Frederick White and Sydney Ernest Smith, Inert atmospheres in the chemical, metallurgical and atomic energy industries. London: Butterworths. 1962. (VIII + 235 S. m. Abb., Tab. u. Diagr.) 50 s.

Karl Winnacker und Leopold Küchler, Hrsg., Chemische Technologie. Sammelwerk in 5 Bden. 5. Metallurgie. Allgemeines. München: Hanser. 1961. (XXIV + 1068 S. m. 378 Abb. u. 188 Tab.) DM 120,—.

—, **Gruppeneinteilung der Patentklassen.** 7. Aufl. Erg.-Lfg. 1. Stand: 1. Juli 1961. Bearb. vom Deutschen Patentamt. München, Köln, Berlin, Bonn: Heymann. 1961. 4°. DM 7,65.

II. Betriebsschutz. Feuerschutz

Ein Vorfall beim Stickstoffwaschen. J. H. Conklin. (Chem. Engng. Progr. **57.** Nr. 4. 52—54. April 1961. Gibbstown, N.J., Du Pont Co., Repauno Works.) (Engl.)

Eine aus C-Stahl bestehende, H_2 führende Druckleitung (325 lb.) explodierte, als sie plötzlich mit rückwärts fließenden, fl. N_2 in Berührung kam. Die tiefen Temp. ausgesetzten Leitungen aus C-Stahl wurden durch solche aus rostfreiem Stahl ersetzt u. die Meß- u. Meldegeräte durch neue, zuverlässigere ersetzt. W. Wesly. 5936 □

Über Staubexplosionen in Fabriken und über Großraum-Versuche mit einem Explosionsanzeiger und zwei Arten von Schnellschlußventilen. K. C. Brown und G. E. Curzon. (Safety Mines Res. Establishment, Res. Rep. Nr. **194.** 1—26. Dez. 1960.) (Engl.)

Zwei handelsübliche Typen von Schnellschlußventilen mit Klappen- bzw. Kegelverschluß wurden im Großvers. für die Verhinderung der Ausbreitung von Feuer u. Staubexplosionen erprobt. Die durch die Explosion bewirkte Drucksteigerung betätigt den Anzeiger, der seinerseits das in einem Abstand von 24 ft. vom Explosionskessel angebrachte Ventil schließt. Für eine Betriebsinstallation wird jedoch ein größerer Abstand vorgeschlagen. Durch Reihen-Verss. wurde die Wirksamkeit der Anordnung unter verschiedenen Bedingungen geprüft; u. a. wurde festgestellt, daß bei starken Explosionen das Ventil hinreichend schnell, bei schwachen jedoch zu spät schloß, oder daß der Anzeiger überhaupt nicht ansprach. H. Meiner. 5936 □

Bildung zündfähiger Funken bei Beanspruchung aluminiumhaltiger Legierungen durch Schlag oder Reibung. D. Rae und B. J. Nield. (Safety Mines Res. Establishment, Res. Rep. Nr. **192.** 1—29. Nov. 1960.) (Engl.)

Probestücke aus Al- u. Mg-Legg. bilden bei schrägem Aufprall auf rostüberzogene Stahlflächen Funken, die Methan–Luft-Gemische entzünden können. Durch Serien-Verss. klären die Vff., wie weit der Al-Geh. einer Leg. durch Zusatz der beiden inerten, in Al stark lösl. Metalle Zn u. Ag herabgesetzt werden muß, um die Zündfähigkeit der Funken auf ein erträgliches Maß zu vermindern. Außerdem wurde der Einfl. von Härte u. Wärmebehandlung sowie von metallurg. u. anderen Eigg. geprüft. Es wurde gefunden, daß bei gegebener Zus. u. Schlagbeanspruchung die Zündwilligkeit der Funken sich mit zunehmender Härte verstärkt, sich jedoch bei Herabsetzung des Al-Geh. vermindert. Derartige zündschwache Legg. sind jedoch wegen ungünstiger mechan. Eigg. prakt. nicht verwendbar. H. Meiner. 5936 □

III. Elektrotechnik

Direkte Umwandlung von chemischer in elektrische Energie. R. Hübner. (Chem. Rdsch. [Solothurn] **14.** 527—28. 15/9. 1961.) (Dt.)

Übersicht über Entw., Grundzüge u. Zukunftsaussichten der zur Umwandlung von chem. in elektr. Energie dienenden Brennstoffzellen, die Niedertemp.-Zelle mit fl. Elektrolyt, die Niedertemp.-Zwischenmembranzelle, die Hochtemp.-Zelle, die Redox-Zelle u. die Hydrox-Hochdruck-Zelle. W. Wesly. 5950 □

Nickel–Zink-Akkumulator. W. N. Flerow. (Научные Доклады Высшей Школы (Москва), Химия и Химическая Технология [Wiss. Hochschulber. (Moskau), Chem. u. chem. Technol.] **1959.** 402—05. Gorki, Polytechn. Shdanow-Inst., Lehrstuhl für elektrochem. Technol.) (Russ.) — Vgl. C. **1960.** 9464.

Als Elektroden verwendet Vf. metallkeram. NiO, erhalten durch Tränken von hochporösem Ni mit $Ni(NO_3)_2$-Lsg. (80—90°) u. 2std. Behandlung mit KOH (D. 1,20, 60—70°), u. ZnO (mit 2,5% Zusatz 3%ig. Stärke-Lsg. unter 150 kg/cm² gepreßt), als Elektrolyt KOH (D. 1,30) mit Zusatz von (15 g/Liter) $LiOH \cdot H_2O$. Die Zn-Elektrode wird in 3 Schichten von bes. behandeltem Cellophan eingehüllt, zwischen die Elektroden wird Caprongewebe gelegt. Diese Ni–Zn-Akkumulatoren mit lamellenfreien Elektroden zeigen nur um 15—20% niedrigere Kapazität als Cd–Ni-Akkumulatoren; sie bleibt über 30—40 Cyclen prakt. stabil, nimmt dann ab, vermutlich infolge Bedeckung der Kathode mit ZnO oder bas. Zn-Carbonaten; durch Fernhalten von CO_2 oder Zusatz von $Ba(OH)_2$ kann die Stabilität auf 60—70 Cyclen erhöht werden. Die Akkumulatoren können mit 10—15 A/dm² bei —30 bis +10° betrieben werden. R. K. Müller. 5970 □

General Electric Co., übert. von: Moyer M. Safford, Schenectady, N.Y., V.St.A., **Masse für elektrische Isolationen,** bestehend aus 50—70 (%) Vinylchlorid-polymerisat oder -mischpolymerisat, 10—40 Weichmacher u. 5—20 eines Gemisches eines Glycidylpolyäthers (I) eines 2wertigen Phenols u. eines Polyamids (II) mit ≧2 akt. Amido-H-Atomen, wobei die Amidgruppe direkt an ein anderes C-Atom gebunden ist, z. B. 7,5 **I** (aus 2.2-Bis-[4-hydroxyphenol]-propan u. Epichlorhydrin), 2,5 **II** (aus dimeren u. trimeren ungesätt. vegetabil. Fettsäuren u. Diäthylentriamin), 60 Polyvinylchlorid u. 30 Trikresylphosphat. (**A. P. 2 843 557** vom 8/3. 1955, ausg. 15/7. 1958. **E. P. 822 024** vom 24/2. 1956, ausg. 21/10. 1959. A. Prior. 8/3. 1955.) C. Lüttgen. 5957

Lignes Télégraphiques et Téléphoniques, Frankreich (Erfinder: Christian Gary und Gérard Gomez), **Herstellung von Dauermagneten** von großer Koerzitivkraft, geringer Dichte u. hohem elektrischem Widerstand. Ferritbildende Metalloxide, wie ein Gemisch aus Fe_2O_3 u. Co_2O_3, werden in neutraler Atmosphäre gesintert u. nach dem Mahlen mit einem therm. härtbaren, polymerisierbaren Harz vermischt; nach dem Verformen der Masse werden die Formlinge einer thermomagnet. Orientierungsbehandlung bei ca. 250° unter gleichzeitiger Härtung des Harzes unterworfen. Als Bindemittel kann eine Siliconharz-Lsg. mit Trichloräthylen als Lsgm. verwendet werden. (**F. P. 1 120 694** vom 28/1. 1955, ausg. 10/7. 1956.)
Hans Hoffmann. 5959

Lignes Télégraphiques et Téléphoniques, Frankreich (Erfinder: André Pierrot und Gérard Gomez), **Herstellung von Dauermagneten aus Ferriten.** Als härtungsfähiges Bindemittel für Ferritpulver wird ein polymeres Kondens.-Prod. verwendet, welches aus Epichlorhydrin u. Diphenolpropan erhalten wird. Dieses Prod.

wird in einem geeigneten Lsgm., wie Methyläthylketon, gelöst. (**F. P. 69 243** vom 27/1. 1956, ausg. 22/10. 1958. **Zusatz zu F. P. 1 120 694; vorst. Referat.**)
HANS HOFFMANN. 5959

National Distillers & Chemical Corp., New York, N.Y., V.St.A., **Elektrolyse geschmolzener Salze.** Die Elektrolyse erfolgt in Zellen, in denen die senkrecht angeordnete Anode von der Kathode umgeben ist, wobei die Kathode mit von der Anodenseite der Kathode schräg aufwärts durch die Kathode führenden Schlitzen versehen ist, durch die das gebildete fl. Metall aus dem Zwischenraum zwischen Kathode u. Anode abgeführt wird. Dadurch wird die Rekombination zwischen den Elektrolyse-Prodd. vermieden. — 3 Zeichnungen. (**E. P. 815 922** vom 19/4. 1956, ausg. 1/7. 1959. A. Prior. 27/4. 1955.) K. WOLK. 5993

Isolatie Grondstoffen Industrie N. V., Holland (Erfinder: **Pieter Jacob Roos**), *Isoliermaterial aus Schlackenwolle.* (**F. P. 1 173 809** vom 29/4. 1957, ausg. 3/3. 1959. Holl. Prior. 2/5. 1956. — C. **1960.** 16890 [D. A. S. 1 077 596].)

Westinghouse Electric Corp., East Pittsburgh, übert. von: **Edward W. Lindsay**, Pittsburgh, und **Frederick A. Yeoman**, Murrysville, Pa., V.St.A., *Kunstharzzusammensetzung.* (**Can. P. 551 410** vom 21/10. 1953, ausg. 7/1. 1958. A. Prior. 19/11. 1952. — C. **1957.** 3927 [A. P. 2 743 309].)

Sylvania Electric Products, Inc., Salem, Mass., übert. von: **David F. Fortney**, Towanda, Pa., V.St.A., *Herstellung von Calciumhalophosphat-Leuchtstoffen.* (**Can. P. 552 091** vom 10/1. 1955, ausg. 21/1. 1958. A. Prior. 3/2. 1954. — C. **1961.** 1685 [A. P. 2 917 463].)

Régie Nationale des Usines Renault, Seine, Frankreich, *Zündkerze mit gleitendem Funken.* (**F. P. 1 171 893** vom 24/4. 1957, ausg. 30/1. 1959. — C. **1960.** 2651 [D. A. S. 1 062 166].)

IV. Wasser. Abwasser

Technische Ionenaustauscheranlage für weitgehende Entsalzung von Wasser. W. P. Meleschko. (Химическая Промышленность [Chem. Ind.] **1960.** 41—44 Jan./Febr.) (Russ.) — Vgl. C. **1959.** 9816.

Vf. beschreibt eingehend eine Anlage zur Wasserentsalzung. Sie besteht aus 3 Kolonnen mit Kationenaustauscherharz (KAH), 3 Kolonnen mit Anionenaustauscherharz (AAH), einem Entgaser zur Entfernung von CO_2 aus dem mit KAH behandelten W., Sammlern, Gefäßen für Säure u. Alkali, App. für deren Dosierung u. Pumpen. Die Anordnung der KAH u. AAH richtet sich nach der Art der Verunreinigungen. Die bei der Regeneration der KAH u. der AAH auftretenden Probleme werden erörtert.
R. K. MÜLLER. 6020 □

Bleichung von humushaltigem Reinwasser mit Chlor und Chlordioxid. J. E. Samdal. (Tidsskr. Kjemi, Bergves. Metallurgi **19.** 225—28. 31/12. 1959. Blindern-Oslo, Norsk inst. for vannforskning.) (Norw.)

An einem sauren, weichen Oberflächenwasser aus einem See mit einem Humus-Geh., der Farbzahlen von 20—50 mg Pt/Liter in der Skala von HAZEN entspricht, werden Bleichverss. mit Cl_2 u. ClO_2 durchgeführt. Als Bleichindex wird dabei das Verhältnis mg Cl_2/Liter zu % Bleichung angenommen. Man erzielt 55% Bleichung bei 4 Std. Kontaktzeit mit 10 mg Cl_2/Liter bzw. 5 Std. mit 35,2 mg ClO_2/Liter. Wahrscheinlich ist O_3-Bleichung sowohl gegenüber Koagulation als auch gegenüber Cl_2-Bleichung vorzuziehen.
R. K. MÜLLER. 6024 □

Speisewasserentgasung. Boie. (Energietechnik **9.** 78—84. 100. Febr. 1959.) (Dt.) Vermeidung von O_2-Aufnahme in das Kondensat wird durch richtig verlegte Leitungen zwischen Kondenstopf u. Pumpen bzw. Speisewasserbehälter erreicht. Skizzen von verschiedenen Entgaserkonstruktionen (Vakuumentgaser, Überdruckentgaser, Dampfpolster), Diskussion über die Wirkungsweise u. den Wrkg.-Grad der verschiedenen Entgasertypen. H. DORSCH. 6026 □

Die Zusammensetzung von Abwässern. 1. Mitt. Leo Walter. (Water Sewage Works **108.** 428—31. Nov. 1961. Painswick.) (Engl.)

Häusliche Abwässer wurden in Fraktionen mit unterschiedlichen Teilchengrößen getrennt, deren Geh. an organ. Verbb. bestimmt wurde. Aerobe u. anaerobe Behandlung der abgesetzten Abwässer führt zur Veränderung des Verhältnisses C/N. Durch Belüftung nimmt der Fett-Geh. (Säure u. Ester) ab. H. VÖLZ. 6036 □

Behandlung von Textilabwässern. G. Fristedt. (Färgeriteknik **35.** 17—20. Febr. 1959. Malmö.) (Schwed.)

Als Beispiel für die Behandlung von Abwässern aus Textilfabriken wird das NIERS-Verf. beschrieben, das bei stark verunreinigten u. stark alkal. Abwässern mit der Fällung durch $FeSO_4$ kombiniert werden kann. Bei der Reinigung von Textilabwässern zusammen mit kommunalen Abwässern empfiehlt sich eine Nachschaltung einer biolog. Reinigung u. einer Nachfällung nach der chem. Fällung. R. K. MÜLLER. 6042 □

Der Einfluß von Kartoffelschnitzelabfällen auf den Zersetzungsprozeß. Ervin Hindin und G. H. Dunstan. (Water Sewage Works. **108.** 432—35. Nov. 1961. Pullman, Wash., Washington State Univ., Div. of Ind. Res., Sanit. Engng. Sect.) (Engl.)

Unterss. über die Verträglichkeit der Rückstände von Kartoffelschnitzelabfällen mit häuslichem Rohschlamm beim anaeroben Abbauprozeß. H. VÖLZ. 6044□

Antibakterielle Aktivität eines Extraktes von Oscillatoria formosa bory. Floyd F. Davidson. (Water Sewage Works. **108.** 417—20. Nov. 1961. Waco, Tex., Baylor Univ.) (Engl.)

Vf. beschreibt die Kultivierung der Algen, die Herst. des Extraktes u. dessen Einfl. auf das Wachstum verschiedener Bakterienarten. Der Extrakt enthält eine wachstumshemmende Substanz, die unter der großen Zahl der ihn zusammensetzenden Aminosäuren zu suchen sein wird. H. VÖLZ. 6044□

Schnellbestimmung von Radium in Wässern. P. N. Sharow. (Радиохимия [Radiochemie] **2.** 630—31. 1960.) (Russ.)

Es wird eine Schnellmeth. der Ra-Best. in Gewässern beschrieben, bei der zur Fällung gleichzeitig $CaCO_3$ u. Aktivkohle zugegeben wird. Der Nd. wird in HCl (1 : 3) gelöst u. im zugeschmolzenen Gefäß elektrometr. auf den Ra-Geh. untersucht. Erfaßt werden Mengen von 10^{-9} bis 10^{-12}g/Liter. M. WIEDEMANN. 6060□

Bernard Chapmann, New Orleans, La., V.St.A., **Gewinnung von Trinkwasser aus Meerwasser in einer Destillationsanlage.** Die Rohre (I) des Kondensators werden von den Ansätzen durch in den I bewegliche kolbenartige Reiniger II befreit. Die Ventile der Anlage, die Dampfführung u. die II werden elektromagnet. gesteuert. — Vorr., Zeichnungen. (**A. P. 2 971 897** vom 28/6. 1957, ausg. 14/2. 1961.) H. BLACHETZKI. 6015

Chas. Pfizer & Co., Inc., Brooklyn, N.Y., übert. von: Kenneth E. Price und Herbert G. Luther, Terre Haute, Ind., V.St.A., **Desinfektionsmittel,** enthaltend 1 (Teil) eines Tetracyclins u. 0,1—10 eines langkettigen Alkylphenoxyäthoxyäthyldialkylbenzylammoniumsalzes, sind geeignet zur *Reinigung von Trinkwasser* für Tiere. (**A. P. 2 907 693** vom 30/4. 1956, ausg. 6/10. 1959.) K. KOEBKE. 6025

Soc. Caloxyde, Frankreich, **Mittel zum Auflösen von Kalkablagerungen** in Wasserleitungs-Syst., wie Warmwasseranlagen, Durchlauferhitzern, Zentralheizungen. Das Mittel enthält 100 (g) W., 23,8—47,6 HCl, 5—20 saures Na-Pyrophosphat, 10—30 NH_4Cl u. 1—5 Na-Borat. (**F. P. 1 194 000** vom 28/3. 1958, ausg. 5/11. 1959.) W. WITTHOLZ. 6035

Progil Soc. An., Frankreich (Erfinder: Marcel Ernest Degeorges und Louis Colas), **Korrosionsschutz** u. *Verhinderung von Ablagerungen in Wasserleitungen* durch Zusatz von je cm^3 50 (g) einer aus 30 Mononatriumphosphat, 70 Hexametaphosphat u. 900 W. bestehenden Lsg. in Schüben von $^1/_2$ Std., zweckmäßig mittels eingestellter Dosierpumpe. (**F. P. 1 193 168** vom 12/3. 1958, ausg. 30/10. 1959.) W. WITTHOLZ. 6035

United States Atomic Energy Commission, übert. von: Wallace W. Schulz, Richland, Wash., V.St.A., **Entfernung von Chloranionen aus wässerigen Lösungen,** wie sie als Abwässer z. B. bei der Gewinnung von U u. Plutonium aus mit Neutronen beschossenem U anfallen. Ein geringer Cl^--Geh. von ca. 0,6 g/Liter verursacht bei der Dest. solcher Wässer bereits Korrosionen. Der Cl^--Geh. wird erheblich vermindert, indem man das W. wiederholt mit einer Lsg. von Phenylquecksilberacetat (I) in Bzl. (Löslichkeit bis zu 0,007m) extrahiert. Fügt man noch ca. 4% Eisessig zu, so steigt die Löslichkeit des I auf 0,025m u. man erzielt eine bessere Extraktionswirkung. (**A. P. 2 898 203** vom 4/10. 1954, ausg. 4/8. 1959.) E. LINDEMANN. 6043

Heinrich Koppers G. m. b. H., Deutschland, **Entfernung organischer Verunreinigungen aus Abwässern,** bes. *Kokerei-* oder *Gaswerks-Abwässern.* Das Abwasser wird mit O_2 bei Überdruck u. erhöhter Temp. begast, bis die Verunreinigungen zerstört sind; zweckmäßig erfolgt die Begasung in Ggw. von Kalk, wodurch die Rk. des Abwassers alkal. gehalten wird. (**F. P. 1 194 030** vom 31/3. 1958, ausg. 6/11. 1959. D. Prior 1/4. 1957.) W. WITTHOLZ. 6043

Régie Nationale des Usines Renault, Marcel Raynaud und Bernard Bizzini, Frankreich, **Entgiften von cyanidhaltigen Abwässern,** bes. solchen aus *Galvanisierbetrieben.* Die Abwässer werden durch Neutralisation auf pH 6,7—7,3 eingestellt, zweckmäßig nach vorangehendem Verdünnen auf einen CN^--Geh. von 500 mg je Liter u. mit einer Bakterienkultur beimpft. Hierfür eignet sich bes. ein bewegliches gram-negatives Stäbchen aus der Familie der Pseudomonadaceae (Stamm C–3). Während der Latenzzeit, die ca. 1—5 Std beträgt, ist bereits eine rasche Abnahme des CN-Geh. der Wässer festzustellen — Angaben über Kultur der Bakterien. (**F. P. 1 193 911** vom 26/3. 1958, ausg. 5/11. 1959.) W. WITTHOLZ. 6045

Ernst Føyn, Besteum, Oslo, Norwegen, **Reinigen von Abwasser mittels Elektrolyse.** Dem Abwasser werden ca. 15% *Meerwasser* zwecks Steigerung der Leitfähigkeit zugesetzt u. zusammen mit einem Meerwasserstrom an den waagerecht angebrachten Elektroden vorbeigeleitet. Hierbei fließt das Meerwasser zwischen Anode u. Kathode, während das Abwasser im ebenfalls ruhigen Strom über der Kathode entlangfließt. Der Meerwasserstrom wird derart reguliert, daß das frei werdende Cl_2 vom Meerwasser aufgenommen wird, während das Abwasser durch frei werdende NaOH alkalisiert wird. Die ausfallenden Mg-Phosphate koagulieren die Schlammteilchen, die wiederum durch frei werdenden H_2 hochgetragen werden. — Abbildung. (**Norw. P. 92 995** vom 19/1. 1956, ausg. 1/12. 1958.) K. H. KÄHLER. 6047

Magno-Werk G. m. b. H., Duisburg, *Entfernen der freien, aggressiven Kohlensäure aus Wasser.* (**Belg. P. 543 395** vom 6/12. 1955, ausg. 11/9. 1959. D. Prior. 16/12. 1954. — C. **1959.** 4931 [Oe. P. 193 811].)

Trafikaktiebolaget Grängesberg-Oxelösund, Schweden, *Reinigung von verschmutzten Flüssigkeiten.* (**F. P. 1 198 385** vom 3/7. 1958, ausg. 7/12. 1959. Schwed. Prior. 8/7. 1957. — C. **1961.** 11092 [Oe. P. 209 505].)

Union Chimique Belge Soc. An., Belgien, *Flockungsmittel für Trübstoffe in Abwässern.* (**F. P. 1 190 325** vom 21/1. 1958, ausg. 12/10. 1959. Belg. Prior. 21/1. 1957. — C. **1961.** 15159 [Holl. P. 94 941].)

—, Wasser und Abwasser. Bd. 1960. Beiträge zur Gewässerforschung. 2. Herausgeg. von der Bundesanstalt für Wasserbiologie und Abwasserforschung in Wien-Kaisermühlen. Wien: Winkler. 1960. (194 S. m. Abb.) 8⁰. DM 24,—.

V. Anorganische Industrie

Darstellung von flüssigem Distickstofftetroxid aus Ammoniak. Nobuhisa Tsuda. (J. chem. Soc. Japan, ind. Chem. Sect. [Kogyo Kagaku Zasshi] **63.** 704—13. Mai 1960. Tôkyô-Tiyodaku, Nippon-Plant-Kyôkai.) (Jap.; Auszug: Engl. S. A 37.)

Verss. im techn. Maßstab zur Darst. von fl. N_2O_5 aus NH_3 durch Oxydation mit HNO_3 u. durch Absorption des Oxydations-Prod. in konz. HNO_3. E. MAEKAWA. H 243□

Automatische Messung des Durchsatzes von verdünnter Salpetersäure mit Umrechnung auf die gewichtsmäßige Zusammensetzung. W. A. Kolpakow und Ss. F. Matwejew. (Химическая Промышленность [Chem. Ind.] **1960.** 148—51. März.) (Russ.)

Die Beziehung zwischen der Konz. von HNO_3 (38—51%) u. der elektr. Leitfähigkeit bei 20—40° (Diagramm) wird einem Schema (Abb.) der automatisierten Messung des Durchsatzes von HNO_3 (Gesamtdurchsatz in m^3, augenblicklicher Durchsatz in m^3/Std., Durchsatz an Monohydrat in t/Std.) zugrunde gelegt. Einzelheiten der Messung werden erläutert. R. K. MÜLLER. H 243□

Darstellung von Chlordioxid für den Kleinverbraucher. A. I. Katschalow und I. G. Bykowa. (Химическая Промышленность [Chem. Ind.] **1960.** 164—66 März.) (Russ.) — Vgl. C. **1960.** 8641.

Für den Kleinverbrauch (Labor. usw.) ist der Darst. von ClO_2 aus $NaClO_2$ die Darst. aus $NaClO_3$ bzw. $KClO_3$ vorzuziehen. Man kann dabei $NaClO_3$ mit Methanol oder mit Holzspänen in H_2SO_4 oder festes $KClO_3$ mit Methanol in H_2SO_4 reduzieren. Man arbeitet zunächst bei 40—45° u. erhöht die Temp. beim Nachlassen der ClO_2-Entw. allmählich bis 70 oder 80°. R. K. MÜLLER. H 247□

Technische Methode der Natriumchloritgewinnung. A. I. Katschalow, I. G. Bykowa, L. N. Balaschow und W. I. Tschaschtschin. (Химическая Промышленность [Chem. Ind.] **1960.** 336—39. Juni.) (Russ.)

Es wird ein kontinuierliches Verf. für die Gewinnung von $NaClO_2$ aus $NaClO_3$ beschrieben, wobei zuerst $NaClO_3$ in starker H_2SO_4 (78%ig; optimale H_2SO_4-Konz. 300—350 g/Liter) bei 65—80° mit Methanol zu ClO_2 red. wird (3 hintereinandergeschaltete Reaktoren); das mit Luft aus $\leq$10% verd. ClO_2 wird in alkal. H_2O_2-Lsg (30% H_2O_2, 160 g NaOH/Liter) von 0—2° eingeleitet, die unter O_2-Entw. gebildete $NaClO_2$-Lsg. im Vakuum bei 70—80° auf 350—400 g/Liter eingedampft u. in einen Kristallisator (—5 bis —10°) eingeführt. Das getrocknete Prod. enthält 80—85% $NaClO_2$, 10—12% NaCl u. 5—8% Na_2CO_3. Die Kontrolle des Verf. erfolgt auf Grund der Redoxpotentiale (RP); bei der 1. Stufe der Bldg. von ClO_2 durch Red. mit Methanol fällt das RP (gegenüber Hg_2Cl_2-Elektrode) von 1170 auf 850 m V, bei der 2. Stufe entspricht RP 100—120 mV der Bldg. von $NaClO_2$ aus Na_2CO_3, RP 280 mV derjenigen aus $NaHCO_3$.
R. K. MÜLLER. H 247□

Weitgehende Vorcarbonisierung in Gasliftapparaten bei der Sodafabrikation. G. N. Gassjuk und A. W. Kortnew. (Химическая Промышленность [Chem. Ind.] **1960.** 399—401. Juli/Aug. Odessa, Polytechn. Inst.) (Russ.) — Vgl. C. **1961.** 6635.

Der Gesamtabsorptions-Koeff. $K_{ges}a$ (kg/m³·at·h) bei der Absorption von CO_2 in NH_3–NH_4Cl-Lsgg. in Gaslift-App. ergibt sich aus der Gas-Geschw. V (2000—15000 m³/m²·h), der Fl.-Geschw. L (40—500 m³/m²·h), der NH_3-Konz. (8—116 Teile), der Temp. t (20—45°) u. dem Carbonisierungsgrad R (0—70%) nach $K_{ges}a = 241\ V^{0,33} \cdot L^{0,18} \exp (0,0168\ N + 0,0288\ t - 0,014\ R - 2,09)$. Von der CO_2-Konz. (9—85%) im Gas ist $K_{ges}a$ unabhängig. Im Anfangsstadium ist die Carbonisierungs-Geschw. der CO_2-Konz. direkt proportional. Vff. beschreiben 2 Schemata der App. für die Vorcarbonisierung mit 1 bzw. 2 Gasliftapparaten. Gegenüber CO_2-Absorption im Skrubber ist das Verf. leistungsfähiger u. einfacher. R. K. Müller. H 274 □

Entwicklung der Kalisalzindustrie in Saskatchewan. W. J. Pearson. (Canad. Mining metallurg. Bull. **53.** 759—64. Okt. 1960. Regina, Sask.) (Engl.)

Überblick über die Verw. von Kalisalzen, Entdeckung ihrer Lagerstätten in New Mexico u. Saskatchewan, ihre Geologie u. Mineralogie sowie die Gewinnung in Saskatchewan. F. Vier. H 275 □

Brasilianische Kalivorräte. Sylvio Froés Abreu. (Engenharia, Mineração Metalurg. **29.** 165—69. April 1959.) (Port.)

Als Quellen für K-Salze kommen in Brasilien Leucit- u. Nephelingesteine, Meer- u. Salinenwässer u. ein kleines, neu entdecktes Vork. von K-Salzen in Frage. Die Ausbeutungsmöglichkeiten werden erörtert. R. K. Müller. 6148 □

Hydrocarbon Research, Inc., New York, N.Y. (Erfinder: Clarence Albert Johnson, Princeton, und Percival Cleveland Keith, Peapack, N.J.), V.St.A., **Katalytische Konvertierung** eines CO enthaltenden Gases mit Dampf erfolgt dad., daß die Konvertierung in einer aus einem feinteiligen Katalysator bestehenden Wirbelschicht durchgeführt wird, wobei in der Wirbelschicht festliegende Füllkörper, bes. Ringe, angeordnet sind. Die Dampfmenge soll das 3—10fache des CO-Volumens des zu konvertierenden Gases betragen u. das Gas mit einer Geschw. von 0,38—1,25 m³ pro Std. u. kg Katalysator durch die Schicht geleitet werden. —2 Zeichnungen. (**D. A. S. 1 115 227** Kl. 12i vom 16/12. 1957, ausg. 19/10. 1961. A. Prior. 17/12. 1956.)
K. Wolk. H 238

Stamicarbon N. V., Heerlen (Erfinder: Augustus René Pinckaers, Beek), Holland, **Katalytische Oxydation von Ammoniak** im Ostwald-Kontaktofen. Der Kontaktkörper besteht aus einem obenliegenden, scheibenförmigen Pt-Bandkontakt u. einem oder mehreren darunterliegenden Pt-Drahtnetzen. (**D. A. S. 1 076 647** Kl. 12i vom 14/11. 1957, ausg. 3/3. 1960. **E. P. 824 479** vom 14/11. 1957, ausg. 2/12. 1959. **Belg. P. 562 372** vom 14/11. 1957, ausg. 3/6. 1960. Alle Holl. Prior. 15/11. 1956.)
E. Miessgang. H 243

Ruhrchemie Akt.-Ges. (Erfinder: Walter Schuff und Herbert Spengler), Oberhausen-Holten, **Abscheidung von Stickoxiden** aus Restgasen einer mit Hilfe der NH_3-Verbrennung durchgeführten HNO_3-Herstellung. Die den letzten Absorptionsturm mit 0,6—0,8 Vol.-% Stickoxiden bei 5—20° verlassenden Gase werden zunächst über akt. Kieselsäure getrocknet u. anschließend an Kieselsäure von den vorhandenen Stickoxiden befreit. (**D. A. S. 1 076 097** Kl. 12i vom 17/5. 1954, ausg. 25/2. 1960.)
E. Miessgang. H 243

D. Napier & Son Ltd., London, England (Erfinder: Donald Noel Hunter), **Herstellung von dichten, flüssigkeitsundurchlässigen Kohlekörpern.** Es erfolgt eine Imprägnierung mit einer wss. Lsg. eines Phenol–Formaldehyd-Harzes, dessen Kondens. nur soweit erfolgt, daß das Prod. wasserlösl. bleibt. Durch Erhitzen wird das Harz gehärtet. (**E. P. 826 176** vom 21/2. 1957, ausg. 31/12. 1959.) E. Miessgang. H 260

Soc. d'Électro-Chimie, d'Électro-Métallurgie et des Aciéries Électriques d'Ugine, Frankreich (Erfinder: Marcel Armand), **Gewinnung von reinem Silicium durch fraktionierte Kristallisation.** Man löst in Al oder in einer Si–Al-Leg. unreines Si bei ca. 1000°, mindestens jedoch bei 30—50° über dem F. der Leg., unter Zugabe von 1—2% Flußmittel (80% NaCl u. 20% Kryolith oder NaF), wodurch O, C u. P entfernt werden. Die Masse wird dann bis auf 580° langsam abgekühlt, wobei der Temp.-Abfall je Std. ca. 30° beträgt. Man entfernt die Mutterlauge u. erhält nach Abtrennen der letzten Spuren derselben reines krist. *Silicium.* — Vorrichtung. (**F. P. 1 194 484** vom 24/1. 1958, ausg. 10/11. 1959.) W. Wittholz. H 261

Egyesült Izzólámpa és Villamossági R. T. (Erfinder: Franz Kardos), Budapest, Ungarn, **Metallphosphate, besonders Halogenphosphate,** erhält man in

Pulverform beim Verschmelzen von solchen Phosphaten, wie Diammoniumhydrophosphat, deren 3 Wertigkeiten durch Metalle ersetzt werden. Ein durch Mn aktiviertes, Sb-haltiges Calciumchlorfluorphosphat erhält man z. B. aus 2332 (g) $(NH_4)_2HPO_4$, 2406 $CaCO_3$, 162 CaF_2, 24 $MnCO_3$, 100 Sb_2O_3 u. 135 NH_4Cl beim Verschmelzen. (**Ung. P. 146 106** vom 14/3. 1958, ausg. 15/1. 1960.) G. KÖNIG. H 264

Union Chimique Belge Soc. An., Brüssel, Belgien, und Manufacture des Glaces et Produits Chimiques de Saint-Gobain, Chauny & Cirey, Paris, Frankreich, übert. von: André Macq, Brüssel, Belgien, **Herstellung von Phosphorsäure,** durch H_2SO_4-Aufschluß von Phosphaten in kontinuierlichem Verf., dad. gek., daß die Rk. in einem einzigen Behälter unter Einhaltung bestimmter Rührbedingungen durchgeführt wird. — Zeichnung. (**A. P. 2 950 171** vom 12/7. 1955, ausg. 23/8. 1960. Belg. Prior. 7/6. 1955.) A. GRADL. H 264

Kurt Lindner, Berlin, bzw. Joh. A. Benckiser G. m. b. H., Chemische Fabrik, Ludwigshafen/Rh., **Herstellung von Granulaten von Alkalipyrophosphatperhydraten** durch unmittelbare Rk. von Alkalipyrophosphaten mit konz. H_2O_2-Lsgg., dad. gek., daß calcinierte, nicht voluminöse u. nicht vorgranulierte Alkaliphosphate in Pulverform, bes. in Ggw. von Stabilisatoren, in einer Misch-App. unter fortwährender langsamer Bewegung, ggf. unter Abführung der Rk.-Wärme, mit konz. H_2O_2-Lsgg. bedüst werden. Man verwendet bes. ein Gemisch aus Alkalipyrophosphaten u. Alkalipolyphosphaten, das mindestens 50, bes. 50—75% Alkalipyrophosphate enthält. Man kann den kondens. Alkaliphosphaten bis zu 10% Alkalicarbonate oder -bicarbonate vor dem Granulierungsprozeß zumischen u. die H_2O_2-Lsg. mit einer für die Freisetzung von CO_2 aus den Carbonaten entsprechenden Säuremenge, bes. H_3PO_4, $H_4P_2O_7$ u. Polyphosphorsäuren, versetzen. Die Granulate können vor, während oder nach dem Sichten oder Sieben oder Dehydratisieren mit fettartigen Substanzen, z. B. Paraffinöl, Fettsäureamide, Alkylpolyglykoläther, Alkylphosphate, bedüst werden. (**D. A. S. 1 118 167** Kl. 12i vom 3/7. 1957, ausg. 30/11. 1961. **E. P. 861 381** vom 3/7. 1958, ausg. 22/2. 1961. D. Prior. 3/7. 1957.) K. DEMMLER. H 264

Závody Vítězného Února (Erfinder: Bohumil Balajka), Hradec Králové, Tschechoslowakei, **Kontinuierliches Entwässern von Natriumhydroxidlösungen** erfolgt in einer in einer Feuerungsanlage angeordneten, in 2 Teile unterteilten Rohrschlange, zwischen deren beiden Teilen sich ein teilweise im Verbrennungsgaszug der Feuerungsanlage angeordneter Abscheider befindet, dessen Auslaß für die NaOH-Lsg. mit dem Anfang des 2. Teils der Rohrschlange in Verbindung steht. Das Ende des 2. Teils der Rohrschlange steht mit einem 2., ebenfalls teilweise im Verbrennungsgaszug angeordneten Dampfabscheider in Verbindung, dessen Auslaß für die konz. NaOH-Lsg. über eine innerhalb der Feuerungsanlage verlaufende Leitung mit einer innerhalb der Feuerungsanlage angeordneten Vorlage für entwässertes NaOH verbunden ist. — Vorrichtung. 2 Zeichnungen. (**D. A. S. 1 118 176** Kl. 12l vom 10/7. 1959, ausg. 30/11. 1961. Tschech. Prior. 14/7. 1958.) K. WOLK. H 274

International Minerals & Chemical Corp., übert. von: Gunter H. Gloss, Lake Bluff, Ill., V.St.A., **Herstellung von besonders dichtem Magnesiumoxid** für feuerfeste Massen. $MgCl_2 \cdot 6 H_2O$ wird therm. zu MgO umgewandelt u. unter Zusatz von 0,02 bis 10% einer Li-Verb., die bei den Arbeitsbedingungen flüchtig wird, wie LiCl, in einer gesätt. Wasserdampfatmosphäre bei einem Druck zwischen 100 u. 350 lbs./sq.in. hydratisiert. Das Prod. wird bei 500—800° getrocknet u. bei 1200—1500° verdichtet. Dabei werden Prodd. einer D = 3,0 hergestellt, gegenüber D = 2,73 ohne Zusatz von LiCl. (**A. P. 2 957 752** vom 27/12. 1955, ausg. 25/10. 1960.) G. FRIKELL. H 282

British Titan Products Co. Ltd., Coppergate, übert. von: William Henry Coates, Eaglescliffe, Stockton-on-Tees, und John Hayden, Middlesbrough, England, **Chlorieren von Titanmaterial in einer durch aufsteigendes Chlor erzeugten Wirbelschicht** erfolgt in einem Schachtofen, der durch eine gasundurchlässige, eine wärmeisolierschichttragende Platte in ein die Wirbelschicht enthaltendes Oberteil u. ein Unterteil, aus dem das Chlor der Wirbelschicht zugeführt, unterteilt ist, wobei Ober- u. Unterteil durch von Chlor durchströmte, durch Platte u. Isolierschicht gehende Rohre, deren obere Enden in eine seitliche Durchbrechungen aufweisende, die Rohrenden umschließende Haube enden, verbunden sind. — Vorr., Zeichnungen. (**A. P. 2 957 757** vom 13/2. 1956, ausg. 25/10. 1960. E. Prior. 18/2. 1955.) K. WOLK. H 321

British Titan Products Co. Ltd., Billingham, Durham, England (Erfinder: James Taylor Foulds), **Durchführung von exothermen Umsetzungen in der Gasphase, besonders Herstellung von Titandioxid durch Oxydation von Titantetrachlorid.** O_2 wird mit solcher Geschw. durch eine am Boden einer Rk.-Kammer befindliche Schicht körnigen Inertmaterials (z. B. Sand) geführt, daß ein Teil des Inertmaterials in den Kammeroberteil, in welchem die Rk. stattfindet, emporsteigt, hier die bei der Rk. des in den Inertmaterialstrom etwa zentral eingespeisten $TiCl_4$ (Dampf) mit O_2 frei werdende Wärme aufnimmt, worauf das Inertmaterial in das am Kammerboden befindliche Inertmaterialbett zurückfällt u. dort die aufgenommene Rk.-Wärme an den aufsteigenden O_2-Strom abgibt. — Vorr., Zeichnung. (**E. P. 860 301** vom 21/3. 1958, ausg. 1/2. 1961.) K. WOLK. H 321

Esso Research and Engineering Co., Elizabeth, N.J., V.St.A., **Herstellung von als Katalysator dienenden Aluminium–Titan–Trihalogenidgemischen.** Ti-Tetrahalogenid, bes. $TiCl_4$, wird mit Al-Pulver, dessen Menge 10% mehr als die für die Red. erforderliche stöchiometr. Menge beträgt, in einer Kugelmühle in Ggw. eines inerten, als Verdünnungsmittel fungierenden KW-Stoffes (I) (Beispiel: n-Heptan) bei 20—100°, bes. 30—60°, vermahlen, der KW-Stoff vom Feststoff abgetrennt u. darauf das Feststoffgemisch mit I gewaschen u. dann getrocknet. — Verfahrensschema. (**E. P. 858 185** vom 19/1. 1959, ausg. 11/1. 1961. A. Prior. 20/3. 1958.) K. WOLK. H 321

Hercules Powder Co., übert. von: **James H. Shapleigh**, Wilmington, Del., V.St.A., *Behandlung schwefelhaltiger Kohlenwasserstoffe.* (**Can. P. 551 650** vom 3/3. 1955, ausg. 14/1. 1958. A. Prior. 24/12. 1954. — C. **1961.** 16969 [Jap. A. S. 5414/1959].)

Erwin Willy Albert Becker, Deutschland, *Gewinnung von mit Deuterium angereichertem Wasser oder Wasserstoff.* (**F. P. 71 295** vom 26/4. 1957, ausg. 2/11. 1959. D. Prior. 30/4. 1956. Zusatz zu F. P. 1 138 776; C. 1959. 16865. — C. **1959.** 13605 [D. A. S. 1 032 233].)

Erwin Willy Albert Becker, Deutschland, *Gewinnung von mit Deuterium angereichertem Wasser oder Wasserstoff.* (**F. P. 72 569** vom 9/12. 1957, ausg. 14/4. 1960. D. Prior. 8/12. 1956. Zusatz zu F. P. 1 138 776; C. 1959. 16865. — C. **1960.** 8303 [D. A. S. 1 038 542].)

VEB Leuna-Werke „Walter Ulbricht", Deutschland, *Herstellung eines Katalysators durch Reduktion von Schwermetalloxiden.* (**F. P. 1 200 803** vom 12/3. 1958, ausg. 24/12. 1959. — C. **1960.** 1974 [D. A. S. 1 063 585].)

Scientific Design Co., Inc., V.St.A. (Erfinder: **John White Colton**), *Reinigung wässeriger Salzsäurelösungen.* (**F. P. 1 208 517** vom 17/6. 1958, ausg. 24/2. 1960. A. Prior. 31/7. 1957. — C. **1961.** 1689 [A. P. 2 901 407].)

Farbwerke Hoechst Akt.-Ges., vormals Meister Lucius & Brüning, Deutschland, *Herstellung von Chlordioxid.* (**F. P. 1 207 253** vom 5/11. 1958, ausg. 16/2. 1960. D. Prior. 5/11. 1957. — C. **1959.** 10370 [D. A. S. 1 051 255].)

L. von Roll Akt.-Ges., Schweiz, *Zersetzung von Chlorwasserstoffsäure durch Elektrolyse.* (**F. P. 1 208 508** vom 16/6. 1958, ausg. 24/2. 1960. Schwz. Prior. 17/6. 1957. — C. **1961.** 8074 [E. P. 834 640].)

Robert Sancier Aries, Schweiz, *Herstellung von äußerst reinem Silicium.* (**F. P. 1 207 829** vom 15/7. 1958, ausg. 18/2. 1960. A. Prior. 15/7. 1957. — C. **1960.** 17242 [D. A. S. 1 082 238].)

Unilever N. V., Holland (Erfinder: **Frederick Vincent Ryer**), *Umwandlung von Polyphosphaten.* (**F. P. 1 208 869** vom 25/11. 1958, ausg. 26/2. 1960. A. Prior. 26/11. 1957. — C. **1961.** 12604 [E. P. 844 295].)

Food Machinery & Chemical Corp., V.St.A. (Erfinder: **Albertus G. Draeger, Donald S. Bunin** und **Glen W. Olsen**), *Herstellung von Phosphoroxidchlorid.* (**F. P. 1 207 396** vom 13/11. 1958, ausg. 16/2. 1960. A. Prior. 21/11. 1957. — C. **1961.** 4130 [D. A. S. 1 091 548].)

St. Joseph Lead Co., New York, N.Y., übert. von: **Robert E. Lund**, Rochester, und **Don E. Warnes**, Monaca, Pa., V.St.A., *Gewinnung von Cadmium.* (**Can. P. 551 746** vom 24/12. 1956, ausg. 14/1. 1958. — C. **1958.** 2541 [A. P. 2 777 752].)

United States Atomic Energy Commission, V.St.A. (Erfinder: **James E. Magner, Ray S. Long, David A. Ellis** und **Robert R. Grinstead**), *Herstellung von sehr reinem Urantetrafluorid.* (**F. P. 1 207 874** vom 21/7. 1958, ausg. 19/2. 1960. A. Prior. 31/7. 1957. — C. **1961.** 2749 [D. A. S. 1 084 255].)

VI. Silicatchemie. Baustoffe

Physikalische und chemische Untersuchungen an Gläsern des ternären Systems SiO_2–B_2O_3–Na_2O im Bereich der Gläser vom Vycor-Typ. Klaus Kühne und Walther Skatulla. (Silikattechnik **10.** 105—19. März 1959. Jena, VEB Jenaer Glaswerk Schott u. Gen.) (Dt.)

Aus Gläsern des Vycor-Typs können nach einem Wärmeprozeß die Alkali- u. Borsäureanteile extrahiert werden, so daß ein poröses Kieselsäureskelett zurückbleibt, das in einem Sinterprozeß verdichtet werden kann. Die Extraktionsfähigkeit beruht auf einer Entmischung der Gläser, die ihre Ursache in der sog. Borsäureanomalie (SKATULLA, VOGEL u. WESSEL, C. **1960.** 2656) hat. Es wurden elektronenopt. Unterss. u. DTA an entmischten Gläsern durchgeführt u. der Entmischungsvorgang u. die Extraktionsbedingungen untersucht. — 23 Literaturhinweise, 25 Abbildungen. H. VÖLZ. 6200□

Elektrischer Widerstand von Gläsern bei niederen Temperaturen. Chikara Hirayama und Daniel Berg. (Amer. ceram. Soc. Bull. **40.** 551—55. 15/9. 1961. Pittsburgh, Pa., Westinghouse Central Labor.) (Engl.)

Der elektr. Widerstand (Wd) von verschiedenen anorgan. Gläsern wurde über einen weiten Temp.-Bereich (von 500 bis —28°) untersucht. Bei niederen Temp. ändert sich

Wd nicht so stark mit der Temp. wie bei höheren. Die Aktivierungsenergie (AE) der Ionenbewegung ist bei höheren Temp. größer. Der Bereich des Tief-Temp.-Wd hängt von der Zus. der Gläser u. ihrer therm. Vorbehandlung ab. So haben schnell abgeschreckte Gläser einen geringeren Widerstand. Eine Theorie zur Erklärung dieses Verh. auf Grund der Bldg. von Fehlstellen bei hohen Temp. u. von eingefrorenen Fehlstellen im Gebiet tieferer Temp. wird vorgeschlagen. Bei verschiedenen dargestellten Gläsern wurden Wd, DK u. elektr. Dissipation gemessen. Dabei konnte eine Abhängigkeit der elektr. Eigg. der Gläser von ihrer Zus. beobachtet werden, bes. von ihrem Geh. an verschiedenen Metallionen. In erster Linie ist der Na-Geh. von Bedeutung. So zeigen Na-reiche Gläser, z. B. Fensterglas, eine niedrige AE, also niedrigen Wd, dagegen Borosilicatgläser mit Pb u. Ba, aber nur Spuren Na, wie Vycor- oder Pyrex-Glas, eine hohe AE u. ein rasches Wachsen des Dissipationsfaktors mit steigender Temperatur. Bei diesen Gläsern blockieren die relativ großen Ionen die leitenden Stellen, die Fehlstellen im Kristallgitter des Glases. Elektronenleitung wird für gewöhnliche Gläser bei niedrigen Temp. nicht angenommen. Die Leitung erfolgt durch Ionensprünge von Fehlstelle zu Fehlstelle, u. zwar fast ausschließlich durch Na^+. Es wird diskutiert, in welchen Temp.-Bereichen die Gläser dem RASCH-HINRICHSENschen Gesetz gehorchen u. wie Abweichungen zu erklären sind. Der Punkt des Beginns der Abweichung hängt von der therm. Vorbehandlung ab. Es wird eine modifizierte Gleichung für die Leitfähigkeit von Gläsern vorgeschlagen.

W. D. KRÜGER/Berlin. 6200□

Vitrokeram. Wilhelm Hinz. (Silikattechnik **10.** 119—22. März 1959. Berlin, Inst. für angew. Silikatforsch. der Dt. Akad. der Wiss.) (Dt.)

Es handelt sich um keram. Stoffe, die durch Entglasung (Kristallisation) eines Glases gewonnen werden. Eine Einteilung erfolgt zweckmäßig nach der Art der Kristallisationsbeeinflussung: 1. Kristallisation (K) ohne keimbildende Zusätze (die Festigkeit wird durch Größe u. Form der Kristalle bestimmt); 2. K mit nichtmetall. Stoffen als Keimbildner (Fluoride, Phosphate, SnO_2); 3. K mit Metallzusätzen als Keimbildner (Pt-, Au-, Ag-, Cu- u. a. Metall-Verbb., ggf. zusammen mit einem Red.-Mittel). — 13 Literaturhinweise. H. VÖLZ. 6220□

Vitrokeramprodukte aus dem System MgO-Al_2O_3-SiO_2 unter Zusatz von TiO_2. Wilhelm Hinz und Ljudmila Baiburt. (Silikattechnik **11.** 455—59. Okt. 1960. Berlin, Inst. für angew. Silikatforsch. der Dt. Akad. der Wiss.) (Dt.) — Vgl. vorst. Referat.

Die Eigg. von Vitrokeramstoffen im untersuchten Syst. können durch Wahl der Zus. u. Kristallisationsbehandlung in bestimmten Grenzen variiert werden. Eine bestimmte Temp.-Belastbarkeit der Stoffe ohne wesentliche Änderung der Eigg. ist nur dann gewährleistet, wenn die Kristallisation bei entsprechenden Temp. vorgenommen wird, so daß stabile oder quasistabile Gleichgewichte vorliegen. N. PETERS. 6220□

Vitrokeramprodukte mit niedrigem Wärmeausdehnungskoeffizienten. Wilhelm Hinz und Peter-Olaf Kunth. (Silikattechnik **11.** 506—11. Nov. 1960. Berlin, Inst. für angew. Silikatforsch. der Dt. Akad. der Wiss.) (Dt.) — Vgl. vorst. Referat.

Aus Unterss. über den Wärmeausdehnungs-Koeff. (AK) mehrerer Mischungen aus α-Cordierit (C), β-Spodumen (S) u. β-Eukryptit (E) mit S ergab sich starke Abhängigkeit des AK von der Zus. der Mischung u. von der erreichten Temperungstemperatur. Mit ihrer Heraufsetzung erhielt man nach Elektronenmikrophotos größere Kristalle, durch Zumischung von TiO_2 eine feinkörnige Struktur. TiO_2 ließ sich durch ZrO_2 u. a. Oxide, auch P_2O_5 u. B_2O_3 ersetzen; bes. das B_2O_3 ergab im Gemisch $E:S = 3:1$ mit 5 (%) $TiO_2 + 2\ ZrO_2 + 2\ B_2O_3 + 1\ MgSO_4$ den sehr niedrigen AK-Wert $3{,}4 \cdot 10^{-7}$. Derartige Proben besaßen hohe Temp.-Wechselbeständigkeit. R. KAISER. 6220□

Über Pb O enthaltende Keramik mit hoher Dielektrizitätskonstante und über die Verdampfung des PbO bei hohen Temperaturen. Kiyoshi Okazaki. (J. ceram. Assoc., Japan [Yogyo Kyokai Shi] **66.** Nr. 755. 260—66. 1958. Defense Acad., Dep. of Electr. Engng.) (Jap.; Auszug: Engl.)

PbO enthaltende Materialien besitzen Eigg., die zu ihrer Verw. in der Elektrotechnik führen können. Vf. untersuchte den Zusammenhang zwischen der Verdampfung des PbO u. der Zus. des Materials in Abhängigkeit von Temp. u. Zeit. Die Verdampfungs-Geschw. des PbO wird u. a. von der chem. Zus. u. dem Preßdruck beeinflußt. Auf Grund dieser Unters.-Ergebnisse wird ein Verf. zur Herst. dichter keram. Kotper mit PbO-Geh. vorgeschlagen, das Gleichmäßigkeit u. Reproduzierbarkeit der Eigg. dieser Prodd. gewährleistet. — 12 Liteaturangaben. H. VÖLZ. 6220□

Untersuchungen von Mischungen aus Zement und Calciumsulfit. Keiichi Murakami, Mitsuo Hanada und Kazuyoshi Konno. (J. ceram. Assoc., Japan [Yogyo Kyokai Shi] **66.** Nr. 755. 266—73. 1958. Tohoku Univ., Fac. of Engng.) (Jap.; Auszug: Engl.)

$CaSO_3$ soll die Erhärtung des Elementes verzögern. Die gleichzeitige Zumischung von Gips führt bei der Mörtelprüfung zu besseren Ergebnissen, wobei die Proben eine höhere Bindefestigkeit zeigen. Die Zumischung von $CaSO_3$ bewirkt größere Ausdehnung u. geringeres Schwinden unter W. als bei der Zugabe von Gips. Auch nach wiederholtem Expandieren u. Schwinden gehen die so behandelten Proben leichter auf die Originalgröße zurück. H. VÖLZ. 6222☐

Über Calciumchlorid als Beschleuniger der Zementerhärtung. Otakar Kallauner und Milan Matoušek. (Silikattechnik **12.** 401–02. Sept. 1961. Brno, TH, Vers.-Anstalt für Baustoffe.) (Dt.)

Die Wrkg. von $CaCl_2$ als Beschleuniger für die Zementhärtung wurde diskutiert. Bei dem untersuchten Klinker wurde eine einfache höhere hyperbol. Beziehung zwischen der Menge an $CaCl_2$ u. der Zeit zur Erreichung der maximalen Temp. bei der Erhärtung von chloriertem Zementklinker festgestellt. N. PETERS. 6222☐

Die Verbesserung der Eigenschaften von Zementmörteln durch Einbringung von siliciumorganischen Verbindungen. W. I. Chramowa und A. P. Kreschkow. (Химия и Практическое Применение Кремнеорганических Соединений, Труды Конференции, Ленинград 1958 [Chem. prakt. Anwend. siliciumorg. Verbind., Konferenzber., Leningrad **1958**] Nr. 4. 101–06. Moskau, Chem.-Technol. Mendelejew-Inst.) (Russ.)

Untersucht wurden Zementmörtel aus Klinker mit 20,93 (%) SiO_2, 7,07 Al_2O_3, 6,08 Fe_2O_3, 64.98 CaO, 0,99 MgO, 0,34 SO_3, Tetraäthoxysilan, dessen Blasenrückstand, Äthoxypolysiloxanphosphat, dessen Blasenrückstand oder Dimethylpolysiloxanphosphat. Geprüft wurden Festigkeit, Frostbeständigkeit u. Wasserdurchlässigkeit des Mörtels. Ohne Zusätze sinkt die Festigkeit nach 50 Frostcyclen auf 40%, mit Zusätzen auf 66%.
EBERHARD FISCHER. 6222☐

Quellen des Betons beim Anfeuchten. Ss. W. Alexandrowski. (Бетон и Железобетон [Beton u. Eisenbeton] **1959.** 458–62. Okt.) (Russ.)

Proben aus Beton, der neben Portlandzement noch Sand, Feinschotter u. Leitungswasser enthielt, wurden nach 4 Tagen Lagerung in feuchten Sägespänen seitlich mit Paraffin bedeckt, an den beiden Stirnflächen jedoch befeuchtet. Danach wurden die Deformationen an Tensometern beobachtet, die seitlich angebracht u. durch Ausschnitte im Paraffin mit vorher eingelagerten Metallplättchen verbunden wurden. Es zeigte sich, daß die Quelldeformationen bei geringem Zement-Geh. des Betons sowie bei geringem W./Zement-Verhältnis (W./Z.) erheblich stärker waren als bei höherem W./Z. u. höherem Zementgehalt. So waren sie beim W./Z. 0,545 doppelt so groß wie beim W./Z. = 0,895. Die Kurven für Schrumpfung u. Quellung verlaufen nicht symbat, da der physikal. Ablauf unterschiedlich ist. Vor Zusatz der krit. Feuchtigkeit erfolgt keine Deformation, jedoch ist diese Ungleichheit des Ablaufes bei der Schrumpfung stärker ausgeprägt. Das Eindringen des W. in die größeren Poren bewirkt noch keine merkliche Deformation, die erst beim langsamen Eindringen in die Capillarporen beginnt. Der Koeff. der linearen Quellung η, ist instabil; er hängt wesentlich von der Feuchtigkeit u. Porosität des Betons, demnach stark von W./Z. ab. Auch das Temp.-Äquivalent der Quellung spiegelt die Ungleichheit der physikal. Prozesse bei der Schrumpfung u. Quellung wider: es liegt bei den Verss. 2mal höher als jenes der Schrumpfung (15°). A. v. WILPERT. 6224☐

Dämpfen hochfester Betone. W. N. Ssisow. (Бетон и Железобетон [Beton u. Eisenbeton] **1959.** 442–46. Okt.) (Russ.)

Dämpf-Verss. mit hochfesten Betonen ergaben, daß das Dämpfen bei 60–80° beim W.-Zement-Verhältnis $<0,4$ u. möglichst steifen Gemischen wirksamer ist als bei beweglicheren Gemischen mit dem W./Zement-Verhältnis 0,45–0,55. Zur Erreichung einer Festigkeit von 300 kg/cm² genügen 4 Std. Dämpfen bei 80°; um 500 kg/cm² Festigkeit zu erzielen, dämpft man 6–8 Std., wobei die Temp. bei hochfesten Gemischen nicht so wesentlich ist, demnach 60° ausreichen. Am wirksamsten ist jedoch ein 3std. Temp.-Anstieg u. anschließend ein 4–8std. Dämpfen bei 80°. Eine längere Dämpfdauer u. höhere Temp. wirken sich nachteilig aus: die Festigkeit sinkt auf 80% oder steigt höchstens auf 105% (von R_{28}). Zusatz von 1–2% (des Zement-Gew.) $CaCl_2$ nach 1–2 Tagen Härtung bei 20–25° beschleunigt die Härtung um das 1,3–1,4fache beim Dämpfen, oder es wird ohne Dämpfen eine 50–60%ig. Festigkeit des 28 Tage gelagerten Betons erreicht.
A. v. WILPERT. 6224☐

Beschleunigung der Betonerhärtung mit Impfkristallen. Elene Filčaková. (Épitöanyag [Baumaterial] **13.** 349–54. Sept. 1961.) (Ung.)

Die beste Wrkg. zeigen Impfkristalle, welche aus dem zur Betonbereitung verwendetem Zement erzeugt wurden, weil die Erhärtung bzw. Kristallisation des Zements durch die zur Erzeugung benutzten Rohstoffe, Herst. des Klinkers u. Mahlfeinheit bedingt ist. Die Impfkristalle werden aus viererlei, z. T. hydratisierten Kristallen verschiedenen Alters im gleichen Mengenverhältnis in Thermostaten an feuchter Luft erzeugt u. dann auf gleiche Feinheit wie die des Zements, oder bis zur Koll.-Feinheit gemahlen. Je feiner die Impfkristalle sind, um so gleichmäßiger ist ihre Verteilung u. die Erhärtung des Betons. Durch Zugabe von $CaCl_2$ oder $MgCl_2$ kann die Geschw. der Erhärtung noch gesteigert werden. J. PLANK. 6224

Einfluß eines oberflächenaktiven Mediums auf die Betonhärte. M. Ju. Leschtschinski. (Доклады Академии Наук СССР [Ber. Akad. Wiss. UdSSR] **121.** 889—91. 11/8. 1958.) (Russ.)

Die Betonproben wurden teils trocken getestet, teils vor der Härtemessung nach BRINELL mit dest., Leitungs- oder Meerwasser, A. (1:1), 1% ig. Isoamylalkohol bzw. Petroleum + 2% ig. Oleinsäure benetzt. In allen Fällen sank die Betonhärte gegenüber jener von trocknem Beton. Aus den Meßdaten wird gefolgert, daß der „REHBINDER-Effekt" (Erleichterung der Deformation u. der Zerstörung der Struktur durch Adsorption unter dem Einfl. oberflächen-akt. Stoffe) auch bei festen porösen Körpern, wie Beton, stattfindet. A. v. WILPERT. 6224☐

Elektrisches Erhitzen von Betonen aus hochaktiven Zementen. S. A. Mironow und W. P. Hanin. (Cement-Wapno-Gips **15** (**25**). 70—78. März 1960. Moskau.) (Pol.)

Die elektrotherm. Behandlung von Beton ist nur bei Verw. hochakt. Zemente sinnvoll, da das Erwärmen schnell erfolgen muß u. die Temp. möglichst hoch sein soll, um ein Austrocknen zu vermeiden. Zusatz von 0,5—1% NaCl oder $CaCl_2$ ermöglicht eine weitere Verkürzung der Heizdauer. Nach dem Erhitzen hat der Beton sofort die volle Festigkeit. F. URBAN. 6224☐

Elektrisches Erhitzen von Betonen aus hochaktiven Zementen. Ss. A. Mironow und W. P. Hanin. (Гидротехническое Строительство [Hydrotechn. Bau] **30.** Nr. 4. 26—31. April 1960.) (Russ.) — Vgl. vorst. Referat. R. K. MÜLLER. 6224☐

Laboratoriumsuntersuchungen und praktische Erfahrungen mit weichmacherhaltigem Plast für Plastmörtel und Plastbetone. Werner Franke. (Silikattechnik **10.** 123—28. März 1959. Weimar, Inst. für Baustoffe.) (Dt.)

Es wird ein PVA-Plast mit geringem (7%) Weichmacher-Geh. zur Herst. von Plastmörtel empfohlen, dessen Eigg. (Druck- u. Biegezugfestigkeiten, Schwind- u. Quell-Verh., Abrieb u. Härte, Haftfestigkeit) mit denen anderer Plastmörtel verglichen werden. Er besitzt größere Widerstandsfähigkeit gegenüber Feuchtigkeitseinwirkungen. Die Dauerhaftigkeit wird durch die Schwindung beeinträchtigt, die durch Wahl des Plastes, des Mischungsverhältnisses, die Korn-Zus. u. die Nachbehandlung in Grenzen gehalten werden kann. — 39 Literaturhinweise. H. VÖLZ. 6224☐

Beitrag zur Bestimmung der Kieselsäure in Fluorsilikaten. Frigga Thomas. (Silikattechnik **10.** 129—32. März 1959. Berlin, Inst. für angew. Silikatforsch. der Dt. Akad. der Wiss.) (Dt.)

Drei Verf. zur quant. SiO_2-Best. in Fluorsilicaten mit 10—50% F werden krit. untersucht. Der Soda–Borax-Aufschluß ist nur bei F-Geh. bis zu 10% zur verlustfreien SiO_2-Best. anwendbar. F muß in einer neuen Einwaage bestimmt werden. Die ZnO-Meth. ermöglicht die gleichzeitige F-Best., bei hohem F-Geh. wird die colorimetr. SiO_2-Best. gestört. Soll nur SiO_2 bestimmt werden, eignet sich bes. das $AlCl_3$-Verfahren. H. VÖLZ. 6240☐

Einfache Schnellprüfung von Glas auf Fluor, Bor, Barium und Zink durch Tüpfelproben. Otto Watzek. (Silikattechnik **10.** 131—32. März 1959. Ilmenau, Inst. für Glastechnik.) (Dt.)

Zur schnellen Prüfung von Glasfasern bei geringstem Verbrauch an Substanz werden Verf. mitgeteilt, um auf einfache Weise B, F, Ba u. Zn in techn. Gläsern zu bestimmen. B: Tüpfelprobe mit Chinalizarin; F: Umwandlung in Silicomolybdänsäure; Ba: Nachw. mit Na-Rhodizonat; Zn: gegenseitige Fällung von Zn u. Co mit $Hg(SCN)_2$. Störungen u. Nachw.-Empfindlichkeiten werden angegeben. H. VÖLZ. 6242☐

Die Verwendung kleiner Probestücke bei der Zementprüfung. J. A. Forrester und R. A. Keen. (J. appl. Chem. **10.** 358—65. Sept. 1960. Wexham Springs, Stake Poges, Bucks., Cement & Concrete Ass.) (Engl.)

Vff. geben einen Überblick über Verff. der Zementprüfung mit verschiedenen Probekörpern. Verss. mit ½-Zoll-Würfeln werden mit anderen Verff. verglichen. Als Anwendungsgebiete ergaben sich bes. die Unters. des Einfl. hemmender u. beschleunigender Zusätze, das Verh. gegen aggressive Lsgg. u. radioakt. Bestrahlung, Best. der Puzzolanaktivität. — 10 Literaturangaben. P. NEY. 6252

Prüfung der Verschleißfestigkeit an Beton. (Hartbetonprüfung durch rollenden Kugeldruck). Wolfgang Grün. (Arch. techn. Messen ind. Meßtechn. **1960.** 149—52. Juli Buchenhof.) (Dt.)

Es wird ein Prüfgerät beschrieben, das durch rollenden Kugeldruck die Prüfkörper so stark beansprucht, daß außer der Härte auch die Bindefähigkeit des Zementes, die Widerstandsfähigkeit gegen dynam. Beanspruchung, Elastizität u. Plastizität durch eine einfache, schnell durchzuführende Prüfung bestimmt werden kann.
H. NOACK. 6252

Vergleichende mikroskopische Untersuchungen an Zementklinkern. H. Krämer. (Zement-Kalk-Gips **13 (49)**. 572—79. Dez. 1960. Wiesbaden.) (Dt.)

Nach allg. Ausführungen über die Bedeutung mkr. Unterss. an Klinkern wird an Hand zahlreicher Abb. die Wrkg. der techn. Einfl.-Größen, wie Aufbereitung des Rohmaterials, Brennbedingungen, Kühlgeschw. usw., auf das Klinkerbild beschrieben u. auf die Möglichkeit verwiesen, techn. Vorgänge im Klinkerbild zu bestimmen u. Klinker verschiedener Produktion miteinander zu vergleichen. — 11 Literaturangaben.
H. NOACK. 6252

Messung der Hydratationswärme von Zementen mit Halbleitern zur Qualitätscharakteristik. O. P. Mtschedlow-Petrossian, N. A. Lewtschuk und G. W. Tschessnok-Ssmotritsch. (Silikattechnik **12.** 398—400. Sept. 1961.) (Dt.)

Ergebnisse über die Wärmeabgabe von Klinkermineralien u. Zementen wurden durch direkte Hydratation oder durch Vgl. der Lsg.-Wärme des Ausgangs- u. des hydratisierten Zements in Calorimetern erhalten. Mit Hilfe von calorimetr. Messungen gelang es, den Einfl. der mineralog. Zus., der Mahlfeinheit, verschiedener Zusätze u. einiger anderer Faktoren auf die Wärmeabgabe bei der Hydratation zu bestimmen.
N. PETERS. 6252□

Messung der Hydratationswärme von Zement mit einem „Labyrinthcalorimeter". W. Świętosławski, W. Zielenkiewicz und T. Kurek. (Cement-Wapno-Gips **15 (25)**. 61—64. März 1960. Warszawa, PAN, Inst. Chem. fiz.) (Pol.) — Vgl. C. **1960.** 8619.

Zur Messung der Hydrationswärme von Zement ist das „Labyrinthcalorimeter" von ŚWIĘTOSŁAWSKI geeignet, da es gestattet, kleine Wärmetönungen über längere Zeit hinweg genau zu bestimmen. Die in Abhängigkeit von der Zeit aufgenommene Kurve der Temp.-Änderung des durchströmenden W. zeigt einen steilen Anstieg in den ersten 20—36 Std. des Abbindens, dann einen geradlinigen langsamen Abfall. Der Anstieg ist für die Zementsorte charakteristisch. F. URBAN. 6252□

Eine verbesserte Methode zur Bestimmung von Magnesiumoxid in Portland-Zement unter Verwendung von 8-Hydroxychinolin. H. A. Berman. (ASTM Bull. **1959.** 51—55. April.) (Engl.)

Es wurden verschiedene Fällungsbedingungen untersucht. Die Doppelfällungs-Meth. wird als ein zuverlässiges u. reproduzierbares Verf. vorgeschlagen, daß nicht nur mit der Ammoniumphosphat-Meth. vergleichbar ist, sondern auch weniger Zeit beansprucht.
H. VÖLZ. 6252□

Über die Mineral-Zusammensetzung des Tonerde-Zements unter besonderer Berücksichtigung des Schwundes bei gegossenen Feuerfestmaterialien. Jumpei Andō, Genzō Hiraoka und Seiichi Matsuno. (J. ceram. Assoc., Japan [Yogyo Kyokai Shi] **66.** Nr. 755. 253—60. 1958. Chuo Univ., Fac. of Engng., Dep. of ind. Chem.) (Jap.; Auszug: Engl.)

Vff. verglichen die Röntgenbeugungsdiagramme von Tonerdezementen u. von Mischungen aus CA, C_5A_3, C_2AS u. glasigen Substanzen. Sie fanden, daß CA das Hauptmineral des Zementes ist, daß ein Zement mit über 35% CaO u. bis zu 56% Al_2O_3 die Verb. C_5A_3 enhält (ist das Verhältnis von CaO zu Al_2O_3 umgekehrt, dann ist C_3A_5 enthalten), daß alle untersuchten Zementarten C_2AS enthalten u. daß der in n/2 HCl unlösl. Rest aus $CaTiO_3$ besteht. Beim Erhitzen von Erzeugnissen aus Tonerdezement u. Schamotte bildet sich bei 1200° C_2AS, bei 1300° CAS_2 u. glasige Substanz. Die Vol.-Änderung der Prodd. ist abhängig von der Zus. u. der Art der Ausgangsmaterialien.
H. VÖLZ. 6252□

Magyar Állam (Erfinder: Georg Gati und Johann Jámbor), Budapest, Ungarn, **Schutzschicht gegen Sonnenbestrahlung** für Glasfenster, besteht aus einer Na- oder K-Silicat-Lsg., welche 10—45% gefälltes $CaCO_3$, 1—10% polymerisiertes Leinöl u. 1—10% Na-Bentonit, enthält. Man trägt diese Mischung auf das Glasfenster auf, u. nach dem Trocknen behandelt man die Oberfläche mit denaturiertem A., oder verd. Essigsäure, oder mit einer $Al_2(SO_4)_3$-Lösung. (**Ung. P. 143 939** vom 12/2. 1954, ausg. 1/7. 1958.) G. KÖNIG. 6201

Électro-Réfractaire, Seine, Frankreich, **Gegossene feuerfeste Masse** aus 35—50(%) Al_2O_3, 26—45 MgO, 10—15 Cr_2O_3, <7 FeO u. <5 Fremdstoffen. (**F. P. 1 200 776** vom 21/12. 1957, ausg. 24/12. 1959.) O. KAYSER. 6219

Decorators (Liverpool) Ltd. (Erfinder: William Murphy), **Herstellung eines feuerbeständigen und wärmeisolierenden Materials.** Man mischt Vermiculit mit 1—33, bes. 6 Vol.-%, bezogen auf das Vol. des Gemisches, viscosem Wasserglas, läßt CO_2 unter Druck, z. B. bei 20 lbs./sq.in. einwirken u. trocknet bei 60—90° F. (**Aust. P. 223 805** vom 10/4. 1958, ausg. 1/10. 1959.) K. DEMMLER. 6219

Pierre Carnet, Alpes-Maritimes, Frankreich, **Putzmasse** aus 16 (%) weißem Zement, 32 Gips, 48 Sand, 4 Farbstoffen oder 4 fettem Kalk. (**F. P. 1 201 016** vom 31/7. 1958, ausg. 28/12. 1959.) O. KAYSER. 6227

Christian Thévenot, Seine, Frankreich, **Bindemittel für das Baugewerbe,** bes. zum Befestigen von Kacheln, z. B. aus 70 (g) Perlit, 600 Zement, 60 Fe_3O_4, 200 20% ig. Polyvinylacetat-Emulsion mit Weichmacher u. 130 Wasser. (**F. P. 1 199 689** vom 18/6. 1958, ausg. 15/12. 1959.) O. KAYSER. 6227

Yxhults Stenhuggeri A/B, Hällabrottet, Schweden (Erfinder: T. Bore), **Herstellung von Gasbetonsteinen aus Schieferasche, Kalk und Zucker,** dad. gek., daß man den Zucker mit ungelöschtem Kalk zur Rk. bringt, wodurch der Härtungsprozeß beschleunigt wird. (**Schwed. P. 165 694** vom 19/6. 1946, ausg. 16/12. 1958.) K. H. KÄHLER. 6229

Christian Thévenot, Seine, Frankreich, **Klebstoff,** bes. zum *Befestigen von Parkettfußböden auf Zement oder Ziegelstein,* aus 390 (g) Zement, 50 Kieselgur, 300 feinem Sand, 100 Polyvinylacetatemulsion, 10 Kreide u. 150 Wasser. (**F. P. 1 200 422** vom 20/6. 1958, ausg. 21/12. 1959.) O. KAYSER. 6229

Soc. An. des Pneumatiques Dunlop, Seine, Frankreich, übert. von: Semtex Ltd., **Herstellung von Wand- oder Bodenbelägen** durch Mischen von polymeren aromat. Vinyl-Verbb. (Polystyrol) u. Polyisobutylen, Butylkautschuk oder anderen kautschukartigen Olefinpolymeren sowie Füllstoffen. — Man mischt z. B. 10 (Gew.-Teile) Erdölharz (Erweichungspunkt 950) mit 1 Polystyrol bei 140° u. 1 Butylkautschuk mit 1 Cumaron-Inden-Harz (I; Erweichungspunkt 103°) im Innenmischer, vermengt beide Mischungen u. setzt zu der Mischung 3 I, 12 Tallölpech, 28 Asbest u. 44 Kalksteinmehl zu. Die Mischungen zeigen erhöhte Biegungs- u. Schlagfestigkeit. (**F. P. 1 193 536** vom 21/3. 1958, ausg. 3/11. 1959. E. Prior. 21/3. 1957 u. 25/2. 1958.) M. PANKOW. 6229

Soc. An. des Pneumatiques Dunlop, Seine, Frankreich, übert. von: Semtex Ltd., **Belag für Wände und Fußböden** aus einer Mischung, die 60—88 (Gew.-%) Füllmaterial (Kalkstein u./oder Asbest) u. 40—12 eines Harzbindemittels enthält, wobei das Bindemittel zu 15—80 aus Cumaronharz u. als Restbestandteil aus kautschukartigen Polymeren, wie Polyisobutylen, Polybutadien oder Mischpolymere nebst anderen Harzen, wie Erdölharzen, Bitumen, Asphalt, Pech, besteht. — Man mischt z. B. 5 (Teile) Cumaronharz, 1 Butylkautschuk, 14 Erdölharz, 8 Tallölpech, 28 Asbestfasern, 38 Kalksteinpulver u. 6 TiO_2. (**F. P. 1 196 558** vom 2/6. 1958, ausg. 25/11. 1959. E. Prior. 14/4. 1958.) M. PANKOW. 6229

Soc. An. des Pneumatiques Dunlop, Seine, Frankreich, übert. von: Semtex Ltd., **Herstellung von Fußböden.** Man bringt auf eine Unterschicht eine Schicht aus einer wss. Dispersion eines ölfesten synthet. Kautschuks, die Füllstoffe außer Zement enthält. — Zum Beispiel bringt man auf einen Betongrund eine Mischung aus 50 (Gew.-Teilen) einer 43% ig. wss. Dispersion von 60% Polyvinylchlorid u. 40% Butadien-Acrylnitril-Mischpolymerisat, 50 Baryt, 10 Asbestfasern, 60 Cocosnußschalenmehl u. 5 Pigment u. läßt in 24 Std. zu einer 3 mm starken Schicht trocknen. (**F. P. 1 171 351** vom 31/10. 1956, ausg. 26/1. 1959. E. Prior. 13/6. 1956.) M. PANKOW. 6229

Canadian Kodak Co. Ltd., Toronto, Ontario, Canada, übert. von: **Paul F. De Paolis,** Rochester, N.Y., V.St.A., *Fluorboratglas.* (**Can. P. 551 543** vom 19/1. 1956, ausg. 14/1. 1958. A. Prior. 1/7. 1955. — C. **1961.** 8080 [E. P. 827 300].)

Corning Glass Works, übert. von: **Stanley D. Stookey,** Corning, N.Y., V.St.A., *Durchsichtiges, lichtempfindliches Glas.* (**Can. P. 551 561** vom 6/1. 1951, ausg. 14/1. 1958. A. Prior. 7/7. 1950. — C. **1953.** 914 [D. B. P. 844 648].)

Canadian Titanium Pigments Ltd., Montreal, Quebec, Canada, übert. von: **Robert W. Foraker,** Metuchen, N.J., V.St.A., *Email.* (**Can. P. 551 893** vom 25/8. 1953, ausg. 21/1. 1958. A. Prior. 26/8. 1952. — C. **1958.** 3719 [A. P. 2 771 375].)

Canadian Titanium Pigments Ltd., Montreal, Quebec, Canada, übert. von: **Malcolm D. Beals,** Fanwood, N.J., **Laurence R. Blair,** Gillette, N.J., und **John W. Lindenthal,** Denver, Colo., V.St.A., *Herstellung von Fritten.* (**Can. P. 551 894** vom 4/3. 1955, ausg. 21/1. 1958. A. Prior. 5/3. 1954 u. 24/1. 1955. — C. **1959.** 4602 [E. P. 764 728].)

Carborundum Co., übert. von: **Kenneth C. Nicholson,** Niagara Falls, N.Y., V.St.A., *Siliciumnitridhaltiges Oxidmaterial.* (**Can. P. 551 544** vom 9/9. 1952, ausg. 14/1. 1958. — C. **1950/54.** 3501 S. [F. P. 1 073 407].)

American-Marietta Co., Chicago, Ill., V.St.A., *Zusatz zu Zementmischungen.* (**Holl. P. 98 199** vom 9/6. 1956, ausg. 15/6. 1961. A. Prior. 6/3. 1956. — C. **1960.** 2660 [A. P. 2 860 060].)

E. I. du Pont de Nemours & Co., Wilmington, Del., übert. von: **Robert W. La Berge**, Magnolia, N.J., V.St.A., *Verhinderung der Feuchtigkeitsdurchlässigkeit durch poröses Material.* (**Can. P. 551 587** vom 13/4. 1954, ausg. 14/1. 1958. A. Prior. 7/5. u. 12/10. 1953. — C. **1959.** 924 [E. P. 762 797].)

Helga Haase, Einpreßmörtel. Berlin: Verl. f. Bauwesen. 1961. (8 S. m. Abb.) 4°.

Walter Schulze, Der Baustoff Beton und seine Technologie. 2., verb. u. erw. Aufl. Berlin: Verl. für Bauwesen. 1961. (400 S. m. 225 Abb.) 8°. DM 19,80.

VII. Agrikulturchemie. Schädlingsbekämpfung

Einige Messungen des Hohlraumvolumens in schottischen Böden. J. C. C. Romans. (J. Soil Sci. **10.** 201—14. Sept. 1959. Craigiebuckler, Aberdeen, Macaulay Inst. for Soil Res.) (Engl.)

An einigen hydrolog. Folgen (Assoziationen) von Böden auf jeweils gleichem Ausgangsgestein werden Messungen des *Hohlraum-Vol.* (**a**) vorgenommen. Unterschieden wurde zwischen gut, unvollständig, wenig u. sehr schwach dränierten Profilen. Die Meßproben stammten aus der Tiefe unmittelbar unter der bearbeiteten Krume bei Ackerböden u. aus entsprechender Tiefe bei Ödland. **a** nahm von den gut bis zu den sehr schwach dränierten Folgeprofilen von ca. 50 auf ca. 30% ab. Ausnahmen bestanden bei heterogenem Ausgangsmaterial in vertikaler Richtung oder bei sehr tiefer Bodenbearbeitung. — Innerhalb einzelner Profile wurden die größten Unterschiede bei den gut dränierten Podsolen gefunden, bei denen **a** im B_2-Horizont bei 50%, im verdichteten B_3-Horizont bei 25—35% lag. Bei unvollständig dränierten podsoligen Braunerden u. Pseudogleyen fällt **a** von 35—40% bis zu 3 ft. Tiefe allmählich ab. Die **a**-Werte der wenig dränierten Böden liegen im G-Horizont bei 30—40%, die der sehr schwach dränierten bei 30—35% mit abnehmender Tendenz zu tieferen Lagen.

WILFRIED WERNER. 6302□

Der Einfluß des Cyclus Gefrieren–Auftauen auf die dynamische Natur der Bodenaggregation. Mikko Sillanpää. (Acta Agric. scand. **11.** 87—94. 1961. Helsinki, Agric. Res. Centre, Dep. of Soil Sci.) (Engl.)

Bodenaggregate unterschiedlicher Größe (<0,25; 0,25—0,83; 2,0—3,0 mm) u. Herkunft (toniger Lehm bzw. graubrauner Podsol) wurden verschieden stark angefeuchtet u. bis zu 24mal dem Wechsel Gefrieren–Auftauen unterworfen. Anschließend wurden die Aggregate getrocknet u. mittels des Naßsieb-Verf. auf ihre Stabilität untersucht. Der Einfl. der Frost-Einw. auf die Krümelstabilität erwies sich als von der Aggregatgröße abhängig. Die möglichen Faktoren, die hierfür verantwortlich sind, werden diskutiert.

WILFRIED WERNER. 6302□

Die Aufwärtsbewegung der suspendierten Feuchtigkeit in Böden vom Steppentyp. L. G. Balajew. (Почвоведение [Bodenkunde] **1961.** Nr. 2. 63—68. Febr. Stawropol, Labor. für hydrogeol. Probleme.) (Russ.; Auszug: Engl.)

In sehr engen Bodenporen werden kleine Vol. von freiem W. durch gebundenes W. getrennt u. an der Verlagerung nach unten gehindert. Suspendiertes W. verlagert sich verhältnismäßig rasch nach oben zur verdunstenden Oberfläche, während an der unteren Grenze zwischen der feuchten u. der trockenen Bodenschicht nur eine sehr langsame Wasserbewegung stattfindet. Die Filtrations-Geschw. des W. steigt mit der Erhöhung der Spannung. Dies wird bei wachsender Spannung durch Unterspülung der Filme von gebundenem W. auf der Oberfläche der Bodenteilchen u. durch Erweiterung des Porendurchmessers bedingt. Dabei geht ein Teil des suspendierten W. (in Verss. mit lehmigem Boden) in den capillaren Zustand über u. verlagert sich nicht nur unter der Wrkg. der Sorptions-, sondern auch der Meniskuskräfte. Möglicherweise erklärt sich hieraus die rasche Verlagerung des suspendierten W. zur verdunstenden Oberfläche.

M. WROBLEWSKI. 6302□

Die Wirkung der Elektrolytkonzentration und des Natriumsättigungsgrades auf die Diffusivität des Wassers in Böden. W. R. Garnder, M. S. Mayhugh, J. O. Goertzen und C. A. Bower. (Soil Sci. **88.** 270—74. Nov. 1959. Riverside, Calif., U. S. Salinity Labor., Giland Wales Conserv. Res. Branch, Agric. Res. Serv.) (Engl.)

In einem sandigen Lehm- u. einem Lehmboden wurde die Geschw. der horizontalen Wasserbewegung in waagerechten Glasröhren in Abhängigkeit vom Na-Sättigungsgrad (VNa = 0—100%) u. der Elektrolyt-Konz. (ca. 0,003—1 n) bei pF 4,2 bestimmt. Bei VNa = 100% nahm die mittlere Diffusivität von der höchsten zur niedrigsten Elektrolyt-Konz. etwa um das Doppelte ab. Bei VNa > 25% beginnt jedoch eine verstärkte Abnahme, bei VNa = 100% etwa um das 100fache. Die Abnahme der Diffusivität be niedriger Elektrolyt-Konz. ist bei Wassersättigung des Bodens noch größer als bei pF 4,2. Bei äquivalenter Elektrolyt-Konz. war die Diffusivität des K-gesättigten Bodens ca. 10 mal so groß wie bei VNa = 100%. WILFRIED WERNER. 6302□

Untersuchungen über die Hysteresiserscheinungen des Bodens, besonders der festen Phase des Bodens. Shigeru Misono. (Bull. nat. Inst. agr. Sci. [Tokyo], Ser. B Nr. **11.** 1—198. März 1961.) (Jap.; Auszug: Engl.)

Vf. führt an mehr als 100 Bodenproben, in erster Linie von vulkan. Ascheböden sowie Böden alluvialen, diluvialen u. tert. Ursprungs, umfangreiche physikal. Unterss. durch, um das Hysteresis-Phänomen der festen Bodenphase zu erfassen. Zu diesem Zweck wird eine neue, auf dem Gesetz von BOYLEN beruhende volumetr. Meth. entwickelt u. eingehend beschrieben. WILFRIED WERNER. 6302□

Der Einfluß der organischen Substanz auf die Krümelstruktur. W. W. Emerson und Margaret G. Dettmann. (J. Soil Sci. **10.** 227—34. Sept. 1959. Adelaide, C.S.I.R.O., Div. of Soils; Melbourne, C.S.I.R.O., Sect. of Soil Mech.) (Engl.)

An 4 kalkhaltigen, kolloidreichen engl. Böden, die unter Acker- oder Dauergrünland standen, wurden Dünnschliff-, Quellungs-, Wasseraufnahme-, Naßsiebungs- u. Dispersions-Unterss. vorgenommen, um den Einfl. der organ. Substanz auf die Aggregatstabilität zu erkennen. Acker- u. Grünlandböden zeigten keine Unterschiede im Dünnschliff- u. Quelltest. Die organ. Substanz hatte keinen Einfl. auf die Anordnung der Primärpartikel. Auch die Wasseraufnahme-Geschw. unterhalb eines pF-Wertes von 4,45 war nicht unterschiedlich, selbst nach der Zerstörung der organ. Substanz. Bei der Naßsiebung erwiesen sich Grünlandkrümel als stabiler als Ackerkrümel. Aus einer Paste geformte u. getrocknete „künstliche" Krümel des Grünlandbodens hatten ihre Stabilität verloren. Im Verlauf einer 57 std. Dispersion in dest. W. zerfielen die Acker- schneller als die Grünlandkrümel. Die künstliche Krümelung zerstörte beim Grünlandboden die Stabilität der Aggregate zwischen 2 u. 50 μ. Ein Zusatz von Calgon erhöhte die Dispersion der Fraktionen $>2\,\mu$ des Grünlandbodens kaum, die der Tonfraktion gar nicht. WILFRIED WERNER. 6302□

Einfluß eines Bodenstabilisators (HPAN) auf die Nitrifikation. T. M. McCalla. (Trans. Kansas Acad. Sci. **62.** 53—57. Frühling 1959. Lincoln, Nebr., USDA, Agric. Res. Serv., Soil and Water Conserv. Res. Div.) (Engl.)

In Feld- u. Labor.-Verss. wurde der Einfl. des synthet. Bodenstabilisators *HPAN* auf die Nitrifikation untersucht. Nach 5 Jahren wurde der Nitrat-Geh. des Bodens analysiert. Unter Feldbedingungen ist die Nitrifikation nicht erhöht, so daß hier das Luft-Vol. ausreichend war. Unter Labor.-Bedingungen mit hoher Nitrifikations-Geschw., z. B. nach Zers. von Luzernewurzeln steigt der Nitrat-Geh. bei HPAN-Zusatz signifikant an, wenn schwächer strukturierter Boden vorliegt. W. HIRTE. 6304□

Einfluß der Erosion auf die pedologischen und pedochemischen Verhältnisse im Boden. Andrej Janáč. (Pol'nohospodárstvo **5.** 934—59. 1958. Bratislava, Výsk. úst. vodohospodársky.) (Slowak.)

In 2 landschaftlich extrem verschiedenen Gegenden der Slowakei werden die pedochem. u. pedolog. Veränderungen durch Erosion untersucht u. die Ergebnisse in 15 Abb., Tabellen u. Diagrammen mitgeteilt. E. ROTTER. 6304□

Untersuchungen über Bodentypen von Ackerland. 3. Mitt. **Stadt Tokyo.** Y. Kamoshita, M. Kojima, Y. Yamada, Y. Iwasa, H. Okada und K. Kobayashi. (Bull. nat. Inst. agr. Sci. [Tokyo], Ser. B Nr. **11.** 233—51. März 1961.) (Jap.; Auszug: Engl.)

Rund 17% der Fläche der Stadt Tokyo wird ackerbaulich genutzt (35000 ha). Vff. führen umfangreiche physikal. u. chem. Unterss. an für dieses Gebiet repräsentativen Böden durch. Textur, chem. Zus. u. Profilaufbau folgender wichtiger Bodentypen werden beschrieben: Brauner Waldboden, anmooriger Boden, Wiesenboden, grauer Niederungsboden u. brauner Niederungsboden. WILFRIED WERNER. 6304□

Eine Untersuchung über die Morphologie und einige physikalische Eigenschaften von Cocosnußböden in Laguna. D. A. Carandang, R. C. Bruce, Q. V. Marcaida und O. P. Penaflor. (Philippine Agriculturist **44.** 394—402. Jan. 1961.) (Engl.)

Vff. versuchen durch einen Vgl. der physikal. Eigg. von guten u. schlechten Cocosnußböden an 4 Standorten in der Provinz Laguna zu klären, ob durch ungünstige physikal. Boden-Eigg. das Wurzelwachstum gehemmt wird u. die schlechte Wüchsigkeit u. das „Gelbwerden" der Cocospalmen erklärt werden kann. Trotz geringer Unterschiede in der Lagerungsdichte u. im „moisture equivalent" konnten keine gesicherten Beziehungen zwischen Morphologie u. physikal. Boden-Eigg. einerseits u. Wurzelverteilung u. Wüchsigkeit andererseits ermittelt werden. WILFRIED WERNER. 6304□

Trennung von Huminsäuren mit Hilfe der kontinuierlichen Papierelektrophorese. I. Ss. Kauritschew, Je. A. Fedorow und I. A. Schnabel. (Почвоведение [Bodenkunde] **1960.** Nr. 10. 31—36. Okt. Moskau, Landw. Timirjasew-Akad.) (Russ.; Auszug: Engl.)

Durch die Trennung der *Huminsäuren* (I) mit Hilfe von Papierelektrophorese wurde gezeigt, daß die I des Bodens Stoffe sind, die zwar einen gemeinsamen Bau aufweisen, untereinander jedoch nicht ident. sind. Die I der Schwarzerde bestehen aus im elektr. Feld nur wenig beweglichen Fraktionen, von denen die meisten keine Fluorescenz aufweisen. Dagegen dominieren in den I der Roterde leicht bewegliche u. fluorescierende Fraktionen. Die I der übrigen untersuchten Böden (Podsol-, kastanienfarbiger krustebildender Solonetz u. a.) nehmen in dieser Hinsicht eine mittlere Stellung ein. Es besteht ein Zusammenhang zwischen der Intensität der Fluorescenz u. der Beweglichkeit der Fraktionen im elektr. Feld, u. zwar steigt die erste mit der Erhöhung der zweiten. Bes. intensiv fluorescieren die Fulvosäuren. Die erzielten Ergebnisse zeigen, daß die Einteilung der Humusstoffe in Fulvosäuren u. I nur als bedingt gültig angesehen werden darf. M. GORDIENKO. 6304□

Über die Veränderung der Humuszusammensetzung des sandigen Rasenpodsolbodens im Jahrescyclus. A.W. Baranowskaja. (Почвоведение [Bodenkunde] **1961.** Nr. 2. 79—85. Febr. Zentralmuseum für Bodenkunde der Akad. der Wiss. der UdSSR.) (Russ.; Auszug: Engl.)

Auf den untersuchten Parzellen mit sandigem, schwach podsoliertem Boden unter Timotheegras, Klee u. Schwarzbrache zeigte der Humus bedeutende jahreszeitliche Veränderungen im Geh. an einzelnen Fraktionen der Humin- u. Fulvosäuren: im Frühjahr u. Sommer bei hohem Feuchtigkeits-Geh. des Bodens steigt der Geh. an leichtbeweglichen Humin- u. Fulvosäuren (1. Gruppe), im Spätherbst u. Winter vermindert er sich beträchtlich u. erhöht sich wieder nach Auftauen des Bodens. Bei trockenem Frühjahr u. Sommer (1959) waren die Veränderungen in der Humus-Zus. nicht groß. Schwarzbrache zeigte stärkere Schwankungen in der Humus-Zus. als die Parzelle unter Timotheegras, was sich durch höhere sommerliche Boden-Temp. auf der ersteren erklärt. Die Dispersität der Huminsäuren erhöht sich in Perioden stärkerer Anfeuchtung des Bodens u. sinkt bei Trockenheit. M. WROBLEWSKI. 6304□

Der Einfluß einiger Faktoren auf die Phosphatlöslichkeit während des biologischen Abbaues von Pflanzenmaterial. S. M. Bromfield. (Austral. J. agric. Res. **2.** 304—16. Mai 1960. Canberra, C.S.I.R.O., Div. of Plant Ind.) (Engl.)

Proben von getrocknetem Trifolium subterraneum wurden unter verschiedenen Bedingungen nach Zusatz von *Nauru-Rohphosphat* (I), synthet. *Variscit* [$AlPO_4 \cdot 2\,H_2O$ (II)], synthet. *Strengit* [$FePO_4 \cdot 2\,H_2O$ (III)] sowie *Di-* u. *Tricalciumphosphat* (IV u. V) inkubiert. Die P-Löslichkeit u. die Veränderung des pH-Wertes während der Bebrütung wurden gemessen. **III, IV** u. **V** wurden unter anaeroben Bedingungen stärker gelöst als bei aerober Bebrütung. Je stärker die Durchlüftung der Inkubationsmischung war, um so mehr ging die P-Löslichkeit aus **III** zurück. **I** u. **II** gingen bei anaerober Bebrütung nicht in Lösung. Bei Zusatz von sorbierendem Fe_2O_3 u. Al_2O_3 wurde das aus **III** gelöste PO_4 in starkem Maße sorbiert. Eine geringe Abnahme der gelösten P-Menge aus **III** wurde auch durch Zusatz von Kaolin u. großen $CaCO_3$-Gaben verursacht, während Bentonit unwirksam war. Der pH-Wert der Mischung fiel im Verlauf der anaeroben Inkubation von 6,0 auf 4,5 ab u. stieg unter aeroben Bedingungen von 6,0 auf 8,5 an.

WILFRIED WERNER. 6304□

Die direkte Düngung mit Phosphoriten ohne chemische Verarbeitung. Ján Kandera und Juraj Truksa. (Pol'nohospodárstvo **5.** 302—15. 1958. Piešťany, Výsk. úst. rastl. výr. Slov. akad. vied.) (Slowak.)

Phosphorite mit 15—20% P_2O_5-Geh., die sich für die Superphosphat-Herst. schlecht eignen, werden als *Phosphoritmehl* (I) in direkter Düngung untersucht. Die I führen dann zu einem merkbar guten Einfl. auf die Pflanzenerträge, wenn der Boden sehr hohe Absorptionskapazität u. niedrigen bas. Sättigungsgrad besitzt. Durch anorgan. wie auch organ. Säuren der Stoffwechsel-Prodd. von Mikroben wird die Löslichkeit von I bedeutend erhöht, ebenso wie mit der Mahlfeinheit. Einbringung in richtige Bodentiefe nach Pflanzenart u. Klima sind wichtig; bes. geeignet für die P_2O_5-Aufnahme sind Hülsenfrüchte u. Senf. $(NH_4)_2SO_4$ u. K-Düngemittel mit hohem Cl-Geh. erhöhen die Löslichkeit von I. Beimischungen von 2—3 Gew.-% I bei der Kompostierung von Stalldünger erhöht das Wachstum der Mikroflora u. vermindert N-Verluste (NH_3) bedeutend.

E. ROTTER. 6304□

Vergleich der Wirkung verschiedener Phosphate auf den Wuchs und den Ernteertrag von Hafer und Mais. K. W. Kalinin. (Известия Тимирязевской Сельскохозяйственной Академии [Nachr. landwirtsch. Timirjasew-Akad.] **1959.** Nr. 6. 95 bis 106.) (Russ.)

Die P-Aufnahme aus verschiedenen Phosphaten durch Hafer- bzw. Maispflanzen war größer beim *Superphosphat* (I), geringer bei *Schmelzphosphaten* (II) u. *F-freiem Phosphat* (III). Trotzdem war der Haferkornertrag auf saurem, mit I, II bzw. III gedüngtem Grasnarbe–Podsol-Boden etwa gleich. *Thomasschlacke* u. *Phosphatschlacke* bewirkten etwas niedrigere Erträge als I. Mais brachte bei II bzw. III höhere Erträge an Grünmasse als bei I. In bezug auf die Verteilung des von den Pflanzen aus verschiedenen P-Düngern aufgenommenen P_2O_5 nach den einzelnen Fraktionen in der Pflanze (Phosphatide, Nucleoproteide, organ. u. anorgan. Phosphate usw.) in Abhängigkeit von der P-Düngungsform konnten keine Unterschiede festgestellt werden. M. GORDIENKO. 6304□

Eine Kalkwirkung auf den Restphosphor im Boden. D. F. Paton und J. F. Loneragan. (Austral. J. agric. Res. **2.** 524—29. Juli 1960. Launeceston, Tasmanien, C.S.I.R.O., Div. of Plant Ind., Dep. of Agric.) (Engl.)

Auf stark humosen, sauren Sandböden (pH 4,8—5,3 im Oberboden) Tasmaniens reagieren Weiden auf eine Kalkung mit beachtlichen Mehrerträgen, wogegen ohne Kalkzufuhr auch in Ggw. von *Superphosphat* (I) die Pflanzen nur mäßig wachsen u. Symptome eines akuten P-Mangels aufweisen. In Gefäß- u. Freiland-Verss. fanden Vff. eine signifikant höhere P-Aufnahme durch Weißklee aus I in Ggw. von Kalk. Bei niedrigen Kalkgaben erbrachte I bis zur höchsten Gabe eine Ertragssteigerung, bei hohen Kalkgaben wurden die Höchsterträge schon bei niedrigeren I-Gaben erzielt, was auf eine bessere Ausnutzung des P in Ggw. von Kalk schließen läßt. Mittels radioakt. markierten I wird gezeigt, daß auf diesen Böden die P-Auswaschung in den Untergrund durch Kalk vermindert wird. Es wird vermutet, daß die bessere P-Ausnutzung z. T. auf dieser Kalk-Wrkg. beruht. WILFRIED WERNER. 6304□

Die Wiederverwertung von verfügbarem Bodenstickstoff durch einjährige Futterpflanzen bei Katherine, Nordterritorium. R. Wetselaar und M. J. T. Norman. (Austral. J. agric. Res. **2.** 693—704. Sept. 1960. Canberra, C.S.I.R.O., Div. of Land Res. and Reg. Surv.) (Engl.)

Im Feld-Vers. wurde die Ausnutzung des verfügbaren Boden-N durch Futtersorghum, Sudangras u. Bulrushhirse miteinander verglichen. Diese einjährigen Futterpflanzen wurden nach 5jähriger Brache, auf Umbruch eines 6jährigen Gras- oder eines 7jährigen Luzernebestandes gebaut. Die Erntemasse zu verschiedenen Schnittzeiten (6—18 Wochen nach Aussaat) wurde auf N untersucht, ebenso der Boden in verschiedenen Tiefen. — Der nach Luzerne rasch mineralisierte N wurde auf der unbebauten Parzelle in 2—3 ft. Tiefe ausgewaschen. Sorghum entzog im Mittel 68, Sudangras 63, Hirse 93 lbs. N/acre. Der N auf dem Grasumbruch blieb spärlich pflanzenverfügbar. Von den Vers.-Pflanzen wurden 17 bzw. 16 bzw. 18 lbs. N/acre aufgenommen. Auf der Bracheparzelle nahmen Sorghum u. Sudangras 74 bzw. 50 lbs. N/acre auf, vorwiegend aus der Bodentiefe 0—2 ft., Hirse dagegen entzog 154 lbs. N/acre aus einer Bodentiefe von 0 bis 5 ft. WILFRIED WERNER. 6304□

Stimulierter Abbau der organischen Substanz des Bodens während der Zersetzung von zugegebenen organischen Materialien. N. J. Barrow. (Austral. J. agric. Res. **2.** 331. Mai 1960. Armidale, N.S.W., C.S.I.R.O., Div. of Plant Ind., Regional Pastoral Labor.) (Engl.)

Proben eines sandigen Lehmbodens wurden unter Zusatz steigender Mengen getrockneter u. gemahlener Pflanzensubstanz (0,5—2,5%) bzw. steigender N-Mengen [0—500 ppm N in Form von *Harnstoff* (I), NH_4OH (II), NH_4Cl (III) u. $NaNO_3$ (IV)] inkubiert. Sowohl bei hohen Gaben N-reicher organ. Substanz (Luzerne) als auch bei N-Zusatz in Form von I u. II werden als Folge der NH_3-Anreicherung eine signifikante pH-Erhöhung im Boden festgestellt, wodurch die Zers. der organ. Bodensubstanz (gemessen an CO_2-Freisetzung u. S-Mineralisation) beschleunigt wurde. Ein NaOH-Zusatz wirkte in gleicher Weise. Bei Zugabe von III u. IV zum Boden wurde keine pH-Erhöhung u. demzufolge auch kein verstärkter Abbau der organ. Substanz beobachtet. — Die prakt. Bedeutung dieser Befunde für die verschiedenen Bodenarten wird diskutiert. WILFRIED WERNER. 6304□

Über die Rolle der Mikroorganismen bei der Eisenreduktion im Boden. 1. Mitt. L. W. Kalakutzki und W. I. Duda. (Научные Доклады Высшей Школы (Москва), Биологические Науки [Wiss. Hochschulber. (Moskau), biol. Wiss.] **1961.** Nr. 1. 172—76.) Russ.)

Wird eine Bodenprobe bei herabgesetzter Durchlüftung inkubiert, so kommt es zu einer Verschiebung des Verhältnisses der aeroben zu den anaeroben Mikroorganismen zugunsten der letzteren u. zu einer Ausnutzung des Zuckers nach dem Typus der Gärung. Im Boden nimmt die Menge der Mikroorganismen zu, welche Eisenhydroxid auf dem BROMFIELD-Nährboden „A" zu reduzieren vermögen. E. RENTZ. 6306□

O.O-Diäthyldithiophosphatoessigsäure-N-hydroxymethylamid (F. 71—72°) u. Methyl-, Äthyl-, Isopropylmercaptan bzw. Thiophenol. — *O.O-Dimethyldithiophosphatoessigsäuremethyl-*, F. 39—40°, *-isopropyl-*, F. 59,5—60,5°, u. *-äthylmercaptomethylamid*, F. 41 bis 42°, aus O.O-Dimethyldithiophosphatoessigsäure-N-hydroxymethylamid. — *O.O-Diäthylthiolphosphatoessigsäuremethyl-*, n_D^{20} 1,5079, u. *-isopropylmercaptomethylamid*, n_D^{20} 1,4978, aus K-O.O-Diäthylthiolphosphat u. Chloressigsäuremethyl- bzw. -isopropylmercaptomethylamid, F. 68—70°. — *Schädlingsbekämpfungsmittel.* (**Oe. P. 206 446** vom 2/6. 1958, ausg. 25/11. 1959. It. Prior. 3/6. 1957.) S. BÖTTCHER. 6313

Dow Chemical Co., übert. von: Etcyl H. Blair, Midland, Mich., V.St.A., **O-Aryl-O.O-dialkylthiophosphorsäureester** der allg. Formel $R-O-P(=S)(O-X)_2$ (X = Alkyl mit 1—3 C-Atomen; R = Aryl, das noch Cl, Br, Alkyl, Alkoxy, NO_2, Cyclohexyl, Benzyl u. Phenyl enthalten kann) erhält man durch Rk. eines überschüssigen Alkanols mit O-Arylthiophosphorsäurechloriden der allg. Formeln $R-O-P(=S)\cdot Cl_2$ u. $R-O-P(=S)(Cl)-O-X$ bei 15—65°, bes. 15—45°, ggf. in Ggw. eines Lsgm. (Methylenchlorid, Äthylendibromid, CCl_4, Chlf., Bzl., Toluol). — Aus 0,5 Mol O-(2.4.5-Trichlorphenyl)-thiophosphorsäuredichlorid u. 100 Mol Methanol bei 65° → *O-(2.4.5-Trichlorphenyl)-O.O-dimethylthiophosphat*, F. 39—41°; 96,5% (Ausbeute). — O-(4-Methylphenyl)-thiophosphorsäuredichlorid → *O-(4-Methylphenyl)-O.O-dimethylthiophosphat*, n_D^{25} 1,5258; $D.^{25}$ 1,278; 86%. — O-(2-Brom-4-biphenylyl)-thiophosphorsäuredichlorid → *O-(2-Brom-4-biphenylyl)-O.O-dimethylthiophosphat*, F. 65—66,5°; 91%. — O-(2.4-Dichlorphenyl)-thiophosphorsäuredichlorid + A. → *O-(2.4-Dichlorphenyl)-O.O-diäthylthiophosphat*, viscose Fl.; 87,5%. — O-(3-Chlor-4-nitrophenyl)-thiophosphorsäuredichlorid → *O-(3-Chlor-4-nitrophenyl)-O.O-dimethylthiophosphat*, schwach gefärbtes wasserunlösl. Öl; 84,5%. — O-(2.4.5-Trichlorphenyl)-O-methylthiophosphorsäureesterchlorid → *O-(2.4.5-Trichlorphenyl)-O-methyl-O-n-propylthiophosphat*, n_D^{25} 1,5525; $D.^{25}$ 1,4081; 85%. — *O-(4-Benzylphenyl)-O.O-diäthylthiophosphat.* — *O-(2-Chlor-4-tert.-butylphenyl)-O.O-dimethyl-*; *O-Phenyl-O.O-di-n-propyl-*; *O-(4-Cyclohexylphenyl)-O-methyl-O-äthyl-*; *O-(4-Nitrophenyl)-O.O-diäthyl-*; *O-(4-Bromphenyl)-O-methyl-O-n-propyl-*; *O-(2.4-Dichlorphenyl)-O.O-dimethyl-*; *O-(4-Methoxyphenyl)-O.O-dimethyl-*; *O-(4-Nitro-2-chlorphenyl)-O.O-dimethylthiophosphat.* — *Konservierungsmittel* für *Papier, Anstrichmittel* u. *Holz*; *Insekticide, Bakterlcide, Fungicide*, bes. gegen *Blattläuse, Heerwurm* u. *Fliegen*. (**A. P. 2 887 505** vom 30/4. 1956, ausg. 19/5. 1959.) G. KRAUSS. 6313

N. V. de Bataafsche Petroleum Mij., Holland (Erfinder: Richard Roy Whetstone und Alan Ramm Stiles), **Herstellung von Insekticiden,** dad. gek., daß man einen Phosphorigsäuretriester mit einem α-Chloracetessigsäure (I)-Ester umsetzt. — 1-Methylvinyldimethylphosphate: *2-[p-Chlorphenoxycarbonyl]-*, $Kp._{0,001}$ 125—130°, n_D^{25} 1,5186, aus Trimethylphosphit u. I-p-Chlorphenylester. — *2-[p-Chlorbenzyloxycarbonyl]-*, $Kp._{0,0005}$ 138—140°, aus I-p-Chlorbenzylester. — *2-[o-Chlorbenzylcarbonyl]-*, $Kp._{10^{-5}}$ 150°. — *2-[2.4-Dichlorbenzyloxycarbonyl]-*, $Kp._{10^{-5}}$ 150—155°; n_D^{25} 1,5272; D. 1,3. — *2-[3.4-Dichlorbenzyloxycarbonyl]-*, $Kp._{0,0005}$ 160°, n_D^{25} 1,5278. — *2-[p-Chlor-α-methylbenzyloxycarbonyl]-*, $Kp._{10^{-5}}$ 140°. — *2-[2.3.4.5.6-Pentachlorbenzyloxycarbonyl]-*, F. 118—121°. — *2-[Phenoxycarbonyl]-*, $Kp._{0,001}$ 100—105°. — *2-[Benzyloxycarbonyl]-*, $Kp._{0,0001}$ 135—145°; n_D^{25} 1,5067. — *2-[p-Methoxyphenoxycarbonyl]-*, $Kp._{0,0005}$ 140°; n_D^{25} 1,5092; D. 1,26. — *2-[p-Tolyloxycarbonyl]-*, $Kp._{0,0005}$ 115—118°. — *2-[2-Phenyläthoxycarbonyl]-*, Kp. 140—145°; n_D^{25} 1,5027; D. 1,19. — *2-[p-Methoxybenzyloxycarbonyl]-*, $Kp._{0,0005}$ 138—142°; n_D^{25} 1,5173. — *2-[α-Methylbenzyloxycarbonyl]-*, $Kp._{10^{-5}}$ 145—150°; n_D^{25} 1,4988; D. 1,19. — Ausgangsstoffe sind folgende I-Ester: [o-Chlorbenzyl]-, [2.4-Dichlorbenzyl]-, [3.4-Dichlorbenzyl]-, [p-Chlor-α-methylbenzyl]-, [2.3.4.5.6-Pentachlorbenzyl]-, Phenyl-, Benzyl-, [p-Methoxyphenyl]-, [p-Tolyl], [2-Phenyläthyl]-, [p-Methoxybenzyl] u. [α-Methylbenzyl]-. (**F. P. 1 217 334** vom 22/12. 1958, ausg. 3/5. 1960. A. Prior. 23/12. 1957.) S. BÖTTCHER. 6313

Boyce Thompson Institute for Plant Research, Inc., übert. von: Edward A. Prill, Yonkers, N.Y., V.St.A., **α-Äthylpiperonyloxyalkansäureamide** der allg. Formel I (Y = $-CH_2-CH_2-CH_2-$, $-CH(CH_3)-CH_2-CH_2-$, $-CH_2-$, $-CH(CH_3)-$; R u. R' = H, Alkyl, Cycloalkyl, Alkoxyalkyl, Aralkyl; höchstens eines der beiden R soll H sein) erhält man durch Rk. eines Lactons mit dem entsprechenden

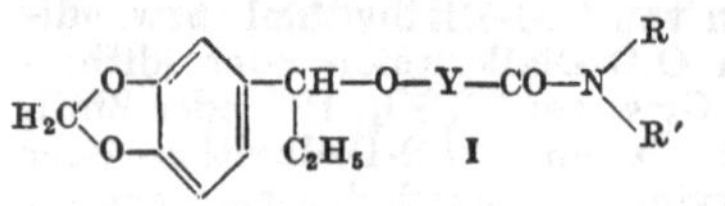

Amin bei 140—175° u. weiterer Rk. des entstandenen 4-Hydroxycarbonsäureamids mit Isosafrolhydrochlorid (II). Es werden hergestellt Verbb. der allg. Formel: $3.4\text{-}CH_2O_2C_6H_3CH(C_2H_5)O(CH_2)_3\ CON(R)R'$ aus γ-Butyrolacton, dem entsprechenden Amin u. II; R = 2-Äthylhexyl; R' = H, $Kp._4$ 175°. — R u. R' = n-Butyl, $Kp._5$ 145—150°. — R = Tetrahydrofurfuryl; R' = H, $Kp._5$ 160—165°. — R = Cyclohexyl; R' = H,

Kp.$_5$ 170—185°. — R = n-Hexyl; R' = H, Kp.$_{10}$ 160—180°. — R = 3-Isopropoxypropyl; R' = H, Kp.$_4$ 155—165°. — R = Furfuryl; R' = H, Kp.$_4$ 170—180°. — R = 3.5.5-Trimethylhexyl; R' = H. — R = β-Phenyläthyl; R' = H. — R = Benzyl; R' = H. — Aus γ-Valerolacton entstehen Verbb. der allg. Formel 3.4-$CH_2O_2C_6H_3CH(C_2H_5)OCH$·$(CH_3)CH_2CH_2CON(R)R'$; R. u. R' = n-Butyl, Kp.$_4$ 155—160°. — R = Furfuryl; R' = H, Kp.$_5$ 170—180°. — R = Cyclohexyl; R' = H. — R = 2-Äthylhexyl; R' = H. — R = 3.5.5-Trimethylhexyl; R' = H. — Aus 29 g Milchsäureäthylester u. 65 g 2-Äthylhexylamin unter Rückfluß → Milchsäure-N-2-äthylhexylamid, Kp.$_4$ 149—151°, + II → *3.4-$CH_2O_2C_6H_3CH(C_2H_5)OCH(CH_3)CONHCH_2CH(C_2H_5)(CH_2)_3CH_3$*. — Glykolsäureäthylester → Glykolsäure-N-2-äthylhexylamid, Kp.$_4$ 140—150°, + II → *3.4-CH_2·$O_2C_6H_3CH(C_2H_5)OCH_2CONHCH_2CH(C_2H_5)(CH_2)_3CH_3$*. —*Insekticide*, bes. als *Synergisten* für *Pyrethrine* u. *Allethrin*. — Vgl. Tabelle u. A. P. 2 773 062; C. **1959.** 4288. (**A. P. 2 849 455** vom 19/7. 1955, ausg. 26/8. 1958.) G. KRAUSS. 6313

Farbenfabriken Bayer Akt.-Ges., Leverkusen (Erfinder: Adolf Butenandt, München, Ernst Truscheit, Leverkusen, Karl Eiter, Köln, und Erich Hecker, München), **Herstellung von Hexadecadien-(10.12)-ol-(1)**, dad. gek., daß man entweder a) aus einem 1-Halogenhexen-(2) (trans- oder cis-Form), wie 1-Bromhexen-(2), Kp.$_{22}$ 55—56°, n_D^{20} 1,4750, das aus Hexen-(2)-al-(1) über Hexen-(2)-ol-(1), Kp.$_{13}$ 62—63°, n_D^{20} 1,4365, hergestellt ist, u. einem Triarylphosphin (Triphenylphosphin) mit z. B. Acetylen-Na, Alkali- oder Erdalkalialkoholat oder -amid, Methyl-Li oder bes. n-Butyl-Li, über Triphenylhexen-(2)-ylphosphoniumbromid, F. 143—145°, das Ylen herstellt, dieses mit einem 1-Acyloxydecanal-(10) [1-Acetoxydecanal-(10), Kp.$_{0,05}$ 90—91°, n_D^{20} 1,4410, das man aus Undecen-(10)-ol-(1) über 1-Acetoxyundecen-(10), Kp.$_{0,05}$ 59—60°, n_D^{20} 1,4391, erhalten hat] umsetzt u. die erhaltene konjugiert ungesätt. Verb. [1-Acetoxyhexadecadien-(10.12), Kp.$_{0,001}$ 110—115°, λ_{max} 232 mμ (ε = 26000)] mit Alkali zu Hexadecadien-(10.12)-ol-(1), Kp.$_{0,001}$ 120—130°, n_D^{20} 1,4841, λ_{max} 233 mμ, (ε = 24000) verseift, oder daß man b) das obige P-Ylen mit Decanal-(10)-säure-(1)-ester (Methylester) umsetzt u. den erhaltenen Hexadecadien-(10.12)-säure-(1)-ester [Methylester, Kp.$_{0,001}$ 122—125°, n_D^{20} 1,4750, λ_{max} 231 mμ (ε=31000)] mit einem komplexen Metallhydrid ($LiAlH_4$) zum prim. Alkohol red. [Kp.$_{0,002}$ 140—143°, n_D^{20} 14,850, λ_{max} 233 mμ (ε = 27500)] oder daß man c) ein 1-Halogenhexen-(2) mit einem 1-Acyloxydecanal-(10) oder einem Decanal-(10)-säure-(1)-ester u. einem Metall, bes. Li, Mg oder Zn, unter den Bedingungen der GRIGNARD- oder REFORMATSKI-Synth. umsetzt, aus dem erhaltenen Carbinol [Gemisch von 10-Hydroxyhexadecen-(12)-säure-(1)-methylester u. 10-Hydroxy-11-vinyltetradecansäure-(1)-methylester mit Kp.$_{0,001}$ 138—146°, n_D^{20} 1,4580] W. abspaltet u. den Hexadecadien-(10.12)-säure-(1)-ester red., bzw. das 1-Acyloxyhexadecadien-(10.12) alkal. verseift oder daß man d) ein Acyloxydecanal-(10) mit Propargylbromid u. Li, Mg oder Zn zum entsprechenden sek. Carbinol umsetzt [1-Acetoxy-10-hydroxytridecin-(12), Kp.$_{0,001}$ 120—130°], W. abspaltet, die entstandene olefin. ungesätt. Acetylen-Verb. [1-Acetoxytridecen-(10)-in-(12), Kp.$_{0,001}$ 105—110°, λ_{max} 223 mμ] mit Alkali zum olefin. ungesätt. Acetylenalkohol [Tridecen-(10)-in-(12)-ol-(1), Kp.$_{0,001}$ 100—105°, λ_{max} 223 mμ] verseift, diesen mit einem Alkyl-Mg-Halogenid (Äthyl-MgBr) zur GRIGNARD-Verb. umsetzt u. nach Rk. dieser metallorgan. Verb. mit Propylbromid u. anschließender Hydrolyse die Acetylenbindung des erhaltenen Hexadecen-(10)-in-(12)-ols-(1), Kp.$_{0,001}$ 120—125°, λ_{max} 222 mμ, partiell (in Ggw. eines 1—5% ig., mit Chinolin oder Pb partiell vergifteten Pd–$CaCO_3$-Katalysators) hydriert oder daß man e) einen Decanal-(10)-säure-(1)-ester mit Propargylbromid u. Zn, Mg oder Li zum entsprechenden sek. Carbinol [10-Hydroxytridecin-(12)-säure-(1)-methylester, Kp.$_{0,001}$ 120—130°, F. 40—42°] umsetzt, W. abspaltet, das erhaltene Prod. [Tridecen-(10)-in-(12)-säure-(1)-methylester, Kp.$_{0,001}$ 110—115°, λ_{max} 223 mμ] bei niedrigen Temp. (—30°, bes. unter N_2) mit einem komplexen Metallhydrid ($LiAlH_4$) zum prim. Acetylenalkohol [Tridecen-(10)-in-(12)-ol-(1), Kp.$_{0,001}$ 120—130°, λ_{max} 223 mμ] red. u. diesen wie unter d) weiterhin zu Hexadecadien-(10.12)-ol-(1) umsetzt. — *Lockmittel* für Insekten zur *Schädlingsbekämpfung*. (**D. A. S. 1 096 345** Kl. 12o vom 28/2. 1959, ausg. 5/1. 1961.) W. GRÄGER. 6313

Lucien Léonce Duhautois und Jacques Le Foll, Frankreich, **Insekticid und Baktericid** aus einer Auflösung von Natur- oder Kunstkautschuk in Gasöl. (**F. P. 1 194 254** vom 4/4. 1958, ausg. 9/11. 1959.) W. WITTHOLZ. 6313

Chemische Werke Albert, Deutschland, *Herstellung von Phosphatdünger*. (**F. P. 71 076** vom 26/2. 1957, ausg. 8/10. 1959. D. Prior. 21/12. 1956. Zusatz zu F. P. 1 076 678; C. 1957. 14211. — C. **1959.** 3622 [D. A. S. 1 032 277].)

Fisons Ltd., Suffolk, übert. von: **John Kenneth Bradley**, Ipswich, **Geoffrey George Brown**, Woodbridge, und **William Francis Sheldrick**, Felixstowe, England, *Herstellung von phosphathaltigen Volldüngemitteln*. (**A. P. 2 954 286** vom 26/12. 1957, ausg. 27/9. 1960. E. Prior. 10/1. 1957. — C. **1961.** 3780 [D. A. S. 1 089 783].)

Rohm & Haas Co., V.St.A. (Erfinder: **Dougal Harold McRae**), *Regelung des Pflanzenwachstums.* (**F. P. 1 174 987** vom 11/5. 1957, ausg. 18/3. 1959. A. Prior. 11/5. 1956. — C. **1960.** 176 [D. A. S. 1 051 875].)

Fisons Pest Control Ltd., England, *Unkrautvernichtungsmittel.* (**F. P. 1 175 018** vom 13/5. 1957, ausg. 19/3. 1959. E. Prior. 18/5., 31/8. u. 3/9. 1956. — C. **1960.** 9006 [D. A. S. 1 073 238].)

Badische Anilin- & Soda-Fabrik Akt.-Ges., Deutschland, *Herbicide.* (**F. P. 1 175 651** vom 22/5. 1957, ausg. 31/5. 1959. D. Prior. 23/5. 1956. — C. **1958.** 7875 [D. A. S. 1 017 406].)

American Cyanamid Co., New York, N.Y., übert. von: **Shirley Du Breuil**, Stamford, Conn., V.St.A., *Pyridazinonyldialkylphosphate.* (**Can. P. 551 204** vom 28/11. 1955, ausg. 7/1. 1958. A. Prior. 21/3. 1955. — C. **1957.** 4232 [A. P. 2 759 937].)

Farbenfabriken Bayer Akt.-Ges., Deutschland, *Fungicide.* (**F. P. 1 176 109** vom 27/1. 1956, ausg. 7/4. 1959. D. Prior. 28/1. 1955. — C. **1957.** 9758 [D. B. P. 958 611].)

Farbenfabriken Bayer Akt.-Ges., Deutschland (Erfinder: **Ferdinand Grewe** und **Otto Telle**), *Fungicide Mischungen.* (**F. P. 1 175 147** vom 15/5. 1957, ausg. 20/3. 1959. D. Prior. 18/5. 1956. — C. **1961.** 12623 [D. A. S. 1 096 110].)

Farbwerke Hoechst Akt.-Ges., vormals Meister Lucius & Brüning, Deutschland, übert. von: **Anorgana G. m. b. H.**, *Insekticide, Baktericide und Fungicide.* (**F. P. 69 881** vom 9/1. 1956, ausg. 9/1. 1959. D. Prior. 10/1. 1955. Zusatz zu F. P. 1 102 418; C. 1959. 16863. — C. **1959.** 12982 [D. A. S. 1 055 871].)

Ruhrchemie Akt.-Ges., Deutschland, *Insekticide.* (**F. P. 1 175 427** vom 9/1. 1957, ausg. 26/3. 1959. D. Prior. 4/2. 1956. — C. **1958.** 6081 [D. A. S. 1 013 290].)

Shell Research Ltd., England, *Insekticide Mischung.* (**F. P. 1 174 813** vom 6/5. 1957, ausg. 17/3. 1959. E. Prior. 7/5. 1956 u. 25/3. 1957. — C. **1961.** 16628 [Ind. P. 60 394].)

Chas. Pfizer & Co., Inc., V.St.A. (Erfinder: **Abraham Bavley, Karl Johann Brunings** und **Donald Peter Cameron**), *Insekticide.* (**F. P. 1 174 780** vom 3/5. 1957, ausg. 16/3. 1959. A. Prior. 3/5. 1956. — C. **1960.** 15883 [A. P. 2 876 156].)

J. R. Geigy Akt.-Ges., Basel, übert. von: **Hans Dirlwächter**, Oftriegen, Schweiz, *Stabilisieren von Estern von Säuren des 3- oder 5wertigen Phosphors.* (**A. P. 2 925 419** vom 18/11. 1957, ausg. 16/2. 1960. Schwz. Prior. 30/11. 1956. — C. **1961.** 5228 [Schwz. P. 348 284].)

Farbenfabriken Bayer Akt.-Ges., Leverkusen (Erfinder: **Gerhard Schrader**, Opladen, und **Walter Lorenz**, Wuppertal-Elberfeld), *Herstellung neutraler Thionothiolphosphorsäureester.* (**Can. P. 552 274** vom 20/12. 1955, ausg. 28/1. 1958. D. Prior. 31/12. 1954 u. 13/10. 1955. — C. **1957.** 7157 [D. B. P. 947 369] u. C. **1958.** 2555 [D. A. S. 1 006 417].)

Farbenfabriken Bayer Akt.-Ges., Leverkusen (Erfinder: **Walter Lorenz** und **Rudolf Mühlmann**, Wuppertal-Elberfeld, und **Gerhard Schrader**, Opladen), *Herstellung von Thiophosphorsäureestern.* (**Can. P. 552 275** vom 10/5. 1956, ausg. 28/1. 1958. D. Prior. 13/5. 1955. — C. **1958.** 13343 [D. B. P. 964 045].)

Badische Anilin- & Soda-Fabrik Akt.-Ges., Deutschland, *Synergist für insekticide Chlorkohlenwasserstoffe.* (**F. P. 1 176 212** vom 25/5. 1957, ausg. 8/4. 1959. D. Prior. 26/5. 1956. — C. **1958.** 10486 [D. A. S. 1 022 047].)

VIII. Metallurgie. Korrosion

Vizcaya León, Teruel und Granada, die ersten großen Eisenerze gewinnenden spanischen Provinzen. Juan Serrani. (Metallurgía y Electr. **23.** Nr. 263. 98—100. Aug. 1959.) (Span.)

Überblick über die Vork. an Fe-Erzen in Spanien u. ihre Nutzbarmachung.

R. K. Müller. 6354□

Die Wirkung des Röstens auf die Rückgewinnung von Uran und Vanadium aus Carnotit-Erzen bei der Carbonat-Laugerei. J. Halpern, F. A. Forward und A. H. Ross. (Trans. metallurg. Soc. AIME **212.** 65—70. 1958, herausgeg. 1959. Vancouver, Toronto, Univ. of British Columbia.) (Engl.)

Die Anwendung des Carbonatlaugeprozesses auf Carnotiterze ist oft durch die Schwierigkeit einer gleichzeitigen hohen Rückgewinnung von U u. V begrenzt gewesen. Die chem. Aussichten dieses Problems werden erörtert u. der Einfl. von vorhergehenden Röst-Verff. auf die Gewinnung dieser Metalle wird ermittelt. Es zeigt sich, daß ein Rösten bei Temp. von ca. 850° mit Ca-Salzen, einschließlich CaO, im allg. das V-Ausbringen erhöht. Um jedoch die gleichzeitige Verringerung des U-Ausbringens zu vermeiden, muß die Beschickung während des Röstens in einem sauren Zustand gehalten werden. Mit Erzen von geringem Kalk-Geh. werden die günstigsten Resultate erhalten, wenn das Erz bei 850° in Ggw. von 3—5% $CaSO_4$ geröstet wird. Diese Behandlung bewirkt Auszüge von 90—95% U_3O_8 u. 70—80% V_2O_5 bei der nachfolgenden Carbonatauslaugung. $CaSO_4$-haltige Erze können ohne solchen Zusatz geröstet u. gelaugt werden. Eine krit. Überwachung der Röstbedingungen u. des Abschreckens des Röstgutes ist nicht erforderlich. Bei Erzen mit hohem Kalk-Geh. ist ein Rösten bei hohen Temp. zur Erzielung einer unter einer drast. Verringerung in der U-Rückgewinnung erhaltenen Lsg.-Fähigkeit von V erforderlich. Für solche Erze gibt es keine prakt. Behandlung zur Erzielung eines hohen Auszugs sowohl von U als auch von V, wenn nicht der gesamte Kalk zuerst durch Zusatz einer Säure oder Pyrit neutralisiert ist. Durch Rösten bei niedrigen Temp. von 500—600°, d. h. unterhalb der Zers.-Temp. von $CaCO_3$, können U-Auszüge von 90—95% bei einem 40—60%ig. V-Auszug erhalten werden. H. HOCHSTEIN. 6360□

Untersuchungen über die Zirkulations- und Verbrennungszone von Hoch- und Niederschachtöfen. Rolf Ebert und Karl-Friedrich Lüdemann. (Freiberger Forsch.-H., Reihe B, Heft **44**. 21—29. Juni 1961.) (Dt.) — C. **1961**. 5229. M. GEHLEN-KELLER. 6370□

Methoden der Feuchtigkeitsbestimmung an Formsand. Hans-Joachim Dietze. (Giessereitechnik **7**. 109—12. April, 200—03. Juli 1961.) (Dt.)

In Fortsetzung der C. **1961**. 10727 referierten Arbeiten wird über elektr. u. kernphysikal. Meß-Meth. berichtet. — 21 Literaturangaben. M. GEHLEN-KELLER. 6382□

Das Backen von Gießereikernen mit Infrarotstrahlung. Eberhard Schulz. (Giessereitechnik **7**. 291—94. Okt. 1961.) (Dt.)

Im Anschluß an die C. **1960**. 15887 referierte Arbeit wird die Beschreibung moderner Kernbackanlagen fortgesetzt. M. GEHLEN-KELLER. 6382□

Die Bildung neuer Werkstoffe durch ultrahohe Drucke. Donald Peckner. (Materials Design Engng. **54**. Nr. 3. 111—17. Sept. 1961.) (Engl.)

Auf Grund der bereits bei höchsten Drücken gewonnenen Werkstoffe *Diamant*, *Borazon* (B-Nitrid), *Coesit* (SiO_2, spezif. Gew. 2,90), *MoC*, *TaN* werden die Möglichkeiten, neue Werkstoffe bei 5000° F u. 100000—200000 at Druck zu erzeugen, u. deren Eigg. erörtert. — 19 Schrifttumshinweise. W. WESLY. 6388□

Fortschritte in der Aufbereitung kanadischer Eisenerze des Labradorgrabens (Gebiet des Wabush- und Jeannine-Sees). J. Astier und P. Javelle. (Rev. ind. minérale **43**. 475—505. Juli 1961. Maizières-lès-Metz, Inst. de Rech. de la Siderurgie, Stat. d'Essais.) (Franz.)

Fortschrittsbericht. — 15 Schrifttumshinweise. W. WESLY. 6390□

Untersuchung des Einflusses verschiedener Faktoren und bestimmter basischer Zusätze bei der Sinterung eines quarzhaltigen Eisenerzes. José A. Boned Sopena. (Inst. Hierro Acero **14**. 527—68. Mai 1961.) (Span.)

Bericht über Ergebnisse verschiedener Vers.-Reihen von Sinterungen kieselhaltiger Erze aus Paz del Rio nach dem DWIGHT-LLOYD-Verf. in einer kleinen techn. Vers.-Anlage des I.R.S.I.D. Bei den verschiedenen Verss. wurden Einfl. von Schachtraum u. Kühl-Vorr., Vorbereitung des Möllers, Art u. Dauer der Feuerung, Feuchtigkeits-Geh. u. chem.-physikal. Zus. des Möllers u. der Zuschläge auf die phys.-chem. Eigg. der Sinter-Prodd. bestimmt. Verw. von Kühl-Vorr. setzten hierbei Ausbeute u. Güte-Eigg. der Sinter-Prodd. herab, während Hand- oder mechan. Beschickungen keine Unterschiede ergaben. Ein Feuchtigkeits-Geh. der Beschickung in Ggw. bas. Zuschläge erhöhte die Ausbeuten. Vf. streift die Unterss. der physikal. Eigg. u. Größenverteilung der Sinter-Prodd. nach dem I.R.S.I.D.-Syst. u. behandelt abschließend den Wechsel des Fe^{2+} u. des Oxydationsgrades im Zusammenhang mit den obigen Faktoren u. den physikal. Eigg. im *brauchbaren* Sinter-Prod. u. Rücklauf sowie des *verwendbaren* Fe^{2+} im Sinter-Prod. u. Rücklauf. — Diskussion. A. SANDER. 6390□

Verfahren der direkten Reduktion von Eisenerzen in Drehöfen. Stefan Zieliński. (Hutnik **27**. 466—72. Dez. 1960. Gliwice, Inst. Metalurg. Żelaza.) (Pol.)

Übersicht. F. URBAN. 6390□

Über die Durchgasung der Schüttung im oberen Hochofenschacht. Eugen Peetz und Gerhard Winzer. (Stahl u. Eisen **81**. 1101—07. 17/8. 1961. Salzgitter.) (Dt.)

Beschrieben wird eine Anlage für Schütt- u. Durchgasungs-Verss. mit einem Gichtdurchmesser von 6,6 m, mit der Messungen der Gas-Geschw. über der Schüttungsoberfläche nach dem Hitzdraht-Verf. ausgeführt werden. Kennzeichnende Profile der Gas-Geschw. bei V- u. M-förmiger Schüttung werden besprochen. Die Durchgasung der Schüttung von sinterreichem Salzgitter-Möller bei getrennten Gichten wird in Abhängigkeit von der Fallhöhe des Schüttgutes u. vom Abstand Glockenrand–Schachtwand bestimmt. Verss. mit schachtverengenden Prallschürzen, mit Mischgichten u. mit 100% Sinter werden angestellt, wobei sich zeigt, daß eine weitgehend gleichmäßige Gasverteilung über den Schachtquerschnitt auch bei Sinter eine Klassierung in enge Kornklassen mit wenig Unterkorn erforderlich ist. H. HOCHSTEIN. 6390□

Möglichkeiten zur Steigerung der Frischgeschwindigkeit beim Sauerstoffaufblas-Verfahren (Rapid-Frischen). Hans Kosmider, Herbert Neuhaus, Max Wirth und Hermann Schenck. (Stahl u. Eisen **81**. 1107—16. 17/8. 1961. Haspe, Klöckner-Werke AG, u. Aachen, TH, Inst. für Eisenhüttenwesen.) (Dt.)

In einem 2 t-Kleinkonverter wurde untersucht, unter welchen Bedingungen im O_2-Aufblas-Verf. eine Verkürzung der Blaszeit erreichbar ist. Unter Einhaltung besonderer Blasbedingungen u. bei ausschließlicher Verw. von Stückkalk wurde die Kinetik der Entphosphorung u. Entkohlung eingehend untersucht. Bei Steigerung der O_2-Zufuhrmenge bis auf 10 N m³/min·t *Roheisen* konnte die Blaszeit von üblichen Werten bis auf 7,5 Min. herabgesetzt werden, u. zwar bei gleichzeitig ausgezeichneter Vorverlegung der Entphosphorung. Die Entkohlungs-Geschw. ließ sich mit der O_2-Zufuhrmenge geradlinig steigern u. erreicht bei einer Menge von 13 Nm³/min·t Roheisen einen Wert von 1,2% C je Minute. Die Entphosphorungs-Geschw. ließ sich ebenfalls geradlinig mit der O_2-Zufuhrmenge, jedoch nur bis zu 12 Nm³/min·t Roheisen steigern, weil darüber hinaus die Auflösungs-Geschw. des Stückkalks eine geschwindigkeitsbestimmende Einfl.-Größe wird. Eine zusätzlich begrenzte Rühr-Wrkg. verkürzt die Blaszeit durch bessere O_2-Ausnutzung nochmals bis auf ca. 6 Min. bei einer O_2-Zufuhrmenge von 10 Nm³/min·t Roheisen. Die Vorverlegung der Entphosphorung bleibt dabei ausreichend, wenn das Verhältnis O_2 zur Rührgasmenge mindestens 6 beträgt. Die Rühr-Wrkg. führt zu einer besseren Gleichgewichtseinstellung für die Entphosphorung. — 18 Literaturangaben. Diskussion. H. HOCHSTEIN. 6400□

Impfung von vakuumgeschmolzenem Eisen. Masuteru Maruyama. (Imono, J. Japan Foundrymen's Soc. **33.** 266—71. April 1961.) (Jap.; Auszug: Engl.) — Vgl. C. **1962.** 6563.

Unterss. über das Verh. von Graphit in Gußeisen mit 3,68(%) C, 0,69 Si, 0,25 Mn, 0,066 P, 0,011 S zeigen, daß die Desoxydation eine der zur Ausscheidung von Kugelgraphit erforderlichen Bedingungen ist. Die Wrkg. von *Ca–Si*-Legg. als Förderer der Kugelgraphit-Bldg. beruht auf der Desoxydation u. Entschwefelung durch Ca u. der Bldg. von Kugelgraphitkernen durch Ca u. Si. Nach hinreichender Desoxydation u. Entschwefelung bildet sich Kugelgraphit auch durch Zusatz von Fe–Si-Legg., also ohne Zusatz von Mg, Ca, Ce u. so weiter. W. WESLY. 6402□

Herstellung von gesundem Grauguß. I. C. H. Hughes. (Foundry Trade J. **110.** 491—97. 563—68. 20/4. 1961.) (Engl.)

Fortschrittsbericht. — 20 Literaturangaben. M. GEHLEN-KELLER. 6402□

Die Schwindungslunkerung bei Grauguß und ihre Verhinderung. F. Paschke. (Giesserei-Praxis **1961.** 219—21. 10/6.) (Dt.) M. GEHLEN-KELLER. 6402□

Strukturdiagramm und mechanische Eigenschaften von Gußeisen mit Kugelgraphit und nadelförmiger Grundmasse. Tohei Ototani und Youichi Tokunaga. (Imono, J. Japan Foundrymen's Soc. **33.** 570—78. Aug. 1961.) (Jap.; Auszug: Engl.)

Unterss. über die Eigg. von geschmolzenem, mit einer *Fe–Si–Mg*-Leg. behandeltem u. in einer Grünsandform gegossenem Roheisen mit Kugelgraphit u. nadelförmiger Grundmasse zeigen, daß die Härte mit fallendem Querschnitt u. *Mo*-Geh. u. steigendem *Ni*-Geh. steigt als Folge der Härtung der aus Martensit enthaltendem Austenit bestehenden Grundmasse. Die Zugfestigkeit wird durch 10std. Anlassen bei 250—350° verbessert. Die optimale Zähigkeit erhält man durch Anlassen des Weißeisens auf die 1. Stufe der Graphitbildung. W. WESLY. 6404□

Einige Gesichtspunkte bezüglich der bei Verhüttungsversuchen in der Kruppschen Renn-Anlage von Avilés gewonnenen Luppen. Manuel Méndez de Vigo und Bernabé Chávarri R. Codes. (Inst. Hierro Acero **14.** 569—88. Mai 1961.) (Span.)

Nach allg. Betrachtungen über Zus. u. Eigg. der in Avilés nach dem KRUPP-Renn-Verf. erhaltenen Luppen sowie deren direkte Verw. als Ausgangsstoff für die Stahl-Herst. behandeln Vff. geeignete Verhüttungs-Verff., von denen bas. Verff. unter Aufblasen von reinem O_2 nach dem Schmelzen der Luppen sich nach Vff. am besten bewährten. In Avilés ausgeführte Verss. nach diesem Syst. werden eingehend beschrieben, wobei der bas. Heißwindkupolofen techn. u. wirtschaftlich nach vorheriger Sinterung der Luppen auf optimale Korngröße von <5 mm Dicke die besten Ergebnisse lieferte. — Diskussion. A. SANDER. 6408□

Einfluß des freien und gebundenen Magnesiums auf die Bildung von Kugelgraphit im Stahlguß. D. Pohl, E. Roos und E. Scheil. (Inst. Hierro Acero **14.** 464—79. Mai 1961. Stuttgart, Max-Planck-Inst. für Metallforsch.) (Span.)

Zur genaueren Kenntnis der Rolle des Mg beim Affinieren des Stahls entwickelten Vff. eine Meth. zur Unterscheidung des freien u. gebundenen Mg im Gußstahl auf kinet. Basis, ergänzt durch Messung der Oberflächenspannung u. mkr. Unterss., deren Ausführung u. App. ausführlich beschrieben werden. Auf das Auftreten u. Schmelzen eines Teils des Kugelgraphits beim Abdampfen des Mg aus der Stahlprobe mit Hilfe der beschriebenen „*Verdampf-App.*" ist nach Vff. bes. zu achten. Auf alle Fälle sollten noch einige weitere Kontroll-Verss. mit Störelementen, bes. mit *P* u. *Mg* als schwächeren Störelementen, ausgeführt werden. Zur Bldg. von Kugelgraphit ist die Ggw. von Mg unerläßlich sowohl indirekt zur Ausschaltung der Störelemente als auch direkt in kleinen Mengen, die hauptsächlich in der Grundmasse verbleiben. — 16 Literaturhinweise. A. SANDER. 6408□

Die Zementitzersetzung in niedriggekohlten Stählen. G. V. Jeminson und G. T. Higgins. (Iron Steel Inst., spec. Rep. **69.** 77—88. 1960. UKAEA, Culcheth Labor.) (Engl.)

Der Umfang der Graphitisierung in Stählen mit 0,15% *C* bei 600° hängt krit. von der Keim-Bldg.-Geschw. u. bes. von dem Kraftenergiebegriff ab, der mit der Bldg. eines Graphitkeimes verbunden ist. Über 600° bewirkt die eingeschränkte Keim-Bldg. eine Umkehr der Graphitisierungsgeschwindigkeit. Bei niedrigeren Temp. tritt die Keim-Bldg. leichter auf u. die Wachstums-Geschw. erlangt größere Bedeutung in der Gesamtregelung der Graphitisierungsgeschwindigkeit. Das Wachsen wird am Anfang durch die Geschw. der C-Diffusion u. in weiteren Stadien durch die Geschw. der Zementitauflösung geregelt. *Si* u. *Ni* beschleunigen die Graphitisierung durch Erhöhung der Keim-Bldg.-Geschw. u. es wird angenommen, daß die Einw. aus einer Zunahme in der Geschw. der Fe-Selbstdiffusion kommen. *Al*-Zusätze bis zu 0,15% haben einen nur geringen Einfl. auf die Graphitisierungs-Geschw., wenn die Stähle in einem Vakuum erhitzt werden. Starke Carbidbildner enthaltende Stähle weisen eine vollständige Stabilität auf. Zur Erzielung einer Graphitisierbarkeit von Stählen im Bereich von 200—400° werden Verss. angestellt, die zeigen, daß der die Geschw. bestimmende Schritt sich aus einem Wachsen bei niedrigen Temp. zur Keim-Bldg. im oberen Bereich ändert, wobei eine Umkehr in der Geschw. oberhalb von 500—600° eintritt.

H. HOCHSTEIN. 6408□

Die Kriecheigenschaften eines mit Silicium beruhigten Kohlenstoff–Mangan-Stahles für Druckkessel. D. S. Wood und P. B. Swift. (Iron Steel Inst., spec. Rep. **69.** 111—26. 1960. UKAEA, Culcheth Labor.; Honnslow, Atomic Power Constructions Ltd.) (Engl.)

Bei einer Unters. der Hochtemp.-Eigg. (im Bereich von 350—500°) einer Anzahl von mit Si beruhigten Stählen mit 0,16% *C* u. 1,0—1,4% *Mn*, wie sie als Druckkesselstähle verwendet werden, zeigt sich, daß eine Erhöhung der Entspannungs-Temp. von 600° auf 650° das Kriechen mit geringer Formänderung sowie die Zeitstandfestigkeits-Eigg. erniedrigt. Ein Warmpressen vor der Normalisierung hat einen geringen Einfl. auf diese beiden Eigenschaften. Ein Stahl mit 0,16% C u. 1,0—1,4% Mn besitzt im allg. eine gute Kriechfestigkeit, jedoch zeigen die Unters.-Ergebnisse, daß niedrige Werte der Kriechfestigkeit zuweilen auftreten können, bes. im Zusammenhang mit einer hohen Al-Löslichkeit u. bei einem niedrigen „freien" N-Gehalt. H. HOCHSTEIN. 6408□

Hemmung der Reckalterung von unlegierten niedrig kohlenstoffhaltigen Baustählen durch Phosphor. F. Erdmann-Jesnitzer, W. Precht und G. Wünsche. (Bergakademie [Freiberg] **12.** 559—67. Okt. 1960. Freiberg/Sa., Kraków u. Berlin.) (Dt.)

P hemmt mit zunehmenden Geh. bis ca. 0,12% die Reckalterung unlegierter Baustähle. Dieser Effekt ist unabhängig von der Stahl-Herst. u. tritt bei THOMAS-Stählen ebenso wie z. B. bei SIEMENS-MARTIN- u. Elektrostählen auf, bei deren Herst. das Ferrophosphor erst dem Gießstrahl zugesetzt wurde. H. HOCHSTEIN. 6408□

Über die Legierungsgrenze von Stickstoff in Cr–Fe-reichen Legierungen und in Stählen mit 20% Cr und einige darauf bezügliche Mitteilungen. Masazô Okamoto und Takeshi Naitô. (Nippon Kinzoku Gakkai-Si [Japan Inst. Metals] **25.** 120—24. 1961.) (Jap.; Auszug: Engl.)

Für die N-Legierungsgrenze von Cr-Legg. u. -Stählen wird für den Bereich von 10 bis 40% Cr eine Gleichung aufgestellt. Die N-Höchstmenge, die noch einwandfreie, kleine Gußbarren gewährleistet, beträgt 0,28 (%) N bei 20 Cr u. 0,6 C, 0,23 N bei 8 Mn u. 0,48 N bei 0,6 C u. 8 Mn. Die Legierungsgrenze steigt mit dem C-Geh. von Proben mit 20 (%) Cr u. 8 Mn u. fällt etwas mit steigendem Ni-Gehalt. Mit steigendem N-Geh. fallen die Temp. der prim. Kristallisation von geschmolzenen Legg. mit 20% Cr u. steigert sich die Fließbarkeit. Die Härte steigt mit dem N-Gehalt. Der N-Zusatz senkt die Intensität der Magnetisierbarkeit. W. WESLY. 6410□

Einfluß von Chrom, Molybdän, Wolfram und Vanadin auf die Eigenschaften von Stählen mit 0,3% C. Karl Bungardt, Otto Mülders und Gustav Lennartz. (Arch. Eisenhüttenwes. **32.** 823—41. Dez. 1961. Krefeld, Forschungsinst. der Deutschen Edelstahlwerke Akt.-Ges.) (Dt.)

An Stählen mit 0,3% C u. Zusätzen an *Cr*, *Mo*, *W* u. *V* treten beim Anlassen nach dem Härten unterschiedliche Carbid-Rkk. ein, die mit den im Zug-Vers. bei Raum-Temp. u. erhöhter Prüftemp. ermittelten Eigg. in unmittelbarem Zusammenhang stehen. Dieser Zusammenhang wird durch das Ergebnis bekräftigt, daß die im Carbidgemenge enthaltenen Leg.- u. Fe-Anteile in Abhängigkeit von der Anlaßbehandlung mit den gleichen in der Zeit–Temp.-Austauschbeziehung $P = T_{OK} (19 + \lg t_h)$ verankerten Diffusionsgesetzen erfaßbar sind wie die Zugfestigkeits-Eigg. bei Raum-Temp. u.

erhöhter Prüftemperatur. Die Anlaßbeständigkeit wird grundsätzlich durch Zusätze an W, Mo u. V im untersuchten Leg.-Bereich [bis 8 (%) W, 4 Mo u. 0,6 V] erhöht. Cr-Zusätze über den in allen Stählen vorhandenen Geh. von 2,5 hinaus führen bei den Mo- u. V-legierten Stählen zu einer Verringerung der Anlaßbeständigkeit, während bei den Cr–W-Stählen ein erhöhter Cr-Geh. keine Veränderung der Anlaßbeständigkeit hervorruft. Der diese bestimmende Ausscheidungsvorgang wird durch eine Zementitausscheidung eingeleitet, der die Ausscheidung eines Sondercarbids bei Stählen mit erhöhter Anlaßbeständigkeit um so eher folgt, je größer das Metall/C-Verhältnis in der Grundmasse bzw. der Leg.-Geh. des Stahls ist. Die Mo-Stähle bilden nach dem Fe_3C das als Träger der Sekundärhärte anzusehende M_2C, während bei den Cr–W-Stählen bei Anlaßtemp. oberhalb 550° neben dem Zementit nur das Carbid M_6C nachgewiesen werden konnte. Das in V-Stählen als Erklärung der starken Erhöhung der Anlaßbeständigkeit erwartete Carbid *VC* konnte röntgenograph. im isolierten Rückstand nicht ermittelt werden. Erhöhte Cr-Geh. stabilisieren in Stählen mit abnehmender Anlaßbeständigkeit zunehmend den prim. ausgeschiedenen Fe_3C u. setzen die Beständigkeit des erstausgeschiedenen Sondercarbids vermutlich durch Austausch von Cr gegen den stärkeren Carbidbildner im Carbidgitter herab. Bei allen Stählen folgen den genannten Carbidausscheidungen stabilere Carbide vom Typ $M_{23}C_6$ u. M_6C. Nach dem Vergüten auf gleiche Zugfestigkeit zeigen die W-, Mo- u. V-legierten Stähle mit 2,5% Cr keine nennenswerte Veränderung der Warmfestigkeit, während steigende Cr-Zusätze zu einer deutlichen Verbesserung von Warmfestigkeit u. Warmstreckgrenze führen Diese Temp.-Abhängigkeit der Zugfestigkeit steht mit angenähert gleichen Leg.-Geh. in der Grundmasse bei den erstgenannten Stählen u. stark ansteigenden Cr-Geh. in der Grundmasse bei den Stählen mit steigendem Cr-Zusatz in engem Zusammenhang. Die Brucheinschnürung wird als Maß für die plast. Verformbarkeit der Stähle gewertet. Bei Temp. über 500° ist die Verformbarkeit der Stähle dad. gek., daß der Bruch bevorzugt an den Austenitkorngrenzen einsetzt u. entlang der Korngrenzen in der Scherebene verläuft. Im Werkstoff liegen daher vermutlich heterogene Festigkeits-Eigg. vor, die den Korngrenzenbruch begünstigen. Das Auftreten einer Warmversprödung ist dabei einerseits abhängig von einem verhältnismäßig instabilen Ausscheidungszustand mit Vergütungsfestigkeiten oberhalb 120 kg/mm² u. andrerseits von der Möglichkeit zur Ausscheidung der Carbide M_2C u. VC. Diese Voraussetzung wird einmal durch den warmzähen Zustand der Cr–W-Stähle bei gleicher Vergütungsfestigkeit, Warmfestigkeit u. gleichem Gefügeaufbau gegenüber den Cr–Mo-Stählen u. daneben durch den verbessernden Einfl. des Cr auf die Warmzähigkeit der warmspröden Cr–Mo-Stähle bewiesen. Die W-Stähle zeigen im isolierten Rückstand nur M_6C neben M_3C, während erhöhte Cr-Geh. den Ausscheidungsbereich des die Warmversprödung begünstigenden M_2C der Cr–Mo-Stähle durch Stabilisierung des Fe_3C u. frühzeitige Umwandlung von M_2C in die beständigeren Carbide $M_{23}C_6$ u. M_6C stark einengen. Die zur Warmversprödung führende Wrkg. des V wird mit der Ausscheidung von VC erklärt. Die für den Korngrenzenbruch notwendige heterogene Festigkeitsverteilung im Korn wird auf die an den Korngrenzen voreilende Carbid-Rk. zurückgeführt. Durch die erhöhte Übersättigung im Übergangsbereich zum Korninnern wird der Grundmasse eine stärkere Ausscheidungsneigung als dem Korngrenzenbereich verliehen. Der Korngrenzenbereich erhält hierdurch im Zusammenhang mit einer erhöhten Versetzungsdichte eine größere Plastizität, was durch den stark verbessernden Einfl. einer erhöhten Abschreckgeschw., einer abgesenkten Härtetemp. u. der Erschmelzung unter vermindertem Druck auf die Warmzähigkeit des Stahls *X 30 WCrV 9 3* als belegt angesehen wird. H. HOCHSTEIN. 6410□

Die Einwirkung von V, Al und Zr auf die Eigenschaften von austenitischem, rostfreiem 18 Cr-12 Ni-Stahl. Ryuichi Nakagawa und Yasuo Otoguro. (Tetsu to Hagane [J. Iron Steel Inst. Japan] **47.** 828—33. Juni 1961.) (Jap.; Auszug: Engl.)

Die Stähle werden beim Altern durch Ausscheidung von *VC*, Al_3Ni u. *σ-Phase* gehärtet. Zr enthaltende Stähle werden dabei kaum gehärtet. Das Korn wird proportional dem Geh. an V, Al u. Zr feiner. Die Ausscheidungen bestehen in den V-Stählen aus *VS*, *VN*, $Cr_{23}C_6$, *γ-VC* u. *VC*, in den Al-Stählen aus Al_3Ni, σ-Phase, α-Phase, AlN u. $C_{23}C_6$ u. in den Zr-Stählen aus ZrS_2, *ZrC* u. *α-Phase*. Die Zugfestigkeit steigt linear mit dem V-, fällt leicht mit dem Zr-Geh. u. wird vom Al-Geh. nicht beeinflußt. Die Kriechbruchfestigkeit ist bei niedrigem C-Geh. vom Geh. der Zusatzelemente fast unabhängig; bei höherem C-Geh. steigt sie mit dem V- u. fällt leicht mit dem Al-Gehalt. Sie erreicht ihren Höchstwert bei ca. 0,2% Zr. W. WESLY. 6410□

Mechanische Eigenschaften von isothermisch umgewandeltem Mn-Cr-Federstahl. Manabu Ueno, Iku Uchiyama und Akihiko Hoshino. (Tetsu to Hagane [J. Iron Steel Inst. Japan] **47.** 817—22. Juni 1961.) (Jap.; Auszug: Engl.)

Das isotherm. Umwandlungsdiagramm von Mn–Cr-Stahl wird wiedergegeben u. erläutert. Die mechan. Eigg. der bei 850° austenitisierten u. zwischen 300 u. 650 isotherm. umgewandelten Proben werden bestimmt u. zeigen im oberen Bainitbereich meist ein regelwidriges Verhalten. Zugfestigkeit u. Haltbarkeitsgrenze sind der Härte proportional, nicht aber die Knickfestigkeit. W. WESLY. 6410□

Beeinflussung des Austenitzerfalls in der Perlit- und Zwischenstufe durch allseitigen Druck. Eugen Schmidtmann, Wilhelm Biermann und Hermann Schenck. (Arch. Eisenhüttenwes. **32.** 843–50. Dez. 1961. Aachen, TH, Inst. für das Eisenhüttenwesen.) (Dt.)

Die Wrkg. eines allseitigen Druckes auf die Austenitumwandlung von Stahl mit ca. 0,8% C u. 1,15% Mn in der Perlit- u. in der Zwischenstufe wird festgestellt. Dabei wird auch der Umwandlungsverlauf an flachen, unter Stempeldruck stehenden Stahlproben u. an kugelförmigen, in den Randschichten z. T. entkohlten Proben ermittelt. Die dabei auftretenden Spannungen werden berechnet, u. es wird eine theoret. Unters. des Druck-Einfl. in den verschiedenen Umwandlungsstufen durchgeführt. Daß der bei betrieblichen Wärmebehandlungen auftretende allseitige Druck infolge der Verzögerung der Umwandlung eine andere Gefügeausbildung u. damit andere mechan. Eigg. herbeiführen kann, wird bei Unterss. über die Härtbarkeit eines Stahls *C 60* bestätigt. — 41 Literaturangaben. H. HOCHSTEIN. 6410□

Einfluß von Umwandlungsspannungen auf den Austenitzerfall aufgekohlter Schichten eines Chrom–Nickel-Einsatzstahles. Eugen Schmidtmann, Majda Majdič und Hermann Schenck. (Arch. Eisenhüttenwes. **32.** 851–56. Dez. 1961. Aachen, TH, Inst. für das Eisenhüttenwesen.) (Dt.)

Das isotherm. Umwandlungs-Verh. von aufgekohlten Schichten u. Vgl.-Stählen mit wechselndem C-Geh. wird an Proben mit verschiedenem Durchmesser aus einem Stahl mit ca. 1,8% Cr u. 1,9% Ni untersucht. In der Perlitstufe u. in der Zwischenstufe wurde für die umgewandelten Zonen eine Verkürzung der Anlaufzeit der Umwandlung gegenüber dem entsprechenden Vgl.-Stahl festgestellt. Diese Verkürzung macht sich um so mehr bemerkbar, je größer der Durchmesser der Kreisscheibe ist u. je näher die Zone am Probenrand liegt. Die Fließspannung des Austenits bei der Zwischenstufenumwandlung wird in allen Zonen der Einsatzschicht überschritten. Die Zwischenstufennadeln weisen zunächst eine Vorzugsrichtung auf. Der Winkel zwischen diesen Nadeln u. der Tangente an die Kreisscheibe bleibt über die Einsatzschicht konst. u. beträgt ca. 55°. Bei 400° wird für drei Vgl.-Stähle die Fließgrenze des Austenits ermittelt u. die Tangential- u. Radialspannungen in aufgekohlten Schichten berechnet. Die Radialspannungen sind im Kern am größten u. werden am Probenrand Null, die Tangentialspannungen, die die Radialspannungen bei weitem überwiegen, steigen vom Kern bis zum Rand hin an. Die Wrkg. der Spannungen ist von der Fließgrenze des Werkstoffes bei der jeweiligen Temp. u. dem C-Geh. abhängig. H. HOCHSTEIN. 6410□

Irreversible Anlaßsprödigkeit von Baustahl. W. I. Ssarrak und R. I. Entin. (Известия Академии Наук СССР, Отделение Технических Наук, Металлургия и Топливо [Nachr. Akad. Wiss. UdSSR, Abt. techn. Wiss., Metallurg. Brennstoffe] **1959.** Nr. 6. 73–82. Nov./Dez.) (Russ.)

Der Zusammenhang der irreversiblen Anlaßsprödigkeit mit dem Martensitzerfall in einer Anzahl legierter Baustähle wird untersucht. Der Martensitzerfall wird dabei auf Grund der Breitenveränderung der Interferenzlinien bestimmt. Ferner wurde auch eine Unters. der Verteilung der beim Zerfall der festen Lsg. ausgeschiedenen Carbidphase durch elektronenmkr. Beobachtungen durchgeführt. Es wird nachgewiesen, daß die irreversible Anlaßsprödigkeit eine Folge des gesetzmäßigen Martensitzerfalls ist. Zur Verminderung dieser unerwünschten Erscheinung werden folgende Maßnahmen empfohlen: Erniedrigung der Kaltbrüchigkeitsgrenze der Stähle im Zustand eines niedrigen Anlassens durch Kornzerkleinerung, Erniedrigung des Geh. an Beimengungen u. Gasen im Stahl sowie durch Erhöhung der Durchhärtbarkeit der Stähle; Verschiebung des Bereichs der Sprödigkeits-Entw. zu höheren Anlaßtemp. hin durch Legieren mit den Martensitzerfall erschwerenden Elementen; Erhöhung des Gleichmäßigkeitsgrades des Martensitzerfalls durch Schaffung von den Zerfall der festen Lsg. ermöglichenden Verzerrungen. — 28 Literaturstellen. H. HOCHSTEIN. 6410□

Über die Funktion des Stickstoffs als Legierungselement in warmfesten Werkstoffen. 10. Mitt. **Über die Verbesserung verschiedener Eigenschaften von 20% Cr–Mn–Fe-Legierungen durch Stickstoffabsorption.** Omi Miyakawa und Masazo Okamoto. (Tetsu to Hagane [J. Iron Steel Inst. Japan] **47.** 834–40. Juni 1961.) (Jap.; Auszug: Engl.) — 9. vgl. Tetsu to Hagane [J. Iron Steel Inst. Japan] **47.** [1961.] 43.

Unterss. über die Einw. der N-Absorption auf die Eigg. von Cr–Mn–Fe-Legg. mit 20(%) Cr u. $\leqq$10 Mn zeigen: Die Tiefe der durch N-Absorption gebildeten Austenit (I)-Zone steigt ebenso wie der N-Geh. der N absorbierenden Legg. mit dem Mn-Gehalt. In Legg. mit $\geqq$8(%) Mn enthält die I-Zone ca. 0,8 N. Bei N-Geh. $\geqq$2 Mn wird der N enthaltende I durch Abschrecken in W. zurückgehalten. In Legg. mit $\geqq$4 Mn bildet sich kein Martensit. In Legg. mit < 2 Mn zersetzt sich I durch Alterung bei 700°, wogegen in Legg. mit <4 Mn die lamellare Nitridphase beim Altern bei 700° sich von der Oberfläche nach innen entwickelt. Die Biegekriech- u. Zugkriech-Eigg. der Leg. mit 20 Cr u. 8 Mn, die N absorbiert hat, sind bei erhöhter Temp. ausgezeichnet; jedoch senkt die N-Absorption die Oxydationsfestigkeit bis zu einem gewissen Grade. W. WESLY. 6418□

Ausscheidungen des Eutektikums „Alpha-Delta" im Kupfer-Zinn. Francisco Joanxich Ayma. (Inst. Hierro Acero **14.** 449—63. Mai 1961. Barcelona, Inst. Investig. Técn.) (Span.)

Vf. untersuchte verschiedene anomale makroskop. Ausscheidungen des α–δ-Eutektikums beim Sandguß von Cu–Sn-Legg., die nach Vf. auf falscher Zus. der Leg., ungeeigneten Meth. zur Herst. u. Erstarrung der Legg. beruhen. Ausführung u. Ergebnisse der Unterss. u. geeignete Meth. zur Vermeidung solcher Gußfehler in Sn-Bronzen werden ausführlich behandelt. — 11 Literaturhinweise. Diskussion. A. SANDER. 6432□

Schweißbare Nickel–Aluminium-Gußbronze, Zusammensetzung und Mikrostruktur. M. L. Foster und S. Goldspiel. (Mod. Castings **39.** Nr. 2. 72—92. Febr. 1961. Brooklyn, N. Y., New York Naval Shippard.) (Engl.)

Die Unters. von Gußteilen aus Ni–Al-Bronze ergab, daß mit steigendem *Al*-Geh. Festigkeit u. Härte zunahmen, während Dehnbarkeit u. Zähigkeit abfielen, gleichzeitig geht das $\alpha + \varkappa$-Gefüge in ein Gefüge über, das neben $\alpha + \varkappa$-Phasen β- u. δ-Phasen enthält. Bei Al-Geh. von 8—11% läßt sich die Bronze gut schweißen. Die optimale Zus. für Schweißbarkeit, Festigkeit, Dehnbarkeit u. Zähigkeit liegt bei 9,5% Al, wenn *Ni*, *Fe* u. *Mn* bei 5, 4 bzw. 0,5% liegen. *Si*- u. *Pb*-Zusätze haben offenbar keine Wrkg. auf die Schweißbarkeit. Aus der Mikrostruktur kann auf den Al-Geh. wie auf die Schweißbarkeit geschlossen werden. Dehnbarkeit bei Raum-Temp. läßt Voraussagen für die Zähigkeit der Leg. zu. Bei hohen Al-Geh. ist bei vorherrschender β-Phase Härtesteigerung begleitet von Abnahme von Zähigkeit u. Duktilität. Innerhalb von 8,5—10% hat der Al-Geh. keinen Einfl. auf die CHARPY-V-Kerb-Eigg., ebensowenig wie Probendicken innerhalb 0,5—3,5 in. u. Temp. von 0—180° F. F. VIER. 6432□

Prüfung der Adsorptionserscheinungen von kugelförmigem Graphit mit Radioisotopen. Hiromu Tanimura, Kimio Matsuda und Shinjiro Wakuri. (Imono, J. Japan Foundrymen's Soc. **33.** 260—65. April 1961.) (Jap.; Auszug: Engl.)

Unterss. über den Zusatz von $^{45}CaSi$ u. ^{141}Ce zu geschmolzenen *Ni–C*-Legg. zeigen, daß die die kugelförmige Graphit-Bldg. fördernden Elemente ^{45}Ca u. ^{141}Ce nicht an der Oberfläche des Kugelgraphits adsorbiert werden, sondern sich im eutekt. *Ni–C–Ca*- u. *Ni–C–Ce*-Gefüge, das sich zwischen den Graphitkugeln bildet, anreichern. W. WESLY. 6434□

Die elektrolytische Aufbereitung von Molybdän aus geschmolzenen Salzen. 5. Mitt. **Elektrolytische Raffinations-Untersuchungen in Gegenwart von Zinn, Eisen, Kupfer, Silicium und Nickel.** D. E. Couch und Seymour Senderoff. (Trans. metallurg. Soc. AIME **212.** 320—25. 1958. herausgeg. 1959. Washington, D.C., Nat. Bur. of Standards; Parma, Ohio, Nat. Carbon Res. Labor.) (Engl.) — 4. vgl. C. **1957.** 857.

Die kathod. Prozesse der elektrolyt. Raffinierung von Mo aus einem geschmolzenen Chloridbad wurde untersucht. Die Ergebnisse zeigen, daß die beste Raffinations-Wrkg. durch einen Betrieb der Bäder bei 900° u. mit einer Stromdichte von 3—30 A/dm² erhalten wird. Die Temp. erweist sich als die kritischste Veränderliche. Die Einfl. von $SnCl_2$, $FeCl_2$, SiO_2, $Na_2(SiF_6)$, $CuCl$ u. $NiCl_2$ auf die Kathoden-Ndd. werden bestimmt. H. HOCHSTEIN. 6436□

Untersuchung der Wirkung des Druckes bei Leichtmetallegierungen. F. Lesbre, P. Lelong und J. Hérenguel. (Rev. de l'Aluminium **1961.** 1147—55. Nov. Centre de Recherches d'Antony.) (Franz.)

Stranggepreßte Teile haben bessere mechan. Eigg. in Richtung des Preßdrucks als senkrecht dazu. Diese Preß-Wrkg. ist zurückzuführen auf die beim Strangpressen entstandene bevorzugte Orientierung. Diese Wrkg. bildet sich bei allen den Legg. aus, bei denen die Verformungstextur nach dem Strangpressen infolge Verhinderung der Rekristallisation erhalten bleibt. Die verschiedenen dabei auftretenden Mechanismen werden erörtert. — 21 Literaturangaben. F. VIER. 6442□

Die Anwendung der Umlösung auf die Gewinnung von Uran aus dem Sherana-Erz. A. I. Bellingham. (Australas. Inst. Mining Metallurgy, Proc. **1961.** Nr. 198. 85—112. Juni. Adelaide, Austral. Mineral Dev. Labor.) (Engl.)

Nach Aufschließen des U-Erzes mit H_2SO_4 enthält die Fl. neben *Fe*, *Mo*, *Cu* ca. 1 g/Liter U_3O_8 (pH 1,3). Sie wird in stufenweise angeordneten Klärmischern mit einer 5%ig. Lsg. von *Tri-(iso-octyl)-amin* in Kerosin, dem ca. 4% *3.5.5-Trimethylhexanol* zugesetzt sind, behandelt. Dabei tritt (letzten Endes) die Umsetzung: $(R_3NH)_2SO_4 + UO_2SO_4 \rightleftharpoons (R_3NH)_2SO_4UO_2SO_4$ ein. Diese Lsg. wird dann in ebenfalls stufenweise angeordneten „Abstreifer“-Gefäßen im Gegenstrom mit m-NaCl-Lsg. behandelt: $(R_3NH)_2UO_2(SO_4)_2 + 2\,Cl^- \rightleftharpoons 2(R_3NH)Cl + UO_2(SO_4)_2{}^{2-}$. Die erstere Umsetzung geht in 20, die letztere in 30—40 Sek. vor sich. Die organ. Löse-Fl. wird im Kreislauf wiedergewonnen. 99,7% des eingesetzten U werden in gut gereinigter Lsg. wieder gewonnen. — Diskussion. F. HOCHSTETTER. 6448□

Handelsübliche Erzeugung von Indium. B. G. Hunt, C. E. T. White und R. A. King. (Trans. Canad. Inst. Mining Metallurgy Mining Soc. Nova Scotia **62.** 175—81. 1959. Trail, Consolid. Mining and Smelting Co. of Canada, Res. and Dev. Div.) (Engl.)

Übersicht über Geschichte, Vork., Gewinnung, Eigg. u. Verw. von In. W. WESLY. 6448□

Gewinnung von metallischem Kalium nach einem vakuum-thermischen Verfahren. A. Ju. Taitz und W. M. Tschelzow. (Химическая Промышленность [Chem. Ind.] **1959.** 404—08. Juli/Aug.) (Russ.)

Für die Red. von *KCl* zu *K* bei 1123—1323° K wird der Gleichgewichtsdampfdruck des K nach $\log P_K = A - B/T$ berechnet. Für die Red. mit *CaC₂*, *Al* (in Ggw. von CaO) u. *Si* (in Ggw. von CaO) ist A = 6,79, 8,00 bzw. 8,4 u. B = 6880, 7810 bzw. 9186. Tabellar. werden freie Energie F, Gleichgewichts-Konst. K_G, Gleichgewichtsdruck des K-Dampfes P_K u. $\log P_K$ für die 3 Prozesse gegeben. Für die Red. mit Si wird der spezif. Energieverbrauch je kg K zu 2,5 kWh berechnet. Experimentell wird die Red. einer Beschickung aus auf 200—300° erhitztem, dann gemahlenem KCl, CaO (aus $CaCO_3$ bei 1200—1300°) u. *Ferrosilicium* in brikettierter Form bei 780—800° u. 0,5—0,8 mm Hg, dann bei 950—960° u. 0,3—0,5 mm Hg untersucht. Die K-Ausbeute von 15—35% wird durch Zusatz von CaF_2 (5%) auf 47,7—62,7% erhöht bei einem Energieaufwand von 14,9—19,8 kWh/kg. Die Red. mit *Silicoaluminium* verläuft ebenfalls befriedigend, auch ohne *CaF_2*-Zusatz, mit 13,75 kWh/kg u. 59% K-Ausbeute. Bei 4% NaCl im KCl enthält das K im Mittel 3% Na. R. K. MÜLLER. 6448□

Beobachtungen zur Umkristallisation von Goldblatt durch Temperaturerhöhung. K.-J. Schulze. (Metalloberfläche **15.** 269—71. Sept. 1961. Mosbach, Baden, Physikal. Labor.) (Dt.)

Nach Tempern von techn. Blattgold, bei dem die Würfelfläche parallel zur Oberfläche lag, waren die Metallplättchen meist in eine Konfiguration mit der Oktaederebene in der Oberfläche übergegangen. F. VIER. 6462□

Die Preß- und Sintereigenschaften von Eisenpulvern. G. Zapf. (Powder Metallurgy Nr. **7.** 218—48. 1961. Krebsöge/Rhld., Sintermetallwerk Krebsöge G. m. b. H.) (Engl.)

Die Erfahrungen bei der Fertigung von Fe-Sinterteilen aus ca. 20 verschiedenartigen Fe-Pulvern werden mitgeteilt. Bes. werden Zusammenhänge zwischen den Pulver-Eigg. u. dem Preß- u. Sinter-Verh. herausgestellt. H. FAHLENBRACH. 6474□

Die physikalischen Methoden zur Untersuchung der Eigenschaften von Oxid-Pulvern im Zusammenhang mit der Sinterung. P. J. Anderson und D. T. Livey. (Powder Metallurgy **1961.** 189—203. Harwell, Berks., Atomic Energy Res. Establ.) (Engl.)

Diskutiert wird die Anwendung moderner techn. Verff. zur Best. von Korngrößen u. Kornformen auf feinste Oxidpulver. Als Beispiel werden $Mg(OH)_2$ u. die bei der Erwärmung im Vakuum erhaltenen Oxide untersucht. Diese physikal. Verff., wie Elektronenmikroskopie u. Elektronenbeugung, leisten bei der Grundlagenbearbeitung sehr gute Dienste. Sie erscheinen Vff. für Routinearbeiten aber zu aufwendig. Daher wird versucht, auch mit einfacheren Geräten (Gasadsorption, Permeabilitätsmessung) auszukommen. Die im allg. auftretenden verschiedenen Aussagen bei verschiedenen Geräten werden durch „Kalibrierung“ auf die Sonderprobleme der Pulvermetallurgie zu vereinheitlichen versucht. — 19 Literaturangaben. H. FAHLENBRACH. 6474□

Einige Probleme bei der Pulvermetallurgie des Titans. S. E. Rogers. (Powder Metallurgy **1961.** 249—67. Wembley, England, General Electric Co., Ltd., Hirst Res. Centre.) (Engl.)

Bei der Herst. von Ti-Teilen mit Hilfe der Pulvermetallurgie sind hohe Anforderungen an den Reinheitsgrad der Pulver aus *Ti* oder *TiH_2* zu stellen. Durch Heißpressen gröberer Pulver erreicht man im allg. bessere Erfolge. H. FAHLENBRACH. 6474□

Poröse Bronze. Die Einflüsse einiger Pulvereigenschaften auf das Preß- und Sinterverhalten. A. E. S. Rowley. (Powder Metallurgy **1961.** 204—217. Lichfield, Staffs., Bound Brook Bearings, Ltd.) (Engl.)

Bei den Eigg. der zur Herst. von porösen Lagern aus Bronze eingesetzten *Cu-* u. *Sn*-Pulvern haben bes. nichtmetall. Einschlüsse einen ungünstigen Einfl. auf das Preß- u. Sinterverhalten. H. FAHLENBRACH. 6474□

Der Einfluß eines zusätzlichen Anlassens auf die Eigenschaften metallkeramischer WC–Co-Hartmetalle. I. N. Tschaporowa, Je. A. Schtschetilina und O. I. Sserebrowa. (Металловедение и Термическая Обработка Металлов [Metallkunde therm. Metallbearb.] **1961.** Nr. 7. 44—46. Juli. Allunions Forsch.-Inst. für Hartmetalle.) (Russ.)

Beim Anlassen der Hartmetall-Legg. *WK4W*, *WK6W*, *WK8W* u. *WK6M* bei 750, 500, 250 u. 150° werden die Eigg. nicht wesentlich verändert. Die untersuchten Legg. enthalten Einschlüsse von Graphit. In seiner Ggw. wird der Zerfall der Co-Lsg. erleichtert u. die Zus. der zementierenden Phase in den Legg. liegt in der Nähe von reinem Co. Eine zusätzliche Erwärmung verändert offenbar die Zus. der Co-Phase nicht u. zeigt daher keinen wesentlichen Einfl. auf die Eigg. der WC–Co-Legierungen. Die Ergebnisse werden von Vff. als nicht erschöpfend angesehen, da nach der Durchführung des Anlassens auch andere Faktoren, wie Veränderung des Spannungszustandes der Leg. u. Phasenumwandlungen der Co-Phase, von Einfl. auf die Eigg. sein können. H. HOCHSTEIN. 6476□

Spannungs-Relaxationsprüfungen an Druckkesseln und niedriglegierten Stählen. D. S. Wood. (Iron Steel Inst., spec. Rep. **69.** 101—10. 1960. UKAEA Culcheth Labor.) (Engl.)

Es wird über Spannungs–Relaxations-Ergebnisse für eine Anzahl von Druckkesseln u. für niedriglegierte Stähle im Temp.-Bereich von 500—650° berichtet. Die Ergebnisse umfassen die drei Stahlgruppen: mit Si beruhigte Stähle, durch Al korngefeinte Stähle u. niedriglegierte Stähle. Es wird gezeigt, daß die Spannungsbeseitigung auf die nach der Norm BS. 1500 erforderliche Mindesthöhe unterhalb von 600° weniger wirksam im Abbau der Restspannungshöhe ist als über 600°. Es wird ferner gezeigt, daß große Unterschiede im Relaxations-Verh. zwischen verschiedenen Stählen innerhalb der gleichen Gruppe auftreten können u. für niedriglegierte Stähle können bedeutende Änderungen von Guß zu Guß u. sogar auch innerhalb desselben Gußstückes erscheinen. H. HOCHSTEIN 6480□

Der Einfluß der Carbidzeiligkeit auf die Standzeit von Schnellarbeitsstahldrallbohrern der Qualität D Mo 5. Oskar Eberhardt und Konrad Skuin. (Fertigungstechn. u. Betr. **11.** 659—64. Okt. 1961. Immelborn u. Henningsdorf.) (Dt.)

Die Natur der Carbidzeiligkeit (I) in SS-Stahl der Qualität *DMo 5* wird erörtert u. durch Spannungs-Verss. mit Drallbohrern versucht, den Einfl. von I auf die Standzeit festzustellen. Hierbei zeigt sich, daß mit steigender I im Kern das Verschleiß-Verh. sowohl über die Bohrerlänge als auch über den Bohrerquerschnitt ungleichmäßiger wird. Während sich die Verschleiß-Eigg. des carbidreichen Bohrerkerns verschlechtern, nimmt der Verschleiß der Bohrerfase stark zu. Mit steigender I im Kern nimmt die Anzahl der Kernausbrüche zu. Für das Standzeit-Verh. eines Werkzeugs ist der Verschleiß der gesamten Schneide entscheidend; somit wird die Standzeit bei Bohrern mit zunehmender I des Kerns verringert. Eine quant. Aussage über eine zulässige I ist auf Grund der ersten Vers.-Ergebnisse noch nicht möglich. H. HOCHSTEIN. 6480□

Das Zeitstandverhalten der gekneteten Kupfer–Nickel-Legierungen. Literaturübersicht. 6. Mitt. H. Vosskühler. (Metall **14.** 1081—84. Nov. 1960. Ulm, Wieland-Werke Akt.-Ges.) (Dt.) — 5. vgl. C. **1960.** 12831.

Mit 13 Literaturangaben. F. VIER. 6480□

Schneller verfügbare, billigere Kriechwerte. Michael Korchynsky. (Materials Design Engng. **54.** Nr. 3. 124—26. Sept. 1961. Union Carbide Metals Co., Metals Res. Group.) (Engl.)

Wiedergabe eines Diagramms mit den Kriechwerten von 11 Legg. mit Anleitung zu seiner Benutzung. W. WESLY. 6480□

Untersuchungen über die Zugeigenschaften von Stählen unter Schnellschlagbelastung. I. Mitt. **Die Beziehung zwischen Belastung und Verformung von Schmiedeeisen unter Schlag–Zug–Beanspruchung.** Seita Sakui, Tadahisa Nakamura und Shigetomo Nonumura. (Tetsu to Hagané [J. Iron Steel Inst. Japan] **47.** 800—09. Juni 1961.) (Jap.; Auszug: Engl.)

Die Schlag–Zug-Eigg. eines Schmiedeeisens bei Zimmer-Temp. werden unter verschiedenen Prüfbedingungen ermittelt u. die Last–Zeit-Kurven theoret. erörtert. Die

Schlag-Zug-Festigkeit eines angelassenen Schmiedeeisens steigt deutlich mit der Schlag-Geschw. bis 20 m/s; ändert sich aber nicht mehr, wenn die Schlag-Geschw. über diesen Wert steigt. Die beobachtete krit. Schlag-Geschw. desselben Stahls ist geringer als der berechnete Wert. Die Wrkg. der Ferritkorngröße der Probe auf die Schlag-Zug-Eigg. wird mitgeteilt. — 16 Literaturangaben. W. WESLY. 6480□

Methode der Ultraschalldefektoskopie dünnwandiger Rohre unter Verwendung freier Wellen. A. Ss. Matwejew und M. F. Krakowjak. (Заводская Лаборатория [Betriebs-Lab.] **26.** 1235—38. 1960. Zentr. Forsch.-Inst. für Technol. u. Maschinenbau.) (Russ.)

Die Ausbldg. symm. u. asymm. freier Wellen, die in einer dünnen Werkstoffschicht, z. B. in dünnwandigen Stahlrohren entstehen sowie die in dieser Schicht auftretenden Fehler werden erörtert. Es wird eine Meth. der Ultraschallfehler-Best. in dünnwandigen Rohren unter Verw. freier Wellen beschrieben, die in dem zu untersuchenden Gegenstand in Form kurzer Impulse bei der Immersionskontroll-Meth. erregt werden. Die Impulserregung der freien Wellen ermöglicht die Verw. eines einzigen Vibrators, wodurch die Prüfanlage wesentlich vereinfacht wird. H. HOCHSTEIN. 6480□

Luminescenz-Ultraschallmethode der Defektoskopie. I. N. Jermolow, O. W. Iwanow und M. F. Krakowjak. (Заводская Лаборатория [Betriebs-Lab.] **26.** 1239—41. 1960. Zentr. Forsch.-Inst. für Technol. u. Maschinenbau.) (Russ.)

Beschreibung der Meth. u. einer zur Luminescnz-Ultraschall-Defektoskopie geeigneten Anlage. H. HOCHSTEIN. 6480□

Kontrolle von Rohren kleinen Durchmessers mit dem Ultraschallresonanz-Defektoskop (Dickenmesser). I. N. Jermolow, M. F. Krakowjak und A. Ss. Matwejew. (Заводская Лаборатория [Betriebs-Lab.] **26.** 1232—35. 1960. Zentr. Forsch.-Inst. für Technol. u. Maschinenbau.) (Russ.) — Vgl. C. **1961.** **17734.**

Einzelheiten der Konstruktion. H. HOCHSTEIN. 6480□

Über die Erhöhung der Empfindlichkeit der Immersions-Ultraschall-Kontrollmethode. W. Ss. Tokmakow und W. N. Smirnow. (Заводская Лаборатория [Betriebs-Lab.] **26.** 1238—39. 1960. Zentr. Bardin-Forsch.-Inst. für Eisenhüttenwesen.) (Russ.)

Bei der Anwendung des Immersions-Verf. der Güteüberwachung von Metallen entfällt die Notwendigkeit einer vorhergehenden besonderen Oberflächenbehandlung des Prüflings; jedoch muß in diesem Falle die durch den Strahler aufgenommene Energie um das 13fache geringer als bei der Kontaktüberwachungs-Meth. sein. Beschrieben werden Aufbau u. Prinzipschaltung einer Immersions-Ultraschall-Prüf-Vorr., die im wesentlichen aus einem Verstärker der synchronisierenden Impulse, einem Ultraschallgenerator u. einer Schutzschaltung für den Zugang des Empfängers besteht. H. HOCHSTEIN. 6480□

Anwendung der Elektronenmikroskopie. Härte- und Anlaßgefüge von Weichstählen. Sten Modin. (Metal Treatment Drop Forging **27.** 177—88. Mai 1960.) (Engl.) — C. **1960.** 4657. M. GEHLEN-KELLER. 6482□

Untersuchung an Aluminiumnitrid in Stahl. 1. Mitt. **Elektronenmikroskopische Beobachtungen von Aluminiumnitrid in Stahl.** Shigeo Hasebe. (Tetsu to Hagané [J. Iron Steel Inst. Japan] **47.** 809—17. Juni 1961.) (Jap.; Auszug: Engl.)

Beobachtungen der durch C-Extraktionsabdruck gewonnenen AlN-Ausscheidungen in Mn-Stahl, mit Al beruhigtem, schwach gekohltem u. mittelmäßig gekohltem Stahl mit 0,005—0,020 (%) N u. 0,03—0,12 Al zeigen: Das aus geschmiedetem u. normalisiertem Stahl extrahierte AlN hat hexagonale Struktur u. rechteckige Form. AlN in Stählen, die nach 6std. Lösungsbehandlung auf $\geqq 1200^0$ erhitzt worden sind, hat Stabform. Je geringer die N- u. Al-Geh. des Stahls sind, desto kleiner ist die AlN-Ausscheidung. Alle AlN-Ausscheidungen liegen entlang den Austenitkorngrenzen. Nach Lösungsbehandlung isotherm. behandeltes AlN findet sich in den Subkorngrenzen von Ferrit; sie haben bei 2std. Erhitzen auf 700^0 eine Länge von 0,02—0,1 μ. Mit dem AlN gemischt finden sich im Ferrit Si_3N_4-Ausscheidungen. Fe_3C-Teilchen sind die Kerne des AlN u. fördern dessen Ausscheidung. Aus beruhigtem, nach dem Kaltwalzen bei 700^0 angelassenem Stahl extrahiertes AlN ist parallel zur Walzrichtung geschichtet. W. WESLY. 6482□

Das Walzen von durch Stranggießen erhaltenen Strängen aus Sonderstählen. M. Cabane. (Rev. Métallurgie **58.** 661—65. Aug. 1961. Comp. des Ateliers et Forges de la Loire.) (Franz.)

Durch Betriebsbeobachtungen wird festgestellt, daß das Warmauswalzen der durch Strangguß erhaltenen Stränge aus nichtrostendem u. hitzebeständigem Stahl, aus Schnelldrehstahl mit 12 oder 18 (%) *W* sowie aus Werkzeugstahl mit 2 *C* u. 13 *Cr* keine besonderen Schwierigkeiten bereitet. — Diskussion. H. HOCHSTEIN. 6490□

Bestimmung der Tiefziehfähigkeit von Aluminium und seinen Legierungen. Robert Chopin. (Sheet Metal Ind. **38.** 637—43. Sept. 1961.) (Engl.)

Die Einfl.-Größen, die die Tiefziehfähigkeit von Al bestimmen, werden aufgezeigt. F. VIER. 6490□

Untersuchungen über die umkehrbare Durchbiegung von Turbinenwellen. 1. Mitt. **Der Einfluß der Wärmebehandlung auf den Wärmeausdehnungskoeffizienten und die Carbide von Stahl für Turbinenwellen.** Akira Tokuda. (Nippon Kinzoku Gakkai-Si [Japan Inst. Metals] **25.** 131—35. 1961.) (Jap.; Auszug: Engl.)

Unterss. über den Einfl. der Wärmebehandlung auf den Wärmeausdehnungs-Koeff. (WK) u. die Carbide von Stahl mit 1 (%) Cr, 1 Mo u. 0,25 V zeigen, daß dieser der umkehrbaren Durchbiegung mehr unterliegt als Ni enthaltende, schwach legierte Stähle. Der Stahl zeigt eine 2. Härtung beim Temperparameter von 17500, wobei *VC* u. Mo_2C ausgeschieden werden. M_3C entsteht im getemperten Martensit u. Bainit, $M_{23}C_6$ im getemperten Perlit. Diese Carbide verändern sich nicht durch 100std. Tempern oder Wiedererwärmen auf 650 oder 700°. Der WK beträgt $12 \cdot 10^{-6}$ für M_3C u. $20 \cdot 10^{-6}$ für $M_{23}C_6$. Der WK des Stahls ändert sich durch die Wärmebehandlung von $11{,}6 \cdot 10^{-6}$ auf $12{,}2 \cdot 10^{-6}$ (Mittelwerte von 20—70°) was aber nicht auf Unterschieden der Carbide beruht. W. WESLY. 6492□

Schweißen und Schneiden. Alexander Matting und Klaus Ulmer. (VDI-Z. **103.** 1224—27. 21/8. 1961. Hannover, TH, Inst. für Werkstoffkunde.) (Dt.) — Vgl. C. **1959.** 15830.

Fortschrittsbericht. — 112 Literaturangaben. M. GEHLEN-KELLER. 6502□

Energetische und Wärmeparameter beim Reibungsschweißen. R. I. Saksson und W. D. Wosnessenski. (Сварочное Производство [Schweisstechn. Betr.] **1959.** Nr. 10. 21—22. Okt. Forschungs-Inst. für Traktoren u. landwirtsch. Maschinen.) (Russ.)

Zur Best. der gesuchten Parameter mußten für die Berechnung aus den Formeln die nur angenähert bekannten Reibungs-Koeff. aus Sonder-Verss. mit dünnwandigen Röhren gleichen Durchmessers erst ermittelt werden. Dann wurde die Schweißbarkeit an 7 Stahlproben (*St 2, St 3, St 5, St 35, St 45, St 50* u. *40 Ch*) untersucht. Die Best. der Temp. an der Peripherie u. im Zentrum ergab, daß anfangs sich die äußerenSchichten rascher erhitzen, danach liegt das Maximum der Temp. im Zentrum, gegen Ende des Prozesses gleicht sich die Temp. auf 1000—1100° (für Stahl) aus, wobei der Reibungs-Koeff. von anfangs ca. 0,2 auf maximal 2,4 ansteigt. Die Verss. ermöglichen eine Berechnung der Prozeßdauer, so daß Unter- u. Übererhitzen vermieden werden können. A. v. WILPERT. 6506

Schweißen von Stahl 30ChGSA unter Kohlensäuregas im gehärteten Zustande. K. W. Ljubawski, W. M. Nikitin und G. F. Murow. (Сварочное Производство [Schweisstechn. Betr.] **1960.** Nr. 1. 4—6. Jan.) (Russ.)

Bei der Unters. des unter CO_2-Gas im gehärteten Zustand geschweißten Stahls *30 ChGSA* wird festgestellt, daß alle Wärmebehandlungen zu einer Härteabnahme des Nahtbereichs u. zur Erhöhung seiner Schlagzähigkeit führen. Bei Anwendung einer beliebigen der 3 Wärmebehandlungsvarianten wird keine Verbreiterung der Zone der Wärmebeeinflussung festgestellt. Dies kann damit erklärt werden, daß die Erwärmungs-Temp. des Metalls in der Schweißzone durch die Flamme niedriger als die Erwärmungs-Temp. des Metalls in derselben Zone des Schweißlichtbogens ist. Die günstigste der untersuchten Wärmebehandlungen ist die Anwendung einer wiederholten Erwärmung mit zwei Brennern. Die Anwendung dieser Varianten ermöglicht in geringem Umfange den Ausgleich der mechan. Eigg. der verschiedenen Zonen der Schweißverbindung. Es werden ihre plast. Eigg. erhöht; die Wahrscheinlichkeit einer Bldg. von Härterissen in der Schweißzone wird verringert. H. HOCHSTEIN. 6506□

Beitrag zur Frage der Schweißung von ferritisch-perlitischen Stählen mit einer austenitischen Schicht auf der Schweißkante. Václav Pilous. (Zváračský **9.** 439—44. 1960. Plzen.) (Slowak.) M. GEHLEN-KELLER. 6506□

Grundsätze der manuellen Lichtbogen-Elektroschlacke-Schweißung. Oldřich Žákavec. (Zváračský **9.** 462—70. 1960.) (Slowak.) GEHLEN-KELLER. 6506□

Ultraschallkontrolle der Qualität der Schweißnähte von Gehäusekonstruktionen. B. M. Petrow, A. I. Ssafonow und F. Ja. Sasslawski. (Заводская Лаборатория [Betriebs-Lab.] **26.** 1241—44. 1960. Nikolajew, Nossenko-Werk.) (Russ.)

Der Ersatz der Radiographie von Schweißverbindungen an Gehäusekonstruktionen mit 15—30 mm Wanddicke durch eine näher beschriebene Ultraschallkontrolle wird durch Verss. als durchführbar nachgewiesen. Es ist sowohl bei kleineren als auch größeren Wandstärken sowie bei Kehlnähten zur Best. von nichtdurchgeschweißten Stellen, Schlackeneinschlüssen, Gasblasen sowie von Längs- u. Querrissen geeignet. H. HOCHSTEIN. 6506□

Das Herunterschmelzen der Elektroden und das Durchschweißen des Grundmetalls bei der Hand-Lichtbogenschweißung. A. G. Masel. (Сварочное Производство [Schweisstechn. Betr.] **1960.** Nr. 1. 13—16. Jan.) (Russ.) — Vgl. C. **1960.** 7325.

Eine Veränderung der chem. Zus. u. des Oberflächenzustandes eines nackten Elektrodendrahtes u. die Einführung verschiedener Umhüllungen führen bei der Handlichtbogenschweißung zur Erzielung einer verschiedenen Normalspannung U_∂ des Lichtbogens. Eine Vergrößerung von U_∂ ist mit einer Zunahme der Austrittsarbeit der Elektronen von der Kathode verbunden. Es wird im einzelnen der Einfl. der elektr. Spannungsverhältnisse auf das Herunterschmelzen der Elektroden u. das Durchschweißen des Grundmetalls ermittelt. H. HOCHSTEIN. 6506□

Über die Streufähigkeit galvanischer Bäder. E. Raub und K. Müller. (Metalloberfläche **15.** 261—64. Sept. 293—301. Okt. 1961. Schwäbisch Gmünd, Forsch.-Inst. für Edelmetalle u. Metallchemie.) (Dt.)

Überblick über die Meß-Meth. der Streufähigkeit, den Zusammenhang zwischen Streufähigkeit u. Kathodenpotential–Stromdichte-Kurven sowie über das Prinzip der Ermittlung der Streufähigkeit. F. VIER. 6514□

Entwicklung und Untersuchung eines Säurebades zum chemischen Glänzen von V2A-Stahl. 1. Mitt. **Versuche zur Auffindung eines geeigneten Glänzbades.** G. Schmid und H. Steinhausen. (Metalloberfläche **14.** 1—6. Jan. 1960. Köln, Univ., Inst. für physik. Chemie u. Kolloidchemie.) (Dt.)

Entw. eines Bades zum chem. Glänzen von V2A-Stahl aus 0,5 (Mol) HNO_3, 0,2 *HCl*, 3,0 *W.*, 0,5 H_3PO_4 u. 0,5 CH_3COOH bei 65° u. 45 Sek. Tauchdauer. Genaue Abgrenzungen des Glanzgebietes werden durch ein Dreiecksdiagramm dargestellt.
M. GEHLEN-KELLER. 6516□

Entwicklung und Untersuchung eines Säurebades zum chemischen Glänzen von V2A-Stahl. 2. Mitt. **Glänzung und Auflösungsgeschwindigkeit des Metalls.** G. Schmid und H. Steinhausen. (Metalloberfläche **15.** 65—70. März 1961.) (Dt.) — 1. vgl. vorst. Referat.

Beim nichtrostenden austenit. 18/8 Cr–Ni-Stahl (V2A-Stahl) werden gute Glänzungen in HNO_3-Bädern nur dort erreicht, wo eine hohe Geschw. der Metall-Auflsg. mit einer hohen Empfindlichkeit dieser Geschw. gegen Änderungen des Wasser- oder HNO_3-Geh. des Bades verknüpft ist. Diese Glänzungen scheinen beim V2A-Stahl nach denselben Mechanismus zu verlaufen wie bei den Cu-Legg., wobei der *HCl*-Zusatz in den Stahlglanzbädern offenbar nur die Funktion hat, den V2A-Stahl in den akt. Zustand zu versetzen u. dort zu halten. Durch das Zusammentreffen von HCl u. HNO_3 entsteht in diesen Bädern ein *NOCl* u. *Cl*, die aber beide nichts Wesentliches an dem eigentlichen Glänzungsmechanismus ändern. Die Glänzung wird dadurch erklärt, daß prim. das Metall von der in Spuren stets vorhandenen HNO_2 oder dem NOCl oder wahrscheinlich von beiden Substanzen gemeinsamen Nitrosylionen angegriffen wird: $Me + nNO^+ \rightarrow Me^{n+} + nNO$. Das entstehende *NO* wird von der HNO_3 in einem autokatalyt. Prozeß wieder zu NO^+-Ionen oxydiert, die zu neuem Angriff bereitstehen. Diese NO^+-Ionen bzw. ihre Lieferanten HNO_2 u. NOCl entstehen vorwiegend in der viscosen, dem Metall anliegenden Fl.-Schicht u. sammeln sich dort mit steilem Konz.-Gefälle gegen das Metall hin an. Sie diffundieren von dort her auf das Metall zurück, wo sie die Erhebungen der Oberflächenrauhigkeiten bevorzugt ablösen, so daß die Metalloberfläche eingeebnet wird u. Glanz entsteht. H. HOCHSTEIN. 6516□

Entwicklung und Untersuchung eines Säurebades zum chemischen Glänzen von V2A-Stahl. 3. Mitt. **Viscosität und Leitfähigkeit der Flüssigkeitsschicht an der Metalloberfläche.** G. Schmid und H. Steinhausen. (Metalloberfläche **15.** 97—100. April 1961.) (Dt.) — 2. vgl. vorst. Referat.

Leitfähigkeitsmessungen lassen erkennen, daß bei der chem. Glänzung von austenit. Cr–Ni-Stahl mit 18% Cr u. 8% Ni in HNO_3-Bädern die passive Deckschicht durch HCl-Zusatz beseitigt wird u. beim Glänzungsprozeß keine Rolle spielt. Offenbar ist nur der viscose, dem Metall anliegende Fl.-Film von entscheidender Bedeutung. In ihm steigt die Viscosität auf kurzer Strecke von der Badseite bis zur Metallseite um ca. 2 Größenordnungen an, wobei der Anstieg in unmittelbarer Metallnähe bes. hoch ist. Dieses Viscositäts-Verh. des Films steuert den autokatalyt. Mechanismus des Auflösungsvorganges so, daß gerade in unmittelbarer Nähe der Metalloberfläche ein ganz ungewöhnlich steiler Konzentrationsabfall des Autokatalysators u. zugleich prim. Lösers (HNO_3 u. NOCl) erzeugt wird. H. HOCHSTEIN. 6516□

Fremdstoffeinschlüsse in galvanischen Kupferniederschlägen. Samuel Steinemann. (Galvanotechn. u. Oberflächenschutz [Zürich] **2.** 141—44. Sept./Okt. 1961. Neuchatel, Labor., suisse de recherches horlogères.) (Franz.)

Elektronenopt. Unterss. zeigen, daß 2 Formen von Adsorption von organ. Badzusätzen in galvan. Cu-Ndd. auftreten, die reversible u. die irreversible Adsorption. Auf Grund einfacher Modelle werden Vorstellungen über das sich an der Oberfläche der Ndd. abspielende Wachstum entwickelt. F. VIER. 6516□

Untersuchungen über das galvanische Abscheiden von Metallen in engen Spalten. Lucille B. Garmon und Henry Leidheiser jun. (Plating **48.** 1003—12. Sept. 1961. Richmond, Va., Virginia Inst. for Sci. Res.) (Engl.)

Verss. beim elektrolyt. Vernickeln u. Verkupfern von Spalten mit einer Weite von 0,012 cm u. einer Tiefe von 0,8 cm zeigen, daß ein entscheidender Faktor für die Mikrostreuung das Prod. aus Leitfähigkeit u. Neigung der Polarisationskurve ist. Je größer dieses Prod. ist, um so besser ist die Bedeckung der Mikrospalten. Steigerung der Leitfähigkeit durch Erhöhung der Temp. oder durch Zusatz bes. leitfähiger Elektrolyten führt zur Verbesserung der Mikrostreukraft, ebenso Herabsetzung der Stromdichte oder Wahl eines Bades mit steiler Polarisationskurve u. die damit verstärkte Neigung der Polarisationskurve. — 23 Literaturangaben. F. VIER. 6516□

Berechnung der Stromverteilung bei Elektroden mit Nuten. Carl Wagner. (Plating **48.** 997—1002. Sept. 1961. Göttingen, MPI für physikal. Chemie.) (Engl.)

Im Anschluß an Verss. von GARMON u. LEIDHEISER (vgl. vorst. Ref.) wird eine theoret. Berechnung der Stromverteilung bei Verw. von Kathoden mit Nut bei galvan. Verff. erörtert. F. VIER. 6516□

Über den frühzeitigen Verschleiß von hartverchromten Tiefdruckzylindern. V. Lwowski und P. Henkel. (Metalloberfläche **15.** 272—73. Sept. 1961. Leverkusen, Farbenfabriken Bayer A.G.) (Dt.)

Unterss. zeigten, daß der frühzeitige Verschleiß von hartverchromten Oberflächenschichten auf die schlechte Haftung dieser Schichten auf einer Cu-Unterlage mit Stengel- oder Fadengefüge zurückzuführen ist. Ein derartiges Gefüge ist daher zu vermeiden. F. VIER. 6518□

Eine neue Carbon-Typ-Anode für Glanzvernicklung. T. Rayner. (Galvanotechn. u. Oberflächenschutz [Zürich] **2.** 127—33. Sept./Okt. 1961. Henry Wiggin & Co. Ltd.) (Dt. u. Franz.)

Durch Zulegieren von C beim Erschmelzen von hochreinem Ni im Elektroofen zur Herst. von Ni-Anoden in ganz bestimmter Menge kann eine Ni-Anode (*Durvanic*) erhalten werden, die beim Inlösunggehen auf der Oberfläche eine guthaftende C-Hülle bildet. Dadurch wird erreicht, daß Ni infolge anod. Oxydation innerhalb des Oberflächenfilms leichter in Lsg. geht. Ferner werden die losen Ni-Teilchen zurückgehalten, so daß sie nicht in den Abfallschlamm gelangen. Weiter wird durch den C die Adsorption von Glanzbildnerzusätzen auf der Ni-Anode verringert u. damit auch deren Anfälligkeit für Lochfraß. F. VIER. 6520□

Trommelplattieren von langgestreckten Befestigungsmitteln. W. R. Crawford. (Plating **48.** 989—90. Sept. 1961. Chicago, Ill., Chrome-Rite Co.) (Engl.)

Bes. behandelt wird der Einfl. der Länge der behandelten Schrauben auf die Unterschiede der Überzugsdicke an ihren Enden u. in der Mitte beim Trommelverzinken. F. VIER. 6522□

Die Gewinnung von Vorschmelzmittel-Lösungen aus Salmiakschaum von Heißverzinkungsanlagen. P. M. Sullivan, D. H. Chambers und P. J. Berney. (U.S. Dep. Interior, Bur. Mines, Rep. Invest. **1958.** Nr. 5421. 1—15. College Park, Md., Bur. of Mines, Reg. V, Div. of Min. Technol.) — Vgl. C. **1957.** 6580.

Aus dem in Heißverzinkungsanlagen anfallenden Salmiakschaum [$ZnCl_2 + NH_4Cl$ mit ca. 50 (%) Zn, 10—20 Cl, 1—3 NH_3] werden Vorschmelzmittel-Lsgg. gewonnen, indem man den Schaum mit W. extrahiert, wobei nur die wasserlösl. Salze gewonnen werden. Durch HCl-Extraktion, die für stark erschöpfte Proben empfohlen wird, gewinnt man auch die in W. unlösl. Oxide. W. WESLY. 6524□

Galvanische Edelmetallplattierungen für die Elektrotechnik. A. Kleinle und O. Loebich. (Galvanotechnik **53.** 62—74. 15/2. 1962. Hanau/Main.) (Dt.)

Überblick. — 13 Literaturangaben. M. GEHLEN-KELLER. 6526□

Die chemische und galvanische Vergoldung. H. Großmann. (Galvanotechnik **53.** 93—95. 15/2. 1962. Pforzheim.) (Dt.)

Vgl. beider Verfahren. — 8 Literaturangaben. M. GEHLEN-KELLER. 6526□

Technik und Anwendungsmöglichkeiten der Hartgoldplattierung. Gerhard Heilmann. (Galvanotechnik **53.** 97—99. 15/2. 1962. Pforzheim.) (Dt.)
M. GEHLEN-KELLER. 6526□

Technische Anwendung galvanischer Goldplattierungen. Werner Flühmann. (Galvanotechnik **53.** 83—92. 15/2. 1962. Zürich.) (Dt.) M. GEHLEN-KELLER. 6526□

Die Herstellung von Silberwaren. H. Schlegel. (Galvanotechnik **53.** 75—82. 15/2. 1962.) (Dt.)

Bericht über die Hohlwarenfertigung in der WMF Geislingen (Steige).

M. GEHLEN-KELLER. 6526□

Oxydation von Zircaloy-2 und -3A bei 300—850°. E. A. Gulbransen und K. F. Andrew. (Trans. metallurg. Soc. AIME **212.** 281—86. 1958, herausgeg. 1959. Pittsburgh, Pa., Westinghouse Electric Corp.) (Engl.)

Die Vakuum-Mikrowaage-Meth. wurde zur Unters. des Oxydations-Verh. von *Zircaloy-2* u. *Zircaloy-3A* im Temp.-Bereich von 300—850° u. bei Drucken von 0,1 at angewendet. Die Ergebnisse stimmen gut mit den von den Vff. früher an Zr erhaltenen Unters.-Ergebnissen überein. Sn erhöhte die Oxydations-Geschw. u. auch die Temp., bei welcher das Metall verbrennt. Sowohl das kub. Geschw.-Gesetz als auch das parabol. Geschw.-Gesetz bestätigen die erhaltenen Unters.-Ergebnisse. Da das parabol. Geschw.-Gesetz von anerkannten physikal. Prinzipien abgeleitet ist, wurde dieses Gesetz zur Interpretation der Geschw.-Werte verwendet. Eine Aktivitätswärme von 28600 cal/Mol wurde berechnet. Die früher in heißem W. u. in Dampf-Korrosions-Prozessen beobachtete Übergangserscheinung wurde systemat. für O_2-Atmosphären untersucht. Beobachtungen über die Oxydations-Geschw., Farbe u. Eigg. des Oxidfilms zeigen, daß die Übergangserscheinung mit einem Versagen im Anhaften des Oxids auf der Leg. zusammenhängt.

H. HOCHSTEIN. 6530□

Die Korrosion von in Beton eingebauten Stählen unter dem Einfluß von Seeluft. D. A. Lewis und W. J. Copenhagen. (Corrosion [Houston] **15.** Nr. 7. 60—66. Juli 1959.) — C. **1959.** 10716. M. GEHLEN-KELLER. 6538□

Mechanismus der Spannungskorrosion bei einer hochreinen Aluminium-Zink-Magnesium-Legierung. E. N. Pugh und W. R. D. Jones. (Metallurgia [Manchester] **63.** 3—6. Jan. 1961. Cardiff, Univ.) (Engl.)

Bei einer gealterten Al-Leg. mit 5,5 (%) *Zn* u. 2,5 *Mg* wurde eine bemerkenswerte Ähnlichkeit zwischen der Verformung bei Zug-Verss. u. der beim Spannungskorrosions-Test beobachtet. In beiden Fällen trat plast. Verformung in den ausscheidungsfreien Zonen an den Korngrenzen u. ergab Spannungs-Konzz. an den Tripelpunkten der Korngrenzen. Diese Spannungen glichen sich normalerweise durch Verformung der benachbarten Körner aus, aber in voll durchgealterten Legg. war diese Entspannung durch die große Härte der Körner begrenzt. Die steigende Spannungs-Konz. führt dann zum Riß bei einer Korngrenze in der Nähe des Tripelpunktes. F. VIER. 6538□

Rolle des Wasserstoffs bei der Korrosion von Zirkonium und seinen Legierungen. 2. Mitt. **Oxydation von unlegiertem Zirkonium in Wasserdampf und in Sauerstoff.** D. R. Silvester und J. N. Wanklyn. (J. appl. Chem. **10.** 511—20. Dez. 1960.) (Engl.) — 1. vgl. C. **1961.** 7385.

Messungen der Kapazität des Films auf Zr, hergestellt nach KROLL, nach Behandeln mit Wasserdampf oder in trockenem O_2 bei 325° u. einem Druck von 1 at, zeigen, daß die Film-Bldg. im Anfang in Ggw. von H_2 beschleunigt wird. Von einer bestimmten Filmdicke, gemessen durch Gew.-Zunahme, an, bricht der Film schneller in Wasserdampf als in O_2 auf. Filme auf Zr, hergestellt nach VAN ARKEL, wachsen langsamer u. brechen weniger leicht. Mit wachsender Dicke, geht die Kapazität durch ein Maximum u. erreicht einen beständigen Endwert, der ein Maß für die mittlere Dicke des Oxidfilms unter den aufgebrochenen Teilen des Films ist. In Wasserdampf ist die mittlere Schutzfilmdicke halb so groß wie in O_2 u. die Oxydations-Geschw. in der Endstufe doppelt so groß wie in O_2. F. VIER. 6538□

Über das Anlaufen von Silber, Kupfer und Kupfer-Zink-Legierungen in Gegenwart von Pappe und Papier. G. Schikorr und K. Volz. (Metall **14.** 1073—76. Nov. 1960. Stuttgart, Chem. Landesuntersuchungsanstalt u. Landesgewerbeamt Baden-Württemberg.) (Dt.)

Die bei der Berührung von Ag-Oberflächen mit Pappe auch an trockner Luft auftretenden dunklen Flecke sind wahrscheinlich auf elementaren *S* oder S abgebende Verbb. in der Pappe zurückzuführen. Na_2S enthaltendes Papier ergibt nur bei Feuchtigkeit dunkle Flecke auf Ag. Dagegen schwärzt Papier, das elementaren S enthält, Ag in starkem Maße. Auch auf Cu u. Tombak entstehen unter der Einw. von manchen Pappen dunkle Flecke. F. VIER. 6538□

Die Einwirkung wäßriger Kupferchloridlösung auf Silber und ihr Einfluß auf Korrosionsvorgänge bei silbernem sowie versilbertem Tafelgerät im praktischen Gebrauch. G. Schikorr und W. D. Jeserich. (Metalloberfläche **15.** 253—55. Aug. 277—79. Sept. 1961.) (Dt.)

Die auf Gaststättensilber mitunter entstehenden grauen Flecke, die mit den üblichen chem. Mitteln nicht entfernt werden können, sind auf Anätzung des Ag durch

$CuCl_2$-Lsgg. zurückzuführen. Die gebildete AgCl-Schicht ist zunächst nur wenig schützend. F. VIER. 6538□

Die Bewertung der Korrosionsfähigkeit von Wässern. 2. Mitt. Verhalten des galvanischen Stahl–Kupfer-Paares in wäßrigen Salzlösungen. G. Bombara. (Metallurgia ital. **50.** 263—72. Juli 1958. Ente Naz. Idrocarburi, Lab. di Ric. Sci.-Tecnica.) (Ital.) — 1. vgl. C. **1961.** 14818.

Die ausgeführten Messungen über die galvan. Korrosionsmerkmale des *Cu–Fe*-Paares ergaben Daten, die zur Bewertung u. Klassifizierung der Salz-Lsgg. vom Gesichtspunkt der Korrosionsfähigkeit u. des kathod. Schutzes brauchbar sind. Die Meth. des breakpoint ist prakt. die einzige zur unmittelbaren Best. des Schutzstromes. Außerdem wurden bei der Unters. interessante Schlußfolgerungen über Ursachen u. Faktoren, die bei der kathod. Kontrolle des Cu–Fe-Paares in NH_4-Salz-Lsgg. auftreten, gewonnen. Die galvan. Meth. erweist sich zur Bewertung der Inhibitoren ($K_2Cr_2O_7$) als geeignet (Kurven-Darst.). G. PLATZER. 6538

Einige neue Gedanken über den Verlauf der Korrosion von Weißblechbehältern durch Früchte. Denis Dickinson. (Corrosion Technol. [London] **8.** 201—03. Juli 1961.) (Engl.)

Ergänzung der von Vf. (Corrosion Technol. [London] **2.** [1955.] 4. 43) gegebenen Erklärungen über die Korrosionen von Weißblechdosen durch Früchte (niedriges pH, H_2-Entw., anod. Polarisation, Korrosionsbeschleunigung, anod. u. kathod. Sn). W. WESLY. 6538□

Die Oxydation von Reaktorstählen in Kohlendioxid. C. Moore und T. Raine. (Iron Steel Inst., spec. Rep. **69.** 136—56. 1960. Manchester, AEI Ltd.) (Engl.)

Die Wrkg. von CO_2 mit geringem CO-Zusatz u. geringem Wasserdampf-Geh. bei erhöhten Temp. (350—600°) auf verschiedene handelsübliche sowie besondere niedriglegierte Stähle wird untersucht u. dabei festgestellt, daß an den meisten Stählen bei den höheren Temp. des angegebenen Prüfungsbereiches in den meisten Fällen eine ungleichmäßige Oxydation mit einer Entkohlung an den Korngrenzen stattfindet. Der Einfl. der Korrosion auf die Reaktorbestandteile u. auf die möglichen Vorgänge bei den Korrosionsprozessen wird erörtert. H. HOCHSTEIN. 6538□

Kathodischer Schutz für erdverlegte Gasleitungen. Peter W. Sherwood. (Gas J. **307 (113).** 356—58. 20/9. 1961. White Plains, N.Y.) (Engl.)

Übersicht über Grundzüge, Ausführung u. Anwendung des kathod. Schutzes erdverlegter Gasleitungen gegen den Angriff von salzhaltigem W. u. O_2. W. WESLY. 6538□

Die Potentialentspannung als Grundlage eines neuen Kathodenschutzverfahrens. Bernard Heuzé. (Corrosion et Anticorrosion **9.** 80—86. März 1961. Paris, Soc. d'Etudes contre la Corrosion.) (Franz.)

Ein neues Kathodenschutz-Verf. besteht darin, die Elektrizitätsmenge, die während einer bestimmten Zeit geliefert wird, von dem zu schützenden Metall aufzunehmen. Das in der folgenden Phase verbleibende Potential löst in gewünschter Höhe einen neuen Transport elektr. Energie aus. Grundlagen, Ausführung u. Anwendung des Verf. werden im einzelnen beschrieben. W. WESLY. 6540□

Verschleißverhalten verschiedener Gußeisenwerkstoffe in Abhängigkeit von Gefügeausbildung und Oberflächenzustand. H. Tauscher und H. Fleischer. (Metalloberfläche **15.** 280—87. Sept. 1961. Dresden u. Pirna.) (Dt.)

Nach einem Überblick über die Faktoren, die das Verschleiß-Verh. der Metalle beeinflussen, u. die Prüf-Meth. der prakt. Verschleißprüfung wird über Verss. an unlegiertem Grauguß, Kugelgraphitguß u. Cu-legiertem Temperguß berichtet. Durch Ätzen der Gleitflächen wurde in allen Fällen eine Steigerung des ertragbaren Druckes im Vgl. zu den geschliffenen Proben erzielt. — 23 Literaturangaben. F. VIER. 6546□

Erhöhung der Verschleißfestigkeit, der Hitzebeständigkeit und der Säurebeständigkeit elektrolytischer Chromüberzüge durch Carbidbildung. D. Ss. Plischko. (Известия Высших Учебных Заведений (Москва), Черная Металлургия [Hochschulnachr. (Moskau), Eisenmetallurgie] **1960.** 138—44. Kiew, Inst. für Zivilluftfahrt. (Russ.)

Bei aufeinander gleitenden Paaren aus elektrolyt. *Cr* mit *Bronzen*, *Al* u. seinen Legg. unter bestimmten äußeren Bedingungen (Geschw. der Relativbewegung u. spezif. Drücke) laufen auf den Verschleißoberflächen komplizierte mechan. u. physikal.-chem. Prozesse ab. Hierbei bilden sich als Verschleiß-Prodd. chem. Verbb. der Metalle mit O u. die Cr-Körner, die in die Oberflächenschicht des weichen Metalles eindringen, üben eine Verschleiß-Wrkg. auf die dem Verschleiß ausgesetzte Oberfläche des elektrolyt. Cr aus. Verschleiß-Verss. elektrolyt. Cr-Überzüge im Labor. bei trockener Reibung mit einem Paar aus *perlit. Grauguß* u. Bronze ergaben, daß bei Gleitgeschw. von 0,5—12 m/s die Verschleißintensität des Cr im Paar mit Gußeisen um das 8—10fache niedriger ist als die Intensität des Cr im Paar mit Bronze. Der hohe Grad der Verschleißfestigkeit des elektrolyt. Cr im Paar mit perlit. Gußeisen wird durch die Bldg. einer grauen Schicht während des Reibungsprozesses auf der Cr-Oberfläche bedingt, deren Härte einen Wert von 1500—1800 kg/mm² erreicht. Eine Carbid-Bldg. der elektrolyt. Cr-Überzüge erhöht ihre physikal.-chem. Eigg. wesentlich. Die aufgekohlten Überzüge besitzen eine hohe Verschleißfestigkeit, Oxydationsbeständigkeit u. Wärmefestigkeit bis 950°. In einigen Fällen, wenn die Gegenstände mit glattem elektrolyt. Cr bedeckt sind u. unter Bedingungen einer trockenen Gleitreibung arbeiten, wird zwecks Erhöhung der Verschleißfestigkeit eine chem.-therm. Behandlung des Cr vorgenommen, die die Bldg. von Carbiden des Typs Cr_7C_3 u. $(Fe, Cr)_7C_3$ in der Cr-Oberfläche gewährleistet.

H. HOCHSTEIN. 6546 □

Über die Verschleißerscheinungen von wärmebehandeltem Titan-Gußeisen mit eutektischem Graphitgefüge. Eiichi Takeuchi. (Imono, J. Japan Foundrymen's Soc. **33.** 271—77. April 1961.) (Jap.; Auszug: Engl.)

Angelassenes Ti-Gußeisen hat bei 550° eine gute Verschleißfestigkeit; gehärtete oder getemperte Proben sind bei 200—300° verschleißfest. Isotherm behandeltes Gußeisen ist angelassenen, gehärteten oder getemperten Proben bzgl. Verschleißfestigkeit überlegen.

W. WESLY. 6546 □

Quebec Iron & Titanium Corp., Tracy, Quebec, Canada, übert. von: Peter J. Ensio, St. Lambert, Montreal, Canada, **Verhütten von titanhaltigen Erzen,** die *Fe-Oxid* enthalten, in einem Lichtbogenofen, wobei eine Mischung aus einem solchen Erz u. festem C-haltigem Material (letzteres vorwiegend als Holzabfälle, z. B. Baumrinde u. Späne) eingesetzt wird. Dabei wird der gesamte C-Geh. unter Berücksichtigung der während des Schmelzens verbrauchten Graphitelektroden so eingestellt, daß das im Erz enthaltene Fe-Oxid zu metall. *Fe* red. wird. Bei einer Red.-Temp. von mindestens 1600° bildet sich eine fl. überstehende *Ti-Oxid-Schlacke,* die weniger als 2% *FeO* (als Fe berechnet) u. zwischen 40—60% Ti_2O_3 enthält. Diese Schlacke wird getrennt von dem metall. Fe aus dem Ofen abgestochen. (**A. P. 2 853 375** vom 21/3. 1956, ausg. 23/9. 1958.)

K. BAYER. 6381

National Lead Co., New York, N.Y., übert. von: Robert P. Lee, Red Bank, und Harry G. Rodman, Matawan, N.J., V.St.A., **Behandlung von rohem Titan,** das durch Red. seines Halogenids gewonnen wurde, durch Auslaugen der Rk.-Prodd. mit einer oxydierenden sauren Lsg., bes. mit HNO_3 oder einer sauren Lsg., der z. B. $NaNO_3$ oder $FeCl_3$ zugesetzt wird, oder einer sauren Lsg., in der Cl_2 oder O_2 gelöst ist. (**A. P. 2 864 690** vom 8/3. 1955, ausg. 16/12. 1958.)

K. BAYER. 6449

National Lead Co., New York, N.Y., übert. von: John M. Daubenspeck, Glendale, Mo., und Charles L. Schmidt, Rumson, N.J., V.St.A., **Herstellung von Titankonzentrat** aus TiO_2- u. *Fe-Oxyd*-haltigem Erz, z. B. *Ilmenit,* das in der 1. Stufe mit einem Red.-Mittel behandelt wird, um das gesamte Fe in den 2wertigen Zustand zu überführen. In einer 2. Stufe wird dann eine Wirbelschicht aus Fe-armem TiO_2-haltigem Material, z. B. *Rutil,* u. Cl_2-Gas gebildet, in die eine Mischung aus dem in der 1. Stufe vorred. Material u. Kohle gegeben wird. Dabei wird eine Temp. von 600—900°, bes. 750—850°, eingehalten u. die Zufuhr von Cl_2-Gas so geregelt, daß es 4—15 Sek. mit der Wirbelschicht u. der Mischung in Berührung kommt. Bei dem Verf. wird der größte Teil des *FeO* als $FeCl_3$ verflüchtigt u. ein Fe-armes Ti-Konzentrat gewonnen. (**A. P. 2 852 362** vom 21/6. 1955, ausg. 16/9. 1958.)

K. BAYER. 6449

Norsk Hydro-Elektrisk Kvaelstofaktieselskab, Oslo, Norwegen (Erfinder: K. C. Wasberg), **Reinigen von Titanschwamm.** Beim Erhitzen von Ti-Schwamm in einer Retorte unter hohem Vakuum zwecks Entfernung von flüchtigen Bestandteilen werden eine oder mehrere, über den gesamten Querschnitt des Behälters oder der Rohrleitung verteilte Schichten von bereits gereinigtem Ti-Schwamm angeordnet. Diese porösen Schichten sollen 10—30 mm breit sein. (**Norw. P. 91 109** vom 22/5. 1956, ausg. 3/3. 1958.)

K. H. KÄHLER. 6449

Titanium Metals Corp. of America, New York, N.Y., übert. von: Alexandre R. Tarsey, Las Vegas, und Delmar B. Davis, Henderson, Nev., V.St.A., **Lagerung von Titanschwamm,** der $MgCl_2$ als Verunreinigung enthält, in einem geschlossenen Behälter in Ggw. von wasserfreiem $AlCl_3$. (**A. P. 2 841 487** vom 30/4. 1956, ausg. 1/7. 1958.)

K. BAYER. 6449

Armour Research Foundation of Illinois Institute of Technology, Chicago, übert. von: Fredric V. Schossberger, Hinsdale, Ill., V.St.A., **Herstellung von Titan** aus Ti-haltigen Materialien, wie *Ilmenit* oder Ti-haltigen Schlacken, die zuerst zu krist. *Alkalichlortitanat* umgesetzt werden. Dem Alkalichlortitanat, z. B. K_2TiCl_6, wird durch Behandlung mit *HCl*-Gas bei 20—300° das physikal. u. chem. gebundene W. entzogen. Dieses Prod. wird dann nach A. P. 2 857 264 mit einem Alkalimetall, z. B. *Na*, u. nach A. P. 2 857 265 mit einem Erdalkalimetall, z. B. *Mg*, in inerter Atmosphäre zwischen 250 u. 600° zu Ti reduziert. (**A. PP. 2 857 264** u. **2 857 265** vom 8/2. 1957, ausg. 21/10. 1958.) K. BAYER. 6449

National Distillers & Chemical Corp., übert. von: Werner C. Muller, Roslyn, N.Y., V.St.A., **Herstellung von Titan** durch Behandeln des aus *Ti* u. *NaCl* bestehenden Rk.-Prod. (der Rk. $TiCl_4 + 4 Na$ in Ggw. von überschüssigem Na) bei 850—1150° in inerter Atmosphäre, wobei das überschüssige Na verdampft u. aus der Schmelze NaCl-armer *Ti-Schwamm* abgetrennt werden kann. (**A. P. 2 865 738** vom 17/8. 1955, ausg. 23/12. 1958.) K. BAYER. 6449

E. I. du Pont de Nemours & Co., übert. von: James E. Booge, Wilmington, Del., V.St.A., **Herstellung von Titan** in geschmolzener Form. Eine innige Mischung aus $TiCl_4$ u. *Na* (0,005—5 mm Ø) wird in einen geschlossenen Druckbehälter eingebracht, zunächst mindestens über den F. von Na erhitzt, ohne daß dabei wesentliche Mengen $TiCl_4$ verdampfen. Dann wird auf genügend hohe Temp. erhitzt, um Ti zu schmelzen u. die Rk. vollständig durchzuführen; das Ti u. die Nebenprodd. werden voneinander getrennt. (**A. P. 2 843 477** vom 3/12. 1953, ausg. 15/7. 1958.) K. BAYER. 6449

Imperial Chemical Industries Ltd., London, übert. von: Ernest Davies, Widnes, England, **Herstellung von Titan** durch Red. von $TiCl_4$ mit *Na*, wobei das feingemahlene Rk.-Prod. in folgenden Stufen behandelt wird: 1. Rk.-Prod. mit verd. Säure, z. B. 2%ig. HNO_3, bis 15—25%ig. *NaCl*-Lsg. entsteht; 2. der von der Lsg. gefilterte schlammige Rückstand mit 1%ig. *HCl* oder HNO_3; 3. der gefilterte aus Ti bestehende Rückstand wird mit W. gewaschen, bis er säurefrei ist. Das so erhaltene u. getrocknete Ti-Pulver enthält nur 0,002% H_2; nach dem Umschmelzen im Lichtbogen hat die Knopf-Probe eine VICKERS-Härte von 130. (**A. P. 2 839 386** vom 25/2. 1957, ausg. 17/6. 1958. E. Prior. 27/2. 1956.) K. BAYER. 6449

E. I. du Pont de Nemours & Co., Wilmington, Del., übert. von: Carl Marcus Olson, Kennett Square, Pa., V.St.A., **Herstellung von feinverteiltem Titan** durch Rk. von $TiCl_4$ mit feinverteiltem, in fl. $MgCl_2$ suspendiertem Ti bei 720—1300°, bes. bei 750—850°, in inerter Atmosphäre unter Bldg. von *Ti-Subchlorid*. Dieses Ti-Subchlorid wird dann in einer 2. Stufe mit *Mg* zu Ti reduziert. Dabei wird jeweils ein Teil des Rk.-Prod. aus *Ti* u. $MgCl_2$ wieder in den Prozeß zurückgeführt. (**A. P. 2 839 385** vom 8/12. 1954, ausg. 17/6. 1958.) K. BAYER. 6449

National Research Corp., Cambridge, übert. von: Wayne H. Keller, Waban, und Irwin S. Zonis, Belmont, Mass., V.St.A., **Herstellung von kristallinem Titan** durch Red. von niederem Ti-Chlorid (Mischung aus $TiCl_2$ u. $TiCl_3$), das in einer *NaCl*-Schmelze gelöst ist. Als Red.-Mittel wird *Na* an einer Stelle in die Schmelze eingeführt, die im wesentlichen frei von niederem Ti-Chlorid ist u. nur NaCl enthält u. die von dem übrigen Schmelzbad abgeschirmt ist. Die Ti-Kristalle bilden sich auf der Außenfläche der Abschirmung oder auf einer zu Beginn der Rk. entstandenen Schicht aus Ti-Schwamm. (**A. P. 2 848 319** vom 22/11. 1954, ausg. 19/8. 1958.) K. BAYER. 6449

Horizons Titanium Corp., Princeton, N.J., übert. von: Eugene Wainer, Cleveland Heights, Ohio, V.St.A., **Entfernung von Sauerstoff aus sauerstoffhaltigem Titan**, z. B. Schrott aus Ti oder Ti-Legg., dad. gek., daß das Material in Ggw. von *C* mit einem fl. Alkali–Ti-Doppelfluorid, z. B. K_2TiF_6, in dem Ti 4wertig ist, bei ca. 780 bis 1150° behandelt wird, wobei aus dem Rk.-Prod. festes O-armes Ti u. getrennt davon ein Alkali–Ti-Doppelfluorid, in dem Ti eine Wertigkeit unter 4 hat, gewonnen wird. (**A. P. 2 844 499** vom 8/11. 1955, ausg. 22/7. 1958. **E. P. 797 934** vom 25/10. 1956, ausg. 9/7. 1958. A. Prior. 8/11. 1955.) K. BAYER. 6449

United Kingdom Atomic Energy Authority, London, England, **Herstellung von Uran** in massiver Form durch Red. von UF_4 mit überschüssigem, körnigem *Ca* bei erhöhter Temp., wobei das UF_4 so feinverteilt ist, daß 75% durch ein 60-Maschensieb, über 60% durch ein 80-Maschensieb, über 50% durch ein 100-Maschensieb u. über 40% durch ein 200-Maschensieb gehen. (**E. P. 796 589** vom 1/12. 1944, ausg. 18/6. 1958. A. Prior. 14/12. 1943.) K. BAYER. 6449

Dictaphone Corp., Bridgeport, Conn., übert. von: George Feick, Needham, und Harold F. Stedman, West Roxbury, Mass., V.St.A., **Herstellung von nadelförmigem Eisenpulver** von 0,1—1 μ Länge durch Erhitzen von nadelförmigem α-Fe_2O_3 auf 500—1000°, bes. 750—900°, u. anschließend Red. in einem Schmelzgemisch von *NaOH* u. *KOH* bei 175—200° mit NaH. Anschließende kühlt man ab, versetzt mit heißem W. u. trennt das Fe-Pulver aus der wss. Suspension ab. Zum Schluß wäscht man mit A., Aceton, Ae. u. Toluol u. trocknet. (**A. P. 2 936 286** vom 25/7. 1955, ausg. 10/5. 1960.) H. NEBELSIEK. 6475

Sherritt Gordon Mines Ltd., Toronto, Canada (Erfinder: Vladimir Nicolaus Mackiw, Vasyl Kunda und Wei-Cheng-Lin), **Ausfällen von Ni, Cu und Co als Metallpulver** aus ammoniakal. Lsgg. mittels Gasen unter Druck u. erhöhter Temp., dad. gek., daß den Lsgg. ein Kern-Bldg.-Mittel, z. B. feinverteilte Ni-, Cu- oder Co-Partikel oder auch $FeSO_4$ bzw. $(NH_4Fe)_2(SO_4)_3$ zugesetzt wird. (**Finn. P. 29 649** vom 29/1. 1954, ausg. 30/9. 1958.) K. H. KÄHLER. 6475

General Electric Co., Schenectady (Erfinder: Walter Lee Robb, Scotia), N.Y., V.St.A., **Herstellung von Molybdän- oder Wolframcarbid** erfolgt dadurch, daß Mo- oder W-Oxide bzw. Mo- oder W-Verbb., die durch Red. mit H_2 bei 400—1000° in die Oxide übergehen, in einer Wirbelschicht mit H_2 u. carburierenden Gasen, bes. Naturgas, behandelt werden, wobei die Mo- bzw. W-Verbb. in einer H_2-enthaltenden Gasphase aufgewirbelt werden u. der Wirbelschicht das carburierende Gas vor der Red. der Metalloxidteilchen zu Metall zugesetzt wird. — Zeichnungen. (**D. A. S. 1 111 606** Kl. 12i vom 10/11. 1959, ausg. 27/7. 1961. A. Prior. 6/1. 1959.) K. WOLK. 6477

United States Atomic Energy Commission, übert. von: David H. Gurinski, Center Morulus, N.Y., und Samuel Steingiser, Storrs, Conn., V.St.A., **Herstellung von korrosionsschützenden Überzügen auf Uran** durch therm. Zers. von Metallcarbonylen, z. B. *Ni*- oder *Mo-Carbonylen*, u. folgendes Eindiffundieren der entsprechenden Metalle. Zum Beispiel wird U auf 300—400° zur therm. Zers. von $Ni(CO)_4$ erhitzt u. danach auf 600—900°, um das abgeschiedene *Ni* einzudiffundieren. *Mo* wird zweckmäßig bei 600° eindiffundiert. (**A. P. 2 894 320** vom 9/5. 1949, ausg. 14/7. 1959.) F. VIER. 6493

Indian Oxygen Ltd., Calcutta, Indien, **Elektrode für Lichtbogenschweißen**, bestehend aus einem Stahlkern, der einen Überzug aus 45—60 (Gew.-Teilen) TiO_2 (Rutil), 4—12 *Flußspat*, 12—24 *Feldspat* u. 10—20 *Ferro*-Leg. besitzt. Außerdem kann der Überzug noch *Fe*-Pulver enthalten. Die Ferro-Leg. kann neben *Ferromangan* noch *Ferrosilicium*, *Ferroaluminium* u./oder *Ferrotitan* enthalten. (**Ind. P. 60 944** vom 29/6. 1957, ausg. 5/12. 1959. E. Prior. 26/11. 1956.) H. NEBELSIEK. 6507

American Chemical Paint Co., Ambler, Pa., V.St.A., **Mittel zur Oberflächenbehandlung kalt zu bearbeitender Metalle**, bestehend aus einer wss. sauren Oxalat-Lsg., in der als Schmiermittel gesätt. Fettsäuren mit $\geqq$ 12 C-Atomen u./oder deren Glyceride suspendiert sind. — Beispiel: 50 (g) *Oxalsäure*, 50 *Stearinsäure*, 50 *Polyoxyäthylenlauryläther*, 6 $Na_2S_2O_3$ u. bis zu 1000 Wasser. (**Ind. P. 62 504** vom 9/12. 1957, ausg. 1/4. 1959. Can. Prior. 27/5. 1957.) C. LÜTTGEN. 6513

Harshaw Chemical Co. (Erfinder: Paul Woo Moy), **Kupfercyanidlösungen zur Elektroplattierung** enthalten als glanzerhöhenden Zusatz je 1 Elektrolyt-Lsg. 0,05—10 g *4.6-Diamino-2-mercaptopyrimidin*, *4.6-Diamino-2-methylmercapto-*, *2.4-Dimercapto-*, *4-Amino-6-oxy-2-mercapto-*, *6-Amino-4-oxy-2-methylmercapto-*, *4-Oxy-2-mercapto-6-methyl-*, *2-Mercapto-* oder *4-Oxy-2-mercapto-6-propylpyrimidin*. (**Aust. P. 224 130** vom 14/11. 1957, ausg. 15/10. 1959. A. Prior. 19/2. 1957.) H. MÖLLERING. 6515

Texas Instruments, Inc., Dallas, übert. von: William C. Herrmann jun., Houston, Tex., V.St.A., **Herstellung von spiegelnden Schichten** durch Aufdampfen aus einer Schmelze aus 90% *Al* u. 10% *Be* bei $8 \cdot 10^{-5}$ bis $2 \cdot 10^{-5}$ mm Hg bis fast reines Al aufdampft. Die so hergestellte Schicht ist hart, abriebfest u. von starker Lichtreflexion. Die Schicht kann auf Glas, Quarz, Metalle oder andere Stoffe aufgedampft werden. (**A. P. 2 881 089** vom 2/2. 1955, ausg. 7/4. 1959.) F. VIER. 6517

Commonwealth Engineering Co. of Ohio, übert. von: Jack J. Bulloff, Dayton, Ohio, V.St.A., **Herstellung von Aluminiumüberzügen** durch therm. Zers. von Al-Alkylhalogenid-Verbb., z. B. *Dimethyl-Al-chlorid*, z. B. auf Gegenständen aus *Mg*. Es können auch die reinen Alkyle, wie *Isobutyl-Al* oder *Trimethyl-Al* zersetzt werden. — Vorrichtung. (**A. P. 2 847 320** vom 8/5. 1956, ausg. 12/8. 1958.) F. VIER. 6517

United States Atomic Energy Commission, übert. von: Thomas B. Hoover, Oak Ridge, Tenn., V.St.A., **Herstellung von Nickelüberzügen** durch therm. Zers. von $Ni(CO)_4$-Dampf. Dem $Ni(CO)_4$-Dampf wird 0,1—1% H_2S beigemischt u. die Temp. des zu überziehenden Gegenstandes auf 60—100° gehalten. Es bilden sich glatte, glänzende, dichte Ni-Schichten mit einem C-Geh. von 0,036% aus. (**A. P. 2 881 094** vom 16/7. 1953, ausg. 7/4. 1959.) F. VIER. 6521

National Research Corp., Cambridge, übert. von: Charles A. Baer, Needham, und Philip J. Clough, Reading, Mass., V.St.A., **Herstellung von Zinküberzügen** durch Aufdampfen im Vakuum. Das im Vakuum zu verdampfende Zn wird auf über 700° aufgeheizt. Die so hergestellten Zn-Überzüge haften fest u. sind glänzend. Das geschmolzene Zn kann mindestens 1% *Sn* enthalten zur Verbesserung der Benetzungsfähigkeit bei Verw. eines Tiegels aus Fe. (**A. P. 2 877 145** vom 13/2. 1956, ausg. 10/3. 1959.) F. VIER. 6523

United States of America, Secretary of Army, übert. von: Josef M. Michel und Karl F. Hager, Fort Bliss, Tex., V.St.A., **Verhütung der Korrosion von Metallflächen durch Leichtbenzin,** welches W. u. *Pb-tetraäthyl* enthält. Das Bzn. enthält als Korrosionsschutzmittel 0,05—1% einer Verb. der Formel R_1—SO_2—NH—R_2—COOH, worin R_1 einen Alkylrest mit 5—18 C-Atomen u. R_2 einen aliphat. Rest der Formel C_nH_{2n} bedeuten. Die Salze dieser organ. Verb. sind K-, Na-, NH_4-, Hydrazin-, Cyclohexylamin-, Methylamin- u. Äthylaminsalze sowie deren Gemische. (**A. P. 2 869 995** vom 18/7. 1950, ausg. 20/1. 1959.) E. Kahles. 6539

Klöckner-Hüttenwerk Haspe Akt.-Ges., Hagen-Haspe (Erfinder: **Otto Arthur Weyel**, Hagen-Haspe), *Stückigmachen von Feinerzen.* (**Schwz. P. 354 798** vom 13/1. 1958, ausg. 31/7. 1961. — C. **1959.** 13623 [D. A. S. 1 041 515].)

Metallgesellschaft Akt.-Ges., Deutschland, *Härtung von Erzpellets.* (**F. P. 1 251 190** vom 17/3. 1960, ausg. 17/4. 1961. D. Prior. 25/3. 1959. — C. **1961.** 13340 [D. A. S. 1 100 662].)

Hüttenwerk Oberhausen Akt.-Ges., Oberhausen, übert. von: **Rudolf F. Graef** und **Ludwig A. von Bogdandy**, Oberhausen, *Raffination von Metallbädern in Drehöfen.* (**A. P. 2 977 217** vom 16/5. 1958, ausg. 28/3. 1961. D. Prior. 23/5. 1957. — C. **1961.** 2779 [Oe. P. 206 453].)

Inland Steel Co. (Erfinder: **James W. Halley**), *Reduktion von Eisenerzen.* (**Aust. P. 225 366** vom 29/5. 1958, ausg. 10/12. 1959. — C. **1961.** 3806 [A. P. 2 919 983].)

Inland Steel Co. (Erfinder: **James W. Halley**), *Reduktion von Eisenoxiderzen.* (**Aust. P. 225 441** vom 18/12. 1957, ausg. 10/12. 1959. A. Prior. 28/12. 1956. — C. **1960.** 11102 [A. P. 2 889 219].)

Mond Nickel Co. Ltd. (Erfinder: **David Richard Wood**), *Hitzebeständige Legierungen.* (**Aust. P. 222 824** vom 10/4. 1958, ausg. 13/8. 1959. E. Prior. 15/4. 1957 u. 23/1. 1958. — C. **1961.** 11885 [F. P. 1 194 678].)

Röchling'sche Eisen- und Stahlwerke G. m. b. H., Völklingen/Saar, *Einsatzstähle.* (**E. P. 862 421** vom 12/2. 1957, ausg. 8/3. 1961. D. Prior. 7/4. 1956. Zusatz zu E. P. 862 422; C. 1962. 2531. — C. **1961.** 3142 [F. P. 71 034].)

General American Transportation Corp. (Erfinder: **Donald E. Metheny** und **Emilian Browar**), *Stromloses Vernickeln.* (**Aust. P. 225 373** vom 25/6. 1958, ausg. 10/12. 1959. A. Prior. 7/11. 1957. — C. **1960.** 16930 [A. P. 2 874 073].)

Metallgesellschaft Akt.-Ges., Frankfurt/M., *Erzeugung einer Oxalatschicht auf Metall.* (**Holl. P. 98 157** vom 23/6. 1953, ausg. 15/6. 1961. D. Prior. 24/6. 1952. — C. **1956.** 3702 [Oe. P. 181 154].)

E. I. du Pont de Nemours & Co., V.St.A. (Erfinder: **Loran Andrew Henderson**), *Überzugsmittel.* (**F. P. 1 172 702** vom 26/2. 1957, ausg. 13/2. 1959. A. Prior. 15/3. u. 7/6. 1956. — C. **1959.** 13327 [D. A. S. 1 055 158].)

W. M. Glasow und **W. N. Wigdorowitsch**, Mikrohärte der Metalle. Moskau: Metallurgisdat. 1962. (224 S. m. Abb.) 90 Kop. [Russ.]

A. P. Ljuban, Analyse der Prozesse im Hochofen. 2. vervollst. Ausg. Moskau: Metallurgisdat. 1962. (532 S. m. Abb.) 1 Rbl. 82 Kop. [Russ.]

A. G. Quarrell, ed., Niobium, tantalum, molybdenum, and tungsten: report of a conference held in the University of Sheffield, 20th—22nd September, 1960. Amsterdam: Elsevier; London: Van Nostrand. 1961. (413 S. m. Abb., Tab. u. Diagr.) 80 s.

G. L. Schwarz, L. Ss. Makarowa und **A. P. Akschenzewa**, Tabellen der Korrosionsbeständigkeit von Titan und Titanlegierungen in verschiedenen aggressiven Medien. Moskau: 1961. (137 S. m. Abb.) 1 Rbl. [Russ.]

IX. Organische Industrie

Oxydation von n-Butan in flüssiger Phase unter Druck. M. Ss. Furman, A. D. Schesstakowa, I. L. Aresst-Jakubowitsch und N. A. Ljubitzina. (Химическая Промышленность [Chem. Ind.] **1961.** 6—11. Jan.) (Russ.) — Vgl. C. **1959.** 5952.

Zur Oxydation von *n-Butan* (**II**) zu *Essigsäure* (**I**) mit Luft-O_2 in fl. Phase wird **I** als Lsgm. verwendet. Das Syst. **II**-**I**-**W**. bildet bei überkrit. Temp. 2 fl. Phasen. Die optimale Verweilzeit der fl. Phase in der Rk.-Zone beträgt 3 Std., der optimale Druck 50 at. Bei 165—180° ist bei hohem Butanumsatz (30—39%) die **I**-Ausbeute ca. 100 g je 100 g **II**. Bei Zugabe von Methyläthylketon oder Essigester zum Ausgangsgemisch nimmt die Selektivität des Prozesses zu; bei zu hohem Zusatz erfolgt Zers. des Zusatzstoffs unter Bldg. von **I**. Das optimale Verhältnis **II**:**I** im Ausgangsgemisch beträgt 0,5—1. R. K. Müller. 6582□

Hochtemperaturpyrolyse der Äthanfraktion in Röhrenöfen. M. W. Chrulew, P. Ss. Kogan und L. A. Potolowski. (Химия и Технология Топлива и Масел [Chem. Technol. Brennstoffe Öle] **5.** Nr. 6. 13—17. Juni 1960.) (Russ.)

Die Bedingungen der Hochtemp.-Pyrolyse der Äthan (**I**)-Fraktion in Röhrenöfen werden untersucht. Eine bestimmte Rk.-Führung, die zu einer maximalen Ausbeute an Äthylen führt, wird vorgeschlagen. Die Wärmebilanz eines Röhrenofens wird aufgestellt. Es liegen Zahlen vor für die Pyrolyse der **I**-Fraktion in einer Labor.- u. in einer Pilotanlage unter gleichen Temp.-Bedingungen u. gleichem Umsatz von **I**: Temp.

800—900°, Druck 1,14—3,3 ata. Das Ausgangsgemisch enthält 91—93% I. Bei 900° werden folgende Ergebnisse in der Labor.- bzw. Pilotanlage beim Umsatz von I erzielt: 87,5 bzw. 85,6%; Ausbeute an Äthylen in % des durchgesetzten I 63,8 bzw. 67,4%, Ausbeute an Äthylen in % des umgesetzten I 81—87%.

HANS NESTLER. 6598□

Thermooxydierende Pyrolyse von Kohlenwasserstoffgasen bis zu Acetylen. Ja. Ss. Kasarnowski, I. P. Kolodejew, Je. M. Ssorkina, A. L. Irlin und L. N. Ssolnzewa. (Химическая Промышленность [Chem. Ind.] **1960.** 547—51. Okt./Nov.) (Russ.)

In einer Vers.-Anlage wird Kokereigas (I) mit 63,6 (%) CH_4, 13,9 CO, 11,1 N_2, 6,5 C_2H_4, 4,1 H_2 u. 0,8 O_2 mit 83—90%ig. O_2 nach Vorheizung auf 350° (I) bzw. 200° (O_2) umgesetzt; die Prodd. werden mit feinverteiltem W. gewaschen, der restliche Ruß in einem Koksfilter entfernt. Der Reaktor (Abb.) ist mit Schamotte isoliert. Die Pyrolyse-Prodd. enthalten 6—7% C_2H_2 u. 4—6% Rest-CH_4. Das optimale Verhältnis $[O_2]/[CH_4 + 2\,C_4H_4]$ beträgt 0,67—0,75, die Temp. der Rk.-Zone ca. 1450° (gemessen mit Pt-PtRh-Thermoelement), das gefundene Verhältnis $N = [CO]\cdot[H_2O]/[CO_2]\cdot[H_2]$ entspricht jedoch 1630°. Für eine techn. Anlage wird Vorheizung auf 550° u. adiabat. Rk.-Temp. 1564°, Gesamtcracken 90, nutzbares Cracken 48% u. N = 4,32 empfohlen. Auf 1 t C_2H_2 kann man aus Kokereigas 12670, aus Naturgas 8340 Nm^3 ($CO + H_2$) gewinnen.

R. K. MÜLLER. H 530□

Über die Reinigung von Adiponitril. A. Je. Kulikowa, Je. N. Silberman, Z. N. Roginskaja und M. M. Smirnowa. (Журнал Прикладной Химии [J. angew. Chem.] **32.** 227—30. Jan. 1959.) (Russ.)

Die Hauptverunreinigung von techn. *Adiponitril* (I) ist *1-Amino-2-cyancyclopenten-(1)* (II) bzw. sein Isomeres *1-Imino-2-cyancyclopentan.* Durch ½std. Rühren mit 10%ig. H_2SO_4 (30 ml auf 200 g I) bei 30—35°, Abtrennen der unteren Schicht u. Waschen der oberen mit 35 ml 10%ig. NH_4OH, 2mal 30 ml NH_4HSO_3-Lsg. (800 g/Liter), 2mal 30 ml W., 2mal 30 ml 10%ig. NH_4OH u. Vakuum-Dest. (Kp.$_{10}$ 156°) werden aus 200 g techn. I 136 g reines I mit E. 2,40°, $D._4^{20}$ 0,9620, n_D^{25} 1,4369, $KMnO_4$-Zahl 0,15, SZ. 0,002 u. 0,001% leichthydrolysierbarem N erhalten. Aus synthet. II werden durch Behandlung mit 0,5n HCl bei Raum-Temp. 80% 2-Cyancyclopentanon-(1) dargestellt; Kp.$_{10}$ 123—124°, n_D^{14} 1,4700. Gereinigtes I zeigt bei 220—400 mμ prakt. keine Absorption.

R. K. MÜLLER. H 820□

Einige Fragen der Technologie der Gewinnung von 2.4- und 2.6-Toluylendiisocyanat. I. L. Chmelnitzkaja, A. W. Gutorko, L. I. Schichirewa und A. K. Strojesku. (Химическая Промышленность [Chem. Ind.] **1961.** 18—21. Jan.) (Russ.)

Bei Zugabe von 2.4-Toluylendiamin (I) u. dessen Gemisch mit dem 2.6-Deriv. zu einer Lsg. von $COCl_2$ in Chlorbenzol, o-Dichlorbenzol u. dgl. in der Kälte (— 5°) u. anschließender Rk. bei 120° beträgt die Ausbeute an *Toluylendiisocyanat* (II) 65—70%, wenn I in Lsg. verwendet wird, 78—80% bei Verw. einer feindispersen Suspension von I, die durch Abkühlen der I-Lsg. auf 0° u. 7—8std. Mahlen auf $<10\,\mu$ erhalten wird. Die nach Abdestillieren von II verbleibenden harzigen, festhaftenden Rückstände sind offenbar großenteils Polymerisations-Prodd. von II. Sie werden zweckmäßig im Vakuum auf 240—280° erhitzt, wobei unter Dest. von II Härte u. Adhäsionsvermögen der Rückstände derart verändert werden, daß sie sich leichter mechan. entfernen lassen.

R. K. MÜLLER. H 1290□

Chemische Methoden der Abtrennung von Cyclohexanon aus einem Reaktionsgemisch. Ja. A. Schmidt, Ju. M. Zimbal und I. K. Rubinskaja. (Химическая Промышленность [Chem. Ind.] **1960.** 278—81. Juni.) (Russ.)

Für die Abtrennung von 5—6% *Cyclohexanon* (I) aus einem bei der Oxydation von Cyclohexan (II) erhaltenen Gemisch mit 87—89% II, 3—4% Cyclohexanol, 1% Adipinsäure, 2% Estern u. Spuren niedrigmol. Säuren werden 2 Verff. vorgeschlagen: 1. 40 Min. lange Behandlung mit einem Überschuß an 50%ig. wss. $NaHSO_3$-Lsg. bei gewöhnlicher Temp., wobei I zu 98% als I-Bisulfit in die wss. Phase geht u. durch Erhitzen mit einer Mineralsäure freigesetzt werden kann; 2. 15—20 Min. langes Erhitzen mit überschüssiger wss. Hydroxylaminsulfat-Lsg., Neutralisation mit 15%ig. NH_4OH, Abtrennung des I-Oxims mit der organ. Phase, Herauslösen mit 5n H_2SO_4, Fällung des Oxims mit NH_4OH, Trocknung bei 50—60° bis auf 4% Restwasser; es werden Oximausbeuten bis 98,2% erhalten (ohne Neutralisation bis 91,8%).

R. K. MÜLLER. H 1960□

Kontinuierliches Verfahren zur Gewinnung von α-Naphthylamin durch Reduktion von Nitronaphthalin mit Natriumdisulfid. G. A. Timochin und B. I. Kissin (Химическая Промышленность [Chem. Ind.] **1960.** 255—56. April/Mai.) (Russ.)

Als automatisierbares Verf. wird die Red. von geschmolzenem Nitronaphthalin mit einer wss. Lsg. von Na_2S_2 im Gegenstrom bei 102—106° in 2 Stufen entwickelt. Man erhält in 85—87% Ausbeute (45 kg/m³·h) *α-Naphthylamin*, d. h. die 5fache Ausbeute der period. Arbeitsweise. Das Schema einer Anlage mit 8 in 2 Kaskaden angeordneten Reaktoren wird in Abb. gezeigt. R. K. MÜLLER. H 2700 □

Farbenfabriken Bayer Akt.-Ges., Leverkusen (Erfinder: Volker Böllert, Hermann Schnell und Gerhard Fritz, Krefeld), **Carbonsäurearylester** werden durch Rk. von ca. äquivalenten Mengen Carbonsäuren mit den gleichen Mengen Diarylcarbonaten, bes. unter Zusatz von Alkali- u./oder Erdalkalioxiden oder -hydroxiden, -alkoholaten, Salzen, tert. organ. Aminen, Tri- u. Tetraalkylammoniumhydroxiden, bei 80—330, bes. 150—300°, u. bes. im Vakuum erhalten. — Aus 1 Mol Benzoesäure u. 1 Mol Diphenylcarbonat (I) unter N_2 bei 250° unter CO_2-Entw. durch 24std. Rk. u. Abdestillieren des Phenols im Vakuum → *Benzoesäurephenylester*, Ep. 69,5—70,5°, $Kp._{0,6}$ 127°; 97,8—99,6% (Ausbeute); in Ggw. von Pyridin ist die Ausbeute bei 160° in ca. 10 Std. quantitativ. — Isophthalsäure + I in Ggw. von 0,08% LiOH bei 260 bis 270° → *Isophthalsäurediphenylester*, Ep. 132—133° (Xylol); 98,9%. — Terephthalsäure + I → *Terephthalsäurediphenylester*, Ep. 197,5—198,5° (Xylol); 99,3%. — Stearinsäure + I → *Stearinsäurephenylester*, $Kp._{0,3-0,4}$ 201—214°; 91%. — Sebacinsäure + I → *Sebacinsäurediphenylester*, Ep. 64,5—65,5° (Ligroin); 96—98,2%. — Adipinsäure + I → *Adipinsäurediphenylester*, Ep. 108—109°; $Kp._{0,2}$ 177°; 94,9—97,4%. — Ölsäure + I in Ggw. von MgO → *Ölsäurephenylester*, $Kp._{0,45}$ 185—195°; 95,1%. — 3-Chlorbenzoesäure + I → *3-Chlorbenzoesäurephenylester*, Ep. 51—53°; $Kp._{0,5}$ 121—125°; 86,5%. — Benzoesäure + Di-o-tolylcarbonat → *Benzoesäure-o-tolylester*, $Kp._{0,5}$ 127—131°; 81%. — Leinölfettsäure (SZ. 199) + I → *Leinölfettsäurephenylester*, $Kp._{0,2}$ 180—183°; 91,3%. — Isonicotinsäure + I in Ggw. von $(CH_3COO)_2Mg \cdot 4\,H_2O$ → *Isonicotinsäurephenylester*, $C_{12}H_9NO_2$, Ep. 69,5°; $Kp._{0,3}$ 115°; 97,8%. — p-Diäthylaminobenzoesäure + I → *p-Diäthylaminobenzoesäurephenylester*, $C_{17}H_{19}NO_2$, $Kp._{0,3}$ 186—188°; 96,3%. — Ferner sind noch veresterbar: Essig-, Chloressig-, Propion-, Butter-, Capryl-, Laurin-, Palmitin-, Phenylessig-, Pimelin-, α-Methyladipin-, Kork-, Azelain-, Dodecandicarbon-, p-Toluyl-, α-Naphthoe-, Phthal-, Naphthalin-1.5-dicarbon- u. Benzophenondicarbonsäure mit I, Dikresyl-, Di-β-naphthyl- u. Bis-[2-chlorphenyl]-carbonat in Ggw. von CaO, NaOH, Triäthylamin, N-Methylpiperidin, Dimethylpyridin, Kollidin, Chinolin, $(C_2H_5)_3NHOH$, KCl, $BeCl_2$, $FeCl_3$, prim., sek. u. tert. Na-Phosphat, CH_3COONa, NaF, MgF_2, Na- u. Mg-Äthylat, Mg-Al-Äthylat. (**D. A. S. 1 115 252** Kl. 12o vom 18/12. 1959, ausg. 19/10. 1961.) G. KRAUSS. 6573

Wisconsin Alumni Research Foundation (Erfinder: Stanley Glenn Knight), V.St.A., **Mikrobiologische Herstellung chemischer Verbindungen mit Hilfe von Sporen,** die während der Gärung in einem Nährstoffmedium durch vegetatives Wachstum gebildet worden sind, erfolgt durch Abtrennung der Sporen u. Bebrütung eines entsprechenden Substrats mit diesen in etwa neutraler nährstofffreier Lsg. unter Belüftung. — Zum Beispiel werden die durch 5tägiges Bebrüten von *Aspergillus ochraceus* gebildeten Sporen abgetrennt, in phosphatgepufferter wss. Lsg. suspendiert, Progesteron, in Propylenglykol suspendiert, hinzugegeben, u. das Gemisch 12 Std. lang bei 25° unter Schütteln u. Belüftung gehalten. Durch Aufarbeiten des Gemisches mit Chlf. wird *11α-Hydroxyprogesteron* erhalten. — Analog läßt sich mit Sporen von *Septomyxa affinis* die 1-Dehydrierung von REICHSTEINs Verb. S durchführen. — Octancarbonsäure $\xrightarrow{P.\ roqueforti}$ *Methylamylketon.* (**F. P. 1 236 235** vom 15/9. 1959, ausg. 7/6. 1960. A. Prior. 15/9. 1958 u. 19/3. 1959.) U. SIEVERS. 6599

Dow Chemical Co., Midland, Mich., übert. von: Leighton S. McDonald, Freeport, und Harris G. Hughes, Angleton, Tex., V.St.A., **Stabilisieren von Polychlorkohlenwasserstoffen gegen Oxydation** erfolgt durch Zusatz von 0,001 bis ca. 1% eines Triarylstibins der allg. Formel $(R)_3Sb$ (R = Phenyl, Alkylphenyl). Es werden stabilisiert: Trichlor- u. Perchloräthylen mit *Triphenyl-*, *Tribenzyl-*, *o-*, *m-* u. *p-Tritolylstibin.* (**A. P. 2 917 554** vom 6/11. 1957, ausg. 15/12. 1959.) G. KRAUSS. H 500

Dow Chemical Co., Midland, Mich., übert. von: Leighton S. McDonald, Freeport, Harris G. Hughes, Angelton, und Clarence R. Crabb, Lake Jackson, Tex., V.St.A., **Stabilisieren von chlorierten Kohlenwasserstoffen,** die als Lsgm., z. B. für *Trockenreinigung* u. *Ölextraktion* dienen, gegen Verfärbung, Oxydation u. Zers. bes. in Ggw. von Wärme u. Licht, erfolgt durch Zusatz von 0,001—1% eines nicht oder alkylsubstituierten *Pyrrols*, N-Alkylpyrrols, Pyridins, α-Picolins, Oxims, Isoxazolins, Thiazols, Thiazolins, Alkylamins, eines nicht oder alkylsubstituierten Arylamins

u. Diazins u. 0,001—1% eines *Aminoborans* der allg. Formel $(R)_3N{=}B(R')_3$ (R u. R' = H, niedermol. Alkyl, wenigstens ein R' = H). Es werden stabilisiert: *Trichlor-* u. *Perchloräthylen* mit Gemischen aus N-Methylpyrrol, Pyrrol, Pyridin, α-Picolin, 2.5-Dimethyl-1.4-diazin u. Dimethylaminoboran. Als Borane sind noch geeignet: Trimethylamino-, Isopropylamino-, Methylaminomethyl-, Dimethylaminomethyl-, Trimethylaminomethyl- u. Ammoniumboran. (**A. P. 2 917 555** vom 1/8. 1958, ausg. 15/12. 1959.)

G. KRAUSS. H 500

Shell Development Co., New York, N.Y., übert. von: Alexander J. Cherniavsky, San Francisco, Calif., V.St.A., **Herstellung von Äthylchlorid** aus Äthylen u. Äthan (I) enthaltenden KW-Stoffgasen durch Hydrochlorierung in Ggw. von $ZnCl_2$, Abtrennen von I aus den Rk.-Prodd., Chlorierung bei 225° u. Abtrennen von dabei gebildetem HCl, das der Hydrochlorierungszone zugeführt wird. — Schema der Anlage. (**Can. P. 552 416** vom 28/1. 1956, ausg. 28/1. 1958. A. Prior. 18/2. 1955.)

EBERHARD RIEDEL. H 510

Imperial Chemical Industries Ltd., London (Erfinder: Robert Leslie McGinty, Widnes, Lancashire), England, **Herstellung von 1-Chlor-2.2.2-trifluoräthan,** dad. gek., daß Trichloräthylen bei 60—130° unter Druck in Ggw. von ca. 1 (Mol) $SbClF_2$ mit 3—10 H_2F_2 umgesetzt wird. (**F. P. 1 226 790** vom 6/5. 1959, ausg. 16/8. 1960. **D. A. S. 1 104 496** Kl. 12o vom 29/4. 1959, ausg. 13/4. 1961. Beide E. Prior. 7/5. 1958 u. 13/4. 1959.)

S. BÖTTCHER. H 510

E. I. du Pont de Nemours & Co., Wilmington (Erfinder: William Osmond Forshey jun., New Castle), Del., V.St.A., **Herstellung von Tetrafluoräthylen neben anderen Fluorkohlenstoffen und Chlorfluorkohlenstoffen,** dad. gek., daß ein Gemisch aus NaF oder KF u. Cl_2 in einem Mol-Verhältnis von mindestens 4:1, bes. 20:1, mit einem Überschuß an C, das auf mindestens 1200° erhitzt ist, zusammengebracht, das hierbei gebildete Prod. durch eine zweckmäßig von einem rotierenden elektr. Kohlelichtbogen gebildete Wärmezone von $>2000°$, ggf. 4000°, geführt wird, aus dem das abströmende Gas bei einer Temp. >Kp. des Alkalifluorids, bes. $>1700°$, mit zusätzlichem C in Berührung gebracht u. darauf innerhalb von höchstens $^1/_{10}$ Sek. auf $<500°$, bes. durch gekühlte Metallplatten, abgeschreckt wird, wobei in sämtlichen Verf.-Stufen bei einem Druck von <100 Torr gearbeitet wird. Die Abwärme der Lichtbogenzone wird zweckmäßig zum Erhitzen von C in der vorangehenden u. der nachfolgenden Behandlungsstufe ausgenutzt. Das hierbei erhaltene Rk.-Prod. besteht z. B. aus 15 (Mol-%) *Tetrafluoräthylen,* 25 *Tetrafluorkohlenstoff,* 30 *Chlortrifluormethan,* 5 *Dichlordifluormethan* u. 1 *1.2-Dichlor-1.1.2.2-tetrafluoräthan* sowie an Verunreinigungen 10 HCl, 5—10 CO_2, 1 SOF_2 u. 5 SiF_4. Die neben Tetrafluoräthylen, das bes. zur Herst. von Polymeren dient, gewonnenen Fluor- u. Chlorfluorkohlenstoffe werden als fl. Kältemittel, fließfähige Dielektrika u. Bestandteile von Aerosolen verwendet. — Vorrichtung. (**D. A. S. 1 089 372** Kl. 12o vom 21/4. 1959, ausg. 22/9. 1960. A. Prior. 23/4. 1958.)

W. GRÄGER. H 520

E. I. du Pont de Nemours & Co., Wilmington, Del. (Erfinder: Herbert Albert Wiist, Parkersburg, Va.), V.St.A., **Herstellung von Tetrafluoräthylen, Hexafluorpropylen und Perfluorcyclobutan neben Chlorfluorkohlenwasserstoffen** (Dichlordifluormethan, Tetrafluorchloräthan, Hexafluorchlorpropan, Chlortrifluoräthylen) durch Pyrolyse von Chlordifluormethan (I), dad. gek., daß die Pyrolyse bei 450—900°, bes. 600°, durchgeführt wird, aus dem Rk.-Gemisch Tetrafluoräthylen, HCl u. nichtumgesetztes I abgetrennt werden, worauf dem restlichen Rk.-Gemisch ein aromat. KW-Stoff (Toluol, Xylol) oder ein aromat. Chlor-KW-Stoff (Chlorbenzol, o- oder p-Chlortoluol, o-Chloräthylbenzol), der bei Dest.-Bedingungen fl. ist, in bzgl. I zumindest äquimol. Mengen oder in einer Menge gleich dem 1—25fachen des Gew. der gebildeten höhersd. Fluorkohlenstoff-Verb. zugesetzt wird u. dann Hexafluorpropylen u. Perfluorcyclobutan aus dem Pyrolysegemisch abdest. werden. Zweckmäßig wird die Pyrolyse bei 0,1—2 at mit einer Kontaktzeit von 0,05—5 Sek. durchgeführt. 90% Ausbeute an *Tetrafluoräthylen,* das als Kältemittel u. Lsgm. verwendbar ist. — Vorrichtung. (**D. A. S. 1 108 205** Kl. 12o vom 14/8. 1959, ausg. 8/6. 1961. A. Prior. 14/8. 1958.)

W. GRÄGER. H 520

Soc. Belge de l'Azote et des Produits Chimiques du Marly Soc. An., Lüttich (Erfinder: Frédéric François Albert Braconier, Plainevaux, und Jean Joseph Lambert Eugène Riga, Lüttich), Belgien, **Ungesättigte Kohlenwasserstoffe, besonders Olefine,** wie *Äthylen* u. *Acetylen,* werden durch unvollständige Verbrennung von paraffin. oder olefin. KW-Stoffen oder durch Rk. mit heißen Verbrennungsgasen in einem Rk.-Gefäß mit kreisförmigem oder ellipt. Querschnitt erhalten, wobei die Innenwand der Kammer zur Verhinderung der Abscheidung von C u. teerartigen Stoffen schraubenförmig mit W. oder einem Schweröl, die bes. ein Netz-

mittel enthalten, fortlaufend bespült wird. — Aus einem Gemisch aus 82,3 (%) Propan, 15,3 Butan u. 2,4 Buten bei 1400° unter Verbrennung von Koksofengas (bestehend aus 49 H_2 u. 25,5 CH_4) → *Acetylen* u. *Äthylen*. — Vorr., Zeichnungen. — Vgl. Oe. P. 205 012; C. **1961. 9591.** (**D. A. S. 1 064 945** Kl. 12o vom 13/2. 1958, ausg. 10/9. 1959. E. Prior. 15/2. 1957 u. 31/1. 1958. **E. P. 840 664** vom 31/1. 1958, ausg. 6/7. 1960.)
G. Krauss. H 530

Union Carbide Corp., übert. von: William C. Morro jun., Charleston, W.Va., und Robert B. McBride, Houston, Tex., V.St.A., **Gewinnung von reinem, besonders 99,2%igem Acetylen (I)** aus dieses enthaltenden Gasen, die durch Teiloxydation von KW-Stoffen erhalten wurden. Diese Gase werden zuerst unter Druck bei mindestens 15 at, z. B. 240 lbs.sq/in.g., u. 35° mit einem mit W. mischbaren Lsgm., wie Aceton, $CH_3COC_2H_5$, Butyrolacton, $HCON(CH_3)_2$, CH_3OH, extrahiert, um Diacetylen, Bzl., Cyclopentadien, Wasserdampf u. andere Verunreinigungen zu entfernen. Das Restgas wird nach Abkühlen auf −20, bes. −30° mit dem gleichen Lsgm. extrahiert, um die besser als I lösl. Gase zu entfernen. Aus dem Restgas wird I mit dem gleichen Lsgm. ausgewaschen. Aus der Lsg. werden die weniger als I lösl. Gase entfernt, u. anschließend wird I ausgetrieben. Die beim Entgasen der Lsgm. erhaltenen etwas I-haltigen Gase werden in den Kreislauf zurückgeführt. — Vorr., Fließbild, Zeichnung. (**A. P. 2 891 633** vom 26/9. 1956, ausg. 23/6. 1959. **E. P. 823 895** vom 19/9. 1957, ausg. 18/11. 1959. A. Prior. 26/9. 1956.)
G. Krauss. H 530

Callery Chemical Co., Pittsburgh, übert. von: David L. Chamberlain jun., Menlo Park, Calif., und William H. Schechter, Zelienople, Pa., V.St.A., **Alkohole** werden bei der Red. von Verbb., die mindestens eine reduzierbare funktionelle Gruppe, wie Aldehyd-, Keton- oder Säurechloridgruppe, enthalten, mit Aminoboranen, die mindestens eine BH-Gruppe enthalten, wie $H_3N:BH\cdot(CH_3)_2$; $C_5H_5N:BH_2\cdot C_2H_5$ (Pyridinäthylboran); $(C_2H_5)_3N:BH_2CH_3$; $C_6H_7N:BH_3$ (Anilinboran), erhalten. Die Rk.-Temp. soll unterhalb der Zers.-Temp. der Teilnehmer liegen. — Dimethylboran in Ae. wird mit Aceton versetzt. Nach Aufhören der Gas-Entw. wird dest. u. *Ae.*, *Dimethylamin* u. *Isopropylalkohol* erhalten. Mit 3.5-Dinitrobenzoylchlorid wird *Isopropyl-3.5-dinitrobenzoat*, F. 118—120° (W.), erhalten. — Es werden ferner hergestellt: *Benzylalkohol*; *2.2.2-Trichloräthanol* u. *Zimtalkohol*. (**A. P. 2 898 379** vom 18/6. 1957, ausg. 4/8. 1959.)
G. König. H 560

Pan American Petroleum Corp., übert. von: Scott W. Walker, Tulsa, Okla., V.St.A., **Trennung primärer von sekundären Alkoholen** erfolgt durch Zugabe eines monomeren Phthalsäueresters, dessen Estergruppe dem zu trennenden prim. Alkohol entspricht. Das Gemisch wird auf ca. 125—175° erhitzt, wobei sich der Phthalsäurediester bildet. Die Temp. wird erhöht u. nichtumgesetzte Alkohole abdestilliert. Der Diester wird z. B. mit entfärbenden Stoffen behandelt u. der reine Diester, der als Plastifikator sowie als Öl für Vakuumpumpen verwendet werden kann, erhalten. Der Phthalsäurediester kann mit Alkalilauge zersetzt u. reine prim. Alkohole erhalten werden. Nach diesem Verf. wird getrennt: Pentanol-(1), Kp. 137,8°, von Pentanol-(2), Kp. 132,1°; Hexanol-(1), Kp. 157,2°, von Hexanol-(2), Kp. 140,0°; Heptanol-(1), Kp. 176,0°, von Heptanol-(2), Kp. 160,4°, u. Octanol-(2), Kp. 178,5°. (**A. P. 2 923 733** vom 28/3. 1957, ausg. 2/2. 1960.)
G. König. H 560

VEB Deutsches Hydrierwerk Rodleben, Rodleben (Erfinder: Gotthold Pakleppa, Roßlau, und Otto Völker, Dessau), **Gewinnung von feinteiligem, trockenem Sorbit** aus konz. wss. Sorbit-Lsg., dad. gek., daß der Lsg. Trockensorbit u. ein niedrigsd. Alkohol zugesetzt, unter Rühren auf Temp. $<15°$ abgekühlt u. das erhaltene stückige Trockengut vermahlen wird. (**D. A. S. 1 115 726** Kl. 12o vom 20/1. 1960, ausg. 26/10. 1961.)
G. König. H 580

Imperial Chemical Industries Ltd., London, England, **Herstellung von Estern der untersalpetrigen Säure** durch Rk. von AgNO (I) mit einem organ. Halogenid, dad. gek., daß die Rk. in Ggw. von Halogenwasserstoff durchgeführt wird. — 27,6 (Teile) I werden in 200 Diäthylenglykoldiäthyläther (II) suspendiert, bei 15° langsam 32 C_2H_5J zugegeben u. dann 3,6 trocknes HCl in 100 II zugegeben, 16 Std. lang bei 15° gerührt u. filtriert. Das Filtrat enthält den *Äthylester* in 78%ig. Ausbeute. In analoger Weise werden Ester aus 2-Chlor-2-methylbutin-(3), Monochlormethyläther u. 2-Methyl-4.4′-dichlorpenten-(2) erhalten. (**Ind. P. 62 746** vom 4/1. 1958, ausg. 15/12. 1959. E. Prior. 14/1. 1957.)
C. Lüttgen. H 590

Shell Development Co., New York, N.Y., V.St.A., übert. von: Willem van Eijk, Ernest George Germain Werner und Nicolaas Max, Amsterdam, Holland, **Alkalisalze von Phosphorsäurediestern** werden bei der Rk. von Phosphoroxyhalogeniden mit Alkoholen bei ca. 0—40° in Ggw. einer inerten Fl., die gleichzeitig ein Lsgm. für den Phosphorsäurediester ist, u. anschließende Hydrolyse des Halogenphosphorsäureesters mit wss. Alkali-Lsg. sowie Neutralisation des sauren Esters bei ca. 20—80° erhalten. Als inerte Fll. kommen bes. Alkane u. Halogenalkohole, die zwischen 50 u. 170° sd., in Betracht. — Nonanol in Gasolin wird mit $POCl_3$ versetzt u. auf 15—20° gehalten. HCl entweicht teilweise, wss. NaOH wird zugesetzt u. auf ca. 50° gehalten. Die organ. Schicht wird destilliert. Als Rückstand wird *Dinonyl-* u. *Monononyldi-Na-phosphat* neben geringen Mengen *Nonylalkohol* erhalten. (**A. P. 2 867 645** vom 17/1. 1955, ausg. 6/1. 1959.) G. König. H 590

Esso Research and Engineering Co., Elizabeth, N.J., V.St.A., **Sulfonylhalogenide beziehungsweise Sulfonsäuren und deren Salze** werden durch Rk. von KW-Stoffen mit 1—40, bes. 10—30 C-Atomen mit SO_2, O_2 u. Halogen bzw. SO_2 u. O_2 in Ggw. ionisierend wirkender Strahlen mit einer Stärke von 0,01—10·10^6, bes. 0,1 bis 5·10^6 r (γ- u. β-Strahlen, Ra, radioakt. Zn, Eu, Cs, Ag, Ce, Tm, Ta, Sc, Tb, Ir, Tl) bei 0—400, bes. 60—250° F, u. 1—1000 lbs./sq.in. erhalten. Die Halogenide werden anschließend zur Säure verseift, die dann neutralisiert wird. Das Verhältnis von $SO_2:O_2$ beträgt 0,5—10:1, das von SO_2:Halogen 0,5—15:1, bes. 1:1. — Aus Cetan, SO_2 u. O_2 unter Bestrahlung mit ^{60}Co (1000 c) → *Cetylsulfonsäure.* Mit SO_2, Cl_2 u. O_2 entsteht *Cetylsulfonylchlorid*, das in Heptan beim Neutralisieren mit Kalk in W. *Ca-Cetylsulfonat* liefert. Ferner können sulfoniert werden: Bzn., Petroleumfraktionen, Bzl., Toluol, Xylol, Alkylaromaten, Olefine, Octadecen u. Naphthene. — Vgl. E. P. 785 611; C. **1959.** 15469. — *Reinigungsmittel* u. *Verdickungsmittel* für *Schmierfette.* (**E. P. 810 574** vom 21/1. 1957, ausg. 18/3. 1959. A. Prior. 3/2. 1956.) G. Krauss. H 600

Shell Development Co., New York, N.Y., übert. von: Roy W. H. Tess, Orinda, Calif., V.St.A., **β.β'-Thio-bis-propionaldehyd** wird durch Umsetzung von Acrolein mit H_2S in Ggw. von Pyridin bei —20 bis 15° oder in Ggw. eines tert. Amins bei 25° gewonnen. (**Can. P. 552 413** vom 29/11. 1954, ausg. 21/1. 1958. A. Prior. 14/12. 1953.) Eberhard Riedel. H 670

Hans Georg Krey, Magdeburg, **Herstellung aliphatischer, konjugiert ungesättigter Ketone** der allg. Formel $CH_3-(CH=CH)_x-CH=CH-CO-CH_3$ ($x \geqq 2$) durch Kondens. von Polyenalen $CH_3-(CH=CH)_x-CHO$ mit Aceton (**I**). — Zu 83 (ml) **I**, 26 10%ig. NaOH u. 230 W. werden bei + 5° 40 g Hexadienal gegeben u. 30 Min. lang bei dieser Temp. belassen. Nach 10 Std. wird mit verd. HCl neutralisiert, mit Ae. extrahiert u. dest.: 39% *Nonatrienon*, $Kp._4$ 104°. Alle Rkk. müssen unter Inertgas durchgeführt werden. — Analog aus 12 g Octatrienal, 15,5 **I**, 6,1 10%ig. NaOH u. 54 W. 23,8% *Undecatetraenon*, $Kp._2$ 105—110°. (**D. P. [DDR] 21 542** Kl. 12o vom 2/12. 1958, ausg. 8/7. 1961 [Wirtschaftspatent].) L. Grossner. H 710

Knapsack-Griesheim Akt.-Ges., Knapsack bei Köln (Erfinder: Kurt Sennewald, Knapsack bei Köln, Klaus Born, Hermülheim bei Köln, Heinz Erpenbach, Rodenkirchen bei Köln, und Günther Dobek, Köln), **Aliphatische und cycloaliphatische α,β-ungesättigte Carbonsäuren und deren Derivate** werden durch Abspaltung von W. aus α-Hydroxycarbonsäuren mit mindestens 3 C-Atomen oder deren Derivv. in Ggw. von wasserhaltigen, anorgan. Säuren, bes. Phosphorsäuren, als Katalysator, bes. bei 400—700°, u. sehr kurzer Verweilzeit unter Zerstäuben des Gemisches aus beiden Bestandteilen in einem erhitzten Rk.-Raum erhalten. Die Vorr. besteht aus einem Rk.-Gefäß mit darüber angeordneter Brennkammer, aus welcher die heißen Gase durch einen kon. verlaufenden Ringspalt in das Rk.-Gefäß einströmen, während in der Mitte dieses Ringspaltes eine Düse endet, aus der das unter Druck stehende Rk.-Gemisch fein zerstäubt austritt. Am Ausgang der Vorr., deren Innenwände mit Edelstahl verkleidet sind, ist eine mit wss. H_3PO_4 beschickte Ringleitung angebracht. — Crotonaldehydcyanhydrin → *1-Cyanbutadien-(1.3)*; 91% (Ausbeute); auch erhältlich aus Acetaldolcyanhydrin; 88%. — Methylvinylketoncyanhydrin → *2-Cyanbutadien-(1.3)*; 74,3%. — Cyclohexanoncyanhydrin → *1-Cyancyclohexen-(1)*; 78,1%. — α-Hydroxyvalerian-, α-Hydroxybuttersäurenitril, Acetoncyanhydrin, Milchsäurenitril → *β-Äthylacrylo-*, *Crotono-*, *Methacrylo-*, *Acrylonitril.* — Vorr., Zeichnungen. (**D. A. S. 1 113 216** Kl. 12o vom 25/3. 1958, ausg. 31/8. 1961. **Zusatz zu D. A. S. 1 069 614; C. 1962. 3982.**) G. Krauss. H 810

Montecatini Soc. Gen. per l'Industria Mineraria e Chimica, Italien, **Herstellung von β-Hydromuconsäuremononitril** u. seinen **Estern**, dad. gek., daß die Prodd., die bei der Hydrolyse von Chlorcyanbuten (**I**) bei 0—40° in wss., methanol. oder alkohol. Medium mit konz. HCl entstehen, bei 10—100° in Ggw. von Cu oder seinen Salzen u. $CaCO_3$ oder $MgCO_3$ mit HCN behandelt werden. — *β-Hydromuconsäuremononitril* (**II**), $Kp._{15}$ 178—185°, aus **I** mit oder ohne Isolierung von Chlorpentensäureamid. — **II**-*Methylester* (**III**), $Kp._{15}$ 135—140°, **II**-*Äthylester*, $Kp._{15}$ 145—150°, aus 5-Chlorpenten-(3)-carbonsäuremethyl- ($Kp._{12}$ 80—85°) bzw. -äthylester, $Kp._{12}$ 90—95°. — **III** läßt sich leicht zu *ε-Aminocapronsäuremethylester* hydrieren, der zu *ε-Caprolactam* cyclisiert werden kann. (**F. P. 1 220 279** vom 12/2. 1959, ausg. 24/5. 1960. It. Prior. 10/6. 1958.) S. BÖTTCHER. H 820

American Cyanamid Co., New York, N.Y., übert. von: Hans Z. Lecher, Plainfield, und Elisabeth M. Hardy, Bound Brook, N.J., V.St.A., **N.N.N'.S-Tetraalkylisothioharnstoffe** [-isothioharnstoff (I)] mit 1—2 C-Atomen im Alkyl, werden hergestellt durch Alkylierung von N.N.N'-Trialkylthioharnstoff mit Dialkylsulfat in Ggw. kalter wss. H_2SO_4 bei einer 20° nicht überschreitenden Temperatur. — Es werden hergestellt: *N.N.N'.S-Tetramethyl-I*, $Kp._{11}$ 68°; *N-Äthyl-N.N'.S-trimethyl-I*, $Kp._{18}$ 70 bis 80°; *S-Äthyl-N.N.N'-trimethyl-I*, $Kp._{18}$ 79—82°; *N.N'-Diäthyl-N.S-dimethyl-I*, $Kp._{13}$ 80°; *N.N-Diäthyl-N'.S-dimethyl-I*, $Kp._{10-11}$ 79—80°; *N'-Äthyl-N.N.S-trimethyl-I*, $Kp._{12}$ 69,2—69,5°; *N.N.N'-Triäthyl-S-methyl-I*, $Kp._{12}$ 85°. — *Zwischenprodukte*. (**A. P. 2 872 484** vom 21/5. 1956, ausg. 3/2. 1959.) F. KREIS. H 880

Pure Oil Co., Chicago, übert. von: Le Roi E. Hutchings, Crystal Lake, Ill., V.St.A., **Herstellung eines festen polymeren Reaktionsproduktes von HCN und SO_3 der empirischen Formel 7 HCN-3 SO_3.** HCN u. SO_3 werden für sich in einem inerten organ. Lsgm. (CH_2Cl_2) gelöst, die Lsgg. unter Durchmischung bei $<32°$ F zusammengebracht u. das feste Rk.-Prod. (durch Filtrieren) abgetrennt. Das bei gewöhnlicher Temp. stabile Prod. gestattet, die in ihm enthaltenen Komponenten (durch Erhitzen freigesetzt) in Rk.-Syst. einzuführen. (**A. P. 2 908 550** vom 28/6. 1955, ausg. 13/10. 1959.) E. MIESSGANG. H 890

Plano S.p.A., Mailand, Italien, **Regenerieren von Hexamethylendiamin** aus Polyamidabfällen. 2,25 (kg) Polyhexamethylendiaminadipat werden mit 4 konz. HCl 4 Std. lang auf 100° erhitzt. Es wird filtriert, aus der Lsg. überschüssige HCl verdampft, die Lsg. mit 0,7 NaOH in 4 Liter n-Butanol vermischt u. vom niedergeschlagenen NaCl abgetrennt. An Stelle von HCl kann man auch eine andere flüchtige Säure, wie HCOOH, verwenden. (**It. P. 523 997** vom 18/11. 1954.) K. KOEBKE. H 910

Quaker Chemical Products Corp., Conshohocken, übert. von: Bernard H. Kress, Lafayette Hill, Pa., V.St.A., **Aminmodifizierte Acetale.** Unter sauren Bedingungen wird bei Siede-Temp. ein Salz aus einem Aminoalkohol mit wenigstens 2 OH-Gruppen u. einer starken Säure mit einem höchstens 8 C-Atome enthaltenden Aldehyd u. einem Polyol kondensiert u. polymere Acetal-Kondens.-Prodd. erhalten, die wenigstens 2 Aldehydeinheiten u. wenigstens 2 mehrwertige Alkoholeinheiten pro Mol. enthalten. — So wird beim Kochen eines Gemisches aus 40 (Teilen) Äthanolamintartrat (I) 95 Diäthylenglykol, 30 Paraformaldehyd, 0,1 Toluolsulfonsäure u. 40 Toluol u. Entfernen des Rk.-Wassers ein rotbraunes wasserlösl. Prod. erhalten. An Stelle von I kann das Salz aus Diäthanolamin u. Hydroxyessigsäure, Triäthanolamintartrat, die quart. Verb. aus Methyldiäthanolamin u. p-Toluolsulfonsäuremethylester, ferner Benzyltriäthanolammoniumchlorid oder Methyltriäthanolammonium-p-toluolsulfonat verwendet werden. Die Kondens.-Prodd. werden verwendet als *Animalisierungsmittel* für Cellulose-, Polyamid-, Polyacrylonitril- u. Celluloseacetatfasern, zum Schiebefestmachen von Cellulosegeweben, zum *Wasserfestmachen von Papier*, als *Hilfsmittel in der Gerberei, beim Spinnen von Viscose* u. in der *Kautschukherstellung*. (**A. P. 2 890 242** vom 14/9. 1955, ausg. 9/6. 1959.) A. MOHR. H 920

Courtaulds Ltd., England, **Herstellung von α-Aminosäure-N-carboxyanhydriden,** dad. gek., daß eine feingepulverte α-Aminosäure mit einer Suspension von $COCl_2$ in Dioxan oder Essigester umgesetzt wird. — In einer Kolloidmühle wird eine Dispersion von γ-Methyl-L-glutamat in Dioxan hergestellt u. diese unter Rühren gleichzeitig mit einer Lsg. von $COCl_2$ in Dioxan in überschüssiges Dioxan eingetropft. Es wird *γ-Methyl-L-glutamat-N-carboxyanhydrid* erhalten, das sich in Ggw. von Tri-n-butylamin polymerisieren läßt. — *D-Alanin-* u. *γ-Benzyl-L-glutamat-N-carboxyanhydrid*. (**F. P. 1 219 851** vom 10/4. 1959, ausg. 20/5. 1960. E. Prior. 11/4. 1958.) S. BÖTTCHER. H 950

Koppers Co., Inc., Pittsburgh, Pa., V.St.A. (Erfinder: Heinz Niebergall, Frankfurt/M.), **Herstellung von Phosphor und Silicium enthaltenden organischen Verbindungen,** dad. gek., daß sek. Phosphine, Phosphinsulfide oder -oxide der allg. Formel $R^1R^2P(:Y)H$ mit ungesätt. Silanen der allg. Formel $A_n-Si[-Z-C(R^3)=CH(R^4)]_{4-n}$ umgesetzt werden u. ggf. an die durch Rk. der Phosphine erhaltenen Prodd. noch O oder S angelagert wird (R^1, R^2, R^3 u. R^4 Alkyl-, Cycloalkyl-, Aryl-, Alkaryl- u./oder Aralkylreste, R^3 u. R^4 auch H, Y, O oder S oder Null, A Reste, wie R^1 u./oder Alkoxyreste u./oder Halogen, Z verzweigte oder unverzweigte KW-Stoffkette mit 0—10 Gliedern, n 0—3). Zweckmäßig erfolgt die Rk. in Ggw. von Katalysatoren, wie Azo-Verbb., Peroxiden oder tert. Aminen, bzw. unter UV-Bestrahlung. — Durch 30std. UV-Bestrahlung von 15,2 g Diäthylphosphin u. 10,13 g Dimethyldivinylsilan unter N_2

wird als ölige, farblose Fl. *Dimethyl-bis-[diäthylphosphinäthylen]-silan*, Kp.$_3$ 155—160° erhalten. — Weitere Verbb.: *Dichlor-bis-[diäthylphosphinäthylen]-silan*, Kp.$_2$ 139—140,5°. viscose Fl.; *Dimethyl-bis-[diäthylphosphinpropylen]-silan*, Kp.$_4$ 170—171°, viscose Fl.; *Triäthoxydiäthylphosphinäthylensilan*, Kp.$_{10}$ 123—124°, viscose Fl.; *Dimethoxy-bis-[diäthylphosphinpropylen]-silan*, Kp.$_3$ 182—184°, viscose Fl.; *Phenyldichlordiäthylphosphinäthylensilan*, Kp.$_2$ 126—127,5°; *Tetrakis-[diphenylphosphinäthylen]-silan*, F. 208 bis 211°; *Tetrakis-[diäthylphosphinäthylen]-silan*, Kp.$_2$ 224,5—228°, ölige Fl.; *Triäthoxydiäthylphosphinsulfidäthylensilan*, Kp.$_2$ 145—148°; *Trimethyldiäthylphosphindodecylensilan*; Öl; Addukte aus Trimethyl-α.β-dimethylvinylsilan u. $(C_2H_5)_2PH$ bzw. aus Triäthylstyrylsilan u. $(C_2H_5)_2PH$; Öle; Addukt aus Tetraallylsilan u. $(C_6H_5)_2PH$ Fettsubstanz. — *Biocide, Textilhilfsmittel, Stabilisatoren, Inhibitoren, Antioxydantien, Schmiermittel* u. *Zusätze dazu, Hydrauliköle, Antischaummittel, Weichmacher, Vulkanisationsbeschleuniger, Hydrophobierungsmittel* u. *Flammfestmacher*. (**D. A. S. 1 118 781** Kl. 12o vom 12/2. 1959, ausg. 7/12. 1961.) J. MÜHLEISEN. H 980

Monsanto Chemical Co. (Erfinder: William Andrew White und Robert Arthur Ruehrwein), **Kernchlorierung aromatischer Verbindungen.** Bei der Kernchlorierung von Bzl. oder Chlorbenzolen mit Cl_2 kann das Verhältnis p-/o-Dichlorbenzol erhöht werden, wenn als Katalysator $FeCl_3$ zusammen mit S oder einer S-Verb., wie S-Chloriden oder CS_2, verwendet wird, wobei das Verhältnis der S-Menge zu $FeCl_3$ vorteilhaft 0,4:3,0 u. die Menge des Katalysators, bezogen auf den zu chlorierenden aromat. KW-Stoff, 0,005—2,0 Mol-% betragen soll. Durch Chlorieren von Bzl. wird z. B. ein Chlorierungsgemisch erhalten, das in Mol-% enthält (chlorbenzol = **I**): 0,6 Bzl., 51,8 Mono-**I**, 11,5 o-Di-**I**, 0,2 m-Di-**I**, 35,3 p-Di-**I** u. 0,6 Tri-**I**. (**Aust. P. 223 024** vom 8/12. 1956, ausg. 20/8. 1959. A. Prior. 22/12. 1955.) O. ROICK. H 1010

Distillers Co. Ltd., Edinburgh, England (Erfinder: Maurice Dudley Cooke), **Phenole** werden durch Zers. von α.α-Dialkylarylmethylhydroperoxiden der allg. Formel Ar—C(R)(R′)OOH oder R—C(R″)(OOH)—Ar—C(R′)(R‴)OOH (R, R′, R″ u. R‴ = Alkyl; Ar = Aryl oder Alkaryl, die auch noch Halogen enthalten können) mit Mineralsäuren in Ggw. einer 5—50-, bes. 5—30%ig., wss. Salz-Lsg. mit einem pH von höchstens 7 (Alkali- u. NH_4-Sulfate, -Chloride, -Phosphate, -Nitrate) erhalten, wodurch eine säurefreie organ. Schicht erhalten u. das Neutralisieren des Rk.-Gemisches vermieden wird. Die organ. Schicht kann anschließend nochmals mit einer wss. Lsg. von Na_2CO_3 u. der vorst. Salze behandelt werden. Die Löslichkeit von Phenol bzw. Aceton einer wss. 20%ig. Na_2SO_4-Lsg. beträgt 0,3 bzw. 5,5%. — Aus m-Diisopropylbenzoldihydroperoxid → *Resorcin* u. *Aceton*. — Cumolhydroperoxid → *Phenol*. Ferner können zersetzt werden: p-Cymol-, sek.-Butylbenzol-, p-Äthylisopropylbenzol-, Isopropylnaphthalinhydroperoxid u. p-Diisopropylbenzodihydroperoxid. — Fließbilder, Zeichnung. (**E. P. 805 048** vom 13/4. 1956, ausg. 26/11. 1958.) G. KRAUSS. H 1060

Hardman & Holden Ltd., Manchester, England (Erfinder: Brian Kay Davidson und Landon Francis Byrne), **Sulfonierung von Phenolen (I).** Fl. oder niedrigschm. **I** wird mit fl. SO_3 (**II**) behandelt u. bei Verw. von einem mol. **II**-Überschuß **I**-Mono-, bei Verw. mol. Mengen **I** u. **II** **I**-Di- u. -Trisulfonsäuren erhalten. Durch Rk. von 2 (Mol) **I** mit 1 **II** bei 40—50° bei Verw. eines fl., bei einer Temp. > F. des **I** bei Verw. eines festen **I**, u. anschließendes 2—6std. Erhitzen auf 160—180° bzw. beim Kp. des **I** werden **I**-Sulfone erhalten. — Beispiele zur Herst. von *p-Phenolmono-*, *Phenoldi-* u. *-tricarbonsäure* u. von *p.p-Dihydroxydiphenylsulfon* (F. 247°) durch Sulfonierung von C_6H_5OH. — *Monosulfonsäuren* von *o-Kresol* (*p-Toluidinsalz*, F. 202—204°), *Guajacol* u. *o-Chlorphenol*. — *Resorcin-4-sulfonsäure* (*NH_4-Salz*, F. 192°). — Sulfon aus 1.3-Xylenol-(2) vom F. 296° (A.). — *o-Hydroxytolylsulfon* (F. 263—265°), aus o-Kresol. (**E. P. 820 659** vom 26/2. 1957, ausg. 23/9. 1959.) O. MÜLLER-MEININGEN. H 1090

Gyógyszeripari Kutató Intézet (Erfinder: Johann Kollonitsch, Valerian Gábor und Andreas Hajós), Budapest, Ungarn, **Benzylmercaptocarbonylchlorid (I)** wird bei der Rk. von $AlCl_3$ u. Benzylmercaptan in Ggw. von $COCl_2$, das in Toluol gelöst sein kann, bei —20 bis + 5°, erhalten. Aus der Rk.-Lsg. wird **I** durch Dest. im Hochvakuum ($^1/_{1000}$—$^1/_{10000}$ Torr) gewonnen. (**Ung. P. 143 915** vom 5/3. 1955, ausg. 15/3. 1958.) G. KÖNIG. H 1210

Sun Oil Co., Philadelphia, übert. von: Stanford J. Hetzel, Newtown Square, Pa., V.St.A., **Reinigen von Isophthalsäure und Terephthalsäure,** die als Gemisch durch Oxydation von Xylolen in Ggw. von Co-Katalysatoren erhalten werden. Die Phthalsäuren mit 1—10 Teilen eines Ketons, das bis zu 6 C-Atome enthält, werden bes. mit Aceton versetzt u. kurz zur gründlichen Durchmischung erhitzt. Fast farblose Phthalsäuren werden erhalten. (**A. P. 2 952 704** vom 14/11. 1957, ausg. 13/9. 1960.) L. STADELMANN. H 1220

Chemische Werke Witten G. m. b. H., Witten (Erfinder: Ewald Katzschmann, Dortmund), **Die Herstellung besonders reiner Ammoniumsalze von gesättigten aliphatischen und aromatischen Mono- und Polycarbonsäuren** durch Einleiten von NH_3 in die Lsgg. der genannten Säuren oder deren Estern, die mindestens eine freie COOH-Gruppe enthalten, in wasserfreien organ. Lsgm. gelingt, wenn als Lsgm. Dimethylformamid verwendet wird. — *Zwischenprodukte.* (**D. A. S. 1 115 729** Kl. 12o vom 27/6. 1959, ausg. 26/10. 1961.) F. OBERMEIER. H 1240

Pharmaton Soc. An. (Erfinder: Aldo Riva), **Herstellung von Carbonsäureaniliden** der allg. Formel X—C(=O)(O)·NH—Y (**I**), in der X für eine Alkylgruppe mit 1—4 C-Atomen, eine Halogenalkylgruppe oder eine Dialkylaminoalkylgruppe steht, u. Y eine substituierte oder unsubstituierte Phenylgruppe bedeutet, durch Rk. einer Monocarbonsäure bei $<0^0$ mit einem Chlorameisensäurealkylester u. anschließende Rk. des asymm. Anhydrids bei $<0^0$ mit einem Phenylamin. — Zum Beispiel wird unter starkem Rühren zu einer auf —10 bis —15° gekühlten Suspension von 11 g Na-Salz von N.N-Diäthylglycin in 300 ml Toluol tropfenweise eine Lsg. von 8 g Chlorameisensäureäthylester in 25 ml Toluol gefügt. Nach 4std. Rühren wird zu dem gekühlten Gemisch eine Lsg. von 6 g 2.6-Dimethylanilin in 30 ml Toluol zugesetzt, weitere 2 Std. bei —10 bis —15° u. 2 Std. bei normaler Temp. gerührt. NaCl wird abgetrennt u. das Toluol durch Dest. im Vakuum entfernt. Der Rückstand wird in 10%ig. HCl aufgenommen, filtriert u. aus der Lsg. mit Alkali gefällt; im Vakuum dest → *α-Diäthylaminoacet-2.6-dimethylanilid,* F. 63—66°; analog wird erhalten: *Dimethylaminoacetanilid,* F. 34 bis 36°; *α-Diäthylaminoaceto-o-toluidid,* $Kp._2$ 146—148°, u. *α-Chloracetanilid,* F. 133 bis 134°. (**Aust. P. 226 597** vom 4/9. 1957, ausg. 25/2. 1960. Schwz. Prior. 13/9. 1956.) H. NEBELSIEK. H 1310

Deutsche Advance Produktion G. m. b. H., Lautern, Odenwald (Erfinder: Axel Hartmann, Gniebel, Kr. Tübingen, und Dietrich Pirck, Reichenbach, Kr. Bergstraße), **Herstellung von Bis-[naphthylmethyl]-zinndichlorid** (**I**), dad. gek., daß Chlormethylnaphthalin (**II**) mit Sn-Pulver (**III**) in wss. Suspension bei Temp. $>50^0$ umgesetzt wird. — 40 g **III** werden mit 135 g α-**II** in 800 cm³ W. 2 Std. lang gekocht, worauf die organ. Phase mit heißem Toluol extrahiert wird, aus dem beim Erkalten **I**, F. 170—175°, ausfällt. *Zwischenprod.* zur *Herst.* von *Stabilisatoren für halogenhaltige Kunststoffe.* (**D. A. S. 1 119 863** Kl. 12o vom 25/3. 1960, ausg. 21/12. 1961.) J. MÜHLEISEN. H 1380

United States Vitamin Corp., New York, übert. von: Seymour L. Shapiro, Hastings on Hudson, und Louis Freedman, Bronxville, N.Y., V.St.A., **Aryl-4-methoxyiminopentaen-(1)-one-(3)** der allg. Formel **I** (R u. R_1 = H, OH, Alkoxy, Alkyl, Halogen, Acetamido, beide zusammen auch Methylendioxy) werden durch Rk. des entsprechenden aromat. Aldehyds mit Butandion-(2.3)-methoxim-(2) in einem **Alkohol** in Ggw. von Alkalialkoholat erhalten. — Aus 0,04 Mol Piperonal u. 0,04 Mol Butandion-(2.3)-methoxim-(2) in 25 cm³ A. in Ggw. von 5 cm³ 25%ig. CH_3ONa in CH_3OH → *1-[3'.4'-Methylendioxyphenyl]-4-methoximinopentaen-(1)-on-(3),* $C_{13}H_{13}NO_4$, F. 137 bis 140° (Isopropanol). — p-Acetamidobenzaldehyd → *1-[p-Acetamidophenyl]-4-methoxyiminopentaen-(1)-on-(3),* $C_{14}H_{16}N_2O_3$, F. 181—182° (Butylacetat). — Anisaldehyd → *1-[p-Methoxyphenyl]-,* $C_{13}H_{15}NO_3$, F. 55—56° (CH_3CN/W.); 3.4-Dimethoxybenzaldehyd → *1-[3'.4'-Dimethoxyphenyl]-,* $C_{14}H_{17}NO_4$, F. 102—104° (Isopropanol); 2.4-Dimethoxybenzaldehyd → *1-[2'.4'-Dimethoxyphenyl]-,* $C_{14}H_{17}NO_4$, F. 86—87° (Hexan); 2.3-Dimethoxybenzaldehyd → *1-[2'.3'-Dimethoxyphenyl]-,* $C_{14}H_{17}NO_4$, F. 79—80° (CH_3OH); o-Methoxybenzaldehyd → *1-[o-Methoxyphenyl]-,* $C_{13}H_{15}NO_3$, F. 74—75° (Hexan); m-Hydroxybenzaldehyd → *1-[m-Hydroxyphenyl]-4-methoxyiminopentaen-(1)-on-(3),* $C_{12}H_{13}NO_3$, F. 123 bis 124° (Heptan). — Ferner können umgesetzt werden: Benz-, p-Toluoyl-, p-Chlorbenz-, p-Brombenz- u. 4-Äthoxy-3-methoxybenzaldehyd. Die Verbb. geben mit Aminen der allg. Formel XYNH Verbb. der allg. Formel $(R)(R_1)C_6H_3CH(NXY)CH_2COC(CH_3)=NOCH_3$. — *Zwischenprodd., feuerhemmende* u. *cholinesterasehemmende Mittel.* (**A. P. 2 888 464** vom 9/4. 1958, ausg. 26/5. 1959.) G. KRAUSS. H 1740

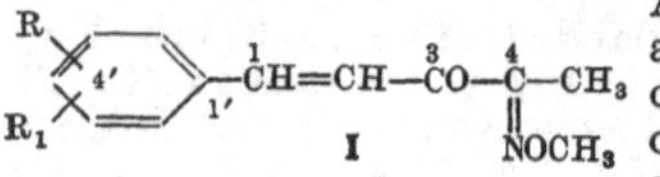

I

Sun Oil Co., übert. von: Abraham Schneider, Philadelphia, Pa., V.St.A., **Katalytische Alkylierung aromatischer Kohlenwasserstoffe** in fl. Phase bei 50—200° durch Rk. eines Gemisches von H_2F_2 u. eines tert. substituierten aromat. KW-Stoffs (**A**), bes. tert.-Butylbenzol (**I**), in Ggw. eines alkylierbaren, aromat. KW-Stoffs (**B**), z. B. Naphthalin, mit einem gesätt. KW-Stoff (**C**), wie Methylcyclohexan (**II**), unter Zusatz von 0,5—8 Gew.-% BF_3, wobei das Mol-Verhältnis **A**:**C** = 1:10 bis 1:1 u. **B**:**C** = 1:5

bis 6:1 sein soll. — *Methylcyclohexylbenzol*, aus I u. H_2F_2 durch Rk. mit **II.** (**Can. P. 551 384** vom 10/7. 1952, ausg. 7/1. 1958.) EBERHARD RIEDEL. H 1810

American Oil Co., Texas City, übert. von: Leon M. Adams, La Marque, Tex., V.St.A., **Herstellung von p-Terphenyl.** α-Methylstyrol wird in fl. Phase auf 150—700° in Ggw. von J_2 oder einer J-Verb. erhitzt. (**A. P. 2 918 503** vom 23/6. 1958, ausg. 22/12. 1959.) E. KAHLES. H 2210

Mid-Century Corp., Chicago, Ill., übert. von: Robert S. Barker, Port Washington, und Alfred Saffer, Bayside, N.Y., V.St.A., **Naphthalinmonocarbonsäuren** werden durch Oxydation von Monoalkylnaphthalin, dessen Alkylgruppe 1—8 C-Atome enthält, in fl. Phase bei 120—275° u. normalem oder erhöhtem Druck mit O_2 in Ggw. einer aliphat. Monocarbonsäure als Lsgm. u. von Br_2 u. Schwermetalloxydationskatalysatoren erhalten. — Beispiele: *Herst. von α- u. β-Naphthoesäure.* (**A. P. 2 963 508** vom 10/3. 1958, ausg. 6/12. 1960.) L. STADELMANN. H 2700

Shell Development Co., New York, N.Y., V.St.A. (Erfinder: Johan M. Goppel, Amsterdam, Holland), **Herstellung von Glycidyläthern,** bes. von *2.2-Bis-[4-hydroxyphenyl]-propanglycidyläther*, durch Zufügen von >40%ig. wss. NaOH zu einer Lsg. von 1 Mol 2.2-Bis-[4-hydroxyphenyl]-propan in ca. 10 Mol Epichlorhydrin (**I**), gleichzeitige Abdest. eines W./**I**-Gemisches, das beim Abkühlen auf 20—80° in 2 Phasen kondensiert wird, von denen die untere, **I**-reiche Phase dem Rk.-Gemisch wieder zugeführt wird. Der Wasser-Geh. der Rk.-Lsg. soll 0,3—2%, die Zugabe von Alkali 1—1,02 Mol NaOH je phenol. Hydroxylgruppe betragen. (**Can. P. 552 411** vom 28/9. 1954, ausg. 28/1. 1958. A. Prior. 19/9. 1953.) EBERHARD RIEDEL. H 3030

Alfred Rieche und Manfred Schulz, Berlin, **Herstellung von 3-Hydroperoxyphthalid** (**I**) durch Umsetzung von o-Phthalaldehydsäure (**II**) mit H_2O_2 in Ggw. von Säuren. — 2 (g) **II** werden in 34 ml 84%ig. H_2O_2 gelöst u. 5 Tropfen konz. H_2SO_4 zugesetzt: 68,5% **I**, F. 128—129,5° (Ae./PAe.). (**D. P. [DDR] 21 552** Kl. 12o vom 24/4. 1959, ausg. 17/7. 1961 [Wirtschaftspatent].) L. GROSSNER. H 3061

E. I. du Pont de Nemours & Co., übert. von: Charles Spencer Cleaver und David Charles England, Wilmington, Del., V.St.A., **Fluorhaltige heterocyclische Amine** der allg. Formel **I**, in der X = F oder Cl u. Y = H, F, Cl, Alkyl oder Halogenalkyl, in dem die Halogene Cl oder F bedeuten, werden durch Rk. eines halogensubstituierten 1.1-Difluoralkens-(1), das mindestens ein Halogen in 2-Stellung trägt, der Formel CF_2=CXY, mit einem sek. Monoamin, in dem der N Teil eines heterocycl. Ring-Syst. ist, in Ggw. katalyt. Mengen der Alkalimetall-Verb. desselben Amins, in dem das am N stehende H durch das Alkalimetall ersetzt ist, erhalten. Der Heterocyclus kann auch noch weitere Heteroatome, wie O oder S, enthalten. — 100 (g) Pyrrol u. 3,5 K-Schnitzel werden einige Std. lang unter N_2 geschüttelt, bis K gebunden ist, dann wird Tetrafluoräthylen aufgedrückt (40 lbs./in.²), geschüttelt u. auf 100° erwärmt. Nach dem Eingießen in verd. kalte H_2SO_4 wird *N-[1.1.2.2-Tetrafluoräthyl]-pyrrol*, Kp.$_{760}$ 102°, isoliert. — Analog werden folgende *N-[1.1.2.2-Tetrafluoräthyl]-Verbb.* hergestellt: *-carbazol*, F. 48—49°; *-phenothiazin*, Kp.$_3$ 144—150°; *-indol*, Kp.$_{10}$ 83°, sowie *N-[1.1.2-Trifluor-2-chloräthyl]-pyrrol*, Kp.$_{100}$ 75°; *N-[1.1.2-Trifluor-2-chloräthyl]-indol*, Kp.$_3$ 78—79°; *N-[1.1.2.3.3.3-Hexafluorpropyl]-pyrrol*, Kp.$_{100}$ 55°; *N-[1.1.2-Trifluor-n-hexyl]-pyrrol*, Kp.$_{20}$ 90°; *N-[1.1.2-Trifluoräthyl]-pyrrol*, Kp. 121—125°. Zahlreiche weitere Verbb. ohne Angabe physikal. Konst. werden genannt. — *Netz-, Verteilungs-, Korrosionsschutzmittel* sowie *Zusatz für Bzn.* u. *Öl*, um Verharzung u. Verfärbung zu verhindern. (**A. P. 2 861 990** vom 9/12. 1955, ausg. 25/11. 1958.) A. DANDL. H 3081

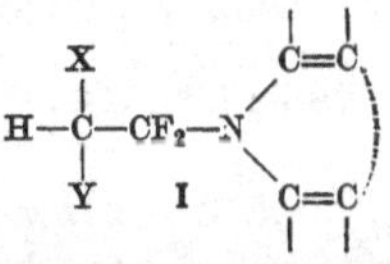

I

Smith, Kline & French Laboratories Ltd., London (Erfinder: David Jack, Harrows, und Gerald Sutno, Tonbridge), England, **Herstellung von 1-Aminohydantoinderivaten.** Verbb. der allg. Formel **I** werden durch Kondens. von Monohalogenessigestern (**II**) mit Semicarbazonen der allg. Formel H_2N—CO—NH—N=CR_1R_2 in einem wasserfreien Lsgm., das ein alkal. Kondens.-Mittel enthält, z. B. CH_3ONa oder C_2H_5ONa erhalten. Dabei entstehen zunächst Kondens.-Prodd. aus **I** mit Aldehyden oder Ketonen, aus denen sich durch Hydrolyse **I** u. ihre Salze herstellen lassen. Hierbei stellt R entweder 2 H-Atome dar oder einen =CR_1R_2-Rest, in welchem R_1 u. R_2 ein aliphat., aromat. oder heterocycl. Rest u. einer der beiden ein H-Atom sein kann. Die Rkk. werden mit Lsgg. von **I** in wasserfreiem A. oder CH_3OH unter Zutropfen von **II** in dem Maße durchgeführt, daß das Gemisch (unter Rückflußkühlung) leicht siedet. — Beispiele: *1-Benzylidenaminohydantoin*, F. 253—254°; *1-Isopropylidenaminohydantoin, Na-Salz*, sirupöses Prod., 1-Aminohydantoinsulfat, Kristalle. Verw.

I

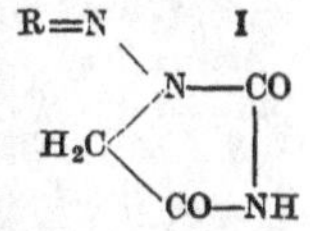

als *Zwischenprod. zur Herst. von 1-[5'-Nitrofurfuryliden-(2')-amino]-hydantoin.* (**D. A. S. 1 113 936** Kl. 12p vom 22/10. 1958, ausg. 21/9. 1961. E. Prior. 23/10. 1957.)
A. KALIX. H 3122

F. Hoffmann-La Roche & Cie. Soc. An., Schweiz, **Herstellung von Isoxazolidonderivaten,** dad. gek., daß der Ester einer Äthyleniminocarbonsäure in W. oder Chlf. mit HCl behandelt u. das Rk.-Prod. mit NH_2OH u. einer starken Base cyclisiert wird. — *Cycloserin,* F. 131° (Zers.), aus 2-Carbäthoxyäthylenimin bzw. 2-Carboisopropoxyäthylenimin (Kp.$_{11}$ 52—53°; n_D^{20} 1,4350), das aus α.β-Dibrompropionsäureisopropylester u. fl. NH_3 hergestellt wurde, über α-Chlor-β-amino- u. β-Chlor-α-aminopropionsäureäthyl- bzw. -isopropylesterhydrochlorid. (**F. P. 1 221 499** vom 10/4. 1959, ausg. 2/6. 1960. Schwz. Prior. 26/4. 1958.) S. BÖTTCHER. H 3132

F. Hoffmann-La Roche & Co. Akt.-Ges., Basel, Schweiz, **Herstellung von 2-Hydroxy-1.2.3.4.6.7-hexahydro-11bH-benzo-[a]-chinolizinen,** dad. gek., daß ein 1-[β-Phenyläthyl]-2-hydroxy-4-alkylendioxypiperidin, in dem der Piperidinkern in 5-Stellung durch einen Alkyl- oder Aralkylrest u. der Phenylkern in 2-, 3- oder 4-Stellung durch einen Alkoxyrest oder in 2.3- oder 3.4-Stellung durch einen Alkylendioxyrest substituiert ist, in Ggw. von $POCl_3$ cyclisiert, dann mit Säuren hydrolysiert u. das 2-Hydroxy-3.4.6.7-tetrahydrobenzochinoliziniumsalz über sein Jodid über 2-Hydroxy-6.7-dihydro-4H- in 1.2.3.4.6.7-Hexahydrobenzochinolizin übergeführt wird. — *2-Hydroxy-3-äthyl-9.10-dimethoxy-,* F. 155—157°, *2-Hydroxy-3-äthyl-,* F. 155—157° (*Hydrobromid,* F. 231,5—233°), *2 Hydroxy-3-n-butyl-9.10-dimethoxy-,* F. 231°, u. *2-Hydroxy-3-isobutyl-9.10-dimethoxy-1.2.3.4.6.7-hexahydro-11bH-benzo-*[*a*]*-chinolizin,* aus 1-[β-(3.4-Dimethoxyphenyl]-äthyl]-2-oxo-4-äthylendioxy-5-äthyl- (F. 65—67°), -5-n-butyl bzw. -5-isobutylpiperidin über 2-Hydroxy-3-äthyl-9.10-dimethoxy-3.4.6.7-tetrahydrobenzo-[a]-chinoliziniumjodid [FF. 171—172,5° (Zers.), u. 240—241° (Zers.)], 2-Oxo-3-äthyl-9.10-dimethoxy-1.2.3.4.6.7-hexahydro-11bH-benzo-[a]-chinolizin (F. 111—112,5°; Hydrochlorid, F. 201,5—202,5°; Hydrobromid, F. 216,5—217,5°), 2-Hydroxy-3-äthyl-9.10-dimethoxy-6.7-dihydro-4H-benzo-[a]-chinolizin (F. 168—170°; Hydrochlorid, F. 222 bis 224°; Hydrojodid, F. 215—217°), 2-Hydroxy-3-n-butyl- (F. 180—182°; Chlorid, F. 187—190°; Bromid, F. 218—219° (Zers.)] u. -3-isobutyl-9.10-dimethoxy-6.7-dihydro-4H-benzo-[a]-chinolizin (F. 154—157°; Chlorid, F. 222—223°; Bromid, F. 202—204°) u. 2-Oxo-3-n-butyl-9.10-dimethoxy-1.2.3.4.6.7-hexahydro-11bH-benzo-[a]-chinolizin (F. 198—199°). (**Oe. P. 206 441** vom 26/7. 1958, ausg. 25/11. 1959. E. Prior. 6/8. 1957.)
S. BÖTTCHER. H 3231

J. R. Geigy Akt.-Ges., Basel, Schweiz, **Herstellung neuer Phenazinderivate** der allg. Formel **I**, in der Ar u. Ar' gleiche oder verschiedene Phenylreste darstellen, die durch Halogenatome, Alkyl- oder Alkoxygruppen mit 1—6 C-Atomen substituiert sein können, u. R für einen Phenylrest, der ebenso wie Ar u. Ar' substituiert sein kann, oder für einen Alkyl-, Cycloalkyl- oder Dialkylaminoalkylrest steht, wobei aber R nicht den unsubstituierten Phenylrest darstellen kann, wenn Ar u. Ar' einen unsubstituierten Phenylrest oder einen p-Tolylrest bedeuten, u. wenigstens zwei der drei Symbole ident. substituierte oder unsubstituierte Phenylreste darstellen. **I** wird durch Rk. von Brenzcatechin u. einem Arylamin im Verhältnis 1 : 2 in homogener Phase mit einem Alkalimetalljodat, anschließende Rk. des erhaltenen Kondens.-Prod. mit einem Salz eines N-substituierten o-Phenylendiamins erhalten. — Zum Beispiel werden 2,2 (Teile) Brenzcatechin u. 5,1 p-Chloranilin in 100 Vol.-Teilen A. gelöst u. unter Rühren eine Lsg. aus 4 $NaJO_3$ in 100 W. hinzugefügt. Das erhaltene Rk.-Prod. wird zusammen mit 4 N-Phenyl-o-phenylendiaminhydrochlorid in heißem A. gelöst u. ca. 3 Std. gekocht. Das nach dem Alkalisieren erhaltene Kondens.-Prod. wird durch Zusatz von W. ausgefällt u. umkrist. → *2-[p-Chloranilino]-[p'-chlorphenylimino]-5-phenyl-3.5-dihydrophenazin,* F. 241—242°; analog: *2-Anilino-3-phenylimino-5-[p-chlorphenyl]-3.5-dihydrophenazin,* F. 205—206°; *2-[p-Chloranilino]-3-[p'-chlorphenylamino]-5-[p''-chlorphenyl]-3.5-dihydrophenazin,* F. 273 bis 275°; *2-Anilino-3-phenylimino-5-cyclohexyl-3.5-dihydrophenazin,* F. 185—186°; *2-[p-Chloranilino]-3-[p'-chlorphenylimino]-5-cyclohexyl-3.5-dihydrophenazin,* F. 198°; *2-[p-Toluidino]-3-[p'-tolylimino]-5-cyclohexyl-3.5-dihydrophenazin,* F. 199—200°; *2-[p-Anisidino]-3-[p'-anisylimino]-5-cyclohexyl-3.5-dihydrophenazin,* F. 176—178°; *2-[p-n-Propoxyanilino]-3-[p'-n-propoxyphenylimino]-5-cyclohexyl-3.5-dihydrophenazin,* F. 143 bis 144°. (**Ind. P. 61 791** vom 19/9. 1957, ausg. 9/4. 1959.) H. NEBELSIEK. H 3272

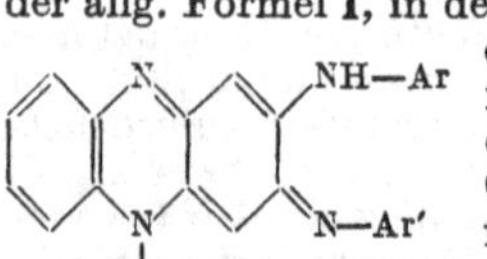

I

Dow Chemical Co., V.St.A. (Erfinder: William Wilson Bakke), **Vinylierung cyclischer Carbamate** der allg. Formeln **I** u. **II** (G u. Z = Aryl- oder Alkylreste oder H; Q u. x = H oder Alkylreste), dad. gek., daß sie in Ggw. von Alkalihydroxid oder -alkoholat bei 120—160° u. 7—40 at mit C_2H_5 umgesetzt werden. — *N-Vinyl-5-methyloxazolidinon-(2)*, Kp.$_{1,3}$ 78—81°, n_D^{25} 1,4810, *-5-äthyl-oxazolidinon-(2)* u. *N-Vinyloxazinidinon-(2)*, Kp.$_{2,2}$ 115°, n_D^{25} 1,4972, aus 5-Methyl- bzw. 5-Äthyloxazolidinon-(2)- bzw. Oxazinidinon-(2). (**F. P. 1 220 567** vom 13/4. 1959, ausg. 25/5. 1960. A. Prior. 14/4. 1958.)

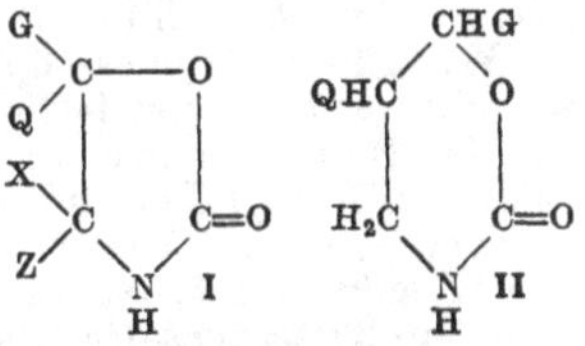

S. BÖTTCHER. H 3282

Badische Anilin- & Soda-Fabrik Akt.-Ges., Ludwigshafen/Rh. (Erfinder: Herbert Friederich, Worms, und Johanna Bindig, Frankenthal), **Hydrochloride von basischen Carbaminsäureestern** der allg. Formel $(R^4)(R^5)=N-CO-O-R^3-N=R^1(R^2)\cdot HCl$ (R^3 = gerade oder verzweigte Alkylengruppe mit 2 oder mehr C-Atomen, R^1 u. R^2 = gleiche oder verschiedene aliphat. Reste, die zusammen mit N auch einen heterocycl. Ring bilden können, R^4 u. R^5 = gleiche oder verschiedene aromat. Reste oder aromat.-heterocycl. Reste, die außerdem durch einen Imin-N miteinander verbunden sein können) werden durch Rk. eines Imins der Formel $(R^4)(R^5)=NH$ mit einem Hydrochlorid eines Chlorameisensäureesters eines Iminoalkoholes der Formel $HO-R^3-N(R^1)(R^2)$ erhalten; — 103 (Teile) γ-Dimethylaminopropanol in 637 Chlf. werden bei —2 bis +5° mit 37 HCl u. bei —25° bis —15° mit 105 $COCl_2$ versetzt. Es werden 200 γ-Dimethylaminopropylchlorameisensäurehydrochlorid erhalten. 41 Teile desselben werden zusammen mit 40 Phenthiazin in 450 Chlf. 100 Std. lang gekocht, Chlf. im Vakuum unter N_2 abdest., der Rückstand mit 400 20%ig. wss. HCl 15 Std. lang gerührt u. 2 Std. lang bei 40—50° gehalten. Es werden 25 *Phenthiazin-10-carbonsäure-[3¹-dimethylamino]-propylesterhydrochlorid*, F. 193°—198°, erhalten. Analog werden hergestellt: *3-Chlorphenthiazin-10-carbonsäure-[3¹-dimethylamino]-propylesterhydrochlorid*, F. 192°; *3-Chlorphenthiazin-10-carbonsäure-[2¹-diäthylamino]-äthylesterhydrochlorid*, F. 187°. (**E. P. 848 737** vom 18/6. 1958, ausg. 21/9. 1960. D. Prior. 21/6. 1957.) A. DANDL. H 3292

Imperial Chemical Industries Ltd. (Erfinder: Robert Norman Heslop und William Elliot Stephen), **Herstellung von stabilisierten, Halogentriazin enthaltenden Verbindungen** durch Rk. eines Cyanurhalogenids oder eines 2.4-Dihalogen-symm.-triazins mit einem prim. oder sek. Amin oder Polyamin in solchen Mengenverhältnissen u. unter solchen Bedingungen, daß wenigstens 1 Halogenatom an einem C-Atom des Triazinkerns verbleibt; vor, während oder nach der Isolierung des Prod. wird ein Phosphatpuffer zugesetzt, der in wss. Lsg. pH = 6—8 aufrechterhält. — Beispiel: Aus Cyanurchlorid u. dem Na-Salz von m-Aminobenzolsulfonsäure wird das Na-Salz von *m-[4'.6-Dichlor-symm.-triazinyl-(2)-aminobenzolsulfonsäure* erhalten, das nach Zusatz von KH_2PO_4 eine große Stabilität hinsichtlich des akt. Cl-Geh. aufweist. — Farbstoffzwischen- u. Textilhilfsprodukte. (**Aust. P. 223 621** vom 17/4. 1957, ausg. 24/9. 1959. E. Prior. 20/4. 1956.) K. DEMMLER. H 3313

Synthese-Chemie G. m. b. H., Deutschland, **Herstellung von ε-Caprolactam,** F. 68°, dad. gek., daß ε-Hydroxycapronsäureäthylester, Kp.$_{14}$ 132—136°, im Autoklaven bei 140 at u. 275—280° mit 29%ig. NH_4OH behandelt wird. (**F. P. 1 216 913** vom 15/10. 1956, ausg. 29/4. 1960. D. Prior. 15/10. 1955.) S. BÖTTCHER. H 3370

Laboratoires Gobey, Frankreich (Erfinder: M. Janot und R. Goutorel), **Extraktion von Voacangaalkaloiden,** dad. gek., daß ein wss. Konzentrat mit Essigester, Ae., Diisopropyläther oder Bzl. extrahiert, die erhaltene Lsg. zunächst mit 5%ig. CH_3COOH, dann mit 0,5 n HCl behandelt u. nochmals mit Essigester extrahiert wird. (**F. P. 1 212 007** vom 5/7. 1956, ausg. 21/3. 1960.) S. BÖTTCHER. H 3500

F. Hoffmann-La Roche & Co. Akt.-Ges. (Erfinder: Otto Isler, Marc Montavon, Rudolf Rüegg und Paul Zeller), **Herstellung von 2.6.11.15-Tetramethylhexadecaheptaen-(2.4.6.8.10.12.14)-dial-(1.16),** F. 190—191°; 50 (g) 2.6.11.15-Tetramethylhexadecahexaen-(2.4.6.10.12.14)-in-(8)-diol-(1.16) wird in 600 Toluol suspendiert, 10 eines Pb-vergifteten Pd-$CaCO_3$-Katalysators u. 5 Chinolin zugegeben u. hydriert, bis keine H_2-Aufnahme mehr erfolgt. Ausbeute: 35—40 g. — *Zwischenprod.* zur Herst. von Carotinoiden. (**Aust. P. 227 168** vom 23/9. 1958, ausg. 31/3. 1960.) C. LÜTTGEN. H 3550

Byk-Gulden Lomberg, Chemische Fabrik G.m.b.H., Deutschland, **Isolierung natürlicher Triterpensäuren.** Die Teile von Triterpensäure enthaltenden Pflanzen, bes. aus den Familien Labiatae, Rosaceae u. Ericaceae, werden mit einem Extraktionsgemisch aus einem halogenierten aliphat. KW-Stoff vom Kp. 40—200°, bes. Trichloräthylen oder Chlf., oder einem unsubstituierten aromat. KW-Stoff mit mindestens 5% W. u. 5—50% eines aliphat. Monoalkohols, bes. 10—30% CH_3OH, ausgekocht. Die Extrakte werden von fettlösl. Farbstoffen, Sitosterinen u. Fetten durch Ausschütteln mit KW-Stoffen vom Kp. 200°, bes. Ligroin oder Bzl., u. Behandlung mit Adsorptionskohle, Al_2O_3 oder Bentonit u./oder durch Behandlung mit einem Ester, bes. Ameisensäuremethylester (I) oder -äthylester, in der Kälte befreit u. eingedampft. Aus dem zurückbleibenden Triterpensäuregemisch werden mit heißem I *Oleanolsäure*, F. 304° (A.), u. andere Triterpensäuren, anschließend wird mit CH_2Cl_2 in der Wärme *Crataegolsäure* extrahiert u. der Rückstand aus A. krist.: *Ursolsäure*, F. 279—282° (A.). — Beispiele. (**F. P. 68 632** vom 20/7. 1955, ausg. 5/5. 1958. D. Prior. 20/7. 1954. **Zusatz zu F. P. 1 089 835; C. 1957. 750.**) Eberhard Riedel. H 3600

Eastman Kodak Co., übert. von: Winton Brown und Herbert W. Rawlings, Rochester, N.Y., V.St.A., **Gewinnung von Sterinen** aus Fetten, z. B. Sojabohnenöl, das durch eine Dampfbehandlung von Geruchsstoffen befreit wurde, dad. gek. daß das Fett mit einer CH_3OH-Alkali-Lsg. verseift, durch Zugabe von z. B. H_2SO_4 u. Kochen die freien Fettsäuren gebildet, die Fettsäuren, Sterine u. Tocopherol enthaltende Schicht von der Glycerin enthaltenden Phase abgetrennt, die sterinhaltige Phase bei erhöhter Temp. in einem aus 9—100% CH_3OH, 0—90% Aceton oder Methyläthylketon u. 0—10% W. bestehenden Lsgm.-Gemisch gelöst, die Lsg. auf z. B. 4° gekühlt u. die kristallin ausfallenden Sterine isoliert werden. (**A. P. 2 843 610** vom 28/8. 1957, ausg. 15/7. 1958.) W. Heyer. H 3700

British Drug Houses Ltd. (Erfinder: Vladimir Petrow und David Morton Williamson), **Herstellung von 3β-Hydroxy-6-methyl-25 D-Δ^5-spirosten.** 3β-Acetoxy-25 D-Δ^5-spirosten wird mit N-Bromacetamid u. $HClO_4$ behandelt → 3β-Acetoxy-5α-brom-25 D-spirostan-6β-ol, F. 223—226°, $[\alpha]_D^{21}$ −107° (c = 0,288; Chlf.); mit CrO_3 → 3β-Acetoxy-5α-brom-25 D-spirostan-6-on, F. 211—212°, $[\alpha]_D^{22}$ −173° (c = 0,247; Chlf.); durch Debromieren mit Zn u. CH_3COOH → 3β-Acetoxy-5α.25 D-spirostan-6-on, F. 222—224°, $[\alpha]_D^{22}$ −93° (c = 0,283; Chlf.); mit CH_3MgJ u. mit Essigsäureanhydrid → 3β-Acetoxy-6α-methyl-5α.25 D-spirostan-6β-ol, F. 238—241°, $[\alpha]_D^{25}$ −85° (c = 0,354; Chlf.) mit SO_2Cl_2 → 3β-Acetoxy-6-methyl-25 D-Δ^5-spirosten, F. 218—220°, $[\alpha]_D^{24}$ −129° (c = 0,356; Chlf.); hydrolysiert → *3β-Hydroxy-6-methyl-25 D-Δ^5-spirosten*, F. 181—182°, $[\alpha]_D^{20}$ −126° (c = 0,62; Chlf.). (**Aust. P. 227 203** vom 19/8. 1958, ausg. 31/3. 1960. E. Prior. 28/8. 1957. **E. P. 851 741** vom 28/8. 1957, ausg. 19/10. 1960.) C. Lüttgen. H 3750

Th. Goldschmidt Akt.-Ges. (Erfinder: Gerd Rossmy), **Herstellung von polymeren, Chlor und Alkoxyreste enthaltenden Zirkoniumverbindungen und Alkylchloriden** durch Rk. von $ZrCl_4$ mit aliphat. Äthern bei erhöhten Temp. oder durch therm. Zers. der Additions-Verbb. von $ZrCl_4$ u. diesen Äthern. — Beispiel: Reines $ZrCl_4$ u. Dimethyläther werden 2 Std. auf 130° bei 50 at erhitzt, der Druck wird auf 8 at red. u. die Temp. auf 300° erhöht u. nach Entfernen des Äthers werden in 80%ig. Ausbeute CH_3Cl u. als wasserunlösl. Rückstand ein Polymerisat erhalten, das der Formel $ZrO_{22-1/2\cdot(x+y)}Cl_x(OR)_y$ entspricht u. worin x = 0,5 u. y = 0,3 ist. Durch Behandlung mit Wasserdampf auf ca. 300—500° u. Calcinieren auf ca. 1000° kann das Polymerisat zu reinstem ZrO zersetzt werden. (**Aust. P. 223 773** vom 27/9. 1957, ausg. 1/10. 1959. D. Prior. 5/10. 1956.) K. Demmler. H 4010

A/B Pharmacia, Upsala, Schweden (Erfinder: B. G. A. Ingelman und O. Martensson), **Herstellung von Schwefelsäureestern von Polysacchariden,** wie Dextran, Inulin, Lävulan u. dgl. durch Verestern in homogener Phase mit $ClSO_3H$ oder SO_3. Die Veresterung wird mit Formamid als Lsgm. u. in Ggw. von Pyridin, Picolin oder Dioxan durchgeführt, in denen die Polysaccharide lösl. oder stark quellbar sind. (**Schwed. P. 165 090** vom 19/7. 1952, ausg. 21/10. 1958.) K. H. Kähler. H 4050

X. Färberei. Organische Farbstoffe

Über die Änderung der Färbeeigenschaft von Nylon-6-Fasern durch trockene und nasse Heißfixierung. Takeshi Yasuda. (J. Soc. Textile Cellulose Ind., Japan [Sen-i Gakkaishi] **17.** 55—59. Jan. 1961. Ikebiraki, Nishinomiya City, Japan, Mukogawa Women's Univ.) (Jap.; Auszug: Engl.)

Aus Färbeverss. an trocken fixiertem (I) u. dampffixiertem Nylon (II) geht hervor, daß an II die Diffusionsgeschw. u. die Adsorption von Farbstoffen größer ist als an I gleicher Dichte. Es wird angenommen, daß in II wegen der Ggw. von W. die Bewegung der Mol.-Segmente in den amorphen Bezirken erleichtert ist, so daß die Kristallite

wachsen u. die Räume zwischen den Kristalliten groß werden. An I nehmen die Kristallite nicht an Größe, sondern an Zahl zu, u. die Zwischenräume werden kleiner.
R. Junge. 7002□

Neovadin AN und Dispergator CC in der Applikation der Cibacron-Farbstoffe auf Wolle. H. Abel. (SVF Fachorgan Textilveredlung **16.** 712—17. Nov. 1961. Basel, Ciba AG.) (Dt.) P. Eckert. 7006□

Farbstoffe und Textilhilfsmittel. Anonym. (SVF Fachorgan Textilveredlung **16.** 732—37. Nov. 1961.) (Dt.)

Farbenfabriken Bayer AG., Leverkusen: *Astrazonrot F 3 BL* dient zum Färben u. Bedrucken von Dralon u. anderen Acrylfasern. Die Lichtechtheit der Färbungen ist vorzüglich, die Naßechtheit sehr gut. — *Benzocuproldunkelblau GTL* ergibt auf Baumwolle u. anderen vegetabil. Fasern sowie auf Regeneratcellulose mit Cu-Salznachbehandlung gedeckte Dunkelblauausfärbungen. — *Indanthrenoliv EG Pulver fein für Färbung* ist ein Küpenfarbstoff zum Färben von vegetabil. Fasern sowie von Fasern aus Regeneratcellulose. Die Licht-, Wasch-, Sodakoch- u. Überfärbeechtheiten sind sehr gut. Die Färbungen haben auch eine gute Bügel- u. Mercerisierechtheit. — *Levafixgelb 4 GL* u. *Levafixtürkis GGO* eignen sich zum Bedrucken von Geweben aus Baumwolle u. Regeneratcellulose. Die Färbungen mit diesen Reaktivfarbstoffen besitzen eine sehr gute Licht- u. Waschechtheit. Die Farbstoffe sind anwendbar im Maschinen-, Film- u. Handdruck sowie für die Stückfärberei nach dem Klotzverfahren. — *Resolingelb GRO* u. *Resolinrot BBL* sind Dispersionsfarbstoffe zum Färben u. Bedrucken von Polyesterfasern. Die Färbungen u. Drucke beider Farbstoffe besitzen sehr gute Licht- u. Naßechtheiten sowie Trockenhitzebeständigkeit. — *Siriuslichtgrau B-LL.* Die Färbungen zeichnen sich in mittleren u. tiefen Tönen durch eine bes. hohe Lichtechtheit aus. Für die Knitterfreiausrüstung ist der Farbstoff ebenfalls geeignet. — *Supranolechtblau G* ist ein einheitlicher Wollfarbstoff. Die neue Blaumarke zeichnet sich durch sehr gute Licht-, W.-, Wasch-, Säurewalk-, Meerwasser-, Reib-, Bügel-, Dekatur- u. Schwefelechtheit aus u. besitzt eine gute Heißwasser- u. Carbonisierechtheit sowie gute Löslichkeit. — Ciba AG., Basel: *Cibacetorange 3 RL mikrodispers* für Färbung u. Druck auf Acetat- u. Triacetatkunstseide sowie auf Polyamidfaserstoffen. Die Färbungen besitzen auf allen drei Faserarten sehr gute Lichtechtheit, gute Gas–Fading-Echtheit sowie gute Naßechtheit. — *Terasilorange 3-RL mikrodispers* für Färbung u. Druck auf Polyesterfasern u. deren Mischungen mit Cellulosefaserstoffen. Der Farbstoff kann nach dem HT-, dem Carrier- oder dem Thermofix-Färbe-Verf. angewendet werden. — Badische Anilin- und Sodafabrik AG, Ludwigshafen Rh.: *Emuphor FJ* findet als Emulgator für Mineralöle Verw., die in der Batsche für Jute, Sisal u. andere Fasern angewandt werden können. Das gelblich, klare, viscose Öl wird in Mengen von 0,5—1,0% bzw. auf das Mineralöl diesem zugesetzt. — *Trilon A flüssig* ist die wss. Lsg. des Trinatriumsalzes der Nitrilotriessigsäure. Das Prod. ist ein Metallkomplexbinder, der zur Wasserenthärtung, zur Entfernung von Metallverunreinigungen auf Textilien, als Zusatz zum Färben mit härte- u. metallempfindlichen Farbstoffen u. weiter zur Entfernung von Kautschukgiften aus Textilien verwendet wird. — *Ortolanrot 4 B, Ortolanbordo RR, Ortolanrotbraun 4 R.* Die Farbstoffe sind mit den im Handel befindlichen Marken nach den für 1:2-Metallkomplexfarbstoffe üblichen Färbe-Verff. gut kombinierbar. Sie werden zum Färben von Wolle, Polyamidfasern, Naturseide sowie Hanf- u. Bastfasern empfohlen. Die Farbstoffe sind für den Direkt- u. für den Vigoureuxdruck sowie für die Halbwollfärberei geeignet. — *Celliton-Echtrubin GF 4 B* dient zum Färben von Acetat u. Triacetat. *Palanil-Farbstoffe. Direktdruck auf Polyestergewebe* (*Maschinendruck*). Musterkarte. — *Celliton-Farbstoffe, Celliton-Echtfarbstoffe und Cellitazol-Farbstoffe auf Triacetatgewebe* MK 175. — *Perlitonbraun H* findet bes. in der Strumpffärberei Verwendung. — Röhner AG., Pratteln: *Supra-Naphthanilide* (Naphthanilid RC Supra, D Supra, OL Supra, PH Supra, RL Supra, BG Supra, BS Supra u. BO Supra) für die Foulardfärberei. — Chemische Fabrik Tübingen GmbH.: *Felosan TN* ist ein geruchloser Fettlöser auf Lösungsmittelbasis. — Fabriek van Chemische Producten „Vondelingenplaat" N. V., Rotterdam, Holland: *Vondalangrau BLS* ist ein 2:1-Metallkomplexfarbstoff, kommt vor allem zum Färben von Wolle u. Polyamiden, aber auch für die Halbwoll- u. Seidenfärberei sowie für den Direkt- u. Vigoureuxdruck in Betracht. — *Vonacid- u. Vondamol-Farbstoffe* (Musterkarte). — Imperial Chemical Industries Ltd., Manchester: *Procionschwarz HN* ist ein Reaktivfarbstoff. Die Färbungen sind sehr gut licht- u. waschecht, besitzen sehr gute Löslichkeit, gute Auszieh- u. Auswascheigg. u. ausgezeichnetes Druckverhalten. — *Procionbrillantrot H 3 BNS* ist ein einheitlicher Reaktivfarbstoff für die Textildruckerei. — *FDN Celadonbraun G Körner* eignet sich für den Einsatz nach dem Kurzpigmentier-Verf. bei Zirkulationsfärbe-App. u. der Haspelkufe. — *Lubrol CB* ist ein neuer Viscosespinnbadzusatz (substituiertes Polyamin/Äthylenoxid-Kondensat) von schwach kationakt. Charakter u. ein ausgezeichneter S-Dispergator. Lubrol CB kann auch als Viscose–Koagulations-Verzögerungsmittel verwendet werden. P. Eckert. 7018□

Farbstoffe und Textilhilfsmittel. Anonym. (SVF Fachorgan Textilveredlung **17.** 79—80. Jan. 1962.) (Dt.)

Ciba AG., Basel: *Chlorantinlichttürkisblau BRLL* ergibt auf natürlichen u. regenerierten Faserstoffen in der Färbung u. im Druck reine Türkisblautöne von sehr guter Lichtechtheit. Der Farbstoff weist eine hervorragende Löslichkeit auf, egalisiert sehr gut u. färbt Mischungen aus Baumwolle/Viscosereyon fasergleich an. — *Cibalanolive 3 BL konz.* gibt auf Wolle, Naturseide u. Polyamidfaserstoffen gedeckte, blaugraue Olivetöne mit hohen Echtheiten. — Imperial Chemical Industries Ltd., Manchester: *SQ Caledondunkelbraun 3 R Körner* für kontinuierliche Färbeverfahren. — *Die Herst. von Emulsionsverdickungen mit Dispersol PR Flocken.* Techn. Informationsblatt Dyehouse Nr. 637. *Explosionsrisiken bei der Verw. von Emulsionsverdickungen im Textildruck.* Informationsblatt Dyehouse Nr. 632 befaßt sich mit der Möglichkeit von Explosionen, welche sich durch Verw. von entzündlichen Lsgm. in Öl-in-Wasser-Emulsionen entstehen können. — *Alcian X Farbstoffe im Textildruck.* Techn. Informationsblatt Dyehouse Nr. 608. — *FDN Caledonbrillantpurpur 4 R Körner, FDN Caledondunkelblau BN Körner.* Die beiden Farbstoffe wurden gegenüber den früheren FD-Pulver-fein-Qualitäten verbessert.
P. Eckert. 7018□

Neues über das Färben von Polyamidfasern. Willy Festerling. (Chemiefasern **11.** 680—84. Okt. 1961.) (Dt.)

Nach Ausführungen über die Vorwäsche, das Fixieren u. Vorbleichen der Polyamidfasern gibt der Vf. spezielle Färbemeth. für Rilsan, eine Polyamidfaser vom Nylon 11-Typ, mit verschiedenen Farbstoffgruppen an. Bei Polyamidfaser/Wollmischungen sind für ein gutes, tongleiches Färben das Mischungsverhältnis, die Tiefe der Färbung, die verwendeten Farbstoffe u. die allg. Färbebedingungen maßgebend. Es werden Beispiele mit verschiedenen Farbstoffgruppen für das erfolgreiche Färben gegeben.
L. Jentgen. 7020□

Fortschritte beim Färben von Polyesterfaser/Wolle-Mischungen. A. Würz. (SVF Fachorg. Textilveredlung **16.** 620—25. Okt. 1961. Ludwigshafen/Rh., Anwendungstechn. Abt. BASF.) (Dt.)

Bei Zusatz von CH_2O zur Färbeflotte können Polyester–Wolle-Mischungen mit ausgewählten Dispersionsfarbstoffen ohne Carrier bei 110—112° gefärbt werden, ohne daß die Wollkomponente wesentlich geschädigt wird. Auch beim Thermosol-Verf. (200°) ist keine Wollschädigung feststellbar. G. D. Gollnisch. 7020□

Färben von Polyester/Cellulose-Mischgeweben mit Polyestren-Farbstoffen nach dem Thermosol-Färbeverfahren. Klaus Speier. (Chemiefasern **11.** 668—74. Okt. 1961.) (Dt.)

Einleitend geht Vf. auf den Aufbau der Polyesterfasern ein u. die Färbeverff., die zu einer Lockerung der Faserstruktur während des Färbeprozesses führen: Carrier, hohe Temp. von 120—130°, Trockenhitze (Thermosol-Verf.). Die Möglichkeit einer einfachen, sicheren u. produktiven einbadigen Färbeweise von Polyesterfaser/Cellulose-Mischgeweben mit ausgewählten u. speziell aufbereiteten Küpenfarbstoffen nach dem Thermosol-Verf. u. dessen Arbeitsprinzip werden ausführlich erörtert. Hingewiesen wird auf den Einsatz der Polyestrenfarbstoffe für Unitöne u. Zweifarbeneffekte sowohl für sich allein als auch in Verbindung mit anderen Farbstoffen für das Cellulosematerial. Abschließend wird der gesamte Arbeitsvorgang, einschließlich der Vorbereitung der Gewebe u. der Ausrüstung, schemat. dargestellt. L. Jentgen. 7020□

Ciba Akt.-Ges., Basel, Schweiz, **Färben von Cellulosetextilmaterial** u. anderem Polyhydroxylmaterial, bes. Baumwolle, regenerierter Cellulose u. Papier, mit wss. Lsgg. von Monoazofarbstoffen, welche zwei 5- oder 6gliedrige Ringe u. mindestens eine saure wasserlösl. machende Gruppe u. mindestens einen über eine Imingruppe mit dem Farbstoffmol. verbundene Epoxy- oder $\beta.\gamma$-Propylenchlorhydringruppe enthalten. Der aufgebrachte Farbstoff wird in Ggw. eines säurebindenden Mittels fixiert. Man verwendet Farbstoffe der Formel **I**, worin mindestens 1 X = Rest **II** oder **III** u. das andere X = allenfalls ein H-Atom oder ein ggf. substituierter Alkylrest u. n = ganze Zahl (1—3).

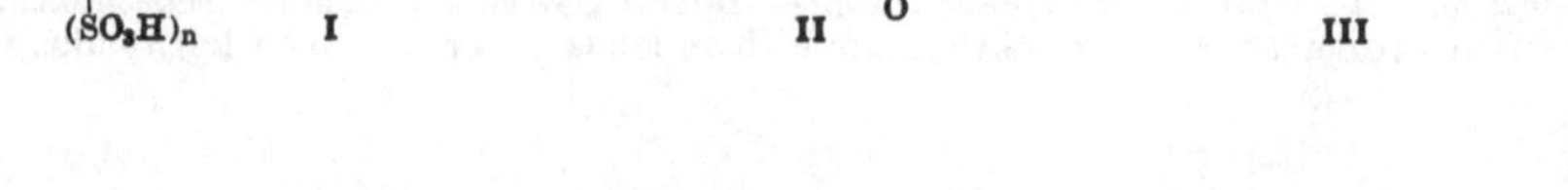

I II III

Die Benzolreste A u. B können noch weitere, in Azofarbstoffen übliche Substituenten enthalten. — 2 (Teile) des Farbstoffes **IV** werden mit 80 Na_3PO_4 in 400 W. gelöst u. auf 4000 mit W. verdünnt. Nach Zugabe von 80 NaCl wird ein Baumwollgewebe eingetaucht u. die Temp. des Bades innerhalb $^1/_2$ Std. auf 60° gesteigert. Nach Zugabe von weiteren 80 NaCl wird die Temp. auf 80° erhöht u. $^1/_2$ Std. lang gehalten. Dann wird das Gewebe gespült u. geseift. Er hat eine rotviolette Färbung. — Vgl. D. A. S. 1 091 980; C. **1961**. 8480. (**Oe. P. 206 399** vom 24/9. 1958, ausg. 25/11. 1959. Schwz. Prior. 25/9. 1957.) M. F. MÜLLER. 7021

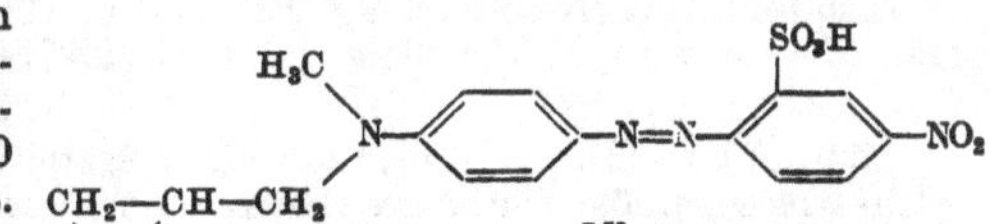
IV

Ciba Akt.-Ges., Basel, Schweiz, **Färben von polyhydroxylierten Materialien nach dem Direktverfahren aus langer Flotte,** nach der Foulardiermeth. oder dem Druckverf. unter Verw. von wasserlösl. organ. Farbstoffen, die neben mindestens einer u. bes. mehr als einer sauren u. wasserlösl. machenden Gruppe mindestens einen höchstens monohalogenierten Triazinrest enthalten, wobei die Farbstoffe auf der zu färbenden Ware mittels säurebindender Mittel fixiert werden. Die Farbstoffe enthalten einen Rest der Formel **I**, worin A = organ. Rest, der an der Aminogruppe eines prim. Amins gebunden ist. Die Farbstoffe werden z. B. aus Farbstoffkomponenten, die den genannten monohalogenierten Triazinrest bereits enthalten, hergestellt, oder dieser Rest wird nach der Farbstoffherst. eingeführt. Die Farbstoffe können auch

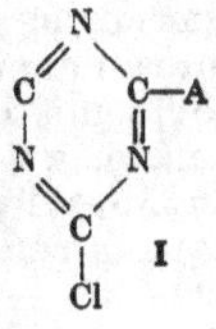
I

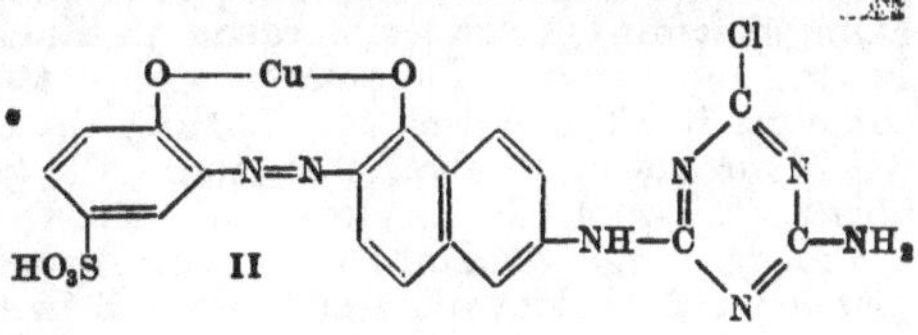
II

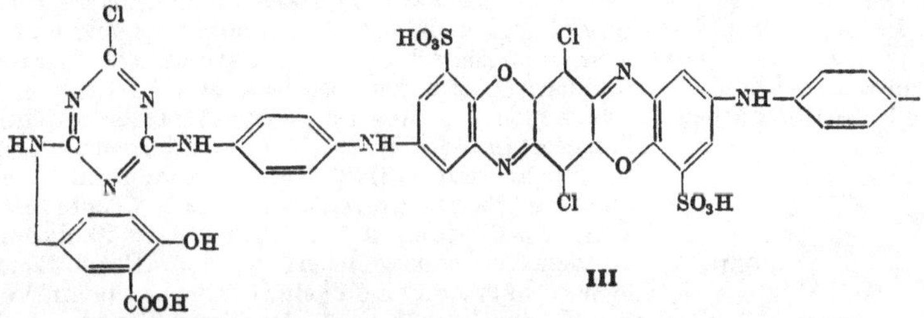
III

metallhaltig sein. Die Färbung wird in einem alkal. Bade, bes. bei pH 11, unter Erwärmung ausgeführt. Man verwendet Farbstoffe der Phthalocyaninreihe sowie Azo- u. Anthrachinonfarbstoffe, die einen Monochlortriazinrest enthalten. — 2 (Teile) des Farbstoffes **II** werden in 400 W. von 50° gelöst u. auf 4000 mit kaltem W. verdünnt. Nach Zusatz von 40 Na_3PO_4 u. 80 NaCl wird ein Baumwollgewebe bei 20° eingetaucht. Nach $^1/_2$ Std. werden nochmals 80 NaCl eingetragen, u. die Temp. des Färbebades wird im Laufe von 45 Min. von 20 auf 80° erhöht u. 30 Min. lang bei 80° gehalten. Das Gewebe wird dabei bordeauxrot wasch- u. lichtecht gefärbt. — Bei Verw. eines Dioxazinfarbstoffes **III** wird eine waschechte Blaufärbung erzielt. — 24 weitere Beispiele. — Vgl. Oe. PP. 199 601; C. **1961.** 14470 u. 199 604; C. **1961.** 15208. (**Oe. P. 203 457** vom 9/8. 1957, ausg. 25/5. 1959. Schwz. Prior. 10/8., 14/8., 31/8. 1956 u. 15/2. 1957.) M. F. MÜLLER. 7021

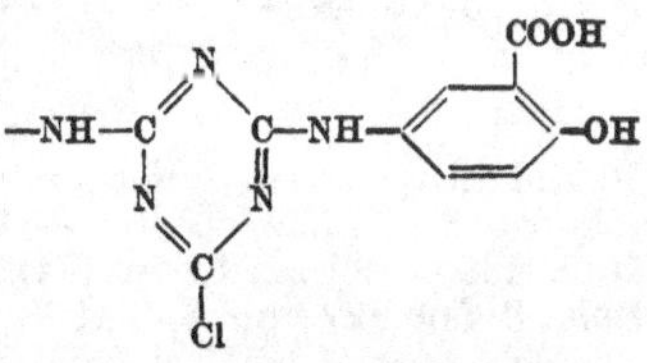

Soc. Rhodiaceta, Frankreich, **Färben von Textilprodukten aus Polyamiden** in einem Bad von >100° bei pH 3,5—4,5 mit einem sauren Wollfarbstoff in Ggw. eines anion. Egalisierungsmittels (I) u. einer kation. komplexbildenden Verbindung. I ist eine Verb. der Formel R—(A)$_n$—R′, worin R u. R′ = sulfonierter Benzol- u./oder Naphthalinring, A = CH_2, SO_2 oder NH, n = 0, 1, 2, 3 oder 4. Als kation. Verb. ist Polyvinylpyrrolidon oder ein Kondens.-Prod. aus Äthylenoxid u. einem ggf. substituierten Aminophenol genannt. — 100 (Gew.-Teile) eines Gewebes aus Polyamidfäden werden in ein Färbebad 1 Std. lang auf 20—130° gebracht u. danach 1 Std. lang bei dieser Temp. gehalten. Das Bad enthält 5 Marineblau Vialon R, 2 Neovadin AN, 5 α.α′-Dinaphthylmethanβ.β'-disulfonsäure (Na-Salz), 0,5 Eisessig u. 1000 Wasser. Das Gewebe ist marineblau gefärbt. — 3 weitere Beispiele. (**F. P. 1 185 750** vom 5/11. 1957, ausg. 4/8. 1959.) M. F. Müller. 7021

Ciba Akt.-Ges., Basel, Schweiz, **Herstellung von wässerigen Pigmentpräparaten,** welche wasserunlösl. härtbare Harze enthalten, für *Pigmentfärbe-* u. *-druckverff.*, aus wasserhaltigen Pigmentteigen, welche man mit einem Harzlack u. W. zu einem knetbaren Teig verarbeitet. Dieser enthält mindestens eine härtbare, wasserunlösl., verätherte Methylolverb. einer mit CH_2O härtbare Aminoplaste bildenden Substanz von Amidcharakter als kontinuierliche Phase u. mindestens ein darin dispergiertes organ. Pigment. Der Teig wird mit einem ionenfreien Emulgator vermischt, u. durch Zusatz von W. wird eine Öl-in-W.-Dispersion erhalten. Als Emulagator werden z. B. die Alkylenoxidkondens.-Prodd. von wasserunlösl. organ. Verbb. verwendet, die mindestens ein reaktionsfähiges H-Atom aufweisen. Der Teig enthält ggf. noch ein wasserunlösl. thermoplast. Homo- oder Mischpolymerisat u. auch Weichmacher für diese Polymerisate. Zweckmäßig werden dem Teig vor dem Vermischen mit dem Emulgator durch Extraktion mit W. oder mit alkal. u./oder sauren wss. Lsgg. die wasserlösl. Bestandteile entzogen. Als härtbare wasserunlösl. verätherte Methylolverbb. kommen solche in Betracht, die durch Verätherung von Methylolverbb. von Guanidin, Dicyandiamid, Biuret, Thioharnstoff, Harnstoff, Aminotriazinen (Benzoguanamin, Acetoguanamin, Formoguanamin, Melamin) gewonnen werden. Als Emulgiermittel sind die Äthylenoxidkondens.-Prodd. von höheren Fettsäuren oder Fettsäureamiden, von Aminen, wie Oleylamin, sowie die Rk.-Prodd. von 10—50 Mol Äthylenoxid mit 1 Mol eines höhermol. Alkohols, wie Hydroabietylalkohol, oder eines Alkylphenols, wie p-tert.-Amylphenol, Isohexylphenol, Thymol, Isooctylresorcin, 2.6-Di-tert.-butyl-p-kresol, Dodecylphenol oder Octadecylphenol genannt. Als organ. Pigmente kommen Küpenfarbstoff-, Azofarbstoffpigmente, Phthalocyanine oder Gasruß in Betracht. — 20 (Teile) Gasruß werden mit einem mit n-Butanol veräthertem Melamin-CH_2O-Kondens.-Prod. (I) u. 6 m-Xylol verknetet, wobei 50 W. zugesetzt werden. Man erhält eine Harz–Pigmentmasse, der 14 eines Kondens.-Prod. aus 1 Mol p-Nonylphenol u. 20 Mol Äthylenoxid eingeknetet werden, wobei 40 W. langsam zugesetzt werden. Die erhaltene feindisperse wss. Paste wird zusammen mit z. B. Butadien–Acrylonitril-Mischpolymerisatlatex zum Färben von Textilien nach dem Foulard-Färbeverf. verwendet. — Aus I u. einem Azofarbstoffpigment aus diazotiertem 1-Amino-2-methyl-4-chlorbenzol u. 2-Hydroxynaphthoesäure-(3)-2'-methyl-4'-chloranilid wird ein knetbarer Teig hergestellt, von dem 50 (Teile) mit 14 eines Kondens.-Prod. aus 1 Mol Hydroabietylalkohol u. 35 Mol Äthylenoxid homogenisiert werden. Durch Zusatz von 36 W. erhält man eine Paste, welche nach dem Verdünnen mit W. im Verhältnis 1 : 10 filtriert wird. — Aus dem braunen Azofarbstoffpigment II u. I wird mit Xylol u. 30%ig. NaOH eine Harz–Pigmentmasse geknetet, die mit dem Kondens.-Prod. von 1 Mol p-tert.-Amylphenol u. 10 Mol Äthylenoxid homogen gemischt wird. Durch Eintragen in W. erhält man eine feindisperse Pigmentpaste. — Weitere Beispiele. (**Oe. P. 205 149** vom 3/4. 1958, ausg. 10/9. 1959. Schwz. Prior. 5/4. 1957. **F. P. 1 204 490** vom 4/4. 1958, ausg. 26/1. 1960. **Belg. P. 566 527** vom 5/4. 1958, ausg. 29/7. 1960. Beide Schwz. Prior. 5/4. u. 29/5. 1957.)

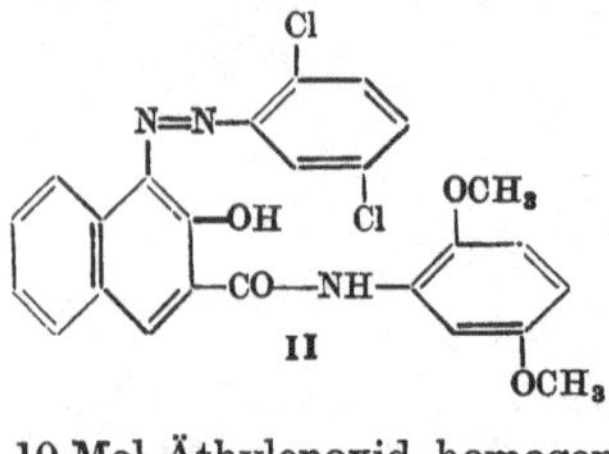

II

M. F. Müller. 7023

Ss. W. Bogdanow und M. W. Gorjelik, **Herstellung von 1.2-Diaminoanthrachinon (I)** durch Oxydation von 1.2-Anthra-3'.4'-furazan (**II**) mit Chromsäure–Eisessig, Red. des erhaltenen 9.10-Anthrachinon-1.2.3'.4'-furazans mit $NaHSO_3$ u. Oxydation der erhaltenen Leukoverb. von I mit Luft. — 10 (g) 1-Nitrosoanthrol-(2), 10 Hydroxylammoniumchlorid, 20 Na-Acetat u. 500 ml 90%ig. A. werden 1 Std. lang gekocht, darauf 400 ml A. abdest., u. der Rückstand wird mit W. verdünnt. Der Nd. wird mit 500 ml 4%ig. NaOH 2 Std. lang gekocht, das erhaltene II in 200 ml Eisessig mit 18 Chromsäureanhydrid (73%ig.) versetzt, 5 Min. lang gekocht u. in W. gegossen. Der ausgeschiedene Nd. wird 30 Min. lang mit 800 ml 4%ig. NaOH u. 40 $NaHSO_3$ gekocht, danach wird bis zur Entfärbung Luft durch die Rk.-Lsg. gesaugt. Man erhält 60% (bezogen auf Nitrosoanthrol) I, F. 300° (Nitrobenzol). — *Zwischenprod. zur Herst. von Küpenfarbstoffen.* (**UdSSR. P. 118 168** vom 8/9. 1958.) L. Grossner. 7049

Farbenfabriken Bayer Akt.-Ges., Leverkusen (Erfinder: Alfons Dorlars, Leverkusen, und Rolf Pütter, Düsseldorf), **Herstellung von Azofarbstoffen und ihren Metallkomplexverbindungen.** Die Farbstoffe entsprechen der allg. Formel I (X = O, S, eine Azobrücke oder die direkte Bindung; R = Rest der Benzol- oder

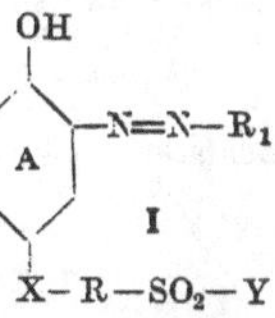

Naphthalinreihe; R_1 = Diazokomponente aus 1-Amino-2-hydroxy- oder -2-alkoxy-5-nitrobenzol u. Y = OH, NH_2 oder substituiertes NH_2; der Benzolrest A kann weiter substituiert sein). Die Farbstoffe können mit Cr-, Co- oder Cu-Verbb. metallisiert werden u. eignen sich zum Färben von Wolle, Seide, Leder u. Polyamidfasern. *1-Amino-2-hydroxy-5-nitrobenzol → 4-Hydroxydiphenyläther-4'-sulfonsäure.* Der Farbstoff färbt Wolle — nachchromiert — braunrot. *1-Amino-2-methoxy-5-nitrobenzol → 4-Hydroxy-3-methylazobenzol-3'-sulfonsäureamid.* Durch Behandlung mit Natriumchromsalicylat erhält man einen Farbstoff, der Wolle in braunen Tönen licht- u. waschecht färbt. (**F. P. 1 214 202** vom 6/10. 1958, ausg. 7/4. 1960. **E. P. 857 386** vom 14/11. 1958, ausg. 29/12. 1960. **A. P. 2 969 350** vom 21/10. 1958, ausg. 24/1. 1961. Alle D. Prior. 2/8. 1958.) F. Rath. 7053

Badische Anilin- & Soda-Fabrik Akt.-Ges. (Erfinder: Hans Weidinger und Heinz Eilingsfeld), Ludwigshafen/Rh., **Küpenfarbstoffe der 1.3.4-Oxdiazolreihe** erhält man in einfacher Weise im Einstufenverf. durch Einw. von N-substituierten Imidchloriden, die auch unmittelbar im Rk.-Gemisch durch Behandlung von acylierten Alkyl- oder Arylaminen mit halogenierenden Mitteln erhalten werden können, auf Monohydrazide von 1-Aminoanthrachinon-2-carbonsäuren. — 10 (Gew.-Teile) 1-Aminoanthrachinon-2-carbonsäurehydrazid (I) u. 10 3'-Chlorphenylbenzimidchlorid (II) erhitzt man 1 Std. lang bei 120° u. rührt dann 1 Std. lang bei 150° oder

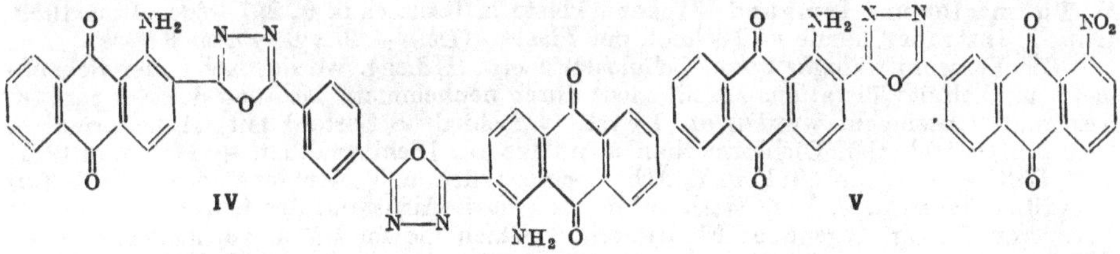

IV V

10 **I** u. 10 **II** erwärmt man langsam in 150 N-Methylpyrrolidon auf 70° u. rührt 1 Std. lang bei 70°. Man erhält einen Farbstoff, der Baumwolle (**A**) aus rotbrauner Küpe rot färbt. In ähnlicher Weise erhält man weitere Farbstoffe aus: **I** u. Terephthal-bis-[3'-chlorphenylimidchlorid] (**III**), Farbstoff der Zus. **IV**, rotes Kristallpulver, färbt **A** aus rotbrauner Küpe scharlachrot; **I** u. Anthrachinon-2-[3'-chlorphenylcarbimidchlorid], rotes Kristallpulver, färbt **A** aus rotbrauner Küpe klar rot; 1-Amino-4-benzoylaminoanthrachinon-2-carbonsäurehydrazid u. **III**, blaues Kristallpulver, färbt **A** aus violetter Küpe kräftig blau; **I** u. 1-Nitroanthrachinon-2-[methylcarbimidchlorid], Farbstoff der Zus. **V**, rotes Kristallpulver, färbt **A** aus rotbrauner Küpe kräftig rot (die NO_2-Gruppe wird in der Küpe zur NH_2-Gruppe red.). (**D. A. S. 1 113 053** Kl. 22b vom 14/8. 1959, ausg. 24/8. 1961.) O. Roick. 7069

Farbwerke Hoechst Akt.-Ges., vormals Meister Lucius & Brüning, Frankfurt/M., *Färben von Materialien aus Polymeren niedermolekularer Olefine.* (**Oe. P. 205 452** vom 29/11. 1957, ausg. 25/9. 1959. D. Prior. 1/12. 1956. — C. **1961.** 18138 [F. P. 1 187 431].)

American Cyanamid Co., V.St.A. (Erfinder: **Charles Edward Lewis**), *Gefärbtes Acrylpolymeres.* (**F. P. 1 201 467** vom 24/12. 1957, ausg. 30/12. 1959. A. Prior. 11/1. 1957. — C. **1960.** 9038 [D. A. S. 1 072 222].)

Franz Thenhalter, Wien, Österreich, *Herstellung von Übertragungspositivfilmen für den Textildruck.* (**E. P 862 510** vom 4/2. 1958, ausg. 8/3. 1961. Oe. Prior. 27/2. u. 17/9. 1957. — C. **1961.** 5262 [Oe. P. 204 572].)

Farbwerke Hoechst Akt.-Ges., vormals Meister Lucius & Brüning, Frankfurt/M., *Farbstoffe der Naphthalin-1.8-dicarbonsäurereihe.* (**E. P. 864 872** vom 21/4. 1958, ausg. 12/4. 1961. D. Prior, 20/4. 1957. — C. **1959.** 11737 [D. A. S. 1 048 374].)

Farbwerke Hoechst Akt.-Ges., vormals Meister Lucius & Brüning, Frankfurt/M., *Herstellung von wasserunlöslichen Azofarbstoffen.* (**E. P. 866 781** vom 20/6. 1957, ausg. 3/5. 1961. D. Prior. 20/6. 1956. — C. **1961.** 2452 [D. A. S. 1 047 965].)

Badische Anilin- & Soda-Fabrik Akt.-Ges., Ludwigshafen/Rh. (Erfinder: **Hans Ruprecht Hensel**, Heidelberg, **Bernd Eistert**, Saarbrücken, **Hans Baumann** und **Johannes Dehnert**, Ludwigshafen/Rh.), *Herstellung von Metallkomplexfarbstoffen.* (**F. P. 1 205 621** vom 30/4. 1958, ausg. 3/2. 1960. **E. P. 868 284** vom 25/4. 1958, ausg. 17/5. 1961. Beide D. Prior. 30/4. 1957. — C. **1960.** 16944 [D. A. S. 1 047 964].)

Farbwerke Hoechst Akt.-Ges., vormals Meister Lucius & Brüning, Frankfurt/M. (Erfinder: **Erich Brenneisen**, Hofheim, **Richard Huss** und **Arthur Siebert**, Frankfurt/M.), *Herstellung von metallhaltigen Disazofarbstoffen.* (**Schwz. P. 355 882** vom 28/3. 1957, ausg. 15/9. 1961. D. Prior. 31/3. 1956. — C. **1960.** 2354 [D. A. S. 1 020 425].)

Badische Anilin- & Soda-Fabrik Akt.-Ges., Deutschland, *α-Hydroxymonobromanthrachinone.* (**F. P. 1 193 935** vom 28/3. 1958, ausg. 5/11. 1959. D. Prior. 3/4. 1957. — C. **1961.** 11153 [D. A. S. 1 086 371].)

General Anilíne & Film Corp., New York, N.Y. (Erfinder: **Harlan Benjamin Freyermuth**, Easton, Pa., **Robert Daniel Jackson**, Binghamton, N.Y., und **David Irwin Randall**, New Vernon, N.J.), V.St.A., *Dioxazinfarbstoffe*. (**D. A. S. 1 117 797** Kl. 22c vom 23/10. 1957, ausg. 23/11. 1961. A. Prior. 26/10. 1956. — C. **1959.** 11738 [A. P. 2 845 420].)

Badische Anilin- & Soda-Fabrik Akt.-Ges., Ludwigshafen/Rh., *Farbstoffe der Azaporphinreihe*. (**E. P. 868 746** vom 19/12. 1957, ausg. 25/5. 1961. D. Prior. 8/11. 1957. — C. **1960.** 8693 [D. A. S. 1 066 684].)

XIa. Farben. Anstriche. Lacke. Naturharze

Zur Kenntnis des Cellulosetriazetats als Lack- und Plastrohstoff. 2. Mitt. **Das Löslichkeitsverhalten von Cellulosetriazetat.** K. Thinius und W. Thümmler. (Plaste u. Kautschuk **6.** 14—19. Jan. 1959. Leipzig, Inst. für Chemie u. Technol. der Plaste.) (Dt.)

Nach einem Überblick über die bekannten Lsgm. (bes. Methylenchlorid) für Cellulosetriacetat (I) wird dessen Löslichkeits-Verh. in Lsgm. (Tabelle) untersucht. In Abhängigkeit vom Geh. an abspaltbarer Essigsäure der I (zwischen 60 u. 62,5%) ergaben sich Unterschiede in der Lösbarkeit u. Löslichkeit, die auf eine verbesserte Solvatation des in geringem Maße anhydrolysierten I als Folge des Vorliegens freier OH-Gruppen zurückgeführt werden. Es werden die theoret. Vorstellungen über die Löslichkeit des I mitgeteilt. — 28 Literaturhinweise. K. Wekua. 7096□

Zur Kenntnis des Cellulosetriazetats als Lack- und Plastrohstoff. 3. Mitt. **Über Verschnittfähigkeitsuntersuchungen an Cellulosetriazetatlösungen.** K. Thinius, W. Thümmler und Irmgard Wieser. (Plaste u. Kautschuk **6.** 297—304. Juni 1959. Leipzig, Inst. für Chemie u. Technol. der Plaste.) (Dt.) — 2. vgl. vorst. Referat.

Die Verschnittfähigkeit von Cellulosetriacetat (I)-Lsgg. wurde nach einer Schnellmeth. u. nach der Titrations-Meth., sowie durch nephelometr. Messung des Endpunktes bestimmt. Untersucht wurden die I-Syst. (verschiedene Sorten) mit Glykolformal u. Verschnittmitteln (V), Dichlormethan u. n-Alkanol, Dichlormethan + Methanol (9:1) u. V, Chlf. + Methanol (9:1) u. V, Äthylenchlorhydrin u. V, Äthylenchlorhydrin + Trichlordifluoräthan u. V. Bes. Einfl. auf den Solvatationszustand des I, u. damit auf das Verh. von I-Lsgg. gegenüber Nichtlösern, besitzen die im I-Mol. vorhandenen freien OH-Gruppen. K. Wekua. 7096□

Zur Kenntnis des Cellulosetriazetats als Lack- und Plastrohstoff. 5. Mitt. **Über die Kombinierbarkeit des Cellulosetriazetats mit Harzen.** K. Thinius und W. Thümmler. (Plaste u. Kautschuk **7.** 486—88. Okt. 1960. Leipzig. Inst. für Chemie u. Technol. der Plaste.) (Dt.) — 4. vgl. Plaste und Kautschuk **7.** [1960.] 215.

Vff. untersuchten die Bedingungen, unter denen die Kombination des Cellulosetriacetats (I) mit verschiedenen Harzen möglich ist. Als Harze wurden verwendet: modifizierte u. nichtmodifizierte Naturharze, synthet. unpolare Harze, Keton-, Phenol-, Epoxid- u. Alkydharze. Aus den Unterss. ergab sich die Verträglichkeit des I mit den in der Lackindustrie üblichen Harzen, jedoch sind Einschränkungen in der Auswahl der Lsgm. u. Weichmacher für I zu machen. Der Aufbau einer Lackschicht auf einem Untergrund unter alleiniger oder anteilmäßiger Anwendung von I wird durch die den Lsgm. für I eigene starke Solvationskraft erschwert. Vff. sind der Meinung, daß eine geschickte Kombination der Veresterungsstufe des I, d. h. des OH-Gruppen-Geh. mit den Harzen, speziellen Weichmachern für I u. Beachtung der Verschnittfähigkeits-Eigg., die ausgezeichnete Korrosionsfestigkeit des I vor allem gegenüber organ. Fll., auszunutzen ermöglicht. K. Wekua. 7096□

Methode zur Bestimmung der Deckkraft und ihre Anwendung als Hilfsmittel zur Charakterisierung von Anstrichen. P. I. Adams. (J. Oil Colour Chemists' Assoc. **44.** 295—307. Mai 1961. Bristol, Avonmouth, Imp. Smelting Corp. Ltd., Res. Dep.) (Engl.)

Die Werte des Kontrast–Deckkraft-Verhältnisses (KDV) für getrocknete Farbanstriche verschiedener Dicke werden aus Reflexionsmessungen an Farbfilmen gewonnen. Bei bekanntem Farbansatz u. dem Gew. der Farbsanstriche kann das Pigment-Vol. errechnet werden. Das KDV wird in Beziehung gesetzt zum Pigmentaufnahmevermögen (PA) u. Pigment-Vol. von bestimmten Pigmenten u. Bindemitteln. Daraus ergibt sich ein krit. PA bzw. eine krit. Pigment-Vol.-Konzentration. Die Änderung des KDV mit PA u. der Dicke des nassen Anstrichfilms läßt sich aus dem Gew. des Anstrichfilms u. der Flüchtigkeits- u. Dichtemessung berechnen. Interpolation u. Extrapolation der Ergebnisse werden diskutiert. K. Wekua. 7106□

Rezeptierung von mit Wasser verdünnbaren Anstrichmitteln aus emulgatorfreien Vinylacetat-Copolymeren-Dispersionen. W. F. Scheufele und N. G. Tompkins. (Ind. Engng. Chem. **51.** 114. Febr. 1959.) (Engl.) — Vgl. C. **1960.** 10771.

R. Junge. 7106□

Reaktionsfähigkeit von Glyzidäther in Lacken aus flüssigen Epoxidharzen. John Wynstra, Raymond P. Kurkjy und Norman H. Reinking. (Ind. Engng. Chem., int. Edit. **52.** 325—26. April 1960. Bound Brook, N.J., Union Carbide Plastics Co.) (Engl.)

Die aus Bisphenol A (**I**) u. Epichlorhydrin in Ggw. von NaOH hergestellten, fl. niedermol. Harze (**II**) dienen als Gieß- u. Verbundharze. Die höhermol. festen Harze (**III**) sind als Anstrichstoffe verwertbar, wenn sie mit trocknenden Fettsäuren verestert werden. **III** ist theoret. äquivalent der Summe aus **II** + einem Mol. **I**. Es wird gezeigt, daß die Umwandlung von **II** in veresterte **III** durch Zugabe von 1 Mol. **I** u. anschließende Veresterung mit trocknenden Fettsäuren in einem 2stufigem Prozeß gelingt. Durch Zugabe der stöchiometr. Menge Fettsäure wird die Mol.-Vergrößerung von **II** durch **I** (Li-Naphthenat als Katalysator) bewirkt u. durch Viscositätsmessungen überwacht. Durch weitere Fettsäurezugabe erfolgt die Veresterung. M. HAGEDORN. 7106□

Quantitative Bestimmung von Titandioxyd- und Bariumsulfat-Gemischen in Weißpigmenten und deren Fehlermöglichkeiten. Elisabeth Kälke. (Dtsch. Farben-Z. **15.** 471—72. Nov. 1961. Gießen, Inst. für Lackforsch. u. Materialprüfung.) (Dt.)

Bericht über die Schwierigkeiten der quant. Best. von $BaSO_4$ in Ggw. von TiO_2. L. KEMPF. 7152

Zur Kenntnis der Säurezahlen von Lacken und ihren Filmen. G. Schiemann und H. Zielesny. (Fette, Seifen, Anstrichmittel **62.** 617—25. Juli 1960. Hannover, TH, Inst. für techn. Chemie.) (Dt.)

Vff. untersuchten zahlreiche Handelslacke verschiedener Zus. bzgl. des Zusammenhangs zwischen den Säurezahlen (SZ) anstrichfertiger Lacke u. ihrer durchgetrockneten Filme nach der konduktometr. Meth., die der titrimetr. Meth. überlegen ist. Die Lacke wurden in Bzl.-Methanol (3 : 1) gelöst (evtl. gekocht). Die SZ nimmt während des Trocknens je nach Lackart zu. Die Quotienten SZ_{Film}/SZ_{Lack} schwanken zwischen 1,5 u. 20,3. Rein physikal. trocknende Lacke bilden Ausnahmen. Werden die flüchtigen Bestandteile nicht berücksichtigt, so kann man einen red. Quotienten SZ_{Film}/SZ_{Lack} erhalten, der ein Maß für die SZ-Zunahme infolge chem. Umsetzungen während der Trocknung ist. Ergebnisse in 8 Tabellen. — 15 Literaturangaben. H. VÖLZ. 7158□

Die technologische Prüfung von Lacken und der Trocknungsmesser nach Rossmann. Gianluigi Giovetti. (Olii minerali, Grassi Saponi, Colori Vernici **36.** 371—73. Sept. 1959. Inveruno-Mailand, Oleificio F. di Belloli.)

Beschreibung des Trocknungsmessers von ROSSMANN u. die Vorteile dieses Gerätes für die Trockenzeit-Best. von Lacken. B. SCHEIFELE. 7158□

Sehr genaue und zerstörungsfreie Dickenmessung von organischen Überzügen. E. P. Brightwell. (ASTM Bull. **1959.** 67—69. April.) (Engl.)

Theorie u. Arbeitsweise einer Meth., die auf der IR-Interferenzmessung beruht u. mit der es möglich ist, die Dickenänderung von Filmen in Abhängigkeit von der Zeit zu messen, wird beschrieben. Die Meth. ist anwendbar für Filme aus organ. Polymeren, die auch pigmenthaltig sein können u. deren Dicke 0,1—3 in. betragen kann (mittlere Abweichung 0,008 in.). H. VÖLZ. 7158□

État Français représenté par le Ministre des Postes, Télégraphes et Téléphones (Centre National d'Études des Télécommunications), Frankreich (Erfinder: Otto Deutschbein), **Herstellung von Phosphorescenzpulver und stimulierbaren Phosphoren,** die durch IR-Strahlen angeregt werden. Sie enthalten hauptsächlich SrS u. als Aktivatoren ein Gemisch aus 100—150 (mg) Ce, 20—30 Sm u. 30—40 Pb auf 1 kg Phosphorescenzpulver. SrS wird gewonnen durch Red. von $SrSO_4$ mit H_2 oder NH_3. (**F. P. 1 160 697** vom 18/12. 1954, ausg. 24/7. 1958.)
M. F. MÜLLER. 7093

Bataafse Petroleum Mij. N.V., Den Haag, Holland (Erfinder: Paul Aloysius Devlin, Orinda, Calif., V.St.A.), **Mischpolymerisate aus Mesityloxyd und Diolefinen** erhält man durch Polymerisation der Monomerenmischung bei über 75° in Ggw. oder Abwesenheit eines Lsgm., mit oder ohne Katalysator. — Beispiele: Butadien- u. Isopren–Mesityloxyd-Mischpolymerisate. Helle Fll., Molgew. 700—5000. — Verw. in Mischung mit Kunstharzen zur Herst. von *Überzügen auf Metallen,* die bei 150—260° gehärtet werden. (**D. A. S. 1 118 459** Kl. 39c vom 23/4. 1959, ausg. 30/11. 1961. A. Prior. 25/4. 1958.) L. STADELMANN. 7107

Silla Saladini, Como, Italien, **Patinieren von Metallgegenständen.** Aus 0,5 Liter W., 50 (g) NH_4-Salz u. 15—30 Tropfen von in HNO_3 gelöstem Cu stellt man eine Lsg. her, die mit dem Pinsel aufgetragen wird. Nach dem Trocknen tönt man mit einer

Bürste u. bestreicht noch mit einer Lsg. von 1,5—3 Liter A., 150—250 Schellack, 1,5 bis 2,5 Anilingrün, 1—2 Anilingelb u. 0,4—0,6 Anilinviolett. (**It. P. 522 818** vom 8/7. 1954.) K. KOEBKE. 7107

DEHYDAG Deutsche Hydrierwerke G. m. b. H., übert. von: Konrad Höpfner und Ernst Götte, Düsseldorf, **Verbesserung der Oberflächeneigenschaften von nicht auf Cellulosebasis aufgebauten Hochpolymeren.** Auf die synthet. plast. Massen u. natürlichen Kautschuk wird die wss. Lsg. von bes. äquimol. Mengen einer organ. kation. oberflächenakt. Onium-Verb. (**I**) u. eines organ. anion. oberflächenakt. Mittels (**II**) aufgebracht, so daß sich ein elektroneutrales Salz niederschlägt. Geeignete **I** sind quatern. Ammonium-, quatern. Phosphonium- oder tert. Sulfonium-Verbb., die wenigstens einen aliphat. KW-Stoffrest mit 6—22 C-Atomen aufweisen. **II** weist bei einer Anzahl von 6—20 C-Atomen wenigstens einen zur Salz-Bldg. fähigen Carbonsäure-, Phosphorsäure- u. Sulfonsäurerest auf. (**A. P. 2 912 352** vom 11/4. 1955, ausg. 10/11. 1959.) P. KRUG. 7107

Dionigio Trombetti und Claudio Trombetti, Minerbio, Bologna, Italien, **Politur für Fußböden und Möbel,** bestehend aus 250 (g) Schellack, 735 A. (94- bis 95%ig.), 10 äther. Öl, 5 Farbstoff. (**It. P. 520 424** vom 10/12. 1953.) K. KOEBKE. 7119

Sylvania Electric Products, Inc., Wilmington, Del., übert. von: **Alden B. Davis**, Towanda, Pa., V.St.A., *Elektroluminescierender Leuchtstoff.* (**A. P. 2 952 642** vom 5/12. 1952, ausg. 13/9. 1960. — C. **1958.** 4939 [F. P. 1 088 533].)

E. I. du Pont de Nemours & Co. (Erfinder: **Webster Harold Edwards**), *Herstellung von hydrophoben, kolloidalen Eisenoxydhydratpigmenten.* (**Aust. P. 222 639** vom 19/2. 1958, ausg. 6/8. 1959. A. Prior. 15/4. 1957. — C. **1961.** 5622 [A. P. 2 917 400].)

American Cyanamid Co., New York, N.Y., übert. von: **Earl W. Nelson** und **Guy C. Marcot**, Lynchburg, Va., V.St.A., *Herstellung von Titandioxydpigmenten.* (**Can. P. 551 508** vom 6/10. 1953, ausg. 14/1. 1958. A. Prior. 10/2. 1953. — C. **1959.** 10071 [A. P. 2 750 260].)

W. R. Grace & Co., New York, N.Y., übert. von: **Luther O. Young**, Baltimore, Md., V.St.A., *Behandlung von Siliciumgelen.* (**Can. P. 551 298** vom 20/5. 1955, ausg. 7/1. 1958. A. Prior. 27/5. 1954. — C. **1957.** 13491 [D. A. S. 1 006 100].)

Rohm & Haas Co., V.St.A. (Erfinder: **Samuel Gusman**), *Überzugsmittel und Lacke.* (**F. P. 1 209 692** vom 28/8. 1958, ausg. 3/3. 1960. A. Prior. 28/8. 1957. — C. **1961.** 10765 [A. P. 2 940 950].)

Buckman Laboratories, Inc., V.St.A. (Erfinder: **Stanley Joseph Buckman**), *Anstrichfarben.* (**F. P. 1 175 581** vom 21/5. 1957, ausg. 27/3. 1959. A. Prior. 4/3. 1957. — C. **1959.** 5963 [A. P. 2 818 344].)

Minnesota Mining & Mfg. Co., V.St.A. (Erfinder: **Philip V. Palmquist** und **Warren R. Beck**), *Pigmente und reflektierende Anstriche.* (**F. P. 1 150 836** vom 23/4. 1956, ausg. 20/1. 1958. A. Prior. 25/4. 1955. — C. **1959.** 16487 [Oe. P. 200 040].)

E. I. du Pont de Nemours & Co. (Erfinder: **Mortimer Greif**), *Pigmentiertes Überzugsmittel.* (**Aust. P. 225 353** vom 25/2. 1958, ausg. 10/12. 1959. A. Prior. 30/4. 1957. — C. **1961.** 11536 [Belg. P. 567 162].)

Pittsburgh Plate Glass Co., V.St.A. (Erfinder: **Roger Morris Christenson, Henry A. Vogel, Karl R. Gosselink** und **Donald P. Hart**), *Überzugsmittel.* (**F. P. 1 175 483** vom 7/5. 1957, ausg. 26/3. 1959. A. Prior. 14/5. 1956. — C. **1961.** 14843 [E. P. 839 480].)

N. V. de Bataafsche Petroleum Mij., Den Haag, Holland, *Überzugsmischungen.* (**Holl. P. 98 402** vom 16/6. 1954, ausg. 17/7. 1961. A. Prior. 18/6. 1953. — C. **1957.** 555 [F. P. 1 107 566].)

Imperial Chemical Industries Ltd., London, übert. von: **Walter Fairbairn Smith**, Manchester, England, *Herstellung von Polyvinylchloridmassen.* (**A. P. 2 917 472** vom 6/1. 1956, ausg. 15/12. 1959. E. Prior. 10/1. 1955. — C. **1958.** 10509 [Oe. P. 193 137].)

Solvic Soc. An., Brüssel, Belgien, bzw. **Solvic S. à r. l.**, Seine, Frankreich, *Herstellung von Vinylmischpolymerisaten.* (**Oe. P. 213 054** vom 30/12. 1958, ausg. 25/1. 1961. **F. P. 1 205 771** vom 22/10. 1958, ausg. 4/2. 1960. Beide Belg. Prior. 31/12. 1957. — C. **1961.** 15578 [D. A. S. 1 105 181].)

Montecatini Soc. Gen. per l'Industria Mineraria e Chimica, Mailand, Italien, *Herstellung von Polyvinylchloridüberzügen auf Metall.* (**Belg. P. 551 005** vom 13/9. 1956, ausg. 18/12. 1959. It. Prior. 14/9. 1955. — C. **1960.** 5328 [Holl. P. 91 881].)

General Electric Co., Schenectady, N.Y., V.St.A., *Herstellung eines Polyesterharzes.* (**Oe. P. 202 776** vom 11/4. 1957, ausg. 10/4. 1959. A. Prior. 13/4. 1956. — C. **1961.** 4177 [A. P. 2 894 934].)

Schenectady Varnish Co., Inc., Schenectady, N.Y., V.St.A., *Herstellung von Polyesterharzen mehrwertiger Alkohole.* (**E. P. 840 401** vom 20/1. 1958, ausg. 6/7. 1960. A. Prior. 7/3. u. 8/11. 1957. — C. **1960.** 15586 [A. P. 2 889 304].)

Schenectady Varnish Co., Inc., Schenectady, N.Y., V.St.A., *Herstellung von Terephthalsäurepolyestern.* (**E. P. 836 004** vom 27/3. 1956, ausg. 1/6. 1960. A. Prior. 4/4. 1955 u. 13/2. 1956. — C. **1961.** 2802 [Belg. P. 516 743].)

Lewis Berger & Sons Ltd., England (Erfinder: **Frank Armitage** und **Leslie George Trace**), *In Wasser dispergierbares Alkydharz.* (**F. P. 1 155 644** vom 13/7. 1956, ausg. 6/5. 1958. E. Prior. 15/7. 1955. — C. **1959.** 10736 [Oe. P. 198 519].)

Standard Oil Co., V.St.A. (Erfinder: **Benjamin Arthur Bolton** und **Richard Edward van Strien**), *Alkydharzüberzüge.* (**F. P. 1 208 303** vom 4/6. 1958, ausg. 23/2. 1960. A. Prior. 14/6. 1957. — C. **1961.** 6693 [A. P. 2 939 857].)

E. I. du Pont de Nemours & Co., Wilmington, Del., übert. von: **Philip F. Sanders**, Lima, und **James J. Sanderson**, Drexel Hill, Pa., V.St.A., *Polyacrylnitrile.* (**Can. PP. 551 588, 551 589** u. **551 590** vom 12/7. 1954, ausg. 14/1. 1958. Alle A. Prior. 23/7. 1953. — C. **1957.** 7797 [F. P. 1 105 357].)

Montecatini Soc. Gen. per l'Industria Mineraria e Chimica, Mailand, Italien, *Herstellung von Körpern mit polymerisierter Oberflächenschicht.* (E. P. 808 812 vom 8/7. 1955, ausg. 11/2. 1959. It. Prior. 5/8. 1954. — C. 1958. 14460 [F. P. 1 133 022].)

British Cellophane Ltd., Bridgwater (Erfinder: **Herbert J. Ward**, Woolavington, **Edward G. Sanderson** und **Maurice A. Maloney**, Bridgwater), Somerset, England, *Feuchtigkeitsfeste heißsiegelbare Einwickelfolie.* (Can. P. 552 215 vom 20/4. 1954, ausg. 28/1. 1958. E. Prior. 14/5. 1953. — C. 1958. 4333 [E. P. 753 318].)

British Cellophane Ltd. (Erfinder: **William Berry, Edward G. Sanderson** und **Griffith I. Evans**), Bridgwater, Somerset, England, *Wasserdampfdurchlässiges, heißsiegelbares Verpackungsmaterial.* (Can. P. 552 216 vom 26/4. 1954, ausg. 28/1. 1958. E. Prior. 18/5. 1953. — C. 1958. 4963 [E. P. 765 346].)

XIb. Plaste (Kunstharze. Plastische Massen)

Untersuchungen zur Stabilität des Makromoleküls. 3. Mitt. Über die Stabilität des Chloratoms in Mischpolymerisaten des Vinylchlorids. K. Thinius, E. Schröder und U. Waurick. (Plaste u. Kautschuk **6.** 11—14. Jan. 1959. Inst. für Chem. u. Technol. der Plaste.) (Dt.)

Vff. untersuchten die Alkalifestigkeit von verschiedenen Vinylchlorid-Mischpolymerisaten durch Best. der Verseifungs-Geschw. in n/2 alkohol. KOH u. in wss. NaOH verschiedener Konzentrationen. Außerdem wurde das Verh. gegenüber dest. W. bei 142° u. ca. 4 at untersucht. Als bes. alkalifest erwies sich das Mischpolymerisat aus Vinylchlorid u. Vinylidenchlorid mit einem Überschuß an Vinylchlorid. H. Völz. 7172□

Stabilisierung von Polyvinylchlorid. 1. Mitt. Danuta Kalińska. (Tworzywa, Guma, Lakiery **5.** 228—33. Juli/Aug. 1960. Inst. Tworzyw sztucznych.) (Pol.)

Übersicht über den Mechanismus des therm. u. des durch Licht verursachten Abbaus von PVC u. über die Wrkg. der gebräuchlichen Stabilisatoren. — 18 Literaturangaben. F. Urban. 7172□

Stabilisierung von Polyvinylchlorid. 2. Mitt. Danuta Kalińska. (Tworzywa, Guma, Lakiery **5.** 233—38. Juli/Aug. 1960.) (Pol.) — 1. vgl. vorst. Referat.

Nichtstabilisiertes PVC, hergestellt durch Emulsionspolymerisation, ist weniger stabil gegen Licht u. Wärme als PVC aus der Suspensionspolymerisation. In der Alterungsempfindlichkeit verhalten sie sich entgegengesetzt. Auf die therm. u. Lichtstabilität hat der Weichmacher einen großen Einfluß. Weich-PVC mit Di-(2-äthylhexyl)-phthalat hat eine verbesserte Stabilität gegen Wärme, nicht gegen Licht, verglichen mit PVC mit Dibutylphthalat u. Trikresylphosphat als Weichmacher. Die beste synergist. Wrkg. bei der Stabilisierung mit Metallstearaten haben Epoxidharze u. epoxydiertes Sojaöl. F. Urban. 7172□

Fluorchemie. 5. Mitt. **Über Polytetrafluoräthylen.** H. Fischer. (Plaste u. Kautschuk **8.** 304—10. Juni 1961. Radebeul bei Dresden, Inst. für Silikon- u. Fluorkarbon-Chem.) (Dt.) — 4. vgl. C. **1961. 11454.**

Es wird über die Herst. von *Polytetrafluoräthylen* (**I**) durch Polymerisation von C_2F_4 in wss. Lsg. in Ggw. von $(NH_4)_2S_2O_8$ als Katalysator berichtet. Die bisher bekannten physikal.-chem. Eigg. von **I** werden zusammengefaßt wiedergegeben. An zahlreichen Beispielen werden Verarbeitungs- u. Eignungsmöglichkeiten von **I** gezeigt. — 46 Literaturhinweise. E. Faulhaber. 7172□

Flexible Kondensate aus Polyestern und flüssigen Epoxidharzen. John Wynstra. (SPE Journal **17.** 481—83. Mai 1961. Union Carbide Plastics Co.) (Engl.)

Beschreibung der Möglichkeit, Polyesterepoxid-Harze als Klebstoffe oder Isoliermaterial für elektr. Leitungen zu verwenden. Zur Best. der Funktionsfähigkeit von Polyestern, die mit Diepoxiden vernetzt sind, dient die Zahl der funktionsfähigen Carboxylgruppen, wofür eine Gleichung abgeleitet wird. — 11 Schrifttumshinweise. W. Wesly. 7176□

Entwicklung von geschäumtem Phenol-Formaldehyd-Harz zum Leimen von Sperrholz. Harlan G. Freeman und Bror Sorsa. (Valtion tekn. Tutkimuslaitos, Sarja I [State Inst. techn. Res., Ser. I] **1960.** Nr. 16. 3—24. Helsinki, State Inst. for Techn. Res.) (Engl.)

Als Rohstoffe dienten folgende Phenolharze: „Exter A", 42% Festharz-Geh., finn. Prod., „Bakelit G17432" u. Charles-Lowe-Harz „AC 490A", beides engl. Prodd., mit je ca. 45% Festharzgehalt. Die Schäume (D. ca. 0,7) enthielten neben dem Phenolharz 0,5—2% Stärke (als Stabilisator), 1—2% Bentonit, 20—40% W., 0,1—1% getrocknetes Blut (als Schaumstoff) sowie als Härter wechselnde Mengen Quebracho u. Paraformaldehyd. Gute Sperrholzqualitäten wurden mit hohen Anteilen Quebracho erreicht. Es wurden 1,4 mm dicke Furnierplatten mit Leimschaummengen von 100 bis 135 g/m² mit einem Druck von über 16 kg/cm² bei 125° verbunden. Phenol-Formaldehyd-Harzschaum von einer entsprechenden Stabilität kann verhältnismäßig billig hergestellt werden. Es wird Oxydationsabhängigkeit von Stabilität u. Viscosität der Phenolharzschäume angenommen. Mit hohem Quebracho-Anteil u. handelsüblichem Phenolharz konnte wasserfestes Sperrholz vom Typ I im Labor. u. in der Fabrik hergestellt werden. R. DETENHOFF. 7176□

Polyisocyanurate — neuartiges Filmmaterial aus Diisocyanaten. K. Thinius und G. v. Hintzenstern. (Plaste u. Kautschuk 6. 275—78. Juni; 375—82. Aug.; 439—40. Sept. 1959. Inst. für Chem. u. Technol. der Plaste.)

Die Rk. von Dicarbonsäurediamiden mit Toluylendiisocyanat (I) wurde untersucht. Dabei müssen höhere Temp. angewendet werden als bei der Polyaddition von Dialkoholen mit Diisocyanaten, die spontan u. ohne Aktivierung verläuft. Es konnten aber keine genügend hochmol. Prodd. erzeugt werden, die prakt. anwendbar sind. Dagegen wurden in Ggw. von Dimethylformamid (II) als Lsgm. freitragende stabile u. flexible Filme (Makromoll. mit Polyisocyanurat-Bausteinen) erhalten. Ferner wird gezeigt, daß sich unter dem katalyt. Einfl. des II allein aus I Polymerisate herstellen lassen, die filmbildende Eigg. aufweisen u. die hochmol. reversible Xerogele mit duroplast. Charakter darstellen. Die theoret. Grundlagen der durchgeführten Rkk. u. die Herst. u. Eigg. verschiedener Filmtypen werden erörtert. R. SCHÄFF. 7180□

Schaumplastmassen auf Grundlage siliciumorganischer Harze und deren Kombination mit organischen Polymeren. M. Ja. Borodin, S. I. Kasakowa, A. P. Korolewa und W. A. Popow. (Химия и Практическое Применение Кремнеорганических Соединений, Труды Конференции, Ленинград 1958 [Chem. prakt. Anwend. siliciumorg. Verbind., Konferenzber., Leningrad **1958**] Nr. 4. 42—49.) (Russ.)

Untersucht wurden thermostabile Schaumplaste auf Grundlage Si-organ. Harze u. Mischungen von Si-organ. mit organ. Polymeren. Erhalten werden Schaumplaste vom spezif. Gew. 0,2—0,25. Schaumplast K-40: spezif. Gew. 0,3 g/cm^3, Wärmeleitfähigkeit bei 20^0 0,040, bei 250^0 0,045. Linearer Ausdehnungs-Koeff. $13 \cdot 10^{-5}$/grd. Spezif. Zähigkeit bei 250^0 beträgt 0,19 kgcm/cm^2. K-40 u. K-47 sind Hydrolysate aus CH_3SiCl_3 u. Phenyltrichlorsilan bzw. CH_3SiCl_3, $C_6H_5SiCl_3$ u. $(CH_3)_2SiCl_2$ mit einem Verhältnis R/Si = 1,33. Weitere Schaumplaste wurden aus Gemischen von Polysiloxanen mit Phenolformaldehydharzen, Nitrilkautschuk, Epoxydharzen u. Polyesterisocyanaten hergestellt. Verw. von Alkyl(Aryl)acetoxysilanen gibt Harze mit guten elast. Eigenschaften.
EBERHARD FISCHER. 7188□

Isolierstoffe für Wärme, Feuchtigkeit und Elektrizität auf siliciumorganischer Grundlage. N. P. Charitonow und B. N. Dolgow. (Химия и Практическое Применение Кремнеорганических Соединений, Труды Конференции, Ленинград 1958 (Chem. prakt. Anwend. siliciumorg. Verbind., Konferenzber., Leningrad **1958**. Nr. 4. 8—13. Leningrad, Inst. für Silicatchem. der Akad. der Wiss. der UdSSR.) (Russ.)

Zusätze von Metalloxiden, Asbest, Talk u. keram. Stoffen zu Si-organ. Polymeren machen diese stabil gegen hohe Temp. (2000—3000^0), Einw. von Feuchtigkeit u. trop. Mikroflora. Verwendet werden Oxide von Cr, Fe, Ti u. Zr. Die verschiedenen Sorten A, AS, W, Z u. M werden Temp.-Steigerungen von 1^0/Min. bis 280^0 ausgesetzt u. bei 280^0 3 Std. gehalten. Die dielektr. Durchlässigkeit ε beträgt 3—10 u. wächst wenig mit steigender Temp. u. Feuchtigkeit. Der tgδ liegt bei (0,01—0,04; spezif. Widerstand $5 \cdot 10^{14}$—$5 \cdot 10^{15}$ Ohm/cm. Er sinkt bei anhaltender hoher Temp. u. bei trop. Feuchtigkeit um maximal 2 Potenzen. Die Durchschlagfestigkeit beträgt 10—30 kV/mm. Auch die Widerstandsfähigkeit dieser Stoffe gegen Schimmel konnte bei Imprägnierungen bestätigt werden. Die besprochenen Eigg. ändern sich nicht im Verlaufe von 6000 Std. bei Temp. bis zu 350^0 u. trop. Hitze. Die Polymeren vertrugen ein Temp.-Intervall von —70 bis 350^0. EBERHARD FISCHER. 7188□

Bewertung von Gasruß-Dispersionen in Polyäthylen zur Vorausbestimmung der Wetterbeständigkeit. Roger M. Schulken jun., Gordon C. Newland und John W. Tamblyn. (Mod. Plastics **35**. Nr. 12. 125—30. 200. Aug. 1959.)

Zur Ermittlung des Dispersionsgrades von Gasruß in Polyäthylenfilmen diente ein photoelektr. Durchlässigkeits-Densitometer. Es ergab sich gute Übereinstimmung zwischen Wetterbeständigkeit u. Absorptionsfähigkeit der Filme für Tageslicht. Genauigkeit der Absorptionswerte ±3%. B. SCHEIFELE. 7204□

Minnesota Mining & Mfg. Co., St. Paul, Minn., übert. von: Lester E. Robb, Westfield, und David R. Wolf, Bloomfield, N.J., V.St.A., **Weichmacher für Mischpolymerisate aus Trifluorchloräthylen und Vinylidenfluorid,** die mit mehrwertigen Aminen, Polyisocyanaten oder organ. Peroxyden vulkanisiert wurden, bestehend aus Verbb. der allg. Formel $RO-X-(OR)_n$, in der R ein aromat. oder aliphat. Rest mit 2—18 C-Atomen, u. n = 1, wenn X einen Dicarbonsäurerest mit 5—20 C-Atomen, oder

2 ist, wenn X einen Phosphorylrest bedeutet, z. B. Diäthyladipat, Diäthoxyäthyladipat, Dibutylsebacat, Di-(2-äthylhexyl)-sebacat, Dioctylphthalat, Diallylphthalat, Ditetrahydrofurfurylsuccinat, Trikresylphosphat u. Tributoxyäthylphosphat. (**A. P. 2 849 412** vom 11/5. 1955, ausg. 26/8. 1958.) C. LÜTTGEN. 7171

Österreichische Stickstoffwerke Akt.-Ges. (Erfinder: Eckhart Chodura und Otto Pesta), Linz, Österreich, **Weichmacher und stabile Pasten auf Basis Polyvinylchlorid.** Als Weichmacher nimmt man das Prod., welches durch Rk. von Tallöl mit etwa der der Zahl von COOH-Gruppen im Tallöl entsprechenden Menge Äthylenoxyd, Veresterung der OH-Gruppen mit der zur Bldg. von Halbestern nötigen Menge einer aromat. Dicarbonsäure oder deren Anhydride, Behandlung mit Maleinsäureanhydrid bei erhöhter Temp. u. Veresterung der COOH-Gruppen mit 1 wertigen aliphat. Alkoholen mit bis zu 9 C-Atomen erhalten wird. — 600 g Tallöldestillat mit 50% Harzsäure-Geh. u. SZ. 140—150 werden bei 140° u. 1—2 at mit Äthylenoxyd bis zu SZ. <10 umgesetzt, mit 148 g Phthalsäureanhydrid 2 Std. bei 180° u. dann 2 Std. mit 90 g Maleinsäureanhydrid gerührt u. bei 100° mit 518 g Butanol u. 2 ml 70% ig. H_2SO_4 u. 220 ml Toluol erhitzt, wobei die Temp. auf 125° steigt. Nach 3 Std. sind 90% des Rk.-Wassers abgeschieden. Man entfernt die Lsgm.: gelbliches bis hellbraunes Prod., von dem 40 (Teile) mit 60 Polyvinylchloridpulver u. 2,5 Pb-Stearat gemischt werden. (Oe. P. 210 138). — Der genannte Weichmacher hat, von Abietinsäure ausgehend, vermutlich die Formel I. Man kann ihn in Polyvinylchlorid einmischen u. die Mischung auf *Filme* verarbeiten. (**Oe. PP. 210 138** vom 25/10. 1958, ausg. 11/7. 1960 u. **210 148** vom 13/3. 1958, ausg. 11/7. 1960.)

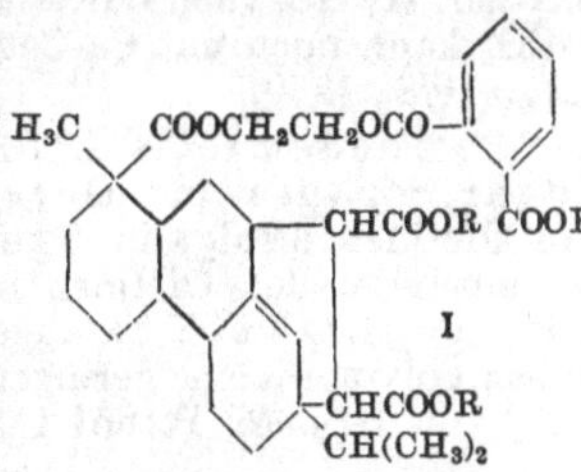

I

M. PANKOW. 7171

Minnesota Mining & Mfg. Co., St. Paul, Minn., übert. von: George H. Crawford jun., Staten Island, N.Y., V.St.A., **Herstellung von Perfluor- und Perfluorchlorcarbonsäureestern von Aminoalkoholen.** Fluorhaltige Carbonsäuren (I), bes. Perfluor- oder Perfluorchlorcarbonsäuren, ihre Anhydride oder Halogenide werden mit organ. Aminen (II) umgesetzt, die mindestens ein tert. N-Atom enthalten, das an mindestens eine OH-Gruppe gebunden ist, wobei man Verbb. der allg. Formel $Z-(CF_2 \cdot CFCl)_{n-1}-CF_2-COY$ verwendet. Hierbei ist Y eine OH- oder SH-Gruppe, Z = Cl, Br, F oder eine Perhalogenmethylgruppe mit einem Molgew. <146,5 u. n = 2—10, die Acylgruppe soll 2—20, vorzugsweise <12 C-Atome enthalten. Die Rkk. werden bei Temp. zwischen 20 u. 300°, bes. zwischen 75 u. 225°, durchgeführt, wobei die mol. Mengenverhältnisse von **I** : **II** = 1 : 1 bis 20 : 1 betragen sollen, der Überschuß von **I** wird aus dem Rk.-Gemisch abdest.; die Rk.-Zeit richtet sich nach dem gewünschten Veresterungsgrad von **I**. Als **II** werden bes. Alkylendiamine mit 5—30 C-Atomen u. 2 tert. N-Atomen verwendet u. von diesen wieder bes. N.N.N'.N'-Tetra-(hydroxyalkyl)-alkylendiamine, in denen die N-Atome durch 2—10 unsubstituierte CH_2-Gruppen voneinander getrennt u. nur mit einem C-Atom an die Hydroxyalkylgruppen gebunden sind, die letzteren können 1—10 C-Atome in gerader oder verzweigter Kette enthalten. Bevorzugt verwendet werden: N.N.N'.N'-Tetra-(2-hydroxyäthyl)-1.3-propandiamin, N.N.N'.N'-Tetra-(2-hydroxypropyl)-äthylendiamin (**III**), Dimethylaminocyclohexanol, 2-Hydroxyäthyldiäthylamin, 2-Hydroxypropyldipropylamin u. Triäthanolamin. (Herst. durch Rkk. zwischen halogensubstituierten Alkoholen mit prim. oder sek. Aminen in bas. Medium.) — Beispiele: Aus Perfluorbuttersäureanhydrid u. III (Handelsname „Quadrol") erhält man als die bei $Kp._{0,01}$ 106—110° aus dem Rk.-Gemisch übergehende Fraktion *N.N.N'.N'-Tetra-(2-hydroxypropylperfluorbutyrat)-äthylendiamin.* Ferner aus **III** u. $Cl(CF_2 \cdot CFCl)_3 \cdot CF_2 \cdot COOH$ den Octancarbonsäureester. Die Verbb. sind hochviscose Fll., die in W., aliphat. u. aromat. KW-Stoffen unlösl. sind u. daher bes. geeignet zur *Modifizierung von thermoplast. Polymerisaten* u. Elastomeren, bes. von solchen, die ganz oder z. T. aus Trifluorchloräthylen bestehen. (**A. P. 2 856 420** vom 15/12. 1955, ausg. 14/10. 1958.) A. KALIX. 7171

Phillips Petroleum Co., übert. von: John W. Begley, Ann Arbor, Mich., V.St.A., **Kontrolle der einem kontinuierlichen Polymerisationsprozeß zugeführten Katalysatormenge** erfolgt durch Messung der elektr. Kapazität der dem Polymerisationsgefäß laufend zugeführten Suspension des festen Katalysators, der aus CrO_3 besteht, welches auf pulverförmiges SiO_2, Al_2O_3, ZrO_2 oder ThO_2, bes. auf eine Mischung von SiO_2 u. Al_2O_3, aufgebracht ist. Aus dem Katalysator u. Cyclohexan wird eine konz. Suspension hergestellt u. in Vorratsgefäße gebracht, aus denen die konz. Suspension mit Hilfe einer Dosier-Vorr. reinem Cyclohexan zugemischt wird. Von dieser verd. Suspension wird vor ihrem Eintritt in das Polymerisationsgefäß kontinuierlich die elektr.

Kapazität gemessen u. die erhaltenen Werte werden zur Steuerung der Dosier-Vorr. verwendet, so daß dem Polymerisationsgefäß nur die gewünschte Katalysatormenge zugeführt wird. — Zeichnungen. (**A. P. 2 917 465** vom 27/4. 1956, ausg. 15/12. 1959.) F. Laass. 7171

Petrochemicals Ltd., London, England (Erfinder: James Hartley und Bernard Wright), **Polymerisation ungesättigter Kohlenwasserstoffe** in fl. (Halogen-) KW-Stoff u. in Ggw. eines Metallhalogenids als Katalysator, gek. durch die Nachbehandlung des festen noch mediumfeuchten Polymerisats mit Aufschwemmungen einer bas. Li-, Na-, K-, Mg-, Ca-, Sr-, Ba-, Zn- oder Cd-Verb. entweder im gleichen Medium oder in einer damit mischbaren Flüssigkeit. Mit gleicher Wrkg. kann auch das separierte u. mehrfach gewaschene, von der Hauptmenge des Katalysators in bekannter Weise befreite, aber noch feuchte Prod. mit einer der obigen Aufschwemmungen behandelt werden. — Beispiel mit Äthylenpolymeren, deren $TiCl_4/Al(C_2H_5)_2Cl$-Katalysator mit Oxyden, Hydroxyden oder Carbonaten von bes. Ca oder Mg unschädlich gemacht wird. $CaCO_3$ kann noch mit Ca-Cetylsalicylat stabilisiert sein. (**E. P. 844 437** vom 5/3. 1959, ausg. 10/8. 1960.) H. Schindler. 7173

Petrochemicals Ltd., London, England (Erfinder: Nicolaas Dost, Hans Edgar Strauss und Gerrit Jan van Amerongen), **Niederdruckpolymerisation von Olefinen** erfolgt in Ggw. von Ziegler-Katalysatoren (**I**) u. in Ggw. von BF_3, das entweder den Olefinen in Mengen von 0,002—1 Mol-% oder dem **I**-Gemisch aus z. B. $Al(C_2H_5)_2Cl$ u. $TiCl_4$ zugesetzt wird. Arbeitstemp. ca. 40°. — Beispiel mit Äthylen, dessen Polymeres eine geringere Grenzviscosität aufweist, als ein solches ohne Mitverwendung von BF_3. (**E. P. 851 119** vom 23/11. 1956, ausg. 12/10. 1960.) H. Schindler. 7173

Sun Oil Co., Philadelphia (Erfinder: Robert Michael Kennedy, Newtown Square), Pa., V.St.A., **Olefinpolymerisate** von gasförmigen Olefinen erhält man mittels fester Katalysatoren aus Halogeniden oder Salzen von Metallen der 4. bis 6. Nebengruppe des Period. Syst. u. Metallalkylen, -hydriden, -borhydriden, komplexen Metallhydriden oder Alkylmetallhalogeniden durch Polymerisation bei Temp. von 0—170° u. Drücken von 0,7—351,5 at in Ggw. inerter Hilfs-Fl., dad. gek., daß man von der Innenseite eines sich drehenden, als Zentrifuge ausgebildeten Korbes her, dessen seitliche Wandung eine Vielzahl feiner Öffnungen aufweist, eine Katalysatoraufschlämmung zuführt u. den in den Öffnungen der Korbwandung (**I**) haftenden Katalysatorteilchen (**II**) das gasförmige oder in einer inerten Hilfs-Fl. gelöste Olefin zuführt u. das gebildete Polymerisat von den an **I** haftenden **II** durch Zentrifugal-Wrkg., mechan. oder durch Ultraschall-Einw. abtrennt. Man erhält so ein an Katalysatorresten prakt. freies Polymerisat ohne Entaktivierung des Katalysators. (**D. A. S. 1 120 136** Kl. 39c vom 21/11. 1957, ausg. 21/12. 1961. A. Prior. 27/11. 1956.) M. Maierhauser. 7173

Stamicarbon N. V., Heerlen, Holland, **Flüssige Diolefinpolymerisate** erhält man durch Polymerisation von Diolefinen, bes. Butadien oder Isopren, bei einem Druck unter 100 at in Ggw. eines aus $TiCl_4$ u. Dialkyl–Al-Hydrid u./oder Trialkyl–Al gebildeten Katalysators, in dem das Verhältnis Al:Ti zwischen 3,5:1 u. 2:1 liegt, u. bes. in Ggw. eines inerten Lsgm. bei 30—100°. Die Beispiele betreffen die Polymerisation von Butadien, wobei das Trimere, *Cyclododeca-1.5.9-trien*, erhalten wird. (**E. P. 856858** vom 15/7. 1959, ausg. 21/12. 1960. F. Prior. 16/7. 1958.) L. Stadelmann. 7173

Eastman Kodak Co., Rochester, N.Y. (Erfinder: James Edwin Guillet, Kingsport, Tenn.), V.St.A., **Herstellung von wachsartigen Produkten aus Polyolefinen** durch Behandlung mit O_2, dad. gek., daß man ein nicht emulgierbares Polypropylenwachs mit einem Molgew. von ca. 1000—8000, einem spez. Gew. von mindestens ca. 0,90, einem Erweichungspunkt von mindestens 130° u. einer SZ. von prakt. Null so lange mit O_2 oder dieses bei Rk.-Temp. von 100—200° entwickelnden Verbb., ggf. in Ggw. eines organ. Peroxydkatalysators, eines Alkalicarbonats u. eines anderen Wachses, behandelt wird, bis die SZ. 2—20, bes. 5—20, beträgt. Nach den Beispielen werden Polypropylenwachse mit Molgew. von 4000—8300, auch kombiniert mit emulgierbarem Polyäthylenwachs, in Ggw. von Di-tert.-butylperoxyd durch Luftdurchblasen zu leicht emulgierenden hochschm. Prodd. umgewandelt. — Hochglänzende Überzüge. — Tabellen. (**D. A. S. 1 113 821** Kl. 39c vom 28/1. 1958, ausg. 14/9. 1961. **E. P. 852 432** vom 3/2. 1958, ausg. 26/10. 1960. Beide A. Prior. 11/2. 1957.) H. Schindler. 7173

Esso Research and Engineering Co. (Erfinder: Erik Gustav Marcus Tornquist, Charles William Seelbach und Arthur Walter Langer), **Katalysator für die Niederdruckpolymerisation von α-Olefinen.** Halogenide von Metallen der IV., V., VI. u. VIII. Gruppe werden mit Metallen der Gruppen II u. III unter reduzierenden Bedingungen erhitzt u. das Prod. mit einem Metallalkyl der Gruppe III aktiviert. — 142,2 (g) reines $TiCl_4$, 12 Ti-Pulver, 26,7 wasserfreies $AlCl_3$ ergeben nach 24 Std. in der Stahlbombe bei 400° einen violetten mikrokrist. Kuchen aus $TiCl_3$ u. $AlCl_3$ im Mol-Verhältnis 5:1, der leicht pulverisierbar ist u. mit $Al(C_2H_5)_3$ aktiviert wird. (**Aust. P. 224 150** vom 21/3. 1957, ausg. 22/10. 1959. A. Prior. 16/4. 1956.) H. MÖLLERING. 7173

Eastman Kodak Co., Rochester, N.Y., übert. von: Hugh J. Hagemeyer jun. und Marvin B. Edwards, Longview, Tex., V.St.A., **Katalysatorkomplex zur Olefinpolymerisation,** bestehend aus Al-Pulver, $AlCl_3$ u. V_2O_5 auf Al_2O_3 (u. SiO_2). Mengenbeispiele mit Äthylen u. Propylen, die bei 100—260° zu festen, hochmol. u. kristallinen Prodd. polymerisiert werden, deren physikal. Eigg. aus Tabellen zu entnehmen sind. (**A. P. 2 935 498** vom 1/7. 1957, ausg. 3/5. 1960.) H. SCHINDLER. 7173

Petrochemicals Ltd., London, England (Erfinder: Kenneth Leonard Fletcher), **Katalysatorsystem für Olefinpolymerisation,** bestehend 1. aus einer Verb. der Metalle der Gruppe IVa, Va, VIa, VIIa oder VIII des Period. Syst. der allg. Formel $MX_n(OR)_m$ oder $MOX_n(OR)_m$, worin M eines obiger Metalle, X = Halogen, R = aliphat., aromat. oder alicycl. Rest oder deren Derivv., m = 1 oder 2 u. n eine solche Zahl ist, daß m + n weniger als die höchste Wertigkeit von M ist, 2. aus einer Metall-Verb. obiger Gruppen des Period. Syst., jedoch soll M in höherer Wertigkeit vorliegen als in obigen Formeln, u. 3. aus einer organ. Verb. eines Metalls der Gruppen I, II oder III, bes. Al. — Nach dem Beispiel wird *Äthylen* bei ca. 80° in Ggw. eines Katalysators aus $Al(C_2H_5)_2Cl$, $Al(C_2H_5)Cl_2$, $TiCl_4$ u. $TiCl_2$-Octoxyd. Das Verhältnis von Al:Ti soll 1:3 bis 1:5 betragen. Als Lsgm. wird Isooctan verwendet. Erhöhte Ausbeute bei guten physikal. Eigg. der festen Polymerisate. (**E. P. 849 789** vom 20/10. 1958, ausg. 28/9. 1960.) H. SCHINDLER. 7173

Petrochemicals Ltd., London, England (Erfinder: Edward Teggin Borrows, Norbert Waldemar Luft und Peter Bailes), **Katalysatordispersion zur Olefinpolymerisation** nach dem ZIEGLER-Verf., bestehend aus dem Rk.-Prod. aus einem Ti-Tetraalkoxyd u. einer organ. Al-Verb. der Formel AlR_nX_{3-n}, worin R = Alkyl u. n = 1 oder 2. Die Menge Dispergiermittel, z. B. Isooctan, soll so bemessen werden, daß die End-Konz. der Ti-Verb. < 5 Millimol/Liter fl. Phase ist. — Nach dem Beispiel wird Ti-Tetraisopropoxyd mit $Al(C_2H_5)_2Cl$ bei 40° in Isooctan zur Rk. gebracht. In die entstandene Dispersion wird dann bei 40° Äthylen eingeleitet u. polymerisiert. Der Katalysator wird mit Isopropanol zersetzt u. das Polyäthylen in üblicher Weise rein erhalten. (**E. P. 851 116** vom 2/2. 1956, ausg. 12/10. 1960.) H. SCHINDLER. 7173

Imperial Chemical Industries Ltd., England, **Entfernung von Katalysatorresten aus polymeren Olefinen** (Polyäthylen, Polypropylen). Man behandelt die Polymeren in Ggw. eines KW-Stoffes in fl. Phase mit B- oder Al-Halogenid u. danach mit einem niederen Alkohol. — Eine mit $TiCl_3$ u. $Al(C_2H_5)_3$ hergestellte Suspension von Polypropylen in PAe. (Kp. 60—80°) versetzt man mit 3 g B-Trifluorätherat (oder 2 g CH_3AlCl_2) pro 400 ml Suspension, erwärmt 1 Std. auf 70°, hält nach Zusatz von 200 ml CH_3OH 15 Min. unter Rückfluß u. filtriert ab. (**F. P. 1 196 370** vom 23/5. 1958, ausg. 24/11. 1959. E. Prior. 31/5. 1957.) M. PANKOW. 7173

Goodrich-Gulf Chemicals, Inc., Cleveland, übert. von: Floyd F. Miller, Wadsworth, und David S. Couner, Avon Lake, Ohio, V.St.A., **Entfernen von Schwermetallkatalysatoren aus olefinischen Polymerisaten** aus bes. aliphat. konjugierten Dienen, z. B. Isopren. Das mittels Trialkyl-Al oder -Sn, -$TiCl_4$- oder -VCl_4-Katalysatorkomplex (I) hergestellte u. in einem fl. KW-Stoff gelöste Polymerisat wird mit einer wss. Lsg. von Weinsäure, Citronensäure oder Äthylendiaminoessigsäure unter N_2 u. sauren Bedingungen intensiv gemischt. Dann wird z. B. mit NH_4OH auf pH 7—9 eingestellt u. die alkal. Fl. mit dem I abgezogen. Aus dem organ. Lsgm. wird schließlich das weiße Polymerisat gewonnen. — Mengenbeispiele. (**A. P. 2 953 554** vom 7/8. 1956, ausg. 20/9. 1960.) H. SCHINDLER. 7173

Celanese Corp. of America, New York, N.Y., übert. von: Burton E. Cash, Pasadena, Tex., V.St.A., **Rückgewinnung von Lösungsmitteln aus der Olefinpolymerisation.** Die nach Abtrennen der Polymerisat-Lsg. im Filterkuchen verbleibenden mit Lsgm. getränkten u. den Katalysator enthaltenden Feststoffe werden in W. eingetragen u. das Lsgm. durch Dest. abgetrieben. Polymerisat, Katalysator u. W. werden dann getrennt aufgearbeitet. Verf.-Beispiel mit Polyäthylen unter Beschreibung der App. u. Zeichnung. (**A. P. 2 951 067** vom 20/11. 1957, ausg. 30/8. 1960.) H. SCHINDLER. 7173

Farbwerke Hoechst Akt.-Ges., vormals Meister Lucius & Brüning, Frankfurt/M., **Herstellung von Folien aus Polyolefinen,** dad. gek., daß man Polyolefine verwendet, deren Vernetzungsgrad > 1, bes. > 0,9% liegt, bes. Niederdruckpolyäthylen- u. -polypropylen u. deren Mischpolymerisate. (**Belg. P. 549 523** vom 13/7. 1956, ausg. 4/12. 1959. D. Prior. 13/7. 1955.) C. LÜTTGEN. 7173

Imperial Chemical Industries Ltd., England, **Polymerisieren von Äthylen** mit einem Katalysator, den man erhält, wenn man wenigstens eine Verb. eines Seltenen Erdmetalls mit wenigstens einem Hydrid, Alkylhydrid, einer Alkyl-, Cycloalkyl-, Aryl- oder Aralkyl-Verb. des Al oder mit Komplexen dieser Verbb. behandelt. — Man mischt 0,018 Mol $Al(C_2H_5)_3$ in 40 ml PAe. (Kp. 60—80°) mit 0,012 $LaCl_3$ unter N_2 18 Std. in der Kugelmühle, verd. mit 100 ml PAe. u. rührt 4½ Std. bei 20—30° unter langsamem Durchleiten eines Äthylenstromes. Das erhaltene *Polyäthylen* wird mit CH_3OH, dann mit alkohol. HCl u. zuletzt mit CH_3OH gewaschen. (**F. P. 1 198 554** vom 24/1. 1958, ausg. 8/12. 1959. E. Prior. 7/2. 1957 u. 10/1. 1958.) M. PANKOW. 7173

Ruhrchemie Akt.-Ges., Oberhausen, **Polymerisierung von Polyäthylen.** Man arbeitet nach dem im Holl. P. 95 644 beschriebenen Verf., verwendet jedoch statt 2—50 50—200 Liter O_2 je kg Katalysator. (**Holl. P. 97 609** vom 11/1. 1956, ausg. 17/4. 1961. **Zusatz zu Holl. P. 95 644; C. 1962. 3277.**) F. BÖHM. 7173

Union Carbide Corp., N.Y., übert. von: Simon L. Ruskin, New York, N.Y., V.St.A., **Herstellung von Polyäthylen** in Ggw. eines Äthyl-Ti-chlorids der Formeln C_2H_5–$TiCl_3$ oder $(C_2H_5)TiCl_2$ in Hexan (I). Die Herst. des Katalysators (II) erfolgt durch Rk. von $TiCl_4$ mit $Al(C_2H_5)_3$ in I unter N_2 u. γ-Bestrahlung von 3—25 Million Röntgen. In die Lsg. des bestrahlten II wird dann Äthylen eingeleitet u. ggf. während der Polymerisation weiter bestrahlt. Mit Methanol wird das Polyäthylen niedergeschlagen u. unter Druck zu festen harten Körpern verformt. (**A. P. 2 951 796** vom 15/12. 1955, ausg. 6/9. 1960.) H. SCHINDLER 7173.

Imperial Chemical Industries Ltd. (Erfinder: Richard Derek Mulley und Percy Arthur Small), **Katalysatoren für die Äthylenpolymerisation.** Oxyde oder Halogenide, bes. Chloride seltener Erdmetalle werden mit Al-Trialkylen, -Triarylen, -Tricycloalkylen umgesetzt. — 0,18 Mol $Al(C_2H_5)_3$ werden in 40 cm³ Leichtbenzin gelöst u. in der Kugelmühle mit 0,012 Mol $LaCl_3$ in N_2-Atmosphäre 18 Std. vermahlen. — Auch $CeCl_3$ ist geeignet. — 0,005 CeO_2 werden in Mineralöl mit 0,05 Mol $Al(C_3H_7)_3$ vermahlen. (**Aust. P. 224 134** vom 17/1. 1958, ausg. 15/10. 1959. E. Prior. 7/2. 1957.) H. MÖLLERING. 7173

Union Carbide Corp., N.Y., übert. von: Guido B. Stampa, Plainfield, und Mark J. Stanek, Summit, N.J., V.St.A., **Katalysatorgemisch für Äthylen-Buten-1-Mischpolymerisation,** bestehend aus einem Al-Trialkyl (I), einem Ti-Halogenid (II) u. einem Ti-Ester (III) der allg. Formel $Ti(OR_4)$ (R = Alkylgruppe mit C_{2-8} oder alicycl. Gruppe mit C_{4-8}). Die Mengenverhältnisse sollen bei I:III = 4:1, bei III:II = 2,5:1 bis 1:4 betragen. Als II dienen $TiCl_3$, $TiBr_3$, $TiCl_4$ oder $TiBr_4$, als III n-Butyltitanat, Tetrabutyltitanat u. Methylcyclohexyltitanat, als I Triisobutyl-Al. Von Vorteil ist die Bldg. von Buten-1 aus dem Äthylen in der gleichen Vorr. in einem Arbeitsgang. — Beispiele — Tabellen. (**A. P. 2 953 552** vom 31/7. 1958, ausg. 20/9. 1960.) H. SCHINDLER. 7173

Minnesota Mining & Mfg. Co., St. Paul, Minn., übert. von: Billy F. Landrum, Cedar Grove, N.J., und Ralph L. Herbst jun., Worcester, Mass., V.St.A., **Mischpolymerisate von Trifluorchloräthylen und Diallylmaleat,** das in Mengen von 0,1—10 Mol.-% des Monomerengemisches eingesetzt wird, erhält man bei 0—75° in wss. Medium u. in Ggw. einer Peroxy-Verb. als Katalysator. Das Prod. dient bes. zum Überziehen von Polymerisatoberflächen, z. B. polymeren Halogenolefinen, zur Herst. von Schichtkörpern aus Metall oder Textilien. — Mengenbeispiele. (**A. P. 2 951 783** vom 25/10. 1956, ausg. 6/9. 1960.) H. SCHINDLER. 7173

E. I. du Pont de Nemours & Co. (Erfinder: Paul Elliot Thomas), **Herstellung von Polytetrafluoräthylen-Feinpulver,** das auf dem Kalander unmittelbar zu nichtporösen *Folien* verarbeitet werden kann, wird durch Vermahlen von üblichem sphär. u. durch Koagulation gewonnenem Pulver mit einem Teilchendurchmesser von 0,1 bis 0,3 μ in einer Messermühle in wss. Suspension (ca. 12,5%ig.) in 10 Min. zu einem Feinpulver von „Bola-Struktur" zerkleinert. Für das Prod. ist eine negative 83/17 Methanol–Wasser-Netzbarkeit angeben. — Aus dem Feinpulver können auf üblichem Wege auch Hohlkörper, Flaschen oder dgl. hergestellt werden. (**Aust. P. 224 172** vom 7/11. 1957, ausg. 22/10. 1959. A. Prior. 15/11. 1956.) H. MÖLLERING. 7173

Sun Oil Co., Philadelphia, übert. von: Denton M. Albright, Drexel Hill, und Robert W. Shinn, Swarthmore, Pa., V.St.A., **Entfernen von metallischen Verunreinigungen aus Polypropylen** durch Lsg. in einem KW-Stoff, z. B. Isooctan, oder Dekahydronaphthalin, u. Filtration durch ein Asbestfaserbett. (**A. P. 2 935 499** vom 6/8. 1957, ausg. 3/5. 1960.) H. SCHINDLER. 7173

Solvic Soc. An. (Erfinder: Robert de Coene), Brüssel, Belgien, **Polymerisation von Vinylchlorid** in Ggw. eines Katalysators (I), dad. gek., daß man die Polymerisation in Masse oder in einem inerten organ. Lsgm. in Ggw. eines Komplexes der allg. Formel $M_xM_y^{III}R_{3y+nx}$ als I durchgeführt, worin M ein Metall der Gruppe Ia, IIa oder IIb, M^{III} ein Element der Gruppe IIIb des Period. Syst. u. R eine Alkylgruppe u./oder H bedeutet u. n = 1 oder 2 ist, je nachdem M ein Metall der Gruppe Ia oder IIa oder IIb ist, u. x u. y ganze Zahlen sind. Demnach kann der I ein Alkalimetall, Be, Mg, Zn, Cd oder Hg einerseits u. B oder Al andererseits enthalten. Nach den Beispielen werden Methylborhydrid des Li oder Be, Na-Al-tetraäthyl u. MgBH eingesetzt. Als weitere B-Derivv. werden solche der Formel $B_2R_mH_p$ verwendet, worin R = Alkyl, p = 1 oder >1 u. m + p = 6 sind. Als solche sind $B_2H_4(CH_3)_2$ u. $NaBH_4$ genannt. Schließlich kann auch ein I-Gemisch aus einem Ag-Salz u. einer organ. Sb-Verb. angewendet werden, das z. B. aus 25—50 Gew.-% $AgNO_3$ u. Sb-tri-n-propyl besteht. Die Polymeren zeichnen sich durch hohe Kristallinität u. hohe therm. Widerstandsfähigkeit aus. (**D. A. S. 1 114 322** Kl. 39c vom 17/3. 1959, ausg. 28/9. 1961. **E. PP. 842 846** vom 23/3. 1959, ausg. 27/7. 1960 u. **843 170** vom 23/3. 1959, ausg. 4/8. 1960. Alle Belg. Prior. 5/4. 1958.) H. SCHINDLER. 7173

Kurashiki Rayon Co. Ltd., Kurashiki (Erfinder: Kiyokazu Imai, Kurashiki City, und Unpei Maeda, Soja City), Japan, **Polymerisation von Vinylestern,** dad. gek., daß diese in Ggw. von Äthylencarbonat (I) polymerisiert werden. In gleicher Weise können solche Nitrile verwendet werden, die nicht mit den Vinylestern mischpolymerisieren. — Beispiele mit Vinylacetat, das in Ggw. von Azo-bis-isobutyronitril als Katalysator u. I bzw. Acetonitril polymerisiert wird u. nach Verseifung zum Polyvinylalkohol eine nicht gelierende wss. Lsg. ergibt. (**D. A. S. 1 094 461** Kl. 39c vom 13/10. 1959, ausg. 8/12. 1960. **E. PP. 866 881** u. **866 882** vom 5/10. 1959, ausg. 3/5. 1961. Alle Jap. Prior. 14/10. 1958.) H. SCHINDLER. 7173

Esso Research and Engineering Co., Del., übert. von: James F. Black, Roselle, William C. Hollyday jun., Fanwood, und Donald A. Guthrie, Cranford, N.J., V.St.A., **Polymerisation von 2-Äthylhexansäurevinylester** erfolgt in einem desoxygenierten Weißöl (I), einem Mineraldestillat mit Kp. 500—750° F, bei 0—250° F mit γ-Strahlen von $5 \cdot 10^4$ bis $5 \cdot 10^7$ r. Bes. wird das Gemisch von 30 (%) Monomeres u. 70 I der Bestrahlung unterworfen. — Mengenbeispiele entsprechend den variablen Faktoren u. Tabellen über die Konversionsmenge u. Viscosität der Polymerisate. (**A. P. 2 955 995** vom 2/12. 1955, ausg. 11/10. 1960.) H. SCHINDLER. 7173

Union Carbide Corp., N.Y., übert. von: Frederick C. Frostick jun. und Benjamin Phillips, Charleston, W.Va., V.St.A., **Mischpolymerisate aus Vinylchlorid und Alkenylestern des 3.4-Epoxidcyclohexan-1.1-dimethanols** der allg. Formel I, worin R_2 bis R_6 = H oder Alkylgruppen u. n = 2—8 ist. Nach dem Beispiel wird das *3.4-Epoxycyclohexan-1.1-dimethanoldicrotonat,* Kp.$_2$ 175—200°, als Komponente verwendet, das durch Rk. von Peressigsäure in Äthylacetat mit 3-Cyclohexen-1.1-dimethanoldicrotonat bei 45—50° erhalten wird. Das Rk.-Gemisch wird in Äthylbenzol gegeben u. unter Rückfluß bei 25 mm Hg erhitzt, wobei das Lsgm., Essigsäure u. andere niedrig sd. Prodd. abdest. u. das Prod. als viscose Fl. erhalten wird. Die Mischpolymerisation findet dann in Ggw. von Diacetylperoxyd bei ca. 50° statt. Die Prodd. eignen sich bes. als *Behälterinnen-* oder *-außenwandschutzüberzüge* u. als *Imprägniermittel* für Papier, Leder oder Textilien. — Tabelle. (**A. P. 2 953 550** vom 31/12. 1957, ausg. 20/9. 1960.)

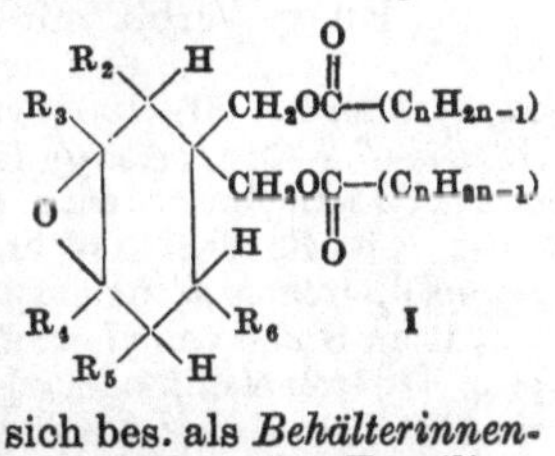
I

H. SCHINDLER. 7173

Dow Chemical Co., Midland, übert. von: William G. MacPherson, Bay City, und Clarence D. Parker, Gladwin, Mich., V.St.A., **Herstellung kristalliner Mischpolymerisate aus Vinylidenchlorid und Acrylnitril** (I) im Verhältnis von ca. 70 zu ca. 30% erfolgt in Emulsionspolymerisation u. in Ggw. von z. B. H_2O_2 u. $Fe(NO_3)_3$ in der Weise, daß zunächst nicht >20% des Monomerengemisches in das Medium eingeführt werden. Nachdem der sich einstellende Sättigungsdruck wieder um ca. 1 lbs./sq. in gefallen ist, wird weiter das Gemisch zugegeben, so daß der Druck konst. gehalten wird. Hierbei sollen >50—100% I, bezogen auf die Menge im Mischpolymerisat, als Anfangsrate eingesetzt werden. Man erreicht dadurch eine größere Homogenität des gebildeten Latex. — Tabelle. (**A. P. 2 956 047** vom 10/12. 1956, ausg. 11/10. 1960.) H. SCHINDLER. 7173

Dow Chemical Co., Midland, Mich., übert. von: Forrest A. Ehlers, Walnut Creek, Calif., V.St.A., **Anfärbbare Mischpolymerisate von N-Vinyl-3-morpholinon** der allg. Formel I (X = H, Alkyl C_{1-4} oder Aryl C_{6-10}) mit einem polyfunktionellen, äthylen.

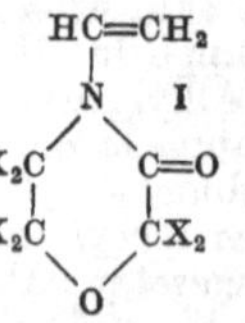
I

ungesätt. Monomeren, bes. Methylen-bis-acrylamid, Divinylbenzol, Diallylglycerin, Tetraäthylenglykoldimethacrylat oder Triallylcyanurat. Das Verf. wird bes. in wss. Medium u. in Ggw. von organ. Peroxyden bei ca. 50° durchgeführt. Die Monomeren erhält man durch Vinylierung von 3-Morpholinonen mit Acetylen. Die Anfärbbarkeit der wasserunlösl. u. vernetzten Prodd. wird durch Zusatz faserbildender Polymerer, bes. Polyacrylnitril, erhöht. Beispiele, Tabelle. (**A. P. 2 952 668** vom 16/4. 1958, ausg. 13/9. 1960.) H. SCHINDLER. 7173

E. I. du Pont de Nemours & Co., Wilmington, Del., übert. von: Edward P. Czerwin, Niagara Falls, N.Y., V.St.A., **Stabilisieren von Polyvinylalkohol gegen Verfärbungen** durch Zusatz von 0,05—5, bes. 0,05—0,5% Formamidinsulfinsäure. (**A. P. 2 844 563** vom 30/3. 1956, ausg. 22/7. 1958.) C. LÜTTGEN. 7173

Carlisle Chemical Works, Inc., Reading, Ohio, V.St.A., **Stabilisieren von halogenhaltigen Harzen,** wie *Polyvinylchlorid*, mittels organ. Phosphite, die man aus 1 oder mehr Epoxy-Verbb. oder polymerisierbaren Diepoxy-Verbb. mit PCl_3 erhält u. bes. solchen, die in allen Estergruppen Halogen enthalten. — 180 g Propylenoxyd u. 137,4 g PCl_3 gibt man bei von 25—40° steigender Temp. in 2½ Std. zusammen, hält 1 Std. unter Rückfluß, rührt die Lsg. mit 5 g trocknem Na_2CO_3 durch, filtriert u. erhält *Tris-[2-chlorpropyl]-phosphit*, Kp.$_5$ 152°, D.^{20} 1,2723, n^{20} 1,4597, vermutlich eine Mischung der Isomeren $P[OCH_2CH(CH_3)Cl]_3$ u. $P[OCH(CH_3)CH_2Cl]_3$ — Ferner werden Mischungen der Isomeren $P(OCH_2CHClCH_2Cl)_3$ u. $P[OCH(CH_2Cl)CH_2Cl]_3$, D. 1,4494, n 1,5129, sowie Verbb. der Formel $(ClH_{16}C_8O)_2POCH_2CH(CH_3)Cl$ oder $(ClH_{16}C_8O)_2POCH(CH_3)CH_2Cl$, D. 1,0975, $P(OCH_2CHClC_6H_5)_3$ oder $P[OCH(C_6H_5)CH_2Cl]_3$, D. 1,2553, n 1,5758, $P[OCH \cdot (CH_2Cl)CH_2OCH_2CH{=}CH_2]_3$ oder $P(OCH_2CHClCH_2OCH_2CH{=}CH_2)_3$, D. 1,1954, n 1,4877, *Bis-[2-(chlorpropyl-(1))-octyl]-[2-chlor-9-carboxynonyl]-phosphit*, D. 1,1033, n 1,4759, hergestellt. (**Jap. A. S. 37/1960** vom 13/1. 1956, ausg. 5/1. 1960.)
M. PANKOW. 7173

Metal & Thermit Corp., Rahway, N.J. (Erfinder: Gerry P. Mack, Jackson Heights, N.Y.), V.St.A., **Herstellung von Epoxygruppen enthaltenden Organozinnverbindungen,** bei denen das Sn-Atom direkt oder über O, S oder N an einen Epoxygruppen enthaltenden Rest gebunden ist, dad. gek., daß man Organo-Sn-oxyde, -sulfide, -hydroxyde oder -halogenide mit organ. Verbb. umsetzt, die eine funktionelle Gruppe enthalten, die mit den Organo-Sn-Verbb. reagiert u. außerdem eine oder mehrere Epoxygruppen oder eine oder mehrere Äthylenbindungen enthalten, die anschließend epoxydiert werden. Geeignete Verbb. sind z. B. Ester mit Epoxygruppen oder Äthylenresten, Epoxy-Verbb. mit akt. H-Atomen, Alkalisalze von Verbb. mit Epoxygruppen oder Äthylenresten. — Durch Rk. von 0,1 (Mol) Dibutylzinndimethoxyd mit 0,2 5.6-Epoxyoctanol bei 90—100° erhält man unter Abspaltung von CH_3OH in 95%ig. Ausbeute fl. *Bis-(5.6-epoxyoctoxy)-dibutylstannan*; durch Rk. von 1 (Mol) Dibutylzinnoxyd (**I**) mit 1 Dodecylmercaptan (**II**) u. dann mit 1 N-(2.3-Epoxypropyl)-p-toluolsulfonamid unter Rückfluß bei 105° erhält man *Dibutylzinn-S-(dodecylmercaptido)-N-[N-(2.3-epoxypropyl]-p-toluolsulfonamid]*, bräunliche, feste Masse; bei Verw. von Isooctylmercaptoacetat an Stelle von **II** erhält man *Dibutylzinn-S-(isooctylmercaptoacetat)-N-[N-2.3-epoxypropyl)-p-toluolsulfonamid]*; **I** + N-(2.3-Epoxypropyl)-p-toluolsulfonamid → *Dibutylzinn-N.N'-bis-[N-(2.3-epoxypropyl)-p-toluolsulfonamid]*, bräunliches Pulver. *Stabilisatoren* für bes. *halogenhaltige Vinylharze*. (**D. A. S. 1 116 666** Kl. 12o vom 19/7. 1957, ausg. 9/11. 1961. **E. P. 862 430** vom 19/7. 1957, ausg. 8/3. 1961. Beide A. Prior. 20/7. 1956.) J. MÜHLEISEN. 7173

General Aniline & Film Corp., New York, N.Y., übert. von: Harry D. Anspon, Easton, Pa., V.St.A., **Polymerisation von Methyl-α-fluoracrylat** erfolgt entweder in 3 Stufen durch UV-Bestrahlen bei Raum-Temp. für ca. 8 Std., dann Erwärmen auf ca. 100° für 12 Std. u. schließlich Erhitzen auf ca. 190° für ca. 3 Std. oder in 2 Stufen durch Bestrahlen bei Raum-Temp. für ca. 20 Std. u. Auspolymerisieren bei ca. 180° während ca. 4 Stunden. — Mengen- u. Zeitbeispiele. Die prakt. farblosen Polymerisate sind sehr lichtdurchlässig u. -beständig. (**A. P. 2 956 939** vom 18/4. 1958, ausg. 18/10. 1960.) H. SCHINDLER. 7173

Stockholms Superfosfat Fabriks A/B, Stockholm, Schweden, **Mischpolymerisation** in Ggw. von *Polyacrylnitril*. Zunächst wird Acrylnitril, ggf. zusammen mit Acrylsäure, (Meth-)-Acrylat, (Meth-)-Acrylamid, Methacrylnitril, Styrolsulfonsäure, Vinylpyridin oder Vinylacetat, in wss. Dispersion bei pH 2—6, bes. 3—5 u. in Ggw. von Persulfaten oder Peroxyden als Katalysatoren vollständig (misch-)polymerisiert. Dann wird das pH auf 7—12, bes. 8—10, eingestellt u. nach Zusatz von 5—50 Gew.-% Vinylchlorid oder Vinylidenchlorid zu Ende polymerisiert. Beispiele, Filme u. Fasern mit verminderter Entflammbarkeit u. erhöhter Wärmebeständigkeit. (**E. P. 848 606** vom 25/8. 1958, ausg. 21/9. 1960. Schwed. Prior. 2/9. 1957.) H. SCHINDLER. 7173

Dow Chemical Co., Midland, Mich., übert. von: Ardy Armen, Concord, und Robert E. Gentry jun., Pleasant Hill, Calif., V.St.A., **(Misch-)Polymerisate von Pentachlorphenylestern der Thioacryl- oder Thiomethacrylsäure.** Die Herst. der Ausgangsstoffe erfolgt durch Rk. von Pentachlorthiophenol mit Acryl- bzw. Methacrylchlorid in Ggw. von NaOH bei 25°. *Pentachlorphenylthioacrylat*, F. 101—103°; *Pentachlorphenylthiomethacrylat*, F. 98—100°. Diese Verbb. werden für sich oder mit Styrol u./oder Acrylnitril oder Methylmethacrylat in Ggw. von Azo-bis-isobutyronitril (misch-) polymerisiert. — Beispiele für Massen-, Lsg.- u. Emulsionspolymerisation. *Nicht brennbare Produkte.* (**A. P. 2 945 843** vom 28/3. 1957, ausg. 19/7. 1960.) H. SCHINDLER. 7173

Monsanto Chemicals Ltd. (Erfinder: David Samuel Petrie Roebuck), **Herstellung von Pfropfpolymerisaten.** Man bestrahlt Dispersionen von Polymeren (I) z. B. Polystyrol oder Styrol–Butadien-Mischpolymerisate, mit γ-Strahlen, gibt eine monomere Verb. (II) zu u. polymerisiert bei Zimmertemperatur. Man nimmt an, daß sich durch die Bestrahlung in dem I freie Radikale bilden, die zu neuen Bindungen mit der II in der Lage sind unter Bldg. verzweigtkettiger Produkte. (**Aust. P. 229 847** vom 13/3. 1958, ausg. 8/9. 1960.) C. LÜTTGEN. 7173

American Cyanamid Co., New York, N.Y., übert. von: William Kammerer, Bethesda, Md., V.St.A., **Herstellung von Alkydharzen** unter Verw. von Diglycidyl-Verbb. (I), wie Diglycidyläther von Alkandiolen oder Diglycidylester von Dicarbonsäuren, bes. Phthalsäure. Zunächst wird ein mehrwertiger Alkohol u. eine Polycarbonsäure ohne olefin. Bindungen bei $>200°$ so weit verestert, bis keine freie OH-Gruppe mehr vorhanden ist u. die SZ. 15—50 beträgt. Dann wird der Polyester bei 130—260° mit einer I umgesetzt bis die SZ. höchstens 13 beträgt. Modifikation mit z. B. C_{8-18}-Fettsäuren ist vorgesehen. Als Ausgangsstoffe dienen z. B. Phthalsäureanhydrid, Pentaerythrit u. Sojaöl sowie Sojafettsäuren. Die Rk. des Esters erfolgt dann mit Diglycidylphthalat. Weitere I sind z. B. Diglycidyläther des Äthylenglykols, des Propandiol-1.3 u. des 2-Äthyl-2-butylpropandiol-1.3. Das Verf. zeichnet sich durch geringeren Zeit- u. Wärmeaufwand aus. (**A. P. 2 951 049** vom 12/4. 1957, ausg. 30/8. 1960.) H. SCHINDLER. 7177

Columbia-Southern Chemical Corp., Pittsburgh, Pa. (Erfinder: Henry Conrad Stevens, Akron, Ohio), V.St.A., **Herstellung hochmolekularer Polyester.** Man erhitzt eine Mischung aus 1.2-Epoxyd u. CO_2, die 0,01—0,2 Mol (pro Mol Epoxyd) einer organ. Verb. mit 2—4 akt. H-Atomen (z. B. eines mehrwertigen Alkohols) enthält, $>100°$, aber unterhalb der Temp., bei der das Polycarbonat sich zu zersetzen beginnt, bei Überdruck. Die *Polyester* haben ein Molgew. von 700—5000, eine OH-Zahl von 20 bis 170 u. bei Verw. von Äthylenoxyd die Struktur $HO\cdots(C_2H_4O)_m\cdot CO\cdot O(C_2H_4O)_nCO\cdot O\cdot(C_2H_4)_o\cdots OH$ (m, n, o = ganze Zahlen $\geqq 1$) u. sind viscose Fll. bis wachsartige Massen; die Rk. kann durch bas. Katalysatoren verbessert werden. Die OH-Gruppen der Polymeren können mit mehrbas. Säuren zu *Alkydharzen* oder mit Isocyanaten zu *Urethanen*, die gummiartige Massen darstellen, auch in Ggw. von etwas W. zur Gewinnung von *Schaumstoffen* kondensiert werden. — 44 (g) Äthylenoxyd, 11 Trockeneis, 5 Triäthylenglykol u. 0,1 K_2CO_3 erhitzt man 6 Std. im geschlossenen Gefäß auf 155° bei 36,88 kg/cm². Der Inhalt wird bei Unterdruck fraktioniert: Wachsartige Masse; Molgew. 1500 (F. P. 1 182 437 u. Jap. A. S. 10 646/1959). — Man kann auch ein cycl. Carbonat mit einem 5-gliedrigen Ring mit dem 1.2-Epoxyd u. der obengenannten organ. Verb. in Ggw. eines bas. Katalysators auf die obengenannte Temp. (100—220°) erhitzen. — Man erhitzt 49 Äthylenoxyd, 22 Äthylencarbonat, 0,1 K_2CO_3 u. 3,1 Äthylenglykol 12 Std. bei 150° u. zunächst 22 kg/cm², zuletzt 7,3 kg/cm². Man entfernt Flüchtiges durch Dest. bei Unterdruck u. erhält ein *Polycarbonat* mit Molgew. 1200 (F. P. 1 182 438 u. Jap. A. S. 10 647/1959). — Man kann auch ein cycl. Carbonat mit 0,01—0,2, bes. 0,02—0,1 Mol (pro Mol des Carbonats) eines mehrwertigen Alkohols in Ggw. eines bas. Katalysators unter den oben genannten Temp.-Bedingungen unter CO_2-Abgabe erhitzen. — 68,5 Äthylencarbonat, 3,1 Äthylenglykol u. 0,1 K_2CO_3 erhitzt man 24 Std. bei 2,8 kg/cm² Anfangs-, 6,9 kg/cm² Enddruck bei 200°, reinigt das Prod. bei Unterdruck. Dest. (160°, 2 mm) u. erhält ein fl. *Polycarbonat* vom Molgew. 710. (F. P. 1 182 439). (**F. PP. 1 182 437, 1 182 438** u. **1 182 439** vom 13/8. 1957, ausg. 25/6. 1959. **Jap. A. SS. 10 646/1959** u. **10 647/1959** vom 5/10. 1957, ausg. 10/12. 1959. Alle A. Prior. 5/10. 1956.) M. PANKOW. 7177

Imperial Chemical Industries Ltd., London, England, **Herstellung makromolekularer Polyester von Terephthalsäure** (I) durch Umesterung eines I-Alkylesters mit einem Glykol u. nachfolgende Polykondensation. Man erhält bes. helle Prodd., wenn man als Umesterungskatalysatoren Zn-Acetat verwendet, u. zwar in einer solchen Menge, daß das Endprod. <0,1 Gew.-% Zn enthält. (**Holl. P. 97 390** vom 19/2. 1954, ausg. 15/3. 1961. E. Prior. 27/2. 1953.) F. Böhm. 7177

Farbenfabriken Bayer Akt.-Ges., Leverkusen (Erfinder: Ludwig Bottenbruch und Hermann Schnell), **Herstellung linearer, kristallisierender Polycarbonate** durch Rk. organ. Dihydroxy-Verbb. mit $COCl_2$ oder mit Bis-chlorkohlensäureestern organ. Dihydroxy-Verbb. in Ggw. säurebindender Mittel u. solcher indifferenter organ. Lsgm., daß die Polycarbonate als harte, jedoch krümelbare Massen auskristallisieren. Solche Lsgm. sind CH_2Cl_2, Chlf., Bzl., Toluol, Xylol, Chlorbenzol, Butylacetat, Glykolmonomethylätheracetat, Dibutyläther, Anisol. — Eine aus 137,5 g 2.2-Bis-[4-hydroxyphenyl]-propan mit $COCl_2$ in NaOH u. 330 g CH_2Cl_2 erhaltene hochviscose Lsg. wird mit W. elektrolytfrei gewaschen. Die zunächst noch plast. Masse erstarrt in 6—8 Std. zu einem harten Prod. das zerkleinert u. gewaschen wird. (**F. P. 1 228 479** vom 24/4. 1959, ausg. 31/8. 1960. **Oe. P. 212 020** vom 7/4. 1959, ausg. 25/11. 1960. Beide D. Prior. 23/6. 1958.) M. Pankow. 7177

Farbenfabriken Bayer Akt.-Ges., Leverkusen, **Schaumstoffe aus hochmolekularen thermoplastischen Polycarbonaten**, bes. *Poly-[2.2-(4.4'-diphenyl)-propan]-carbonat* (I). Man mischt die Stoffe bei Schmelztemp. mit inerten verdampfbaren Fll. oder Gasen, verformt u. läßt abkühlen. — 85 g I, K-Wert 55, werden mit 18 g Cyclohexan 1½ Std. im Autoklaven in einer N_2-Atmosphäre unter einem Druck von 20—25 atü auf 245—255° erhitzt. Man läßt unter Druck abkühlen. Die Masse wird zerkleinert, in die gewünschte Form gebracht u. auf 150° erhitzt. Der gebildete Schaumstoff hat eine Dichte von 0,25. (**Ind. P. 62 004** vom 15/10. 1957, ausg. 9/5. 1960. E. Prior. 2/8. 1957.) C. Lüttgen. 7177

Deutsche Gold- und Silber-Scheideanstalt vormals Roessler, Frankfurt/M. (Erfinder: Karlheinz Rink, Hanau/M.), **Herstellung von α-Chlorallylestern der Essigsäure oder der Kieselsäure**, dad. gek., daß Acrolein mit Acetylchlorid oder mit $SiCl_4$, bes. in äquimol. Verhältnissen umgesetzt werden, zweckmäßig in Ggw. eines indifferenten Verdünnungsmittels (Ae., Dioxan, Aceton, Methylacetat) bei 0—60°, bes. bei 20—40°. Man erhält α-Chlorallylacetat, $Kp._{760}$ 106—107°, mit 80—90%ig. Ausbeute bzw. Tetra-(α-chlorallyl)-silicat als schwachbräunlich gefärbtes viscoses Öl. Geeignet als *Vernetzungskomponenten für Mischpolymerisationen*, z. B. von Polyesterharzen oder von Acrolein mit Polymethylmethacrylat oder mit Polyvinylchlorid. (**D. A. S. 1 101 402** Kl. 12o vom 7/6. 1958, ausg. 9/3. 1961.) W. Gräger. 7177

Pittsburgh Plate Glass Co., Pittsburgh, Pa., V.St.A., **Polymerisationsbeschleunigung** bei der Mischpolymerisation eines Polyglykolesters einer α.β-ungesätt. Dicarbonsäure u. einer die $CH_2{=}C{<}$-Gruppe enthaltenden Verb. in Ggw. eines organ. Peroxydkatalysators durch Zusatz von >0,001 Gew.-% eines Aminsalzes, bes. Pyridin- oder Dimethylanilinhydrochlorid. Gleichzeitig sind Chinone, Hydrochinone oder 2wertige Phenole als Gelatinierungsinhibitoren zugegen. Als Komponenten sind in den Beispielen Polyester von Propylenglykol, Malein- u. Phthalsäure einerseits u. Styrol andererseits genannt. — Wärmehärtbare Harze bes. für Formprodukte. (**E. P. 842 900** vom 15/1. 1957, ausg. 27/7. 1960. A. Prior. 9/3. 1956. **Zusatz zu E. P. 768 957; C. 1958. 7333.**) H. Schindler. 7177

Badische Anilin- & Soda-Fabrik Akt.-Ges., Ludwigshafen/Rh. (Erfinder: Lothar Keller, Ludwigshafen/Rh., Hans Reinhard, Mannheim, Rolf Petri, Hans Sander, Ludwigshafen/Rh., und Ferdinand Meyer, Ziegelhausen), **Poröse Kunststoffe auf Grundlage von Polyepoxyden** erhält man gemäß D. A. S. 1 102 390 unter Zusatz von weiteren organ. Lsgm. mit Kp. 50—150°, bes. A., zu der aufschäumbaren Masse. — Als Treibmittel für die wss. Polyepoxyddispersionen wird ausschließlich H_2O_2 verwendet. (**D. A. SS. 1 110 408** Kl. 39b vom 11/12. 1959, ausg. 6/7. 1961. **Zusatz zu D. A. S. 1 102 390; C. 1962. 2561** u. **1 110 860** Kl. 39b vom 27/1. 1960, ausg. 13/7. 1961. **Zusatz zu D. A. S. 1 080 774; C. 1961. 677.**) G. Tewes. 7177

Imperial Chemical Industries Ltd., England, **Polyesterurethan-Schaumstoffe** erhält man durch Rk. von NCO-Gruppen aufweisenden Polyesterurethanen mit einem Gemisch aus Polyester u. W. in Ggw. von Beschleunigern, wobei bei der Herst. der Vorpolymerisate 4—20 Mol Polyisocyanat angewendet wird. — 50 (Teile) Polymischester (I; aus Adipinsäure, Diäthylenglykol u. Pentaerythrit; OH-Zahl 62,6; SZ. 5,7) u. 42 Toluylendiisocyanat werden unter N_2-Atmosphäre 1 Std. auf 110° erwärmt. Nach dem Erkalten verschäumt man 92 des Prod. mit 54,6 eines Gemisches aus 50 I, 0,6 N.N-Dimethylcyclohexylamin, 1 Kondensat aus einem Alkylphenol u. Äthylenoxyd u. 3 Wasser. (**F. P. 1 246 599** vom 30/1. 1960, ausg. 8/2. 1961. E. Prior. 30/1., 19/8. u. 29/12. 1959.) G. Tewes. 7181

D. Napier & Son Ltd., London (Erfinder: Donald Noel Hunter, Leagrave), England, **Polyurethanschaumstoffe** erhält man durch Rk. von Kondens.-Prodd. (I) aus Verätherungs-Prodd., wie mindestens 3 Hydroxylgruppen aufweisender Alkohole mit Rizinusöl, mit überschüssigen Mengen einer oder mehrerer gesätt. Dicarbonsäuren zusammen mit Polyisocyanaten, ggf. 0,6 Teile/1 Teil Polyester. **I**: SZ 35 bis 40. — Herst. von *Versteifungen* für dünne Schalengebilde, schallschluckende *Zwischenwände, Ausfüllen* von Maschinenteilen. (**D. A. S. 1 117 301** Kl. 39b vom 5/1. 1957, ausg. 16/11. 1961. E. Prior. 6/1. 1956.) E. DÖRFEL. 7181

E. I. du Pont de Nemours & Co. (Erfinder: Guenther Kurt Hoeschele), Wilmington, Del., V.St.A., **Stabilisierungsmittel für kettenverlängerte Polyurethanharze.** Der D. A. S. 1 106 490 ist nachzutragen, daß an Stelle der 0,1—2,0% der

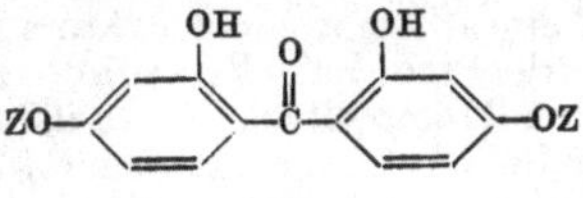
I

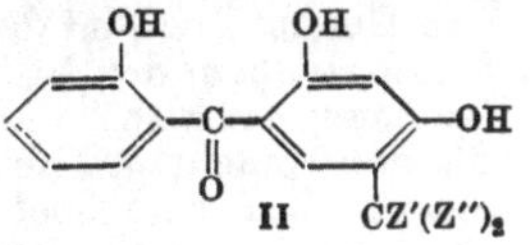
II

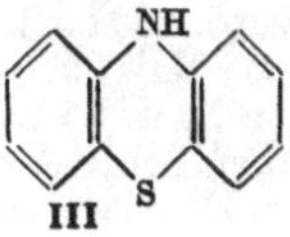
III

phenol. Verbb. zusammen mit den 2.2′-Dihydroxybenzophenonen der allg. Formel **I** oder **II** (Z u. Z′ = H oder niedriger Alkylrest. Z″ = niedriger Alkylrest). N-haltige Verbb. der allg. Formeln **III** oder **IV** verwendet werden können, worin Q = H oder ein Rest der Formel **A** ist. (**D. A. S. 1 117 865** Kl. 39b vom 16/1. 1959, ausg. 23/11. 1961. A. Prior. 16/1. u. 20/10. 1958.)

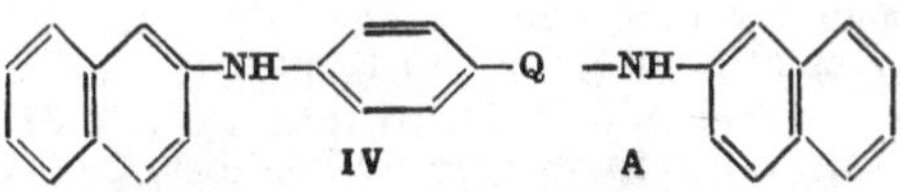
IV A

E. DÖRFEL. 7181

Soc. An. des Pneumatiques Dunlop, Frankreich, **Verwertung von Polyurethanschaumstoff-Abfällen.** Die bei der Herst. von Schaumstoffen aus Polyätherurethanen anfallenden Abschnitte werden ggf. im Gemisch mit Schwammkautschuk, in stückiger Form (3—5 cm^3) mit ggf. tert. Amine als Katalysator enthaltenden Vorpolymerisaten (Viscosität 6000—15000 cP; NCO-Gruppen-Geh. 8,5%) aus linearen oder verzweigten Polyäthern u. Polyisocyanaten unter Druck in einer Metallform durch 10 bis 60 Min. dauerndes Erhitzen auf 100° verklebt. Man kann die Masse auch an der Luft erhitzen, wobei jedoch dem Bindemittel 5—15% W. unter zusätzlicher Schaum-Bldg. zugegeben werden. (**F. P. 1 241 750** vom 21/7. 1959, ausg. 16/8. 1960.) G. TEWES. 7181

Deutsche Rhodiaceta Akt.-Ges., Freiburg (Erfinder: Arnulf Sippel, Freiburg, und Günther Cordes, Kappel/Freiburg), **Erhöht lichtbeständige Polyamide** (I) erhält man durch Rk. von I mit reaktionsfähigen Triazinen mit lichtschutzwirksamen Substituenten, wie Polyoxybenzophenone u. Benztriazolen bzw. Benzoxazolen. (**D. A. S. 1 116 393** Kl. 39b vom 14/11. 1959, ausg. 2/11. 1961.) E. DÖRFEL. 7181

E. I. du Pont de Nemours & Co., übert. von: Joseph Zimmermann, Wilmington, Del., V.St.A., **Gellösende beziehungsweise gelbildungsverhütende Mittel in Schmelzen von Polyhexamethylenadipamid** sind wenigstens 2 (15—50)% bei 282° fl., nicht >250° sd. aliphat. Dicarbonsäuren mit 5—10 C-Atomen, aliphat. Monocarbonsäuren mit 9—20 C-Atomen u. Carbonsäuren mit einem aromat. Rest, wie Stearin-, Öl-, Glutar-, Kork-, Adipin-, Azelain-, α-Methylkork-, Benzoe- u. Phthalsäure. Sie werden der geschmolzenen Masse bei einer Temp. von 282° in Autoklaven oder Strangpressen zugegeben. — Herst. von *Fäden* u. *Folien.* (**A. P. 2 951 777** vom 30/6. 1955, ausg. 6/9. 1960.) G. TEWES. 7181

Monsanto Chemical Co., übert. von: George L. Wesp, Dayton, Ohio, V.St.A., **Vernetzbare, lineare Polythioharnstoffe enthaltende Massen** enthalten bes. aus CS_2 u. Diaminen hergestellte Kunstharze (I) u. Polyepoxyde (II), wie Epoxyharze von Diphenolen, Kondensate aus Epichlorhydrin u. NH_3, Vinylcyclohexendioxyd, Diepoxyde der Bis-cyclopentenyläther, Bis-(4-glycidyloxyphenyl)-sulfon, Diepoxyester mehrbas. Carbonsäuren, epoxydierte Fettsäureester usw., bes. im Verhältnis 5:95 bis 95:5, ggf. neben Lsgm. (Dimethylformamid), Antioxydationsmittel(2-Mercaptobenzothiazol) für die **I** u. Härter für die **II** (Diaminopropylamin u. Melamin-CH_2O-Kondensate). Das Aushärten der z. B. zur Herst. von Preßkörpern, Folien, Fäden, Überzügen u. Kleb-Verbb. dienenden Massen erfolgt bes. bei 55—105°. — An Stelle der **II** werden niedermol. Thioplaste (*Thiokole*), ggf. zusätzlich noch **II** oder Phenol-CH_2O-Kondensate (Novolake u. Resole) verwendet. (**A. PP. 2 957 844, 2 957 845** u. **2 957 846** vom 31/12. 1958, ausg. 25/10. 1960.) G. TEWES. 7181

Karl Elbel, Wesseling, Bez. Köln, **Kontinuierliche Herstellung von direkt oder indirekt härtbaren Kondensationskunstharzen** aus Aldehyden, bes. Formaldehyd, mit ein- oder mehrwertigen Phenolen u./oder Harnstoffen u./oder Melamin u./oder Dicyandiamid u./oder Guanidinsalzen u./oder anderen Aminen u./oder Derivv. vorst. genannter Rk.-Komponenten mit oder ohne Beschleuniger bei erhöhten Tempp., dad. gek., daß die Kondens. stetig mit kleinen Anteilen der Rk.-Komponenten bei 120—300°, bes. 140 bis 250° u. bei Drücken von 5—50°, bes. 10—25 atü, durchgeführt wird, indem die Rk.-Komponenten in dünner Schicht gleichmäßig auf eine auf Rk.-Temp. erhitzte Fläche aufgebracht werden u. das Rk.-Prod. nach Erreichen des durch Einstellung der Temp.-Höhe u. Bemessung der Verweilzeit bestimmten Kondens.-Grades abgeführt wird. — Eine Lsg. von 70 kg Krisol in 64 kg 35%ig. Formaldehyd u. 3,5 *l* 30%ig. NH_3 wird bei einem der Dampftension dieses Gemisches bei einer Rk.-Temp. von 160° entsprechenden Druck mit std. 200 kg Durchsatz an Gesamt-Lsg. auf den Kopf eines Dünnschichtreaktors von 1,5 m^2 Heizfläche gebracht, in welchem das zu reagierende Prod. eine Verweilzeit zwischen 10 u. 25 Sek. hat. Die Emulsion wird dann auf einen Trommeltrockner in 0,2 mm starker Schicht gleichmäßig aufgebracht u. binnen 5—8 Sek. bei 180° entwässert. Das Harz läuft als viscose Schmelze ab u. wird über Kühlwalzen geleitet, von denen es die Messer als großflächige dünne Schuppen abnehmen. Das Harz hat einen Erweichungspunkt von 50—60° u. ist in Spiritus vollkommen löslich. (**D. A. S. 1 097 676** Kl. 39c vom 30/7. 1955, ausg. 19/1. 1961.) W. Schlitt. 7181

Sheetwood Products Co., V.St.A., **Gewinnung von Lignosulfonaten aus Sulfitzellstoffablaugen,** welche bes. Ca-, Mg- oder NH_4-Lignosulfonate neben hygroskop. Zuckerstoffen enthalten, durch Extraktion der eingedickten Ablaugen mit fl. NH_3. Dabei werden die Verunreinigungen gelöst u. die Lignosulfonate bleiben zurück. Der Lignosulfonatrückstand wird mit Formaldehyd u. Aceton oder mit Harnstoff u. Dicyandiamid unter Rückfluß erhitzt u. dabei ein wärmehärtbares *Harz* gebildet. (**F. P. 1 221 222** vom 4/3. 1959, ausg. 31/5. 1960.) M. F. Müller. 7199

Imperial Chemical Industries Ltd. (Erfinder: John Atton Fendley), **Formbares thermoplastisches Gemisch,** bestehend aus 25—90 (%) eines nichtkautschukartigen Mischpolymerisats (**I**) aus 50—85 Styrol u. 50—15 Acrylnitril u./oder Methacrylnitril (**II**) u. 75—10 eines kautschukartigen **I** aus 1.3-Butadien, **II** u. evtl. 0,1—5 Divinylbenzol oder Glykoldimethacrylat. (**Aust. P. 227 801** vom 6/5. 1958, ausg. 12/5. 1960. **Ind. P. 63 820** vom 23/4. 1958, ausg. 24/6. 1960. Beide E. Prior. 8/5. 1957.) C. Lüttgen. 7205

Chemical Development Corp., Danvers, Mass., V.St.A., **Metallhaltige Kunststoffmasse zur Herstellung von Formkörpern,** bestehend aus 1 (Teil) eines polymerisierbaren Epoxydharzes (**I**) u. bis zu 19 eines Metallpulvers (**II**), z. B. Fe, Cu, Al, Stahl, der mit amorpher SiO_2 oder Ruß (**III**) die Konsistenz eines Kittes gegeben wurde. Zum Härten der Masse wird eine Härtungsmittel, bes. in Polyamin, bes. Diäthylentriamin (**V**) u. evtl. ein Polyamid (**IV**) als Weichmacher zugesetzt. — Beispiel: 50 (Teile) **I**. 150 **II**, 9 **III**. 9 dieses Gemisches werden mit 1 eines Gemisches aus 50 **IV**, 30 **V** u. 9 **III** vor Gebrauch gemischt. (**E. P. 801 826** vom 2/1. 1956, ausg. 24/9. 1958. A. Prior. 3/1. 1955.) C. Lüttgen. 7205

Imperial Chemical Industries Ltd., England (Erfinder: Michael Arthur Haig Lanyon und Charles Derck Renfrew), **Herstellung von Schichtstoffen** aus mehreren Schichten aus thermoplast. Material, auch unter Einlegen einer Gewebeschicht. Zwischen mindestens 2 Schichten kommt eine Schicht aus einem festen, chem. indifferenten elektr. Leiter (Graphit, Ruß oder feinverteiltes Metall). — Man bringt z. B. auf Gewebe eine Schicht aus 100 (Teilen) Polyvinylchlorid (**I**), 70 Tritolylphosphat (**II**), 30 Dialkylphthalat (**III**), 5 Ruß u. 2 Ca-Stearat, sprüht auf die andere Gewebeseite eine 0,1%ig. Suspension von koll. Graphit in W. u. bringt darauf eine Schicht aus 100 **I**, 70 **II**, 30 **III**, 2 Ca-Stearat, 0,5 Pigment u. 5 Antistaticum (Kondens.-Prod. aus Oleyl- u. Cetylalkohol mit Äthylenoxyd): Verbesserte antistat. Wirkung. (**F. P. 1 198 902** vom 17/2. 1958, ausg. 10/12. 1959. E. Prior. 22/2. 1957 u. 15/1. 1958.) M. Pankow. 7205

Papeteries de la Robertsau, Straßburg-Robertsau, Frankreich, **Schichtkörper** aus Platten mit ornamentaler Struktur werden mit einem durchsichtigen Überzug (**I**) überdeckt, während die einzelnen Lagen mit einem hitzehärtbaren Harz verbunden sind. Der **I** ist eine dünne Schicht aus Cellulose die 10—30 g/sq.in. eines Melamin–Aldehydharzes enthält, das in der Hitze gehärtet wird. (**E. P. 861 851** vom 15/7. 1957, ausg. 1/3. 1961. F. Prior. 23/7. 1956.) F. Koch. 7205

N. V. Philips' Gloeilampenfabrieken (Erfinder: Marinus Stel), Eindhoven, Holland, **Herstellen von Formkörpern aus einer ausschließlich oder vorwiegend anorganische Füllstoffe enthaltenden Kunstharzpreßmasse mit eingepreßter, mit einem**

Überzug versehener Metalleinlage, gek. durch Verw. von Polyisobutylen als Werkstoff für den Überzug. (**D. A. S. 1 063 799** Kl. 39a vom 16/12. 1953, ausg. 20/8. 1959. Holl. Prior. 19/12. 1952.) H. NATHER. 7205

Magyar Állam (Erfinder: Andreas Barna, Johann Barka und Johann Nánási), Budapest, Ungarn, **Bakelit mit Kunstseidenvlies** erhält man bei der Imprägnierung von zerzupften u. gekämmten Kunstseidenfäden mit Kunststoff-Lsg. u. anschließende Pressung bei 135—145°. (**Ung. P. 143 995** vom 24/11. 1955, ausg. 1/7. 1958.) G. KÖNIG. 7205

Semtex Ltd., London, England (Erfinder: Leslie Herbert Griffiths), **Glasfaserverstärkte Kunststoffe** aus ungesätt. Polyesterharzmassen u. innen hohlen Glasfäden mit einem äußeren Durchmesser von 0,0002—0,00075 Zoll u. einem inneren Durchmesser von 50—90% u. einer Wandstärke von 25—5% dieses Wertes. (**E. P. 836 787** vom 21/10. 1955, ausg. 9/6. 1960.) F. KOCH. 7205

C. I. M. E. M. dei Fratelli Gadani, Italien, **Verzieren von durchsichtigen, mit Glasfasern oder -geweben verstärkten Kunstharzfolien.** Man bringt auf die Unterlage die Verzierungen oder Beschriftungen auf u. verpreßt in einer Form mit Kunstharz unter Auspolymerisieren in der Wärme oder Kälte. (**F. P. 1 196 367** vom 23/5. 1958, ausg. 24/11. 1959. It. Prior. 28/12. 1957.) W. WITTHOLZ. 7205

Reichhold Chemie Akt.-Ges., Hamburg (Erfinder: Hans Weisbart, Wertheim/M., und Bruno Skomrock, Hamburg), **Herstellen von Rohren aus mit Polyesterharz getränkten Glasfasern** auf Formkernen, gek. durch die Verw. von mit Cellulosehydratfolien umwickelten Papprohren als Formkerne. (**D. A. S. 1 067 206** Kl. 39a vom 30/7. 1955, ausg. 15/10. 1959.) H. NATHER. 7205

British Oxygen Co. Ltd., London, England, *Bereitung von Polymerenemulsionen.* (**Belg. P. 542 476** vom 31/10. 1955, ausg. 28/8. 1959. E. Prior. 1/11. 1954. — C. **1958.** 6979 [E. P. 768 166].)

Phillips Petroleum Co. (Erfinder: **Martin Richard Cines**), Bartlesville, Okla., V.St.A., *Reinigung der Lösungen von hochpolymeren Polyolefinen.* (**Schwz. P. 345 155** vom 20/2. 1956, ausg. 29/4. 1960. A. Prior. 21/2. 1955. — C. **1960.** 7357 [D. A. S. 1 045 103].)

General Electric Co., Schenectady, N.Y., V.St.A., *Stabilisieren von bestrahltem Polyäthylen.* (**E. P. 830 899** vom 6/6. 1956, ausg. 23/3. 1960. A. Prior. 16/6. 1955. — C. **1959.** 3661 [D. A. S. 1 028 775].)

B. F. Goodrich Co., New York, N.Y., übert. von: **John F. Jones,** Cuyahoga Falls, Ohio, V.St.A., *Stabilisieren wässeriger Dispersionen von linearen oder vernetzten, in Wasser quellenden Polymeren.* (**A. P. 2 894 921** vom 28/2. 1955, ausg. 14/7. 1959. **E. P. 803 231** vom 3/2. 1956, ausg. 22/10. 1958. **Schwz. P. 345 743** vom 15/2. 1956, ausg. 31/5. 1960. **Belg. P. 545 587** vom 27/2. 1956, ausg. 9/10. 1959. Alle A. Prior. 28/2. 1955. — C. **1960.** 1345 [F. P. 1 162 972].)

Pechiney Comp. de Produits Chimiques et Électrométallurgiques, Paris, Frankreich, *Herstellung von Vinylchlorid–Vinylester–Vinylalkohol-Mischpolymerisaten.* (**E. P. 862 978** vom 13/5. 1957, ausg. 15/3. 1961. F. Prior. 15/5. 1956. — C. **1960.** 4367 [D. A. S. 1 048 418].)

General Aniline & Film Corp., New York, N.Y., V.St.A. (Erfinder: **G. G. Stoner** und **G. C. Wright**), *Polymerisation von N-Vinyllactamen zu wasserunlöslichen Produkten.* (**Belg. P. 542 769** vom 14/11. 1955, ausg. 11/9. 1959. A. Prior. 15/11. 1954. — C. **1959.** 14183 [D. A. S. 1 008 914].)

E. I. du Pont de Nemours & Co. (Erfinder: **Manville Isager Bro, Robert Salim Mallouk** und **Bernd Wilhelm Sandt**), Wilmington, Del., V.St.A., *Herstellung von Perfluorkohlenstoffpolymerisaten.* (**Jap. A. S. 8544/1959** vom 11/9. 1957, ausg. 22/9. 1959. A. Prior. 29/3. 1957. — C. **1962.** 1046 [A. P. 2 946 763].)

American Cyanamid Co., New York, N.Y., übert. von: **John A. Price,** Stamford, Conn., V.St.A., *Copolymere einer ungesättigten quartären Ammoniumverbindung.* (**Can. P. 551 506** vom 9/2. 1953, ausg. 14/1. 1958. A. Prior. 28/7. 1952. — C. **1954.** 11315 [A. P. 2 654 729].)

Ionics, Inc., Cambridge, Mass., V.St.A. (Erfinder: **John Thacher Clarke**), *Elektrisch leitende, ionenaustauschende Membran.* (**E. P. 821 229** vom 13/12. 1955, ausg. 7/10. 1959. — C. **1958.** 4637 [A. P. 2 731 408] u. C. **1957.** 1269 [A. P. 2 732 351].)

Styrene Products Ltd., England, *Herstellung von porösen Thermoplasten.* (**F. P. 1 200 823** vom 20/3. 1958, ausg. 24/12. 1959. E. Prior. 22/3. 1957 u. 10/1. 1958. — C. **1960.** 8700 [Oe. P. 204 786].)

Peterlite Products Ltd., London, England, *Verbesserte Polymerisationsprodukte.* (**E. P. 818 471** vom 29/11. 1954, ausg. 19/8. 1959. — C. **1961.** 1390 [Holl. P. 93 658].)

Union Carbide & Carbon Corp., New York, N.Y., V.St.A. (Erfinder: **Frederick E. Bailey jun.**), *Äthylenoxydpolymere.* (**F. P. 1 176 297** vom 28/5. 1957, ausg. 8/4. 1959. **Belg. P. 557 830** vom 25/5. 1957, ausg. 11/3. 1960. Beide A. Prior. 29/5. 1956. — C. **1959.** 6973 [Oe. P. 199 874].)

Union Carbide & Carbon Corp., V.St.A. (Erfinder: **Frederick E. Bailey jun.** und **Fred N. Hill**), *Äthylenoxydmischpolymere.* (**F. P. 1 176 298** vom 28/5. 1957, ausg. 8/4. 1959. A. Prior. 29/5. 1956. — C. **1959.** 6973 [Oe. P. 199 875].)

Union Carbide & Carbon Corp., V.St.A. (Erfinder: **Fred N. Hill, John T. Fitzpatrick** und **Frederick E. Bailey jun.**), *Polymerisieren von Epoxyden.* (**F. P. 1 176 301** vom 28/5. 1957, ausg. 9/4. 1959. A. Prior. 29/5. 1956. — C. **1959.** 12395 [Oe. P. 199 876].)

N. V. de Bataafsche Petroleum Mij., Holland, *Herstellung von Epoxyharzen.* (**F. P. 1 189 437** vom 2/1. 1958, ausg. 2/10. 1959. E. Prior. 4/1. u. 13/11. 1957. — C. **1961.** 16299 [E. P. 824 384].)

E. I. du Pont de Nemours & Co., V.St.A. (Erfinder: **Francis Peter Alles**), *Herstellung von linearen Polyterephthalaten.* (**F. P. 1 188 650** vom 29/11. 1957, ausg. 24/9. 1959. A. Prior. 20/12. 1956. — C. **1961.** 18895 [A. P. 2 884 663].)

General Electric Co., Schenectady, N.Y., übert. von: **Robert W. Martin**, Lafayette, Calif., V.St.A., *Herstellung substituierter 2.6-Dimethylolanisole.* (**Can. P. 551 959** vom 29/9. 1953, ausg. 21/1. 1958. A. Prior. 4/10. 1952. — C. **1956.** 8767 [E. P. 725 782].)

Union Carbide Corp., New York, N.Y., V.St.A., *Herstellung und Härtung von Kunststoffen.* (**Oe. P. 204 782** vom 7/6. 1957, ausg. 10/8. 1959. A. Prior. 8/6. 1956. — C. **1961.** 4905 [Belg. P. 558 211].)

Imperial Chemical Industries Ltd., London, England, *Herstellung von Polyurethanprodukten.* (**Oe. P. 215 139** vom 20/3. 1958, ausg. 10/5. 1961. E. Prior. 22/3. 1957. — C. **1961.** 5983 [F. P. 1 203 647].)

Imperial Chemical Industries Ltd., England, *Herstellung von Polyurethanschaum.* (**F. P. 1 200 377** vom 10/5. 1958, ausg. 21/12. 1959. E. Prior. 10/5. 1957 u. 23/4. 1958. — C. **1960.** 10428 [Oe. P. 205 243].)

Corning Glass Works, Corning, N.Y., übert. von: **Rob R. McGregor**, Verona, und **Earl L. Warrick**, Pittsburg, Pa., V.St.A., *Polymere aus chloriertem Dimethylsilicon.* (**Can. P. 552 235** vom 27/12. 1945, ausg. 28/1. 1958. A. Prior. 25/5. 1945. — C. **1950.** I. 802 [F. P. 941 486].)

Allied Chemical & Dye Corp., New York, N.Y., übert. von: **Thomas F. Anderson**, Wilmington, Del., V.St.A., *Gekörntes ungesättigtes Alkydharz.* (**Can. P. 551 184** vom 19/2. 1954, ausg. 7/1. 1958. A. Prior. 4/3. 1953. — C. **1957.** 10079 [A. P. 2 757 160].)

Monsanto Chemical Co., St. Louis, Mo., V.St.A., *Polystyrol enthaltendes Preßpulver.* (**E. P. 807 686** vom 3/8. 1956, ausg. 21/1. 1959. A. Prior. 3/8. 1955. — C. **1960.** 11132 [Aust. P. 209 248].)

Max Himmelheber, Beiersbronn, *Herstellung druckfester Werkstoffe.* (**Oe. P. 211 531** vom 7/12. 1957, ausg. 25/10. 1960. D. Prior. 17/12. 1956. — C. **1961.** 13025 [F. P. 1 192 401].)

XII. Kautschuk

Cis-trans-Isomerisierung natürlicher Polyisoprene. J. I. Cunneen. (Rubber Chem. Technol. **33.** 445—56. April/Juni 1960. Welwyn Garden City, Herts., Brit. Rubber Producers Res. Assoc.) (Engl.)

Naturgummi (NG), Guttapercha (G), „Squalene" u. cis- u. trans-Methylpenten-(2) unterliegen bei Behandlung mit SO_2, Thiolsäuren u. verwandten Reagenzien einer Isomerie der Doppelbindungen. NG, G u. die beiden Pentene wandeln sich um in Gleichgewichtsgemische mit ähnlicher Zus. bzgl. der Isomeren (57% trans-Verbb. bei 140°). Die Isomerisierung wurde mittels IR-Spektroskopie festgestellt u. quant. bestimmt. Die Unterss. der physikal. Eigg. der aus den isomerisierten Polyisoprenen hergestellten Vulkanisate zeigten Veränderungen. Prodd. aus z. B. NG mit ca. 6% trans-Doppelbindungen besitzen zwar gleiche Eigg. bei Zug- bzw. Druckbelastung wie solche aus normalem NG, ihre Kristallisations-Geschw. bei niedrigen Temp. ist jedoch sehr viel geringer. — 25 Literaturangaben. H. Völz. 7222□

Zur Frage der Reaktion zwischen Plastifikatoren und Füllstoffen. M. P. Swerew und P. I. Subow. (Коллоидный Журнал [Kolloid-J.] **22.** 756—57. Nov./Dez. 1960. Moskau, Inst. für physikal. Chem. der Akad. der Wiss. der UdSSR.) (Russ.; Auszug: Engl.)

Eine Verbesserung der physikal. Kennwerte gefüllter Butadienstyrolkautschuk-Mischungen wird durch Verw. polarer Weichmacher (Ditolylmethan, **I**; Dicumylmethan, **II**; Dibutylsebacinat, **III**; Dibutylphthalat, **IV**) erzielt. Dies wird auf einen Abschirmeffekt auf der Rußoberfläche zurückgeführt. Vff. bestimmten die Benetzungswärmen (cal/m^2) an Kanalruß (**V**; 110 m^2 Oberfläche; 4,8% O) u. an bei 900° in H_2-Atmopshäre geglühtem Kanalruß (**VI**): **V–I** 0,036; **V–II** 0,035, **VI–II** 0,036; **V–III** 0,050, **VI–III** 0,034, **V–IV** 0,055; **VI–IV** 0,034. Der Wärmeeffekt der Wechselwrkg. Ruß–Weichmacher ist abhängig von der chem. Natur der Rußoberfläche u. vom Dipolmoment des Weichmachers. O. Kramm. 7226□

Kolophonium als Emulgator für die Herstellung von synthetischem Kautschuk. Adam Grycz. (Chemik **13.** 451—53. Nov./Dez. 1960.) (Pol.)

Die Verw. von Kolophonium als Emulgator bei der Polymerisation von Butadien u. Styrol bringt eine Verbesserung der mechan. Eigg. des Kautschuks u. erleichtert die Reinigung der Abwässer, die bei Verw. von Alkylsulfonaten als Emulgatoren schwierig u. teuer ist. Bei den ersten Verss. wurde mit Kolophonium, das durch Hydrierung mit Ni modifiziert worden war, gute Erfahrungen bei der Polymerisation gemacht.
F. Urban. 7226□

Über die Plastifizierung von Kautschuk durch Walzenbehandlung. M. F. Michalew und A. B. Kussow. (Каучук и Резина [Kautschuk u. Gummi] **20.** Nr. 4. 34—36. April 1961. Lensowjet-Inst. für chem. Technologie.) (Russ.)

Es wurde die hohe Wirksamkeit der Kautschukplastifizierung durch Walzenbehandlung bestätigt. Für diese Plastifizierung wurden Gleichungen aufgestellt, welche die Best. der Plastizität, Weichheit u. elast. Regenerationsfähigkeit ermöglichen. Die Koeff. dieser Gleichungen wurden für die Kautschuke SKS-10, SKS-30, SKN-26 u. SKN-40 bestimmt. C. Kozák. 7226□

Untersuchung des Radikal- und des polaren Mechanismus der Vulkanisierungsreaktionen. J. Reid Shelton und E. T. McDonel. (Rubber Chem. Technol. **33.** 342—56. April/Juni 1960. Cleveland, Ohio, Case Inst. of. Technol., Dep. of Chem. and Chem. Engng.) (Engl.)

Zur Klärung des Reaktionsmechanismus bestimmten Vff. den Einfl. von „Radikalfallen“ auf die Vernetzungs-Geschw. bei der Vulkanisierung von Styrol-Butadien-Gummi (SBR). Vff. stellten fest, daß sowohl Radikal- als auch polarer Mechanismus in einem Syst. möglich ist. Manche Beschleuniger leiten eine Rk. ein durch Dissoziation in freie Radikale, die die S_8-Moll. angreifen u. Polysulfide bilden. Diese zerfallen (polarer Mechanismus), u. damit beginnt die eigentliche Reaktion. Alle Vulkanisier-Syst., die freien S enthalten, zeigen polaren Mechanismus. Eine Einteilung der Syst. nach den Rk.-Mechanismen wird durchgeführt. — 23 Literaturangaben. H. Völz. 7228□

Chemisch aufgeladene Molekularsiebe. F. M. O'Connor, T. L. Thomas und M. L. Dunham. (Ind. Engng. Chem. **51.** 531—34. April 1959. Tonawanda, N.Y., Dev. Lab., Silicones Div., Union Carbide Corp.) (Engl.)

Vulkanisationsbeschleuniger u. Katalysatoren enthaltende Ionenaustauscher können Kautschuk oder Kunstharzen auf der Mischwalze zugefügt werden. Bei der hohen Vulkanisiertemp. werden diese chem. Stoffe frei u. beschleunigen so den Vulkanisiervorgang beträchtlich. Durch Verkürzung der Verweildauer von Kunststoff-Preßmassen in den Preßformen sowie Erhöhung der Vulkanisier-Geschw. von Kautschuk ergeben sich wesentliche techn.-wirtschaftliche Vorteile. An einer Reihe von Beispielen mit verschiedenen Beschleunigern wird die obige Arbeitsweise näher beschrieben. Ergebnisse mechan. Festigkeitsprüfungen der Vulkanisate werden mitgeteilt. Die Wirksamkeit von Alterungsschutzmitteln wurde durch die Ggw. der obigen Molekularsiebe nicht beeinträchtigt. A. Sander. 7228□

Soc. Industrielle des Silicones, Paris (Erfinder: Pierre Pruvost und Jean Rabilloud, Lyon), Frankreich, **Formtrennmittel** zum Auskleiden des Inneren von Formen bei der Herst. von Formstücken aus bei relativ niedrigen Temp. formbaren Materialien, wie Kautschuk oder Kunststoff, bestehend aus einer härtbaren Mischung eines Silikonharzes mit einem Alkylzirkonat, z. B. Butylzirkonat. Weiteren Geh. an Tetraäthylsilikat u. einem Lösungs- oder Verdünnungsmittel, wie Toluol. (**D. A. S. 1 117 250** Kl. 23c vom 13/6. 1960, ausg. 16/11. 1961. F. Prior. 12/6. 1959.) E. Drews. 7221

Phillips Petroleum Co. (Erfinder: Ollie Gene Buck und Carl Adam Uraneck), Bartlesville, Okla., V.St.A., **Homopolymerisate aus einem konjugierten Dien** oder Mischpolymerisate mit einem Vinyl- oder Vinylidengruppen enthaltenden Monomeren erhält man durch Emulsionspolymerisation in Ggw. eines Diazothioäthers der allg. Formel I, worin X eine Carboalkoxy-, Acyl-, Hydroxyl-, Carboxyl-, Halogenid-, Nitro- oder Sulfogruppe bedeutet, wobei kein X mehr als 10 C-Atome besitzt u. die X-Substituenten gleich oder verschieden sein können, R eine Alkylgruppe mit 1—3 C-Atomen u. n eine ganze Zahl zwischen 0 u. 2 ist, z. B. [(3-Acetylphenyl)-azo]-3-acetylphenylthioäther, [(4-Carbäthoxyphenyl)-azo]-2-carbmethoxyphenylthioäther. — Beispiele: Butadien/Styrol-Mischpolymerisate. — *Kautschukartige*, endständige reaktive Gruppen enthaltende Polymerisate, die mit organ. polyfunktionellen Verbb. umgesetzt u. gehärtet werden können. Verw. z. B. zur *Herst. von Reifen*. (**D. A. S. 1 117 311** Kl. 39c vom 14/3. 1960, ausg. 16/11. 1961. A. Prior. 30/3. 1959.) L. Stadelmann. 7225

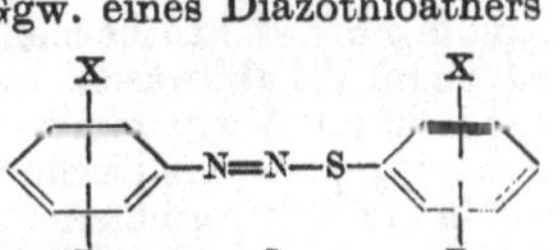

I

Montecatini Soc. Gen. per l'Industria Mineraria e Chimica (Erfinder: Giulio Natta, Lido Porri, Italo Pasquon und Alessandro Mazzei), Mailand, Italien, **Herstellung von cis-1.4-Polybutadien mit bestimmtem mittlerem Molekulargewicht** mit Katalysatoren auf der Basis von Dialkylaluminiummonohalogeniden u. Verbb. eines Metalls der VIII. Gruppe des Period. Syst. in Ggw. einer Lsgm.-Mischung aus aromat. (Bzl. oder Toluol) u. aliphat. (Butan, Pentan, Petroläther, Heptan, Isooktan) KW-Stoffen, dad. gek., daß man das Molgew. durch Verändern des Vol.-Verhältnisses zwischen aromat. u. aliphat. KW-Stoff in der Lsgm.-Mischung steuert, wobei man zur Erzielung von Polymerisaten mit erhöhtem Molgew. das prozentuale Vol. der aromat. Komponente u. zur Erzielung niederer Molgew. das prozentuale Vol. der aliphat. Komponente erhöht. In den Beispielen wird ein Katalysator aus Co- bzw. Ni-diacetylacetonat in $Al(C_2H_5)_2Cl$ verwendet u. Polybutadiene mit Molgew. zwischen etwa 332000 u. 96000 erhalten. (**D. A. S. 1 117 878** Kl. 39c vom 1/8. 1960, ausg. 23/11. 1961. It. Prior. 3/8. 1959.) L. Stadelmann. 7225

Shell Internationale Research Mij. N. V., Den Haag (Erfinder: Gerrit Jan Van Amerongen, Amsterdam), Holland, **Polymere oder Copolymere von Butadien** erhält man mit einem Katalysator-Syst., das aus einer Komponente 1, die man durch Rk. von $TiCl_4$ mit Al-trialkyl bei Temp. unter 150° herstellt, u. einer Komponente 2, die eine oder mehrere Al-alkyl-Verbb., bes. Aluminiummonoalkylhalogenide, darstellt, besteht. Das Verhältnis der Zahl der Ti-Atome in der Komponente 1 zu der Zahl der Al-Atome in der Komponente 2 liegt zwischen 1 : 1 u. 1 : 20. Man erhält im wesentlichen kristallines *trans-1.4-Polybutadien.* — Verw. für *Schuhsohlen, Bodenbeläge, Überzugsmittel* u. zur Herst. von *Golfbällen.* (**D. A. S. 1 118 460** Kl. 39c vom 10/10. 1960, ausg. 30/11. 1961. Holl. Prior. 12/10. 1959.) L. STADELMANN. 7225

Goodyear Tire & Rubber Co., Akron, Ohio, V.St.A., **cis-1.4-Polyisopren** von erhöhtem Molgew. erhält man durch Polymerisieren von Isopren in Ggw. des in KW-Stoffen unlösl. Umsetzungs-Prod. aus einem Al-alkyl u. $TiCl_4$, in dem das Mol-Verhältnis Al : Ti mindestens 2 : 1 ist, vorzugsweise aber nicht höher als 4 : 1. (**D. A. S. 1 117 877** Kl. 39c vom 15/6. 1959, ausg. 23/11. 1961. A. Prior. 6/11. 1958.) L. STADELMANN. 7225

United States Rubber Co., New York, N.Y. (Erfinder: Jack Samuel Lasky, Essex, N.J.), V.St.A., **Zur Herstellung von linearem trans-1.4-Polyisopren** verwendet man einen Katalysator, zu dessen Herst. man einen inerten festen Trägerstoff, der eine spezif. Oberfläche von 3—50 m^2/g aufweist, z. B. Kaolin, in einer Lsg. von VCl_4 in einem aromat. oder gesätt. aliphat. fl. KW-Stoff suspendiert, VCl_4 unter Rühren durch Erhitzen auf 50—200° oder durch UV-Bestrahlung zu VCl_3 red. u. entweder die Suspension sofort mit einem Al-trialkyl versetzt oder das mit einer dünnen Schicht VCl_3 überzogene Trägermaterial als Feststoff isoliert u. dann das in einem organ. Lsgm., das als Polymerisationsmedium verwendet wird, suspendierte, VCl_3 enthaltende Trägermaterial mit einem Al-trialkyl versetzt. — Hohe Polymerisations-Geschw., geringer Katalysatorrückstand im Polymerisat. (**D. A. S. 1 118 973** Kl. 39c vom 11/2. 1960, ausg. 7/12. 1961. A. Prior. 16/3. 1959.) L. STADELMANN. 7225

Monsanto Chemical Co., St. Louis, Mo., übert. von: Ching C. Tung, Nitro, W.Va., V.St.A., **N-Nitroso-bis-(alkoxyphenyl)-phenylendiamine** der allg. Formel I (A = niedrigmol. Alkyl; R = H oder NO) verwendbar als *Vulkanisationshilfsmittel,* erhält man durch Kondensieren eines p-Alkoxyanilins mit Hydrochinon (II) in Ggw. eines Katalysators, Entfernen des bei der Kondes. frei werdenden W., u. Rk. des Zwischenprod. mit $NaNO_2$.

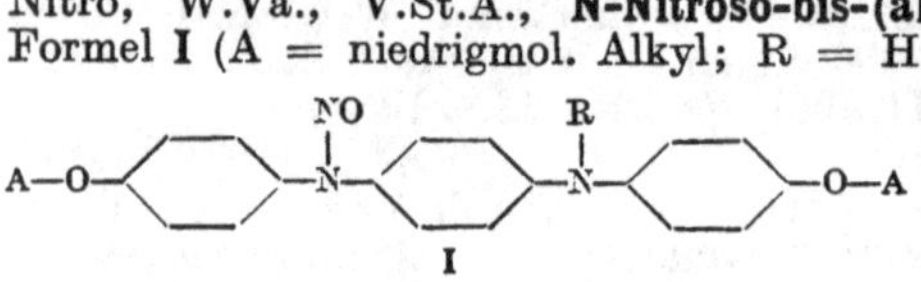

I

— Man erhitzt z. B. ein Gemisch aus 300 g p-Phenetidin, 110 g **II** u. 3 g J nach Abklingen der exothermen Rk. ca. 18 Std. auf 230—240°, zieht während dieser Rk. ca. 20 ml W. ab, wäscht nicht umgesetztes **II** mit 25%ig. wss. NaOH aus u. reinigt das Prod. durch Umkristallisation aus Benzol. 34,9 g des erhaltenen N.N'-Bis-(p-äthoxyphenyl)-p-phenylendiamins suspendiert man in 300 ml A., gibt 24 ml konz. HCl zu, kühlt auf 0° u. gibt eine Lsg. von 16 g $NaNO_2$ in 30 ml W. unter Rühren innerhalb 1 Std. zu. Nach Neutralisation mit wss. NaOH filtriert man, wäscht mit W. u. trocknet bei 50°. Man erhält 30,2 g *N.N'-Dinitroso-N.N'-bis-(p-äthoxyphenyl)-phenylendiamin,* F. 160—165°. Analog erhält man *N-Mononitroso-N.N'-bis-(p-äthoxyphenyl)-phenylendiamin,* F. 100—105°. Die Prod. verbessern insbes. die Rißfestigkeit u. die Ozonbeständigkeit von vulkanisierten Kautschuk-Mischungen. (**A. P. 2 897 177** vom 19/7. 1955, ausg. 28/7. 1959.) A. MOHR. 7229

Dominion Rubber Co. Ltd., Montreal, Quebec, Canada, übert. von: **Frank B. Smith**, Detroit, Mich., V.St.A., *Dispersion von Kohlenstaub in Kautschuk.* (**Can. P. 551 247** vom 17/2. 1955, ausg. 7/1. 1958. A. Prior. 30/3. 1954. — C. **1959.** 13022 [A. P. 2 820 838].)

B. F. Goodrich Co., New York, N.Y. (Erfinder: **Gorman Edward Eilbeck**, Elyria, und **Elmer Robert Urig**, Lorain, Ohio), V.St.A., *Herstellung von Latexpräparaten.* (**Schwz. P. 348 550** vom 24/4. 1956, ausg. 14/10. 1960. A. Prior. 29/6. 1955. — C. **1960.** 4047 [F. P. 1 149 536].)

Firestone Tire & Rubber Co., übert. von: **Joseph C. Ambelang**, Akron, Ohio, V.St.A., *Aldehydkondensationsprodukte von substituiertem m-Isopropylphenol.* (**Can. P. 551 264** vom 29/9. 1953, ausg. 7/1. 1958. A. Prior. 21/8. 1953. — C. **1959.** 1289 [E. P. 767 019].)

Esso Research and Engineering Co., Elizabeth, N.J., V.St.A., *Epoxydierte Diolefinpolymere.* (**E. P. 818 388** vom 26/1. 1956, ausg. 19/8. 1959. A. Prior. 8/2. 1955. — C. **1960.** 4694 [F. P. 1 146 113].)

New Jersey Zinc Co., New York, N.Y. (Erfinder: **Luther Delos Fetterolf**, Palmerton, Pa.), V.St.A., *Herstellung von feinteiligem Siliciumdioxyd.* (**Schwz. P. 356 442** vom 27/6. 1956, ausg. 13/10.1961. A. Prior. 27/6. 1955. — C. **1959.** 9072 [D. A. S. 1 048 893].)

Columbia-Southern Chemical Corp., V.St.A. (Erfinder: **Edward Merle Allen** und **Raymond Swayne Chisholm**), *Siliciumdioxyd-Pigment.* (**F. P. 1 154 264** vom 22/6. 1956, ausg. 4/4. 1958. A. Prior. 24/6. u. 6/7. 1955. — C. **1960.** 321 [D. A. S. 1 054 434].)

Chemische Werke Albert (Erfinder: **Arnold Giller**), Wiesbaden, *Vulkanisieren von Gummimischungen*. (**Oe. P. 214 140** vom 26/8. 1959, ausg. 27/3. 1961. **F. P. 1 243 312** vom 22/12. 1959, ausg. 11/1. 1961. Beide D. Prior. 31/12. 1958. — C. **1961**. 7425 [D. A. S. 1 086 882].)

B. F. Goodrich Co., New York, N.Y. (Erfinder: **Harold Probert Brown**, Akron, Ohio), V.St.A., *Vulkanisieren von plastischen Acrylsäureesterpolymerisaten*. (**D. A. S. 1 076 362** Kl. 39b vom 28/12. 1956, ausg 25/2. 1960. A. Prior. 30/12. 1955. — C. **1959**. 12399 [Jap. A. S. 1238/1958].)

Goodyear Tire & Rubber Co., übert. von: **Donald W. Peabody** und **Thomas H. Rogers jun.**, Akron, Ohio, V.St.A., *Herstellung weicher Elastomerer*. (**Can. P. 552 311** vom 14/9. 1955, ausg. 28/1. 1958. A. Prior. 22/6. 1955. — C. **1961**. 6331 [F. P. 1 135 591].)

Nederlandse Organisatie voor Toegepast-Natuurwetenschappelijk Onderzoek ten Behoeve van Nijverheid, Handel en Verkeer, Den Haag, Holland (Erfinder: **Gerard Eduard van Gils**, Cuyahoga Falls, Ohio, V.St.A.), *Herstellung von mit Harz verstärkten Gummiartikeln*. (**Oe. P. 210 622** vom 27/8. 1956, ausg. 10/8. 1960. Holl. Prior. 29/8. 1955. — C. **1960**. 4695 [A. P. 2 856 316].)

Imperial Chemical Industries Ltd., England (Erfinder: **Eric Knowles** und **Thomas James Meyrick**), *Verbesserung der Kautschuk–Faserstoff-Haftung*. (**F. P. 1 192 759** vom 7/3. 1958, ausg. 28/10. 1959. E. Prior. 7/3. 1957 u. 19/2. 1958. — C. **1960**. 11843 [E. P. 816 640].)

Soc. An. des Pneumatiques Dunlop, Seine, Frankreich, übert. von: **Dunlop Rubber Co. Ltd.**, *Textilverstärkte Kautschukwaren*. (**F. P. 1 172 672** vom 22/2. 1957, ausg. 13/2. 1959. E. Prior. 24/2. 1956 u. 22/1. 1957. — C. **1961**. 16304 [Ind. P. 59 507].)

XIII. Ätherische Öle. Parfümerie. Kosmetik

Holländisches Kümmelöl. L. E. van der Meer. (Seifen-Öle-Fette-Wachse **86**. 754. 9/11. 786—87. 23/11. 811—12. 7/12. 1960.) (Dt.)

Vf. gibt eine Übersicht über Vork. u. Anbau von Kümmel, über die Gewinnung, Eigg., Zus. u. Verw. von Kümmelöl u. über die Verff. der Geh.-Best. von Carvon in Kümmelölen. H. FRIES. 7262□

Die Bestandteile von Ambrette-Samen. G. Misra, V. N. Sharma, C. R. Mitra und K. N. Kaul. (Soap, Perfum. Cosmet. **34**. 761—62. Aug. 1961. Lucknow, Indien, Utilisation Res. Lab., National Botanic Gardens.) (Engl.)

Es wird eine Extraktions-Meth. mit A. (vgl. Ind. P. 72 408 [1960.]) zur Isolierung der „*aromatic concretes*" (AC), der Träger des milden, natürlichen moschusähnlichen Aromas, aus dem luftgetrockneten, gepulverten Samen von *Abelmoschus moschatus* mit einer Ausbeute von ca. 2% beschrieben. Das hellbraune Öl, aus frischem Samen (1 Jahr altem Samen) gewonnen, hat folgende Charakteristik: n_D^{20} 1,4721 (1,4645/25°); $D.^{20}$ 0,9118 (0,9007/25°); SZ. vernachläßigbar; VZ. 190 (177); AZ. — (64); $[\alpha]_D^{20}$ — (—11°). Aus AC wurde durch 2wöchiges Ausfrieren *β-Sitosterin* (I) isoliert, F. 137° (Blättchen u. Nadeln aus A.); $[\alpha]_D^{36}$ —33°; *Acetat*, F. 126°; $[\alpha]_D^{36}$ —40°; *Benzoat*, F. 144°. Der Rückstand der alkohol. Extraktion des Samenpulvers enthält ein *Steringlucosid* (II), F. 292 bis 294°, welches mit 5%ig. wss.-alkohol. HCl hydrolysiert *Sterinaglucon*, F. 137°, ident. mit I, u. einen Zuckerrückstand gibt. Der Zuckeranteil des Glucosides wurde papierchromatograph. u. als *Osazon*, F. 204—206°, als *Glucose* identifiziert. II ist daher das β-D-Glucosid von I. AC wurde nach derselben Meth. auch aus Ambretteöl gewonnen. Aus dem mit A. extrahierten Samenpulver wurde durch Perkolation mit PAe. u. üblicher Aufarbeitung das fixierte Fett des Samens n_D^{22} 1,4678; SZ. 0,1; VZ. 188; JZ. (Wij's) 97,8; Unverseifbares 1,5% gewonnen. Das verbleibende Samenmehl mit 3,9% N (24,4% als Protein berechnet) erscheint als Viehfutter geeignet.

K. HINTERAUER. 7262□

Verwendung der Acetylenfunktion in chemischen Synthesen auf dem Gebiet der Parfümerie. R. Dulou. (France et ses Parfums **2**. Nr. 10. 3—9. Juni 1959. Paris, École Normale Susp., Labor. de Chimie.) (Franz.)

Überblick über Synth. mit Acetylen u. dessen Derivv. zur Herst. von Grundstoffen für die Parfümindustrie. — 13 Literaturangaben. H. SPOHN. 7276□

Diffusion und Fixierung von Parfümen und ihre Anwendung in Kunststoffen. T. Bassiri. (France et ses Parfums **2**. Nr. 10. 24—36. Juni 1959.) (Franz.)

Nach Diskussion verschiedener Auffassungen über die Parfümfixierung bespricht Vf. Probleme der Diffusion, Zähigkeit, Intensität u. Beständigkeit von Parfümen u. zeigt an einigen Beispielen Möglichkeiten einer stärkeren Parfümfixierung durch Verw. hochmol. Verbb., wie *Polystyren* u. *Polyäthylen*. — 17 Literaturangaben.

H. SPOHN. 7276□

Das Cistus labdanum aus der Provence. L. Trabaud. (France et ses Parfums **2**. Nr. 10. 14—19. Juni 1959.) (Franz.)

Beschreibung der Geschichte des provenzal. äther. Öles von *Cistus ladaniferus* L., Botanik der Pflanze, Eigg. des Öles u. dessen PAe.- bzw. Benzol-Extrakte u. deren Verw. in der Parfümerie. H. SPOHN. 7276□

Die antibakteriellen Eigenschaften von Parfümchemikalien. Jasper C. Maruzzella und Eugene Bramnick. (Soap, Perfum. Cosmet. **34**. 743—46. Aug. 1961. Brooklyn, N.Y., Long Island Univ., Dep. of Biol.) (Engl.) — Vgl. C. **1960**. 13547.

230 Parfümchemikalien wurden in einer Konz. von 1 : 500 bis 1 : 10000 auf ihre Hemmwrkg. gegen *Bacillus subtilis* ATCC 9524, *Escherichia coli* ATCC 11229, *Staphylococcus aureus* Ox-H (penicillinempfindlich), Staph. aureus ATCC 10390 (penicillinresistent) untersucht. 44 Chemikalien hemmten in einer Konz. von 1 : 500 mindestens eines der Testorganismen, 23 davon waren noch bei 1 : 1000 aktiv, 11 bei 1 : 2000 u. keines bei 1 : 10000. E. coli war am empfindlichsten u. Staph. aureus (P. resistent) am wenigsten empfindlich. Citronellol, Geraniol u. Amylzimtaldehyd hemmten Staph. aureus (P. resistent) aber Staph. aureus (P. empfindlich) nicht. Die Wirksamkeit der Chemikalien nahmen nach Gruppen geordnet in folgender Reihe ab: Aldehyde, Alkohole, Säuren, Lactone, Äther, Ketone, Ester u. Acetale. Tabellen der Ergebnisse sind gegeben u. die angewandte Meth. wird beschrieben. K. HINTERAUER. 7276□

Die Fließeigenschaften und ihre Bedeutung in der Detergentien- und Kosmetikindustrie. Paul Mannheim. (Soap, Perfum. Cosmet. **34.** 772—86. Aug. 1961. Tel Aviv, Israel, Izhar Oil Ind. of Israel Ltd.) (Engl.)

Es wird eine Übersicht über die Fließeigg. (FE) gegeben u. darauf verwiesen, daß alle Fabrikationsschritte, die Wahl der Maschinen u. das Verpackungsmaterial auf die FE der herzustellenden Prodd. abgestimmt werden sollen. — 14 Literaturangaben. K. HINTERAUER. 7284□

Alkylolamide in kosmetischen Präparaten. Helmut Führer. (Seifen-Öle-Fette-Wachse **87.** 13—14. 4/1. 1961.) (Dt.)

Vf. beschreibt die für die Kosmetik interessanten Eigg. u. Zus. der Alkylolamide *Cocosfettsäuremonoäthanolamid* (I), *Cocosfettsäurediäthylamid* u. *Cocosfettsäurepolydiäthanolamid*, sowie zweier Bestandteile von I, *Stearinsäuremonoäthanolamid* (II) u. *Laurinsäuremonoäthanolamid* (III). Vom Vf. entwickelte Rezepte zur Herst. von Schaumbädern, Lippenstiftmasse u. Haarshampoon unter Verw. von I, II u. III werden angegeben. H. FRIES. 7284□

Analyse von Thymianölen durch Gas-Flüssigkeit-Verteilungschromatographie. Yves-René Naves. (France Parfums **2.** Nr. 8. 23—27. Febr. 1959. Givaudan & Cie.) (Franz.)

Am Beispiel der Unters. von 9 Mustern Thymianöl, davon 2 französ. *Thymus vulgaris* L.) u. 7 span. Herkunft (*Th. Zygis*, var. *gracilis* Boissier), wird gezeigt, daß die Analyse der äther. Öle durch Absorption der Phenole mit NaOH ungenaue, dagegen die gaschromatograph. Unters. wesentlich genauere Werte ergibt, da diese leicht u. unabhängig voneinander den Geh. an *Thymol* u. *Carvacrol* mit befriedigender Genauigkeit zu bestimmen erlaubt. — 25 Literaturangaben. H. SPOHN. 7286□

Vergleichende analytische Untersuchung verschiedener Haarwaschmittel des Handels und mögliche Schlußfolgerungen über deren Verwendung, soweit es den Arsengehalt der Haare betrifft. H. Griffon, J. Kiger und P. Delabesse. (Ann. pharmac. franç. **19.** 407—18. Juni 1961.) (Franz.)

15 Haarwaschmittel des Handels zeigen bei unterschiedlicher Zus. prakt. gleiche Waschvermögen. Der As-Geh. der Haarwaschmittel liegt im Durchschnitt bei 0,1 mg As/Liter; bei 3 Proben wurden Werte von 0,6, 1,1 bzw. 20—40 mg As/Liter ermittelt. Werden Haare 20 mal mit diesen Haarwaschmitteln gewaschen, so steigt der As-Geh. der Haare nur um etwa 1—2 mg As/kg an. H. P. FIEDLER. 7294□

International Flavors & Fragrances, Inc., New York, N.Y. (Erfinder: Jack Herbert Blumenthal, New Monmouth, N.J.), V.St.A., **Herstellung von 2-Methyl-6-methylen-octen-(7)-ol-(2) und dessen Estern,** dad. gek., daß man Myrcen mit SO_2 (bes. prakt. wasserfrei) bei etwa 70° u. bes. in Ggw. eines Polymerisationsinhibitors (Hydrochinon, 2.6-di-tert.-butyl-4-methylphenol oder Phenyl-β-naphthylamin) zum Myrcensulfon, $Kp_{0,02-0,03}$ 80—90°, n_D^{20} 1,0985, umsetzt, an dieses durch Behandlung mit einer wss. Säure (H_2SO_4) bes. bei 20° W. anlagert, worauf man das erhaltene Myrcensulfonhydrat, $Kp._{0,02}$ 90—95°, n_D^{20} 1,5020, $D._{20}^{20}$ 1,1500, therm. (140—160°) unter Entw. von SO_2 spaltet u. das entstandene 2-Methyl-6-methylenocten-(7)-ol-(2), $Kp._5$ 78°, n_D^{20} 1,4731, $D._{20}^{20}$ 0,8711, UV_{max} 224 mμ, ε 18826, isoliert u. ggf. mit einer niederen aliphat. Carbonsäure oder ihrem Anhydrid verestert, z. B. zum Essigsäureester, $Kp._{0,5}$ 53°, n_D^{20} 1,4590, $D._{20}^{20}$ 0,9100. Der reine Alkohol hat frischen schwach limonenartigen blumigen Duft, verwendbar in der *Riechstoffindustrie.* — 3 Figuren: IR-Spektrum, UV-Absorptionsspektrum u. Gas-Fl.-Chromatogramm. (**D. A. S. 1 117 563** Kl. 12o vom 5/4. 1960, ausg. 23/11. 1961. A. Prior. 21/5. 1959.) W. GRÄGER. 7277

F. Hoffmann-La Roche & Co. Akt.-Ges., Basel, Schweiz, *Herstellung eines ungesättigten Ketons.* (Holl. P. 98 308 vom 1/10. 1958, ausg. 15/6. 1961. Schwz. Prior. 18/10. 1957. — C. 1961. 16681 [D. A. S. 1 102 726].)

N. V. Industriële Onderneming W. H. Braskamp, Voorburg, Holland, *Dauerwellen.* (Belg. P. 569 826 vom 28/7. 1958, ausg. 30/6. 1961. Holl. Prior. 16/8. 1957. — C. 1961. 7779 [Holl. P. 94 041].)

Soc. Monsavon-l'Oréal, Paris, Frankreich, *Haarfärbemittel.* (Holl. P. 98 312 vom 1/11. 1958, ausg. 15/6. 1961. F. Prior. 8/1. 1958. — C. 1960. 11497 [F. P. 1 189 619].)

Soc. Monsavon-l'Oréal, Paris, Frankreich, *Färben von lebendem Haar und ähnlichen keratinhaltigen Fasern.* (Holl. P. 98 806 vom 12/11. 1956, ausg. 15/8. 1961. F. Prior. 18/11. 1955. — C. 1958. 281 [F. P. 1 136 996].)

XIV. Zucker. Kohlenhydrate. Stärke

Die zytologische Untersuchung der Zuckerrübenknäuel der Sorten Beta Poly 1 und 3. Sándor Gáspár. (Cukoripar [Zuckerindustrie, Budapest] **14.** 280—83. Okt. 1961.) (Ung.)

Die Unters. ergab, daß die mehrkeimigen Knäuel beider Sorten innerhalb desselben Knäuels triploid-tetraploide sowie diploid-triploide Keime enthalten können. Es ist somit notwendig, die Ploiditätsstufe des Saatgutes in jedem im Muster enthaltenen lebensfähigen Keim zu untersuchen. J. Plank. 7406

Augenblicklicher Stand der chemischen Unkrautbekämpfung bei dem Zuckerrübenanbau. Jean Lhoste. (Ind. aliment. agric. **78.** 611—17. Juni 1961.) (Franz.)

Chem. Mittel zur Unkrautbekämpfung vor der Saat erwiesen sich im allg. als zu wenig wirksam oder zu schädlich. Unter den vor dem Erscheinen der Saat einzusetzenden Mitteln sind die Gemische von OMU + BICP u. Endothal + Propham am wirksamsten. Mit der Anwendung dieser Meth. zusammenhängende Probleme werden diskutiert. Die Erfahrungen mit $CuSO_4$, $NaNO_3$ u. OMU + granuliertem BICP beim Einsatz nach dem Erscheinen der Rübenpflänzchen werden kurz wiedergegeben.
W. Willenberg. 7406□

Versuche zur Bekämpfung der Cercospora. János Zana. (Cukoripar [Zuckerindustrie, Budapest] **14.** 271—74. Sept. 1961. Budapest, Zuckerind. Forsch. Inst.) (Ung.)

Cercospora resistente u. empfindliche Zuckerrübensorten wurden mit Cu-haltigen Lsgg. u. mit *Brestan* (I) besprüht u. der Ertrag u. Güte der Pflanzen bestimmt. Die Sprühmittel, bes. I, können erfolgreich verwendet werden. J. Plank. 7406

Wirkung der Einführung von Formol bei der Diffusion auf einige Charakteristika von gereinigten Zuckerfabriksäften. J. Stambul und J. Vetter. (Ind. aliment. agric. **77.** 653—54. Sept./Okt. 1960.) (Franz.)

In einer Labor.-Batterie hergestellte Diffusionssäfte erhielten einen Zusatz von Formol (I) u. wurden dann dem Saftreinigungs-Verf. unterworfen. Es wurde im Mittel nach der II. Saturation eine Reinheit von 92,55 festgestellt gegenüber 93,30 bei den I-freien Säften. Diese Erniedrigung war auf I selbst u. einen höheren Geh. an Ca-Salzen zurückzuführen. Ferner hatten die behandelten Säfte in Übereinstimmung mit den Erfahrungen des Betriebes einen höheren Farbgehalt. W. Willenberg. 7412□

Mikrobiologische Untersuchungen im Betriebsjahr 1960—61. 2. Mitt. István Tóth Zsiga. (Cukoripar [Zuckerindustrie, Budapest] **14.** 268—71. Sept. 1961. Budapest, Zuckerind. Forsch.-Inst.) (Ung.) — 1. vgl. C. **1962.** 8821.

In der Robert- u. J-Diffusion wurden SO_2, NaOCl, Antiseptol u. Formaldehyd verwendet u. letzteres als bestes Desinfektionsmittel befunden. Zur Desinfektion des Druckwassers u. zurückgeleiteten W. ist NaOCl am wirksamsten. J. Plank. 7412

Eine Ungenauigkeit bei der Kontrolle der Kristallisation der letzten Füllmasse. Ju. D. Golownjak. (Сахарная Промышленность [Zucker-Ind.] **30.** Nr. 11. 61. Nov. 1956. Wiss. Zentralinst. für Zuckerforschung.) (Russ.)

Vf. zeigt, daß die Brix-Kurve, die nach der normalen Einwaage-Meth. bestimmt wird, etwas höher liegt als die Gerade, die nach der Verdünnungs-Meth. (1 : 1) erhalten wird. Bei der Kontrolle der Kristallisation der letzten Füllmasse werden daher bei Anwendung des Diagramms von Ssilin (vgl. C. **1959.** 1293) ungenaue Werte erhalten.
Otto Maier. 7416

Bestimmung des Saccharosegehaltes der Zuckerrübe mit Hilfe der wässerigen Digestionsmethode. Konstantin Vukov. (Cukoripar [Zuckerindustrie, Budapest] **14.** 299—303. Okt. 1961. Budapest, Zuckerind. Forsch.-Inst.) (Ung.)

Vf. gibt auf Grund von Erfahrungsdaten eine Formel zur Berechnung des Zucker-Geh. an. — 13 Literaturangaben. J. Plank. 7472

Vereinheitlichung der Farbmeßmethoden. Károly Jánosfy. (Cukoripar [Zuckerindustrie, Budapest] **14.** 264—67. Sept. u. 292—96. Okt. 1961.) (Ung.)

Zur Farbmessung von Zuckersäften u. -Lsgg. wird allg. das PULFRICH-Photometer mit dem Filter S 56 verwendet u. der Extinktions-Koeff. einer Lsg. von 1 g/ml Zucker in 1 cm Schicht angegeben bzw. auf STAMMER-Grade umgerechnet. Bei wissenschaftlichen Unterss. ist die trichromat. Meßmeth. mit den Farbfiltern Zeiss L_1, L_2 u. L_3 anzuwenden.
J. PLANK. 7474

Vergleichende Versuche zur refraktometrischen Korrektion des Cuřín-Verfahrens. Pál Simon und Gyuláné Haraszti. (Cukoripar [Zuckerindustrie, Budapest] **14.** 304—07. Nov. 1961.) (Ung.)

Vff. entwickelten Formeln zur Korrektion des Reinheitsquotienten von Zuckersäften.
J. PLANK. 7474

Methodische Wertung von verschiedenen Stärkebestimmungsverfahren. Gézáné Simonyi und Pálné Kékedy. (Élelmiszervizsgálati Közlemények [Lebensmittelanalyt. Mitt.] **5.** 241—47. 1959. Budapest, Orsz. Gabona- és Lisztkisérleti Int.) (Ung.)

Die Fällungs-Meth. für die Stärke-Best. in Mehl ist ungeeignet. Vff. führten Stärke-Best. nach der EWERSschen, der LINTNERschen u. der kombinierten GROSSFELD-EWERS-, GROSSFELD-BAUMANNschen polarimetr. Meth. in Mehl aus u. fanden, daß die Meth. nach LINTNER am genauesten u. für Serien-Unterss. gut geeignet ist.
E. HORVÁTH. 7490□

Corn Products Co., Del., übert. von: **Ralph W. Kerr**, Riverside, Ill., V.St.A., *Enzymatische Erzeugung von Dextrose aus Stärke.* (**A. P. 2 967 804** vom 30/12. 1957, ausg. 10/1. 1961. — C. **1960.** 15931 [D. A. S. 1 085 124].)

Corn Products Co., Del., übert. von: **Edward C. Snyder**, Hinsdale, und **Earl R. Kool**, La Grange, Ill., V.St.A., *Herstellung eines stabilen Sirups mit niedrigem Dextrose-Äquivalent.* (**A. P. 2 965 520** vom 24/12. 1956, ausg. 20/12. 1960. — C. **1960.** 15931 [Belg. P. 557 459].)

Corn Products Refining Co., New York, N.Y., V.St.A., *Gelatinieren und Trocknen von Stärke.* (**E. P. 853 928** vom 6/11. 1956, ausg. 9/11. 1960. A. Prior. 1/8. 1956. — C. **1959.** 11752 [D. A. S. 1 044 730].)

Hans Hahn, Hrsg., Zucker-Jahrbuch. 1960/61. Hamburg: Röper. 1960. (XXXIV + 960 S m. Abb.) 8°. DM 24,—.

XV. Gärungsindustrie

Zum Wuchsstoffbedarf von Saccharomyces carlsbergensis. F. Weinfurtner, F. Eschenbecher und W. Borges. (Brauwissenschaft **13.** 278—82. Sept. 1960. Beil. zu: Brauwelt, Ausg. B. München-Weihenstephan, TH, Inst. für Gärungsphysiol. u. Techn. Mikrobiol.) (Dt.) — Vgl. C. **1960.** 12380.

61 Hefen aus 21 Stämmen von *Sacch. carlsbergensis* werden auf ihren Wuchsstoffbedarf geprüft. Alle untergärigen Bierhefen erwiesen sich dabei für Biotin (**I**) heterotroph; stimulierend oder essentiell waren *Pantothensäure* (**II**) 59 mal, *Inosit* 20 mal, *Nicotinsäure* 14 mal, *Pyridoxin* 10 mal, *Thiamin* 7 mal. Nur stimulierend wirkten *p-Aminobenzoesäure* 2 mal u. *Riboflavin* 1 mal. Eine obergärige Bierhefe konnte weder **I** noch **II** selbst bilden; eine wilde Hefe war auxo-autotroph. Für 30 der 61 Brauereihefen wirkten minimale Mengen *Uracil* (**III**) u. *Guanin* (**IV**) essentiell bzw. die Zellsprossung stimulierend. Der fördernde Einfl. von **III** u. **IV** auf die Vermehrung der Hefen war größer als der der meisten anderen Wuchsstoffe. — 8 Literaturangaben.
K.-U. RIEDEL. 7506□

Zur Frage der Trinkwasserfluorierung und deren Einfluß auf die Hefe und Gärung. H. Pfenninger. (Schweiz. Brauerei-Rdsch. **71.** 211—19. Dez. 1960. Versuchsstation Schweiz. Brauereien.) (Dt.)

Bei Anwesenheit von mehr als 10 ppm Fluor (**I**) in der Bierwürze sinkt sowohl der Vergärungsgrad als auch die Hefeausbeute. Kleine Mengen von **I** bis zu etwa 1 ppm scheinen die Gärtätigkeit u. die Hefevermehrung eher zu stimulieren. Die physiolog. Aktivität von Hefen, die in **I**-Konz. von über 10 ppm geführt werden, sinkt stark ab. Die **I**-Konz. von 1 ppm, wie sie bei der Fluorierung von Trinkwasser angewendet wird, hat keinen nachteiligen Einfl. auf die Gärtätigkeit u. die Hefeausbeute. — 26 Literaturangaben.
K.-U. RIEDEL. 7510□

Verringerung der Fuselölbildung während der Gärung. W. Kilp und H. Grübler. (Alkohol-Ind. **74.** 235—36. 238—39. 1/5. 1961.) (Dt.)

Zur Verhinderung einer übermäßigen Fuselöl-Bldg. während der Gärung wurden Getreidemaischen mit Ammoniumsulfat versetzt. Nach der Aufnahme des N aus dieser Verb. durch die Hefe wird jedoch der H_2SO_4-Rest freigesetzt, der den pH-Wert verschiebt, so daß eine mehr oder weniger starke Schädigung der Amylase eintritt. Daher wurden in der Praxis u. im Labor. Verss. angestellt, bei denen man Harnstoff (**I**) nach der Verzuckerung den Maischen zusetzte. Eine Zugabe von ca. 18 g **I**/100 kg Weizen senkte den Fuselöl-Geh. im Weizenrohsprit weit unter 5000 mg/Liter reinen A., während bei nur 8,6 g I/100 kg Weizen der Fuselöl-Geh. über diesem Wert lag. Es werden I-Mengen von 25—30 g/100 kg Weizen empfohlen. Bei Verw. eines Gemischs von N-Verbb. (5 g Ammoniumnitrat + 5 g Ammoniumsulfat) konnte ebenfalls eine beträchtliche Verminderung der Fuselöl-Bldg. in Weizenmaischen erreicht werden. Um den frei werdenden Säurerest zu neutralisieren, war jedoch ein Zusatz von 5 g $CaCO_3$ erforderlich. Eine Schädigung der Hefe trat bei diesen I-Konzz. nicht ein. Weitere Verss. mit Roggenmaischen sind vorgesehen. W. KREIPE. 7510□

Ester. Ihre Entstehung und Bedeutung für die Beurteilung von Edelbranntweinen. Erich Walter. (Alkohol-Ind. **74.** 419—20. 16/8. 1961.) (Dt.)

Die kennzeichnende Eigenart der Edelbranntweine im Geschmack u. Aroma ist bedingt durch ihren Ester-Geh., der ein Gemisch der verschiedenartigsten Ester-Verbb. darstellt. Diese entstehen während der Gärung durch bakteriellen Eiweißabbau, wobei höhere organ. Säuren u. Alkohole frei werden, die sich dann zu Estern kondensieren. Je länger die Lagerzeit, desto mehr steigt der Estergehalt. Durch warme Lagerung in Holzgebinden läßt sich die Ester-Bldg. beschleunigen („Altmachen"). Sauerstoff „in statu nascendi" verstärkt auf indirektem Wege die Entstehung von Estern durch Oxydation der höheren Alkohole zu Aldehyden u. weiter zu Säuren, die mit A. oder noch vorhandenen höheren Alkoholen sofort verestern. W. KREIPE. 7536□

Honiglikör. Erich Walter. (Alkohol-Ind. **74.** 207—08. 16/4. 1961.) (Dt.)

Mit „Honiglikör", „Bärenfang" oder „Petzfang" bezeichnete Liköre sind ausgesprochene Honigliköre, die aus Honig, W. u. Sprit hergestellt werden. Dabei ist bes. die richtige Honigwahl zu treffen u. durch eine geeignete Behandlungsweise auf die Vermeidung von Dextrin- u. Eiweißtrübungen zu achten. W. KREIPE. 7536□

Die Aloe. Günther Lindemann. (Riechstoffe u. Aromen **11.** 376—77. Nov. 1961.) (Dt.)

Vork. u. Eigg. verschiedener Aloearten, die Gewinnung u. Unters. des Aloesaftes sowie seine Verw. zur Herst. der Likörspezialitäten Magenbitter oder Boonekamp werden zusammenfassend beschrieben. W. KREIPE. 7536□

Über die Beziehungen zwischen äußeren und inneren Qualitätsmerkmalen bei Braugerste im Hinblick auf die Braugerstenzüchtung. 1. Mitt. **Intervarietale Korrelationen zwischen äußeren Kornqualitätsmerkmalen.** Dieter Lau. (Brauwissenschaft **13.** 283—88. Sept. 1960. Beil. zu: Brauwelt, Ausg. B. Hadmarsleben, Forschungsstelle für Getreidezüchtung.) (Dt.)

Um klarere Vorstellungen über den Wert der Einzelmerkmale für die Selektion der Braugersten zu erhalten, wurden die äußeren Qualitätsmerkmale von Braugersten (TK-Gewicht, Kornform, hl-Gewicht, Sortierung, Kornbonitur, Spelzen-Geh., Vollgerstenanteil) verschiedener Züchtungen der Jahre 1955—1958 miteinander in Beziehung gebracht, der jeweilige Korrelations-Koeff. ermittelt u. die Ergebnisse für die einzelnen Jahre zusammengestellt u. diskutiert. K.-U. RIEDEL. 7540□

Untersuchungen über Gerste und Malz. 16. Mitt. **Ein neuartiges Mälzungsverfahren mit Anwendung der Nachweiche.** J. R. A. Pollock. (J. Inst. Brewing **66.** ([N.S.] **57.**) 22—27. Jan./Febr. 1960. Nutfield, Surrey, Brew. Ind. Res. Found.) (Engl.) — 13. vgl. C. **1960.** **8038.**

Durch das folgende Verf. wird im Betrieb das Wurzelwachstum gehemmt u. der Mälzungsschwand bei gleich hohem Heißwasserextrakt um die Hälfte vermindert: 24 Std. Weiche in W. von 14°, 72 Std. Keimen bei 14°, 24 Std. Weichen in W. von 14—18° ohne Belüftung u. abermaliges Keimen (3 Tage) bei 14° bei gleichzeitiger Verminderung des W.-Geh. durch Luftdurchblasen; anschließend wird bei 75° gedarrt. Die Wurzelbldg. wird während der Nachweiche (re-steeping) durch den Sauerstoffmangel unterdrückt. Das Verf. wurde zum Pat. angemeldet. H. G. SCHULTZE-BERNDT. 7540□

Moderne Brauerei-Instrumente. 3. Mitt. **Anwendungen.** G. P. Trearchis. (Brewers Digest **35.** Nr. 11. 50—55. Nov. 1960. Brewers' Guild J. **47.** 95—104. Febr. 1961.) (Engl.) — 2. vgl. vorst. Referat.

Das Entcarbonisieren des Rohwassers mit verd. Säure steht unter automat. pH-Kontrolle. Fernthermometer dienen zur Temp.-Kontrolle des Brauprozesses im Getreidekocher, Maischbottich, Würzepfanne. Durch Dampfregulatoren kann die Temp. auf eine bestimmte Höhe ansteigen u. bei dieser gehalten werden. Zur einheitlichen Führung des Gärprozesses sorgt eine Temp.-Kontrolle mit Schreibgerät, wobei die Kühlung gleichmäßig geregelt wird. Zur Sicherung eines gleichmäßigen Verlaufs der Massefiltration baut man vor dem Filter einen magnet. Durchlaufregulator ein. Den Stand im CO_2-Vorratsbehälter zeigt ein Füllhöhenanzeiger an. L. MACHER. 7544

Die Sauerstoffaufnahme des Bieres im Verlauf seines Herstellungsprozesses. K. Silbereisen und Ch. Weymar. (Brauerei, wiss. Beilage **12.** 187—92. Berlin, VLB, Abtlg. der Chem.-Techn. Analyse u. Schloßbrauerei AG.) (Dt.) — Vgl. C. **1960.** 9406.
Der gelöste O_2 im Bier wurde mittels der elektrochem. Meth. nach TÖDT qnant. bestimmt. Die größte O_2-Lsg. wurde bei länger unter Druck stehenden Tanks, bei der Befüllung von Drucktanks u. der Flaschenabfüllung ermittelt. Die gemessenen Mengen des gelösten O_2 ergaben nur relative Werte, da während der Messung eine Red. von gelöstem O_2 stattfand. — 21 Literaturangaben. K. U. RIEDEL. 7550□

Der Umsatz von gelöstem Sauerstoff im Bier in Abhängigkeit von verschiedenen physikalischen und chemischen Faktoren. K. Silbereisen und Ch. Weymar. (Brauwissenschaft **13.** 282. Sept. 1960, Beil. zu: Brauwelt, Ausg. B.) (Dt.)
Inhaltlich ident. mit der C. **1960.** 16285 referierten Arbeit. K. U. RIEDEL. 7550□

Die Pasteurisation des Bieres. René Scriban. (Brasserie **15.** 246—56. Sept. 1960.) (Franz.)
Inhaltlich ident. mit der C. **1961.** 11555 referierten Arbeit. K. U. RIEDEL. 7550□

Ein Enzymkomplex bei der Verarbeitung von Weinen und Weintraubenmosten. Julius Fessler. (Wines and Vines **42.** Nr. 1. 28—29. Jan. 1961. Berkeley, Yeast Labor.) (Engl.)
Zusammenfassend wird auf die Klassifizierung der pektolyt. Enzyme eingegangen u. an Hand von Beispielen ihre prakt. Anwendung in Form von Diatomeenerde, einer Kombination von Diatomeenerde + Gelatine, u. in W. gelöst bei der Klärung u. Filtration eines Apfelsafts, verschiedener Weinmoste u. Weine beschrieben.
W. KREIPE. 7554□

Chinesische Spirituosen und Weine. Yen-lang Chi. (Alkohol-Ind. **74.** 394—95. 1/8. 1961.) (Dt.)
In einem Überblick über die Erzeugung alkohol. Getränke in China wird kurz auf die Herst. u. Bedeutung des Shaohsing-Wein, Fen-Likör, Maotai-Wein u. mehrerer Arten chines. Traubenweine hingewiesen. Als Rohstoffe für die chines. Weine u. Liköre dienen hauptsächlich Reis, Kaoliang (Sorghum) u. Früchte (einschließlich Trauben).
W. KREIPE. 7554□

Belüftung in „Tower-Type"-Gärbehältern. D. Murphy, D. S. Clark und C. P. Lentz. (Canad. J. chem. Engng. **37.** 157—61. Aug. 1959. Ottawa, Ont., Nat. Res. Council.) (Engl.)
Bei der Submersgärung von Zuckerrübenmelasse zur Herst. von Citronensäure ist ausreichende Belüftung sehr wichtig. Der Einfl. von Strömungs-Geschw. der Luft, Partialdruck des Sauerstoffs, Größe u. Porosität der Belüftungsplatten sowie von oberflächenakt. Mitteln wurden bei der Belüftung in „*tower*"- u. „*column-type*"-Behältern ohne Rührer von verschiedenem Durchmesser u. Höhe unter Anwendung der Na-Sulfit-Meth, untersucht u. der Koeff. der Sauerstoffübertragung in Abhängigkeit von verschiedenen Faktoren ermittelt. — 20 Literaturangaben. K.-U. RIEDEL. 7578□

Eine Modifikation der α-Amylase-Aktivitätsbestimmung nach Sandstedt, Kneen und Blish. D. E. Briggs. (J. Inst. Brewing **67.** ([N. S.] **58.**) 427—31. Sept./Okt. 1961. Nutfield, Brewing Ind. Res. Found.) (Engl.)
Die von SANDSTEDT, KNEEN u. BLISH [1939] angegebene Meth. zur Best. der α-Amylaseaktivität wurde so modifiziert, daß ein photoelektr. Colorimeter in Verbindung mit einer Eichkurve benutzt wird. Grundlage der Eichkurve ist die Proportionalität von Enzym-Konz. u. reziproker Zeit, die zu einer definierten Verminderung des Colorimeterausschlages notwendig ist. Die Aktivität ergibt sich als Quotient der aus Colorimeterausschlag u. Eichkurve ermittelten relativen Zeit u. der Zeit der Colorimeterablesung nach Rk.-Start in Jod–Dextrin-Farbeinheiten. Die Genauigkeit wird durch dieses Verf. verbessert u. der Zeitbedarf vermindert. REINHARD RISTOW. 7594□

Untersuchungsmethoden für alkoholhaltige Getränke. József Kottász und Lujza Horák. (Élelmiszervizsgálati Közlemények [Lebensmittel-analyt. Mitt.] 5. 251—58. 1959. Budapest Főváros Vegyész. és Élelmiszervizs. Int.) (Ung.)
Vff. untersuchten photometr. die zeitliche Beständigkeit der Vgl.-Lsgg. von Tropäolin 00 (Merck), die man bei der modifizierten WINDISCHschen colorimetr. Best.-Meth. des Acetaldehyd-Geh. verwendet, u. die Beständigkeit von Safranin-Lsg. (Merck), die bei der colorimetr. Furfurol-Geh.-Best. gebraucht wird. Die Messungen ergaben, daß die Extinktionswerte von verdünnteren Lsgg. nur bis zu ca. 10 Tagen konst. bleiben u. gegen Licht empfindlich sind. Angabe der Eichkurven für photometr. Acetaldehyd-Best. mit dem PULFRICH-Photometer (Filter S 43; 2 cm Küvette) u. dem Photometer

„Labor“ 53-11 (Blaufilter; 3 cm Küvette) u. für Furfurol mit dem PULFRICH-Photometer (Filter S 53; 2 cm Küvette) u. mit dem Photometer „Labor“ 53-11 (Gelbfilter; 3 cm Küvette). E. HORVÁTH. 7596□

Über die Bestimmung der Ester in Spriten und Branntweinen. Dietmar Plöttner. (Dtsch. Lebensmittel-Rdsch. **57.** 207—08. Aug. 1961. Steinhagen.) (Dt.)

Bei der Ermittlung der kennzeichnenden Eigg. von Spriten u. Branntweinen kommt dem Ester-Geh. eine bes. Bedeutung zu, u. Vf. hat eine verbesserte Best.-Meth. ausgearbeitet. Danach werden 200 ml Sprit nach genauer Neutralisation mit Phenolphtalein (I) u. 20 ml n/10 NaOH versetzt, 45 Min. lang unter Rückflußkühlung verseift u. nach Abkühlung mit n/10 HCl zurücktitriert. Außerdem ist gleichzeitig eine Blindprobe vorzunehmen. 1 ml n/10 NaOH entspricht 8,8 mg Ester, berechnet als Äthylacetat. Da man beim Herabsetzen auf Trinkstärke häufig permutiertes W. verwendet, sollten Branntweine einer Vorprüfung unterworfen werden. Zeigen 50 ml Branntwein, bis über die Hälfte abgedampft, auf Zusatz von I im Rückstand eine Rotfärbung, so kann auf die Verw. von permutiertem W. geschlossen werden. Die Ester-Best. in Branntwein erfolgt in gleicher Weise wie bei Spriten, jedoch ist von 400 ml Branntwein auszugehen, die vor der eigentlichen Best. zur Ausschaltung aller störenden Einfl. auf 375 ml abdest. werden. Bei Anwesenheit von permuttiertem W. wird vor der Dest. mit verd. H_2SO_4 angesäuert, um die Ester vollständig zu erhalten. Da Kornbranntweine weniger Ester als andere Edelbranntweine enthalten, muß bei ihnen auf eine bes. genaue Durchführung der Ester-Best. geachtet werden. — 13 Literaturangaben. W. KREIPE. 7596□

Über die Ermittlung des Feuchtigkeitsgehaltes von Braugerste. H. Weyh. (Brauwelt, Ausg. B **100.** 1851—52. 10/11. 1960. Weihenstephan, Inst. für chem.-techn. Analyse.) (Dt.)

Der nach Analytica-EBC vorgeschriebene Grenzwert, bei dem die Wasser-Best. nach dem Vortrocknen zu wiederholen ist, liegt mit 17% Feuchtigkeit bei der Braugerste zu hoch. Es wird empfohlen, Braugerstenmuster schon ab 15,5% Feuchtigkeit vorzutrocknen u. die Wasser-Best. zu wiederholen, da sich Gerstenmuster mit höheren Wasser-Geh. schlecht vermahlen lassen u. Feuchtigkeitsverluste durch Reibungswärme auftreten. K.-U. RIEDEL. 7598□

Über den Gehalt verschiedener Schlempen an Rohnährstoffen, an essentiellen Aminosäuren und an Vitaminen der B-Gruppe. B. Drews, F. Just und K.-U. Riedel. (Branntweinwirtschaft **81.** 70—73. 25/2. 116—22. 10/3. 1959. Berlin, Inst. für Gärungsgew.) (Dt.)

Untersucht wurden Manioka-, Milokorn-, Roggen- u. Kartoffelschlempen, die im Labor. u. im Betrieb anfielen. Rohnährstoffe, essentielle Aminosäuren u. B-Vitamine wurden nicht nur in der Gesamtschlempe, sondern auch nach mechan. Trennung dieser in der Dünn- (lösl. Anteil) u. Dickschlempe (unlösl. Anteil) sowie nach dem Trocknen der Dünnschlempe zum Schlempepulver im Zerstäubungstrockner bestimmt. Es wird empfohlen, den Begriff der „verwertbaren N-haltigen organ. Substanzen“ in die Futtermittelanalyse aufzunehmen, da dann eine bessere Bewertung der Schlempe als Futtermittel erreicht wird. — 20 Literaturangaben. K.-U. RIEDEL. 7598□

Die Messung von Biertrübungen in EBC-Formazintrübungseinheiten. W. Kleber und G. Franke. (Brauwissenschaft **14.** 279—81. Mai/Juni 1961. Beil. zu: Brauwelt, Ausg. B. München, Wiss. Station für Brauerei e. V.) (Dt.)

Vff. schlagen eine Änderung des Punktes 4 der Vorschrift zur Herst. der „EBC-Trübungsdispersion 100 Einheiten“ vor. Wenn das Formazintrübungskonzentrat nicht im Verhältnis 1:10, sondern 1:100 verd. wird, können im krit. Bereich ganze Zahlenwerte bei gleichzeitig erhöhter Genauigkeit angegeben werden. R. RISTOW. 7600□

Beitrag zur Identifizierung von Weinen aus fruchttragenden Hybriden der Rebe. Jiři Kalášek. (Sborník českoslov. Akad. zemědělských Věd, rostlinná Výroba **7** (**34**). 913—20. Juni 1961. Brno, UKZUZ, odb. ovoc.-vin.) (Tschech.)

Weine aus fruchttragenden Hybriden sind sehr arm an Aminosäuren (I), die papierchromatograph. ermittelt werden können, so daß dadurch eine Verfälschung von Weinen veredelter Sorten mit Hybridweinen festgestellt werden kann. E. VEVERA. 7606

F. J. Forg, München, **Ausführung bakteriologischer Arbeiten,** bes. Unters. von Bakterienarten u. -gruppen in Fll. oder auf festen Stoffen, wobei die auf Bakterien zu prüfenden Proben unter sterilen Bedingungen auf Böden übertragen werden, die Nährstoffe u./oder spezif. Indicatoren enthalten, dad. gek., daß man als Unterlage für die Nährstoffe u./oder ein Wachstum anzeigenden Indicatoren ein bandförmiges Element aus absorptions- oder quellfähigem Material (Löschpapier, poröser Kunststoff, steril verpackt) benutzt, das, z. B. durch Eintauchen, mit der Probe in Kontakt u. sofort in eine sterile, unzerbrechliche (elast.) Hülle gebracht u. darin unter optimalen Bedingungen gehalten wird, bis das Wachstum sichtbar ist. Die Hülle, in die ggf. Luft mit eingeschlossen wird, kann, z. B. durch Tauchen in heißes W., geschrumpft (mit Paraffin, Fett usw.) durchsichtig gemacht u. mit dem Inhalt so hoch erhitzt werden, daß nur die Sporen der Bakterien am Leben bleiben. — Vorr., Zeichnung. (**Belg. P. 541 747** vom 1/10. 1955, ausg. 28/8. 1959. D. Prior. 4/10. 1954.) G. VOGEL. 7501

R. Simonin und M. Bernard, Dijon, Frankreich, **Dynamische Belüftung von Gärflüssigkeiten,** die in Form scharfer Strahlen durch eine oxydierende Gasphase, bes. Luft, gepreßt werden, dad. gek., daß die im stat. Zustand der Fl. ebene u. horizontale Grenzfläche zwischen fl. u. gasförmiger Phase dad. vergrößert wird, daß man sie in eine stark gekrümmte Fläche verwandelt, mit der Seitenfläche der Strahlen die offenen Hohlräume der Gasphase begrenzt, die sich period. unter Bldg. von Gasblasen schließen, wodurch eine Emulsion des Gases in einer kontinuierlichen fl. Phase erzeugt wird. Die Größe der Grenzfläche wird bes. durch die Regelung der Strahlenzahl u. der Langlebigkeit der Gasblasen in der Fl. konst. gehalten. Erzeugung von *Essig* aus A. (Wein), *Citronensäure* aus Saccharose bzw. von *Hefen* oder *Penicillin bildenden Pilzen* durch aerobe, absatzweise oder kontinuierliche Gärungen. — Vorr., Zeichnung. (**Belg. P. 542 394** vom 28/10. 1955, ausg. 28/8. 1959. F. Prior. 16/11. 1954.) G. VOGEL. 7501

Radio-Synthese Soc. An., Paris, Frankreich, **Altern von alkoholischen Flüssigkeiten,** wie Wein, Apéritif, Alkoholen, Likör u. Parfum, dad. gek., daß man die Fll. der Wrkg. eines oscillierenden elektromagnet. Feldes mit sehr hoher Frequenz von 30—60 M-Einheiten aussetzt. Dem A.-Geh. entsprechend verlängert sich die Bestrahlungszeit. — Vorr., Zeichnung. (**Belg. P. 550 927** vom 8/9. 1956, ausg. 18/12. 1959. F. Prior. 14/9. 1955.) G. VOGEL. 7517

Kurth Malting Co., Milwaukee, Wis., V.St.A., **Spezialmalzerzeugung,** dad. gek., daß Grünmalz mit einem Alkali- oder Erdalkali-, bes. dem Di-, Tri- oder Tetra-Na- bzw. dem Mono-Ca-Salz der Äthylendiamintetraessigsäure (in wss. Lsg.) behandelt u. dann gedarrt wird. Verhütung von Oxydationen durch Luft u. des Überschäumens von fertigen Bieren. — Beispiele. (**Belg. P. 545 166** vom 11/2. 1956, ausg. 9/10. 1959.) G. VOGEL. 7541

John Labatt Ltd., übert. von: **Kenneth H. Geiger** und **John Compton,** London, Ontario, Canada, *Kontinuierliche Gärungen für Getränke.* (**A. P. 2 967 107** vom 4/3. 1957, ausg. 3/1. 1961. — **C. 1961.** 12673 [E. P. 835 964].)

František Hlaváček, Brauereihefen. Leipzig: Fachbuchverl. 1961. (194 S. m. 46 Abb. u. 26 Tab.) 8°. DM 10,80.

XVI. Nahrungs-, Genuß- und Futtermittel

Fettoxydation in mit dehydratisierten Nahrungsmitteln verwandten Modellsystemen. 2. Mitt. Zusammensetzung und Stellung von dispergierten Lipidkomponenten und ihre Wirkung auf die Oxydationsgeschwindigkeiten. S. J. Bishov, A. S. Henick und Robert B. Koch. (J. Food Sci. **26.** 198—203. März/April 1961.) (Engl.) — 1. vgl. C. **1961.** 9629.

An Modell-Syst. dehydratisierter Nahrungsmittel, die Fett dispergiert enthalten, wurden die Oxydations-Geschw. (**a**) untersucht. Diese werden beeinflußt durch die Konz. der Komponenten, durch die Art des dispergierenden Mediums u. die Stellung des Fettfilms in bezug auf das dispergierende Medium. Die **a** werden allg. durch Proteine, wie Gelatine, Hühnereiweiß, erniedrigt, durch Kohlenhydrate, wie CMC (Carboxymethylcellulose), Stärke u. Dialdehydstärke, erhöht. Die Induktionsperioden der Oxydation bei Anwesenheit von Kohlenhydraten waren kürzer als die bei Proteinen. Die Arginin- u. Lysinsalze von Saflor-Fettsäuren waren äußerst stabil. Phospholipide zeigten einen stabilisierenden Einfl., wenn sie mit den Fetten u. dem Dispersionsmedium vor der Gefriertrocknung gemischt, oder als Film zwischen dem Trocknungsmedium u. dem Fettfilm angewandt wurden. War jedoch die Stellung der Fett- u. Phospholipidfilme umgekehrt, dann nahm die Schutz-Wrkg. der Phospholipide auf die Stabilität des Syst. merklich ab. A. GABERT. 7634 □

Wirkung von Tylosin und Nisin auf Fäulnisbakterien in eingedosten Lebensmitteln. Cleve B. Denny, Leo E. Sharpe und C. Wallace Bother. (Appl. Microbiol. **9.** 108—10. März 1961. Washington, D.C., Nat. Conners, Washington Res. Labor.) (Engl.)

Die Hemm-Wrkg. der Antibiotica *Nisin* (**I**) u. *Tylosin* (**II**) auf Sporen von Fäulnisbakterien wird untersucht. **II** hemmt stark. Ein zusätzlicher Effekt durch Anwendung von I u. Hitze auf die Sporen von Bacillus stearothermophilus wird nachgewiesen. II besitzt eine beachtliche Hitzestabilität im Vgl. mit I. Die Fähigkeit von II, das Auskeimen von natürlich auftretenden thermophilen Sporen in einem Handels-Prod. nach Wärmebehandlung zu verhindern, wird bewiesen. D. PÖHLAND. 7634☐

Das ehrenwürdige alte Weizenkorn. Marshall W. Cronyn. (Northwestern Miller **264**. Nr. 8. 28. 30—31. 34—35. 17/10. 1960.) (Engl.)

Literaturübersicht (47 Hinweise) über die in Weizen- u. Reiskleie gefundenen Substanzen, speziell im Hinblick auf deren Schleim-Bldg.-Vermögen im Waschwasser von Getreide. M. W. ROTHE. 7664☐

Einfluß von γ-Strahlung auf die Mikroflora von Gurken und Gurkenblüten. John L. Etchells, R. N. Costilow, Thomas A. Bell und H. A. Rutherford. (Appl. Microbiol. **9**. 145—49. März 1961. East Lansing, Mich., Michigane State Univ., Dep. of Microbiol. and Public Health; Raleigh, N.C., North Carolina State Coll.) (Engl.)

Vff. untersuchten den Einfl. von γ-Strahlen auf verschiedene Mikroorganismengruppen in der heterogenen Population, die natürlich entsteht auf Früchten u. Blüten der Gurken. Die Anfangspopulationen der verschiedenen Mikroorganismengruppen waren auf Blüten sehr viel höher als auf Früchten, aber die korrespondierenden Überlebenskurven der Mikroorganismen zeigten, daß die Absterberaten vergleichbar waren für die Bestrahlung beider Typen des Materials. Die asporogenen Bakterien (coliforme u. säurebildende Bakterien) waren am stärksten strahlenempfindlich, die aeroben u. anaeroben sporenbildenden Formen am wenigsten. Hefen u. Schimmelpilze zeigten nur, verglichen mit Bakteriensporen, eine geringe Resistenz. Die Resistenz der Hefen als Gruppe, verglichen mit der der Schimmelpilze als Gruppe, war dieselbe. Die einzelnen Mikroorganismengruppen reagierten in der natürlichen Flora des Gurkenmaterials auf die Strahlung in derselben Weise wie in Reinkulturen, die von anderen Autoren mit vergleichbaren Mikroorganismengruppen untersucht wurden. D. PÖHLAND. 7688☐

Einfluß von Sorbinsäure auf Populationen und Arten von Hefen, die bei der Gurkengärung auftreten. John L. Etchells, Alfred F. Borg und Thomas A. Bell. (Appl. Microbiol. **9**. 139—44. März 1961.) (Engl.) — Vgl. vorst. Referat.

Vff. untersuchten den Einfl. von *Sorbinsäure* (I) auf Hefen, die bei der Gurkengärung auftreten. Sie erhielten 718 Hefeisolate aus 60 Experimentalfermentationen nach 4 verschiedenen Einlege-Verff. (4,5, 9,2, 11,9 u. 15,8% Salz) mit oder ohne Zugabe von I (0,025, 0,050 u. 0,10%). Es traten folgende Gattungen auf: Candida [4 (Arten)], Brettanomyces (1), Torulopsis (7), Saccharomyces (5), Hansenula (2), Rhodotorula (2), Debaryomyces (3), Honseniapora (1), Kloeckera (1) u. Pichia (1). Die Zugabe von I unterdrückt die Hefepopulationen während der Gärung bei den verschiedenen Salz-Konzz. stark. Diese Organismen wurden aber nicht eliminiert. Die Resultate zeigten, daß die Skala des Auftretens der Arten mit u. ohne I qual. dieselbe sein kann. Die Oberflächenaktivität der Hefe während der Gärung ging bei niedrigem Salz-Geh. (4.5%) auf 2 Arten von Candida (C. krusei u. C. tropicalis) zurück. Bei höheren Salz-Geh. (9,2—15,8%) herrschten 4 Hefen vor: Brettanomyces versatilis, Hansenula subpelliculosa, Torulopsis caroliniana u. Saccharomyces rosei. D. PÖHLAND. 7688☐

Begleitstoffe des Pektins. 1. Mitt. **Qualitative Bestimmung.** M. Kaláb und V. Zitko. (Chem. Zvesti **13**. 281—94. Mai 1959. Bratislava, Chem. Inst. der Slowak. Akad. der Wiss., Abt. für Glycide u. Biochem.) (Slowak.)

Vff. untersuchten sowohl das Vork. von Begleitstoffen, bes. polyphenol. Verbb., in verschiedenen handelsüblichen *Pektin* (I)-Präpp. als auch die Unterschiede zwischen den I-Sorten in bezug auf ihren Geh. an Begleitstoffen. Die Unterss. wurden durch Chromatographie, Elektrophorese u. Spektrophotometrie durchgeführt. Es wurden folgende I-Präpp. untersucht: tschechoslowak. Prod. „Pektin“ (LACNEMA); Prod. der französ. Firma UNIPECTINE; bulgar. Apfel-I; italien. Citrus-I; schwed. u. tschechoslowak. Rüben-I. Es wurde festgestellt, daß die französ. I verhältnismäßig viel Galaktose enthalten. Das UV-Absorptionsspektrum der wss. Lsgg. u. des äthanol. Extraktes des bulgar. I stimmte mit dem des tschechoslowak. I überein. In dem bulgar. I wurden keine wandernden Stoffe beobachtet, während das tschech. Prod. viele solcher Stoffe, unter denen Chlorogensäure identifiziert wurde, aufwies. Diese Säure wurde auch im schwed. I gefunden. Außer dieser Verb. befindet sich im tschechoslowak. I eine Reihe von Polyphenolen, die auf der Grundlage ihrer UV-Spektren u. von Nachw.-Rkk. in folgende 3 Gruppen eingegliedert werden können: Polyphenole ohne o-Dihydroxystruktur; Polyphenole mit o-Dihydroxystruktur; andere Polyphenole. — 33 Literaturangaben. C. KOZÁK. 7702☐

Überzüge in der Süßwarenindustrie. R. C. Walch. (Zucker- u. Süßwaren-Wirtsch. **14**. 466—68. Juli 1961. Lititz, Pa., Wilbur Chocolate Co.) (Dt. u. Engl.)

Allg. Ausführungen. M. WINIKER. 7704☐

Feuchtigkeitsbildung in Trockenfruchtsaft. William K. Higby. (Food Technol. **15.** 47—49. Febr. 1961. Ontario, Calif., Sunkist Growers, Inc., Res. Dep.) (Engl.)

In dem nach dem Verf. der CALIFORNIA FRUIT GROWERS EXCHANGE (A. P. 2 567 038; C. **1952.** 4073) hergestellten Trockenfruchtsaft treten während der Lagerung bei 100 u. 75° F manchmal Bräunung u. Bldg. von Klumpen auf. Dies wird auf die Abspaltung von CO_2 aus der im Prod. enthaltenen Citronensäure unter gleichzeitiger Bldg. von W. u. einer Dicarbonsäure zurückgeführt. K. SCHLEICH. 7706 □

Kaffee-Nebenprodukte; ihre chemische Zusammensetzung und ihre mögliche wirtschaftliche Nutzung. Noemi G. Martinez Nadal. (Coffee Tea Ind. Flavor Field **81.** Nr. 8. 9—10. 33—34. Aug. 1958. Puerto Rico, Univ., Coll. of Agric. and Mechanic Arts.) (Engl.)

Allg. Ausführungen. — 7 Literaturangaben. M. WINIKER. 7720 □

Die Verarbeitung von Rohkakao. 1. Mitt. **Fermentation in kleinem Maßstab.** T. A. Rohan. (J. Sci. Food Agric. **9.** 104—11. Febr. 1958. Tafo, Ghana, West African Cocoa Res. Inst.) (Engl.)

Vf. untersuchte die Möglichkeiten zur Fermentation kleiner Mengen westafrikan. Rohkakaos mit dem Ziel, den Kleinfarmern optimale Bedingungen für die Behandlung des Kakaos angeben zu können. Es wird gezeigt, daß Mengen von ca. 10 kg nasser Bohnen in der Haupterntezeit (September—Januar) sehr gut fermentiert werden können. Die Fermentation in größeren Haufen führt infolge unterschiedlich starken Luftzutritts zu einem wenig einheitlichen Produkt. Häufiges Umwenden dürfte diesen Mangel nur zum Teil kompensieren. Verkleinerung der jeweils zu Haufen geschichteten Menge hat gleichmäßigere Durchlüftung zur Folge. Dadurch kann die Fermentationszeit verkürzt werden, ohne daß ein Durchmischen erforderlich wird. Noch vorhande purpurfarbene Bohnen müssen nicht von Nachteil sein, da ihre Verminderung längere Fermentationszeiten erfordert u. damit Geschmacksminderung bedingt. Der Anthocyanin-Geh. der Bohnen sinkt nach 4tägiger Fermentation auf weniger als 5% des Ausgangswerts ab. Die Fermentationsdauer ist von der Bohnenmenge abhängig. Bis zu einer Menge von ca. 110 kg Naß-Gew. ist eine 6tägige Fermentation, wie sie allg. empfohlen wird, nicht erforderlich. Bei größeren Mengen können zur Erzielung eines einheitlichen Prod. längere Fermentationszeiten erforderlich werden. Eine qual. chromatograph. Analyse ergab für westafrikan. Amelonado-Kakao die Anwesenheit von 2 *Anthocyaninen*, 4 *Catechinen* u. 3 *Leukocyanidinen*, wie sie auch in Trinidad-ICS-I-Ware vorliegen. HANS THIELE. 7726 □

Die Verarbeitung von Rohkakao. 2. Mitt. **Gleichförmigkeit der Massenfermentierung und Entwicklung von Verfahren zur raschen Fermentierung von westafrikanischem Amelonado-Kakao.** T. A. Rohan. (J. Sci. Food Agric. **9.** 542—51. Sept. 1958.) (Engl.) — 1. vgl. vorst. Referat.

Beim Fermentieren von Kakao in größeren Haufen treten Temp.-Unterschiede zwischen Spitze u. Mitte der Haufen auf. Im Laufe der Fermentierung ergeben sich Schwankungen des pH-Wertes u. des Geh. an Polyphenolen in verschiedenen Höhen der Haufen (Diagramme). Zur Schnellfermentierung dient eine mit einer Entwässerung versehene Drehtrommel aus rostfreiem Stahl, die dem Sonnenlicht ausgesetzt wird. Die Luft-Temp. steigt in 22 Std. von 36 auf 53° u. fällt auf 31°, die der Kakaobohnen von 28 auf 48° u. fällt auf 38°. W. WESLY. 7726 □

Die Verarbeitung von Rohkakao. 3. Mitt. **Enzym-Verhalten bei der Kakaofermentation.** Margaret Holden. (J. Sci. Food Agric. **10.** 691—700. Dez. 1959.) (Engl.) — 2. vgl. vorst. Referat.

Unterss. über die Schwankungen der Zahl der oxydierenden u. Kohlenhydrate spaltenden Enzyme von Amelonado-Kakaobohnenkeimblättern bei verschiedenen Fermentierungsstufen zeigen, daß in Proben aus der oberen Schicht eines Haufens (mit stärkerem Temp.-Anstieg) raschere Inaktivierung als in Proben aus dem Haufeninnern eintritt. Der Enzymspiegel vermindert sich während der Trocknungsperiode immer mehr, bis nach 3tägiger Fermentierung nur eine geringe oder gar keine Wirksamkeit mehr nachweisbar ist. Im Fruchtfleisch u. in den Samenschalen wird ein Keiminhibitor gefunden, dessen Menge beim Reifen abnimmt u. beim Fermentieren verschwindet. W. WESLY. 7726 □

Untersuchungen über die Bestimmung von Vitamin A und Carotin in Butter. Rinjirô Sasaki, Tomokichi Tsugô und Susumu Koyama. (J. agric. chem. Soc. Japan [Nippon Nôgeikagaku Kaishi] **29.** 234—36. März 1955. Tokyo, Univ., Fac. of Agric.) (Jap.; Auszug: Engl.)

Die Best. der *Vitamin-A-* u. *Carotin*-Aktivität von Butterproben japan. Provenienz in Abhängigkeit von der Jahreszeit ergab: Die Vitamin-A-Aktivität ist bei Winterbutter am niedrigsten. Was die Carotinaktivität betrifft, so wurden bei Winterbutter die niedrigsten u. bei Herbstbutter die höchsten Werte festgestellt. M. WINIKER. 7758☐

Zur Kenntnis der kontinuierlichen Herstellung von Butter aus durchgesäuertem Rahm mit der Contimab-Butterungsanlage. 1. Mitt. **Technische Anlage — Herstellungsverfahren — Faktoren, die Qualität und Haltbarkeit der Butter beeinflussen — Frischbutter — Buttermilch.** Walter Lange. (Dtsch. Molkerei-Ztg. **82.** 943—48. 29/6. 1961. Nürnberg, Bayer. Milchversorgung GmbH., Labor.) (Dt.)
23 Literaturangaben. M. WINIKER. 7758☐

Zur Kenntnis der kontinuierlichen Herstellung von Butter aus durchgesäuertem Rahm mit der Contimab-Butterungsanlage. 2. Mitt. **Einlagerungsbutter — Lagerfähigkeit — Qualität und Haltbarkeit nach dem Ausformen.** W. Kley. (Dtsch. Molkerei-Ztg. **82.** 1319—21. 14/9. 1961. Nürnberg, Molkerei-Zentrale e.G.m.b.H., Labor.) (Dt.). — 1. vgl. vorst. Referat. M. WINIKER. 7758☐

Qualität und Haltbarkeit von abgepackter Butter. Eberhard Voß. (Dtsch. Molkerei-Ztg. **82.** 1252—54. 31/8. 1961. Kiel, Bundesforschungsanst. für Milchwirtschaft, Chem. Inst.) (Dt.)

Vortrag. Zur Verbesserung der Qualität u. Haltbarkeit von abgepackter *Butter* (**a**) werden empfohlen: Kontrolle der Wasserverteilung mittels Indicatorpapiers u. Trockenkneter der **a**; Bekämpfung von Infektionen durch Schimmelpilze u. Hefen; genaue Einhaltung der Temp. bei Rahmreifung u. **a**-Herst.; Kontrolle des pH-Werts bei Rahm u. **a**; Wahl eines geeigneten Einwicklers. M. WINIKER. 7758☐

Zwischenverestertes Butteröl. Herman D. Weihe. (J. Dairy Sci. **44.** 944—47. Mai 1961. Washington, D.C., Eastern Utiliz. Res. and Dev. Div., U.S. Dep. of Agric., Dairy Prod. Labor.) (Engl.)

Die Streichbarkeit von Butter wird u. a. durch die Struktur des Butterfetts bestimmt. Da bei Schmalz eine Verbesserung durch Zwischenveresterung erzielt wurde, versuchte Vf. bei Butter ähnliche Effekte zu erzielen. Allg. Zwischenveresterung erfolgte nach anfänglichen Verss. mit Natriummethylat schließlich durch Erwärmung des gewaschenen u. getrockneten Butterfetts auf 40—45° (20 Min. bis 6 Std.) u. Rühren unter N_2-Atmosphäre in Ggw. von 0,1—0,3% eines Na-K-Katalysators. Der Katalysator wurde durch Einleiten von feuchtem CO_2 entfernt bei leichtem Überschuß an Essigsäure. Sodann wurde das Fett gewaschen. Gerichtete Zwischenveresterung erfolgte in gleicher Weise, jedoch wurden vor Rk.-Beginn 11—23 Gew.-% Hexan oder Xylol zugegeben, wodurch die Durchmischung erleichtert wurde u. die Rk. bei geringeren Temp. erfolgen konnte (25—38° stufenweise gesenkt auf 10—25°). Das zwischenveresterte Butteröl wurde durch Dampfeinleitung (1—2 Std., 200°/5—10 mm Hg) desodoriert. Die Härte des Fetts wurde nach verschiedenen Meth. bestimmt. Es wird gezeigt, daß gerichtete Zwischenveresterung größere Veränderung der Eigg. bedingt als die allgemeine. Der F. wurde in Ggw. von Lsgm. bes. stark erhöht (ca. 15° bei gerichteter, ca. 7,5° bei allg. Zwischenveresterung). Höherer Anteil an hochschm. Triglyceriden gab sich in verminderter Hexanlöslichkeit zu erkennen, größerer Anteil an kurzkettigen Glyceriden bewirkte das Gegenteil. Xylol läßt sich nach Rk.-Ende schlechter entfernen als Hexan. Mit zwischenverestertem Butterfett rekonstruierte Vollmilch erreicht den Geschmack normaler Milch, dagegen war mit solchem Fett hergestelltes Gebäck solchem mit normaler Butter nicht gleichwertig. Entfernung der höherschm. Anteile hat ein weicheres Fett zur Folge. Durch Mischen läßt sich eine Butter von beliebiger Härte herstellen. Der Anwendung der Zwischenveresterung bieten sich vorerst aber keine besonderen Aussichten. HANS THIELE. 7758☐

Lactobacillen in Cheddarkäse. 2. Mitt. **Untersuchungen an Doppel-Versuchskäsen.** Jill Naylor und M. Elisabeth Sharpe. (J. Dairy Res. **25.** 421—30. Okt. 1958. Univ. of Reading, Nat. Inst. for Res. in Dairying.) (Engl.) — 1. vgl. J. Dairy Res. **25.** [1958.] 92.

Vff. untersuchten die Lactobacillenflora in 2 Paaren von Vers.-Käsen, die unter gleichen Bedingungen u. aus der gleichen Milch hergestellt worden waren, während der Reifung u. konnten zeigen, daß die Verteilung der serolog. Typen von Lactobacillen nicht nur innerhalb eines Käsepaares, sondern auch innerhalb eines Käses in den verschiedenen Zonen sehr unterschiedlich ist. Zugabe von Lactobacillen zur Ausgangsmilch hat eine weitaus regelmäßigere Verteilung zur Folge. HANS THIELE. 7760☐

Lactobacillen in Cheddarkäse. 3. Mitt. **Der Ursprung der Lactobacillen im Käse.** Jill Naylor und M. Elisabeth Sharpe. (J. Dairy Res. **25.** 431—38. Okt. 1958.) (Engl.) — 2. vgl. vorst. Referat.

Vff. untersuchten zahlreiche mögliche Ursprungsorte für Lactobacillen u. bestimmten die über Acetat-Agar isolierten Organismen nach kulturellen, biochem. u. vor allem serolog. Verff., um diese mit den aus dem Käse isolierten zu vergleichen. Danach wird die Lactobacillenflora des Käses vorwiegend durch die Milchflora bestimmt, sofern die

Milch mindestens 200 Lactobacillen/ml enthält. Andernfalls dürften diese aus der Luft u. anderen Quellen stammen, vermutlich stammen die Luftorganismen aus der Käsemilch. Sowohl in der Milch als auch in der Luft überwogen homofermentative bei niedrigen Temp. wachsende Stämme. Der in Heu gefundene *L. plantarum* wurde im Käse nicht nachgewiesen. Der im Speichel häufige *L. casei* dürfte nach den vorliegenden Ergebnissen normalerweise nicht in den Käse gelangen. Der Ursprung der Lactobacillen in der Milch konnte nicht mit Sicherheit ermittelt werden, es kommen hierfür aber Heu u. ähnliche Quellen in Frage. Sommer- u. Wintermilch unterschieden sich in ihrem Geh. an Lactobacillen beträchtlich. HANS THIELE. 7760□

Charakteristika eines mutmaßlichen Pediococcus in neuseeländischem Cheddarkäse. J. C. Dacre. (J. Dairy Res. **25.** 409—13. Okt. 1958. Palmerston North, New Zealand, Massey Agric. Coll., Dairy Res. Inst.) (Engl.)

Vf. diskutiert kulturelle u. biochem. Eigg. eines homofermentativen, Milchsäure produzierenden Bakteriums, das wiederholt aus typ. reifendem Cheddarkäse isoliert wurde. Der grampositive Coccus tritt vorwiegend in Paaren oder Tetraden auf, bevorzugt saures Medium, wird durch Hefe- oder Tomatenextrakt stimuliert u. überführt Glucose in DL-Milchsäure u. geringe Mengen Essigsäure. Der Organismus entspricht in nahezu allen Eigg. dem Genus *Pediococcus*, bes. der Art *P. cerevisiae Balcke*, jedoch wird Trehalose nicht vergoren u. die Toleranz gegenüber niedrigen pH-Werten u. hohen Konzz. von Teepol ist geringer. HANS THIELE. 7760□

Über das Vorkommen von Pediokokken in neuseeländischem Cheddarkäse. J. C. Dacre. (J. Dairy Res. **25.** 414—17. Okt. 1958.) (Engl.) — Vgl. vorst. Referat.

Vf. zeigt an Hand von 10 Vers.-Käsen, daß Organismen des Genus *Pediococcus* allg. in Cheddarkäse nachgewiesen werden können u. ca. ein Viertel der vorhandenen Milchsäureflora in reifendem Cheddarkäse ausmachen. Unterss. der zeitlichen Verschiebungen der verschiedenen Arten untereinander zeigten, daß die aus dem Säurewecker stammenden Streptokokken spätestens innerhalb von 50 Tagen nach der Herst. des Käses absterben, die Lactobacillen nach 5—18 Tagen auftreten u. im Verlauf der Reifung 60—80% der Reifungsflora ausmachen u. die Pediokokken ebenfalls nach 5—18 Tagen meist jedoch kurz vor den Lactobacillen in Erscheinung treten. Möglicherweise kommt den Pediokokken für die Geschmacks-Entw. größere Bedeutung zu als den Lactobacillen. HANS THIELE. 7760□

Fragen der rationellen Verwendung eiweißhaltiger Futtermittel in der Tierzucht. 1.—3. Mitt. I. Ss. Popow. (Известия Тимирязевской Сельскохозяйственной Академии [Nachr. landwirtsch. Timirjasew-Akad.] **1959.** Nr. 1. 191—204; **1960.** Nr. 4. 127—42; Nr. 5. 146—159.) (Russ.; Auszug: Engl.)

Vortrag. — 32 Literaturangaben. S. BARYSCHNIKOW. 7780

Probleme der rationellen Verwendung eiweißhaltiger Futtermittel in der Tierzucht. 4. Mitt. **Das Problem der Aminosäuren bei der Fütterung von landwirtschaftlichen Nutztieren.** I. Ss. Popow. (Известия Тимирязевской Сельскохозяйственной Академии [Nachr. landwirtsch. Timirjasew-Akad.] **1961.** Nr. 2. 129—43.) (Russ.; Auszug: Engl.) — 3. vgl. vorst. Referat.

Zusammenfassender Vortrag. — 42 Literaturangaben. S. BARYSCHNIKOW. 7780

Zusammenhänge zwischen dem Gehalt an organischen Säuren und dem Trocken- sowie Nährstoffgehalt in den Maissilagen. F. Lüddecke. (Dtsch. Landwirtsch. **11.** 444—47. Sept. 1960. Rostock, Inst. für Landw. Vers.- u. Unters.-Wesen der Dt. Akad. der Landwirtschaftswissenschaften zu Berlin.) (Dt.)

Mit zunehmendem Reifegrad u. Geh. an Trockensubstanz des eingesäuerten Silomaises nimmt in der Silage der Geh. an *Milchsäure* zu u. der Geh. an *Essigsäure* sowie an *Buttersäure* ab. M. WINIKER. 7782□

Einfluß verschiedener Sicherungszusätze zu Silomais auf die Qualität und den Nährstoffgehalt der Maissilage. K. Nehring und F. Lüddecke. (Dtsch. Landwirtsch. **12.** 452—55. Sept. 1961. Rostock, Inst. für Landw. Vers.- u. Unters.-Wesen der Dt. Akad. der Landwirtschaftswissenschaften zu Berlin.) (Dt.)

Zusatz von *Kofa-Salz* zu Silomais bewirkte weder eine Verbesserung der Qualität noch eine Erhöhung des Nährstoff-Geh. der Maissilage. Durch einen Zusatz von *Molke* wurden Qualität u. Nährstoff-Geh. im negativen Sinne beeinflußt. Auch ein Zusatz von *Spreu* bewirkte nicht die erwarteten Verbesserungen von Qualität u. Nährstoffgehalt. M. WINIKER. 7782□

Synthetische Stickstoffverbindungen als Gärfutterzusätze. W. Holzschuh und H. Wetterau. (Dtsch. Landwirtsch. **12.** 407—10. Aug. 1961. Lettin, LPG-Fütterungsberatungsstelle; Blösien, Landw. Vers.-Stat. der Leuna-Werke „Walter Ulbricht".) (Dt.)

Bei Verss. zur Proteinanreicherung von Gärfuttermitteln (Silomais, Hirse, Sonnenblumen, Naßschnitzel) wurden mit Zusätzen von *Harnstoff* u./oder *Ammoniumhydrogencarbonat* Erfolge erzielt. M. WINIKER. 7782□

Ergebnisse aus Einsäuerungs- und Rinderfütterungsversuchen mit Silomais unter Zusatz von Harnstoff und Ammoniumbicarbonat. F. Lüddecke und H. Birr. (Dtsch. Landwirtsch. **12.** 457—60. Sept. 1961.) (Dt.) — Vgl. vorst. Referat. M. WINIKER. 7786□

Konservierung von Futtersprotten. I. Schröder und K. Nehring. (Dtsch. Landwirtsch. **12.** 34—37. Jan. 1961. Rostock, Wilhelm-Pieck-Univ., Inst. für Agrikulturchemie u. Bodenkunde) (Dt.)

Bei Verss. zur Konservierung von Futtersprotten war $K_2S_2O_5$ als Konservierungsmittel geeigneter als *Ameisensäure*. Bei Anwendung des H_2SO_4-Verf. wurden infolge nichtausreichender pH-Kontrolle die erforderlichen Säurewerte nicht eingehalten. M. WINIKER. 7786□

Fischsilage als Eiweißfutter in der Schweinemast. L. v. Braunschweig und H. Görlitz. (Dtsch. Landwirtsch. **12.** 461—62. Sept. 1961. Potsdam, Inst. für Landw. Vers.- u. Unters.-Wesen der Dt. Akad. der Landwirtschaftswissenschaften zu Berlin.) (Dt.) M. WINIKER. 7786□

Streptomycinmycel in der Tierernährung. E. Kraack. (Dtsch. Landwirtsch. **12.** 455—57. Sept. 1961. Potsdam-Rehbrücke, Inst. für Ernährung der Dt. Akad. der Wissenschaften zu Berlin.) (Dt.)

Zusammenfassender Überblick. — 15 Literaturangaben. M. WINIKER. 7786□

Pesticide in Lebensmitteln. 5. Mitt. **Bestimmung der Blausäure in Lebensmitteln nach der Methode der oscillographischen Polarographie.** V. Jedlička und A. Pašek. (Českoslov. Farmac. **8.** 138—42. April 1959. Praha, Ustř. výzk. úst. potrav. prům. a výkupu.) (Tschech.) — Vgl. C. **1961.** 4549.

Beschreibung einer Meth. zur raschen Best. vonRest-HCN in Mengen von 0—100 μg HCN in 1 ml mit Hilfe der oscillograph. Polarographie mit Wechselstrom unter Verw. einer Hg-Tropfelektrode. Die HCN-Best. wird durch CS_2 auch in mehrfacher Konz. nicht gestört; dieser wie auch seine Red.-Prodd. werden durch einen ähnlichen Effekt bestimmt (15 Polarogramme). Die Potentialdifferenz zwischen HCN u. CS_2 beträgt —0,35 V. Es können in biolog. Material Mengen, die tief unter der Grenze 2mg/100 Teile liegen, festgestellt werden. Die Analysenempfindlichkeit hängt von der Konz. ab u. beträgt $2 \cdot 10^{-4}$ Mol. E. ROTTER. 7788□

Unilever Ltd., Port Sunlight, Chester, England (Erfinder: Harry John Charie und Jack Palmer Savage), **Puddingpräparat zum Kaltansatz,** enthaltend vorgelatinierte Stärke, ein Tetraalkalipyrophosphat u. ein Alkalicarbonat oder -hydrogencarbonat. — Beispiel einer Trockenmischung: 45 (g) vorgelatinierte Puddingstärke, 150 Zucker, 4,5 $Na_4P_2O_7$, 1,0 Na_2CO_3, 0,25 Vanille, 0,01 gelber Farbstoff. Ansatz des Pulvers in Milch bei Raum-Temp. bei pH 7,5—8,0. (**E. P. 849 905** vom 8/3. 1956, ausg. 28/9. 1960.) W. KRANZ. 7711

Howards of Ilford Ltd., Ilford, Essex, England (Erfinder: Jack Augustus Radley und John Simon Stanley), **Emulgierungsmittel für Schokoladepräparate,** bes. Couverture, bestehend aus einem oder mehreren Partialestern eines Oligosaccharides mit einer Fettsäure mit 12—18 C-Atomen, wobei jeder Partialester nicht mehr als 5 Fettsäurereste im Mol. enthält, z. B. Sucrosemono-, di- oder tristearat, Sucrosedi- oder trioleat, oder bestehend aus einem Gemisch der Ester mit einem Phosphatester eines Mono- oder Diglycerides, z. B. Lecithin. Mischungsbeispiel: 93—85 (Gew.-%) Sucrosedistearat u. bzw. oder Sucrosetristearat u. 7—15 Lecithin. (**E. P. 855 310** vom 25/11. 1957, ausg. 30/11. 1960.) W. KRANZ. 7727

Gaston Albert Léon Constant Denys und Adrien Jean Marie Lambert, Seine, Frankreich, **Nicotinabsorbierende Filtersubstanz,** bestehend aus 50 (%) SiO_2 oder Kieselgur, 40 $SiO_2 \cdot Al_2Fe$, Kaolin u. Bentonit, 1—3 MgO, 0,5 CaO, Kalk u. 6,52 $MgO_2 \cdot SiO_2 \cdot 3\,H_2O$, Magnesit. — Zeichnung. (**F. P. 1 180 218** vom 27/7. 1957, ausg. 2/6. 1959.) T. OPPERMANN. 7735

Eastman Kodak Co., Rochester, N.Y. (Erfinder: George Patrick Touey, John Edward Kiefer, Kingsport, Tenn.), V.St.A., **Filter für Tabakrauch,** bestehend aus einer Vielzahl von gekräuselten Fasern, bes. aus weichmacherhaltigem Celluloseacetat (I), die einen Zusatzstoff enthalten, dad. gek., daß an die I-Fasern spinnwebfeine, aus Polyäthylen u./oder Polypropylen oder deren Oxydations-Prodd. bestehende Fasern in einer Menge von 5—50 Gew.-% angeheftet sind. (**D. A. S. 1 115 171** Kl. 79 c vom 9/4. 1960, ausg. 12/10. 1961. A. Prior. 17/4. 1959.) K. KOEBKE. 7735

Établissements Sergent (Laboratoires Prolac), Charente-Maritime, Frankreich, *Fungicide Mischungen.* (**F. P. 1 180 605** vom 31/7. 1954, ausg. 8/6. 1959. — **C. 1960.** 14902 [D. A. S. 1 077 476].)

C. H. Boehringer Sohn, Ingelheim/Rh., *Flüssiges Enzympräparat zum Klären von Fruchtsaft, Wein usw.* (**Belg. P. 538 060** vom 10/5. 1955, ausg. 3/7. 1959. D. Prior. 10/5. 1954. — **C. 1958.** 11399 [D. A. S. 1 016 107].)

XVII. Fette. Seifen. Wasch- u. Reinigungsmittel. Wachse. Bohnermassen usw.

Untersuchung des Anfeuchtens von Baumwollsamen. A. I. Gan. (Маслобойно-Жировая Промышленность [Öl- u. Fett-Ind.] **25.** Nr. 3. 10—13. 1959. Zentralasiat. Zweigstelle des Allunions Forschungsinst. für Fette.) (Russ.)

Eine optimale Befeuchtung des Baumwollsamenkernes vor der Ölpressung wird durch das hohe Wasserbindungsvermögen der Schale erschwert. Geeignet erschien ein Verf., bei dem die Samen nach Befeuchtung mit Wasserdampf 15 Min. bei 100° in gesätt. Dampfatmosphäre lagern. Dabei erfolgt ein Ausgleich der Feuchtigkeit zwischen Schale u. Kern unter Anstieg der Feuchtigkeit im Kern um 6%. Auf das Eindringen der Feuchtigkeit hat die Härte des W. keinen Einfl., wohl aber die oberflächenakt. Stoffe u. die spezif. Oberfläche der Samen. G. Heder. 7894

Über Khellin im Helba-Öl, das Öl von Trigonella Foenum Graecum. B. Flaschenträger und M. H. Aboul-Wafa. (Fette, Seifen, Anstrichmittel **60.** 654. Aug. 1958. Alexandrien (Ägypt.), Univ., Med. Fak., Biochem. Inst.) (Dt.)

Bei Anwendung des von den Vff. angegebenen Verf. zur Entfärbung u. Desodierung von Helba-Öl haben Vff. in 2 Proben dieses Öles *Khellin* (**I**), wirksame Substanz aus *Ammi Visnaga*, in kleinen Mengen gefunden. Die Isolierung des **I** erfolgte aus dem eingedampften Methanolauszug, Verdünnen mit W., Extrahieren mit Ae., Aufnehmen des Ae.-Rückstandes mit 80%ig. Methanol, Waschen mit PAe. u. Extrahieren des wss. Methanolrückstandes mit Ae.; aus dem braunen Öl des Ae.-Rückstandes werden durch Schütteln mit Ae. die abgeschiedenen Kristalle isoliert. Nach mehrmaligem Umkristallisieren aus A. werden aus 806 g Helba-Öl 67.7 mg **I** gewonnen (0,008%), $C_{14}H_{12}O_5$, F. 148 bis 150°, prismat. Kristalle; UV-Absorptionsmaxima; 250, 285 u. 330 mμ. Identifizierung der Kristalle erfolgte durch Überführung in *Khellinon* ($C_{12}H_{12}O_5$) nach A. Schöneberg u. A. Sina [1950], F. 95—96°. In einer anderen Probe gleicher Herkunft wurden aus 925 g Öl 250 mg **I** isoliert, in Proben anderer Herkunft dagegen kein **I** gefunden. Vff. glauben daher, daß es sich bei dem **I**-haltigen Helbaöl um zufällige Verunreinigungen oder einen Zusatz handelt. H. Spohn. 7894□

Physiologisch begründete Rezepturen für Margarine. O. K. Palladina, A. A. Anoschkina, K. Ss. Stepanowa, N. D. Buchman und N. A. Sapolskaja. (Маслобойно-Жировая Промышленность [Öl- u. Fett-Ind.] **24.** Nr. 6. 13—16. 1958. Allunions Wiss. Fettforschungsinst.) (Russ.)

Vff. teilen die Rezepturen für 7 Margarinesorten mit, die bei 15° eine Härte von 100—140 g/cm aufweisen u. F. 28—33° besitzen. Um eine vollwertige Margarine zu erhalten, ist ein Zusatz von mindestens 20 I.E., (besser 50 I.E./g) Vitamin A u. mindestens 0,3% Phosphatiden notwendig. Als Farbstoff werden 2,5 g/kg Carotin empfohlen. Fütterungs-Verss. zeigen, daß durch Tafelbutter u. Margarine aus 50% gehärtetem Pflanzenfett, je 15% gehärtetem Waltran u. fl. Fett u. 20% Kokosfett die gleiche Gew.-Zunahme der Tiere erzielt wird. Nach 12 Wochen wurde mit der Margarine sogar eine größere Gew.-Zunahme erzielt. Bei anschließender Hungerdiät war die Überlebensrate u. die Verwertung der Nahrungsreserven bei Margarinefütterung besser als mit Tafelbutter. Bei Verss. mit erwachsenen Männern, die täglich 150 g Margarine erhielten, war die Resorbierbarkeit mit 95,2—95,5% die gleiche wie die von Tafelbutter. Bei einer täglichen Margarineration von 90 g war die Resorption der Margarine sogar um 2% höher. Bei Verabreichung von 75% Margarine an Kinder war die Resorbierbarkeit um 6% höher als die von Butter. O. Lebtag. 7900□

Zusammensetzung der synthetischen, durch Oxydation fester Paraffine gewonnenen Fettsäuren. A. I. Lewin. (Химия и Технология Топлив и Масел [Chem. Technol. Brennstoffe Öle] **3.** Nr. 6. 29—33. Juni 1958.) (Russ.)

In dem durch Oxydation von techn. festen Paraffinen erhaltenen Säuregemisch sind ca. 70% Säuren C_5–C_{21} enthalten. Die einzelnen Fraktionen (C_5—C_6; C_7—C_9; C_{10}—C_{16}; C_{17}—C_{21}) enthalten im Mittel ca. 50% an erwünschten Säuren. Durch eine exakte Rektifikation kann dieser Anteil auf 70—95% gesteigert werden. Es wird gezeigt, daß eine gute Trennung der Säurefraktionen bis C_{16} in einer Labor.-Kolonne mit 25 theoret. Böden durch Vacuum-Dest. (Restdruck 5 mm Hg) möglich ist. Otto Maier. 7908

Hydrierung der Säuren C_{10}—C_{16} zu Alkoholen. D. M. Maiorow und D. W. Muschenko. (Химия и Технология Топлив и Масел [Chem. Technol. Brennstoffe Öle] **3.** Nr. 6. 24—29. Juni 1958.) (Russ.)

Die durch Oxydation fester Paraffine erhaltene Fraktion der *Säuren* C_{10}—C_{16} kann zu *hochmol. Alkoholen* am stationären Cu-Cr-Katalysator hydriert werden: Temp. 230 bis 240°, Druck 300 atü, Vol.-Geschw. des Rohstoffes 0,15 Liter/Liter·h, mol. Verhältnis H_2:Rohstoff 200:1. Der Alkohol-Geh. im Hydrierungs-Prod. erreicht 93% der theoret. Menge, Dauer der Arbeit des Katalysators nicht unter 20 Tagen. In 450 Std. werden 1,3% vom Cr-Gew. u. 0,4% vom Cu-Gew. der Ausgangsbeschickung aufgelöst. Von den auf die Korrosionsfestigkeit untersuchten Materialien besitzen chem. reines Al u. Ni, sowie einige nichtrostende Stähle bei der Hydrierung der Säuren C_{20}—C_{16} die beste Korrosionsfestigkeit. Aus den gewonnenen Alkoholen wurden *Na-Alkylsulfate* mit guten Wasch-Eigg. hergestellt. OTTO MAIER. 7912

Die Synthese von Natriumisodecylbenzolsulfonat (Sulfonol NP-2) auf Grundlage dimerer Amylene. L. A. Potolowski, I. F. Blagowidow und L. I. Kosstikin. (Химия и Технология Топлив и Масел [Chem. Technol. Brennstoffe Öle] **3.** Nr. 6. 33—41. Juni 1958. Allunions Forschungsinst. für Erdölind.) (Russ.)

Es wird gezeigt, daß bei der Alkylierung von Bzl. mit Diisoamylenen unter Benutzung von $AlCl_3$ (**I**) u. H_2SO_4 (**II**) als Katalysatoren folgende Ausbeuten erhalten werden: Fraktion 212—320° mit **I** 112%; mit **II** 98% (bezogen auf Polymere); 180 bis 350° 136% bzw. 118%. Ihre Bromzahlen sind 0,5—1,5 u. 6—10. Bei der Fraktion 180 bis 350° beträgt der **I**-Verbrauch 6,9%, der **II**-Verbrauch 96%, bei 212—320° 8,5% bzw. 114%. Bei der Sulfurierung der Alkylbenzole mit Oleum (20% überschüssiges SO_3) bei 35—40° beträgt der Oleumverbrauch 108% vom 100%ig. *Na-Isodecylbenzolsulfonat* (**III**, Sulfonol NP-2); die Ausbeute an akt. Stoff beträgt 85—89% der Theorie. Die IR-Spektren zeigen, daß die durch Alkylierung von Bzl. erhaltenen Isodecylbenzole der Fraktionen 212—320° sowohl in Ggw. von **I** als auch von **II**, monosubstituierte Alkylbenzole mit ca. 6% disubstituierten Prodd. darstellen. Das aus der Fraktion 212—320° hergestellte **III** ist als selbständiges Waschmittel den Fettsäureseifen überlegen, jedoch dem auf der Grundlage eines Gemisches von Tetra- u. Pentameren des Propylens hergestelltem Sulfonol NP-1 unterlegen. Die Amylen-Pentanfraktion muß aber von S-Verbb. gereinigt werden, da die Isoamylene nicht über 0,2—0,3% S enthalten dürfen. OTTO MAIER. 7912□

Eine einfache Methode zur Bestimmung des Fettgehaltes von Nahrungsmitteln. Elek Lindner. (Élelmiszervizsgálati Közlemények [Lebensmittelanalyt. Mitt.] **5.** 302—08. 1959. Budapest, Főváros Vegyész. és Élelmiszervizsgáló Int.) (Ung.)

10 g Einwaage bei Substanzen mit Fett-Geh. $< 10\%$ u. 5 g bei solchen mit Fett-Geh. $> 10\%$ werden in einem 200 ml-Jodzahlkolben bei gepulverter Substanz mit doppelt soviel ml, bei breiartigen oder fl. Substanzen mit genausoviel ml alkohol. H_2SO_4 (100:5) wie die Einwaage in g beträgt, versetzt. Nach guter Durchmischung wird im Trockenschrank bei 105° 20 Min. eingeengt. Zu dem noch warmen Gemisch gibt man 10 ml A. unter Schütteln. Nach Abkühlung werden 50 ml PAe. (Kp. 60—70°) zugefügt u. während 30 Min. öfter durchgeschüttelt, dann mit Leitungswasser fast bis zum Halse aufgefüllt u. vorsichtig geschüttelt. Aus der klaren PAe.-Phase wird eine bestimmte Menge in ein Becherglas pipettiert, im Trockenschrank bei 105° in 10 Min. vom PAe. befreit u. der Fettrückstand ausgewogen. Fett-% = (Vol. PAe. —1) + Fettauswaage + 100/(Vol. der Probe — 1,1 + Fettauswaage) + Einwaage. E. HORVÁTH. 7932□

Eastman Kodak Co., Rochester, N.Y. (Erfinder: Kenneth Claude Devereux Hickman und Noel H. Kuhrt, Wilmington, Del.), V.St.A., **Herstellung eines antioxydativ wirksamen Tocopherolkonzentrates** aus Tocopherol enthaltenden pflanzlichen oder tier. Fetten oder Ölen (**I**), dad. gek., daß die nicht hydrierten **I** mit einem inerten Trägergas, z. B. Wasserdampf, desodorisiert werden, u. das hierbei aus den Abdämpfen in Form von Schaum oder Schlamm anfallende Kondensat, das leichter als W. ist, abgetrennt u. mittels an sich bekannter Meth. raffiniert wird. Vgl. Can. PP. 478 905; C. **1953.** 579 u. 485 451; C. **1953.** 3971. (**D. B. P. 974 949** Kl. 23a vom 2/4. 1941, ausg. 8/6. 1961. Anmeldung bekanntgemacht 18/6. 1953. A. Prior. 2/3., 24/8. u. 25/9. 1940.) C. LÜTTGEN. 7879

American Cyanamid Co., New York, N.Y., übert. von: Joseph J. Carnes, Stamford, Conn., und Walter H. Schuller, Kendall, Fla., V.St.A., **Äthylenoxidkondensationsprodukte.** Ein Tetrapropylen-Gemisch wird mit CO u. H_2 in die entsprechenden Tridecylaldehyde übergeführt, die unter Bldg. eines Alkoholgemisches (**A**) vom Kp.226—265° mit einer OH-Zahl von ca. 280 hydriert werden, worauf mit 5—20, bes. 7—12 Mol, Äthylenoxid je Mol **A** kondensiert wird. — Nichtion. *oberflächenakt. Stoffe.* (**Can. P. 551 507** vom 21/5. 1953, ausg. 14/1. 1958. A. Prior. 14/8. 1952.) EBERHARD RIEDEL. 7913

Établissements J. Herbin, Frankreich (Erfinder: David Ramon), **Tintenentfernerstift** aus einem alkohol. Gel, welches ein Alkylolamin u. eine oberflächenakt., nicht ionisierte Verb. mit einer oder mehreren Polyalkyläthylen-, bes. Polyoxyäthylenketten, enthält, z. B. Triisopropanolamin u. Sorbitanpolyoxyäthylenmonolaurat (I), -oleat oder -stearat. — 9 (Teile) Stearinsäure werden in 50 (95% ig.) A. auf 75° erwärmt u. mit 11 15% ig. NaOH verrührt. Daneben werden 20 Triäthanolamin mit 10 I auf 70° erwärmt u. in die Stearinsäure-Lsg. eingetragen. Nach dem Abkühlen wird die feste Masse in Stabform übergeführt. (**F. P. 1 170 418** vom 29/3. 1957, ausg. 14/1. 1959.)
M. F. MÜLLER. 7917

Michel Huvey, Frankreich, **Reinigungsmittel für Glas, Spiegel und andere polierte Oberflächen** aus 81% Schlämmkreide u. 19% eines Na-Alkylsulfats mit einem höhermol. Alkylrest. (**F. P. 1 184 211** vom 5/10. 1957, ausg. 17/7. 1959.)
M. F. MÜLLER. 7917

Centre National de la Recherche Scientifique, Frankreich (Erfinder: Flieder), **Bohnerwachs mit insekticiden und fungiciden Zusatzstoffen** aus je 4 bis 6 (%) „Wachs E“ u. „Wachs OP“, 1—3 „Wachs S“, 0,5—1 gelbem Carnaubawachs, 0,5—1 Kolophonium, 3—6 Paraffin (F. 55°), 3—5 Emulgierungsmittel, 1 K_2CO_3, 1—5 Rhodorsilöl, 1—5 o-Phenylphenol, 1—5 Pentachlorphenol, 0,05—0,5 Hexachlorcyclohexan, 35—45 W., 25—40 Terpentinöl. (**F. P. 1 182 980** vom 19/9. 1957, ausg. 1/7. 1959.)
M. F. MÜLLER. 7927

Procter & Gamble Co., Cincinnati, übert. von: **John Bruce Martin**, Wyoming, Ohio, V.St.A., *Herstellung von pulverförmigen Reinigungsmitteln.* (**A. P. 2 961 409** vom 2/4. 1957, ausg. 22/11. 1960. — C. **1960.** 3734 [D. A. S. 1 054 637].)

Procter & Gamble Co., Cincinnati, Ohio, übert. von: **John Bruce Martin**, Wyoming, Ohio, V.St.A., *Herstellung von pulverförmigen Reinigungsmitteln.* (**A. P. 2 961 410** vom 2/4. 1957, ausg. 22/11. 1960. — C. **1960.** 3734 [D. A. S. 1 054 636].)

Procter & Gamble Co., übert. von: **Richard D. Walker** und **Joseph Blinka**, Cincinnati, Ohio, V.St.A., *Flüssiges Reinigungsmittel.* (**A. P. 2 970 963** vom 23/4. 1958, ausg. 7/2. 1961. — C. **1961.** 7076 [D. A. S. 1 095 975].)

Procter & Gamble Co., Cincinnati, übert. von: **William C. Krumrei**, Springdale, und **Joseph Blinka**, Cincinnati, Ohio, V.St.A., *Flüssiges Reinigungsmittel.* (**A. P. 2 970 964** vom 16/4. 1957, ausg. 7/2. 1961. — C. **1960.** 17316 [D. A. S. 1 081 172].)

XVIIIa. Holz. Cellulose. Zellstoff. Papier. Papierdruck. Celluloid. Linoleum

Kontaktinsekticide zur Bekämpfung einiger holzbohrender Insekten. Jean M. Taylor. (Pest Technol. [London] **3.** 276—81. Sept. 1961. Princes Risborough, Engl., Forest Prod. Res. Labor.) (Engl.)

Ausführungen u. Verss. über die Sprüh- u. Tiefenbehandlung von Holz mit üblichen Kontaktinsekticiden (I). Der Angriff von Lyctus-Arten auf Hartholzvorräte kann mit I in England ziemlich niedergehalten werden; in Sperrholz hat sich der Zusatz von Dieldrin oder BHC zur Leimfuge als versprechend erwiesen. Für die Kontrolle von Anobium u. Hylotrupes durch I müssen noch weiter Verss. angestellt werden; die Aussicht auf Erfolg wird als gut angesehen. BHC u. Dieldrin töten die Käfer nicht unmittelbar, beeinflussen sie aber — BHC schneller als Dieldrin — dahin, daß eine Eiablage gar nicht oder nur stark vermindert erfolgt. Die Totenuhr Xestobium rufovillosum reagiert auf I weniger stark als andere Möbelbohrer. I-Emulsionen geben einen kurzzeitigen Oberflächenschutz, Lsgg. von I in Öl einen andauernden Schutz u. tieferes Eindringen. Räuchern mit I unterbindet die Ausdehnung des Befalls kurzzeitig, muß aber jährlich bei Ausbruch der Befallsgefahr wiederholt werden. M. HAGEDORN. 7952 □

Über Eigenschaften und Gewinnungsmethoden von Chlordioxid und Chloriten im Zusammenhang mit ihrer Verwendung für das Bleichen von Zellstoffasern. Kazimierz Aścik. (Przegląd Włókienniczy **14.** 621—24. Nov.-Dez. 1960.) (Pol.)
Übersicht. F. URBAN. 7956 □

Reaktionen von Natriumborhydrid bei der Anwendung von Zellstoff und Papier. Mahesh C. Varshney und Philip Luner. (Tappi **44.** 285—89. April 1961. Syracuse 10, N.Y., Coll. of Forestry, Empire State Paper Res. Instit.) (Engl.)

In einer Literaturübersicht über den Einsatz von K- u. Na-Borhydrid (I) beim Zellstoffaufschluß u. in der Papierfabrikation werden u. a. behandelt: die Einw. von I auf die chem. Stabilität der Cellulose; der Farbrückschlag; Bleich-Wrkg. von I im Bereich hoher u. niedriger Weißgrade, auch bei Kraftzellstoff; die Red. von Oligosacchariden u. Beispiele für Struktur-Best.; die Best. der Carbonylgruppe. — 45 Literaturangaben. M. HAGEDORN. 7958 □

Abbau der Kohlehydrate des Holzes beim Kochen und Bleichen. Bengt Lindberg. (Finska Kemistsamfundets Medd. **66.** 65—75. 1957. Stockholm Svenska Träforskninginstitutet.) (Schwed.)

Vf. behandelt bes. an Hand von Arbeiten schwed. Autoren den Abbau der Cellulose des Holzes beim Aufschluß mit Bisulfit, mit Neutralsulfit, mit Alkali u. bei der Hypochloritbleiche sowie der Chlorierung. Er geht bes. ein auf die chem. Vorgänge bei der Alkalikochung u. bei der Bleiche. — 37 Formelbilder u. 15 Literaturhinweise.

E. BORCHERS. 7962□

Wasserverunreinigung durch Abwasser aus Sulfitzellstoff-Fabriken und Gegenmittel hierfür. Harald Tötterman. (Finska Kemistsamfundets Medd. **67.** 85—100. 1958. Helsingfors, Oy Keskuslaboratorio Centrallaboratorium Ab.) (Schwed.)

Vf. beschreibt Art u. Umfang der Abwasserbelastung der Gewässer Finnlands durch Ablauge u. andere Abwässer der Sulfitzellstoffwerke. Biolog. wirkt am schädlichsten deren Zucker-Geh., der den BSB_5-Verbrauch erhöht. Zu dessen vorheriger Berechnung im Abwasser zitiert Vf. die von AMMON angegebene Formel zur Ermittlung des O_2-Unterschusses im Flußwasser. Von 10 mitgeteilten Meth. zur Verringerung der Schäden kommen in Frage die Gewinnung von A. u. Futterhefe, bes. aber die Eindampfung u. Verbrennung der Ablauge. — 16 Literaturhinweise. E. BORCHERS. 7962□

Elektronenoptische Untersuchungen an Holzschliff-Feinstoffen. 2. Mitt. Marietta Ruck-Florjančič und Heinz Ruck. (Papier **15.** 715—25. 25/12. 1961. Graz, TH, Forschungsinst. für Elektronenmikroskopie der TH.) (Dt.) — 1. vgl. C. **1961.** 6002.

Elektronenopake Feinstoff-Teilchen mit räumlicher Ausdehnung konnten durch ein neues Umhüllungs- u. Verbrennungs-Verf. einschließlich ihrer Infrastruktur artefaktfrei der Beobachtung erschlossen werden. Dabei zeigte sich jedoch, daß die als Lamellenstoff bezeichnete Fraktion im Hinblick auf ihren histolog. Feinbau in einfacher Transmission besser untersucht werden kann. Die große Tiefenschärfe erlaubt bei Stereo-Aufnahmen die Erfassung der gesamten äußeren Oberfläche von Faserbruchstücken bis zu einer Stärke von maximal 20—30 μ. Die Aufnahmen ermöglichen ferner Rückschlüsse auf die ungefähre Größe von Feinstoffoberflächen. — 12 Abbildungen. 61 Literaturnachweise.

P. ECKERT. 7974□

Acryl-Binder in Beschichtungen für Papier und Pappe. F. L. Schucker und J. C. Rice. (Tappi Monogr. Ser. Nr. **22.** 76—86. 1961. Philadelphia, Pa., Röhm & Haas Co.; Ridgefield, N.J.; Lowe Paper Co.) (Engl.)

Nach Eingehen auf die Eigg. der Acrylpolymeren (**I**) werden bei der Beschichtung von Papier u. Pappen mit **I**-Emulsionen besprochen: die Anforderungen an das Haften pigmentierter Überzüge aus **I**; rheolog. Fragen; Mischungen mit wasserlösl. Bindern, um die Apfelsinenschalen-Struktur zu vermeiden; der Einfl. der **I**-Emulsionsbinder auf die Papier-Eigg.; die verschiedenen techn. Beschichtungs-Verff.; fettbeständige Überzüge. Es schließen sich Ratschläge für die Verarbeitung von **I** an.

M. HAGEDORN. 7982□

Die Butadienacrylnitril-Latices. G. J. Antlfinger. (Tappi Monogr. Ser. Nr. **22.** 87—102. 1961. Avon Lake, Ohio; B. F. Goodrich Chemical Co.) (Engl.)

Besprechung einiger für die Papierbeschichtung wichtiger Faktoren bei der Verw. von Butadienacrylnitril-Latices (BAL) mit einem Acrylnitril-Geh. von 20—50%: die Pigmentierung, bes. die Bedeutung der Pigment-Vol.-Konz. u. der krit. Pigment-Vol.-Konz.; das unerwünschte Zusammenkleben von mit BAL beschichteten Papieroberflächen; Verw. von Stabilisatoren u. Verdickungsmitteln im Latex; Entschäumung.

M. HAGEDORN. 7982 □

Die Struktur von Papier. 2. Mitt. **Die statistische Geometrie eines viellagigen Fasernetzwerks.** O. Kallmes, H. Corte und G. Bernier. (Tappi **44.** 519—28. Juli 1961.) (Engl.) — 1. vgl. Tappi **43.** [1960.] 737.

Die Theorie der Struktur viellagiger Blätter, die aus aufeinandergeschichteten ultradünnen Blättern aufgebaut sind, wird diskutiert. Es wird nachgewiesen, daß die Eigg. solcher viellagiger Blätter u. normaler Papierblätter aus Fichtenzellstoff nicht sehr unterschiedlich sind. Der Hauptnutzen dieser Theorie liegt darin, daß quant. Unterss. über das Verh. von Papier mit ihrer Hilfe möglich sind. Es wird gezeigt, daß der Elastizitätsmodul, die Bruchlast u. die Dehnung mit der mittleren Zahl der Faserkreuzungspunkte pro Faser in linearem Zusammenhang stehen. Die Unterss. machen sehr wahrscheinlich, daß diese mittlere Faserkreuzungspunktzahl ein fundamentaler Parameter ist, mit dessen Hilfe Papier- u. Faser-Eigg. miteinander in Beziehung gebracht werden können. Die Theorie von der Struktur viellagiger Blätter ist möglicherweise eine Grundlage für eine wissenschaftliche Betrachtung des Papiers. Es werden Meth. vorgeschlagen, mit deren Hilfe es möglich ist, die Maximalwerte der Papier-Eigg. zu berechnen.

F. LANG. 7984□

Verstärkung von Papier durch flüssige Urethanemulsionen. R. L. Berger und C. H. Gelbert. (Tappi **44.** 467—72. Juli 1961. Wilmington, Del., E. I. du Pont de Nemours & Co., Inc., Lab. for Elastomere.) (Engl.)

Die Vff. beschreiben die Herst. wss. Emulsionen von Urethanpolymeren mit endständigen Isocyanatgruppen u. diskutieren die Faktoren, die die physikal. u. chem. Stabilität solcher Emulsionen beeinflussen. Ferner werden die physikal. Eigg. von Papieren beschrieben, die mit diesen Emulsionen getränkt wurden. Die Isocyanatgruppen des hochpolymeren Urethans reagieren genügend langsam mit W., so daß die Emulsionen sich einige Std. für die Papierimprägnierung verwenden lassen. Die Aushärtung des getrockneten, imprägnierten Papiers vollzieht sich durch Rk. der Luftfeuchtigkeit mit den Isocyanatgruppen des Urethanpolymeren. Die behandelten Papiere besitzen trocken u. naß hervorragende Festigkeits-Eigenschaften. Die Entw. der Naßfestigkeit scheint einer Rk. zwischen den Isocyanatgruppen des Polymeren u. den OH-Gruppen der Cellulose zuzuordnen zu sein, sie ist keine Folge des Leimungseffektes oder des herabgesetzten Wasserabsorptionsvermögens. Die Trockenfestigkeits- u. Wasseraufnahmewerte sind denen vergleichbar, die bei Tränkung mit den üblichen polaren Elastomeren erhalten werden. Urethanbehandelte Papiere zeigen bis zu Temp. von 125° gute Beständigkeit gegen Hitzeeinwirkung. F. LANG. 7986□

Sweetgum Sulfat- und Neutralsulfit-halbchemische-Zellstoffe für „Liner"-Pappe. D. J. Fahey und V. C. Setterholm. (Tappi **43.** 643—50. Juli 1960. Madison, Wis., Forest Prod. Labor.) (Engl.)

Holz von Liquidambar styraciflua wird nach dem Sulfat- (48% Ausbeute) u. dem Neutralsulfitaufschluß (75% Ausbeute) in Sweetgum-Zellstoff (**I**) verwandelt. Eine Mischung von 25% **I** mit 75% Südkiefer-Sulfatzellstoff kann zu Pappe verarbeitet werden, welche der handelsüblichen Kraftpappe aus Südkiefer gleichwertig ist. Es werden Zahlen für die Änderungen der Reiß-, Bruch- u. Biegefestigkeit mitgeteilt. Für die Beibehaltung einer guten Berstfestigkeit ist bei großen Hartholzzusätzen die Verw. von Sulfat-**I** vorzuziehen. Die Verbesserung der Zusammendrückbarkeit u. der Stapelungsfestigkeit durch **I**-Zumischung sowie die Beeinflussung der Stoßfestigkeit werden besprochen. M. HAGEDORN. 7992□

Nachweis von Sulfitablauge in Wässern. Rüdiger Hornke und Eduard Heinisch. (Papier **15.** 186—88. Mai 1961. Lenzing, Lenzinger Zellulose- u. Papierfabrik AG, Versuchslabor.) (Dt.)

Krit. Unters. des Nachw. von Sulfitablauge im Abwasser. Es wird festgestellt, daß für die Identifizierung der charakterist. Ligninsulfonsäure der Nachw. der Sulfogrupp[e] unbedingt erforderlich ist. Er gelingt mit potentiometr. Titration einwandfrei. Erst bei positiver Vanillin-Rk. u. positiver potentiometr. Titration ist die Anwesenheit von Ligninsulfonaten eindeutig bewiesen. Die Vanillin-Rk. allein genügt nicht; es kann z. B. auch aus Moorwasser Vanillin entstehen. Fluorescenz-Verh. u. UR- bzw. UV-Absorptionsspektrum sind nicht nur für Ligninsulfonsäure spezifisch.

F. LANG. 8002□

Untersuchung der Inhomogenität der Baumwollcellulose. T. I. Ssuschkewitsch und Ch. U. Ussmanow. (Высокомолекулярные Соединения [Hochmolekulare Verbind.] **3.** 359—62. März 1961. Inst. für Chem. der Polymeren der Akad. der Wiss. der UsbekSSR.) (Russ.; Auszug: Engl.)

Verfolgung der mol. Gleichmäßigkeit der *Cellulose* in wachsenden Baumwollfasern (nach 19, 20, 30, 50 u. 70 Tagen) durch Best. der Viscosität der durch Fraktionierung der Salpetersäureester in Aceton durch PAe. erhaltenen Präpp. ergab, daß jüngere Fasern wesentlich polydisperser sind. 50 Tage alte Fasern entsprechen schon ganz reifen Fasern, u. ihre mol. Verteilungskurve zeigt ein schmales, hohes Maximum bei hohen Polymerisationsgraden. Völlig reife Fasern sind etwas uneinheitlicher zusammengesetzt, da infolge längerer Luft- u. Licht-Einw. ein Abbau eingesetzt hat. M. ULMANN. 8006□

Bolidens Gruvaktiebolag, Skelleftehamm (Erfinder: Lars Gunnar Birkner, Danderyd), Schweden, **Arsen-, Chrom- sowie Borverbindungen enthaltendes Holzimprägnierungsmittel,** dad. gek., daß es Cu- u./oder Zn-Verbb. als fixierend wirkende Bestandteile sowie $B(OH)_3$ oder deren Alkali-, Erdalkali- oder Schwermetallsalze enthält. (**D. A. S. 1 113 299** Kl. 38h vom 27/10. 1959, ausg. 31/8. 1961. Schwed. Prior. 27/10. 1958.) F. LAASS. 7953

K. af Schultén, Stockholm, Schweden, **Herstellung von Cellulose aus minderwertigem Holzmaterial** mit Fäule- u. Rindenschäden, Ästen, Sägemehl u. dgl., wobei die bekannten Aufschluß-Verff. zur Anwendung gelangen. Die gröberen Bestandteile wie Äste, Faserbündel u. Rindenreste, werden abgeschieden, zerkleinert, vermahlen u. dabei mit Alkali u. Oxydationsmitteln behandelt, anschließend mittels Schleudern gereinigt. Das relativ reine Cellulosematerial wird in 2 Fraktionen aufgeteilt, die in der gleichen Weise nochmals mit Alkali u. Oxydationsmitteln behandelt werden. Alle Fraktionen werden schließlich vereinigt u. nach Reinigung weiterverarbeitet. (**Schwed. P. 165 325** vom 23/6. 1955, ausg. 11/11. 1958.) K. H. KÄHLER. 7955

Paolo Rovesti, Mailand, Italien, **Gewinnung von Furfurol** (I) aus pflanzlichen Ausgangsmaterialien, dad. gek., daß man das rohe Material (Reisstroh) bei 60—110° 2—3 Std. mit 1—3% einer wss. Lsg. von NaOH, KOH, NH_4OH oder Na_2CO_3 bzw. $(NH_4)_2CO_3$ behandelt, ansäuert u. in üblicher Weise auf I verarbeitet. Das Verf. vermeidet Verluste u. Qualitätsverminderungen am Zellstoff, der weiter aus dem Material gewonnen werden soll. (**It. P. 523 783** vom 10/11. 1954.) K. KOEBKE. 7967

Paolo Rovesti, Mailand, Italien, **Gewinnung von Furfurol (I)** aus pflanzlichen Material, dad. gek., daß man das Material mit SO_2 behandelt. — 100 kg Reisstroh werden bei 70—120° 2—6 Std. mit SO_2 (5—30% des Gew. des im Ausgangsmaterial enthaltenen I) in fl. Phase oder durch direkten Kontakt mit dem Gas hydrolysiert. Man erzielt eine gegenüber dem üblichen Verf. um 20—80% erhöhte Ausbeute an *Pentosanen.* Nach Zugabe weiterer 1—4% SO_2 wird 20—80 Min. im Autoklaven auf 105—510° erhitzt. Ausbeute an I um 20—30% höher als bei üblichen Verff. bei voller Erhaltung der Zellstoffqualität. SO_2 wird zurückgewonnen. (**It. P. 523 594** vom 23/11. 1954.) K. KOEBKE. 7967

Rhodiatoce S. p. A., Mailand, Italien, **Herstellung von plastischen Pulvern aus Cellulosetriacetat (I)**, die zur Verformung in Pressen geeignet sind, dad. gek., daß man das I unter den gleichen Bedingungen u. in den gleichen App., die für Cellulosediacetat üblich sind, mit bekannten Weichmachern (Alkylphthalate, Alkylphosphate, Alkylphthalylglykolate, Alkyl-p-toluolsulfonamide) plast. macht. — 100 (Teile) I werden zu Pulver vermahlen, im Mischer mit einer Lsg. von 50 Dimethylphthalat in 80 abs. CH_3OH vermischt, man verdampft CH_3OH durch Erwärmen auf 50—60° für 2—3 Std. u. hält noch 10—12 Std. auf 60—70°. (**It. P. 524 171** vom 16/11. 1954.) K. KOEBKE. 7971

Becker & Co. Ltd., übert. von: British Bewoid Co. Ltd., England, **Leimungsmittel für Papier**, welches eine wss. Dispersion des Rk.-Prod. von Kolophonium mit einer α,β-ungesätt. aliphat. Säure oder deren Anhydrid, z. B. Malein- oder Fumarsäure, bei anschließender Veresterung der Additions-Verb. mit Äthylenglykol oder Glycerin enthält. Als weitere Zusatzstoffe enthält das Leimungsmittel ein Schutzkoll., z. B. Casein, ferner koll. Kaolin u. Paraffinwachs oder ein mikrokristallines Wachs. — Verf.-Schema; Diagramme. (**F. P. 1 221 450** vom 31/3. 1959, ausg. 1/6. 1960. E. Prior. 31/3. 1958.) M. F. MÜLLER. 7979

W. S. Hodgkinson & Co. Ltd., Wookey Hole, Wells (Erfinder: Paul Quinn, Frome), Somerset, England, **Herstellung von mit Kunstharz gefülltem Papier.** Dem Faserbrei werden 25—50% wasserunlösl. monomeres Melamin zugesetzt, eine Papierbahn mit glatter, dichter Oberfläche wird gebildet, bedruckt u. anschließend mit CH_2O oder Hexamethylentetramin zur Bldg. eines Melamin-CH_2O-Harzes innerhalb der Papierbahn behandelt. — Gut bedruckbares Papier mit erhöhter Feuchtigkeitsbeständigkeit u. Festigkeit. (**D. A. S. 1 099 337** Kl. 55f vom 1/4. 1958, ausg. 9/2. 1961. E. Prior. 2/4. u. 13/9. 1957.) P. MAYER. 7979

E. I. du Pont de Nemours & Co., übert. von: Richard L. Dalton, Wilmington, Del., V.St.A., **Wasserlösliche Al-Komplexverbindungen zum Wasserdichtmachen von Papier, Gewebe und anderen Oberflächen.** Sie enthalten Komplex-Verbb. vom WERNER-Typ, in denen ein 3wertiger Al-Kern koordiniert ist mit den Säuregruppen einer Monocarbonsäure, deren Löslichkeit in W. weniger als 1% bei 20° beträgt, u. werden erhalten durch Zusammenbringen einer nichtwss. Lsg. eines bas. ionisierbaren Al-Salzes (I) der Formel $Al(OH)_nX_{3-n}$ (X = Säureanion einer Säure, die ionisierbare bas. Salze von Al bildet, n = 0—2,5) mit einer Carbonsäure geringer Wasserlöslichkeit (II). I wird erhalten durch Rk. einer Al-Verb. (z. B. Al-Isopropylat) mit einer bestimmten Menge Säure (z. B. HCl) u. W. oder mit einem anhydr. Al-Salz (z. B. $AlCl_3$) in einem organ. Lsgm. oder durch azeotrop. Dehydration eines Al-Hydratsalzes (z. B. Al-Chloridhexahydrat) mit einem Alkohol durch Destillation. Als II kommen in Frage: gesätt., geradkettige Fettsäuren mit mehr als 7 C-Atomen, ungesätt. Carbonsäuren mit mehr als 10 C-Atomen, verzweigtkettige Carbonsäuren, aromat. Carbonsäuren, Monocarbonsäuren, die polare Gruppen substituiert enthalten. — Beispiele. (**A. P. 2 823 144** vom 7/6. 1956, ausg. 11/2. 1958.) P. MAYER. 7979

Upjohn Co., V.St.A. (Erfinder: Harrison Allen Nelson), **Herstellung von fäulnishinderndem Papier und Pappenmaterial** durch Imprägnieren mit Salzen von Neomycin (I), z. B. dem Sulfat, Chlorid oder dem Salz mit höheren Fettsäuren. Die benutzte Lsg. enthält 0,0001—0,1% I. — Das Papier dient bes. zum Einwickeln von verderblichen Nahrungsmitteln u. zum Aufsaugen von zersetzlichen Körper-Fll., z. B. von Urin zwecks Vermeidung der Zers. unter NH_3-Entw. durch Einw. des Bacterium ammoniagenes. (**F. P. 1 220 383** vom 23/2. 1959, ausg. 24/5. 1960. A. Prior. 24/3. 1958.)
M. F. MÜLLER. 7987

Upjohn Co., V.St.A. (Erfinder: William Earl Hamlin), **Herstellung von fäulnisfesten Cellulosematerialien** aus Holz- oder Papierstoff, Stroh, Baumwolle, Bagasse, Maisstengel, Manila- oder Sisalhanf, sowie aus daraus hergestellten Prodd., z. B. Papier, Pappe, Verbandstoffe, Gewebe, Einlegesohlen u. andere. Das Rohmaterial oder die Fertig-Prodd. werden mit einer wss. Lsg. von Neomycinsalz imprägniert (Sulfat, Chlorid, Laurat, Palmitat, Stearat u. Gemische davon). — Vgl. F.P. 1 220383; vorst. Referat. (**F. P. 1 221 150** vom 26/2. 1959, ausg. 31/5. 1960. A. Prior. 24/3. 1958.)
M. F. MÜLLER. 7987

Maurice Aristide Jules Jeantelot, Landerville, Frankreich, *Behandeln von Fußbodenbekleidungen.* (**Norw. P. 92 816** vom 5/6. 1956, ausg. 10/11. 1958. — C. **1961.** 5294 [F. P. 1 129 057].)

Udic Soc. An., Schweiz, *Gewinnung von Zuckerlösungen durch Verzuckerung von fein zerteiltem Pflanzenmaterial.* (**F. P. 1 186 649** vom 21/11. 1957, ausg. 28/8. 1959. — C. **1960.** 13233 [Schwz. P. 343 977].)

Buckman Laboratories, Inc., V.St.A. (Erfinder: **John Dominic Pera**), *Konservierungsmittel.* (**F. P. 1 174 326** vom 20/4. 1957, ausg. 10/3. 1959. A. Prior. 10/10. 1956. — C. **1960.** 11860 [D. A. S. 1 073 690].)

Bataafse Petroleum Mij. N. V., Den Haag, Holland (Erfinder: **Karekin Gaspar Arabian** und **Norman Edward Duncan**, Houston, Tex., V.St.A.), *Herstellung von Mischungen zur Papierbeschichtung.* (**Schwz. P. 355 025** vom 8/10. 1956, ausg. 31/7. 1961. A. Prior. 10/10. 1955. — C. **1960.** 15263 [D. A. S. 1 059 761].)

Esso Research and Engineering Co., V.St.A. (Erfinder: **Andrew F. Sayko** und **Raymond G. Newberg**), *Asphaltischer Klebstoff zur Herstellung von Schichtpapieren.* (**F. P. 1 158 471** vom 4/7. 1956, ausg. 16/6. 1958. A. Prior. 5/7. 1955. — C. **1959.** 4661 [D. A. S. 1 026 460].)

Hans Hentschel, Chemische Technologie der Zellstoff- und Papierindustrie. 2., verb. u. erw. Aufl. Leipzig: Fachbuchverl. 1961. (Etwa 560 S. m. 266 Abb. u. 39 Tabellen.) Etwa DM 36,—.

XVIIIb. Textilfasern

Der Einfluß der chemischen Forschung auf die Entwicklung der Textilindustrie. E. Grünsteidl. (Österr. Chemiker-Ztg. **62.** 269—76. Sept. 1961.) (Dt.) P. ECKERT. 8022

Ein Überblick über die Chemie der thermofixierbaren Harze und verwandter Produkte einschließlich ihrer Anwendung auf Textilien. A. R. Smith. (J. Soc. Dyers Colourists **77.** 416—34. Sept. 1961. Birmingham, England, B.I.P., Chemicals Ltd. Oldbury.) (Engl.)

Nach einem Überblick über die Chemie der konventionellen Stickstoffharze (Harnstoff- u. Melamin-CH_2O) werden neuere Prodd., wie die cycl. Harnstoff-CH_2O-Harze, Epoxide, Glykolacetale usw., im Zusammenhang mit der Knitterfreiausrüstung besprochen. Die Eigg. knitterfrei ausgerüsteter Waren werden diskutiert u. auf das Chlorrückhaltevermögen hingewiesen. Abschließend werden neuere Entw. auf den Gebieten der wasserabstoßenden Ausrüstung, der flammfest u. verrottungsfesten Ausrüstung sowie der antibakteriellen Behandlung von Cellulosegewebe behandelt. — 334 Literaturzitate.
H. G. FRÖHLICH. 8032□

Beitrag zur Verbesserung der Festigkeit von Garnen durch das Houghtosilverfahren. Emile Matsas. (Rev. Textilis [Gent] **17.** Nr. 9. 37—54. Sept. 1961.) (Franz.)

Die Lsgg. von koll. SiO_2 werden auf allg. u. chem.-physikal. Eigg., Verträglichkeit mit Schmälzen, Einw. auf Textilfasern u. optimale Verhältnisse von SiO_2 u. anderen Schmälz-Prodd. für jede Art von Textilfasern untersucht. Das Houghtosil-Verf., dem diese Unterss. zugrunde liegen, besteht in der gemeinsamen Verw. von koll. SiO_2, Schmälzölen u. geeigneten Netzmitteln in ausgewogenen Verhältnissen. Seine industrielle Anwendung bei der Verarbeitung kardierter u. gekämmter Wolle, kardierter u. gekämmter Baumwolle u. Chemiefasern u. ihren Mischungen wird behandelt. Die Vorteile wirken sich um so mehr aus, je kürzer die Fasern, je geringer ihre Drehung u. ihr Reibungs-Koeff. sind. Es wird die Folgerung gezogen, daß durch die Verw. des Houghtosil-Verf. die mechan. Festigkeit der Fäden verbessert, diese Festigkeit mit der verwendeten Menge von SiO_2 bis zu einer bestimmten Grenze zunimmt, wobei dieser optimale Wert von der Faser abhängt. Die behandelten Fäden sind ein wenig dicker als die unbehandelten. Bei der Wäsche werden die Prodd. vollkommen entfernt. L. JENTGEN. 8032□

Die Erhöhung der Hitzebeständigkeit von Cellulosefasern. E. Frieser. (SVF Fachorg. Textilveredlung **16.** 644—50. Okt. 1961. Wien.) (Dt.)

Unter Hitzebeständigkeit von Textilfasern versteht Vf. die Beständigkeit gegen Temp. unterhalb der Entflammungstemperatur. Sie wird bei nativen u. regenerierten Cellulosefasern erreicht entweder durch Acetylierung (Optimum 25% Acetyl-Geh.) oder durch Behandlung mit Acrylnitril (Cyanäthylierung), Dicyandiamid, Melamin, Guanidin, Guanazol, Borsäure oder $CaCl_2$. Für Acetatfasern ist die Behandlung mit $SiCl_4$ geeignet. G. D. Gollnisch. 8040□

Die Entwicklung einer neuen Filzfreiausrüstung für Wolle. A. N. Davidson. (J. Soc. Dyers Colourists **77.** 409—15. Sept. 1961. Leeds, England, Wool Ind. Res. Assoc.) (Engl.)

Es wurde gefunden, daß Wolle ohne Änderung des Griffes u. unter Verbesserung der Eigenfarbe mit einer Mischung aus Peressigsäure u. NaClO filzfrei ausgerüstet werden kann. Vorteilhaft arbeitet man mit einer Lsg. von 1,2—2,4° Peressigsäure u. 1,5—2,0% akt. Cl (auf Faser-Gew.) bei pH 4 (eingestellt mit CH_3COOH) während 2 Min. bei 5—20°, Flotte 1 : 30. Das Verf. ist einfach in der Ausführung, billig, leicht zu kontrollieren u. erfordert keine neuen Apparate. Ein Gew.-Verlust bei der Wolle während der Ausrüstung wurde nicht beobachtet. H. G. Fröhlich. 8060□

Der Einfluß wechselnden Feuchtigkeitsgehaltes auf die Knittererholung von Geweben. 1. Mitt. A. J. Farnworth und Joel Lindberg. (Textile Res. J. **31.** 687—94. Aug. 1961. Gothenburg, Svedish Inst. for Textile Res.) (Engl.)

An Geweben aus reiner Wolle u. Baumwolle sowie an Mischgeweben aus Wolle u. Terylene wird der Einfl. der Geschw. des Trocknens u. von abwechselndem Befeuchten u. Trocknen auf die Knittererholung untersucht. Die Knittererholung beim Trocknen des Gewebes verläuft in 2 Std. u. zeigt nach der Verdunstung des oberflächlich gebundenen W. einen starken Anstieg. Die Knittererholung ist unabhängig von der Trockengeschwindigkeit. Wiederholtes Befeuchten u. Trocknen führt zu einer in Stufen ansteigenden Knittererholung. H. A. Wannow. 8060□

Der Einfluß wechselnden Feuchtigkeitsgehaltes auf die Knittererholung von Geweben. 2. Mitt. Joel Lindberg. (Textile Res. J. **31.** 695—96. Aug. 1961.) (Engl.) — 1. vgl vorst. Ref.

Wenn ein im trocknen Zustand geknittertes Wollgewebe befeuchtet wird, glättet sich das Gewebe beim Befeuchten vollständig. Ein naßgeknittertes u. dann getrocknetes Wollgewebe zeigt beim Wiederbefeuchten keine Knittererholung. Ein trockengeknittertes Baumwollgewebe zeigt beim Befeuchten keine vollständige Erholung, jedoch zeigen naß- u. trockengeknitterte Baumwollgewebe eine steigende Knittererholung nach abwechselndem Befeuchten u. Trocknen. Dieses unterschiedliche Verh. wird mit Hilfe eines rheolog. Modells qual. erklärt. H. A. Wannow. 8060□

Verwendung von Fluorescenzfarbstoff zum Aufhellen von Wolle. Mary Ann Morris und Barbara W. Mitchell. (Hilgardia **30.** 237—45. Nov. 1960. Berkeley, Calif., Univ., Dep. of Nutrition and Home Economics; California Agric. Exp. Stat.) (Engl.)

Ungebleichter Flanell aus Wollkammgarn (**I**) sowie durch Tragen vergilbte Gewebe aus Wolle (**II**), gefärbte Wollgewebe (**III**) u. verschiedenartige Gewebe aus anderen Fasern wurden mit Fluorescenzaufheller (C. I. Nr. 68) in Perchloräthylen (**IV**) bzw. Stoddard-Lsgm. (**V**) 30 Min. lang bei Zimmer-Temp. angefärbt u. visuell bei Tages- u. UV-Licht sowie mit einem Farbdifferenzmesser beurteilt. Beste Ergebnisse lassen sich bei Zusatz nichtionogener Netzmittel + W. zum Färbebad erzielen. Die an **I** u. **II** erzielten guten Aufhellungseffekte blieben nach einer Lagerung im Dunkeln (24 Wochen) erhalten. 20std. Fadeometerbestrahlung erzeugt Vergilbung, die aber nicht größer ist als bei den unbehandelten Geweben. Die an **I** untersuchten Echtheits-Eigg. (Abrieb, Perspiration, Dampfbügeln, **IV** u. **V**) sind gut. Visuelle Beurteilung bei Tageslicht ergibt an **III**, auch nach 24wöchiger Lagerung im Dunkeln, keine Änderung des Farbtones. Weiße Gewebe aus Baumwolle, Acetat, Rayon, Seide, Nylon, Dacron u. Orlon werden durch die Behandlung heller, ändern aber z. T. nach 24wöchiger Lagerung im Dunkeln wenig den Farbton. Die Ergebnisse zeigen, daß das Aufhellen von Wolle mit Fluorescenzfarbstoffen in Lsgm. gute Erfolge verspricht. R. Junge. 8060□

Der Abbau verschiedener Typen Zellwolle durch Sonnenlicht. Ryunosuke Kotake und Takehisa Okamoto. (J. Soc. Textile Cellulose Ind., Japan [Sen-i Gakkaishi] **17.** 11—20. Jan. 1961. Masaki Machi, Japan, Toyo Rayon Co. Ltd., Res. Div.) (Jap.; Auszug: Engl.)

Zellwollen (**I**) wurden der Sonnen- u. der Fadeometerbestrahlung u. Musselingewebe (**II**) aus hochreißfester Zellwolle (**III**), gewöhnlicher Zellwolle bzw. Baumwolle einer 5monatigen Sonnenbestrahlung ausgesetzt. An allen **I**-Sorten verlaufen die durch

Sonnenlicht verursachten Abbaukurven ähnlich, jedoch zeigt III gegenüber den anderen Sorten nach 400std. Bestrahlung bessere Festigkeit u. Dehnung. An gekräuselten mattierten I gelten folgende empir. Ausdrücke für die Beziehung zwischen Fadeometer-y [Std.] u. Sonnenbestrahlung x [kcal/cm^2] bei Festigkeitsmessungen: y = 21,7 x, bei Dehnung y = 16,7 x. An II zeigt der Vgl. der Meßergebnisse von Trocken- u. Naßfestigkeit, Trocken- u. Naßdehnung, Reißfestigkeit u. Abriebfestigkeit, daß III-Gewebe einen beträchtlich höheren Gebrauchswert hat als die anderen Gewebe. R. Junge. 8074□

Die Verspinnung eines Polymerengemisches aus Polyvinylalkohol und einem Polymeren, welches Vinylpyrrolidoneinheiten enthält. Kanji Matsubayashi und Yutaka Hirano. (J. Soc. Textile Cellulose Ind., Japan [Sen-i Gakkaishi] **17.** 637—43. Juli 1961. Kurashiki City, Japan, Kurashiki Rayon Co. Ltd., Res. Labor.) (Jap.; Auszug: Engl.)

Die Anfärbbarkeit von *Vinylon* wird wesentlich verbessert, wenn das Faser-Mol. zusätzlich Vinylpyrrolidon-Einheiten enthält. Sie ist bei Direkt-, Schwefel- u. Küpenfarbstoffen ähnlich der von Cellulosefasern. Man erklärt dies durch die Affinität des Farbstoffes zum Polyvinylpyrrolidon sowie die Veränderung von Querschnitt u. Feinstruktur. Die neue Faser ist geeignet für Mischungen mit Cellulosefasern.
G.-D. Gollnisch. 8080□

Einflüsse von ^{60}Co-Gammastrahlen auf die viscoelastischen Eigenschaften einiger Textilfasern. 1. Mitt. Kiichiro Sakaoku. (J. Soc. Textile Cellulose Ind., Japan [Sen-i Gakkaishi] **17.** 590—94. Juli 1961. Tokyo, Japan, Fac. of Textile Ind.; Tokyo Univ. of Agric. and Technol., Koganei City.) (Jap.; Auszug: Engl.)

Der dynam. Modul von Saran nimmt infolge Abbaus bei Bestrahlung ab. Bei Nylon 6 nimmt er bis zur Bestrahlungsdosis $5 \cdot 10^7$ rep zu (Vernetzung), oberhalb 10^8 rep ab (Abbau). Bei kristallinem Polyäthylenterephthalat nimmt er bis zu 10^8 rep zu; es gibt keine Beziehung zwischen Vernetzung u. Abbau. G.-D. Gollnisch. 8080□

Die Bestimmung von fettigen Bestandteilen in gewaschener Wolle und Kammzügen. 1. u. 2. Mitt. **Untersuchungen über die Bestimmung von Öl in Lösungsmittelextrakten von Wollkammzügen.** R. P. Harker. (J. Textile Inst., Trans. **47.** T 110 bis 126. Febr. 1956. **52.** T309—T316. Juli 1961. Leeds, England, Wool Ind. Res. Assoc.) (Engl.)

Die Best. des Geh. an Öl in Lsgm.-Extrakten aus Wollkammzügen durch Best. des Brechungsindex mit dem Abbe-Refraktometer wird krit. untersucht u. gezeigt, daß für exakte Best. der Brechungsindex der in den Ölen u. Seifen enthaltenen Fettsäuren bekannt sein muß. An Hand eines Rechenbespiels wird eine neue Best.-Meth. unter Verw. des Abbe-Refraktometers ausführlich beschrieben. — 5 Figuren, 1 Tabelle.
H. G. Fröhlich. 8108□

Die Bestimmung von fettigen Bestandteilen in gewaschener Wolle und Kammzügen. 3. Mitt. **Beweis für das Vorhandensein einer Schranke gegenüber nichtpolaren Lösungsmitteln.** R. P. Harker. (J. Textile Inst., Trans. **52.** T317—T320 Juli. 1961.) (Engl.) — 2. vgl. vorst. Referat.

Bei der Extraktion von gewaschener Wolle sowie Kammzügen mit verschiedenen Lsgm., wie A., CH_3OH, Bzl.–CH_3OH einerseits u. Ae., Bzl., PAe. andererseits, liegt der extrahierbare Anteil bei Verw. der nichtpolaren Lsgm. deutlich niedriger. Dieser Befund wird auf die Ausbildung einer Schranke gegenüber den nichtpolaren Lsgm. während der Extraktion zurückgeführt, wie die beschriebenen u. diskutierten Vers.-Ergebnisse zeigen. H. G. Fröhlich. 8108□

Newlands Bros. & Mumford Ldt., London, England (Erfinder: Andrej Slovak), **Bleichmittel für Textilfasern** in Pulverform. Es enthält eine Mischung aus Alkalichlorit u. -chlorat u. einem sauer reagierenden Salz, sowie zur Vermeidung der Feuergefährlichkeit eine in saurem wss. Medium CO_2 bildende Verbindung. — Beispiel: 25 (%) $NaClO_2$, 20 $NaClO_3$, 5 $Na_2S_2O_8$, 50 Na_2CO_3. (**E. P. 860 651** vom 1/9. 1958, ausg. 8/2. 1961.) F. Böhm. 8027

Unilever Ltd., Port Sunlight, England (Erfinder: Samuel Claude Bright und Francis Robert Maxwell McDonell), **Bleichverfahren.** Damit H_2O_2 bzw. anorgan. Persulfate ihre bleichende Wrkg. auf Textilfasern bereits bei 50—60° entfalten, setzt man der Bleichflotte bestimmte Acylamide (I) zu. Zur Feststellung, ob ein I für den vorgesehenen Zweck geeignet ist, erhitzt man es mit einem Persalz in W. auf 60° u. prüft, ob das erhaltene Prod. bei 0° aus KJ J_2 in Freiheit setzt. Geeignete I sind z. B. N.N-Diacetylanilin, N.N-Diacetyl-p-toluidin, N.N-Diacetyl-p-chloranilin u. N-Acetylsaccharin. (**E. P. 855 735** vom 9/5. 1958, ausg. 7/12. 1960.) F. Böhm. 8027

Armour & Co., V.St.A. (Erfinder: Zinon Basil Papanastassiou und Thomas Joseph Bardos), **Herstellung von Phosphorylcarbamaten,** dad. gek., daß man

$POCl_3$ oder $PSCl_3$ in Ggw. von Triäthylamin mit Äthylenimin oder einem Alkyläthylenimin zu einem Bis-[äthylenimido]- oder -[alkyläthylenimido]-phosphoryl- oder -thiophosphorylchlorid u. dieses mit KOCN oder KSCN zu Bis-[äthylenimido]- bzw. -[alkyläthylenimido]-phosphoryl- oder -thiophosphorylisocyanat bzw. -isothiocyanat umsetzt; letztere werden mit Alkoholen, Aminen oder Mercaptanen umgesetzt. — *[Bis-äthylenimidothiophosphoryl]-methylthionocarbamat, -urethan, -ribosyl-(5)-carbamat, [Bis-äthylenimidophosphoryl]-urethan, -uracil-(5)-thiocarbamat, -N-[uracil-(5)-harnstoff], -benzylthiocarbamat, -furfurylcarbamat, -benzylcarbamat,* F. 134—135°, *-cyclohexylcarbamat, -glucosyl-(5)-carbamat, -N-diäthylharnstoff* u. *-N-cyclohexylharnstoff,* F. 250—253° (Zers.), aus $PSCl_3$ u. Äthylenimin, KSCN u. Methanol, A., $POCl_3$, KOCN u. 5-Mercaptouracil, 5-Aminouracil, D-Ribose, Benzylalkohol, Furfurylalkohol, Cyclohexanol, Glucose, Diäthyl- bzw. Cyclohexylamin. — *Textilhilfsmittel.* (**F. P. 1 220 583** vom 16/4. 1959, ausg. 25/5. 1960. A. Prior. 21/4. 1958.) S. BÖTTCHER. 8029

Armour & Co., V.St.A. (Erfinder: Zinon Basil Papanastassiou und Thomas Joseph Bardos), **Herstellung von Phosphorylcarbamaten,** dad. gek., daß man Dihalogenphosphorylcarbamate, -thiocarbamate, -ureide oder -thioureide mit Äthylenimin, Alkyläthylenimin oder dessen Metallsalz, Alkoholen oder Aminen umsetzt. — Aus PCl_5 u. Äthylcarbamat stellt man in Äthylenchlorid *Dichlorphosphorylisocyanat,* $Kp._3$ 20 bis 25°, $Kp._8$ 37°, n_D^{22} 1,466, her, setzt dieses einer Lsg. von A. in Toluol zu u. setzt das Gemisch mit Triäthylamin u. Äthylenimin um unter Bldg. von *Bis-[äthylenimido]-phosphorylurethan* (I). — *[Bis-äthylenimidophosphoryl]-methylcarbamat,* F. 119—121°, *-benzylcarbamat,* F. 134—135°, *-cyclohexylcarbamat, -glucosyl-(5)-carbamat, -N-diäthylharnstoff, -N-cyclohexylharnstoff,* F. 250—253° (Zers.), *-N'-phenylharnstoff,* F. 250° (Zers.), *-äthylthiocarbamat, -N'-phenyl-N'-äthylharnstoff, -uracil-(5)-thiocarbamat* u. *-N-uracilharnstoff, Bis-[2-methyläthylenimido]-phosphorylurethan,* aus I u. Benzylalkohol, Cyclohexanol, Glucose, Diäthylamin, Cyclohexylamin, 2-Methyläthylenimin, 5-Mercapto- bzw. 5-Aminouracil. — *Textilhilfsmittel.* (**F. P. 1 220 655** vom 17/4. 1959, ausg. 27/5. 1960. A. Prior. 21/4. 1958.) S. BÖTTCHER. 8029

American Cyanamid Co., New York, N.Y., übert. von: Robert S. Long, Bound Brook, und Alice K. Kantor, Plainfield, N.J., V.St.A., **Alkoxydiaminostilbendisulfonsäuren** der Formel I, in der Y für einen niederen Alkoxyrest (Methyl-, Äthyl-, Butyloxyrest) steht. Sie werden erhalten durch Behandlung des Dinatriumsalzes der 5.5'-Dichlor-4.4'-dinitrostilben-2.2'-disulfonsäure, z. B. mit Na-Methylat unter Rückfluß u. anschließender Red. der Nitrogruppen zu Aminogruppen unter Rückfluß,

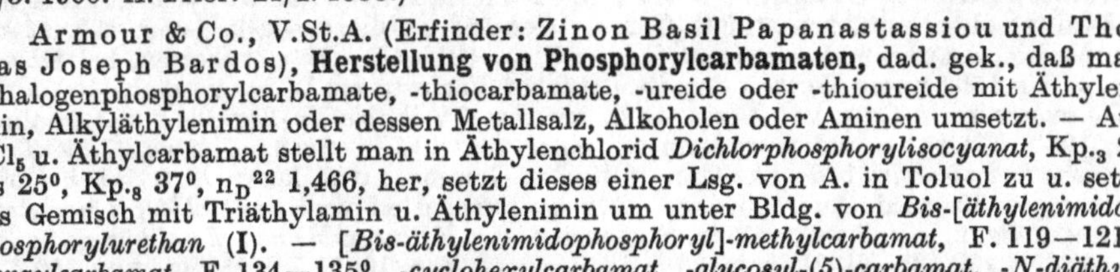

worauf aus dem erhaltenen Dinatriumsalz der 5-Methoxy-5'-chlor-4.4'-diaminostilben-2.2'-disulfonsäure durch Ansäuern mit konz. HCl die freie Säure entsteht. Durch den Ersatz des einen Cl durch die Alkoxygruppe erzielt man eine grünlichblaue Fluorescenz. In analoger Weise erhält man Verbb. der allg. Formel **II,** in der X für einen niederen Alkoxyrest, Y für einen niederen Alkoxyrest, Cl oder Br, Z für Triazinylrest oder für Ar—CO— (Ar = aromat. Rest) u. M für H, Alkalimetall oder NH_4 steht. Die Dialkoxy-Verb. kann durch direkte Oxydation der 5-Alkoxy-4-nitrotoluol-2-sulfonsäure mit NaOCl zu 5.5'-Dialkoxy-4.4'-dinitrostilben-2.2'-disulfonsäure mit anschließender Red. der Nitrogruppen erhalten werden. Wertvolle Aufheller mit grünlichblauer Fluorescenz sind die Dinatriumsalze der 4.4'-Bis-(2.4-dimethoxybenzamido)-5.5'-dimethoxystilben-2.2'-disulfonsäure, der 4.4'-Bis-(2.4-dimethoxybenzamido)-5-methoxy-5'-chlorstilben-2.2'-disulfonsäure oder der 4.4'-Bis-(o-äthoxybenzoylamino)-5-methoxy-5'-chlorstilben-2.2'-disulfonsäure. (**A. PP. 2 841 613** vom 29/11. 1956, ausg. 1/7. 1958 u. **2 848 484** vom 17/10. 1955, ausg. 19/8. 1958.) W. GRÄGER. 8033

Rohm & Haas Co., Philadelphia (Erfinder: William David Emmons, Huntingdon Valley, und William Steele Wadsworth jun., Willow Grove), Pa., V.St.A., **Knitterfeste Cellulosegewebe** erhält man durch Rk. des Gutes mit Sulfiden der allg. Formel I, wobei m = 1—19, x = 1 oder 2, n = 1 oder 2 u. y = 1 oder 2 ist. Geeignet sind z. B. *Thiodiglykol* oder *Bis-(2-hydroxypropyl)-sulfid* (II). — *Baumwollgewebe* wird mit der wss. Lsg. mit einem Geh. von 2% NH_4HSO_4 u. 10% II getränkt,

5. Min. bei 115° getrocknet u. 5 Min. auf 171° erhitzt. Man kann auch 2% H_3PO_4 als Katalysator verwenden. (**D. A. S. 1 106 725** Kl. 8k vom 23/12. 1959, ausg. 18/5. 1961. A. Prior. 29/12. 1958.) H. MÖLLERING. 8045

Zschimmer & Schwarz, Oberlahnstein (Erfinder: Rudolf Schwarz, Oberlahnstein, und Theodor Hennig, Braubach/Rh.), **Spinnschmälze,** bestehend aus einer Mischung einer *Mineralöldispersion* u. einer *Harzdispersion* (80% des Harzes unverseift). — 500 (kg) *Baumwoll*-Abfallmischung werden geschmälzt mit 12,5 Mineralölschmälze, die einen Zusatz von 0,9 *Kolophonium*-Dispersion (95% *Freiharz-Geh.*) aufweist. Der Verlust an Krempelflug ist um $^1/_3$ verringert gegenüber einer Schmälze ohne Harzzusatz. (**D. B. P. 975 156** Kl. 29b vom 27/3. 1954, ausg. 5/10. 1961. Anmeldung bekanntgemacht 27/12. 1956.) H. MÖLLERING. 8045

Farbwerke Hoechst Akt.-Ges., vormals Meister Lucius & Brüning (Erfinder: Ludwig Orthner, Karl Horst und Karl Waldmann), Frankfurt/M., **Naßknitterechte Cellulosetextilien.** Textile Gebilde werden im alkalisierten Zustand mit Verbb., die mehr als einmal den Rest $CH_2{=}CH{-}CO{-}N{=}$ enthalten, bei Raum-Temp. bis 150° unter Vermeidung wesentlicher Verluste an W. umgesetzt. — *Baumwollgewebe* wird in Ggw. von Netzmitteln mit wss. 5%ig. NaOH-Lsg. bis zur Aufnahme von 105% Flotte behandelt u. dann mit einer wss. 40%ig. Suspension von *1.3.5-Trisacroylperhydrotriazin* bedeckt. Man rollt das Gewebe auf u. lagert es 2 Std. bei 60°, worauf gespült wird. Auch eine wss. 20%ig. Suspension von *Bis-β-chlorpropionylmethylendiamid* oder eine wss. 15%ig. Suspension von *Methylen-bis-acroylamid* ist geeignet. (**D. A. S. 1 109 135** Kl. 8k vom 23/5. 1959, ausg. 22/6. 1961.) H. MÖLLERING. 8045

Chemische Fabrik Stockhausen & Cie., Deutschland, **Entfärben von Pelzen** in appretierter oder nicht appretierter, aber in nicht chromierter Form durch Vorbehandlung mit wss. HCHO-Lsg. in Ggw. von reduzierenden Substanzen, z. B. mit Na-Formaldehydsulfoxylat, einem Alkalidithionit oder einem Alkalibisulfit in saurem oder neutralem Medium $<60°$. Anschließend findet eine Behandlung mit üblichen Entfärbungsmitteln, z. B. mit H_2O_2 u. K-Persulfat, statt. — Rohes Persianerfell wird z. B. 48 Std. bei 30—35° mit einer Lsg. vorbehandelt, welche im Liter 20 ml 40%ig. CH_2O-Lsg., 15 (g) Na-Formaldehydsulfoxylat, 3 $FeSO_4 \cdot 7\,H_2O$, 2 Citronensäure, 80 NaCl, 1 Nonylphenolpolyglykoläther (mit 9 Äthergruppen) u. 2 eines Fettungsmittels enthält. Dieses ist ein Gemisch aus 32 (%) Fettsäurepolyglykolester, 22 Spermacetiöl u. 45 Mineralöl. Zur Nachbehandlung (6 Std. bei 15—20°) dient ein Bad, welches im Liter 40 ml H_2O_2, 25 (g) K-Persulfat, 60 NaCl, 10 NH_4Cl, 7 $Na_4P_2O_7 \cdot 10\,H_2O$ u. 3 Na-Oleat enthält. Danach kommt das Fell 30 Std. in ein drittes Bad zur Entfärbung, welches im Liter 40 H_2O_2 (35%ig.), 20 NaCl, 10 NH_4Cl, 10 $Na_4P_2O_7$, 4 Oxalsäure, 2 Na-Oleat enthält (pH 8,5—9, mit NH_4OH eingestellt). Nach dem Waschen 1—2 Std. lange Nachbehandlung bei 35° mit einem Red.-Mittel, welches im Liter 2 Na-Dithionit, 60 NaCl u. 4 Na-Hexamethaphosphat („Calgon T") enthält. Anschließend wird das Fell in üblicher Weise appretiert u. gegerbt. (**F. P. 1 220 387** vom 24/2. 1959, ausg. 24/5. 1960. D. Prior. 28/2. 1958.) M. F. MÜLLER. 8067

Deutsche Gold- und Silber-Scheideanstalt vormals Roessler, Frankfurt/M. (Erfinder: Hermann Holzmann, Hanau), **Verwendung von Platin-Gold-Legierungen** aus 11—92 (%) *Pt*, insgesamt 0,3—1,5, vorzugsweise 0,4—0,6, *Rh* u. *Re*, Rest *Au zur Herst. von Spinndüsen*, bes. für das Viscoseverfahren. (**D. A. S. 1 106 966** Kl. 40b vom 12/2. 1955, ausg. 18/5. 1961.) W. HAUSWALD. 8075

American Cyanamid Co., V.St.A. (Erfinder: Ernest Chu Yen, James Charles Vitucci und William Valentine), **Herstellung von chriurgischem Nähmaterial aus Kollagen.** Aus einer Lsg. eines sauren Kollagengels wird in einem NH_3-alkal., alkohol. Lsg.-Bad ein ununterbrochener Faden erzeugt. Dieser wird in alkohol. NH_3 ca. 30 Min. gegerbt, getrocknet u. sterilisiert. Ausgangsstoffe sind z. B. Rindersehnen. — 9 Abbildungen. (**F. P. 1 220 273** vom 12/2. 1959, ausg. 24/5. 1960. A. Prior. 17/2. 1958.) M. F. MÜLLER. 8079

Deutsche Gold- und Silber-Scheideanstalt vormals Roessler, Deutschland, **Widerstandsfähigmachen von Polyamidfasern gegen Wasch- und Bleichflüssigkeiten** durch Behandlung mit einer Lsg. einer organ. N-Verb., welche wenigstens 2 Amino-, Imino- oder Nitrilgruppen enthält, von denen wenigstens eine Gruppe eine prim. oder sek. Amino- oder eine Iminogruppe ist. Die N-haltigen Gruppen sind durch eine KW-Stoffkette verbunden, welche durch ein Heteroatom unterbrochen sein kann oder einen Ring bildet oder enthält. Die Vorbehandlung geschieht z. B. mit einer 10%ig. alkohol. Lsg. von N.N'-Diphenyläthylendiamin oder von N^1-Phenyl-Ni^4-diäthylbiguanidin oder mit einer warmen 1%ig. benzol. Lsg. von Oxalsäurebiphenylamidin. (**F. P. 72 739** vom 5/10. 1957, ausg. 28/4. 1960. D. Prior. 5/10. 1956. **Zusatz zu F. P. 1 121 229; C. 1958. 2316.**) M. F. MÜLLER. 8081

Imperial Chemical Industries Ltd., England, **Herstellung gefärbter Polyamid- und Polyesterfäden.** Man mischt eine Suspension von Phthalocyaninpigmenten, die gegen Hitze u. Lsgm. beständig sind, in einer mit W. mischbaren Fl. mit einer Lsg. von Polyamid in einem mit W. mischbaren Lsgm., setzt W. zu, fällt so das mit dem Pigment gemischte Polyamid aus, gibt es zu Polyestern oder Polyamiden vor, während oder nach dem Schmelzen u. verspinnt dann. — Man mischt eine Lsg. von 100 (Gew.-Teilen) Polyhexamethylenadipamid (I) in 700 95% ig. HCOOH bei 15° mit einer Suspension von 100 Cu-Phthalocyaninpigment in 1000 95% ig. HCOOH, setzt diese Mischung zu 10000 W. von 20°; filtriert u. wäscht. 2 des gepulverten Materials gibt man in 100 I, schmilzt die Mischung u. verspinnt zu gefärbten *Fäden.* (**F. P. 1 195 853** vom 13/5. 1958, ausg. 19/11. 1959.) M. PANKOW. 8081

Stockholms Superfosfat Fabriks A/B, Stockholm, Schweden (Erfinder: O. Sundén), **Färben von Acrylnitrilprodukten.** Die Prodd. werden mit einer alkal. Lsg., z. B. 5% Na_2CO_3-Lsg., behandelt u. anschließend mit bas. Farben im pH-Bereich von 5—7 gefärbt. (**Schwed. P. 165 488** vom 3/2. 1956, ausg. 2/12. 1958.) K. H. KÄHLER. 8081

Kokoku Jinken Parupu Kabushiki Kaisha, Tokyo, bzw. Kokoku Rayon & Pulp Co. Ltd. (Erfinder: Sutezo Kusiyama, Fukuoka, Chiaki Yamashita, Mikio Korematsu, Hisashi Uchida, Yoshikata Ikegami, Kazuto Matsuo, Jun Inutsuka, Sadao Ohashi und Osamu Ikeda, Saeki), Japan, **Herstellung von Polyestern und Fäden daraus.** Man polykondensiert 3-Methoxy-4-[β-hydroxyäthoxy]-benzoesäure (I) oder deren Ester u. p-[β-Hydroxyäthoxy]-benzoesäure (II) oder deren Ester miteinander u. verspinnt die Kondens.-Produkte. — 135,5 (g) I-Methylester, 78,5 II-Methylester u. 0,1 ZnO werden unter N_2 zum Schmelzen erhitzt u. 1 Std. bei 200° gehalten, dann wird der Druck allmählich auf 20 mm verringert u. die Temp. auf 250° erhöht, 2 Std. gehalten u. 12 Std. bei 260° u. 0,2 mm kondensiert; F. des *Polyesters* 248°; Intrinsicviscosität 0,49. Das Material wird bei 275° aus der Schmelze mit 600 m/min versponnen, in W. von 85° auf das 5fache verstreckt u. 2 Sek. bei 190° gehalten. (**F. P. 1 187 390** vom 29/11. 1957, ausg. 10/9. 1959.) M. PANKOW. 8081

Tootal Broadhurst Lee Co. Ltd., England, *Behandlung von Cellulosetextilien mit Wasserdampf.* (**F. P. 1 162 513** vom 17/1. 1951, ausg. 15/9. 1958. E. Prior. 17/1. 1950. — C. **1957.** 14190 [D. P. [DDR] 9571].)

Phrix-Werke Akt.-Ges., Hamburg, *Knitterfest- und Krumpffreimachen von Cellulosetextilien.* (**Oe. P. 213 833** vom 26/2. 1960, ausg. 10/3. 1961. D. Prior. 6/4. 1959. — C. **1961.** 6352 [D. A. S. 1 093 319].)

Böhme Fettchemie G. m. b. H. (Erfinder: **Rudi Heyden** und **Hans Wedell**), Düsseldorf, *Wasserfestmachen von nichttextilen Materialien.* (**Schwz. P. 351 165** vom 24/10. 1956, ausg. 15/2. 1961. D. Prior. 7/12. 1955. — C. **1960.** 2051 [Oe. P. 196 351].)

Farbwerke Hoechst Akt.-Ges., vormals Meister Lucius & Brüning, Frankfurt/M., *Quaternäre Phosphoniumverbindungen.* (**E. P. 866 926** vom 4/11. 1957, ausg. 3/5. 1961. D. Prior. 3/11. 1956. — C. **1959.** 5998 [D. A. S. 1 044 078].)

Farbenfabriken Bayer Akt.-Ges., Deutschland (Erfinder: **Othmar Drapal**), *Verbesserung der Löslichkeit von Schutzmitteln gegen Keratinschädlinge.* (**F. P. 1 186 881** vom 21/3. 1957, ausg. 3/9. 1959. D. Prior. 23/3. 1956. — C. **1959.** 10107 [D. A. S. 1 035 397].)

American Viscose Corp., V.St.A. (Erfinder: **Joseph W. Schappel**), *Vermindern des Verschmutzens von Regeneratcellulose.* (**F. P. 1 174 208** vom 12/4. 1957, ausg. 9/3. 1959. A. Prior. 31/5. u. 18/12. 1956. — C. **1961.** 1060 [E. P. 833 284].)

Tootal Broadhurst Lee Co. Ltd., England, *Textilausrüstung.* (**F. P. 1 162 511** vom 17/1. 1951, ausg. 15/9. 1958. E. Prior. 17/1. 1950. — C. **1956.** 5995 [E. P. 727 882].)

Tootal Broadhurst Lee Co. Ltd., England, *Textilausrüstung.* (**F. P. 1 162 512** vom 17/1. 1951, ausg. 15/9. 1958. E. Prior. 17/1. 1950. — C. **1956.** 5995 [E. P. 727 890].)

British Celanese Ltd., England (Erfinder: **George Frederik Bull, Ralph James Mann, Maitland Walton Alford** und **Boleslaw Krzesinski**), *Behandlung von Textilmaterial.* (**F. P. 1 173 094** vom 20/3. 1957, ausg. 19/2. 1959. E. Prior. 29/3. u. 7/12. 1956. — C. **1959.** 11768 [D. A. S. 1 045 966].)

Imperial Chemical Industries Ltd., England, *Behandlung von Kunstharzfäden.* (**F. P. 1 179 107** vom 18/7. 1957, ausg. 21/5. 1959. E. Prior. 18/7. 1956 u. 24/6. 1957. — C. **1961.** 10031 [E. P. 833 450].)

K. Je. Fischman und **N. A. Chrusin**, Herstellung der Capronseide. Moskau: Gosschimisdat. 1961. (200 S. m. Abb.) 54 Kop. [Russ.]

XIX. Brennstoffe. Erdöl. Mineralöle

Graphitierung in orientierten Kohlen. E. G. Steward und B. P. Cook. (Z. Kristallogr., Kristallgeometrie, Kristallphysik, Kristallchem. **114.** 245—56. Okt. 1960. Wembley, Gen. Electric Co. Ltd., Res. Labor.) (Engl.)

Nach einer Übersicht über die Struktur polykristalliner Kohle wird von den verschiedenen Faktoren, welche die Graphitierung beeinflussen, die Rolle der bevorzugten Orientierung zwischen den Kristalliten diskutiert. Zu diesem Zweck werden experimentelle Unterss. anderer Autoren besprochen, welche an Anthraziten u. an Kohlen (erhalten durch Zers. in der Hitze oder durch Verdampfung) durchgeführt worden sind Vff. kommen zu dem Ergebnis, daß bei den heutigen Auswertungen der Diagramme den röntgenograph. ermittelten Teilchendimensionen eine zu große u. ausschließliche Bedeutung beigemessen wird. Es wird ein Teilchenmodell diskutiert, welches aus subparallel orientierten kleineren Bereichen aufgebaut ist u. mit dessen Hilfe die verschiedenen Erscheinungen der Graphitierung besser verstanden werden können.
C. GOTTFRIED. 8126

Backeigenschaften einiger Balkan-Kohlen. G. Angelowa. (Известия на Химическия Институт при БАН [Bull. Inst. chim., Acad. bulg. Sci.] **4.** 261—76. 1956.) (Bulg.; Auszug: Dt.)

Es werden die Ergebnisse der Unters. der Verkokungsfähigkeit von Balkankohle aus den Jahren 1953/54 angeführt. Auf Grund der erhaltenen Backzahlen u. flüchtigen Bestandteile wird eine Gruppeneinteilung der Kohle verschiedener Gruben nach deren Verkokbarkeit vorgenommen. ELSE HEINEMANN. 8126

Untersuchungen über den Sauerstoffabbau von Kohlen. 6. Mitt. Die Erzeugung von Benzolcarbonsäuren aus Kohle. Chikao Yokokawa, Ichiro Iwasa, Shigeru Kajiyama, Yoshihisa Watanabe, Kenji Hosokawa und Yoshinobu Takegami. (J. Fuel Soc. Japan **40.** 466—71. 1961. Kyoto, Univ., Inc.-Fakultät.) (Jap.; Auszug: Engl. S. 471.) — 2. vgl. C. **1960.** 11158.

Ein Verf., um den Verbrauch an Alkali bei der Erzeugung von Benzolcarbonsäuren (I) aus Kohle durch Oxydation mit O_2 unter hohem Druck zu vermindern, indem die Kohle in W. suspendiert mit O_2 im Autoklaven in Abwesenheit von Alkali oxydiert wird (180°), wird entwickelt. Nach Entfernen der gasförmigen Prodd. aus dem Autoklaven wird eine geringe Menge an NaOH (NaOH/Kohle = 1,5) u. O_2 eingeführt u. bei 240° oxydiert. Bei diesem Verf. ist die Ausbeute an I größer als bei anderen. Beziehungen zwischen der Zus. der I u. dem Alter der Kohle werden erörtert u. Richtlinien für die Auswahl der Kohle aufgestellt. F. ROSENDAHL. 8126 □

Anwendung der Pulsation bei der Extraktion von Essigsäure aus Destillaten der Holzpyrolyse. W. P. Ssumarokow und S. M. Wolodytzkaja. (Гидролизная и Лесохимическая Промышленность [Hydrolysen- u. holzchem. Ind.] **11.** Nr. 8. 6—8. 1958.) (Russ.)

Die Anwendung der Pulsation bei Extraktionsanlagen verbessert wesentlich die Wirksamkeit der Extraktion. Der Einbau einer Pulsationseinrichtung ist sowohl bei Füllkörper (FK) wie bei Bodenextraktionskolonnen relativ einfach u. erfordert nur geringe Kosten. Die Höhe der FK kann beträchtlich verringert werden. Die Extraktion der Essigsäure aus dem Schwelwasser (SW) u. dem Holzteer der Holzpyrolyse mittels Äthylacetat zeigt gleichgute Ergebnisse. Ae. ist weniger geeignet. Bei einer Pulsationsfrequenz von 90—135 Hz, einer Belastung am SW bzw. am Holzteer von 1,5 m^3/m^2 h konnte der Essigsäure-Geh. mit einer 1480 mm langen Kolonne von 8,05 auf 0,12% im SW bzw. Teer erniedrigt werden. Es werden die wirksamsten der Kolonnen mit u. ohne Pulsation verglichen. Die Bodenwerte der benutzten Kolonnen, ihre Füllung, Belastungen werden angeführt. Die Pulsationseinrichtung wird beschrieben. Die unter Labor.-Bedingungen erhaltenen Ergebnisse bedürfen einer Überprüfung im techn. Maßstab. H. NESTLER. 8140 □

Untersuchungen über die Eigenschaften von Naturkoks. 2. Mitt. Riichi Shiota, Kusuo Shirato und Tetsuya Ono. (J. Fuel Soc. Japan **40.** 479—96. 1961. Furukuwa Mining. Co., Ltd.) (Jap.; Auszug: Engl. S. 496.)

Wenn die schlechten Eigg. von Sensikikohle durch Erhitzen auf 400° auch wesentlich verbessert werden, wird die Kohle bei Lagerung unter W. u. an der Luft wieder schlecht, jedoch nicht in einem geschlossenem Behälter. Um diese Wiederverschlechterung zu vermeiden, muß die Kohle auf 800° erhitzt werden. F. ROSENDAHL. 8144 □

Spaltenbildung in carbonatischen Lagerstätten mit Hilfe von Salzsäure. Wacław Owsik. (Nafta [Katowice] **16.** 308—09. Nov. 1960.) (Pol.)

Durch hydraul. Spalten-Bldg. in carbonat. Gestein läßt sich die Erdgasausbeute des Lagers um ein Vielfaches steigern. Es wird eine ca. 15%ig. HCl-Lsg. unter Druck in das Gestein gepreßt. Nach dem Entspannen gehen die gebildeten Spalten nicht wieder zusammen, da sie ungleichmäßig weit sind. Ausfüllen mit Sand ist deshalb unnötig.
F. URBAN. 8186 □

Einige Fragen der Reduktion der Sulfate in verschiedenen Gemischen von Meerwasser und Schichtwasser. M. W. Gassanow. (Азербайджанское Нефтяное Хозяйство [Erdöl-Wirtsch. Aserbaidshan] **39.** Nr. 12. 23—26. 1960.) (Russ.)

Es wurde festgestellt, daß eine intensive Red. der Sulfate in Ggw. von Erdöl (das als Energiequelle dient) allein bei einer Temp. von 25—30° erfolgt, bei einer Temp. von 40° ist sie weniger intensiv; bei 64° fehlt sie vollständig. Die Red. der Sulfate verläuft in Ggw. von leichten Erdölen intensiver als bei mit schweren Erdölen der gleichen Aktivität. Infolge der Red. von Sulfaten wird eine Verminderung der Oberflächenspannung an der Grenze Erdöl–W. beobachtet; sie vermindert sich bedeutend in den Fällen, wenn die Sulfat-Red. intensiver verläuft. W. HANTZSCH. 8190 □

Neue Blickrichtungen für die Zweitraffination von Mineralölen. Erich Bratke und Erich Herwig Kadmer. (Mineraloel-Techn. **6.** Nr. 21. 1—15. Nov. 1961. Hannover u. München.) (Dt.)

Die Aufbereitung von gebrauchten Ölen u. die damit zusammenhängenden Fragen werden besprochen. F. ROSENDAHL. 8194 □

Über das Verhalten von tertiärem Amylbenzol beim katalytischen Cracken. M. R. Mussajew und A. Ss. Kossychin. (Азербайджанское Нефтяное Хозяйство [Erdöl-Wirtsch. Aserbaidshan] **39.** Nr. 12. 37—38. 1960.) (Russ.)

Das Verh. von tert. Amylbenzol (2-Methyl-2-phenylbutan) beim katalyt. Cracken wurde am Al-Silicatkatalysator untersucht u. festgestellt, daß es hierbei nur desalkyliert wird. Cracking-Prodd. sind: Bzl., 2-Methylbuten-(1) u. 2-Methylbuten-(2), was auch mit Hilfe des RAMAN-Spektrums festgestellt wurde. W. HANTZSCH. 8196 □

Gleichzeitige Umwandlungen von Cyclohexan und Thiophen über einem Kobaltoxid–Molybdänoxid–Bauxit-Katalysator und einem Nickelsulfid–Wolframsulfid-Katalysator. W. J. Hendriks, J. C. Vlugter, H. I. Waterman und W. J. van de Weerdt. (Brennstoff-Chem. **42.** 215—20. Juli 1961. Delft, TH, Inst. für Chem. Technol.) (Dt.)

In Fortführung der Dehydrierungs-Verss. von Cyclohexan (C) an einem Kobaltoxid–Molybdänoxid–Bauxit-Katalysator (I) u. einem Nickelsulfid–Wolframsulfid-Katalysator (II) werden von den Vff. Verss. zur gleichzeitigen Umwandlung von C u. Thiophen (T) an einem techn. I u. einem II (IG 5615) mitgeteilt, da für die verschiedenen Entschwefelungs-Verff. die Kenntnisse von den Umwandlungen, denen die Naphthene in Ggw. dieser Katalysatoren unterliegen, von Bedeutung sind. Eine ausführliche Beschreibung der App. u. Arbeitsweise ist der vorherigen Arbeit, C. **1962.** 8118, zu entnehmen. Die Vff. zeigen, daß die Umwandlung von C zu Bzl. am I u. am II durch die gleichzeitig auftretende Entschwefelung von T u. das dabei entstehende H_2S ungünstig beeinflußt wird. Sowohl bei der Benutzung des I sowie auch des II ist die Umwandlung von C zu Bzl. in einem thiophenhaltigen Gemisch niedriger als bei Verss. mit reinem C. Dagegen ist die Umwandlung von C zu Methylcyclopentan bei Verw. des I höher als bei vergleichenden Verss. mit thiophenfreiem C. Wird ein II benutzt, ist die Ausbeute an Bzl. bei Einsatz eines C–T-Gemisches beträchtlich geringer als die Benzolausbeute, die bei Verw. von reinem C erhalten wird. Bei Gebrauch des II wird nur eine im Vgl. zu einem I sehr geringe Isomerisation eines C–T-Gemisches zu Methylcyclopentan festgestellt. Eine verstärkte Isomerisation tritt in Ggw. von H_2S ein. Deshalb muß bei der techn. Entschwefelung der H_2S-Geh. unter einer bestimmten Konz. gehalten werden, d. h. der H_2S muß aus dem Rückführgas entfernt werden. P. BORNEMANN. 8196 □

Methylcyclopentadienylmangantricarbonyl als neues Antiklopfmittel für Benzin. Michał Dichter. (Nafta [Katowice] **16.** 309—13. Nov. 1960. Warszawa, Centr. Lab. Prod. Naft.) (Pol.)

Methylcyclopentadienylmangantricarbonyl (AK-33 X) hat ähnliche Antiklopf-Eigg. wie Pb-Tetraäthyl (I). Bzgl. des Metall-Geh. ist die Mn-Verb. sogar wirksamer. Ein Gemisch von I u. AK-33 X erhöht die Octanzahl eines Bzn. mit höherem Siedeende stärker als beide Zusätze einzeln. F. URBAN. 8208 □

Die Temperaturbedingungen der maximalen Niederschlagsbildung in verschiedenen Brennstofffraktionen. M. A. Mardanow und G. S. Alekperow. (Азербайджанское Нефтяное Хозяйство [Erdöl-Wirtsch. Aserbaidshan] **39.** Nr. 12. 38—39. 1960.) (Russ.)

Die Verss. mit den Erdölfraktionen 150—200, 200—250, 250—300, 300—360, 200—360 u. 250—360° ergaben, daß die maximale Nd.-Bldg. bei allen Fraktionen in den Temp.-Grenzen von 170—200° liegt. Bei der Best. der therm. Stabilität der Brennstoffe verschiedener Fraktions-Zus muß man die Temp. der maximalen Nd.-Bldg. berücksichtigen. W. HANTZSCH. 8210

Untersuchung der Möglichkeit der Gewinnung von Transformatorenölen nach der Methode der Adsorptionsreinigung. Tsch. M. Dshuwarly, R. Sch. Kulijew, L. A. Mucharskaja, M. M. Dreisin und N. I. Tschikarewa. (Азербайджанское Нефтяное Хозяйство [Erdöl-Wirtsch. Aserbaidshan] **40.** Nr. 3. 35—38. März 1961.) (Russ.)

Die Unterss. unter Anwendung von Alumosilicatkatalysator (0,25—0,5 mm) u. Bzn. als Lsgm. ergaben: die Adsorptionsreinigung von Transformatorenölen aus kaukas. Erdöl beim Verhältnis Adsorbens/Rohstoff 1:1,5 sichert in den Ölen den optimalen Geh. der gewünschten Komponenten, der die notwendige Stabilität der Öle garantiert. Das so gereinigte Öl ist beständiger als das Öl der Säure–Alkali-Reinigung, da im letzteren die Asphaltharzstoffe nicht genügend beseitigt werden. W. HANTZSCH. 8218□

Destillative Entfernung von Verunreinigungen, welche die Durchschlagsfestigkeit von Transformatorenöl herabsetzen. M. Darveniza. (J. Inst. Petroleum **46.** 84—88. März 1960. St. Lucia, Brisbane, Univ. of Queensland.) (Engl.)

Die Transformatorenölfraktion eines peruan. Erdöls (% C_P 53,7; % C_N 37,8 u. % C_A 8,5; mittleres Molgew. 310, $D._4^{20}$ 0,88; Dampfdruck bei 0°: 10^{-4} Torr) wird untersucht. Dieses Öl wird zur Entfernung von O_2 48 Std. lang mit N_2 behandelt u. dann bei $4 \cdot 10^{-1}$ Torr im N_2-Strom destilliert. Die App. wird beschrieben. Die Durchschlagsfestigkeit (DF) des Öles beträgt vor der Dest. 380 kV/cm. Es wird die DF für die bei den Temp. 240, 210, 158, 145, 120 u. 80° übergehenden Fraktionen gemessen, die 1130, 1130, 1210, 1320, 1320 u. 1320 kV/cm betragen. Bei 145° u. einem N_2-Druck von 10^{-1} Torr dest. 93% des Einsatzöls ohne therm. Zersetzung. Über den fluorescierenden Rückstand, der für die Herabsetzung der DF verantwortlich ist, kann auf Grund der komplexen Zus. nichts ausgesagt werden. K.-H. RENTROP. 8218□

Über einige Beziehungen zwischen Aufbau und schmiertechnischem Verhalten von Mineralölen. Gerhard Cibula. (Mineraloel-Techn. **6.** Nr. 9. 1—14. Mai 1961. Hamburg.) (Dt.)

Nach Beschreibung der Herst. u. Eigg. reiner KW-Stoff-Schmieröle werden der Zusammenhang der Schmierfähigkeit u. Alterung mit den Grenzflächenphänomenen u. die Beziehungen zwischen dem energet. Aufbau u. der Anwendung von fl./fl.-Emulsionen (Bohröle) diskutiert. O. HENNING. 8220□

Neueste Beobachtungen auf dem Gebiet der Technik der Getriebeschmiermittel. Willy Sonntag. (Nafta [Katowice] **16.** 272—76. Okt. 1960. Düsseldorf.) (Pol.)

Die Schmierung von Getrieben ist keine einfache hydromechan. Lagerschmierung, da hier die Arbeitsbedingungen wesentlich schärfer sind. Schmieröle mit Zusätzen vom HD-Typ sind nach bisherigen Erfahrungen als Getriebeöl ungeeignet, da sie Korrosion verursachen. Höherviscose Öle ohne Zusatz haben sich besser bewährt.
F. URBAN. 8220□

Ein Überblick über die Härtung von Dachpappenbitumen. K. G. Martin. (J. Inst. Petroleum **47.** 321—28. Okt. 1961. Highett, Victoria, Australia, Commonwealth Sci. and Ind. Res. Organis.) (Engl.) — Vgl. C. **1961.** 3190. 18179.

Übersicht über die Härtung der Bitumina durch Oxydation. — 72 Literaturhinweise.
F. ROSENDAHL. 8224□

Südafrikanisches Schieferölbitumen als Straßenbindemittel. E. J. Dickinson. (J. Inst. Petroleum **46.** 74—83. März 1960. Nat. Inst. for Road Res., South African Council for Sci. and Ind. Res.) (Engl.)

Obgleich südafrikan. Schieferölbitumen als Bindemittel für Fahrbahndecken mit einigem Erfolg benutzt wird, haben sorgfältig kontrollierte Straßen-Verss. gezeigt, daß dieses Bitumen nicht so haltbar ist wie bestimmte Erdölbitumina. Es eignet sich aber für spezielle Straßenbauweisen besser als Koksofenteer. Die physikal. u. chem. Unterss. des Bitumens ergaben, daß sich die schlechtere Haltbarkeit auf die starke Temp.-Abhängigkeit der Viscosität, auf die Brüchigkeit bei niederen Straßen-Temp. u. auf die große Empfindlichkeit gegenüber atmosphär. O_2 zurückführen läßt. O_2 greift hauptsächlich die im Bitumen enthaltenen ungesätt. Verbb. an. Dabei entstehen durch Dehydrierung u. Kondens. hochmol. KW-Stoffe, die die Viscosität des Bitumens vergrößern. Die Behandlung des Bitumens mit H_2SO_4 bei niederen Temp. setzt zwar die Oxydationsempfindlichkeit herab, das anfallende Prod. zersetzt sich aber schon bei den Verarbeitungstemperaturen. Es wurde keine prakt. Meth. zur Beseitigung dieser Schwierigkeiten gefunden. K.-H. RENTROP. 8236□

Selektive Reduktion mit Calciumhexammin. 3. Mitt. Verwendung für Aromaten in Erdölfraktionen. H. Boer und P. M. Duinker. (J. Inst. Petroleum **47.** 314—16. Sept. 1961.) (Engl.) — 2. vgl. C. **1961.** 2585.

Es werden Fraktionen von indones. (Ind.), texan. (Tex.) u. venezuelan. (Ven.) Erdöl auf die Anwesenheit von Diphenylalkanen untersucht. Die kondensierten Polyaromaten werden als Pikrate abgetrennt, so aus Ind. *1.3.7-Trimethylnaphthalin* (*Pikrat*, F. 141,5—143°), aus Tex. *3-Methylphenanthren* (F. 63—66°, *Pikrat*, F. 143—144°). Die übrigen KW-Stoffe werden mit $Ca(NH_3)_6$ bei 0° 1½ Std. red., Thiophenole [aus (Di-) Benzothiophenen] durch Extraktion abgetrennt u. die übrigen S-Verbb. mit RANEY-Ni entschwefelt. An einem Ni-Kieselgurkatalysator wird dann total hydriert u. aus dem H-Geh. vor u. nach der Hydrierung folgender Geh. an Diphenylalkanen errechnet: Ind.: 0,7%, Tex. 11,8%, Ven. 12,5%. C. WERNER. 8252□

Selektive Reduktion mit Calciumhexammin. 4. Mitt. Verwendung für Schwefelverbindungen in einem Gasöl. J. Knotnerus, P. M. Duinker und J. van Schooten. (J. Inst. Petroleum **47.** 317—20. Sept. 1961.) (Engl.) — 3. vgl. vorst. Referat.

Es werden S-Verbb. von 2 Fraktionen venezuelan. Gasöls untersucht. Mit $Ca(NH_3)_6$ werden Benzothiophene zu Thiophenolen red., diese mit RANEY-Ni entschwefelt u. die erhaltenen Alkylbenzole durch Ozonisierung analysiert. Aus Dibenzothiophen entsteht Biphenyl. Dagegen reagieren gesätt. S-Verbb. nicht mit $Ca(NH_3)_6$, werden jedoch durch Raney-Ni entschwefelt. S ist bei ihnen ein Ringbestandteil. C. WERNER. 8254□

Individuelle Analyse der Kohlenwasserstoffe von Benzinen durch hochwirksame Rektifikation und durch Gas-Flüssigkeits-Chromatographie. E. Kerényi und S. Keszthely. (Химия и Технология Топлив и Масел [Chem. Technol. Brennstoffe Öle] **5.** Nr. 6. 53—60. Juni 1960. Ungar. Forschungsinst. für Erdöl- u. Naturgas.) (Russ.) — Vgl. C. **1959.** 16515; C. **1961.** 3202.

Vff. berichten über eine Meth. der individuellen Analyse der KW-Stoffe von Bzn., die aus einer Kombination von Fl.-Chromatographie, (LC), Rektifikation (R) u. Gas-Fl.-Chromatographie (GLC) besteht. Durch LC wurden die Benzinfraktionen von den Aromaten getrennt. Die Aromaten wurden durch GLC identifiziert. Aus dem n_D^{20} des Eluats wurde der gesamte Geh. an Aromaten bestimmt. Das desaromatisierte Bzn. wurde durch R mittlerer Wirksamkeit in einzelne Fraktionen zerlegt. Die benutzte Kolonne besaß 10 theoret. Böden bei einem Rücklaufverhältnis ∞. Die einzelnen Fraktionen wurden einer hochwirksamen R unterworfen. Die benutzte Kolonne hatte 145 theoret. Böden bei einem Rücklaufverhältnis ∞. Die konst. sd. oder engsd. Fraktionen wurden dann mittels GLC untersucht. Die optimalen Temp. für die Trennung der Fraktionen bei der GLC wurden festgestellt. Mit der beschriebenen Meth. wurden Benzinfraktionen von aus der östlichen UdSSR stammenden Erdölen untersucht. Insgesamt wurden 38 einzelne KW-Stoffe oder KW-Stoff-Gruppen in einer Benzinfraktion nachgewiesen. Die angewandte Meth. steht den bekannten Meth. in der Genauigkeit nicht nach. Sie erfordert weniger Zeit u. benötigt keine reinen KW-Stoffe als Vgl.-Substanzen. H. NESTLER. 8254□

Karl Fischer, Köklaks, Finnland, **Entwässern von Torf.** Man läßt auf den Torf *hochfrequente Schwingungen*, z. B. Schallwellen, einwirken, wodurch das Wasserbindungsvermögen herabgesetzt wird. (**Finn. P. 29 524** vom 27/3. 1953, ausg. 15/7. 1958.) K. H. KÄHLER. 8123

L. & C. Steinmüller G. m. b. H., Gummersbach/Rhld., **Verbrennen von Ablaugen.** Die Lauge wird von unten in einen oben geschlossenen Verbrennungsraum hochgesprüht. In den Scheitelpunkt des Ablaugenstrahls wird durch seitwärts in den Wänden angebrachte Düsen Luft eingesprüht, wodurch die Laugenpartikel aufgewirbelt u. gleichzeitig verbrannt werden. Die entstehende Asche wird mit den Verbrennungsgasen abgeführt. — Abbildungen. (**Norw. P. 93 029** vom 22/5. 1956, ausg. 8/12. 1958.) K. H. KÄHLER. 8133

Babcock & Wilcox Co., V.St.A. (Erfinder: Andrev Beaumont Steever), **Herstellung von Synthesegas** durch Vermischen von festem, zerkleinertem, C-haltigem Brennstoff (Kohle) mit einer Fl., wie W., zu einem pumpfähigen Brei u. Verbrennen der Masse in Ggw. von O_2 u. Wasserdampf unter Druck, wobei die Masse mit Überdruck in der Rk.-Kammer zerstäubt wird. — Zeichnung der Anlage. (**F. P. 1 190 295** vom 21/1. 1958, ausg. 12/10. 1959. A. Prior. 22/1. 1957.) W. WITTHOLZ. 8153

United Gas Improvement Co., Philadelphia, übert. von: Charles Gordon Milbourne, Lansdowne, Pa., V.St.A., **Herstellung von Brenngas aus Kohlenwasserstoffölen.** Die Herst. erfolgt im cycl. Verf. mit Heizphase u. Gasphase. Das Heizöl u. O_2 werden verbrannt u. die heißen Heizgase durch die mit Wärmeträger u. Katalysator ausgefüllte Zone geführt. Dann wird die Zufuhr des Heizöls auf 75% red., während das O_2-haltige Gas weiter zugeleitet wird. Hierauf wird ein 2., prakt. aschefreies Heizöl in den O-haltigen Gasstrom eingeleitet. Dieses 2. Heizöl wird verbrannt u. das Verbrennungsgas durch die Katalysatorzone geführt, wobei die Temp. auf 1300—1900° F gehalten wird. Während der Gasphase wird ein verdampftes KW-Stoff-Öl durch die heiße Katalysatorzone geleitet. — Zeichnung. (**A. P. 2 893 853** vom 12/7. 1956, ausg. 7/7. 1959.) E. KAHLES. 8155

M. W. Kellogg Co., V.St.A. (Erfinder: Dominic Frank Palazzo und Warren Calvin Schreiner), **Trennen von Wasserstoff-Methan-Gemischen,** dad. gek., daß man das Gemisch mit einem verflüssigten KW-Stoff (Propan) in Berührung bringt, welcher das Methan absorbiert. — Verf.-Schema. (**F. P. 1 168 012** vom 21/11. 1956, ausg. 3/12. 1958. A. Prior. 23/11. 1955.) T. OPPERMANN. 8163

General Welding & Fabricating Co., übert. von: Vincent Q. Rapp, Erie, Pa., V.St.A., **Trockenmittel für Luft und Gase,** bestehend aus einer Mischung von 100 Gew.-Teilen granuliertem Harnstoff mit 0,5—5 Gew.-Teilen gepulvertem $Na_2Cr_2O_7$, der 1—5 Gew.-Teile einer 25%ig. wss. $CaCl_2$-Lsg. zugegeben werden. (**A. P. 2 951 812** vom 11/8. 1958, ausg. 6/9. 1960.) A. HEINSEN. 8165

W. C. Holmes & Co. Ltd., Turnbridge, und Robert Joseph Stanley Thompson, Fartown, Huddersfield, Yorkshire, England, **Wiederbelebung von Teeren, die zum Verschließen von Gasbehältern gedient haben.** Man leitet fortlaufend ein inertes Gas durch den heißen Teer (I) u. kondensiert W. u. leichte KW-Stoffe aus der Gasmischung, die sich dabei bildet. Das Gas u. die unkondensierten leichten KW-Stoffe leitet man in den I zurück. Die Menge der nichtkondensierten leichten KW-Stoffe, die mit dem inerten Gas in den I zurückgeleitet wird, kann durch frisches inertes Gas reguliert werden, das man der zurückgeführten Gasmischung unter Entnahme einer entsprechenden Menge derselben zusetzt. — Zeichnung. (**E. P. 827 485** vom 21/5. 1957, ausg. 3/2. 1960.) P. UNGER. 8177

Union Oil Co. of California, Los Angeles, übert. von: Paul W. Fischer, Whittier, Richard J. Stegemeier, Fullerton, und Raoul P. Vaell, Hollywood, Calif., V.St.A., **Gewinnung von Öl aus bituminösen Sanden,** wobei diese mit wss. Na-Silicat-Lsg. u. einem KW-Stoff-Verdünnungsmittel bei erhöhter Temp. in Kontakt gebracht werden, so daß ein pumpfähiges Gemisch entsteht. Zur besseren Trennung des Sandes von den fl. Anteilen wird das Gemisch in eine langgestreckte Zone eingebracht u. hierbei fallen die Sandteilchen durch ihre Schwere nach unten. Von unten her wird entweder Luft oder Na-Silicat-Lsg. entgegengeführt. Die Luft wird in Mengen von 20—140 cu.ft./sq.ft. des Rohrquerschnitts eingeführt. Unten werden aus der langgestreckten Zone die Sandteilchen abgezogen. — Zeichnungen. (**A. PP. 2 924 565** u. **2 924 566** vom 26/7. 1957, ausg. 9/2. 1960.) E. KAHLES. 8191

N. V. de Bataafsche Petroleum Mij., Den Haag (Erfinder: Weigert Coenraad Buningh und Cornelis David Ten Have, Amsterdam), Holland, **Entfernung von gelösten organischen Stickstoffverbindungen aus flüssigen Kohlenwasserstoffen** mit Hilfe eines Adsorbens mit mäßiger Basenaustauschfähigkeit, das mit einer organ. Fl. vorbehandelt worden ist, wobei das mit N-Verbb. beladene Adsorbens mit einem Lsgm. regeneriert wird. Man bringt das Ausgangsmaterial, das fl. KW-Stoffe enthält, die beim Spalten oder therm. Reformieren gewonnen werden, mit einem Adsorbens in Berührung, das mit einer polaren organ. Fl. vorbehandelt worden ist, welche die gleiche Adsorbierbarkeit durch das Adsorbens hat, wie die zu entfernenden organ. N-Verbindungen. Das mit denselben beladene Adsorbens wird mit derselben organ. Fl. regeneriert, die für die Vorbehandlung des Adsorbens angewandt wurde. Adsorbens: Kieselgel. (**D. A. S. 1 113 998** Kl. 23b vom 2/1. 1959, ausg. 21/9. 1961. Holl. Prior. 3/1. 1958.) P. UNGER. 8195

Phillips Petroleum Co., übert. von: Joseph W. Clark, Borger, Tex., V.St.A., **Abtrennen von geradkettigen Kohlenwasserstoffen aus Kohlenwasserstoffgemischen,** z. B. n-Octan von 2.2.4-Trimethylhexan. Zunächst wird mit gesätt. Harnstoff-Lsg. ein Addukt gebildet. Nicht reagierende KW-Stoffe werden oben abgezogen, während die wss. Schicht mit dem Addukt in die Absetzzone gelangt. Von dieser Zone aus wird die Fl. abgenommen u. die Harnstoff-Lsg. in einer Sättigungszone konz. u. die konz. Lsg. wieder zur Rk.-Zone zurückgeführt. Das Addukt wird aus der Absetzzone zur Zers.-Zone geleitet, dort zu n-Octan u. Harnstoff-Lsg. zerlegt. Ein Teil des n-Octans wird im Gegenstrom zum Addukt geführt. — Vorr., Zeichnungen. (**A. P. 2 938 022** vom 11/2. 1957, ausg. 24/5. 1960.) E. KAHLES. 8195

Standard Oil Co., Chicago, Ill., übert. von: Thomas D. Nevitt, Crown Point, Ind., V.St.A., **Trennen von Aromaten und Paraffinen einer leichten Schwerbenzinfraktion.** Die Fraktion wird in einer 1. Extraktionszone mit 5—3 Vol. Butyrolacton je Vol. Schwerbenzin bei —30 bis +50° in fl. Phase extrahiert u. ein 1. Raffinat von Paraffinen erhalten. Vom 1. Raffinat wird das Butyrolacton entfernt. Der Extrakt,

welcher Aromaten u. Paraffine enthält, wird bei -40 bis $+40^0$ u. 200—500 lbs./sq.in. mit 0,5—5 Vol. fl. Propan je Vol. Extrakt gewaschen u. dadurch die Paraffine aus dem Extrakt entfernt. Der Extrakt wird dest. u. reine Aromaten erhalten. Das 2. Raffinat wird vom Propan befreit u. dieses wieder der Waschzone zugeführt, während das 2. Raffinat, welches Paraffine u. Butyrolacton aufweist, wieder der 1. Extraktionszone zugeleitet wird. — Zeichnung. (**A. P. 2 963 427** vom 18/4. 1956, ausg. 6/12. 1960.)
E. Kahles. 8195

Houdry Process Corp., Wilmington, übert. von: Richard E. Ashwill, Claymont, Del., und Numer M. Kapp, Swarthmore, Pa., V.St.A., **Herstellung von Crack-Katalysatoren aus Kaolin.** In einer Vorerhitzungszone wird gekörnter Kaolinton unter Einleitung eines inerten Gases in einem Fließbett auf 700^0 F erhitzt. Der Kaolinton gelangt aus der Vorerhitzungszone als Fließbett in die 1. Rk.-Zone, wo er mit SO_3 behandelt wird. Als kompaktes Fließbett wird der sulfatierte Ton in die Wärmeaustauschzone geleitet, in welcher der Ton mit einer Wärmeaustausch-Fl. auf 700^0 F erhitzt wird. Von der Wärmeaustauschzone wird der Ton in eine 2. Rk.-Zone geführt, in der er mit SO_3 behandelt wird. Dann wird der sulfatierte Ton in einer Entschwefelungszone mit einem reduzierenden Gas behandelt u. anschließend gekühlt, wobei die Tonteilchen mit Dampf behandelt werden. — Zeichnungen. (**A. P. 2 928 793** vom 19/4. 1956, ausg. 15/3. 1960.)
E. Kahles. 8197

Shell Development Co., New York, N.Y., übert. von: Harry D. Evans, Oakland, Calif., V.St.A., **Abtrennen von Katalysatorteilchen aus Kohlenwasserstoffdämpfen.** Die Suspension von Katalysatorteilchen in KW-Stoff-Dämpfen wird in einen Zentrifugalseparator eingeleitet u. axial das vom Katalysator befreite Gas abgezogen. — Vorr., Zeichnungen. (**A. P. 2 901 420** vom 24/12. 1956, ausg. 25/8. 1959.)
E. Kahles. 8197

Engelhard Industries, Inc., V.St.A. (Erfinder: Robert A. Sanford, Owen H. Thomas, Carl D. Keith und Emmett H. Burk jun.), **Herstellung von Isomerisierungskatalysatoren** (n-C_4-C_9-Paraffine), dad. gek., daß man feinverteiltes Al_2O_3 mit 0,01—2% eines Pt-Metalls imprägniert, bei 177—204^0 u. 0,25—2 at mit $AlCl_3$-Dämpfen umsetzt bis zum $AlCl_3$-Geh. von 2—50%, 0,5—15% HCl zusetzt u. im H_2-Strom bei 232—343^0 aktiviert. (**F. P. 1 220 174** vom 30/1. 1959, ausg. 23/5. 1960. A. Prior. 31/1. 1958.)
S. Böttcher. 8201

N. V. de Bataafsche Petroleum Mij., Den Haag, Holland, **Herstellung von flüssigen Kohlenwasserstoffgemischen mit hoher Octanzahl** durch katalyt. Reformieren bei erhöhter Temp. u. Druck in Ggw. von H_2 u. anschließendes therm. Reformieren, dad. gek., daß das bei dem katalyt. Reformieren erhaltene Rk.-Gemisch ohne vollständige oder partielle Entfernung des H_2 u./oder anderer Komponenten therm. reformiert wird. — Verf.-Schema. (**Ind. P. 62 949** vom 28/1. 1958, ausg. 23/6. 1959.)
C. Lüttgen. 8201

Standard Oil Co., Cleveland, übert. von: Robert E. Farrell, Maple Heights, und Janet E. Pack, Cleveland, Ohio, V.St.A., **Verfahrenskontrolle bei der Kohlenwasserstoffumwandlung, besonders beim katalytischen Reformieren.** Von einer Probe des Rk.-Prod. wird der Refraktionsindex sowie die Farbe bestimmt u. beide miteinander in Beziehung gebracht. Auf Grund dieser Kennzahlen werden die Rk.-Bedingungen des Verf. eingestellt. (**A. P. 2 972 576** vom 21/11. 1957, ausg. 21/2. 1961.)
E. Kahles. 8201

Esso Research and Engineering Co., Del., übert. von: Harry M. Hartzband, Westfield, N.J., V.St.A., **Motortreibstoffe** auf Gasolinbasis enthalten 0,1 bis 1 Gew.-% eines mit Silicagel extrahierten Brightstocköls mit einem Aromaten-Geh. 5% u. einem Fließpunkt $<+30^0$ F. (**A. P. 2 904 493** vom 31/7. 1957, ausg. 15/9. 1959.)
E. Drews. 8205

Socony Mobil Oil Co., Inc., New York, N.Y. (Erfinder: Paul Yoke Chan Gee, Woodbury, und Harry John Andress jun., Pitman, N.J.), V.St.A., **Treibstoff für Düsenmaschinen und Strahltriebwerke,** dad. gek., daß er einen Zusatz aus 1—10 Gew.-% eines Deaktivators der allg. Formel: HO—A—CH=N—R—N=CH—A—OH, in welcher A einen Benzolring darstellt, wobei der OH-Rest direkt an einem Ringkohlenstoffatom in o-Stellung zu der —CH=N-Gruppe gebunden ist, u. R einen aliphat. Rest darstellt, bei dem die beiden N-Atome direkt an verschiedenen C-Atomen der gleichen offenen Kette von R gebunden sind, u. 99—90 Gew.-% neutraler aliphat. Vollester einer Polycarbonsäure aus der Gruppe Citronensäure, Phthalsäure, Oxalsäure u. Azelainsäure, wobei der veresternde Alkohol 4—20 C-Atome aufweist, enthält. (**D. A. S. 1 117 940** Kl. 46 a^6 vom 29/7. 1960, ausg. 23/11. 1961. A. Prior. 31/7. 1959.)
E. Kahles. 8205

Gulf Research & Development Co., Pittsburgh (Erfinder: Harold Beuther, Richard Alfred Flinn, Penn Hills Township, Alfred Mathias Henke, Springdale Township, Joseph Burns McKinley, New Kensington), Pa., V.St.A., **Verfahren und Katalysator zur Herstellung von Schmierölen** aus entasphaltierten KW-Stoffen des Schmierölbereichs durch Behandlung mit H_2 unter üblichen Hydrierbedingungen in fl. Phase. Man verwendet Katalysatoren, die durch Tränken von Trägersubstanzen, die eine Spaltaktivität aufweisen, mit Metallsalz-Lsgg. eines Metalls der Gruppe VIa u. eines Metalls der Gruppe VIII des Period. Syst., Trocknen der getränkten Trägersubstanz u. Sulfidieren erhalten worden sind. Die Trägersubstanz kann zu 75 Gew.-% aus SiO_2 u. zu 25 Gew.-% aus Al_2O_3 bestehen. (**D. A. S. 1 115 870** Kl. 23b vom 18/3. 1959, ausg. 26/10. 1961. A. Prior. 20/3. 1958.) P. UNGER. 8221

Dow Chemical Co., Midland, Mich., übert. von: Robert E. Hefner und Malcolm E. Pruitt, Lake Jackson, Tex., V.St.A., **Trialkyläther des Glycerins** der allg. Formeln I oder II (R_1, R_2 u. R_3 gleiche oder verschiedene Alkylgruppen mit 1 bis 8 C-Atomen; n = Zahl zwischen 2 u. 3 u. x mindestens 5) erhält man bei der Rk. der Na-Verb. eines Glycerindialkyläthers in einem inerten Lsgm. mit 5—50 (Mol) einer Mischung aus mindestens 2 Alkylenoxiden, wobei die Alkylengruppe 2—4 C-Atome enthalten soll, bei 60—200° u. anschließender Kondens. des Glycerinäthers mit einem niedrigmol. Alkylhalogenid bei 60—160°. — Man trägt in N-freier Atmosphäre 0,192 (Mol) Na in Toluol ein, erhitzt unter Rühren auf 110°, führt bei 30 lbs./sq.in. 0,192 Glycerin-1.3-dimethyläther allmählich ein u. hält den Druck auf 30—50 lbs./sq.in. Man erhitzt auf 125° u. preßt 1,26 Äthylenoxid u. 7,13 Propylenoxid ein. Man läßt 30 Min. die Rk. vollziehen, leitet überschüssiges CH_3Cl ein. Man filtriert NaCl aus der heißen Rk.-Lsg., dest. Toluol u. niedrigsd. Fraktionen im Vakuum ab u. erhält einen Glycerintriäther mit einem Molgew. von 1090. — *Schmiermittel*, auch für *Zweitaktmotore*. (**A. P. 2 951 094** vom 28/5. 1954, ausg. 30/8. 1960.) G. KÖNIG. 8221

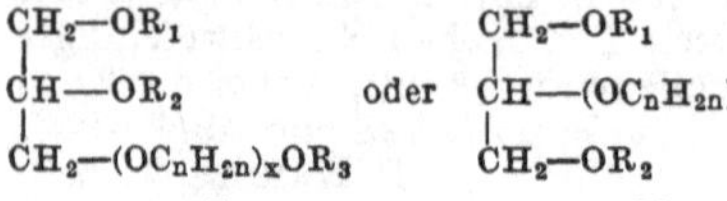
I II

Texas Co., New York, N.Y., übert. von: James R. Roach, Beacon, und John P. Dilworth, Brinckerhoff, N.Y., V.St.A., **Schmierfette** auf der Basis von Methylchlorphenylsiliconpolymeren enthalten als Verdicker hochmol. Diazo-Verbb. der allg. Formel I (R = H, Cl oder niedere Alkylreste). — Beispiel: Bis-(acetyl-N-phenylcarbamylmethyl)-4.4'-diazo-3.3'-dichlordiphenyl. (**A. P. 2 880 176** vom 24/12. 1956, ausg. 31/3. 1959.) E. DREWS. 8223

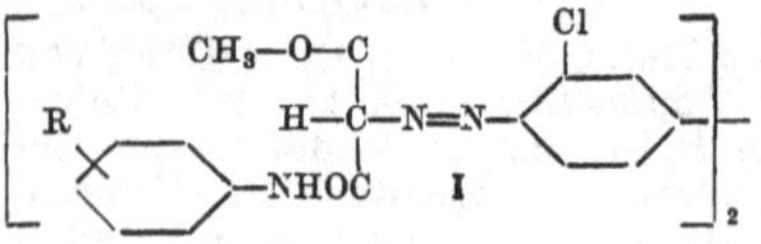

Esso Research and Engineering Co., übert. von: David W. Young, Westfield, Delmer L. Cottle, Highland Park, und Ober C. Slotterbeck, Clark, N.J., V.St.A., **Herstellung von öllöslichen Salzen von p-Acylaminophenolen,** p-Acyl-Aminophenole (I) der allg. Formel II werden in inerten Lsgm., wie Chlf. oder Isopropylalkohol gelöst u. bei Temp. zwischen 80 u. 200° mit Alkali- oder Erdalkalimetallen, -hydroxiden, -oxiden, -alkoholaten, -sulfiden, -hydriden oder -carbiden umgesetzt, die unverbrauchte Metall-Verb. abfiltriert u. das Lsgm. abdestilliert. Dabei wird stets nur das H-Atom von XH, nicht das von —NHCOR durch Metall ersetzt. Hierbei ist X ein O-, S-, Se- oder Te-Atom, R, R_1 u. R_2 sind H-Atome oder gleiche oder verschiedene aliphat., cycloaliphat. oder aromat. KW-Stoff-Reste mit 1—25 C-Atomen, wobei R vorzugsweise 6—20 C-Atome hat u. $R_1 + R_2 < 30$ C-Atome. Die Rkk. können auch gleich in denjenigen Mineralölen durchgeführt werden, für die sie als Stabilisierungsmittel dienen, u. zwar in solchen Mengenverhältnissen, daß das Rk.-Prod. in einer Konz. von 15—50% entsteht. Die Rk.-Komponenten werden in äquimol. Mengen verwendet, wenn das Rk.-Prod. jedoch dem damit vermischten Öl stark reinigende Wrkg. verleihen soll, wird die Base im Überschuß verwendet. Die Rk.-Prodd. können anschließend noch durch Einw. von P_2S_5, P_4S_3, P_4S_7 u. Schwefelhalogeniden bei Temp. von 100—250° sulfuriert werden u. dienen dann als *Zusätze zu Schmierfetten*. Die Acylreste in I leiten sich von aliphat. Carbonsäuren, Naphthensäuren u. Oxosäuren ab, wie sie nach bekannten Verff. durch Rkk. von Aldehyden u. Alkoholen mit Olefinen, Diolefinen u. Cycloolefinen erhalten werden. Die I werden durch Rkk. zwischen den betreffenden Säuren (oder ihren Chloriden) mit den Phenolen (oder Thiophenolen) gewonnen. Besonders beansprucht werden die Ba-Salze von N-Lauroylaminophenol, von N-C_{13}-Oxoacyl-4-aminophenol u. N-C_{13}-Oxoacy

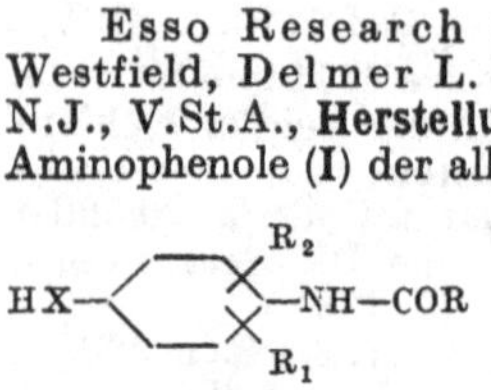
I

3-pentadecyl-4-aminophenol sowie das Sr-Salz von N-Lauroyl-4-aminophenol u. das Na-Salz von N-Stearoyl-p-aminophenol. (**A. P. 2 852 540** vom 9/8. 1954, ausg. 16/9. 1958.) A. Kalix. 8223

Egisto Comoda, Italien, **Herstellung gefärbter bituminöser Massen.** Bitumina werden zur Färbung mit 7—30 (%) Fe_2O_3 vermischt u. langsam bis auf ca. 220° erhitzt. 5—15 eines SiO_2-haltigen Stoffes können dem Gemisch zugesetzt werden. (**F. P. 1 158 286** vom 8/10. 1956, ausg. 12/6. 1958. It. Prior. 13/10. 1955.) Hans Hoffmann. 8225

Silenco, Seine, Frankreich, **Herstellung von kautschukhaltigen Asphaltemulsionen.** Bei der Herst. von Asphaltemulsionen für Bauzwecke wird das Bitumen gemeinsam mit einem evtl. vulkanisierten Kunstkautschuk, z. B. einem Polyisobutylenkautschuk, geschmolzen, worauf das Gemisch unter Verw. von Ton als Emulgierungsmittel in W. dispergiert wird. Es kann aber auch staubförmiger Kunstkautschuk dem Bitumen vor, während oder nach Emulgierung zugesetzt werden. (**F. P. 1 163 207** vom 6/12. 1956, ausg. 23/9. 1958.) Hans Hoffmann. 8237

Comp. Française des Procédés Houdry, Frankreich (Erfinder: **Numer Martin Kapp** und **Frederick William Sullivan III**), *Herstellung von Synthesegas.* (**F. P. 67 189** vom 3/11. 1954, ausg. 25/11. 1957. A. Prior. 6/11. 1953. Zusatz zu F. P. 1 088 133; C. 1957. 14214. — C. **1961.** 14517 [A. P. 2 844 453].)

Max Gerhold, Österreich, *Umwandlung von gasförmigen oder flüssigen Kohlenwasserstoffen.* (**F. P. 1 153 557** vom 30/5. 1956, ausg. 12/3. 1958. D. Prior. 7/6. 1955. — C. **1958.** 7003 [D. A. S. 1 021 121].)

Homer E. Benson und **Joseph H. Field**, Pittsburgh, Pa., V.St.A., *Abtrennung von CO_2 und H_2S aus Gasmischungen.* (**Can. P. 551 799** vom 2/3. 1953, ausg. 21/1. 1958. A. Prior. 21/3. 1952. — C. **1955.** 9873 [E. P. 725 000] u. C. **1959.** 242 [E. P. 790 287].)

Ruhrchemie Akt.-Ges., Deutschland, *Entfernen von Schwefel aus Gasen.* (**F. P. 70 964** vom 23/1. 1957, ausg. 30/9. 1959. D. Prior. 25/2. 1956. Zusatz zu F. P. 1 069 000; C. 1956. 7416. — C. **1959.** 5008 [D. A. S. 1 028 278].)

Esso Research and Engineering Co., Elizabeth, N.J., übert. von: **Robert H. Waghorne** und **Charles F. Learner**, Baton Rouge, La., V.St.A., *Entasphaltieren von Erdölrestfraktionen.* (**Can. P. 552 265** vom 7/4. 1953, ausg. 28/1. 1958. A. Prior. 12/6. 1952. — C. **1956.** 12726 [E. P. 736 898].)

M. W. Kellogg Co., V.St.A. (Erfinder: **Marvin Freeman Nathan**), *Trennen von Gasgemischen.* (**F. P. 1 170 773** vom 3/1. 1957, ausg. 19/1. 1959. A. Prior. 4/1. 1956. — C. **1959.** 14299 [A. P. 2 840 513].)

Koppers Co., Inc., übert. von: **Edward J. Helm**, Pittsburgh, Pa., V.St.A., *Absorptionsprozeß.* (**Can. P. 551 663** vom 16/3. 1954, ausg. 14/1. 1958. A. Prior. 18/5. 1953. — C. **1957.** 10653 [E. P. 746707].)

Socony Mobil Oil Co., Inc., New York, N.Y., übert. von: **Louis P. Evans, John W. Payne** und **Joe E. Penick**, Woodbury, N.J., V.St.A., *Reinigung von Erdöl.* (**Can. P. 551 735** vom 6/4. 1951, ausg. 14/1. 1958. A. Prior. 3/8. 1950 u. 10/5. 1954. — C. **1960.** 4397 [E. P. 804 632].)

Badische Anilin- & Soda-Fabrik Akt.-Ges., Deutschland, *Thermische Dissoziation von Kohlenwasserstoffen.* (**F. P. 1 171 774** vom 19/4. 1957, ausg. 29/1. 1959. D. Prior. 21/4. 1956. — C. **1957.** 12053 [D. A. S. 1 012 023].)

British Petroleum Co. Ltd., London, **Alan Arthur Yeo** und **Roy Turner**, Sunbury-on-Thames, England, *Katalytische Umwandlung von Kohlenwasserstoffen.* (**E. P. 863 852** vom 8/8. 1956, ausg. 29/3. 1961. — C. **1961.** 7807 [Belg. P. 559 736].)

Esso Research and Engineering Co., Elizabeth, übert. von: **Charles E. Jahnig**, Rumson, **Frank T. Barr**, Summit, und **James W. Brown**, Elizabeth, N. J., V.St.A., *Cracken von Kohlenwasserstoffen.* (**Can. P. 551 941** vom 26/7. 1954, ausg. 21/1. 1958. A. Prior. 29/9. 1953. — C. **1957.** 5741 [E.P. 757 769].)

Esso Research and Engineering Co., Elizabeth, übert. von: **Charles E. Jahnig**, Rumson, N.J., V.St.A., *Umsetzung von Schwerölen.* (**Can. P. 551 942** vom 9/11. 1954, ausg. 21/1. 1958. A. Prior. 10/1. 1951. — C. **1958.** 1471 [E. P. 762 831].)

National Aluminate Corp., V.St.A., *Herstellung von Kieselsäure-Tonerde-Kompositionen.* (**F. P. 1 154 266** vom 22/6. 1956, ausg. 4/4. 1958. — C. **1959.** 17580 [E. P. 761 712].)

Socony Mobil Oil Co., Inc., New York, N.Y., V.St.A., *Kontinuierliche Regenerierung von fein verteiltem Kontaktmaterial.* (**Holl. P. 98 177** vom 16/9. 1955, ausg. 15/6. 1961. A. Prior. 24/9. 1954. — C. **1959.** 13043 [E. P. 784 894].)

Engelhard Industries, Inc., V.St.A. (Erfinder: **John H. Koch jun.**), *Herstellung eines Katalysators aus Tonerde und einem Metall.* (**F. P. 1 198 981** vom 21/2. 1958, ausg. 10/12. 1959. A. Prior. 6/3. 1957. — C. **1961.** 2493 [A. P. 2 922 767].)

Esso Research and Engineering Co., Elizabeth, übert. von: **Edward J. Gornowski**, Cranford, N.J., V.St.A., *Hydroformieren von Erdölnaphtha.* (**Can. P. 551 940** vom 7/6. 1954, ausg. 21/1. 1958. A. Prior. 5/8. 1953. — C. **1961.** 2494 [A. P. 2 917 453].)

Esso Research and Engineering Co., Elizabeth, N.J., V.St.A., *Extraktion von Kohlenwasserstoffgemischen.* (**E. P. 812 114** vom 11/10. 1957, ausg. 15/4. 1959. A. Prior. 8/11. 1956. — C. **1961.** 6359 [D. A. S. 1 087 735].)

Universal Oil Products Co., V.St.A. (Erfinder: **Carl Barnes Linn**), *Polymerisieren von ungesättigten organischen Verbindungen.* (**F. P. 1 153 163** vom 27/4. 1956, ausg. 3/3. 1958. A. Prior. 27/4. 1955. — C. **1959.** 4963 [E. P. 795 713].)

Universal Oil Products Co., V.St.A. (Erfinder: **Armand John de Rosset** und **Charles Henry Watkins**), *Kraftstoffe für Turbinen und Strahltriebwerke.* (**F. P. 1 186 388** vom 17/10. 1957, ausg. 21/8. 1959. A. Prior. 17/10. 1956. — C. **1960.** 4077 [D. A. S. 1 060 077].)

Gelsenkirchener Bergwerks-Akt.-Ges., Deutschland, *Gewinnung von gereinigtem Kokereileichtöl.* (**F. P. 1 170 303** vom 18/3. 1957, ausg. 13/1. 1959. D. Prior. 11/4. 1956. — C. **1960.** 5644 [E. P. 805 916].)

Heinrich Koppers G. m. b. H., Essen, *Reinigen von Rohbenzol.* (**E. P. 863 812** vom 11/4. 1957, ausg. 29/3. 1961. D. Prior. 18/4. 1956. — C. **1959.** 13044 [D. A. S. 1 054 979].)

Badische Anilin- & Soda-Fabrik Akt.-Ges., Deutschland, *Zusatzmittel für Kraftstoffe für Explosionsmotoren.* (**F. P. 1 179 709** vom 22/7. 1957, ausg. 27/5. 1959. D. Prior. 31/7. 1956. — C. **1958.** 11994 [D. A. S. 1 020 209].)

Badische Anilin- & Soda-Fabrik Akt.-Ges., Deutschland, *Kraftstoffe für Explosionsmotoren.* (**F. P. 1 179 710** vom 22/7. 1957, ausg. 27/5. 1959. D. Prior. 11/8. 1956. — C. **1958.** 7303 [D. A. S. 1 019 126].)

British Petroleum Co. Ltd., England (Erfinder: **Ernest Carlton Housam** und **Ronald Lester**), *Motorenbenzin.* (**F. P. 1 169 825** vom 19/3. 1957, ausg. 6/1. 1959. E. Prior. 22/3. 1956. — C. **1959.** 352 [D. A. S. 1 032 025].)

Ernst Drouven, Italien, *Steigerung der Kompression in Verbrennungsmotoren.* (**F. P. 1 170 818** vom 10/1. 1957, ausg. 19/1. 1959. Holl. Prior. 11/1. 1956. — C. **1959.** 4348 [D. A. S. 1 030 101].)

Ethyl Corp., New York, N.Y., V.St.A., *Metallcarbonyle.* (**E. P. 864 310** vom 5/3. 1958, ausg. 29/3. 1961. A. Prior. 13/3. 1957 u. 25/2. 1958. — C. **1960.** 1380 [D. A. S. 1 063 137].)

Ethyl Corp., V.St.A. (Erfinder: **Frederick J. Dykstra**), *Treibstoffgemische für Düsenmotoren.* (**F. P. 1 174 148** vom 9/4. 1957, ausg. 6/3. 1959. A. Prior. 9/4. 1956. — C. **1961.** 2849 [D. A. S. 1 082 453].)

Koppers Co., Inc. (Erfinder: **Ellsworth Elmer Kimmel**), V.St.A., *Düsenmotorentreibstoff.* (**F. P. 1 177 172** vom 4/6. 1957, ausg. 21/4. 1959. A. Prior. 7/6. 1956. — C. **1959.** 14606 [D. A. S. 1 049 160].)

Badische Anilin- & Soda-Fabrik Akt.-Ges., Deutschland, *Hochdruckschmiermittel.* (**F. P. 1 169 905** vom 21/3. 1957, ausg. 7/1. 1959. D. Prior. 22/3. 1956. — C. **1958.** 7934 [D. A. S. 1 016 875].)

Badische Anilin- & Soda-Fabrik Akt.-Ges., Deutschland, *Schmiermittel.* (**F. P. 1 181 084** vom 12/8. 1957, ausg. 11/6. 1959. D. Prior. 18/8. 1956. — C. **1960.** 16995 [D. A. S. 1 076 299].)

Empresa Nacional Calvo Sotelo de Combustibles Liquidos y Lubricantes, Spanien, *Entparaffinieren von mineralischen Schmierölen.* (**F. P. 1 169 549** vom 29/5. 1956, ausg. 29/12. 1958. Span. Prior. 1/6. 1955. — C. **1959.** 8376 [D. A. S. 1 038 684].)

Esso Research and Engineering Co., Del., übert. von: **William C. Hollyday**, Fanwood, und **James F. Black**, Roselle, N.J., V.St.A., *Mischpolymerisation von Styrol mit ungesättigten Estern.* (**A. P. 2 978 395** vom 1/10. 1954, ausg. 4/4. 1961. — C. **1959.** 7344 [E. P. 784 624].)

„Shell" Research Ltd., England, *Schmierölgemisch.* (**F. P. 1 170 861** vom 14/1. 1957, ausg. 20/1. 1959. E. Prior. 18/1. u. 19/10. 1956. — C. **1959.** 6004 [D. A. S. 1 042 808].)

„Shell" Research Ltd., England, *Zusatzmittel für Schmieröle.* (**F. P. 1 198 906** vom 17/2. 1958, ausg. 10/12. 1959. E. Prior. 19/2. 1957. — C. **1960.** 4078 [E. P. 810 450].)

„Shell" Research Ltd., London, England, *Schmierölzusätze.* (**Holl. P. 98 282** vom 17/2. 1958, ausg. 15/6. 1961. E. Prior. 19/2. 1957. — C. **1960.** 4078 [E. P. 810 450].)

„Shell" Research Ltd., London (Erfinder: **David William Golothan** und **James Auld Walker**, Chester), England, *Schmieröl.* (**Schwz. P. 356 232** vom 18/2. 1957, ausg. 29/9. 1961. E. Prior. 20/2. 1956. — C. **1961.** 3534 [E. P. 795 658].)

N. V. de Bataafsche Petroleum Mij., Holland (Erfinder: **Jack W. Armstrong** und **Donald M. Preiss**), *Schmierfettgemische.* (**F. P. 1 171 476** vom 21/1. 1957, ausg. 27/1. 1959. A. Prior. 27/1. 1956. — C. **1959.** 8376 [D. A. S. 1 039 684].)

N. V. de Bataafsche Petroleum Mij., Den Haag, Holland, *Schmierfettherstellung.* (**Holl. P. 98 203** vom 27/6. 1956, ausg. 15/6. 1961. — C. **1959.** 17586 [Aust. P. 210 052].)

Esso Research and Engineering Co., Elizabeth, N.J., V.St.A., *Schmierfett.* (**E. P. 814 169** vom 14/3. 1957, ausg. 27/5. 1959. A. Prior. 21/3. 1956. — C. **1960.** 699 [D. A. S. 1 056 314].)

Soc. d'Exploitation des Brevets C. L. S., Paris (Erfinder: **Alfred Clatot**, Bois), Frankreich, *Schmierkörper für die Warmverformung von Metallen.* (**D. A. S. 1 116 853** Kl. 23c vom 28/4. 1958, ausg. 9/11. 1961. F. Prior. 13/2. 1958. — C. **1960.** 12554 [F. P. 1 191 503].)

Robert Neville Haszeldine, England, *Stickstoff und Fluor enthaltende organische Verbindungen.* (**F. P. 1 150 312** vom 30/5. 1956, ausg. 10/1. 1958. E. Prior. 3/6. 1955. — C. **1961.** 2851 [D. A. S. 1 072 247].)

Esso Research and Engineering Co., Elizabeth, N.J., V.St.A. (Erfinder: **Herman L. Thwaites** und **James F. Black**), *Bestrahlen von Paraffin.* (**F. P. 1 171 453** vom 18/1. 1957, ausg. 27/1. 1959. **E. P. 821 114** vom 8/1. 1957, ausg. 30/9. 1959. Beide A. Prior. 27/1. 1956. — C. **1961.** 11200 [A. P. 2 904 482].)

N. V. de Bataafsche Petroleum Mij., Den Haag, Holland, *Verbesserung von Asphaltbitumen.* (**Holl. P. 98 253** vom 22/5. 1957, ausg. 15/6. 1961. A. Prior. 24/5. 1956. — C. **1961.** 4573 [E. P. 820 594].)

Verkaufsvereinigung für Teererzeugnisse (VFT) Akt.-Ges., Essen, *Verbesserung des Haftvermögens bituminöser Bindemittel.* (**Holl. P. 98 193** vom 8/3. 1956, ausg. 15/6. 1961. D. Prior. 15/3. 1955. — C. **1958.** 10248 [F. P. 1 142 816].)

XX. Schieß- und Sprengstoffe. Zündmittel

Der Einfluß schwerer Kohlenwasserstoffe auf die Zündgeschwindigkeit des Gases. Krystyna Kozakiewicz. (Gaz, Woda Techn. sanit. **35.** 67—69. Febr. 1961. Kraków, Centr. Labor. Gazownictwa.) (Pol.)

Bericht über Unterss. der Zündgeschw. von techn. Gasen bei Zusatz von schweren KW-Stoffen: Bzl. bzw. Toluol. Durch Zusatz von schweren KW-Stoffen wird die Zündgeschw. in gewissen Grenzen proportional der Menge an zugesetztem KW-Stoff verringert. Bei Berechnung der Zündgeschw. des Gases mit Hilfe des Konz.-Dreiecks von Schuster [1934] muß eine entsprechende Korrektur angebracht werden, u. zwar bei je 1% KW-Stoff: 0,5 cm/s für Gase mit einer Zündgeschw. bis 40 cm/s, 1,8 cm/s für Gase mit bis zu 60 cm/s Zündgeschwindigkeit. M. Szmytówa. 8290□

Feste Treibstoffe. Albert O. Dekker. (J. chem. Educat. **37.** 597—602. Nov. 1960. Sacramento, Calif., Aerojet-General Corp.) (Engl.)

Feste Treibstoffe für Raketen, ihre mechan. u. chem. Eigg. u. die mit ihnen erreichbaren Schübe werden besprochen. F. Rosendahl. 8310□

Aerojet-General Corp., Azusa, übert. von: Milton B. Frankel, Pasadena, Calif., V.St.A., **Nitrodicarbaminate** der allg. Formel R—N(H)—C(O)—O—A—O—CO—NH—R' (I) werden bei der Kondens. von Nitroisocyanaten mit Nitrodiolen durch Kochen, vorteilhaft in Ggw. eines Katalysators, wie Fe(III)-Acetylacetonat (II), erhalten. In I bedeuten R u. R' gleiche oder verschiedene Nitroalkylradikale, A eine Nitroalkylengruppe. — Äquivalente Mengen von 3.3-Dinitrobutylisocyanat u. 2.2-Dinitropropandiol-(1.3) in Chlf. werden in Ggw. von II gekocht u. zur Trockne eingedampft; es wird *N.N'-Bis-[3.3-dinitrobutyl]-2.2-dinitropropylendicarbaminat*, $C_{13}H_{20}N_8O_{16}$, F. 128 bis 129° (Chlf.), erhalten. Es können ferner hergestellt werden: *N.N'-Bis-[3.3.3-trinitropropyl]-2-nitropropylen-*, *N.N'-Bis-[3.3-dinitrohexyl]-2.2-dinitropropylen-* u. *N.N'-Bis-[2.2.4.4-tetranitropentyl]-2.2-dinitropropylendicarbaminat*. — *Sprengstoffe*. (**A. P. 2 978 489** vom 3/1. 1955, ausg. 4/4. 1961.) G. KÖNIG. 8305

Aerojet-General Corp., Azusa, übert. von: Milton B. Frankel, Pasadena, Calif., V.St.A., **N.N-Dinitrodicarbaminate** der allg. Formel R—N(NO_2)—C(O)—O—A—O—C(O)—N(NO_2)—R' (I) werden bei der Einw. von HNO_3 auf Dicarbaminate, vorteilhaft bei 0—15° u. in Ggw. eines aliphat. Carbonsäureanhydrids, erhalten. In I bedeuten R u. R' Nitroalkylgruppen u. A Nitroalkylen- oder Alkinylengruppen. — N.N'-Bis-[3.3.3-trinitropropyl]-2.2-dinitropropylendicarbaminat wird in Essigsäureanhydrid gelöst, bei 5—10° 100%ig. HNO_3 eingerührt, auf Eis gegossen u. mit W. gewaschen, wobei *N.N'-Dinitro-N.N'-bis-[3.3.3-trinitropropyl]-2.2-dinitropropylendicarbaminat*, $C_{11}H_{12}\cdot N_{12}O_{24}$, F. 94—96° (Chlf.), erhalten wird. Es werden ferner hergestellt: *N.N'-Dinitro-N.N'-bis-[3.3-dinitrobutyl]-2.2-dinitropropylen-*, $C_{13}H_{18}N_{10}O_{20}$, F. 117—118° ($ClCH_2\cdot CH_2Cl$), *N.N'-Dinitro-N.N'-bis-[3.3.3-trinitropropyl]-butin-(2)-ylen-*, $C_{12}H_{12}N_{10}O_{20}$, F. 115 bis 116° (Chlf.), *N.N'-Dinitro-N.N'-bis-[3.3.3-trinitropropyl]-2-nitropropylen-*, *N.N'-Dinitro-N.N'-bis-[3.3-dinitrohexyl]-2.2-dinitropropylen-*, *N.N'-Dinitro-N.N'-bis-[2.2.4.4-tetranitropentyl]-2.2-dinitropropylen-*, *N.N'-Dinitro-N.N'-bis-[3.3.3-trinitropropyl]-hexin-(3)-ylen-*, *N.N'-Dinitro-N.N'-bis-[3.3-dinitrobutyl]-butin-(2)-ylen-* u. *N.N'-Dinitro-N-[3.3-dinitrobutyl]-N'-[3.3.3-trinitropropyl]-butinylendicarbaminat*. — Hochexplosive *Sprengstoffe*. (**A. P. 2 978 490** vom 3/1. 1955, ausg. 4/4. 1961.) G. KÖNIG. 8305

Raymond H. Heiskell, Compton, Calif., V.St.A., **Langsam brennender Zündsatz** für Leuchtspursätze, bestehend aus 76—78,4 (%) BaO_2, 18,4—23 Sb_2S_3, bis 2,2 Mg u. bis 1 Graphit. (**A. P. 2 976 136** vom 29/6. 1948, ausg. 21/3. 1961.) A. GRADL. 8309

Phillips Petroleum Co., Del., übert. von: Barnet R. Adelman, Waco, Tex., V.St.A., **Herstellung von geformten Feststofftreibsätzen**, dad. gek., daß ein Oxydationsmittel (NH_4NO_3) u. ein Bindemittel (Copolymerisat von Butadien u. 2-Methyl-5-vinylpyridin) gemischt werden u. dann unter Entlüftung teils mittels Strangpresse, teils mittels Injektor in Formen gefüllt u. gehärtet werden. Das Strangpressen erfolgt bei 60—160° F, unter einem Druck von 10—5000 lbs./sq.in., das Injizieren bei 60—160° F unter einem Druck von 100—50000 lbs./sq.in. — Zeichnung. (**A. P. 2 939 170** vom 30/12. 1954, ausg. 7/6. 1960.) A. GRADL. 8311

Standard Oil Co., Chicago, Ill., übert. von: Theodore A. Burgwald, Hammond, Ind., V.St.A., **Treibsatz**, bestehend aus 70—90% NH_4NO_3, 10—25% eines brennbaren plast. Bindemittels (Celluloseacetat, -acetatbutyrat, Polyvinylacetat, Polystyrol, Polyacrylonitril, Styrolacrylonitril, Asphalt) u. einem Weichmacher, wie Äthylenglykoldiglykolat, Mono-, Di-, Triacetin, gek. durch einen Zusatz von 0,5—5% sulfuriertem Diphenylaminblau mit einem Farbindex von 956—961. (**A. P. 2 942 963** vom 7/2. 1955, ausg. 28/6. 1960.) A. GRADL. 8311

Olin Mathieson Chemical Corp., East Alton, Ill., übert. von: Jean A. M. Brock, St. Louis, Mo., V.St.A., **Leuchtsatz**, bestehend aus einem O_2-ausgeglichenem Gemisch von 40—60% Mg, 1—5% MgO, 4—10 Polyvinylacetat u. Rest $NaNO_3$. (**A. P. 2 968 542** vom 15/7. 1958, ausg. 17/1. 1961.) A. GRADL. 8313

Imperial Chemical Industries Ltd., London, England (Erfinder: **Kenneth A. Smith**, West Kilbride, und **David A. Love**, Troon, Ayrshire, Schottland), *Sprengpatronen*. (**Can. P. 552 329** vom 11/8. 1954, ausg. 28/1. 1958. E. Prior. 6/11. 1953. — C. **1956**. 4891 [E. P. 737 641].)

Imperial Chemical Industries Ltd., London, England (Erfinder: **Samuel H. Davidson**, Largs, Ayrshire, Schottland), *Ammoniumnitratsprengstoff*. (**Can. P. 552 332** vom 25/3. 1955, ausg. 28/1. 1958. E. Prior. 26/4. 1954. — C. **1957**. 5456 [E. P. 757 554].)

Imperial Chemical Industries Ltd., London, England (Erfinder: **John E. Dolan**, Kilwinning, und **Peter B. Dempster**, Saltcoats, Ayrshire, Schottland), *Ammoniumnitratsicherheitssprengstoff*. (**Can. P. 552 333** vom 29/4. 1955, ausg. 28/1. 1958. E. Prior. 10/5. 1954. — C. **1957**. 11 193 [D. A. S. 1004091].)

Soc. d'Explosifs et de Produits Chimiques (Erfinder: **Jacques Chatel**), *Sprengstoff*. (**Aust. P. 225 117** vom 16/7. 1957, ausg. 3/12. 1959. — C. **1961**. 3208 [E. P. 835 471].)

Imperial Chemical Industries Ltd., London, England (Erfinder: **John E. Dolan**, Kilwinning, **Kenneth J. Brimley**, Stevenson, und **Peter B. Dempster**, Saltcoats, Country of Ayr, Schottland), *Sicherheitsknallzündschnur*. (**Can. P. 552 331** vom 30/12. 1954, ausg. 28/1. 1958. E. Prior. 1/2. 1954. — C. **1957**. 305 [D. B. P. 945 496].)

G. P. Bysstrow, Technologie der Zündhölzerindustrie. Moskau-Leningrad: Gosslessbumisdat. 1961. (220 S. m. Abb.) 65 Kop. [Russ.]

XXI. Leder. Gerbstoffe

Beitrag zur Kenntnis der Bestandteile von Sumach. 1. Mitt. E. Durio, A. Catino und A. Oddone. (Cuoio-Pelli-Mater. concianti **35**. 183—94. Juni 1959. Torino, Univ., Ist. di Chim. gen. e di Chim. fis.) (Ital.)

Gepulverter Sumachextrakt aus den Blättern von *Rhus coriaria L.* wird durch Extraktion mit Chlf., Aceton, Essigsäureäthylester u. Methanol in Fraktionen zerlegt, die allerdings nicht rein erhalten werden. Isoliert werden Chlorophyll a u. b, Flavon-Derivv. u. Gallussäure. Die Gerbeigg. von sizilian. Sumach beruhen auf der Wrkg. von Gallaten, allg. sind sie den Pyrogallol-Derivv. zuzuschreiben. Aus der Phenolfraktion werden chromatograph. 2 Fraktionen (ε u. η) erhalten, die die eigentlichen Gerbstoffe sind. — 17 Literaturangaben. R. K. MÜLLER. 8336 □

Radioisotope und ihre Verwendung. J. A. Moss. (J. Soc. Leather Trades' Chemists **45**. 321—29. Aug. 1961. Egham, Surrey, England, Brit. Leather Manufactures, Res. Assoc.) (Engl.)

Allg. Überblick über die Verw.-Möglichkeiten radioakt. Isotopen in Chemie u. Technik mit Anwendungsbeispielen für die Gerbereichemie. H. G. FRÖHLICH. 8336 □

Das pH des Pickels bei der Tanningerbung. Lech Anusz, Nelson B. de Oliveira und Carlos C. Oliveira. (Rev. brasil. Quim. **47**. 471—72. 474. 476. 478. Juni 1959. Belo Horizonte, Inst. Tecnol.) (Port.)

Die Änderung des pH des Pickels beeinflußt die Geschw. des Eindringens des Tannins in die Haut nicht. Gepickelte Häute sind stets heller u. massiver als ungepickelte. Die Zugfestigkeit zeigt 2 Maxima bei pH 2—2,5 u. 5. Der Gerbindex hat ein Maximum bei pH 2—3. Es werden Tabellen zur Ermittlung des optimalen Pickel-pH mitgeteilt. R. K. MÜLLER. 8336 □

Entwurf einer Methode zur Prüfung der Abfärbeechtheit farbiger Leder. C. F. Kirkpatrick. (J. Soc. Leather Trades' Chemists **45**. 318—21. Aug. 1961. Manchester, England, Geigy Co. Ltd.) (Engl.)

Es wird vorgeschlagen, bei der Prüfung der Abfärbeechtheit farbiger Leder die Proben von 2,5×2,5 cm nicht mehr mit 14 lbs. zu belasten, sondern Prüflinge von 5×4 cm zu verwenden u. mit 1 bzw. 2 kg zu belasten. Ergebnisse, die mit der neuen Meth. erhalten wurden, werden mitgeteilt. H. G. FRÖHLICH. 8340 □

Weiße und in Pastelltönen gefärbte Schuhfutter. Edward Krzywicki. (Przegląd Skórzany **16**. 196—99. Sept. 1961.) (Pol.)

Übersicht über Herst. von Schuhfutterleder aus Rinderhäuten. Weißes Leder erfordert eigene Gerbmeth., gefärbtes Leder kann aus vorgegerbtem Halbzeug gefertigt werden. F. URBAN. 8340 □

Australian Leather Research Association (Erfinder: Harold Anderson), **Extrahieren von Tannin aus der Rinde von Pinus Radiata.** Man extrahiert die auf $<$10 mm zerkleinerte Rinde in 4 Stufen im Gegenstrom mit W. bei 50, 60, 70 u. 80° u. kühlt den Extrakt auf 10—15°, wobei der Extrakt vor dem Kühlen auf pH 3,0—3,5 angesäuert werden kann. (**Aust. P. 228 165** vom 23/5. 1957, ausg. 9/6. 1960.) K. DEMMLER. 8337

Soc. des Usines Chimiques Rhône-Poulenc, Frankreich (Erfinder: Jean Louis Dumoulin), **Mittel zur Pflege und zum Glänzendmachen von Leder** aus 5 bis 30 (%) eines Methylphenylpolysiloxanharzes, 5—20 eines filmbildenden Acryl- oder Methacrylpolymeren oder von Polyvinylacetal mit einem Erweichungspunkt von 50—65° u. 50—90 Lsgm., wie Xylol, Isopropanol, Äthyl-, Butyl- u. Amylacetat. (**F. P. 1 197 149** vom 12/5. 1958, ausg. 27/11. 1959.) M. F. MÜLLER. 8341

XXIV. Photographie

Das Verteilungsgleichgewicht zwischen den Defektelektronen im Halogensilber und dem Halogen der umgebenden Phase. R. Matejec. (Z. wiss. Photogr., Photophysik Photochem. **55**. 121—32. Okt. 1961. Leverkusen, Agfa, Wiss.-Photo Labor.) (Dt

Es wird das Verteilungsgleichgewicht zwischen den Defektelektronen im Halogensilberkristall u. dem Halogen der umgebenden Phase sowohl für die Gasphase als auch für die wss. Lsg. diskutiert. Die Abhängigkeit der Gleichgewichtslage von der Frenkel-Fehlordnung u. von der Dotierung des Kristalls wird theoret. begründet. Aus Meßwerten des Schrifttums u. aus eigenen Meßwerten werden die Gleichgewichts-Konst. u. die Wärmetönungen dieses Gleichgewichts berechnet. — 24 Literaturhinweise.
W. Günther. 8590 □

Zur Quantenempfindlichkeit der Mikrokristalle photographischer Emulsionen. E. Klein und G. Langner. (Z. wiss. Photogr., Photophysik Photochem. **55.** 93—96. Okt. 1961. Leverkusen, AGFA, Wiss.-Phot. Labor.) (Dt.)

Die Bldg. eines Entw.-Keimes kommt dadurch zustande, daß eine Reifkeimung durch eine bestimmte Anzahl durch die Belichtung erzeugter Ag-Atome vergrößert wird. Mit Hilfe dieser Modellvorstellung wird untersucht, wie die Quantenempfindlichkeit eines Halogensilberkornes vom Korn-Vol. u. in Kombination damit von der Reifkeimzahl abhängt. An Hand einer Näherungsrechnung wird nachgewiesen, daß die Abnahme der Empfindlichkeit mit steigender Reifkeimzahl pro Korn wahrscheinlich ist. Über das auf Grund der qual. Überlegungen zu erwartende Minimum der notwendigen Quantenzahlen, das zu einem Empfindlichkeitsmaximum führt, kann die Rechnung keinen Aufschluß geben.
W. Günther. 8596 □

Reaktionen von Gelatinen mit Diphenylamin und Palladium. Albert Steigmann. (Sci. Ind. Photogr. [2] **32.** 172—74. Juni 1961. Winchester, Mass.) (Franz.)

Es werden einige qual. Gelatinetests angegeben: Durch Erhitzen mit einem modifizierten Reagens nach Courts (C. **1961.** 1956; 2 g Diphenylamin in 20 g Eisessig, dann Zugabe von 160 ml W. u. 40 ml H_2SO_4) lassen sich die durch Säureaufschluß (Sa) hergestellten Gelatinen (I) von den durch Kalkäscherung (Ka) gewonnenen unterscheiden. Während in Sa-I durch die Farb-Rk. *Sialsäure* (*N-Acetylneuraminsäure*) oder verwandte Verbb. nachgewiesen werden können, bleibt die Rk. in Ka-**I** sowie in Sa-**I**, die durch Ionenaustauscher behandelt worden ist, aus. Mit fuchsinschwefliger Säure geben nur **I** aus Schweinshaut (sowohl Sa wie Ka) eine Purpurfärbung, während alle anderen **I**-Typen nur eine rötliche Farb-Rk. liefern. Ferner wird auf die Möglichkeit zum Nachw. photograph. akt. S-Körper hingewiesen: Beim Behandeln der zu untersuchenden **I** mit ammoniakal. $PdCl_2$-Lsg. deutet eine Braunfärbung auf die Ggw. von Cystin-Verbb. hin, während schwach saure $PdCl_2$-Lsg. daneben auch mit Thiosulfat reagiert.
E. Moisar. 8602

Der Wasser-Effekt I. Historische Einleitung. Hans Arens. (Z. wiss. Photogr., Photophysik Photochem. **55.** 166—70. Okt. 1961. Wolfen, Agfa Filmfabrik VEB, Abt. Forschung u. Entwicklung Photo.) (Dt.)

Übersicht mit 19 Literaturangaben. Sodann wird die Abhängigkeit des Effektes von der Art der Emulsion behandelt. Es folgen Erklärungs-Verss., wobei angenommen wird, daß nicht das Auswaschen desensibilisierender Halogenionen, sondern eine Koagulation mehrerer Körner eine Rolle zu spielen scheint. Auch die Erhöhung der Anzahl von Störstellen wird als Ursache angeführt. — Rezeptangaben über die Herst. einer Bromjodsilberemulsion, die einen guten Wassereffekt liefert.
W. Günther. 8604 □

Sensibilisierung photographischer Emulsionen mit Triäthanolamin. A. L. Kartushanski und L. I. Schur. (Журнал Научной и Прикладной Фотографии и Кинематографии [J. wiss. angew. Photogr. Kinematogr.] **6.** 306—16. 1 Tafel. Juli/Aug. 1961.) (Russ.)

Übersicht. Erhöhung der Empfindlichkeit von opt. u. Kernemulsionen. Mechanismus der sensibilisierenden Wrkg. von Triäthanolamin. — 44 Literaturangaben (bis 1960).
Ch. Weiske. 8604 □

Farb-Mikrophotographie-Grundlagen und Praxis. Helmut Haselmann. (Zeiss-Mitt. [Stuttgart] **2.** 128—49. März 1961. Aalen/Württ.) (Dt.)

Übersicht über den Farbfilm u. seine Eigg., das mkr. Objekt u. seine Eignung für die Farbmikrophotographie u. die Anforderungen an die mikrophotograph. Einrichtung u. ihre Handhabung.
W. Wesly. 8630 □

Neue Fortschritte im Gevacolor-Entwicklungsverfahren. G. Vanreusel und P. Luyten. (Photographic J. **100.** 288—90. Nov. 1960. Mortsel-Antwerpen, Gevaert Photo-Producten N. V.) (Engl.)

Beschreibung des neuen Entw.-Verf. für Gevacolorpapier. Zeitschema: Entw. (5 Min.), Stopfixierung (5 Min.), Bleichfixierung (5 Min.), Waschen (10 Min.) u. Stabilisierung (5 Min.). Die für die Entw. benötigte Zeit ließ sich bei dem neuen Verf. gegenüber dem alten um 10 Min. kürzen.
W. Günther. 8630 □

Zur spektralen Absorption photographischer Handelsschichten. Rudolf Meyer und Rudolf Reuther. (Z. wiss. Photogr., Photophysik Photochem. **55.** 141—53. Okt. 1961. Dresden, TH, Wiss.-Photograph. Inst.) (Dt.)

Es wird eine App. zur Messung von spektralen Dichten oder Absorptionen an streuenden Folien beschrieben u. die spektralen Dichten einer Reihe von panchromat. Handelsfabrikaten gemessen u. vergleichend diskutiert. Der Zusammenhang zwischen Absorption u. Spektralempfindlichkeit wurde näher untersucht. Innerhalb geschlossener Absorptionsgebiete ist die Empfindlichkeit konstant. Bei Übergängen zwischen einzelnen Absorptionsbanden u. dem Eigenabsorptionsgebiet treten Empfindlichkeitssprünge auf. Bemerkenswert ist die Empfindlichkeitserhöhung bei Zugabe eines Übersensibilisators. — 16 Literaturhinweise. W. GÜNTHER. 8660□

E. I. du Pont de Nemours & Co., Wilmington, Del., übert. von: Vere Maffet, Milltown, N.J., V.St.A., **(Anorganische) Stabilisatoren für Halogensilberemulsionen.** Ausgereiften Emulsionen werden wss. Dispersionen der Hydroxyde (I) von Ni, Co oder Cu zugesetzt, die eine Korngröße von 2—50, bes. bis 8 μ besitzen. Dosierung: 1—30 Mol I auf 1000 Mol Halogensilber, optimale Mengen: 5,4—6,8 $Cu(OH)_2$, 3—18 $Ni(OH)_2$, 1,2 bis 12 $Co(OH)_2$. (**A. P. 2 910 359** vom 28/8. 1957, ausg. 27/10. 1959.) A. KALIX. 8613

United States of America, Secretary of Army, übert. von: Hartmut Kallman, Queens, N.Y., V.St.A., **Xerographische Bilderzeugung.** Als lichtleitfähiges Material wird eine Schicht eines Zn/CdS- oder Zn/CdSe-Leuchtstoffes verwendet, die sich auf einer Metallunterlage befindet. Sensibilisiert u. belichtet wird die Bildschicht in der üblichen Weise, vor der Entw. wird sie erfindungsgemäß jedoch noch einmal aufgeladen, um den Kontrast des entwickelten Bildes zu verbessern. (**A. P. 2 845 348** vom 4/1. 1952, ausg. 29/7. 1958.) A. KALIX. 8625

Haloid Xerox, Inc., Rochester, N.Y., übert. von: Michael D. Phillips, Columbus, Ohio, V.St.A., **Verstärkungsschirm für xerographische Röntgenaufnahmen.** Auf einer Trägerfolie befindet sich eine 0,005 inch starke Schicht aus hochatomigem Material, bes. aus Pb oder Pb-Resinat. Auf dieselbe ist eine 2,5—10 μ starke Schicht (I) aus hochisolierendem Material, bes. aus Polystyrolharz aufgetragen. Während der Aufnahme wird der Schrim mit der I-Schicht gegen die photoleitfähige Schicht gepreßt. Die letztere kann auch fest mit dem Schirm in der Form verbunden sein, daß eine Se-Schicht auf I aufgedampft ist. (**A. P. 2 859 350** vom 20/5. 1954, ausg. 4/11. 1958.) A. KALIX. 8625

International Polaroid Corp., V.St.A., **Kontakt-Bildübertragungsverfahren.** Das Bild wird auf eine Schicht aufgenommen, die als lichtempfindliche Substanz Ag- oder Fe-Salze oder Diazo-Verbb. enthält. Auf die belichtete Schicht wird ein Schaum oder eine hochviscose Lsg. aufgetragen, die einen Entwickler für belichtetes u. ein Lsgm. für unbelichtetes Halogensilber enthalten oder einen Kuppler für die durch Licht-Einw. nichtzers. Diazo-Verbb. oder die einen Stoff enthalten, der entweder mit den unbelichteten oder den belichteten Fe-Verbb. unter Bldg. eines deutlich sichtbaren Nd. reagiert. Gleichzeitig wird auf die Fl.- (oder Schaum-) Schicht ein Material mit einer Fl. gut absorbierenden Bildempfangsschicht aufgepreßt, wobei die Konz.-Verhältnisse in der Lsg. (oder dem Schaum) so abgestimmt sind, daß eine bildmäßige Substanzübertragung stattfindet. (**F. P. 1 162 197** vom 20/9. 1956, ausg. 9/9. 1958.) A. KALIX. 8625

Haloid Xerox, Inc., Rochester, übert. von: Richard E. Hayford, Pittsford, Carl B. Kaiser und Herbert E. Crumrine, Rochester, N.Y., V.St.A., **Entwicklung von latenten elektrostatischen Bildern.** Zur Erzeugung eines abs. homogenen Aerosols von Entwicklerpigmentpulver (I) wird zunächst eine größere Menge von I in einem geschlossenen Gefäß (II) auf einer rauhen Unterlage (III; bes. aus Textilstoffen) angehäuft, die Band- oder Scheibenform besitzt. II wird ständig durch Luftzuführung auf einem Überdruck von mindestens 100 lbs./sq.in gehalten. Über III ist senkrecht eine Abstreich-Vorr. angeordnet, die, wenn III langsam in Bewegung gesetzt wird, die Hauptmenge von I zurückhält u. nur eine geringe Menge von I auf III beläßt. Im weiteren Verlauf der Bewegung gelangt die mit I beladene III unter eine rotierende Bürste, die I aufwirbelt. Unmittelbar dahinter befindet sich in Form eines umgekehrten Trichters unmittelbar über III eine Auslaß-Vorr. für die Luft, die das aufgewirbelte II mitnimmt. Durch Variation von Luftdruck u. Geschw. von III kann die Konz. von I im Aerosol genau geregelt werden. (**A. P. 2 862 646** vom 18/2. 1955, ausg. 2/12. 1958.) A. KALIX. 8625

Haloid Xerox, Inc., Rochester, übert. von: Richard E. Hayford, Pittsford, N.Y., V.St.A., **Entwickler für latente elektrostatische Bilder.** Das in der üblichen Weise erzeugte Aerosol des Entw.-Pigmentpulvers wird aufgeladen, in dem es durch enge

Düsenrohre gepreßt wird, die aus Speckstein, Montmorillonit, Halloysit, Bentonit, Serpentin, Pyrophylit, quarzhaltigen Sandsteinarten oder Oligoklas bestehen. Die Rohre sind außen mit einem Mantel aus gutleitendem Material versehen, der geerdet ist. (**A. P. 2 859 129** vom 11/1. 1956, ausg. 4/11. 1958.) A. Kalix. 8625

General Dynamics Corp., San Diego, Calif., übert. von: Virgil E. Straughan, Euclid, Ohio, V.St.A., **Entwickeln elektrostatischer Bilder** mittels eines Hartholzkohlepulvers von einer Teilchengröße nicht > 40 μ, das in der Lsg. eines Polyamids u. Schellacks in einem aromat. KW-Stoff von hohem elektr. Widerstand (mindestens 10^9 Ohm cm) dispergiert ist. Das Verhältnis des Kohlepulvers zum thermoplast. Material ist 1:9 bis 9:1. Das Fixieren des Bildes erfolgt durch Erhitzen. (**A. P. 2 899 335** vom 31/10. 1956, ausg. 11/8. 1959.) K. Kittler. 8625

Gevaert Photo-Producten N. V., Mortsel, Belgien (Erfinder: Bernard Hippoliet Tavernier und Arthur Henri de Cat), **Farbkuppler für Gelb** sind Verbb. der allg. Formel I. Hierin stellt Y die zur Bldg. eines Ketodiazinkernes nötigen Atome dar, X ist ein Acylrest u. Ae ein o-, m- oder p-Arylenrest. Bes. geeignet sind: 2-(p-Benzoylacetaminophenyl)-4-chinazolin, F. >300°; 2-(m-Benzoylacetaminophenyl)-4-chinazolin, F. 275—277°; 2-(o-Benzoylacetaminophenyl)-4-chinazolin, F. 240—241°; 2-[m-(α-Furoylacetamino)-phenyl]-4-chinazolin, F. 261—263°; 2-[m-(a-Thenoylacetamino)-phenyl]-4-chinazolin, F. 257—259°; 2-[m-(p-Anisoylacetamino)-phenyl]-4-chinazolin, F. 245°; 2-(m-Acetylacetaminophenyl)-4-chinazolin, F. 202—205°. Beschreibung der Darstellung. Geeignete Entwicklerkomponenten sind die üblichen Mono-, Di- u. Triaminoarylderivate. (**F. P. 1 201 538** vom 14/3. 1958, ausg. 30/12. 1959. E. Prior. 15/3. 1957.) A. Kalix. 8631

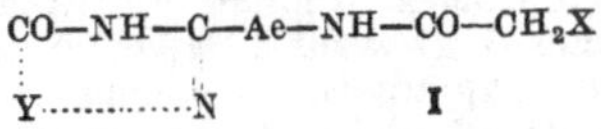

E. I. du Pont de Nemours & Co., Wilmington, Del. (Erfinder: René Robert Zemp, East Brunswick, N.J.), V.St.A., **Lichtempfindliches Material zur Erzeugung von Farbstoffbildern.** Die lichtempfindliche Substanz besteht aus einem Gemisch einer Diazonium-Verb. (I) u. einem „Phthalocyanin-Zwischenkomplex" (II) der allg. Formel (O-Alkyl$_n$—Me-II—X$_n$ oder Me—II=(COO-Alkyl)$_2$. Hierin ist Me = Cu, Co, Ni, Cr, Fe, Mn oder Na, II kann jedoch auch metallfrei sein, X ist ein Halogenatom, n = 1—4. Als II werden die sogenannten Leukophthalocyanine bezeichnet, die durch Oxydation der Phthalocyanine entstehen u. in zahlreichen Fll. lösl. sind. Durch Licht-Zers. von I entstehen stark reduzierende Verbb. mit Redoxpotentialen von ca. —0,877 bis 0,50, die die II in die unlösl. Pigmente umwandeln. Als I werden Diazoniumsulfate, -chloride u. Fluoborate von Aminobenzolen, -naphthalinen, -anilinen, -naphtholen, Piperidinen, Pyrolidinen u. Morpholinen verwendet, als II die aus den A. PP. 2 662 895, 2 662 896 u. 2 662 897 bekannten „Phthalocyanin-Propigmente". Nach der 0,5—20 Min. dauernden Belichtung werden die unveränderten II mit einer Säure-Lsg. entfernt, die 5—50 Gew.-% eines wasserlösl. Alkohols enthält oder mit $CHCl_3$, Bzl., Toluol, Dioxan, Aceton, Xylol, Äthylenglykolmonomethyl-, -monoäthyl- oder -monobutyläther usw., u. die Pigmentbilder bleiben zurück. (**D. A. S. 1 025 715** Kl. 57b vom 5/4. 1956, ausg. 6/3. 1958. **E. P. 798 200** vom 28/3. 1956, ausg. 16/7. 1958. Beide A. Prior. 6/4. 1955. **A. P. 2 884 326** vom 6/4. 1955, ausg. 28/4. 1959.) A. Kalix. 8631

Hermann Stiehler, Leipzig, und Walter Heinrich, Frankfurt/M., **Herstellung von Kontaktrastern für die Reproduktionsphotographie,** wobei ein Rasterurelement mit jedem gewollten gestaltbaren Punktschwärzungsverlauf dadurch gewonnen wird, daß eine gleichmäßig ausgeleuchtete quadrat. Blende, die in der diagonalen Richtung symm. in ihrer Größe veränderbar ist, in verschiedenen Größenstufen zu verschiedenen Zeiten auf einen photograph. Film projiziert u. durch Addition des durch Projektion verkleinerten Rasterurelements vervielfältigt wird. Das durch dieses Verf. hergestellte transparente negative Rasterurelement wird durch ein opt. Syst. verkleinert auf einen photograph. Film projiziert, der sich auf einem drehbaren Zylinder befindet. Mit Hilfe einer Blende wird das Projektionslicht period. derart unterbrochen, daß entsprechend der Umdrehungs-Geschw. des Zylinders ein Rasterelement immer an ein vorhergehendes projiziert wird. Nach jeder vollen Umdrehung des Zylinders verschiebt sich die Übertragungseinrichtung um die Rasterweite in der Richtung der Zylinderachse, z. B. unter einer Drehbank mit Support. — 2 Abbildungen. (**D. P. [DDR] 18 348** Kl. 57d vom 23/2. 1955, ausg. 21/3. 1960 [Wirtschaftspatent].) M. F. Müller. 8633

Imperial Chemical Industries Ltd., London, England (Erfinder: Kenneth Hazel Chapman), **Bildtonverbesserung.** Halogensilberschichten erhalten vor, während oder nach der Entw. einen Zusatz von 5.5-disubstituierten Dithiohydantionen (I) der allg. Formel **I**. Hierin sind R_1 u. R_2 (ggf. einen Ring bildende) KW-Stoffreste u. R_3 ein H-Atom oder ein Alkylrest. Bes. geeignet sind: 5.5-Dimethyl-**I**, 5-Cyclohexan-

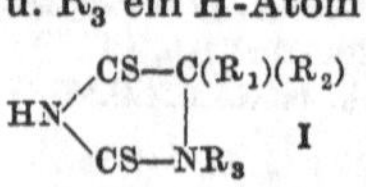

I

spiro-**I**, 5-Phenyl-5-methyl-**I**, 5-Benzyl-5-methyl-**I**, 5,5-Diphenyl-**I**, Dekahydronaphthalin-2.5'-spiro-**I** u. 1-Methyl-5.5-diphenyl-**I**. Herst. nach J. chem. Soc. [London] **1947**. [1950.] 681—83 u. 354—66. Die **I** werden gießfertigen Halogensilberemulsionen (**II**) in Mengen von 10—1000 (Teilen) 1%ig. Lsg. auf 1000000 **II** zugesetzt, Dosierung für Entwickler-Lsgg., 1 **I** auf 500—50000, Lsg., ebenso für Hochglanzlösungen. Die **I** können mit gleicher Wrkg. auch einer der **II**-Schicht unmittelbar benachbarten Schicht zugesetzt werden. Sie wirken als Stabilisatoren bei der Lagerung, schleierhindernd bei der Entw. u. als Mittel gegen die Bronzierung bei der Hochglanzheißtrocknung (**E. P. 794 680** vom 23/1. 1956, ausg. 7/5. 1958.) A. KALIX. 8637

Technicolor Corp., Hollywood, übert. von: Wadsworth E. Pohl, Los Angeles, Calif., V.St.A., **Herstellung von Farbbildern.** Man projiziert ein transparentes einfarbiges Originalkinobild einseitig auf die Schicht eines farblosen anfärbbaren Materials (z. B. weißes Papier) u. malt die verschiedenen projizierten Bild- u. Flächenanteile derartig mit verschiedenen Farbstoffen aus, daß ein naturfarbenes Bild des Monochromoriginalbildes entsteht. Das vom gemalten Bilde reflektierte Licht wird mit einer Optik auf einen lichtempfindlichen Farbfilm projiziert, dessen lichtempfindliche Schicht sich in Kontakt mit dem Monochromoriginalbild so befindet, daß das projizierte gemalte Bild sich hiermit in Konturendeckung befindet. Nach der Entw. u. Weiterverarbeitung des Farbfilmes entsteht ein Mehrfarbenphotobild des ursprünglichen einfarbigen Originals. — Zeichnungen. (**A. P. 2 927 857** vom 24/9. 1956, ausg. 8/3. 1960.) E. FUCHS. 8641

Filmtekst A/S, Oslo, Norwegen, **Anbringen von Schriften auf Filmen.** Mittels Schablonen wird die den Schriftzeichen entsprechende Wachs- oder Lackschicht entfernt. Die freigelegten Stellen werden dann einer Bleichbehandlung in Ggw. von Luftsauerstoff unterworfen, wobei man die Bleich-Fl. auf die freigelegten Stellen tropfen läßt. (**Norw. PP. 93 143** vom 8/1. 1957 u. **93 144** vom 12/4. 1957, beide ausg. 29/12. 1958.) K. H. KÄHLER. 8641

Kodak-Pathé, Seine, Frankreich (Erfinder: Orson Warren Lake und Charles Frank Amering), **Lithographische Druckplatten.** Zu A. P. 2 794 388; C. **1961.** 8159 ist nachzutragen, daß die Tannin u. Thioharnstoff enthaltende Lsg. auch noch 4% $NaHSO_4$ enthalten kann. (**F. P. 1 158 449** vom 22/10. 1956, ausg. 13/6. 1958. A. Prior. 25/10. 1955.) H.-J. NITZSCHKE. 8645

Kodak-Pathé, Frankreich, **Photopolymerisierbare Stoffe für die Herstellung von Druckplatten** bilden Verbb. vom Typus der allg. Formel **I**. Hierbei ist R ein einwertiger Benzolkern, dessen freie Valenz mit einem anderen aromat. Kern, z. B.

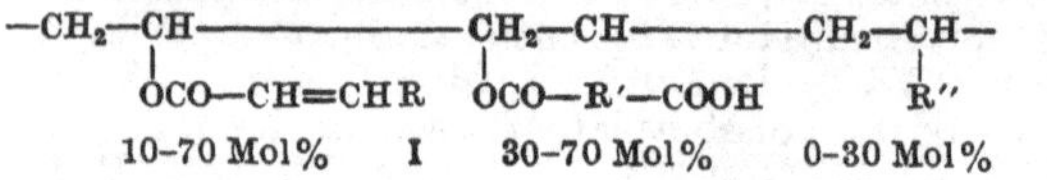

einem Phenyl-, o-Tolyl-, o-Chlorphenyl- oder m-Nitrophenylrest verbunden ist. R' stellt eine Alkylengruppe mit 1—3 C-Atomen dar oder einen aromat. Kern mit 2 freien Bindungen, die mit KW-Stoffresten besetzt sind, z. B. mit Phenyl-, Cyclohexenyl- oder Nitrophenylgruppen. R'' ist eine Alkoxyl-, Acetyl- oder Carbomethoxygruppe, ein H- oder Halogenatom. Bei bildmäßiger Einw. von UV-Strahlung werden die belichteten Stellen alkaliunlösl., die unbelichteten Schichtteile werden dann mit einer verd. NH_3-Lsg. vom Träger (Al-, Zn- oder Cu-Platten) entfernt. — Beispiele: PV- (= Polyvinyl)-m-nitrocinnamatsuccinat, PV-m-cinnamatphthalat; PV-p-methoxycinnamatphthalat; PV-p-methoxycinnamatsuccinat; PV-cinnamatmaleat; PV-cinnamat-3-nitrophthalat; PV-cinnamattetrahydrophthalat. Die Lichtempfindlichkeit dieser Verbb. kann durch Zugabe von Chinon, Anthron, Nitrotriphenylmethan, Pikrinsäure, MICHLERS Keton, Pikramid, 1.2-Benzanthrachinon, 2.4.6-Trinitrobenzoesäure u. Thiazol-Verbb. erheblich gesteigert werden. — Vgl. A. P. 2 861 058; C. **1960.** 6028. (**F. P. 1 159 952** vom 27/7. 1956, ausg. 4/7. 1958. A. Prior. 29/7. 1955.) A. KALIX. 8645

Time, Inc., New York, N.Y. (Erfinder: Robert Mitchell Leekley, Westport, Conn.), V.St.A., **Bei Einwirkung von Licht vernetzende Polyamid-Form- und Überzugsmassen.** Der D. A. S. 1 098 197; C. **1961.** 13381 ist nachzutragen, daß an

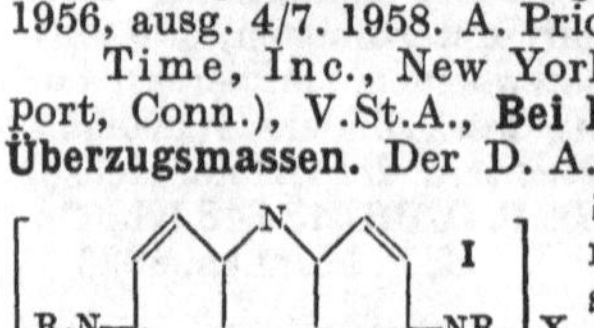

Stelle von Phenolen oder Chinonen Verbb. der allg. Formel **I** (R = H oder Alkylrest mit 1—5 C-Atomen u. X- salzbildendes Anion), wie Methylenblau, als Polymerisationsinhibitoren verwendet werden. — Preßpulver für *lichtempfindliche Druckplatten.* (**D. A. S. 1 103 019** Kl. 39b vom 21/4. 1958, ausg. 23/3. 1961. A. Prior. 22/4. 1957.) G. TEWES. 8645

Deutsche Gesellschaft für Forschung im graphischen Gewerbe e. V. (Erfinder: Wolfgang Rebner), München, **Positivkopierschicht zum Herstellen von Offsetdruckformen,** die einen Farbstoff enthält, der die Kopierschicht einfärbt, die Oberflächenspannung der Schicht verringert u. beim Belichten die Wasserlöslichkeit verliert, z. B. ein Fuchsonimoniumfarbstoff, der durch Sulfogruppen substituiert ist. (**D. A. S. 1 105 280** Kl. 57d vom 27/3. 1957, ausg. 20/4. 1961.) K. KITTLER. 8645

Herbert Freudenheim und Rotschilds Continuation Ltd. (Erfinder: Herbert Freudenheim), London, England, **Herstellung einer Rasterschablone,** bestehend aus einer mit einem Metallraster metall. verbundenen Metallschablone, dad. gek., daß man auf einem provisor. Träger ein Reservebild erzeugt, dann eine Metallschicht auf den vom Reservebild nicht bedeckten Teilen des Trägers niederschlägt, dann die freie Seite der gebildeten Metallschablone mit einer Lotschicht (elektrolyt.) überzieht, dann das Reservebild entfernt, einen Metallraster mit der lotüberzogenen Seite der Metallschablone verlötet u. den provisor. Träger entfernt. Das Reservebild wird bes. durch Belichten u. Entwickeln einer lichtempfindlichen Schicht erzeugt. (**Schw. P. 326 580** vom 19/11. 1954, ausg. 15/2. 1958. E. Prior. 20/11. 1953.) A. GRADL. 8645

Haloid Xerox, Inc., Rochester, übert. von: Robert G. Vyverberg, Pittsford, und Joseph F. Rosenthal, Rochester, N.Y., V.St.A., **Regenerierung von Se-Schichten für xerographische Zwecke.** Die mit Se-Schichten bedeckten, entladenen Platten werden in einem geschlossenen Gefäß unter dauerndem Einblasen von Luft von normaler Temp. durch 250-Watt-IR-Lampen ½—2 Min. lang auf 120—135°F erhitzt. (**A. P. 2 919 119** vom 23/5. 1956, ausg. 29/12. 1959.) A. KALIX. 8647

E. I. du Pont de Nemours & Co., V.St.A. (Erfinder: Arthur Livingston Barney), **Herstellung und Anwendung von wasserlöslichen polymerisierbaren photosensiblen Polymerprodukten,** welche wenigstens 40 (Gew.-%) einer in Basen lösl. Polymer-Verb. mit langer C-Kette, die als Seitenglied an der C-Kette Hydroxysäuregruppen besitzt, ferner wenigstens 10% einer ungesätt. polymerisierbaren Äthylen-Verb., sowie einen durch aktin. Licht erregbaren Polymerisationskatalysator enthält. Hierfür verwendbare Polymer-Verbb. sind z. B. Mischpolymerisate von Vinylbenzoesäure (II) mit Acrylsäureestern oder α-Methylencarbonsäurenitrile oder mit α-Methylencarbonsäureamiden oder mit Comonomeren polymerisierbarer KW-Stoffe oder mit vinylaromat. KW-Stoffen oder mit mischpolymerisierbaren Dien-KW-stoffen. Weiterhin sind die Mischpolymeren von p-Styrolsulfonsäure u. Allyl- u. Methallylsulfonsäuren mit α-Methylencarbonsäuren u. ihren zu den Säuren hydrolysierbaren Derivv., z. B. Acrylamid u. Methacrylamid u. Mischpolymerisate von p-Styrolsulfonsäuren u. Allyl- u. Methallylsulfonsäure mit Butadien-(1.3) genannt. Polymerisationskatalysatoren sind: Diacetyl, Dibenzoyl, Benzoin, Benzoinmethyl- oder -äthyläther, α-Methyl-, α-Allyl- u. β-Phenylbenzoin. — 5 (Teile) eines Mischpolymerisats, das zu 94% aus Vinylacetat u. 6% aus Na-Propen-(2)-sulfonat besteht, 1 Triäthylenglykoldimethacrylat u. 0,05 Benzoinmethyläther werden in 9 Aceton gelöst. Die Lsg. wird im Dunkeln auf Glasplatten ausgegossen u. das Lsgm. verdampft. Das zurückbleibende Häutchen wird durch ein Negativ 10 Min. lang mit einer Hg-Dampflampe belichtet. Das Negativ wird danach entfernt u. die photopolymerisierbare Verb. von den nicht belichteten Stellen durch Auswaschen mit W. entfernt. Man erhält ein klares Bild. — Zu gleichen Prodd. gelangt man bei Verw. der Stoffgemische aus: 20 (%) Triäthylenglykoldiacrylat (I), 79,5 Mischpolymerisat aus 75 Butadien u. 25 II u. 0,5 Benzoin. — 30 I, 60 Mischpolymerisat aus 80 Methylmethacrylat u. 20 II u. 10 Methylbenzoin. — 30 I, 69,5 Mischpolymerisat aus 80 Acrylonitril u. 20 II u. 0,5 α-Methylbenzoin. — 25 I, 73 Mischpolymerisat aus 75 Vinyltoluol u. 25 II u. 2 α-Phenylbenzoin. (**F. P. 1 205 955** vom 23/4. 1958, ausg. 5/2. 1960. A. Prior. 26/4. 1957.) M. F. MÜLLER. 8647

Kodak Ltd., London, England (Erfinder: **Charles Francis Hitchcock Allan und John Joseph Sagura**), *Halogensilberemulsion.* (**E. P. 868 242** vom 23/5. 1957, ausg. 17/5. 1961. A. Prior. 23/5. 1956. — C. **1961.** 2499 [A. P. 2 843 491].)

Kodak Ltd., London, England (Erfinder: **Edward Carl Yackel, Henry Clay Yutzy, Donald Paul Foster** und **Arthur Allyn Rasch**), *Lichtempfindliche Halogensilberemulsion.* (**E. P. 868 241** vom 23/5. 1957, ausg. 17/5. 1961. A. Prior. 23/5. 1956. — C. **1959.** 3695 [D. A. S. 1 032 091].)

Kodak Ltd., London, England (Erfinder: **Jean Elmore Jones**), *Optisch sensibilisierte Emulsion.* (**E. P. 863 486** vom 13/5. 1957, ausg. 22/3. 1961. A. Prior. 21/5. 1956. — C. **1960.** 8071 [A. PP. 2 860 983 u. 2 860 984].)

Kodak Ltd., London, England (Erfinder: **Jean Elmore Jones**), *Optisch sensibilisierte photographische Emulsion.* (**E. P. 868 797** vom 13/5. 1957, ausg. 25/5. 1961. A. Prior. 21/5. 1956. — C. **1960.** 6720 [A. PP. 2 860 981 u. 2 860 982].)

Canadian Kodak Co. Ltd., Toronto, Ontario, Canada (Erfinder: **Edward B. Knott**, Wealdstone, Middlesex England), *Sensibilisierungsfarbstoffe.* (**Can. P. 551 532** vom 10/10. 1952, ausg. 14/1. 1958. A. Prior 28/3. 1952. — C. **1958.** 2614 [A. P. 2 743 272].)

E. I. du Pont de Nemours & Co., Wilmington, Del., übert. von: **John C. Firestine**, South River, N.J., V.St.A., *Grünsensibilisatoren.* (**Can. P. 552 242** vom 10/3. 1954, ausg. 28/1. 1958. A. Prior. 26/5. 1953. — C. **1960.** 1727 [A. P. 2 778 822].)

General Aniline & Film Corp., New York, übert. von: **Joseph A. Sprung**, Binghamton, N.Y., V.St.A., *Ausbleichen von Azofarbstoff-Filtern.* (**Can. P. 552 288** vom 19/3. 1956, ausg. 28/1. 1958. — C. **1958.** 2323 [D. A. S. 1 003 583].)

General Aniline & Film Corp., New York, N.Y., V.St.A., *Haftschicht für photographische Filme.* (**E. P. 865 680** vom 11/4. 1958, ausg. 19/4. 1961. A. Prior. 15/4. 1957. — C. **1960.** 1725 [D. A. S. 1 062 111].)

Gevaert Photo-Producten N. V., Mortsel (Erfinder: **Albert Emiel van Hoof** und **Laurent Pierre Roosens**, Antwerpen), Belgien, *Antistatischer Film.* (**E. P. 847 884** vom 12/6. 1958, ausg. 14/9. 1960. Holl. Prior. 14/6. 1957. — C. **1962.** 2976 [F. P. 1 196 770].)

Agfa Akt.-Ges., Leverkusen, *Direktpositivherstellung nach dem Silbersalzdiffusionsverfahren.* (**E. P. 869 190** vom 15/1. 1959, ausg. 31/5. 1961. D. Prior. 20/1. 1958. — C. **1960.** 702 [D. A. S. 1 055 953].)

International Polaroid Corp., New Jersey, N.J., V.St.A., *Photographischer Mehrschichtenfilm für das Diffusionsübertragungsverfahren.* (**E. P. 862 085** vom 7/5. 1959, ausg. 1/3. 1961. A. Prior. 12/5. 1958. — C. **1961.** 9662 [D. A. S. 1 096 748].)

VEB Filmfabrik Agfa Wolfen, Wolfen, Kr. Bitterfeld, *Mehrschichtmaterial für die Farbenphotographie.* (**Belg. P. 543 282** vom 1/12. 1955, ausg. 11/9. 1959. D. Prior. [Bundesrepublik Deutschland] 20/10. 1955. D. Prior. [Deutsche Demokratische Republik] 10/6. 1955. — C. **1959.** 5352 [D. A. S. 1 002 626].)

General Aniline & Film Corp., New York, N.Y., V.St.A., *Mischkornemulsion, insbesondere für die Farbenphotographie.* (**E. P. 864 060** vom 15/7. 1958, ausg. 29/3. 1961. A. Prior. 1/11. 1957. — C. **1961.** 3878 [D. A. S. 1 081 313].)

Kodak-Pathé, Frankreich, *Mehrschichtmaterial für die Umkehrentwicklung farbiger Bilder.* (**F. P. 1 155 229** vom 26/7. 1956, ausg. 24/4. 1958. A. Prior. 25/7. 1955. — C. **1962.** 2976 [A. P. 2 937 086].)

Chemische Fabrik L. van der Grinten N. V., Venlo, Holland, *Positives Diazotypieverfahren und Photomaterial hierfür.* (**E. P. 867 629** vom 15/1. 1958, ausg. 10/5. 1961. Holl. Prior. 5/2. 1957. — C. **1961.** 7100 [D. A. S. 1 092 767].)

General Aniline & Film Corp., New York, übert. von: **Joseph E. Frederick**, Johnson City, N.Y., V.St.A., *Diazotypieschicht.* (**Can. P. 552 284** vom 11/1. 1954, ausg. 28/1. 1958. A. Prior. 23/9. 1953. — C. **1957.** 4000 [D. B. P. 950 767].)

General Aniline & Film Corp., New York, übert. von: **Joseph E. Frederick**, Johnson City, N.Y., V.St.A., *Diazotypiematerial.* (**Can. P. 552 285** vom 28/1. 1954, ausg. 28/1. 1958. — C. **1958.** 10256 [D. B. P. 958 984].)

General Aniline & Film Corp., New York, übert. von: **Joseph F. Kosalek**, Binghamton, und **John Sulich jun.**, Endicott, N.Y., V.St.A., *Diazotypiematerial.* (**Can. P. 552 286** vom 24/3. 1954, ausg. 28/1. 1958. A. Prior. 10/2. 1954. — C. **1957.** 9264 [D. B. P. 954 214].)

Addressograph-Multigraph Corp., V.St.A. (Erfinder: **Wilmer H. Nau, Thomas E. Dorn, William S. Adams** und **Thomas F. Jones jun.**), *Xerographische Reproduktion.* (**F. P. 1 174 940** vom 10/5. 1957, ausg. 18/3. 1959. A. Prior. 21/9. 1956. — C. **1961.** 9274 [D. A. S. 1 094 274].)

Time, Inc., V.St.A., *Reproduktion in Farben.* (**F. P. 1 175 762** vom 24/5. 1957, ausg. 1/4. 1959. — C. **1961.** 2859 [Belg. P. 557 906].)

REDAKTIONSSCHLUSS: 13. April 1962

Herausgeber: Prof. Dr. Heinrich Bertsch, Berlin, u. Prof. Dr. Dr. h. c. Wilhelm Klemm, Münster. Chefredakteure und verantwortlich für den Inhalt: Dr. Eugen Klever, Berlin W 30, Geisbergstraße 39, Fernsprecher: 249541, u. Dr. Willi Barz, Berlin N 4, Schiffbauerdamm 19, Fernsprecher: 425571.

Verlag: Akademie-Verlag GmbH, Berlin W 8, Leipziger Str. 3—4 (Fernsprecher: 220441, Telex-Nr. 011773, Postscheckkonto Berlin 35021), und Verlag Chemie, GmbH, Weinheim/Bergstr. (Fernsprecher: Weinheim 3635 [Sammelnummer]; Fernschreiber: 0465516 chemieverlwnh; Postscheckkonten: Frankfurt/M. 145314 u. Berlin [West] 7430). Bestellnummer: 1007/133. Das Chemische Zentralblatt erscheint wöchentlich. Preis des Jahrganges einschl. Autoren-, Patent-, Sach- u. Formelregister: DM 1200,—; einseitig bedruckte Ausgabe: DM 1350,—. Abgabe der Zeitschrift nur mit sämtlichen Registern. Abbestellungen nur bis spätestens 6 Wochen vor Ablauf des Kalenderjahres.

Satz u. Druck: VEB Leipziger Druckhaus, Leipzig, III/18/203. VI. 62.
Veröffentlicht unter der Lizenznummer ZLN 5002 des Ministeriums für Kultur, Hauptverwaltung Verlagswesen.
Printed in Germany.

FSC
www.fsc.org
MIX
Papier | Fördert gute Waldnutzung
FSC® C083411

Kolibri 360 GmbH
Ferdinand-Jühlke-Straße 7
99095 Erfurt, Deutschland
produktsicherheit@kolibri360.de